薬局製剤業務指針
（薬局製造販売医薬品）
第 6 版

第 三 部
使用上の注意編

日本薬剤師会　編

薬事日報社

目　次

本書の使い方 ……………………………………viii
索引 ……………………………………………… x

1	催眠剤 1 号 A …………………	B—1
2	鎮静剤 1 号 A …………………	B—3
3	催眠剤 2 号 A …………………	B—5
4	よい止め 1 号 …………………	B—8
5	解熱鎮痛剤 1 号 A ……………	B—10
6	解熱鎮痛剤 8 号 A ……………	B—13
7	解熱鎮痛剤 9 号 ………………	B—16
8	感冒剤 1 号 A …………………	B—19
9	こども感冒剤 1 号 A …………	B—22
10	解熱鎮痛剤 5 号 A ……………	B—25
11	解熱鎮痛剤 2 号 A ……………	B—27
12	解熱鎮痛剤 3 号 A ……………	B—30
13	解熱鎮痛剤 4 号 A ……………	B—33
14	こども感冒剤 2 号 A …………	B—36
15	感冒剤 3 号 A …………………	B—39
16	感冒剤 9 号 A …………………	B—42
17	感冒剤 2 号 A …………………	B—45
18	感冒剤 12 号 A ………………	B—48
19	感冒剤 13 号 A ………………	B—51
20	硫酸亜鉛点眼液 ………………	B—54
21	ナファゾリン・クロルフェニラミン液 A …………	B—56
22	アレルギー用剤 4 号 …………	B—58
23	アレルギー用剤 3 号 …………	B—61
24	鼻炎散 1 号 A …………………	B—64
25	アレルギー用剤 2 号 A ………	B—67
26	鼻炎散 2 号 A …………………	B—70
27	欠番	
28	鎮咳去痰剤 1 号 ………………	B—73
29	鎮咳去痰剤 10 号 ……………	B—75
30	鎮咳去痰剤 11 号 ……………	B—78
31	鎮咳去痰剤 13 号 ……………	B—81
32	鎮咳去痰剤 14 号 ……………	B—84
33	鎮咳去痰剤 6 号 ………………	B—86
34	鎮咳去痰剤 7 号 ………………	B—89
35	鎮咳去痰剤 8 号 ………………	B—92
36	鎮咳去痰剤 9 号 ………………	B—95
37	鎮咳去痰剤 3 号 A ……………	B—98
38	鎮咳去痰剤 2 号 A ……………	B—100
39	鎮咳去痰剤 5 号 B ……………	B—102
40	欠番	
41	アンモニア・ウイキョウ精 …	B—105
42	吸入剤 1 号 ……………………	B—107
43	吸入剤 2 号 ……………………	B—109
44	ピオクタニン液 ………………	B—111
45	ミョウバン水 …………………	B—113
46	複方ヨード・グリセリン ……	B—115
47	プロテイン銀液 ………………	B—117
48	ジブカイン・アネスタミン液	B—119
49	複方ロートエキス・ジアスターゼ散 ……………	B—121
50	胃腸鎮痛剤 2 号 A ……………	B—123
51	胃腸鎮痛剤 3 号 A ……………	B—126
52	胃腸鎮痛剤 4 号 A ……………	B—129
53	健胃消化剤 1 号 A ……………	B—131
54	胃腸鎮痛剤 5 号 A ……………	B—133
55	センブリ・重曹散 ……………	B—135
56	胃腸鎮痛剤 6 号 A ……………	B—137
57	塩酸リモナーデ ………………	B—139
58	胃腸鎮痛剤 7 号 A ……………	B—141
59	胃腸鎮痛剤 1 号 ………………	B—143
60	健胃剤 2 号 A …………………	B—146
61	便秘薬 …………………………	B—148
62	複方ダイオウ・センナ散 ……	B—150
63	欠番	

64	硫酸マグネシウム水	B—152
65	便秘薬2号	B—154
66	下痢止め5号	B—156
67	下痢止め6号A	B—158
68	下痢止め3号	B—160
69	下痢止め4号	B—163
70	オウバク・タンナルビン・ビスマス散	B—165
71	健胃剤1号	B—168
72	健胃消化剤3号B	B—170
73	健胃消化剤4号A	B—172
74	複方ジアスターゼ・重曹散	B—174
75	健胃消化剤5号A	B—176
76	ロートエキス・重曹・ケイ酸アルミ散	B—178
77	複方ロートエキス・水酸化アルミ散	B—181
78	ロートエキス散	B—184
79	健胃剤3号A	B—186
80	ガジュツ・三黄散	B—188
81	トウヒシロップ	原料
82	制酸剤1号	B—190
83	制酸剤2号	B—192
84	制酸剤3号	B—194
85	制酸剤4号	B—197
86	整腸剤1号	B—199
87	ヘモ坐剤1号	B—201
88	ヘモ坐剤2号	B—203
89	ヘモ軟膏1号	B—205
90	塩化ベンザルコニウム液	B—207
91	塩化ベンゼトニウム液	B—209
92	アクリノール液	B—211
93	マーキュロクロム液	B—213
94	クレゾール水	B—215
95	希ヨードチンキ	B—217
96	消毒用エタノール	B—219
97	アクリノール・ハネー	B—221
98	塩化アルミニウム・ベンザルコニウム液	B—223
99	ピオクタニン・Z・W軟膏	B—225
100	A・E・P軟膏	B—227
101	アクリノール・チンク油	B—229
102	複方アクリノール・チンク油	B—231
103	コーチ・Hクリーム	B—233
104	R・M軟膏	B—235
105	スルフ・Z軟膏	B—237
106	アクリノール・亜鉛華軟膏	B—239
107	複方サリチル酸メチル精	B—241
108	複方ヨード・トウガラシ精	B—243
109	コーチ・C・P・V軟膏	B—245
110	パップ用複方オウバク散	B—247
111	U20・ローション	B—249
112	GL・P・Z液	B—251
113	フェノール・亜鉛華リニメント	B—253
114	ジフェンヒドラミン・フェノール・亜鉛華リニメント	B—255
115	チンク油	B—257
116	B・D液	B—259
117	亜鉛華軟膏	B—261
118	A・E・Z・P軟膏	B—263
119	インドメタシン1%外用液	B—265
120	コーチ・M軟膏	B—267
121	コーチ・V軟膏	B—269
122	コーチ・グリチ・M軟膏	B—271
123	コーチ・Z・GT・V軟膏	B—273
124	コーチ・Z・Hクリーム	B—275
125	ヒドロコルチゾン・ジフェンヒドラミン軟膏	B—277
126	B・Z・Aクリーム	B—279
127	B・Z・M軟膏	B—281
128	チンク油・Z軟膏	B—283
129	トルナフタート液	B—285
130	ハクセン・P軟膏	B—287
131	R・D・Z軟膏	B—289
132	コーチ・グリチ・Hクリーム	B—291
133	亜鉛華デンプン	B—293
134	サリチル・ミョウバン散	B—295
135	サリチ・レゾルシン液	B—297
136	複方チアントール・サリチル酸液	B—299
137	サリチル酸精	B—301
138	複方サリチル酸精	B—303
139	ヨード・サリチル酸・フェノール精A	

目次　iii

······························ B—305
140　サリチ・V 軟膏 ················ B—307
141　イオウ・サリチル酸・チアントール軟
　　　膏 ···································· B—309
142　ハクセン・V 軟膏 ············ B—311
143　ハクセン・Z 軟膏 ············ B—313
144　クロトリマゾール・M 軟膏 ··· B—315
145　複方ベンゼトニウム・タルク散
　　　······························ B—317
146　グリセリンカリ液 ············ B—319
147　D・コーチ・H クリーム ······ B—321
148　ステアリン酸・グリセリンクリーム
　　　······························ B—323
149　コーチ・Z 軟膏 ················ B—325
150　E・V 軟膏 ······················ B—327
151　U・E・H クリーム ············ B—329
152　クロラール・サリチル酸精 ··· B—331
153　トウガラシ・サリチル酸精 ··· B—333
154　サリチル酸・フェノール軟膏　B—335
155　イオウ・カンフルローション　B—337
156　U・H クリーム ················ B—339
157　インドメタシン 1%・M 軟膏　B—341
158　デキサメタゾン・C・P・V 軟膏
　　　······························ B—343
159　デキサメタゾン・H クリーム　B—345
160　皮膚消毒液 ······················ B—347
161　よい止め 2 号 ··················· B—349
162　カイニン酸・サントニン散 ··· B—351
163　サントニン散 ···················· B—353
164　混合ビタミン剤 5 号 ·········· B—355
165　内用皮膚剤 1 号 A ············ B—357
166　感冒剤 14 号 A ················ B—359
167　解熱鎮痛剤 6 号 ················ B—362
168　解熱鎮痛剤 6 号カプセル ······ B—365
169　解熱鎮痛剤 7 号 A ············ B—368
170　混合ビタミン剤 2 号 A ········ B—371
171　混合ビタミン剤 3 号 A ········ B—373
172　混合ビタミン剤 1 号 ·········· B—375
173　混合ビタミン剤 4 号 ·········· B—377
174　ニンジン・E 散 ················ B—379
175　感冒剤 15 号 A ················ B—381
176　クロルフェニラミン・カルシウム散

······························ B—384
177　鎮咳剤 15 号 ···················· B—387
178　アズレンうがい薬 ············ B—389
179　ポビドンヨード・グリセリン液
　　　······························ B—391
180　便秘薬 3 号 ······················ B—393
181　GT・Z・A クリーム ············ B—395
182　トルナフタート・サリチ液 ····· B—397
183　クロトリマゾール・サリチ・フェノー
　　　ル液 ······························ B—399
184　クロトリマゾール液 ············ B—401
185　D・デキサメタゾン・C・H クリーム
　　　······························ B—403
186　デキサメタゾン・E・C ローション
　　　······························ B—405
187　サリチル酸・カーボン軟膏 ····· B—407
188　安中散料 ·························· B—409
189　安中散 ····························· B—411
190　胃風湯 ····························· B—413
191　胃苓湯 ····························· B—415
192　茵蔯蒿湯 ·························· B—417
193　茵蔯五苓散料 ···················· B—419
194　茵蔯五苓散 ······················ B—421
195　温経湯 ····························· B—423
196　温清飲 ····························· B—425
197　温胆湯 ····························· B—427
198　黄耆建中湯 ······················ B—429
199　黄芩湯 ····························· B—431
200　応鐘散料 ·························· B—433
201　応鐘散 ····························· B—435
202　黄連阿膠湯 ······················ B—437
203　黄連解毒湯 ······················ B—439
204　黄連解毒散 ······················ B—441
205　黄連湯 ····························· B—443
206　乙字湯 ····························· B—445
207　化食養脾湯 ······················ B—448
208　藿香正気散料 ···················· B—450
209　葛根黄連黄芩湯 ················ B—452
210　葛根紅花湯 ······················ B—454
211　葛根湯 ····························· B—457
212　葛根湯加川芎辛夷 ············ B—460
213　加味温胆湯 ······················ B—462

214	加味帰脾湯	B—464
215	加味逍遙散料	B—466
216	加味逍遙散料加川芎地黄（別名：加味逍遙散合四物湯）	B—469
217	乾姜人参半夏丸料	B—472
218	乾姜人参半夏丸	B—474
219	甘草瀉心湯	B—476
220	甘草湯（外用）	B—478
220	甘草湯（内服）	B—480
221	甘麦大棗湯	B—482
222	桔梗湯	B—484
223	帰耆建中湯	B—486
224	帰脾湯	B—488
225	芎帰膠艾湯	B—490
226	芎帰調血飲	B—492
227	芎帰調血飲第一加減	B—494
228	響声破笛丸料	B—497
229	響声破笛丸	B—500
230	杏蘇散料	B—502
231	苦参湯	B—504
232	駆風解毒湯	B—506
233	荊芥連翹湯	B—508
234	桂枝加黄耆湯	B—510
235	桂枝加葛根湯	B—512
236	桂枝加厚朴杏仁湯	B—514
237	桂枝加芍薬生姜人参湯	B—516
238	桂枝加芍薬大黄湯	B—518
239	桂枝加芍薬湯	B—521
240	桂枝加朮附湯	B—523
241	桂枝加竜骨牡蛎湯	B—525
242	桂枝加苓朮附湯	B—527
243	桂枝湯	B—529
244	桂枝人参湯	B—531
245	桂枝茯苓丸料	B—533
246	桂枝茯苓丸	B—535
247	桂枝茯苓丸料加薏苡仁	B—537
248	啓脾湯	B—539
249	荊防敗毒散料	B—541
250	桂麻各半湯	B—543
251	鶏鳴散料加茯苓	B—545
252	堅中湯	B—547
253	甲字湯	B—549

254	香砂平胃散料	B—552
255	香砂養胃湯	B—554
256	香砂六君子湯	B—556
257	香蘇散料	B—558
258	香蘇散	B—560
259	厚朴生姜半夏人参甘草湯	B—562
260	五虎湯	B—564
261	牛膝散料	B—566
262	五積散料	B—568
263	牛車腎気丸料	B—570
264	呉茱萸湯	B—572
265	五物解毒散料	B—574
266	五淋散料	B—576
267	五苓散料	B—578
268	五苓散	B—580
269	柴陥湯	B—582
270	柴胡加竜骨牡蛎湯	B—584
271	柴胡加竜骨牡蛎湯（黄芩）	B—586
272	柴胡桂枝乾姜湯	B—588
273	柴胡桂枝湯	B—591
274	柴胡清肝湯	B—593
275	柴芍六君子湯	B—596
276	柴朴湯	B—598
277	柴苓湯	B—601
278	三黄散	B—603
279	三黄瀉心湯	B—605
280	酸棗仁湯	B—608
281	三物黄芩湯	B—610
282	滋陰降火湯	B—612
283	滋陰至宝湯	B—614
284	紫雲膏	B—616
285	四逆散料	B—618
286	四逆散	B—620
287	四君子湯	B—622
288	七物降下湯	B—624
289	柿蒂湯	B—626
290	四物湯	B—628
291	炙甘草湯	B—630
292	芍薬甘草湯	B—633
293	鷓鴣菜湯	B—635
294	十全大補湯	B—638
295	十味敗毒湯	B—641

296	潤腸湯	B—643
297	生姜瀉心湯	B—646
298	小建中湯	B—648
299	小柴胡湯	B—650
300	小柴胡湯（竹参）	B—652
301	小柴胡湯加桔梗石膏	B—654
302	小承気湯	B—656
303	小青竜湯	B—658
304	小青竜湯加石膏	B—661
305	小青竜湯加杏仁石膏（別名：小青竜湯合麻杏甘石湯）	B—663
306	小半夏加茯苓湯	B—666
307	消風散料	B—668
308	升麻葛根湯	B—671
309	逍遙散料	B—673
310	四苓湯	B—676
311	辛夷清肺湯	B—678
312	参蘇飲	B—680
313	神秘湯	B—682
314	参苓白朮散料	B—684
315	参苓白朮散	B—686
316	清肌安蛔湯	B—688
317	清暑益気湯	B—690
318	清上蠲痛湯	B—692
319	清上防風湯	B—694
320	清心蓮子飲	B—696
321	清肺湯	B—698
322	折衝飲	B—701
323	千金鶏鳴散料	B—703
324	銭氏白朮散料	B—705
325	疎経活血湯	B—707
326	蘇子降気湯	B—709
327	大黄甘草湯	B—711
328	大黄牡丹皮湯	B—714
329	大建中湯	B—716
330	大柴胡湯	B—718
331	大半夏湯	B—720
332	竹茹温胆湯	B—722
333	治打撲一方	B—724
334	治頭瘡一方	B—727
335	中黄膏	B—730
336	調胃承気湯	B—732

337	釣藤散料	B—734
338	猪苓湯	B—736
339	猪苓湯合四物湯	B—738
340	通導散料	B—740
341	桃核承気湯	B—743
342	当帰飲子	B—746
343	当帰建中湯	B—748
344	当帰散料	B—750
345	当帰散	B—752
346	当帰四逆加呉茱萸生姜湯	B—754
347	当帰四逆湯	B—756
348	当帰芍薬散料	B—758
349	当帰芍薬散	B—760
350	当帰湯	B—762
351	当帰貝母苦参丸料	B—764
352	独活葛根湯	B—766
353	独活湯	B—768
354	二朮湯	B—771
355	二陳湯	B—773
356	女神散料	B—775
357	人参湯	B—778
358	理中丸	B—780
359	人参養栄湯	B—782
360	排膿散料	B—784
361	排膿散	B—786
362	排膿湯	B—788
363	麦門冬湯	B—790
364	八味地黄丸料	B—792
365	八味地黄丸	B—794
366	半夏厚朴湯	B—796
367	半夏瀉心湯	B—798
368	半夏白朮天麻湯	B—800
369	白虎加桂枝湯	B—802
370	白虎加人参湯	B—804
371	白虎湯	B—806
372	不換金正気散料	B—808
373	茯苓飲	B—810
374	茯苓飲加半夏	B—812
375	茯苓飲合半夏厚朴湯	B—814
376	茯苓沢瀉湯	B—816
377	分消湯	B—818
378	平胃散料	B—820

379	防已黄耆湯	B—822
380	防已茯苓湯	B—824
381	防風通聖散料	B—826
382	補気建中湯	B—829
383	補中益気湯	B—831
384	麻黄湯	B—833
385	麻杏甘石湯	B—835
386	麻杏薏甘湯	B—837
387	麻子仁丸料	B—839
388	麻子仁丸	B—841
389	薏苡仁湯	B—843
390	抑肝散料	B—845
391	抑肝散料加陳皮半夏	B—848
392	六君子湯	B—851
393	立効散料	B—853
394	竜胆瀉肝湯	B—855
395	苓姜朮甘湯	B—858
396	苓桂甘棗湯	B—860
397	苓桂朮甘湯	B—862
398	六味地黄丸料	B—864
399	六味地黄丸	B—866
400	黄耆桂枝五物湯	B—868
401	解労散料	B—870
402	加味四物湯	B—872
403	杞菊地黄丸料	B—874
404	柴蘇飲	B—876
405	沢瀉湯	B—878
406	知柏地黄丸料	B—880
407	中建中湯	B—882
408	当帰芍薬散料加黄耆釣藤	B—884
409	当帰芍薬散料加人参	B—886
410	排膿散及湯	B—888
411	八解散料	B—890
412	味麦地黄丸料	B—892
413	明朗飲	B—894
414	抑肝散料加芍薬黄連	B—896
415	連珠飲	B—899
416	延年半夏湯	B—902
417	加味解毒湯	B—904
418	加味平胃散料	B—907
419	蛇床子湯	B—909
420	蒸眼一方	B—911

421	椒梅湯	B—913
422	秦艽羌活湯	B—915
423	秦艽防風湯	B—917

本書の使い方

　本書は、『第一部　薬局製剤指針編』に収載されている薬局製剤（一部、使用上の注意のない薬局製剤は除く）について、新記載要領を考慮し作成した添付文書例を掲載したものです。

　貴薬局において実際に使用される場合には、使用される添付文書に貴薬局で承認を受けておられる当該薬局製剤の販売名称ならびに消費者相談窓口、製造・販売元等につきまして、適切かつ正確な記載をしてください。賦形剤名は、実際に使用したものを、例えば「乳糖」、「トウモロコシデンプン」のように具体的に記載してください。

　各薬局製剤の添付文書に記載の各条をご参照頂き、相談・指導等薬局業務にご活用ください。

　なお、添付文書例の PDF ファイル及び Word ファイルにつきましては、ダウンロードが可能です（本書に付の別紙参照）。薬局店頭での文書を用いた情報提供、また、使用上の注意の改訂が行われた場合等に併せてご利用ください。

催眠鎮静薬

> この説明書は本剤とともに保管し、服用に際しては必ずお読みください。

> ①販売名：
> 薬局製剤の販売名の前に貴薬局名を記載する等してください。

催眠剤１号Ａ

バレリル尿素を主薬とする催眠薬です。

⚠ 使用上の注意

❌ してはいけないこと
（守らないと現在の症状が悪化したり、副作用・事故が起こりやすくなります）

1. 次の人は服用しないでください
   （1）本剤又は本剤の成分によりアレルギー症状を起こしたことがある人。
   （2）本剤又は他の催眠鎮静薬、かぜ薬、解熱鎮痛薬を服用してぜんそくを起こしたことがある人。
   （3）15 才未満の小児。
2. 本剤を服用している間は、次のいずれの医薬品も服用しないでください
   　他の催眠鎮静薬、かぜ薬、解熱鎮痛薬、乗物酔い薬
3. 服用後、乗物又は機械類の運転操作をしないでください
   　（眠気等があらわれることがあります。）
4. 服用前後は飲酒しないでください
5. 長期連用しないでください

📋 相談すること

1. 次の人は服用前に医師、歯科医師又は薬剤師に相談してください
   （1）医師又は歯科医師の治療を受けている人。
   （2）妊婦又は妊娠していると思われる人。
   （3）高齢者。
   （4）薬などによりアレルギー症状を起こしたことがある人。
   （5）次の診断を受けた人。
   　　腎臓病、肝臓病

2. 服用後、次の症状があらわれた場合は副作用の可能性があるので、直ちに服用を中止し、この文書を持って医師又は薬剤師に相談してください

関係部位	症　　　状
皮膚	発疹・発赤、かゆみ
消化器	吐き気・嘔吐、食欲不振
精神神経系	めまい

　まれに下記の重篤な症状が起こることがあります。その場合は直ちに医師の診療を受けてください。

症状の名称	症　　　状
ショック （アナフィラキシー）	服用後すぐに、皮膚のかゆみ、じんましん、声のかすれ、くしゃみ、のどのかゆみ、息苦しさ、動悸、意識の混濁等があらわれる。
皮膚粘膜眼症候群 （スティーブンス・ジョンソン症候群）、 中毒性表皮壊死融解症	高熱、目の充血、目やに、唇のただれ、のどの痛み、皮膚の広範囲の発疹・発赤等が持続したり、急激に悪化する。
ぜんそく	息をするときゼーゼー、ヒューヒューと鳴る、息苦しい等があらわれる。

3. 服用後、次の症状があらわれることがあるので、このような症状の持続又は増強が見られた場合には、服用を中止し、この文書を持って医師又は薬剤師に相談してください
   　下痢、眠気

4. 5〜6 回服用しても症状がよくならない場合は服用を中止し、この文書を持って医師、歯科医師又は薬剤師に相談してください

効能・効果
催眠

成分と作用 ◄

1.0g（大人1回量）中に次の成分を含んでい～

成　　分	1.0g中	作
ブロモバレリル尿素	0.5g	催眠作用を発揮します。
デンプン、乳糖水和物又はこれらの混合物	適　量	賦形剤。

> ②成分：
> 実際に使用した賦形剤名等を記載してください。

用法・用量

大人（15才以上）1回1.0g、1日1回、就寝前に服用します。

年　　齢	1回量	1日服用回数
大人（15才以上）	1包1.0g	1回
15才未満の小児	服用しないこと	

＜用法・用量に関連する注意＞
用法・用量を厳守してください。

保管及び取扱い上の注意

（1）直射日光の当たらない湿気の少ない涼しい所に保管してください。
（2）小児の手の届かない所に保管してください。
（3）他の容器に入れ替えないでください（誤用の原因になったり品質が変わります。）。

■お問い合わせ先 ◄

> ③消費者相談窓口：
> 連絡先の名称、電話番号、受付日時等を記載してください。

製造販売元 ◄

> ④製造販売元：
> 製造販売元の氏名又は名称及び住所を記載してください。

【外部の容器又は外部の被包に記載すべき事項】

注意
1．次の人は服用しないでください
　（1）本剤又は本剤の成分によりアレルギー症状を起こしたことがある人。
　（2）本剤又は他の催眠鎮静薬、かぜ薬、解熱鎮痛薬を服用してぜんそくを起こしたことがある人。
　（3）15才未満の小児。
2．服用後、乗物又は機械類の運転操作をしないでください
3．次の人は服用前に医師、歯科医師又は薬剤師に相談してください
　（1）医師又は歯科医師の治療を受けている人。
　（2）妊婦又は妊娠していると思われる人。
　（3）高齢者。
　（4）薬などによりアレルギー症状を起こしたことがある人。
　（5）次の診断を受けた人。
　　　　腎臓病、肝臓病
3′．服用が適さない場合があるので、服用前に医師、歯科医師又は薬剤師に相談してください
　　〔3．の項目の記載に際し、十分な記載スペースがない場合には3′．を記載すること。〕
4．服用に際しては、説明文書をよく読んでください
5．直射日光の当たらない湿気の少ない涼しい所に保管してください
6．小児の手の届かない所に保管してください
7．その他
　（1）医薬品副作用被害救済制度に関するお問い合わせ先
　　　（独）医薬品医療機器総合機構
　　　http://www.pmda.go.jp/kenkouhigai.html
　　　電話　0120-149-931（フリーダイヤル）
　（2）この薬に関するお問い合わせ先
　　　○○薬局
　　　管理薬剤師：○○○○
　　　受付時間：○○時○○分から○○時○○分まで（但し○○日は除く）
　　　電話：03（○○○○）○○○○
　　　ＦＡＸ：03（○○○○）○○○○

索　引

ア

亜鉛華デンプン	293
亜鉛華軟膏	261
アクリノール・亜鉛華軟膏	239
アクリノール液	211
アクリノール・チンク油	229
アクリノール・ハネー	221
アズレンうがい薬	389
R・M軟膏	235
R・D・Z軟膏	289
アレルギー用剤2号A	67
アレルギー用剤3号	61
アレルギー用剤4号	58
安中散	411
安中散料	409
アンモニア・ウイキョウ精	105

イ

イオウ・カンフルローション	337
イオウ・サリチル酸・チアントール軟膏	309
胃腸鎮痛剤1号	143
胃腸鎮痛剤2号A	123
胃腸鎮痛剤3号A	126
胃腸鎮痛剤4号A	129
胃腸鎮痛剤5号A	133
胃腸鎮痛剤6号A	137
胃腸鎮痛剤7号A	141
胃腸薬1—①（複方ロートエキス・ジアスターゼ散）	121
胃腸薬2—②（胃腸鎮痛剤2号A）	123
胃腸薬3—②（胃腸鎮痛剤3号A）	126
胃腸薬4—②（胃腸鎮痛剤4号A）	129
胃腸薬5—①（健胃消化剤1号A）	131
胃腸薬6—②（胃腸鎮痛剤5号A）	133
胃腸薬7—①（センブリ・重曹散）	135
胃腸薬8—②（胃腸鎮痛剤6号A）	137
胃腸薬9—①（塩酸リモナーデ）	139
胃腸薬10—②（胃腸鎮痛剤7号A）	141
胃腸薬11—①（胃腸鎮痛剤1号）	143
胃腸薬12—②（健胃剤2号A）	146
胃腸薬13（便秘薬）	148

胃腸薬14（複方ダイオウ・センナ散）	150
胃腸薬16（硫酸マグネシウム水）	152
胃腸薬17—①（便秘薬2号）	154
胃腸薬18—①（下痢止め5号）	156
胃腸薬19—②（下痢止め6号A）	158
胃腸薬20（下痢止め3号）	160
胃腸薬21（下痢止め4号）	163
胃腸薬22（オウバク・タンナルビン・ビスマス散）	165
胃腸薬23—①（健胃剤1号）	168
胃腸薬24—③（健胃消化剤3号B）	170
胃腸薬25—②（健胃消化剤4号A）	172
胃腸薬26—①（複方ジアスターゼ・重曹散）	174
胃腸薬27—②（健胃消化剤5号A）	176
胃腸薬28—①（ロートエキス・重曹・ケイ酸アルミ散）	178
胃腸薬29—①（複方ロートエキス・水酸化アルミ散）	181
胃腸薬30—①（ロートエキス散）	184
胃腸薬31—②（健胃剤3号A）	186
胃腸薬32—②（ガジュツ・三黄散）	188
胃腸薬33（トウヒシロップ）	原料
胃腸薬34—①（制酸剤1号）	190
胃腸薬35—①（制酸剤2号）	192
胃腸薬36—①（制酸剤3号）	194
胃腸薬37—①（制酸剤4号）	197
胃腸薬38—①（整腸剤1号）	199
胃腸薬39（便秘薬3号）	393
E・V軟膏	327
胃風湯	413
胃苓湯	415
茵蔯蒿湯	417
茵蔯五苓散	421
茵蔯五苓散料	419
インドメタシン1%・M軟膏	341
インドメタシン1%外用液	265

ウ

温経湯	423
温清飲	425
温胆湯	427

エ

A・E・Z・P軟膏 ……………………263
A・E・P軟膏 ……………………227
塩化アルミニウム・ベンザルコニウム液 ………223
塩化ベンザルコニウム液 ……………207
塩化ベンゼトニウム液 ………………209
塩酸リモナーデ ……………………139
延年半夏湯 …………………………902

オ

黄耆桂枝五物湯 ……………………868
黄耆建中湯 …………………………429
黄芩湯 ………………………………431
応鐘散 ………………………………435
応鐘散料 ……………………………433
オウバク・タンナルビン・ビスマス散 …165
黄連阿膠湯 …………………………437
黄連解毒散 …………………………441
黄連解毒湯 …………………………439
黄連湯 ………………………………443
乙字湯 ………………………………445

カ

カイニン酸・サントニン散 …………351
外皮用薬1（塩化ベンザルコニウム液）…………207
外皮用薬2（塩化ベンゼトニウム液）………209
外皮用薬3（アクリノール液）………211
外皮用薬4（マーキュロクロム液）…………213
外皮用薬5（クレゾール水）…………215
外皮用薬6（希ヨードチンキ）………217
外皮用薬7（消毒用エタノール）……219
外皮用薬8—②（アクリノール・ハネー）………221
外皮用薬9—①（塩化アルミニウム・ベンザルコニウム液）………………………223
外皮用薬10（ピオクタニン・Z・W軟膏）……225
外皮用薬11—①（A・E・P軟膏）……………227
外皮用薬12（アクリノール・チンク油）………229
外皮用薬13（複方アクリノール・チンク油）……231
外皮用薬14—①（コーチ・Hクリーム）………233
外皮用薬15（R・M軟膏）……………235
外皮用薬16—①（スルフ・Z軟膏）………237
外皮用薬17（アクリノール・亜鉛華軟膏）……239
外皮用薬18—①（複方サリチル酸メチル精）……241
外皮用薬19（複方ヨード・トウガラシ精）……243
外皮用薬20—②（コーチ・C・P・V軟膏）…245
外皮用薬21—①（パップ用複方オウバク散）…247
外皮用薬22—②（U20・ローション）………249

外皮用薬23（GL・P・Z液）……………251
外皮用薬24—①（フェノール・亜鉛華リニメント）
　……………………………………253
外皮用薬25—①（ジフェンヒドラミン・フェノール・
　亜鉛華リニメント）…………………255
外皮用薬26（チンク油）………………257
外皮用薬27—①（B・D液）…………259
外皮用薬28（亜鉛華軟膏）……………261
外皮用薬29—①（A・E・Z・P軟膏）………263
外皮用薬30—③（インドメタシン1％外用液）265
外皮用薬31—①（コーチ・M軟膏）………267
外皮用薬32—①（コーチ・V軟膏）………269
外皮用薬33—①（コーチ・グリチ・M軟膏）…271
外皮用薬34—①（コーチ・Z・GT・V軟膏）…273
外皮用薬35—①（コーチ・Z・Hクリーム）…275
外皮用薬36—①（ヒドロコルチゾン・ジフェンヒ
　ドラミン軟膏）………………………277
外皮用薬37—①（B・Z・Aクリーム）………279
外皮用薬38—①（B・Z・M軟膏）…………281
外皮用薬39（チンク油・Z軟膏）……283
外皮用薬40—②（トルナフタート液）………285
外皮用薬41—②（ハクセン・P軟膏）………287
外皮用薬42—①（R・D・Z軟膏）…………289
外皮用薬43—②（コーチ・グリチ・Hクリーム）
　……………………………………291
外皮用薬44（亜鉛華デンプン）………293
外皮用薬45（サリチル・ミョウバン散）………295
外皮用薬46（サリチ・レゾルシン液）………297
外皮用薬47（複方チアントール・サリチル酸液）
　……………………………………299
外皮用薬48（サリチル酸精）…………301
外皮用薬49（複方サリチル酸精）……………303
外皮用薬50—①（ヨード・サリチル酸・フェノー
　ル精A）………………………………305
外皮用薬51—①（サリチ・V軟膏）………307
外皮用薬52・（イオウ・サリチル酸・チアントール
　軟膏）…………………………………309
外皮用薬53—①（ハクセン・V軟膏）………311
外皮用薬54—①（ハクセン・Z軟膏）………313
外皮用薬55—①（クロトリマゾール・M軟膏）315
外皮用薬56（複方ベンゼトニウム・タルク散）317
外皮用薬57—①（グリセリンカリ液）………319
外皮用薬58—②（D・コーチ・Hクリーム）…321
外皮用薬59—①（ステアリン酸・グリセリンクリー
　ム）……………………………………323
外皮用薬60—①（コーチ・Z軟膏）………325
外皮用薬61—①（E・V軟膏）……………327
外皮用薬62—①（U・E・Hクリーム）………329
外皮用薬63（クロラール・サリチル酸精）……331
外皮用薬64—①（トウガラシ・サリチル酸精）333
外皮用薬65（サリチル酸・フェノール軟膏）…335

外皮用薬 66（イオウ・カンフルローション）……337
外皮用薬 67―①（U・Hクリーム）…………339
外皮用薬 68―③（インドメタシン１％・M軟膏）
　………………………………………………………341
外皮用薬 69―②（デキサメタゾン・C・P・V軟膏）
　………………………………………………………343
外皮用薬 70―②（デキサメタゾン・Hクリーム）
　………………………………………………………345
外皮用薬 71―①（皮膚消毒液）………………347
外皮用薬 72（GT・Z・Aクリーム）………395
外皮用薬 73（トルナフタート・サリチ液）……397
外皮用薬 74（クロトリマゾール・サリチ・フェノー
　ル液）……………………………………………399
外皮用薬 75（クロトリマゾール液）…………401
外皮用薬 76（D・デキサメタゾン・C・Hクリーム）
　………………………………………………………403
外皮用薬 77（デキサメタゾン・E・Cローション）
　………………………………………………………405
外皮用薬 78（サリチル酸・カーボン軟膏）……407
外用痔疾用薬 1（ヘモ坐剤 1 号）………………201
外用痔疾用薬 2（ヘモ坐剤 2 号）………………203
外用痔疾用薬 3（ヘモ軟膏 1 号）………………205
解労散料 ………………………………………………870
ガジュツ・三黄散 …………………………………188
化食養脾湯 …………………………………………448
かぜ薬 1―②（感冒剤 1 号 A）………………19
かぜ薬 2―①（感冒剤 9 号 A）………………42
かぜ薬 3―③（感冒剤 3 号 A）………………39
かぜ薬 4―②（感冒剤 12 号 A）………………48
かぜ薬 5―②（感冒剤 13 号 A）………………51
かぜ薬 6―①（こども感冒剤 1 号 A）…………22
かぜ薬 7―①（こども感冒剤 2 号 A）…………36
かぜ薬 8―①（感冒剤 14 号 A）………………359
かぜ薬 9（感冒剤 2 号 A）………………………45
かぜ薬 10（感冒剤 15 号 A）……………………381
藿香正気散料 ………………………………………450
葛根黄連黄芩湯 ……………………………………452
葛根紅花湯 …………………………………………454
葛根湯 ………………………………………………457
葛根湯加川芎辛夷 …………………………………460
加味温胆湯 …………………………………………462
加味帰脾湯 …………………………………………464
加味解毒湯 …………………………………………904
加味四物湯 …………………………………………872
加味逍遙散料 ………………………………………466
加味逍遙散料加川芎地黄（別名：加味逍遙散合四物
　湯）…………………………………………………469
加味平胃散料 ………………………………………907
眼科用薬 1―①（硫酸亜鉛点眼液）……………54
乾姜人参半夏丸 ……………………………………474
乾姜人参半夏丸料 …………………………………472

甘草瀉心湯 …………………………………………476
甘草湯（外用）……………………………………478
甘草湯（内服）……………………………………480
甘麦大棗湯 …………………………………………482
感冒剤 1 号 A ………………………………………19
感冒剤 2 号 A ………………………………………45
感冒剤 3 号 A ………………………………………39
感冒剤 9 号 A ………………………………………42
感冒剤 12 号 A ……………………………………48
感冒剤 13 号 A ……………………………………51
感冒剤 14 号 A ……………………………………359
感冒剤 15 号 A ……………………………………381

キ

帰耆建中湯 …………………………………………486
桔梗湯 ………………………………………………484
帰脾湯 ………………………………………………488
芎帰膠艾湯 …………………………………………490
芎帰調血飲 …………………………………………492
芎帰調血飲第一加減 ………………………………494
吸入剤 1（吸入剤 1 号）…………………………107
吸入剤 1 号 …………………………………………107
吸入剤 2（吸入剤 2 号）…………………………109
吸入剤 2 号 …………………………………………109
響声破笛丸 …………………………………………500
響声破笛丸料 ………………………………………497
杏蘇散料 ……………………………………………502
希ヨードチンキ ……………………………………217

ク

苦参湯 ………………………………………………504
駆虫薬 1―①（カイニン酸・サントニン散）……351
駆虫薬 2―①（サントニン散）…………………353
駆風解毒湯 …………………………………………506
グリセリンカリ液 …………………………………319
クレゾール水 ………………………………………215
クロトリマゾール液 ………………………………401
クロトリマゾール・M軟膏 ………………………315
クロトリマゾール・サリチ・フェノール液 ……399
クロラール・サリチル酸精 ………………………331
クロルフェニラミン・カルシウム散 ……………384

ケ

K1（安中散料）……………………………………409
K1―①（安中散）…………………………………411
K2（胃風湯）………………………………………413
K3（胃苓湯）………………………………………415
K4（茵蔯蒿湯）……………………………………417

K5（茵蔯五苓散料）	419	K49（桂枝加苓朮附湯）	527
K5―①（茵蔯五苓散）	421	K50（桂枝湯）	529
K6（温経湯）	423	K51（桂枝人参湯）	531
K7（温清飲）	425	K52（桂枝茯苓丸料）	533
K8（温胆湯）	427	K52―①（桂枝茯苓丸）	535
K9（黄耆建中湯）	429	K53（桂枝茯苓丸料加薏苡仁）	537
K10（黄芩湯）	431	K54（啓脾湯）	539
K11（応鐘散料）	433	K55（荊防敗毒散料）	541
K11―①（応鐘散）	435	K56（桂麻各半湯）	543
K12（黄連阿膠湯）	437	K57（鶏鳴散料加茯苓）	545
K13（黄連解毒湯）	439	K58（堅中湯）	547
K13―①（黄連解毒散）	441	K59（甲字湯）	549
K14（黄連湯）	443	K60（香砂平胃散料）	552
K15（乙字湯）	445	K61（香砂養胃湯）	554
K16（化食養脾湯）	448	K62（香砂六君子湯）	556
K17（藿香正気散料）	450	K63（香蘇散料）	558
K18（葛根黄連黄芩湯）	452	K63―①（香蘇散）	560
K19（葛根紅花湯）	454	K64（厚朴生姜半夏人参甘草湯）	562
K20（葛根湯）	457	K65（五虎湯）	564
K21（葛根湯加川芎辛夷）	460	K66（牛膝散料）	566
K22（加味温胆湯）	462	K67（五積散料）	568
K23（加味帰脾湯）	464	K68（牛車腎気丸料）	570
K24（加味逍遙散料）	466	K69（呉茱萸湯）	572
K25（加味逍遙散料加川芎地黄（別名：加味逍遙散 合四物湯））	469	K70（五物解毒散料）	574
		K71（五淋散料）	576
K26（乾姜人参半夏丸料）	472	K72（五苓散料）	578
K26―①（乾姜人参半夏丸）	474	K72―①（五苓散）	580
K27（甘草瀉心湯）	476	K73（柴陥湯）	582
K28（甘草湯（外用））	478	K74（柴胡加竜骨牡蛎湯）	584
K28（甘草湯（内服））	480	K74―①（柴胡加竜骨牡蛎湯（黄芩））	586
K29（甘麦大棗湯）	482	K75（柴胡桂枝乾姜湯）	588
K30（桔梗湯）	484	K76（柴胡桂枝湯）	591
K31（帰耆建中湯）	486	K77（柴胡清肝湯）	593
K32（帰脾湯）	488	K78（柴芍六君子湯）	596
K33（芎帰膠艾湯）	490	K79（柴朴湯）	598
K34（芎帰調血飲）	492	K80（柴苓湯）	601
K35（芎帰調血飲第一加減）	494	K81（三黄散）	603
K36（響声破笛丸料）	497	K82（三黄瀉心湯）	605
K36―①（響声破笛丸）	500	K83（酸棗仁湯）	608
K37（杏蘇散料）	502	K84（三物黄芩湯）	610
K38（苦参湯）	504	K85（滋陰降火湯）	612
K39（駆風解毒湯）	506	K86（滋陰至宝湯）	614
K40（荊芥連翹湯）	508	K87（紫雲膏）	616
K41（桂枝加黄耆湯）	510	K88（四逆散料）	618
K42（桂枝加葛根湯）	512	K88―①（四逆散）	620
K43（桂枝加厚朴杏仁湯）	514	K89（四君子湯）	622
K44（桂枝加芍薬生姜人参湯）	516	K90（七物降下湯）	624
K45（桂枝加芍薬大黄湯）	518	K91（柿蒂湯）	626
K46（桂枝加芍薬湯）	521	K92（四物湯）	628
K47（桂枝加朮附湯）	523	K93（炙甘草湯）	630
K48（桂枝加竜骨牡蛎湯）	525	K94（芍薬甘草湯）	633

K95 (鷓鴣菜湯) ……635	K143 (当帰建中湯) ……748
K96 (十全大補湯) ……638	K144 (当帰散料) ……750
K97 (十味敗毒湯) ……641	K144—① (当帰散) ……752
K98 (潤腸湯) ……643	K145 (当帰四逆加呉茱萸生姜湯) ……754
K99 (生姜瀉心湯) ……646	K146 (当帰四逆湯) ……756
K100 (小建中湯) ……648	K147 (当帰芍薬散料) ……758
K101 (小柴胡湯) ……650	K147—① (当帰芍薬散) ……760
K101—① (小柴胡湯 (竹参)) ……652	K148 (当帰湯) ……762
K102 (小柴胡湯加桔梗石膏) ……654	K149 (当帰貝母苦参丸料) ……764
K103 (小承気湯) ……656	K150 (独活葛根湯) ……766
K104 (小青竜湯) ……658	K151 (独活湯) ……768
K105 (小青竜湯加石膏) ……661	K152 (二朮湯) ……771
K106 (小青竜湯加杏仁石膏 (別名：小青竜湯合麻杏甘石湯)) ……663	K153 (二陳湯) ……773
K107 (小半夏加茯苓湯) ……666	K154 (女神散料) ……775
K108 (消風散料) ……668	K155 (人参湯) ……778
K109 (升麻葛根湯) ……671	K155—① (理中丸) ……780
K110 (逍遙散料) ……673	K156 (人参養栄湯) ……782
K111 (四苓湯) ……676	K157 (排膿散料) ……784
K112 (辛夷清肺湯) ……678	K157—① (排膿散) ……786
K113 (参蘇飲) ……680	K158 (排膿湯) ……788
K114 (神秘湯) ……682	K159 (麦門冬湯) ……790
K115 (参苓白朮散料) ……684	K160 (八味地黄丸料) ……792
K115—① (参苓白朮散) ……686	K160—① (八味地黄丸) ……794
K116 (清肌安蛔湯) ……688	K161 (半夏厚朴湯) ……796
K117 (清暑益気湯) ……690	K162 (半夏瀉心湯) ……798
K118 (清上蠲痛湯) ……692	K163 (半夏白朮天麻湯) ……800
K119 (清上防風湯) ……694	K164 (白虎加桂枝湯) ……802
K120 (清心蓮子飲) ……696	K165 (白虎加人参湯) ……804
K121 (清肺湯) ……698	K166 (白虎湯) ……806
K122 (折衝飲) ……701	K167 (不換金正気散料) ……808
K123 (千金鶏鳴散料) ……703	K168 (茯苓飲) ……810
K124 (銭氏白朮散料) ……705	K169 (茯苓飲加半夏) ……812
K125 (疎経活血湯) ……707	K170 (茯苓飲合半夏厚朴湯) ……814
K126 (蘇子降気湯) ……709	K171 (茯苓沢瀉湯) ……816
K127 (大黄甘草湯) ……711	K172 (分消湯) ……818
K128 (大黄牡丹皮湯) ……714	K173 (平胃散料) ……820
K129 (大建中湯) ……716	K174 (防已黄耆湯) ……822
K130 (大柴胡湯) ……718	K175 (防已茯苓湯) ……824
K131 (大半夏湯) ……720	K176 (防風通聖散料) ……826
K132 (竹茹温胆湯) ……722	K177 (補気建中湯) ……829
K133 (治打撲一方) ……724	K178 (補中益気湯) ……831
K134 (治頭瘡一方) ……727	K179 (麻黄湯) ……833
K135 (中黄膏) ……730	K180 (麻杏甘石湯) ……835
K136 (調胃承気湯) ……732	K181 (麻杏薏甘湯) ……837
K137 (釣藤散料) ……734	K182 (麻子仁丸料) ……839
K138 (猪苓湯) ……736	K182—① (麻子仁丸) ……841
K139 (猪苓湯合四物湯) ……738	K183 (薏苡仁湯) ……843
K140 (通導散料) ……740	K184 (抑肝散料) ……845
K141 (桃核承気湯) ……743	K185 (抑肝散料加陳皮半夏) ……848
K142 (当帰飲子) ……746	K186 (六君子湯) ……851
	K187 (立効散料) ……853

索引　xv

K188（竜胆瀉肝湯）……………855
K189（苓姜朮甘湯）……………858
K190（苓桂甘棗湯）……………860
K191（苓桂朮甘湯）……………862
K192（六味地黄丸料）…………864
K192—①（六味地黄丸）………866
K193（黄耆桂枝五物湯）………868
K194（解労散料）………………870
K195（加味四物湯）……………872
K196（杞菊地黄丸料）…………874
K197（柴蘇飲）…………………876
K198（沢瀉湯）…………………878
K199（知柏地黄丸料）…………880
K200（中建中湯）………………882
K201（当帰芍薬散料加黄耆釣藤）……884
K202（当帰芍薬散料加人参）…886
K203（排膿散及湯）……………888
K204（八解散料）………………890
K205（味麦地黄丸料）…………892
K206（明朗飲）…………………894
K207（抑肝散料加芍薬黄連）…896
K208（連珠飲）…………………899
K209（延年半夏湯）……………902
K210（加味解毒湯）……………904
K211（加味平胃散料）…………907
K212（蛇床子湯）………………909
K213（蒸眼一方）………………911
K214（椒梅湯）…………………913
K215（秦艽羌活湯）……………915
K216（秦艽防風湯）……………917
荊芥連翹湯………………………508
桂枝加黄耆湯……………………510
桂枝加葛根湯……………………512
桂枝加厚朴杏仁湯………………514
桂枝加芍薬生姜人参湯…………516
桂枝加芍薬大黄湯………………518
桂枝加芍薬湯……………………521
桂枝加朮附湯……………………523
桂枝加竜骨牡蛎湯………………525
桂枝加苓朮附湯…………………527
桂枝湯……………………………529
桂枝人参湯………………………531
桂枝茯苓丸………………………535
桂枝茯苓丸料……………………533
桂枝茯苓丸料加薏苡仁…………537
啓脾湯……………………………539
荊防敗毒散料……………………541
桂麻各半湯………………………543
鶏鳴散料加茯苓…………………545
解熱鎮痛剤1号A………………10
解熱鎮痛剤2号A………………27

解熱鎮痛剤3号A………………30
解熱鎮痛剤4号A………………33
解熱鎮痛剤5号A………………25
解熱鎮痛剤6号…………………362
解熱鎮痛剤6号カプセル………365
解熱鎮痛剤7号A………………368
解熱鎮痛剤8号A………………13
解熱鎮痛剤9号…………………16
解熱鎮痛薬1—②（解熱鎮痛剤1号A）……10
解熱鎮痛薬2—③（解熱鎮痛剤8号A）……13
解熱鎮痛薬4—②（解熱鎮痛剤9号）……16
解熱鎮痛薬6—②（解熱鎮痛剤5号A）……25
解熱鎮痛薬7—①（解熱鎮痛剤2号A）……27
解熱鎮痛薬8—①（解熱鎮痛剤3号A）……30
解熱鎮痛薬9—①（解熱鎮痛剤4号A）……33
解熱鎮痛薬10（解熱鎮痛剤6号）……362
解熱鎮痛薬10—①（解熱鎮痛剤6号カプセル）365
解熱鎮痛薬11—①（解熱鎮痛剤7号A）……368
下痢止め3号……………………160
下痢止め4号……………………163
下痢止め5号……………………156
下痢止め6号A…………………158
健胃剤1号………………………168
健胃剤2号A……………………146
健胃剤3号A……………………186
健胃消化剤1号A………………131
健胃消化剤3号B………………170
健胃消化剤4号A………………172
健胃消化剤5号A………………176
堅中湯……………………………547

コ

甲字湯……………………………549
香砂平胃散料……………………552
香砂養胃湯………………………554
香砂六君子湯……………………556
香蘇散……………………………560
香蘇散料…………………………558
抗ヒスタミン薬1—②（アレルギー用剤4号）…58
抗ヒスタミン薬2—①（アレルギー用剤3号）…61
抗ヒスタミン薬3—②（鼻炎散1号A）………64
抗ヒスタミン薬4—①（アレルギー用剤2号A）67
抗ヒスタミン薬5—②（鼻炎散2号A）………70
抗ヒスタミン薬6（クロルフェニラミン・カルシウ
ム散）………………………384
厚朴生姜半夏人参甘草湯………562
杞菊地黄丸料……………………874
五虎湯……………………………564
牛膝散料…………………………566
五積散料…………………………568

牛車腎気丸料 ……………………………570
呉茱萸湯 ……………………………572
コーチ・Hクリーム ………………233
コーチ・M軟膏 ……………………267
コーチ・グリチ・Hクリーム ……291
コーチ・グリチ・M軟膏 …………271
コーチ・C・P・V軟膏 ……………245
コーチ・Z・Hクリーム ……………275
コーチ・Z・GT・V軟膏 …………273
コーチ・Z軟膏 ……………………325
コーチ・V軟膏 ……………………269
こども感冒剤1号A ………………22
こども感冒剤2号A ………………36
五物解毒散料 ………………………574
五淋散料 ……………………………576
五苓散 ………………………………580
五苓散料 ……………………………578
混合ビタミン剤1号 ………………375
混合ビタミン剤2号A ……………371
混合ビタミン剤3号A ……………373
混合ビタミン剤4号 ………………377
混合ビタミン剤5号 ………………355

サ

柴陥湯 ………………………………582
柴胡加竜骨牡蛎湯 …………………584
柴胡加竜骨牡蛎湯（黄芩） ………586
柴胡桂枝乾姜湯 ……………………588
柴胡桂枝湯 …………………………591
柴胡清肝湯 …………………………593
柴芍六君子湯 ………………………596
柴蘇飲 ………………………………876
柴朴湯 ………………………………598
催眠剤1号A ………………………1
催眠剤2号A ………………………5
催眠鎮静薬1—①（催眠剤1号A） …1
催眠鎮静薬2—①（鎮静剤1号A） …3
催眠鎮静薬3—①（催眠剤2号A） …5
柴苓湯 ………………………………601
サリチ・V軟膏 ……………………307
サリチル酸・カーボン軟膏 ………407
サリチル酸精 ………………………301
サリチル酸・フェノール軟膏 ……335
サリチル・ミョウバン散 …………295
サリチ・レゾルシン液 ……………297
三黄散 ………………………………603
三黄瀉心湯 …………………………605
酸棗仁湯 ……………………………608
サントニン散 ………………………353
三物黄芩湯 …………………………610

シ

滋陰降火湯 …………………………612
滋陰至宝湯 …………………………614
紫雲膏 ………………………………616
GL・P・Z液 ………………………251
歯科口腔用薬1（ピオクタニン液） ……111
歯科口腔用薬2（ミョウバン水） ……113
歯科口腔用薬3—①（複方ヨード・グリセリン）
…………………………………………115
歯科口腔用薬4（プロテイン銀液） ……117
歯科口腔用薬5（ジブカイン・アネスタミン液）
…………………………………………119
歯科口腔用薬6（アズレンうがい薬）……389
歯科口腔用薬7（ポビドンヨード・グリセリン液）
…………………………………………391
四逆散 ………………………………620
四逆散料 ……………………………618
四君子湯 ……………………………622
七物降下湯 …………………………624
GT・Z・Aクリーム ………………395
柿蔕湯 ………………………………626
耳鼻科用薬1—②（ナファゾリン・クロルフェニラ
ミン液A）……………………………56
ジフェンヒドラミン・フェノール・亜鉛華リニメン
ト ……………………………………255
ジブカイン・アネスタミン液 ……119
四物湯 ………………………………628
炙甘草湯 ……………………………630
芍薬甘草湯 …………………………633
鷓鴣菜湯 ……………………………635
蛇床子湯 ……………………………909
十全大補湯 …………………………638
十味敗毒湯 …………………………641
潤腸湯 ………………………………643
蒸眼一方 ……………………………911
生姜瀉心湯 …………………………646
小建中湯 ……………………………648
小柴胡湯 ……………………………650
小柴胡湯加桔梗石膏 ………………654
小柴胡湯（竹参） …………………652
小承気湯 ……………………………656
小青竜湯 ……………………………658
小青竜湯加杏仁石膏（別名:小青竜湯合麻杏甘石湯）
…………………………………………663
小青竜湯加石膏 ……………………661
消毒用エタノール …………………219
椒梅湯 ………………………………913
小半夏加茯苓湯 ……………………666
消風散料 ……………………………668

索引　xvii

升麻葛根湯 ……………………………… 671
逍遙散料 ………………………………… 673
四苓湯 …………………………………… 676
辛夷清肺湯 ……………………………… 678
秦艽羌活湯 ……………………………… 915
秦艽防風湯 ……………………………… 917
参蘇飲 …………………………………… 680
神秘湯 …………………………………… 682
参苓白朮散 ……………………………… 686
参苓白朮散料 …………………………… 684

ス

ステアリン酸・グリセリンクリーム ……… 323
スルフ・Z軟膏 ………………………… 237

セ

清肌安蛔湯 ……………………………… 688
制酸剤1号 ……………………………… 190
制酸剤2号 ……………………………… 192
制酸剤3号 ……………………………… 194
制酸剤4号 ……………………………… 197
清上蠲痛湯 ……………………………… 692
清上防風湯 ……………………………… 694
清暑益気湯 ……………………………… 690
清心蓮子飲 ……………………………… 696
整腸剤1号 ……………………………… 199
清肺湯 …………………………………… 698
折衝飲 …………………………………… 701
千金鶏鳴散料 …………………………… 703
銭氏白朮散料 …………………………… 705
センブリ・重曹散 ……………………… 135

ソ

疎経活血湯 ……………………………… 707
蘇子降気湯 ……………………………… 709
その他1—①（内用皮膚剤1号A）……… 357

タ

大黄甘草湯 ……………………………… 711
大黄牡丹皮湯 …………………………… 714
大建中湯 ………………………………… 716
大柴胡湯 ………………………………… 718
大半夏湯 ………………………………… 720
沢瀉湯 …………………………………… 878

チ

竹茹温胆湯 ……………………………… 722
治打撲一方 ……………………………… 724
治頭瘡一方 ……………………………… 727
知柏地黄丸料 …………………………… 880
中黄膏 …………………………………… 730
中建中湯 ………………………………… 882
調胃承気湯 ……………………………… 732
釣藤散料 ………………………………… 734
猪苓湯 …………………………………… 736
猪苓湯合四物湯 ………………………… 738
鎮暈薬1—①（よい止め1号）…………… 8
鎮暈薬2—①（よい止め2号）………… 349
鎮咳去痰剤1号 ………………………… 73
鎮咳去痰剤2号A ……………………… 100
鎮咳去痰剤3号A ……………………… 98
鎮咳去痰剤5号B ……………………… 102
鎮咳去痰剤6号 ………………………… 86
鎮咳去痰剤7号 ………………………… 89
鎮咳去痰剤8号 ………………………… 92
鎮咳去痰剤9号 ………………………… 95
鎮咳去痰剤10号 ……………………… 75
鎮咳去痰剤11号 ……………………… 78
鎮咳去痰剤13号 ……………………… 81
鎮咳去痰剤14号 ……………………… 84
鎮咳去痰薬1—①（鎮咳去痰剤1号）………… 73
鎮咳去痰薬2—①（鎮咳去痰剤10号）………… 75
鎮咳去痰薬3—①（鎮咳去痰剤11号）………… 78
鎮咳去痰薬4—②（鎮咳去痰剤13号）………… 81
鎮咳去痰薬5—②（鎮咳去痰剤14号）………… 84
鎮咳去痰薬6—①（鎮咳去痰剤6号）………… 86
鎮咳去痰薬7—①（鎮咳去痰剤7号）………… 89
鎮咳去痰薬8—①（鎮咳去痰剤8号）………… 92
鎮咳去痰薬9—①（鎮咳去痰剤9号）………… 95
鎮咳去痰薬10—①（鎮咳去痰剤3号A）………… 98
鎮咳去痰薬11—①（鎮咳去痰剤2号A）………… 100
鎮咳去痰薬12—③（鎮咳去痰剤5号B）………… 102
鎮咳去痰薬14—①（アンモニア・ウイキョウ精）
……………………………………… 105
鎮咳去痰薬15（鎮咳剤15号）………… 387
鎮咳剤15号 …………………………… 387
チンク油 ………………………………… 257
チンク油・Z軟膏 ……………………… 283
鎮静剤1号A …………………………… 3

ツ

通導散料 ………………………………… 740

テ

Ｄ・コーチ・Ｈクリーム	321
Ｄ・デキサメタゾン・Ｃ・Ｈクリーム	403
デキサメタゾン・Ｅ・Ｃローション	405
デキサメタゾン・Ｈクリーム	345
デキサメタゾン・Ｃ・Ｐ・Ｖ軟膏	343

ト

桃核承気湯	743
トウガラシ・サリチル酸精	333
当帰飲子	746
当帰建中湯	748
当帰散	752
当帰散料	750
当帰四逆加呉茱萸生姜湯	754
当帰四逆湯	756
当帰芍薬散	760
当帰芍薬散料	758
当帰芍薬散料加黄耆釣藤	884
当帰芍薬散料加人参	886
当帰湯	762
当帰貝母苦参丸料	764
トウヒシロップ	原料
独活葛根湯	766
独活湯	768
トルナフタート液	285
トルナフタート・サリチ液	397

ナ

内用皮膚剤1号Ａ	357
ナファゾリン・クロルフェニラミン液Ａ	56

ニ

二朮湯	771
二陳湯	773
女神散料	775
ニンジン・Ｅ散	379
人参湯	778
人参養栄湯	782

ハ

排膿散	786
排膿散及湯	888
排膿散料	784
排膿湯	788
ハクセン・Ｚ軟膏	313
ハクセン・Ｐ軟膏	287
ハクセン・Ｖ軟膏	311
麦門冬湯	790
八解散料	890
八味地黄丸	794
八味地黄丸料	792
パップ用複方オウバク散	247
半夏厚朴湯	796
半夏瀉心湯	798
半夏白朮天麻湯	800

ヒ

鼻炎散1号Ａ	64
鼻炎散2号Ａ	70
ピオクタニン液	111
ピオクタニン・Ｚ・Ｗ軟膏	225
Ｂ・Ｚ・Ａクリーム	279
Ｂ・Ｚ・Ｍ軟膏	281
ビタミン主薬製剤1—①（混合ビタミン剤2号Ａ）	371
ビタミン主薬製剤2—①（混合ビタミン剤3号Ａ）	373
ビタミン主薬製剤3—①（混合ビタミン剤1号）	375
ビタミン主薬製剤4—①（混合ビタミン剤4号）	377
ビタミン主薬製剤5—①（ニンジン・Ｅ散）	379
ビタミン主薬製剤6（混合ビタミン剤5号）	355
Ｂ・Ｄ液	259
ヒドロコルチゾン・ジフェンヒドラミン軟膏	277
皮膚消毒液	347
白虎加桂枝湯	802
白虎加人参湯	804
白虎湯	806

フ

フェノール・亜鉛華リニメント	253
不換金正気散料	808
複方アクリノール・チンク油	231
複方サリチル酸精	303
複方サリチル酸メチル精	241
複方ジアスターゼ・重曹散	174
複方ダイオウ・センナ散	150
複方チアントール・サリチル酸液	299
複方ベンゼトニウム・タルク散	317
複方ヨード・グリセリン	115
複方ヨード・トウガラシ精	243
複方ロートエキス・ジアスターゼ散	121

複方ロートエキス・水酸化アルミ散 ……………181
茯苓飲 …………………………………………810
茯苓飲加半夏 …………………………………812
茯苓飲合半夏厚朴湯 …………………………814
茯苓沢瀉湯 ……………………………………816
プロテイン銀液 ………………………………117
分消湯 …………………………………………818

ヘ

平胃散料 ………………………………………820
ヘモ坐剤1号 …………………………………201
ヘモ坐剤2号 …………………………………203
ヘモ軟膏1号 …………………………………205
便秘薬 …………………………………………148
便秘薬2号 ……………………………………154
便秘薬3号 ……………………………………393

ホ

防已黄耆湯 ……………………………………822
防已茯苓湯 ……………………………………824
防風通聖散料 …………………………………826
補気建中湯 ……………………………………829
補中益気湯 ……………………………………831
ポビドンヨード・グリセリン液 ……………391

マ

麻黄湯 …………………………………………833
マーキュロクロム液 …………………………213
麻杏甘石湯 ……………………………………835
麻杏薏甘湯 ……………………………………837
麻子仁丸 ………………………………………841
麻子仁丸料 ……………………………………839

ミ

味麦地黄丸料 …………………………………892
ミョウバン水 …………………………………113

メ

明朗飲 …………………………………………894

ユ

U・E・Hクリーム ……………………………329
U・Hクリーム …………………………………339
U 20・ローション ……………………………249

ヨ

よい止め1号 …………………………………8
よい止め2号 …………………………………349
薏苡仁湯 ………………………………………843
抑肝散料 ………………………………………845
抑肝散料加芍薬黄連 …………………………896
抑肝散料加陳皮半夏 …………………………848
ヨード・サリチル酸・フェノール精A …………305

リ

理中丸 …………………………………………780
六君子湯 ………………………………………851
立効散料 ………………………………………853
硫酸亜鉛点眼液 ………………………………54
硫酸マグネシウム水 …………………………152
竜胆瀉肝湯 ……………………………………855
苓姜朮甘湯 ……………………………………858
苓桂甘棗湯 ……………………………………860
苓桂朮甘湯 ……………………………………862

レ

連珠飲 …………………………………………899

ロ

六味地黄丸 ……………………………………866
六味地黄丸料 …………………………………864
ロートエキス散 ………………………………184
ロートエキス・重曹・ケイ酸アルミ散 …………178

添 付 文 書 例

四書文化志

催眠鎮静薬

この説明書は本剤とともに保管し、
服用に際しては必ずお読みください。

催眠剤１号Ａ

催眠剤１号Ａは、ブロモバレリル尿素を主薬とする催眠薬です。

―――――― ⚠ 使用上の注意 ――――――

⊗ してはいけないこと

（守らないと現在の症状が悪化したり、副作用・事故が起こりやすくなります）
1．次の人は服用しないでください
　（1）本剤又は本剤の成分によりアレルギー症状を起こしたことがある人。
　（2）本剤又は他の催眠鎮静薬、かぜ薬、解熱鎮痛薬を服用してぜんそくを起こしたことがあ
　　　る人。
　（3）15才未満の小児。
2．本剤を服用している間は、次のいずれの医薬品も服用しないでください
　　　他の催眠鎮静薬、かぜ薬、解熱鎮痛薬、乗物酔い薬
3．服用後、乗物又は機械類の運転操作をしないでください
　　　（眠気等があらわれることがあります。）
4．服用前後は飲酒しないでください
5．長期連用しないでください

相談すること

1．次の人は服用前に医師、歯科医師又は薬剤師に相談してください
　（1）医師又は歯科医師の治療を受けている人。
　（2）妊婦又は妊娠していると思われる人。
　（3）高齢者。
　（4）薬などによりアレルギー症状を起こしたことがある人。
　（5）次の診断を受けた人。
　　　　腎臓病、肝臓病

2．服用後、次の症状があらわれた場合は副作用の可能性があるので、直ちに服用を中止し、
　　この文書を持って医師又は薬剤師に相談してください

関係部位	症　　　状
皮膚	発疹・発赤、かゆみ
消化器	吐き気・嘔吐、食欲不振
精神神経系	めまい

まれに下記の重篤な症状が起こることがあります。その場合は直ちに医師の診療を受けてくだ
さい。

症状の名称	症　　　状
ショック （アナフィラキシー）	服用後すぐに、皮膚のかゆみ、じんましん、声のかすれ、くしゃみ、のどのかゆみ、息苦しさ、動悸、意識の混濁等があらわれる。
皮膚粘膜眼症候群 （スティーブンス・ジョンソン症候群）、 中毒性表皮壊死融解症	高熱、目の充血、目やに、唇のただれ、のどの痛み、皮膚の広範囲の発疹・発赤等が持続したり、急激に悪化する。
ぜんそく	息をするときゼーゼー、ヒューヒューと鳴る、息苦しい等があらわれる。

3．服用後、次の症状があらわれることがあるので、このような症状の持続又は増強が見られ
　　た場合には、服用を中止し、この文書を持って医師又は薬剤師に相談してください
　　　下痢、眠気

4．5～6回服用しても症状がよくならない場合は服用を中止し、この文書を持って医師、歯
　　科医師又は薬剤師に相談してください

効能・効果
催眠

成分と作用

1.0 g（大人1回量）中に次の成分を含んでいます。

成　　分	1.0 g中	作　　　　　用
ブロモバレリル尿素	0.5 g	催眠作用を発揮します。
デンプン、乳糖水和物又はこれらの混合物	適　量	賦形剤。

用法・用量

大人（15才以上）1回1.0 g、1日1回、就寝前に服用します。

年　　齢	1回量	1日服用回数
大人（15才以上）	1包1.0 g	1回
15才未満の小児	服用しないこと	

＜用法・用量に関連する注意＞
用法・用量を厳守してください。

保管及び取扱い上の注意

（1）直射日光の当たらない湿気の少ない涼しい所に保管してください。
（2）小児の手の届かない所に保管してください。
（3）他の容器に入れ替えないでください（誤用の原因になったり品質が変わります。）。

■お問い合わせ先

製造販売元

【外部の容器又は外部の被包に記載すべき事項】

注意
1．次の人は服用しないでください
　（1）本剤又は本剤の成分によりアレルギー症状を起こしたことがある人。
　（2）本剤又は他の催眠鎮静薬、かぜ薬、解熱鎮痛薬を服用してぜんそくを起こしたことがある人。
　（3）15才未満の小児。
2．服用後、乗物又は機械類の運転操作をしないでください
3．次の人は服用前に医師、歯科医師又は薬剤師に相談してください
　（1）医師又は歯科医師の治療を受けている人。
　（2）妊婦又は妊娠していると思われる人。
　（3）高齢者。
　（4）薬などによりアレルギー症状を起こしたことがある人。
　（5）次の診断を受けた人。
　　　腎臓病、肝臓病
3′．服用が適さない場合があるので、服用前に医師、歯科医師又は薬剤師に相談してください
　〔3．の項目の記載に際し、十分な記載スペースがない場合には3′．を記載すること。〕
4．服用に際しては、説明文書をよく読んでください
5．直射日光の当たらない湿気の少ない涼しい所に保管してください
6．小児の手の届かない所に保管してください
7．その他
　（1）医薬品副作用被害救済制度に関するお問い合わせ先
　　　（独）医薬品医療機器総合機構
　　　http://www.pmda.go.jp/kenkouhigai.html
　　　電話　0120-149-931（フリーダイヤル）
　（2）この薬に関するお問い合わせ先
　　　○○薬局
　　　管理薬剤師：○○○○
　　　受付時間：○○時○○分から○○時○○分まで（但し○○日は除く）
　　　電話：03（○○○○）○○○○
　　　ＦＡＸ：03（○○○○）○○○○

催眠鎮静薬

この説明書は本剤とともに保管し、服用に際しては必ずお読みください。

鎮静剤1号Ａ

鎮静剤1号Ａは、ブロモバレリル尿素を主薬とする鎮静薬です。

⚠ 使用上の注意

⊗ してはいけないこと
（守らないと現在の症状が悪化したり、副作用・事故が起こりやすくなります）
1．次の人は服用しないでください
　（1）本剤又は本剤の成分によりアレルギー症状を起こしたことがある人。
　（2）本剤又は他の催眠鎮静薬、かぜ薬、解熱鎮痛薬を服用してぜんそくを起こしたことがある人。
　（3）15才未満の小児。
2．本剤を服用している間は、次のいずれの医薬品も服用しないでください
　　他の催眠鎮静薬、かぜ薬、解熱鎮痛薬、乗物酔い薬
3．服用後、乗物又は機械類の運転操作をしないでください
　　（眠気等があらわれることがあります。）
4．服用前後は飲酒しないでください
5．長期連用しないでください

相談すること
1．次の人は服用前に医師、歯科医師又は薬剤師に相談してください
　（1）医師又は歯科医師の治療を受けている人。
　（2）妊婦又は妊娠していると思われる人。
　（3）高齢者。
　（4）薬などによりアレルギー症状を起こしたことがある人。
　（5）次の診断を受けた人。
　　　腎臓病、肝臓病

2．服用後、次の症状があらわれた場合は副作用の可能性があるので、直ちに服用を中止し、この文書を持って医師又は薬剤師に相談してください

関係部位	症　状
皮膚	発疹・発赤、かゆみ
消化器	吐き気・嘔吐、食欲不振
精神神経系	めまい

まれに下記の重篤な症状が起こることがあります。その場合は直ちに医師の診療を受けてください。

症状の名称	症　状
ショック（アナフィラキシー）	服用後すぐに、皮膚のかゆみ、じんましん、声のかすれ、くしゃみ、のどのかゆみ、息苦しさ、動悸、意識の混濁等があらわれる。
皮膚粘膜眼症候群（スティーブンス・ジョンソン症候群）、中毒性表皮壊死融解症	高熱、目の充血、目やに、唇のただれ、のどの痛み、皮膚の広範囲の発疹・発赤等が持続したり、急激に悪化する。
ぜんそく	息をするときゼーゼー、ヒューヒューと鳴る、息苦しい等があらわれる。

3．服用後、次の症状があらわれることがあるので、このような症状の持続又は増強が見られた場合には、服用を中止し、この文書を持って医師又は薬剤師に相談してください
　　下痢、眠気

4．5〜6回服用しても症状がよくならない場合は服用を中止し、この文書を持って医師、歯科医師又は薬剤師に相談してください

効能・効果
鎮静

成分と作用

3.0g（大人の1日最大量）中に次の成分を含んでいます。

成　　　分	3.0g中	作　　　　　用
ブロモバレリル尿素	0.6g	鎮静作用を発揮します。
デンプン、乳糖水和物又はこれらの混合物	適　量	賦形剤。

用法・用量

大人（15才以上）1回1.0gを服用し、1日3回までとします。
服用間隔は4時間以上おいてください。

年　　齢	1回量	1日服用回数
大人（15才以上）	1包1.0g	3回まで
15才未満の小児	服用しないこと	

＜用法・用量に関連する注意＞
用法・用量を厳守してください。

保管及び取扱い上の注意

（1）直射日光の当たらない湿気の少ない涼しい所に保管してください。
（2）小児の手の届かない所に保管してください。
（3）他の容器に入れ替えないでください（誤用の原因になったり品質が変わります。）。

■お問い合わせ先

製造販売元

【外部の容器又は外部の被包に記載すべき事項】

注意
1．次の人は服用しないでください
　（1）本剤又は本剤の成分によりアレルギー症状を起こしたことがある人。
　（2）本剤又は他の催眠鎮静薬、かぜ薬、解熱鎮痛薬を服用してぜんそくを起こしたことがある人。
　（3）15才未満の小児。
2．服用後、乗物又は機械類の運転操作をしないでください
3．次の人は服用前に医師、歯科医師又は薬剤師に相談してください
　（1）医師又は歯科医師の治療を受けている人。
　（2）妊婦又は妊娠していると思われる人。
　（3）高齢者。
　（4）薬などによりアレルギー症状を起こしたことがある人。
　（5）次の診断を受けた人。
　　　腎臓病、肝臓病
3'．服用が適さない場合があるので、服用前に医師、歯科医師又は薬剤師に相談してください
　〔3．の項目の記載に際し、十分な記載スペースがない場合には3'．を記載すること。〕
4．服用に際しては、説明文書をよく読んでください
5．直射日光の当たらない湿気の少ない涼しい所に保管してください
6．小児の手の届かない所に保管してください
7．その他
　（1）医薬品副作用被害救済制度に関するお問い合わせ先
　　　（独）医薬品医療機器総合機構
　　　http://www.pmda.go.jp/kenkouhigai.html
　　　電話　0120-149-931（フリーダイヤル）
　（2）この薬に関するお問い合わせ先
　　　○○薬局
　　　管理薬剤師：○○○○
　　　受付時間：○○時○○分から○○時○○分まで（但し○○日は除く）
　　　電話：03（○○○○）○○○○
　　　ＦＡＸ：03（○○○○）○○○○

催眠鎮静薬

この説明書は本剤とともに保管し、
服用に際しては必ずお読みください。

催眠剤２号Ａ

催眠剤２号Ａは、ブロモバレリル尿素にタンニン酸ジフェンヒドラミンを配合した催眠薬です。

⚠ 使用上の注意

⊗ してはいけないこと
（守らないと現在の症状が悪化したり、副作用・事故が起こりやすくなります）
1. 次の人は服用しないでください
   （1）本剤又は本剤の成分によりアレルギー症状を起こしたことがある人。
   （2）本剤又は他の催眠鎮静薬、かぜ薬、解熱鎮痛薬を服用してぜんそくを起こしたことがある人。
   （3）15才未満の小児。
2. 本剤を服用している間は、次のいずれの医薬品も服用しないでください
   他の催眠鎮静薬、かぜ薬、解熱鎮痛薬、鎮咳去痰薬、抗ヒスタミン剤を含有する内服薬等
   （鼻炎用内服薬、乗物酔い薬、アレルギー用薬等）
3. 服用後、乗物又は機械類の運転操作をしないでください
   （眠気等があらわれることがあります。）
4. 授乳中の人は本剤を服用しないか、本剤を服用する場合は授乳を避けてください
5. 服用前後は飲酒しないでください
6. 長期連用しないでください

相談すること
1. 次の人は服用前に医師、歯科医師又は薬剤師に相談してください
   （1）医師又は歯科医師の治療を受けている人。
   （2）妊婦又は妊娠していると思われる人。
   （3）高齢者。
   （4）薬などによりアレルギー症状を起こしたことがある人。
   （5）次の症状のある人。
      排尿困難
   （6）次の診断を受けた人。
      腎臓病、肝臓病、緑内障

2. 服用後、次の症状があらわれた場合は副作用の可能性があるので、直ちに服用を中止し、この文書を持って医師又は薬剤師に相談してください

関係部位	症　状
皮膚	発疹・発赤、かゆみ
消化器	吐き気・嘔吐、食欲不振、下痢
精神神経系	めまい
泌尿器	排尿困難
その他	発熱

まれに下記の重篤な症状が起こることがあります。その場合は直ちに医師の診療を受けてください。

症状の名称	症　状
ショック （アナフィラキシー）	服用後すぐに、皮膚のかゆみ、じんましん、声のかすれ、くしゃみ、のどのかゆみ、息苦しさ、動悸、意識の混濁等があらわれる。
皮膚粘膜眼症候群 （スティーブンス・ジョンソン症候群）、 中毒性表皮壊死融解症	高熱、目の充血、目やに、唇のただれ、のどの痛み、皮膚の広範囲の発疹・発赤等が持続したり、急激に悪化する。
ぜんそく	息をするときゼーゼー、ヒューヒューと鳴る、息苦しい等があらわれる。

3. 服用後、次の症状があらわれることがあるので、このような症状の持続又は増強が見られた場合には、服用を中止し、この文書を持って医師又は薬剤師に相談してください
   口のかわき、下痢、眠気

4．5〜6回服用しても症状がよくならない場合は服用を中止し、この文書を持って医師、歯
　　科医師又は薬剤師に相談してください

効能・効果
催眠

成分と作用

100 g 中に次の成分を含んでいます。

成　　分	100 g 中	作　　　　用
タンニン酸ジフェンヒドラミン	9.0 g	催眠作用を発揮します。
ブロモバレリル尿素	50.0 g	
デンプン、乳糖水和物又はこれらの混合物	適　量	賦形剤。

用法・用量
大人（15才以上）1回1包1.0 g、1日1回、就寝前に服用します。

年　　　齢	1回量	1日服用回数
大人（15才以上）	1包1.0 g	1回
15才未満の小児	服用しないこと	

＜用法・用量に関連する注意＞
用法・用量を厳守してください。

保管及び取扱い上の注意
（1）直射日光の当たらない湿気の少ない涼しい所に保管してください。
（2）小児の手の届かない所に保管してください。
（3）他の容器に入れ替えないでください（誤用の原因になったり品質が変わります。）。

■お問い合わせ先

製造販売元

【外部の容器又は外部の被包に記載すべき事項】
注意
1．次の人は服用しないでください
　（1）本剤又は本剤の成分によりアレルギー症状を起こしたことがある人。
　（2）本剤又は他の催眠鎮静薬、かぜ薬、解熱鎮痛薬を服用してぜんそくを起こしたことがある人。
　（3）15才未満の小児。
2．服用後、乗物又は機械類の運転操作をしないでください
3．授乳中の人は本剤を服用しないか、本剤を服用する場合は授乳を避けてください
4．次の人は服用前に医師、歯科医師又は薬剤師に相談してください
　（1）医師又は歯科医師の治療を受けている人。
　（2）妊婦又は妊娠していると思われる人。
　（3）高齢者。
　（4）薬などによりアレルギー症状を起こしたことがある人。
　（5）次の症状のある人。
　　　排尿困難
　（6）次の診断を受けた人。
　　　腎臓病、肝臓病、緑内障
4′．服用が適さない場合があるので、服用前に医師、歯科医師又は薬剤師に相談してください
　　〔4．の項目の記載に際し、十分な記載スペースがない場合には4′．を記載すること。〕
5．服用に際しては、説明文書をよく読んでください
6．直射日光の当たらない湿気の少ない涼しい所に保管してください
7．小児の手の届かない所に保管してください

８．その他
（１）医薬品副作用被害救済制度に関するお問い合わせ先
　　（独）医薬品医療機器総合機構
　　http://www.pmda.go.jp/kenkouhigai.html
　　電話　0120-149-931（フリーダイヤル）
（２）この薬に関するお問い合わせ先
　　○○薬局
　　管理薬剤師：○○○○
　　受付時間：○○時○○分から○○時○○分まで（但し○○日は除く）
　　電話：03（○○○○）○○○○
　　ＦＡＸ：03（○○○○）○○○○

乗物酔い薬

> この説明書は本剤とともに保管し、
> 服用に際しては必ずお読みください。

よい止め1号

よい止め1号は、ジフェニドール塩酸塩にブロモバレリル尿素と炭酸水素ナトリウムを配合した製剤で、眠気を伴うことがありますが、嘔吐を伴う船・車酔いにも使用できる内服薬です。

⚠ 使用上の注意

⊗ してはいけないこと
（守らないと現在の症状が悪化したり、副作用・事故が起こりやすくなります）

1. 本剤を服用している間は、次のいずれの医薬品も服用しないでください
   他の乗物酔い薬、かぜ薬、解熱鎮痛薬、鎮静薬、鎮咳去痰薬、抗ヒスタミン剤を含有する内服薬等（鼻炎用内服薬、アレルギー用薬等）
2. 服用後、乗物又は機械類の運転操作をしないでください
   （眠気等があらわれることがあります。）
3. 服用前後は飲酒しないでください

相談すること

1. 次の人は服用前に医師又は薬剤師に相談してください
   （1）医師の治療を受けている人。
   （2）妊婦又は妊娠していると思われる人。
   （3）薬などによりアレルギー症状を起こしたことがある人。
   （4）次の症状のある人。
      排尿困難
   （5）次の診断を受けた人。
      緑内障

2. 服用後、次の症状があらわれた場合は副作用の可能性があるので、直ちに服用を中止し、この文書を持って医師又は薬剤師に相談してください

関係部位	症　状
皮膚	発疹・発赤、かゆみ
精神神経系	頭痛、浮動感、不安定感
排尿器	排尿困難
その他	異常なまぶしさ

3. 服用後、次の症状があらわれることがあるので、このような症状の持続又は増強が見られた場合には、服用を中止し、この文書を持って医師又は薬剤師に相談してください
   口のかわき、眠気

効能・効果
乗物酔いによるめまい・吐き気・頭痛の予防及び緩和

成分と作用
2.0g（大人1回量）中に次の成分を含んでいます。

成　分	2.0g中	作　用
ジフェニドール塩酸塩	0.025g	内耳障害にもとづくめまい感、めまい発作等のめまい症候群を改善します。
ブロモバレリル尿素	0.2g	嘔吐を伴う船・車酔いを緩和します。
l−メントール	0.03g	
炭酸水素ナトリウム	1.0g	
デンプン、乳糖水和物又はこれらの混合物	適　量	賦形剤。

用法・用量
1回量を次のとおりとし、乗物酔いの予防には乗車船30分前に服用します。ただし、追加服用す

る場合は、4時間以上の間をおいて服用します。
なお、1日の服用回数は3回までとします。

年　　齢	1回量	1日服用回数
大人（15才以上）	1包2.0ｇ	
11才以上15才未満	大人の2/3	3回まで
7才以上11才未満	大人の1/2	
3才以上7才未満	大人の1/3	
3才未満の乳幼児	服用しないこと	

＜用法・用量に関連する注意＞
（1）用法・用量を厳守してください。
（2）小児に服用させる場合には、保護者の指導監督のもとに服用させてください。

保管及び取扱い上の注意
（1）直射日光の当たらない湿気の少ない涼しい所に保管してください。
（2）小児の手の届かない所に保管してください。
（3）他の容器に入れ替えないでください（誤用の原因になったり品質が変わります。）。
（4）1包の分割した残りを服用する場合には、残量を記載して保管し、2日以内に服用してください。

■お問い合わせ先

製造販売元

【外部の容器又は外部の被包に記載すべき事項】
注意
１．服用後、乗物又は機械類の運転操作をしないでください
２．次の人は服用前に医師又は薬剤師に相談してください
　（1）医師の治療を受けている人。
　（2）妊婦又は妊娠していると思われる人。
　（3）薬などによりアレルギー症状を起こしたことがある人。
　（4）次の症状のある人。
　　　排尿困難
　（5）次の診断を受けた人。
　　　緑内障
２′．服用が適さない場合があるので、服用前に医師又は薬剤師に相談してください
　〔２．の項目の記載に際し、十分な記載スペースがない場合には２′．を記載すること。〕
３．服用に際しては、説明文書をよく読んでください
４．直射日光の当たらない湿気の少ない涼しい所に保管してください
５．小児の手の届かない所に保管してください
６．その他
　（1）医薬品副作用被害救済制度に関するお問い合わせ先
　　　（独）医薬品医療機器総合機構
　　　http：//www.pmda.go.jp/kenkouhigai.html
　　　電話　0120-149-931（フリーダイヤル）
　（2）この薬に関するお問い合わせ先
　　　○○薬局
　　　管理薬剤師：○○○○
　　　受付時間：○○時○○分から○○時○○分まで（但し○○日は除く）
　　　電話：03（○○○○）○○○○
　　　ＦＡＸ：03（○○○○）○○○○

解熱鎮痛薬

> この説明書は本剤とともに保管し、
> 服用に際しては必ずお読みください。

解熱鎮痛剤１号Ａ

　解熱鎮痛剤１号Ａは、アセトアミノフェンにケイヒ末等の生薬を配合した内服薬で、頭痛・疼痛等の緩解、悪寒発熱時の解熱に用いられます。

⚠ 使用上の注意

⊗ してはいけないこと

（守らないと現在の症状が悪化したり、副作用・事故が起こりやすくなります）

１．次の人は服用しないでください
　（１）本剤又は本剤の成分によりアレルギー症状を起こしたことがある人。
　（２）本剤又は他の解熱鎮痛薬、かぜ薬を服用してぜんそくを起こしたことがある人。

２．本剤を服用している間は、次のいずれの医薬品も服用しないでください
　　　他の解熱鎮痛薬、かぜ薬、鎮静薬

３．服用前後は飲酒しないでください

４．長期連用しないでください

相談すること

１．次の人は服用前に医師、歯科医師又は薬剤師に相談してください
　（１）医師又は歯科医師の治療を受けている人。
　（２）妊婦又は妊娠していると思われる人。
　（３）高齢者。
　（４）薬などによりアレルギー症状を起こしたことがある人。
　（５）次の診断を受けた人。
　　　心臓病、腎臓病、肝臓病、胃・十二指腸潰瘍

２．服用後、次の症状があらわれた場合は副作用の可能性があるので、直ちに服用を中止し、この文書を持って医師又は薬剤師に相談してください

関係部位	症　　　　状
皮膚	発疹・発赤、かゆみ
消化器	吐き気・嘔吐、食欲不振
精神神経系	めまい
その他	過度の体温低下

まれに下記の重篤な症状が起こることがあります。その場合は直ちに医師の診療を受けてください。

症状の名称	症　　　　状
ショック （アナフィラキシー）	服用後すぐに、皮膚のかゆみ、じんましん、声のかすれ、くしゃみ、のどのかゆみ、息苦しさ、動悸、意識の混濁等があらわれる。
皮膚粘膜眼症候群 （スティーブンス・ジョンソン症候群）、 中毒性表皮壊死融解症、 急性汎発性発疹性膿疱症	高熱、目の充血、目やに、唇のただれ、のどの痛み、皮膚の広範囲の発疹・発赤、赤くなった皮膚上に小さなブツブツ（小膿疱）が出る、全身がだるい、食欲がない等が持続したり、急激に悪化する。
肝機能障害	発熱、かゆみ、発疹、黄疸（皮膚や白目が黄色くなる）、褐色尿、全身のだるさ、食欲不振等があらわれる。
腎障害	発熱、発疹、尿量の減少、全身のむくみ、全身のだるさ、関節痛（節々が痛む）、下痢等があらわれる。
間質性肺炎	階段を上ったり、少し無理をしたりすると息切れがする・息苦しくなる、空せき、発熱等がみられ、これらが急にあらわれたり、持続したりする。
ぜんそく	息をするときゼーゼー、ヒューヒューと鳴る、息苦しい等があらわれる。

３．５～６回服用しても症状がよくならない場合は服用を中止し、この文書を持って医師、歯科医師又は薬剤師に相談してください

効能・効果
○頭痛・歯痛・抜歯後の疼痛・咽喉痛・耳痛・関節痛・神経痛・腰痛・筋肉痛・肩こり痛・打撲痛・骨折痛・ねんざ痛・月経痛（生理痛）・外傷痛の鎮痛
○悪寒・発熱時の解熱

成分と作用
3.0g（大人1日最大量）中に次の成分を含んでいます。

成　　　分	3.0g中	作　　　　　　用
アセトアミノフェン	0.9g	熱を下げ、痛みをおさえます。
ケイヒ末	0.3g	頭痛をおさえ、熱を下げます。
ショウキョウ末	0.1g	
カンゾウ末	0.3g	筋肉の急激な緊張による痛みを緩和します。
デンプン、乳糖水和物又はこれらの混合物	適　量	賦形剤。

用法・用量
1回量を次のとおりとし、1日3回までとします。なるべく空腹時をさけて服用します。
服用間隔は4時間以上おいてください。

年　　　齢	1回量	1日服用回数
大人（15才以上）	1包1.0g	3回まで
11才以上15才未満	大人の2／3	
11才未満の小児	服用しないこと	

<用法・用量に関連する注意>
（1）用法・用量を厳守してください。
（2）11才以上の小児に服用させる場合には、保護者の指導監督のもとに服用させてください。

保管及び取扱い上の注意
（1）直射日光の当たらない湿気の少ない涼しい所に保管してください。
（2）小児の手の届かない所に保管してください。
（3）他の容器に入れ替えないでください（誤用の原因になったり品質が変わります。）。
（4）1包の分割した残りを服用する場合には、残量を記載して保管し、2日以内に服用してください。

■お問い合わせ先

製造販売元

【外部の容器又は外部の被包に記載すべき事項】
注意
1．次の人は服用しないでください
　（1）本剤又は本剤の成分によりアレルギー症状を起こしたことがある人。
　（2）本剤又は他の解熱鎮痛薬、かぜ薬を服用してぜんそくを起こしたことがある人。
2．次の人は服用前に医師、歯科医師又は薬剤師に相談してください
　（1）医師又は歯科医師の治療を受けている人。
　（2）妊婦又は妊娠していると思われる人。
　（3）高齢者。
　（4）薬によりアレルギー症状を起こしたことがある人。
　（5）次の診断を受けた人。
　　　心臓病、腎臓病、肝臓病、胃・十二指腸潰瘍
2′．服用が適さない場合があるので、服用前に医師、歯科医師又は薬剤師に相談してください
　　〔2．の項目の記載に際し、十分な記載スペースがない場合には2′．を記載すること。〕
3．服用に際しては、説明文書をよく読んでください
4．直射日光の当たらない湿気の少ない涼しい所に保管してください
5．小児の手の届かない所に保管してください
6．その他

（1）医薬品副作用被害救済制度に関するお問い合わせ先
　　（独）医薬品医療機器総合機構
　　http://www.pmda.go.jp/kenkouhigai.html
　　電話　0120-149-931（フリーダイヤル）
（2）この薬に関するお問い合わせ先
　　○○薬局
　　管理薬剤師：○○○○
　　受付時間：○○時○○分から○○時○○分まで（但し○○日は除く）
　　電話：03（○○○○）○○○○
　　ＦＡＸ：03（○○○○）○○○○

解熱鎮痛薬

【6】

> この説明書は本剤とともに保管し、
> 服用に際しては必ずお読みください。

解熱鎮痛剤8号A

　解熱鎮痛剤8号Aは、アセトアミノフェンにカンゾウ末、シャクヤク末を配合した内服薬で、頭痛・疼痛等の緩解、悪寒発熱時の解熱に用いられます。

⚠ 使用上の注意

⊗ してはいけないこと
（守らないと現在の症状が悪化したり、副作用・事故が起こりやすくなります）
1．次の人は服用しないでください
　（1）本剤又は本剤の成分によりアレルギー症状を起こしたことがある人。
　（2）本剤又は他の解熱鎮痛薬、かぜ薬を服用してぜんそくを起こしたことがある人。
2．本剤を服用している間は、次のいずれの医薬品も服用しないでください
　　　他の解熱鎮痛薬、かぜ薬、鎮静薬
3．服用前後は飲酒しないでください
4．長期連用しないでください

相談すること
1．次の人は服用前に医師、歯科医師又は薬剤師に相談してください
　（1）医師又は歯科医師の治療を受けている人。
　（2）妊婦又は妊娠していると思われる人。
　（3）高齢者。
　（4）薬などによりアレルギー症状を起こしたことがある人。
　（5）次の診断を受けた人。
　　　心臓病、腎臓病、肝臓病、胃・十二指腸潰瘍

2．服用後、次の症状があらわれた場合は副作用の可能性があるので、直ちに服用を中止し、
　　この文書を持って医師又は薬剤師に相談してください

関係部位	症　　状
皮膚	発疹・発赤、かゆみ
消化器	吐き気・嘔吐、食欲不振
精神神経系	めまい
その他	過度の体温低下

まれに下記の重篤な症状が起こることがあります。その場合は直ちに医師の診療を受けてください。

症状の名称	症　　状
ショック（アナフィラキシー）	服用後すぐに、皮膚のかゆみ、じんましん、声のかすれ、くしゃみ、のどのかゆみ、息苦しさ、動悸、意識の混濁等があらわれる。
皮膚粘膜眼症候群（スティーブンス・ジョンソン症候群）、中毒性表皮壊死融解症、急性汎発性発疹性膿疱症	高熱、目の充血、目やに、唇のただれ、のどの痛み、皮膚の広範囲の発疹・発赤、赤くなった皮膚上に小さなブツブツ（小膿疱）が出る、全身がだるい、食欲がない等が持続したり、急激に悪化する。
肝機能障害	発熱、かゆみ、発疹、黄疸（皮膚や白目が黄色くなる）、褐色尿、全身のだるさ、食欲不振等があらわれる。
腎障害	発熱、発疹、尿量の減少、全身のむくみ、全身のだるさ、関節痛（節々が痛む）、下痢等があらわれる。
間質性肺炎	階段を上ったり、少し無理をしたりすると息切れがする・息苦しくなる、空せき、発熱等がみられ、これらが急にあらわれたり、持続したりする。
ぜんそく	息をするときゼーゼー、ヒューヒューと鳴る、息苦しい等があらわれる。

3．5～6回服用しても症状がよくならない場合は服用を中止し、この文書を持って医師、歯科医師又は薬剤師に相談してください

効能・効果
○頭痛・歯痛・抜歯後の疼痛・咽喉痛・耳痛・関節痛・神経痛・腰痛・筋肉痛・肩こり痛・打撲痛・
　骨折痛・ねんざ痛・月経痛（生理痛）・外傷痛の鎮痛
○悪寒・発熱時の解熱

成分と作用
3.0ｇ（大人1日最大量）中に次の成分を含んでいます。

成　　分	3.0ｇ中	作　　　　用
アセトアミノフェン	0.9ｇ	熱を下げ、痛みをおさえます。
カンゾウ末	0.5ｇ	筋肉の急激な緊張による痛みを緩和します。
シャクヤク末	0.5ｇ	腹筋等の緊張を緩和します。
デンプン、乳糖水和物又はこれらの混合物	適　量	賦形剤。

用法・用量
1回量を次のとおりとし、1日2回までとします。なるべく空腹時をさけて服用します。
服用間隔は6時間以上おいてください。

年　　齢	1回量	1日服用回数
大人（15才以上）	1包1.5ｇ	2回まで
11才以上15才未満	大人の2／3	
11才未満の小児	服用しないこと	

＜用法・用量に関連する注意＞
（1）用法・用量を厳守してください。
（2）11才以上の小児に服用させる場合には、保護者の指導監督のもとに服用させてください。

保管及び取扱い上の注意
（1）直射日光の当たらない湿気の少ない涼しい所に保管してください。
（2）小児の手の届かない所に保管してください。
（3）他の容器に入れ替えないでください（誤用の原因になったり品質が変わります。）。
（4）1包の分割した残りを服用する場合には、残量を記載して保管し、2日以内に服用してください。

■お問い合わせ先

製造販売元

【外部の容器又は外部の被包に記載すべき事項】
注意
1．次の人は服用しないでください
　（1）本剤又は本剤の成分によりアレルギー症状を起こしたことがある人。
　（2）本剤又は他の解熱鎮痛薬、かぜ薬を服用してぜんそくを起こしたことがある人。
2．次の人は服用前に医師、歯科医師又は薬剤師に相談してください
　（1）医師又は歯科医師の治療を受けている人。
　（2）妊婦又は妊娠していると思われる人。
　（3）高齢者。
　（4）薬などによりアレルギー症状を起こしたことがある人。
　（5）次の診断を受けた人。
　　　心臓病、腎臓病、肝臓病、胃・十二指腸潰瘍
2′．服用が適さない場合があるので、服用前に医師、歯科医師又は薬剤師に相談してください
　　〔2．の項目の記載に際し、十分な記載スペースがない場合には2′．を記載すること。〕
3．服用に際しては、説明文書をよく読んでください
4．直射日光の当たらない湿気の少ない涼しい所に保管してください
5．小児の手の届かない所に保管してください
6．その他
　（1）医薬品副作用被害救済制度に関するお問い合わせ先

（独）医薬品医療機器総合機構
http://www.pmda.go.jp/kenkouhigai.html
電話　0120-149-931（フリーダイヤル）
（2）この薬に関するお問い合わせ先
〇〇薬局
管理薬剤師：〇〇〇〇
受付時間：〇〇時〇〇分から〇〇時〇〇分まで（但し〇〇日は除く）
電話：03（〇〇〇〇）〇〇〇〇
ＦＡＸ：03（〇〇〇〇）〇〇〇〇

解熱鎮痛薬

| この説明書は本剤とともに保管し、服用に際しては必ずお読みください。 |

解熱鎮痛剤 9 号

　解熱鎮痛剤 9 号は、アスピリンにエテンザミドとアセトアミノフェンを配合した内服薬で、頭痛・疼痛等の緩解、悪寒発熱時の解熱に用いられます。

⚠ 使用上の注意

⊗ してはいけないこと
（守らないと現在の症状が悪化したり、副作用・事故が起こりやすくなります）
1．次の人は服用しないでください
　（1）本剤又は本剤の成分によりアレルギー症状を起こしたことがある人。
　（2）本剤又は他の解熱鎮痛薬、かぜ薬を服用してぜんそくを起こしたことがある人。
　（3）15 才未満の小児。
　（4）出産予定日 12 週以内の妊婦。
2．本剤を服用している間は、次のいずれの医薬品も服用しないでください
　　　他の解熱鎮痛薬、かぜ薬、鎮静薬
3．服用前後は飲酒しないでください
4．長期連用しないでください

相談すること
1．次の人は服用前に医師、歯科医師又は薬剤師に相談してください
　（1）医師又は歯科医師の治療を受けている人。
　（2）妊婦又は妊娠していると思われる人。
　（3）授乳中の人。
　（4）高齢者。
　（5）薬などによりアレルギー症状を起こしたことがある人。
　（6）次の診断を受けた人。
　　　心臓病、腎臓病、肝臓病、胃・十二指腸潰瘍

2．服用後、次の症状があらわれた場合は副作用の可能性があるので、直ちに服用を中止し、この文書を持って医師又は薬剤師に相談してください

関係部位	症　　状
皮膚	発疹・発赤、かゆみ、青あざができる
消化器	吐き気・嘔吐、食欲不振、胸やけ、胃もたれ、胃腸出血、腹痛、下痢、血便
精神神経系	めまい
その他	鼻血、歯ぐきの出血、出血が止まりにくい、出血、発熱、のどの痛み、背中の痛み、過度の体温低下

まれに下記の重篤な症状が起こることがあります。その場合は直ちに医師の診療を受けてください。

症状の名称	症　　状
ショック（アナフィラキシー）	服用後すぐに、皮膚のかゆみ、じんましん、声のかすれ、くしゃみ、のどのかゆみ、息苦しさ、動悸、意識の混濁等があらわれる。
皮膚粘膜眼症候群（スティーブンス・ジョンソン症候群）、中毒性表皮壊死融解症、急性汎発性発疹性膿疱症	高熱、目の充血、目やに、唇のただれ、のどの痛み、皮膚の広範囲の発疹・発赤、赤くなった皮膚上に小さなブツブツ（小膿疱）が出る、全身がだるい、食欲がない等が持続したり、急激に悪化する。
肝機能障害	発熱、かゆみ、発疹、黄疸（皮膚や白目が黄色くなる）、褐色尿、全身のだるさ、食欲不振等があらわれる。
腎障害	発熱、発疹、尿量の減少、全身のむくみ、全身のだるさ、関節痛（節々が痛む）、下痢等があらわれる。
間質性肺炎	階段を上ったり、少し無理をしたりすると息切れがする・息苦しくなる、空せき、発熱等がみられ、これらが急にあらわれたり、持続したりする。
ぜんそく	息をするときゼーゼー、ヒューヒューと鳴る、息苦しい等があらわれる

| 再生不良性貧血 | 青あざ、鼻血、歯ぐきの出血、発熱、皮膚や粘膜が青白くみえる、疲労感、動悸、息切れ、気分が悪くなりくらっとする、血尿等があらわれる。 |

3．5～6回服用しても症状がよくならない場合は服用を中止し、この文書を持って医師、歯科医師又は薬剤師に相談してください

効能・効果
○頭痛・歯痛・抜歯後の疼痛・咽喉痛・耳痛・関節痛・神経痛・腰痛・筋肉痛・肩こり痛・打撲痛・骨折痛・ねんざ痛・月経痛（生理痛）・外傷痛の鎮痛
○悪寒・発熱時の解熱

成分と作用
3.0g（大人の1日最大量）中に次の成分を含んでいます。

成　　分	3.0g中	作　　　　　用
アスピリン	0.5g	熱を下げ、痛みをおさえます。
エテンザミド	1.0g	
アセトアミノフェン	0.4g	
デンプン、乳糖水和物又はこれらの混合物	適　量	賦形剤。

用法・用量
1回量を次のとおりとし、1日3回までとします。なるべく空腹時をさけて服用します。
服用間隔は4時間以上おいてください。

年　　齢	1回量	1日服用回数
大人（15才以上）	1包1.0g	3回まで
15才未満の小児	服用しないこと	

＜用法・用量に関連する注意＞
用法・用量を厳守してください。

保管及び取扱い上の注意
（1）直射日光の当たらない湿気の少ない涼しい所に保管してください。
（2）小児の手の届かない所に保管してください。
（3）他の容器に入れ替えないでください（誤用の原因になったり品質が変わります。）。

■お問い合わせ先

製造販売元

【外部の容器又は外部の被包に記載すべき事項】
注意
1．次の人は服用しないでください
　（1）本剤又は本剤の成分によりアレルギー症状を起こしたことがある人。
　（2）本剤又は他の解熱鎮痛薬、かぜ薬を服用してぜんそくを起こしたことがある人。
　（3）15才未満の小児。
　（4）出産予定日12週以内の妊婦。
2．次の人は服用前に医師、歯科医師又は薬剤師に相談してください
　（1）医師又は歯科医師の治療を受けている人。
　（2）妊婦又は妊娠していると思われる人。
　（3）授乳中の人。
　（4）高齢者。
　（5）薬などによりアレルギー症状を起こしたことがある人。
　（6）次の診断を受けた人。
　　　心臓病、腎臓病、肝臓病、胃・十二指腸潰瘍

B—18

2′．服用が適さない場合があるので、服用前に医師、歯科医師又は薬剤師に相談してください
　　〔2．の項目の記載に際し、十分な記載スペースがない場合には2′．を記載すること。〕
3．服用に際しては、説明文書をよく読んでください
4．直射日光の当たらない湿気の少ない涼しい所に保管してください
5．小児の手の届かない所に保管してください
6．その他
　（1）医薬品副作用被害救済制度に関するお問い合わせ先
　　　（独）医薬品医療機器総合機構
　　　http://www.pmda.go.jp/kenkouhigai.html
　　　電話　0120-149-931（フリーダイヤル）
　（2）この薬に関するお問い合わせ先
　　　○○薬局
　　　管理薬剤師：○○○○
　　　受付時間：○○時○○分から○○時○○分まで（但し○○日は除く）
　　　電話：03（○○○○）○○○○
　　　ＦＡＸ：03（○○○○）○○○○

かぜ薬

> この説明書は本剤とともに保管し、
> 服用に際しては必ずお読みください。

感冒剤1号A

　感冒剤1号Aは、アスピリンにアセトアミノフェン・クロルフェニラミンマレイン酸塩・カフェイン水和物を配合したかぜ薬で、かぜの諸症状を緩解します。

⚠ 使用上の注意

⊠ してはいけないこと
（守らないと現在の症状が悪化したり、副作用・事故が起こりやすくなります）
1．次の人は服用しないでください
　（1）本剤又は本剤の成分によりアレルギー症状を起こしたことがある人。
　（2）本剤又は他のかぜ薬、解熱鎮痛薬を服用してぜんそくを起こしたことがある人。
　（3）15才未満の小児。
　（4）出産予定日12週以内の妊婦。
2．本剤を服用している間は、次のいずれの医薬品も服用しないでください
　　他のかぜ薬、解熱鎮痛薬、鎮静薬、鎮咳去痰薬、抗ヒスタミン剤を含有する内服薬等（鼻炎用内服薬、乗物酔い薬、アレルギー用薬等）
3．服用後、乗物又は機械類の運転操作をしないでください
　　（眠気等があらわれることがあります。）
4．服用前後は飲酒しないでください
5．長期連用しないでください

📋 相談すること
1．次の人は服用前に医師又は薬剤師に相談してください
　（1）医師又は歯科医師の治療を受けている人。
　（2）妊婦又は妊娠していると思われる人。
　（3）授乳中の人。
　（4）薬などによりアレルギー症状を起こしたことがある人。
　（5）次の症状のある人。
　　　高熱、排尿困難
　（6）次の診断を受けた人。
　　　心臓病、肝臓病、腎臓病、胃・十二指腸潰瘍、緑内障
　（7）出血しやすい人又は手術前1週間以内の人。
　（8）糖尿病薬又は抗凝血薬で治療を受けている人。

2．服用後、次の症状があらわれた場合は副作用の可能性があるので、直ちに服用を中止し、この文書を持って医師又は薬剤師に相談してください

関係部位	症　　状
皮膚	発疹・発赤、かゆみ、青あざができる
消化器	吐き気・嘔吐、食欲不振、胸やけ、胃もたれ、胃腸出血、腹痛、下痢、血便
精神神経系	めまい
泌尿器	排尿困難
その他	鼻血、歯ぐきの出血、出血が止まりにくい、出血、発熱、のどの痛み、背中の痛み、過度の体温低下

まれに下記の重篤な症状が起こることがあります。その場合は直ちに医師の診療を受けてください。

症状の名称	症　　状
ショック（アナフィラキシー）	服用後すぐに、皮膚のかゆみ、じんましん、声のかすれ、くしゃみ、のどのかゆみ、息苦しさ、動悸、意識の混濁等があらわれる。
皮膚粘膜眼症候群（スティーブンス・ジョンソン症候群）、中毒性表皮壊死融解症、急性汎発性発疹性膿疱症	高熱、目の充血、目やに、唇のただれ、のどの痛み、皮膚の広範囲の発疹・発赤、赤くなった皮膚上に小さなプツプツ（小膿疱）が出る、全身がだるい、食欲がない等が持続したり、急激に悪化する。
肝機能障害	発熱、かゆみ、発疹、黄疸（皮膚や白目が黄色くなる）、褐色尿、全身のだるさ、食欲不振等があらわれる。

腎障害	発熱、発疹、尿量の減少、全身のむくみ、全身のだるさ、関節痛（節々が痛む）、下痢等があらわれる。
間質性肺炎	階段を上ったり、少し無理をしたりすると息切れがする・息苦しくなる、空せき、発熱等がみられ、これらが急にあらわれたり、持続したりする。
ぜんそく	息をするときゼーゼー、ヒューヒューと鳴る、息苦しい等があらわれる
再生不良性貧血	青あざ、鼻血、歯ぐきの出血、発熱、皮膚や粘膜が青白くみえる、疲労感、動悸、息切れ、気分が悪くなりくらっとする、血尿等があらわれる。
無顆粒球症	突然の高熱、さむけ、のどの痛み等があらわれる。

3．服用後、次の症状があらわれることがあるので、このような症状の持続又は増強が見られた場合には、服用を中止し、この文書を持って医師又は薬剤師に相談してください
　　口のかわき、眠気

4．5〜6回服用しても症状がよくならない場合は服用を中止し、この文書を持って医師又は薬剤師に相談してください

効能・効果
かぜの諸症状（鼻水、鼻づまり、くしゃみ、のどの痛み、悪寒、発熱、頭痛、関節の痛み、筋肉の痛み）の緩和

成分と作用
3.0g（大人1日量）中に次の成分を含んでいます。

成　　分	3.0g中	作　　　　　用
アスピリン	0.75g	熱を下げ、痛みをおさえます。
アセトアミノフェン	0.45g	
カフェイン水和物	0.15g	解熱・鎮痛成分の働きを助けます。
クロルフェニラミンマレイン酸塩	0.0075g	くしゃみ・鼻水・鼻づまり等のアレルギー症状をおさえます。
デンプン、乳糖水和物又はこれらの混合物	適　量	賦形剤。

用法・用量
1回量を次のとおりとし、1日3回、食後に服用します。

年　　齢	1回量	1日服用回数
大人（15才以上）	1包1.0g	3回
15才未満の小児	服用しないこと	

＜用法・用量に関連する注意＞
用法・用量を厳守してください。

保管及び取扱い上の注意
（1）直射日光の当たらない湿気の少ない涼しい所に保管してください。
（2）小児の手の届かない所に保管してください。
（3）他の容器に入れ替えないでください（誤用の原因になったり品質が変わります。）。

■お問い合わせ先

製造販売元

【外部の容器又は外部の被包に記載すべき事項】
注意
1．次の人は服用しないでください
　（1）本剤又は本剤の成分によりアレルギー症状を起こしたことがある人。

（2）本剤又は他のかぜ薬、解熱鎮痛薬を服用してぜんそくを起こしたことがある人。
（3）15才未満の小児。
（4）出産予定日12週以内の妊婦。
2．服用後、乗物又は機械類の運転操作をしないでください
3．次の人は服用前に医師又は薬剤師に相談してください
（1）医師又は歯科医師の治療を受けている人。
（2）妊婦又は妊娠していると思われる人。
（3）授乳中の人。
（4）薬などによりアレルギー症状を起こしたことがある人。
（5）次の症状のある人。
　　　高熱、排尿困難
（6）次の診断を受けた人。
　　　心臓病、肝臓病、腎臓病、胃・十二指腸潰瘍、緑内障
（7）出血しやすい人又は手術前1週間以内の人。
（8）糖尿病薬又は抗凝血薬で治療を受けている人。
3′．服用が適さない場合があるので、服用前に医師又は薬剤師に相談してください
　　〔3．の項目の記載に際し、十分な記載スペースがない場合には3′．を記載すること。〕
4．服用に際しては、説明文書をよく読んでください
5．直射日光の当たらない湿気の少ない涼しい所に保管してください
6．小児の手の届かない所に保管してください
7．その他
（1）医薬品副作用被害救済制度に関するお問い合わせ先
　　（独）医薬品医療機器総合機構
　　http://www.pmda.go.jp/kenkouhigai.html
　　電話　0120-149-931（フリーダイヤル）
（2）この薬に関するお問い合わせ先
　　○○薬局
　　管理薬剤師：○○○○
　　受付時間：○○時○○分から○○時○○分まで（但し○○日は除く）
　　電話：03（○○○○）○○○○
　　ＦＡＸ：03（○○○○）○○○○

かぜ薬

この説明書は本剤とともに保管し、
服用に際しては必ずお読みください。

こども感冒剤1号A

こども感冒剤1号Aは、クロルフェニラミンマレイン酸塩・アセトアミノフェン・カフェイン水和物を配合し、白糖で飲みやすくした小児（11才未満）用のかぜ薬です。

⚠ 使用上の注意

⊗ してはいけないこと

（守らないと現在の症状が悪化したり、副作用・事故が起こりやすくなります）

1. 次の人は服用しないでください
   - （1）本剤又は本剤の成分によりアレルギー症状を起こしたことがある人。
   - （2）本剤又は他のかぜ薬、解熱鎮痛薬を服用してぜんそくを起こしたことがある人。
2. 本剤を服用している間は、次のいずれの医薬品も服用しないでください
   他のかぜ薬、解熱鎮痛薬、鎮静薬、鎮咳去痰薬、抗ヒスタミン剤を含有する内服薬等（鼻炎用内服薬、乗物酔い薬、アレルギー用薬等）
3. 服用後、乗物又は機械類の運転操作をしないでください
   （眠気等があらわれることがあります。）
4. 服用前後は飲酒しないでください※
5. 長期連用しないでください

※ 本剤は小児用ですが、かぜ薬として定められた一般的注意事項を記載しています。

👤 相談すること

1. 次の人は服用前に医師又は薬剤師に相談してください
   - （1）医師又は歯科医師の治療を受けている人。
   - （2）妊婦又は妊娠していると思われる人。※
   - （3）薬などによりアレルギー症状を起こしたことがある人。
   - （4）次の症状のある人。
     高熱、排尿困難
   - （5）次の診断を受けた人。
     心臓病、肝臓病、腎臓病、胃・十二指腸潰瘍、緑内障

※ 本剤は小児用ですが、かぜ薬として定められた一般的注意事項を記載しています。

2. 服用後、次の症状があらわれた場合は副作用の可能性があるので、直ちに服用を中止し、この文書を持って医師又は薬剤師に相談してください

関係部位	症　　状
皮膚	発疹・発赤、かゆみ
消化器	吐き気・嘔吐、食欲不振
精神神経系	めまい
泌尿器	排尿困難
その他	過度の体温低下

まれに下記の重篤な症状が起こることがあります。その場合は直ちに医師の診療を受けてください。

症状の名称	症　　状
ショック （アナフィラキシー）	服用後すぐに、皮膚のかゆみ、じんましん、声のかすれ、くしゃみ、のどのかゆみ、息苦しさ、動悸、意識の混濁等があらわれる。
皮膚粘膜眼症候群 （スティーブンス・ジョンソン症候群）、 中毒性表皮壊死融解症、 急性汎発性発疹性膿疱症	高熱、目の充血、目やに、唇のただれ、のどの痛み、皮膚の広範囲の発疹・発赤、赤くなった皮膚上に小さなブツブツ（小膿疱）が出る、全身がだるい、食欲がない等が持続したり、急激に悪化する。
肝機能障害	発熱、かゆみ、発疹、黄疸（皮膚や白目が黄色くなる）、褐色尿、全身のだるさ、食欲不振等があらわれる。
腎障害	発熱、発疹、尿量の減少、全身のむくみ、全身のだるさ、関節痛（節々が痛む）、下痢等があらわれる。

間質性肺炎	階段を上ったり、少し無理をしたりすると息切れがする・息苦しくなる、空せき、発熱等がみられ、これらが急にあらわれたり、持続したりする。
ぜんそく	息をするときゼーゼー、ヒューヒューと鳴る、息苦しい等があらわれる
再生不良性貧血	青あざ、鼻血、歯ぐきの出血、発熱、皮膚や粘膜が青白くみえる、疲労感、動悸、息切れ、気分が悪くなりくらっとする、血尿等があらわれる。
無顆粒球症	突然の高熱、さむけ、のどの痛み等があらわれる。

3．服用後、次の症状があらわれることがあるので、このような症状の持続又は増強が見られた場合には、服用を中止し、この文書を持って医師又は薬剤師に相談してください
　　口のかわき、眠気

4．5～6回服用しても症状がよくならない場合は服用を中止し、この文書を持って医師又は薬剤師に相談してください

効能・効果
かぜの諸症状（鼻水、鼻づまり、くしゃみ、のどの痛み、悪寒、発熱、頭痛、関節の痛み、筋肉の痛み）の緩和

成分と作用
3.0ｇ（7才以上11才未満の1日量）中に次の成分を含んでいます。

成　　　分	3.0ｇ中	作　　　用
クロルフェニラミンマレイン酸塩	0.00375ｇ	くしゃみ・鼻水・鼻づまり等のアレルギー症状をおさえます。
アセトアミノフェン	0.45ｇ	熱を下げ、痛みをしずめます。
カフェイン水和物	0.075ｇ	解熱・鎮痛成分の働きを助けます。
白糖、乳糖水和物又はこれらの混合物	適　量	賦形剤。

用法・用量
1回量を次のとおりとし、1日3回、食後に服用します。

年　　　齢	1回量	1日服用回数
7才以上11才未満	1包1.0ｇ	
3才以上7才未満	1包の2/3	3回
1才以上3才未満	1包の1/2	
1才未満の乳児	服用しないこと	

＜用法・用量に関連する注意＞
（1）用法・用量を厳守してください。
（2）小児に服用させる場合には、保護者の指導監督のもとに服用させてください。
（3）2才未満の乳幼児には、医師の診療を受けさせることを優先し、止むを得ない場合にのみ服用させてください。

保管及び取扱い上の注意
（1）直射日光の当たらない湿気の少ない涼しい所に保管してください。
（2）小児の手の届かない所に保管してください。
（3）他の容器に入れ替えないでください（誤用の原因になったり品質が変わります。）。
（4）1包の分割した残りを服用する場合には、残量を記載して保管し、2日以内に服用してください。

■お問い合わせ先

製造販売元

【外部の容器又は外部の被包に記載すべき事項】

注意
1. 次の人は服用しないでください
　（1）本剤又は本剤の成分によりアレルギー症状を起こしたことがある人。
　（2）本剤又は他のかぜ薬、解熱鎮痛薬を服用してぜんそくを起こしたことがある人。
2. 服用後、乗物又は機械類の運転操作をしないでください
3. 次の人は服用前に医師又は薬剤師に相談してください
　（1）医師又は歯科医師の治療を受けている人。
　（2）妊婦又は妊娠していると思われる人。※
　（3）薬などによりアレルギー症状を起こしたことがある人。
　（4）次の症状のある人。
　　　高熱、排尿困難
　（5）次の診断を受けた人。
　　　心臓病、肝臓病、腎臓病、胃・十二指腸潰瘍、緑内障

※　本剤は小児用ですが、かぜ薬として定められた一般的注意事項を記載しています。

3′. 服用が適さない場合があるので、服用前に医師又は薬剤師に相談してください
　〔3. の項目の記載に際し、十分な記載スペースがない場合には3′. を記載すること。〕
4. 2才未満の乳幼児には、医師の診療を受けさせることを優先し、やむを得ない場合にのみ服用
　させてください
5. 服用に際しては、説明文書をよく読んでください
6. 直射日光の当たらない湿気の少ない涼しい所に保管してください
7. 小児の手の届かない所に保管してください
8. その他
　（1）医薬品副作用被害救済制度に関するお問い合わせ先
　　　（独）医薬品医療機器総合機構
　　　http://www.pmda.go.jp/kenkouhigai.html
　　　電話　0120-149-931（フリーダイヤル）
　（2）この薬に関するお問い合わせ先
　　　○○薬局
　　　管理薬剤師：○○○○
　　　受付時間：○○時○○分から○○時○○分まで（但し○○日は除く）
　　　電話：03（○○○○）○○○○
　　　ＦＡＸ：03（○○○○）○○○○

解熱鎮痛薬

この説明書は本剤とともに保管し、
服用に際しては必ずお読みください。

解熱鎮痛剤5号A

解熱鎮痛剤5号Aは、イソプロピルアンチピリンにエテンザミド、カフェイン水和物を配合した
ピリン系の大人用（15才以上）内服薬で、頭痛・疼痛等の緩解、悪寒発熱時の解熱に用いられます。

⚠ 使用上の注意

✕ してはいけないこと

（守らないと現在の症状が悪化したり、副作用・事故が起こりやすくなります）
1．次の人は服用しないでください
　（1）本剤又は本剤の成分によりアレルギー症状を起こしたことがある人。
　（2）本剤又は他の解熱鎮痛薬、かぜ薬を服用してぜんそくを起こしたことがある人。
2．本剤を服用している間は、次のいずれの医薬品も服用しないでください
　　　他の解熱鎮痛薬、かぜ薬、鎮静薬
3．服用前後は飲酒しないでください
4．長期連用しないでください

相談すること

1．次の人は服用前に医師、歯科医師又は薬剤師に相談してください
　（1）医師又は歯科医師の治療を受けている人。
　（2）妊婦又は妊娠していると思われる人。
　（3）高齢者。
　（4）薬などによりアレルギー症状を起こしたことがある人。
　（5）次の診断を受けた人。
　　　心臓病、腎臓病、肝臓病、胃・十二指腸潰瘍

2．服用後、次の症状があらわれた場合は副作用の可能性があるので、直ちに服用を中止し、
　　この文書を持って医師又は薬剤師に相談してください

関係部位	症　　　　　状
皮膚	発疹・発赤、かゆみ
消化器	吐き気・嘔吐、食欲不振
精神神経系	めまい
その他	過度の体温低下

まれに下記の重篤な症状が起こることがあります。その場合は直ちに医師の診療を受けてくだ
さい。

症状の名称	症　　　　　状
ショック （アナフィラキシー）	服用後すぐに、皮膚のかゆみ、じんましん、声のかすれ、くしゃ み、のどのかゆみ、息苦しさ、動悸、意識の混濁等があらわれる。
皮膚粘膜眼症候群 （スティーブンス・ジョンソン症候群）、 中毒性表皮壊死融解症	高熱、目の充血、目やに、唇のただれ、のどの痛み、皮膚の広範 囲の発疹・発赤等が持続したり、急激に悪化する。
ぜんそく	息をするときゼーゼー、ヒューヒューと鳴る、息苦しい等があら われる。

3．5～6回服用しても症状がよくならない場合は服用を中止し、この文書を持って医師、歯
　　科医師又は薬剤師に相談してください

効能・効果

○頭痛・歯痛・抜歯後の疼痛・咽喉痛・耳痛・関節痛・神経痛・腰痛・筋肉痛・肩こり痛・打撲痛・
　骨折痛・ねんざ痛・月経痛（生理痛）・外傷痛の鎮痛
○悪寒・発熱時の解熱

成分と作用

1.0 g（大人1回量）中に次の成分を含んでいます。

成　　分	1.0 g中	作　　　　　用
イソプロピルアンチピリン	0.15 g	熱を下げ、痛みをおさえます。
エテンザミド	0.25 g	
カフェイン水和物	0.05 g	解熱・鎮痛成分の働きを助けます。
デンプン、乳糖水和物又はこれらの混合物	適　量	賦形剤。

用法・用量

大人（15才以上）1回1包1.0 g、1日3回までとします。なるべく空腹時をさけて服用します。
服用間隔は4時間以上おいてください。

年　齢	1回量	1日服用回数
大人（15才以上）	1包1.0 g	3回まで
15才未満の小児	服用しないこと	

＜用法・用量に関連する注意＞
用法・用量を厳守してください。

保管及び取扱い上の注意

（1）直射日光の当たらない湿気の少ない涼しい所に保管してください。
（2）小児の手の届かない所に保管してください。
（3）他の容器に入れ替えないでください（誤用の原因になったり品質が変わります。）。

■お問い合わせ先

製造販売元

【外部の容器又は外部の被包に記載すべき事項】

注意
1．次の人は服用しないでください
　（1）本剤又は本剤の成分によりアレルギー症状を起こしたことがある人。
　（2）本剤又は他の解熱鎮痛薬、かぜ薬を服用してぜんそくを起こしたことがある人。
2．次の人は服用前に医師、歯科医師又は薬剤師に相談してください
　（1）医師又は歯科医師の治療を受けている人。
　（2）妊婦又は妊娠していると思われる人。
　（3）高齢者。
　（4）薬などによりアレルギー症状を起こしたことがある人。
　（5）次の診断を受けた人。
　　　心臓病、腎臓病、肝臓病、胃・十二指腸潰瘍
2′．服用が適さない場合があるので、服用前に医師、歯科医師又は薬剤師に相談してください
　〔2．の項目の記載に際し、十分な記載スペースがない場合には2′．を記載すること。〕
3．服用に際しては、説明文書をよく読んでください
4．直射日光の当たらない湿気の少ない涼しい所に保管してください
5．小児の手の届かない所に保管してください
6．その他
（1）医薬品副作用被害救済制度に関するお問い合わせ先
　　（独）医薬品医療機器総合機構
　　http://www.pmda.go.jp/kenkouhigai.html
　　電話　0120-149-931（フリーダイヤル）
（2）この薬に関するお問い合わせ先
　　○○薬局
　　管理薬剤師：○○○○
　　受付時間：○○時○○分から○○時○○分まで（但し○○日は除く）
　　電話：03（○○○○）○○○○
　　ＦＡＸ：03（○○○○）○○○○

解熱鎮痛薬

この説明書は本剤とともに保管し、
服用に際しては必ずお読みください。

解熱鎮痛剤２号Ａ

　解熱鎮痛剤２号Ａは、アセトアミノフェン・エテンザミド・カフェイン水和物にブロモバレリル尿素を配合した内服薬で、頭痛・疼痛などの緩解、悪寒発熱時の解熱に用いられます。

⚠ 使用上の注意

✗ してはいけないこと
（守らないと現在の症状が悪化したり、副作用・事故が起こりやすくなります）
1. 次の人は服用しないでください
　（1）本剤又は本剤の成分によりアレルギー症状を起こしたことがある人。
　（2）本剤又は他の解熱鎮痛薬、かぜ薬を服用してぜんそくを起こしたことがある人。
2. 本剤を服用している間は、次のいずれの医薬品も服用しないでください
　　他の解熱鎮痛薬、かぜ薬、鎮静薬、乗物酔い薬
3. 服用後、乗物又は機械類の運転操作をしないでください
　　（眠気等があらわれることがあります。）
4. 服用前後は飲酒しないでください
5. 長期連用しないでください

相談すること
1. 次の人は服用前に医師、歯科医師又は薬剤師に相談してください
　（1）医師又は歯科医師の治療を受けている人。
　（2）妊婦又は妊娠していると思われる人。
　（3）水痘（水ぼうそう）若しくはインフルエンザにかかっている又はその疑いのある乳・幼・
　　　小児（15才未満）。
　（4）高齢者。
　（5）薬などによりアレルギー症状を起こしたことがある人。
　（6）次の診断を受けた人。
　　　心臓病、腎臓病、肝臓病、胃・十二指腸潰瘍

2. 服用後、次の症状があらわれた場合は副作用の可能性があるので、直ちに服用を中止し、
　　この文書を持って医師又は薬剤師に相談してください

関係部位	症　　状
皮膚	発疹・発赤、かゆみ
消化器	吐き気・嘔吐、食欲不振
精神神経系	めまい
その他	過度の体温低下

まれに下記の重篤な症状が起こることがあります。その場合は直ちに医師の診療を受けてください。

症状の名称	症　　状
ショック （アナフィラキシー）	服用後すぐに、皮膚のかゆみ、じんましん、声のかすれ、くしゃみ、のどのかゆみ、息苦しさ、動悸、意識の混濁等があらわれる。
皮膚粘膜眼症候群 （スティーブンス・ジョンソン症候群）、 中毒性表皮壊死融解症、 急性汎発性発疹性膿疱症	高熱、目の充血、目やに、唇のただれ、のどの痛み、皮膚の広範囲の発疹・発赤、赤くなった皮膚上に小さなブツブツ（小膿疱）が出る、全身がだるい、食欲がない等が持続したり、急激に悪化する。
肝機能障害	発熱、かゆみ、発疹、黄疸（皮膚や白目が黄色くなる）、褐色尿、全身のだるさ、食欲不振等があらわれる。
腎障害	発熱、発疹、尿量の減少、全身のむくみ、全身のだるさ、関節痛（節々が痛む）、下痢等があらわれる。
間質性肺炎	階段を上ったり、少し無理をしたりすると息切れがする・息苦しくなる、空せき、発熱等がみられ、これらが急にあらわれたり、持続したりする。
ぜんそく	息をするときゼーゼー、ヒューヒューと鳴る、息苦しい等があらわれる。

3．服用後、次の症状があらわれることがあるので、このような症状の持続又は増強が見られた場合には、服用を中止し、この文書を持って医師又は薬剤師に相談してください
  眠気

4．5～6回服用しても症状がよくならない場合は服用を中止し、この文書を持って医師、歯科医師又は薬剤師に相談してください

効能・効果
○頭痛・歯痛・抜歯後の疼痛・咽喉痛・耳痛・関節痛・神経痛・腰痛・筋肉痛・肩こり痛・打撲痛・骨折痛・ねんざ痛・月経痛（生理痛）・外傷痛の鎮痛
○悪寒・発熱時の解熱

成分と作用
4.5 g（大人の1日最大量）中に次の成分を含んでいます。

成　　分	4.5 g 中	作　　　　　用
アセトアミノフェン	0.68 g	熱を下げ、痛みをおさえます。
エテンザミド	1.02 g	
カフェイン水和物	0.25 g	解熱・鎮痛成分の働きを助けます。
ブロモバレリル尿素	0.6 g	カフェイン水和物の中枢興奮作用をおさえます。
デンプン、乳糖水和物又はこれらの混合物	適　量	賦形剤。

用法・用量
1回量を次のとおりとし、1日3回までとします。なるべく空腹時をさけて服用します。
服用間隔は4時間以上おいてください。

年　　齢	1回量	1日服用回数
大人（15才以上）	1包1.5 g	
11才以上15才未満	大人の2/3	
7才以上11才未満	大人の1/2	3回まで
3才以上7才未満	大人の1/3	
1才以上3才未満	大人の1/4	
1才未満の乳児	服用しないこと	

＜用法・用量に関連する注意＞
（1）用法・用量を厳守してください。
（2）小児に服用させる場合には、保護者の指導監督のもとに服用させてください。

保管及び取扱い上の注意
（1）直射日光の当たらない湿気の少ない涼しい所に保管してください。
（2）小児の手の届かない所に保管してください。
（3）他の容器に入れ替えないでください（誤用の原因になったり品質が変わります。）。
（4）1包の分割した残りを服用する場合には、残量を記載して保管し、2日以内に服用してください。

■お問い合わせ先

製造販売元

【外部の容器又は外部の被包に記載すべき事項】
注意
1．次の人は服用しないでください
　（1）本剤又は本剤の成分によりアレルギー症状を起こしたことがある人。
　（2）本剤又は他の解熱鎮痛薬、かぜ薬を服用してぜんそくを起こしたことがある人。
2．服用後、乗物又は機械類の運転操作をしないでください
3．次の人は服用前に医師、歯科医師又は薬剤師に相談してください

（1）医師又は歯科医師の治療を受けている人。
（2）妊婦又は妊娠していると思われる人。
（3）水痘（水ぼうそう）若しくはインフルエンザにかかっている又はその疑いのある乳・幼・小児（15才未満）。
（4）高齢者。
（5）薬などによりアレルギー症状を起こしたことがある人。
（6）次の診断を受けた人。
　　　心臓病、腎臓病、肝臓病、胃・十二指腸潰瘍
3′．服用が適さない場合があるので、服用前に医師、歯科医師又は薬剤師に相談してください
　　〔3．の項目の記載に際し、十分な記載スペースがない場合には3′．を記載すること。〕
4．服用に際しては、説明文書をよく読んでください
5．直射日光の当たらない湿気の少ない涼しい所に保管してください
6．小児の手の届かない所に保管してください
7．その他
　（1）医薬品副作用被害救済制度に関するお問い合わせ先
　　　（独）医薬品医療機器総合機構
　　　http://www.pmda.go.jp/kenkouhigai.html
　　　電話　0120-149-931（フリーダイヤル）
　（2）この薬に関するお問い合わせ先
　　　○○薬局
　　　管理薬剤師：○○○○
　　　受付時間：○○時○○分から○○時○○分まで（但し○○日は除く）
　　　電話：03（○○○○）○○○○
　　　ＦＡＸ：03（○○○○）○○○○

解熱鎮痛薬

> この説明書は本剤とともに保管し、
> 服用に際しては必ずお読みください。

解熱鎮痛剤３号Ａ

解熱鎮痛剤３号Ａは、アセトアミノフェン・エテンザミドにブロモバレリル尿素を配合した内服薬で、頭痛・疼痛などの緩解、悪寒発熱時の解熱に用いられます。

⚠ 使用上の注意

⊗ してはいけないこと

（守らないと現在の症状が悪化したり、副作用・事故が起こりやすくなります）

１．次の人は服用しないでください
　（１）本剤又は本剤の成分によりアレルギー症状を起こしたことがある人。
　（２）本剤又は他の解熱鎮痛薬、かぜ薬を服用してぜんそくを起こしたことがある人。

２．本剤を服用している間は、次のいずれの医薬品も服用しないでください
　　他の解熱鎮痛薬、かぜ薬、鎮静薬、乗物酔い薬

３．服用後、乗物又は機械類の運転操作をしないでください
　　（眠気等があらわれることがあります。）

４．服用前後は飲酒しないでください

５．長期連用しないでください

📖 相談すること

１．次の人は服用前に医師、歯科医師又は薬剤師に相談してください
　（１）医師又は歯科医師の治療を受けている人。
　（２）妊婦又は妊娠していると思われる人。
　（３）水痘（水ぼうそう）若しくはインフルエンザにかかっている又はその疑いのある乳・幼・小児（15才未満）。
　（４）高齢者。
　（５）薬などによりアレルギー症状を起こしたことがある人。
　（６）次の診断を受けた人。
　　　　心臓病、腎臓病、肝臓病、胃・十二指腸潰瘍

２．服用後、次の症状があらわれた場合は副作用の可能性があるので、直ちに服用を中止し、この文書を持って医師又は薬剤師に相談してください

関係部位	症　　状
皮膚	発疹・発赤、かゆみ
消化器	吐き気・嘔吐、食欲不振
精神神経系	めまい
その他	過度の体温低下

まれに下記の重篤な症状が起こることがあります。その場合は直ちに医師の診療を受けてください。

症状の名称	症　　状
ショック （アナフィラキシー）	服用後すぐに、皮膚のかゆみ、じんましん、声のかすれ、くしゃみ、のどのかゆみ、息苦しさ、動悸、意識の混濁等があらわれる。
皮膚粘膜眼症候群 （スティーブンス・ジョンソン症候群）、 中毒性表皮壊死融解症、 急性汎発性発疹性膿疱症	高熱、目の充血、目やに、唇のただれ、のどの痛み、皮膚の広範囲の発疹・発赤、赤くなった皮膚上に小さなブツブツ（小膿疱）が出る、全身がだるい、食欲がない等が持続したり、急激に悪化する。
肝機能障害	発熱、かゆみ、発疹、黄疸（皮膚や白目が黄色くなる）、褐色尿、全身のだるさ、食欲不振等があらわれる。
腎障害	発熱、発疹、尿量の減少、全身のむくみ、全身のだるさ、関節痛（節々が痛む）、下痢等があらわれる。
間質性肺炎	階段を上ったり、少し無理をしたりすると息切れがする・息苦しくなる、空せき、発熱等がみられ、これらが急にあらわれたり、持続したりする。
ぜんそく	息をするときゼーゼー、ヒューヒューと鳴る、息苦しい等があらわれる。

３．服用後、次の症状があらわれることがあるので、このような症状の持続又は増強が見られた場合には、服用を中止し、この文書を持って医師又は薬剤師に相談してください
　　　眠気

　４．５〜６回服用しても症状がよくならない場合は服用を中止し、この文書を持って医師、歯科医師又は薬剤師に相談してください

効能・効果
〇頭痛・歯痛・抜歯後の疼痛・咽喉痛・耳痛・関節痛・神経痛・腰痛・筋肉痛・肩こり痛・打撲痛・骨折痛・ねんざ痛・月経痛（生理痛）・外傷痛の鎮痛
〇悪寒・発熱時の解熱

成分と作用
3.0g（大人の1日最大量）中に次の成分を含んでいます。

成　　　　分	3.0g中	作　　　　　　　用
アセトアミノフェン	0.6g	熱を下げ、痛みをおさえます。
エテンザミド	1.0g	
ブロモバレリル尿素	0.4g	鎮静作用により、解熱・鎮痛成分の働きを助けます。
デンプン、乳糖水和物又はこれらの混合物	適　量	賦形剤。

用法・用量
1回量を次のとおりとし、1日2回までとします。なるべく空腹時をさけて服用します。
服用間隔は6時間以上おいてください。

年　　齢	1回量	1日服用回数
大人（15才以上）	1包1.5g	
11才以上15才未満	大人の2/3	
7才以上11才未満	大人の1/2	2回まで
3才以上7才未満	大人の1/3	
1才以上3才未満	大人の1/4	
1才未満の乳児	服用しないこと	

＜用法・用量に関連する注意＞
（1）用法・用量を厳守してください。
（2）小児に服用させる場合には、保護者の指導監督のもとに服用させてください。

保管及び取扱い上の注意
（1）直射日光の当たらない湿気の少ない涼しい所に保管してください。
（2）小児の手の届かない所に保管してください。
（3）他の容器に入れ替えないでください（誤用の原因になったり品質が変わります。）。
（4）1包の分割した残りを服用する場合には、残量を記載して保管し、2日以内に服用してください。

■お問い合わせ先

製造販売元

【外部の容器又は外部の被包に記載すべき事項】
注意
１．次の人は服用しないでください
　（1）本剤又は本剤の成分によりアレルギー症状を起こしたことがある人。
　（2）本剤又は他の解熱鎮痛薬、かぜ薬を服用してぜんそくを起こしたことがある人。
２．服用後、乗物又は機械類の運転操作をしないでください
３．次の人は服用前に医師、歯科医師又は薬剤師に相談してください
　（1）医師又は歯科医師の治療を受けている人。

B—32

（2）妊婦又は妊娠していると思われる人。
（3）水痘（水ぼうそう）若しくはインフルエンザにかかっている又はその疑いのある乳・幼・小児（15才未満）。
（4）高齢者。
（5）薬などによりアレルギー症状を起こしたことがある人。
（6）次の診断を受けた人。
　　　心臓病、腎臓病、肝臓病、胃・十二指腸潰瘍
3′．服用が適さない場合があるので、服用前に医師、歯科医師又は薬剤師に相談してください
　　〔3．の項目の記載に際し、十分な記載スペースがない場合には3′．を記載すること。〕
4．服用に際しては、説明文書をよく読んでください
5．直射日光の当たらない湿気の少ない涼しい所に保管してください
6．小児の手の届かない所に保管してください
7．その他
　（1）医薬品副作用被害救済制度に関するお問い合わせ先
　　　（独）医薬品医療機器総合機構
　　　http://www.pmda.go.jp/kenkouhigai.html
　　　電話　0120-149-931（フリーダイヤル）
　（2）この薬に関するお問い合わせ先
　　　○○薬局
　　　管理薬剤師：○○○○
　　　受付時間：○○時○○分から○○時○○分まで（但し○○日は除く）
　　　電話：03（○○○○）○○○○
　　　ＦＡＸ：03（○○○○）○○○○

【13】

解熱鎮痛薬

> この説明書は本剤とともに保管し、
> 服用に際しては必ずお読みください。

解熱鎮痛剤 4 号 A

解熱鎮痛剤 4 号 A は、アセトアミノフェン・エテンザミドにカフェイン水和物を配合した内服薬で、頭痛・疼痛などの緩解、悪寒発熱時の解熱に用いられます。

⚠ 使用上の注意

⊗ してはいけないこと

（守らないと現在の症状が悪化したり、副作用・事故が起こりやすくなります）

1．次の人は服用しないでください
 （1）本剤又は本剤の成分によりアレルギー症状を起こしたことがある人。
 （2）本剤又は他の解熱鎮痛薬、かぜ薬を服用してぜんそくを起こしたことがある人。
2．本剤を服用している間は、次のいずれの医薬品も服用しないでください
   他の解熱鎮痛薬、かぜ薬、鎮静薬
3．服用前後は飲酒しないでください
4．長期連用しないでください

相談すること

1．次の人は服用前に医師、歯科医師又は薬剤師に相談してください
 （1）医師又は歯科医師の治療を受けている人。
 （2）妊婦又は妊娠していると思われる人。
 （3）授乳中の人。
 （4）水痘（水ぼうそう）若しくはインフルエンザにかかっている又はその疑いのある乳・幼・小児（15才未満）。
 （5）高齢者。
 （6）薬などによりアレルギー症状を起こしたことがある人。
 （7）次の診断を受けた人。
   心臓病、腎臓病、肝臓病、胃・十二指腸潰瘍

2．服用後、次の症状があらわれた場合は副作用の可能性があるので、直ちに服用を中止し、この文書を持って医師又は薬剤師に相談してください

関係部位	症　　状
皮膚	発疹・発赤、かゆみ
消化器	吐き気・嘔吐、食欲不振
精神神経系	めまい
その他	過度の体温低下

まれに下記の重篤な症状が起こることがあります。その場合は直ちに医師の診療を受けてください。

症状の名称	症　　状
ショック（アナフィラキシー）	服用後すぐに、皮膚のかゆみ、じんましん、声のかすれ、くしゃみ、のどのかゆみ、息苦しさ、動悸、意識の混濁等があらわれる。
皮膚粘膜眼症候群（スティーブンス・ジョンソン症候群）、中毒性表皮壊死融解症、急性汎発性発疹性膿疱症	高熱、目の充血、目やに、唇のただれ、のどの痛み、皮膚の広範囲の発疹・発赤、赤くなった皮膚上に小さなブツブツ（小膿疱）が出る、全身がだるい、食欲がない等が持続したり、急激に悪化する。
肝機能障害	発熱、かゆみ、発疹、黄疸（皮膚や白目が黄色くなる）、褐色尿、全身のだるさ、食欲不振等があらわれる。
腎障害	発熱、発疹、尿量の減少、全身のむくみ、全身のだるさ、関節痛（節々が痛む）、下痢等があらわれる。
間質性肺炎	階段を上ったり、少し無理をしたりすると息切れがする・息苦しくなる、空せき、発熱等がみられ、これらが急にあらわれたり、持続したりする。
ぜんそく	息をするときゼーゼー、ヒューヒューと鳴る、息苦しい等があらわれる。

3．5～6回服用しても症状がよくならない場合は服用を中止し、この文書を持って医師、歯

科医師又は薬剤師に相談してください

効能・効果
○頭痛・歯痛・抜歯後の疼痛・咽喉痛・耳痛・関節痛・神経痛・腰痛・筋肉痛・肩こり痛・打撲痛・骨折痛・ねんざ痛・月経痛（生理痛）・外傷痛の鎮痛
○悪寒・発熱時の解熱

成分と作用
3.0g（大人の1日最大量）中に次の成分を含んでいます。

成　分	3.0g中	作　用
アセトアミノフェン	0.6g	熱を下げ、痛みをおさえます。
エテンザミド	1.0g	
カフェイン水和物	0.24g	解熱・鎮痛成分の働きを助けます。
デンプン、乳糖水和物又はこれらの混合物	適　量	賦形剤。

用法・用量
1回量を次のとおりとし、1日2回までとします。なるべく空腹時をさけて服用します。
服用間隔は6時間以上おいてください。

年　齢	1回量	1日服用回数
大人（15才以上）	1包1.5g	
11才以上15才未満	大人の2/3	
7才以上11才未満	大人の1/2	2回まで
3才以上7才未満	大人の1/3	
1才以上3才未満	大人の1/4	
1才未満の乳児	服用しないこと	

＜用法・用量に関連する注意＞
（1）用法・用量を厳守してください。
（2）小児に服用させる場合には、保護者の指導監督のもとに服用させてください。

保管及び取扱い上の注意
（1）直射日光の当たらない湿気の少ない涼しい所に保管してください。
（2）小児の手の届かない所に保管してください。
（3）他の容器に入れ替えないでください（誤用の原因になったり品質が変わります。）。
（4）1包の分割した残りを服用する場合には、残量を記載して保管し、2日以内に服用してください。

■お問い合わせ先

製造販売元

【外部の容器又は外部の被包に記載すべき事項】
注意
1．次の人は服用しないでください
　（1）本剤又は本剤の成分によりアレルギー症状を起こしたことがある人。
　（2）本剤又は他の解熱鎮痛薬、かぜ薬を服用してぜんそくを起こしたことがある人。
2．次の人は服用前に医師、歯科医師又は薬剤師に相談してください
　（1）医師又は歯科医師の治療を受けている人。
　（2）妊婦又は妊娠していると思われる人。
　（3）授乳中の人。
　（4）水痘（水ぼうそう）若しくはインフルエンザにかかっている又はその疑いのある乳・幼・小児（15才未満）。
　（5）高齢者。
　（6）薬などによりアレルギー症状を起こしたことがある人。

（7）次の診断を受けた人。
　　心臓病、腎臓病、肝臓病、胃・十二指腸潰瘍
2′．服用が適さない場合があるので、服用前に医師、歯科医師又は薬剤師に相談してください
　　〔2．の項目の記載に際し、十分な記載スペースがない場合には2′．を記載すること。〕
3．服用に際しては、説明文書をよく読んでください
4．直射日光の当たらない湿気の少ない涼しい所に保管してください
5．小児の手の届かない所に保管してください
6．その他
（1）医薬品副作用被害救済制度に関するお問い合わせ先
　　（独）医薬品医療機器総合機構
　　http://www.pmda.go.jp/kenkouhigai.html
　　電話　0120-149-931（フリーダイヤル）
（2）この薬に関するお問い合わせ先
　　○○薬局
　　管理薬剤師：○○○○
　　受付時間：○○時○○分から○○時○○分まで（但し○○日は除く）
　　電話：03（○○○○）○○○○
　　ＦＡＸ：03（○○○○）○○○○

かぜ薬

> この説明書は本剤とともに保管し、
> 服用に際しては必ずお読みください。

こども感冒剤2号A

こども感冒剤2号Aは、クロルフェニラミンマレイン酸塩・アセトアミノフェンを配合し、白糖で飲みやすくした小児（11才未満）用のかぜ薬です。

⚠ 使用上の注意

⊗ してはいけないこと
（守らないと現在の症状が悪化したり、副作用・事故が起こりやすくなります）

1. 次の人は服用しないでください
   - （1）本剤又は本剤の成分によりアレルギー症状を起こしたことがある人。
   - （2）本剤又は他のかぜ薬、解熱鎮痛薬を服用してぜんそくを起こしたことがある人。
2. 本剤を服用している間は、次のいずれの医薬品も服用しないでください
   他のかぜ薬、解熱鎮痛薬、鎮静薬、鎮咳去痰薬、抗ヒスタミン剤を含有する内服薬等（鼻炎用内服薬、乗物酔い薬、アレルギー用薬等）
3. 服用後、乗物又は機械類の運転操作をしないでください
   （眠気等があらわれることがあります。）
4. 服用前後は飲酒しないでください※
5. 長期連用しないでください

※ 本剤は小児用ですが、かぜ薬として定められた一般的注意事項を記載しています。

相談すること

1. 次の人は服用前に医師又は薬剤師に相談してください
   - （1）医師又は歯科医師の治療を受けている人。
   - （2）妊婦又は妊娠していると思われる人。※
   - （3）薬などによりアレルギー症状を起こしたことがある人。
   - （4）次の症状のある人。
     高熱、排尿困難
   - （5）次の診断を受けた人。
     心臓病、肝臓病、腎臓病、胃・十二指腸潰瘍、緑内障

※ 本剤は小児用ですが、かぜ薬として定められた一般的注意事項を記載しています。

2. 服用後、次の症状があらわれた場合は副作用の可能性があるので、直ちに服用を中止し、この文書を持って医師又は薬剤師に相談してください

関係部位	症　　状
皮膚	発疹・発赤、かゆみ
消化器	吐き気・嘔吐、食欲不振
精神神経系	めまい
泌尿器	排尿困難
その他	過度の体温低下

まれに下記の重篤な症状が起こることがあります。その場合は直ちに医師の診療を受けてください。

症状の名称	症　　状
ショック （アナフィラキシー）	服用後すぐに、皮膚のかゆみ、じんましん、声のかすれ、くしゃみ、のどのかゆみ、息苦しさ、動悸、意識の混濁等があらわれる。
皮膚粘膜眼症候群 （スティーブンス・ジョンソン症候群）、 中毒性表皮壊死融解症、 急性汎発性発疹性膿疱症	高熱、目の充血、目やに、唇のただれ、のどの痛み、皮膚の広範囲の発疹・発赤、赤くなった皮膚上に小さなブツブツ（小膿疱）が出る、全身がだるい、食欲がない等が持続したり、急激に悪化する。
肝機能障害	発熱、かゆみ、発疹、黄疸（皮膚や白目が黄色くなる）、褐色尿、全身のだるさ、食欲不振等があらわれる。
腎障害	発熱、発疹、尿量の減少、全身のむくみ、全身のだるさ、関節痛（節々が痛む）、下痢等があらわれる。

間質性肺炎	階段を上ったり、少し無理をしたりすると息切れがする・息苦しくなる、空せき、発熱等がみられ、これらが急にあらわれたり、持続したりする。
ぜんそく	息をするときゼーゼー、ヒューヒューと鳴る、息苦しい等があらわれる。
再生不良性貧血	青あざ、鼻血、歯ぐきの出血、発熱、皮膚や粘膜が青白くみえる、疲労感、動悸、息切れ、気分が悪くなりくらっとする、血尿等があらわれる。
無顆粒球症	突然の高熱、さむけ、のどの痛み等があらわれる。

3．服用後、次の症状があらわれることがあるので、このような症状の持続又は増強が見られた場合には、服用を中止し、この文書を持って医師又は薬剤師に相談してください
　　口のかわき、眠気

4．5～6回服用しても症状がよくならない場合は服用を中止し、この文書を持って医師又は薬剤師に相談してください

効能・効果
かぜの諸症状（鼻水、鼻づまり、くしゃみ、のどの痛み、悪寒、発熱、頭痛、関節の痛み、筋肉の痛み）の緩和

成分と作用
　　　　　3.0g（7才以上11才未満の1日量）中に次の成分を含んでいます。

成　　　分	3.0g中	作　　　　　用
クロルフェニラミンマレイン酸塩	0.00375g	くしゃみ・鼻水・鼻づまり等のアレルギー症状をおさえます。
アセトアミノフェン	0.45g	熱を下げ、痛みをしずめます。
白糖、乳糖水和物又はこれらの混合物	適　量	賦形剤。

用法・用量
1回量を次のとおりとし、1日3回、食後に服用します。

年　　　齢	1回量	1日服用回数
7才以上11才未満	1包1.0g	
3才以上7才未満	1包の2/3	3回
1才以上3才未満	1包の1/2	
1才未満の乳児	服用しないこと	

＜用法・用量に関連する注意＞
（1）用法・用量を厳守してください。
（2）小児に服用させる場合には、保護者の指導監督のもとに服用させてください。
（3）2才未満の乳幼児には、医師の診療を受けさせることを優先し、止むを得ない場合にのみ服用させてください。

保管及び取扱い上の注意
（1）直射日光の当たらない湿気の少ない涼しい所に保管してください。
（2）小児の手の届かない所に保管してください。
（3）他の容器に入れ替えないでください（誤用の原因になったり品質が変わります。）。
（4）1包の分割した残りを服用する場合には、残量を記載して保管し、2日以内に服用してください。

■お問い合わせ先

製造販売元

B—38

【外部の容器又は外部の被包に記載すべき事項】

注意
1. 次の人は服用しないでください
  （1）本剤又は本剤の成分によりアレルギー症状を起こしたことがある人。
  （2）本剤又は他のかぜ薬、解熱鎮痛薬を服用してぜんそくを起こしたことがある人。
2. 服用後、乗物又は機械類の運転操作をしないでください
3. 次の人は服用前に医師又は薬剤師に相談してください
  （1）医師又は歯科医師の治療を受けている人。
  （2）妊婦又は妊娠していると思われる人。※
  （3）薬などによりアレルギー症状を起こしたことがある人。
  （4）次の症状のある人。
      高熱、排尿困難
  （5）次の診断を受けた人。
      心臓病、肝臓病、腎臓病、胃・十二指腸潰瘍、緑内障

※　本剤は小児用ですが、かぜ薬として定められた一般的注意事項を記載しています。

3′. 服用が適さない場合があるので、服用前に医師又は薬剤師に相談してください
  〔3. の項目の記載に際し、十分な記載スペースがない場合には3′. を記載すること。〕
4. 2才未満の乳幼児には、医師の診療を受けさせることを優先し、やむを得ない場合にのみ服用
  させてください
5. 服用に際しては、説明文書をよく読んでください
6. 直射日光の当たらない湿気の少ない涼しい所に保管してください
7. 小児の手の届かない所に保管してください
8. その他
  （1）医薬品副作用被害救済制度に関するお問い合わせ先
      （独）医薬品医療機器総合機構
    http://www.pmda.go.jp/kenkouhigai.html
    電話　0120-149-931（フリーダイヤル）
  （2）この薬に関するお問い合わせ先
    ○○薬局
    管理薬剤師：○○○○
    受付時間：○○時○○分から○○時○○分まで（但し○○日は除く）
    電話：03（○○○○）○○○○
    ＦＡＸ：03（○○○○）○○○○

かぜ薬

この説明書は本剤とともに保管し、
服用に際しては必ずお読みください。

感冒剤３号Ａ

感冒剤３号Ａは、かぜの諸症状を緩解するお薬で、アセトアミノフェン・エテンザミドは解熱・鎮痛効果を、dl-メチルエフェドリン塩酸塩散10%・クロルフェニラミンマレイン酸塩・ジヒドロコデインリン酸塩散1%・ノスカピンのそれぞれの働きで鼻水、鼻閉、せき、たん等の症状に、カンゾウ末・キキョウ末はのどのはれや痛みを緩解します。

⚠ 使用上の注意

⊗ してはいけないこと

（守らないと現在の症状が悪化したり、副作用・事故が起こりやすくなります）
1. 次の人は服用しないでください
　（1）本剤又は本剤の成分によりアレルギー症状を起こしたことがある人。
　（2）本剤又は他のかぜ薬、解熱鎮痛薬を服用してぜんそくを起こしたことがある人。
2. 本剤を服用している間は、次のいずれの医薬品も服用しないでください
　　他のかぜ薬、解熱鎮痛薬、鎮静薬、鎮咳去痰薬、抗ヒスタミン剤を含有する内服薬等（鼻炎用内服薬、乗物酔い薬、アレルギー用薬等）
3. 服用後、乗物又は機械類の運転操作をしないでください
　　（眠気等があらわれることがあります。）
4. 授乳中の人は本剤を服用しないか、本剤を服用する場合は授乳を避けてください
5. 服用前後は飲酒しないでください
6. 長期連用しないでください

相談すること

1. 次の人は服用前に医師又は薬剤師に相談してください
　（1）医師又は歯科医師の治療を受けている人。
　（2）妊婦又は妊娠していると思われる人。
　（3）水痘（水ぼうそう）若しくはインフルエンザにかかっている又はその疑いのある乳・幼・小児（15才未満）。
　（4）高齢者。
　（5）薬などによりアレルギー症状を起こしたことがある人。
　（6）次の症状のある人。
　　　高熱、排尿困難
　（7）次の診断を受けた人。
　　　甲状腺機能障害、糖尿病、心臓病、高血圧、肝臓病、腎臓病、胃・十二指腸潰瘍、緑内障

2. 服用後、次の症状があらわれた場合は副作用の可能性があるので、直ちに服用を中止し、この文書を持って医師又は薬剤師に相談してください
　（1）服用後、次の症状があらわれた場合

関係部位	症　　　状
皮膚	発疹・発赤、かゆみ
消化器	吐き気・嘔吐、食欲不振
精神神経系	めまい
泌尿器	排尿困難
その他	過度の体温低下

まれに下記の重篤な症状が起こることがあります。その場合は直ちに医師の診療を受けてください。

症状の名称	症　　　状
ショック （アナフィラキシー）	服用後すぐに、皮膚のかゆみ、じんましん、声のかすれ、くしゃみ、のどのかゆみ、息苦しさ、動悸、意識の混濁等があらわれる。
皮膚粘膜眼症候群 （スティーブンス・ジョンソン症候群）、 中毒性表皮壊死融解症、 急性汎発性発疹性膿疱症	高熱、目の充血、目やに、唇のただれ、のどの痛み、皮膚の広範囲の発疹・発赤、赤くなった皮膚上に小さなブツブツ（小膿疱）が出る、全身がだるい、食欲がない等が持続したり、急激に悪化する。

肝機能障害	発熱、かゆみ、発疹、黄疸（皮膚や白目が黄色くなる）、褐色尿、全身のだるさ、食欲不振等があらわれる。
腎障害	発熱、発疹、尿量の減少、全身のむくみ、全身のだるさ、関節痛（節々が痛む）、下痢等があらわれる。
間質性肺炎	階段を上ったり、少し無理をしたりすると息切れがする・息苦しくなる、空せき、発熱等がみられ、これらが急にあらわれたり、持続したりする。
ぜんそく	息をするときゼーゼー、ヒューヒューと鳴る、息苦しい等があらわれる。
再生不良性貧血	青あざ、鼻血、歯ぐきの出血、発熱、皮膚や粘膜が青白くみえる、疲労感、動悸、息切れ、気分が悪くなりくらっとする、血尿等があらわれる。
無顆粒球症	突然の高熱、さむけ、のどの痛み等があらわれる。

3．服用後、次の症状があらわれることがあるので、このような症状の持続又は増強が見られた場合には、服用を中止し、この文書を持って医師又は薬剤師に相談してください
　便秘、口のかわき、眠気

4．5～6回服用しても症状がよくならない場合は服用を中止し、この文書を持って医師又は薬剤師に相談してください

効能・効果
かぜの諸症状（鼻水、鼻づまり、くしゃみ、のどの痛み、せき、たん、悪寒、発熱、頭痛、関節の痛み、筋肉の痛み）の緩和

成分と作用
7.5 g（大人1日量）中に次の成分を含んでいます。

成　　分	7.5 g中	作　　　　　用
dl-メチルエフェドリン塩酸塩散10%	0.6 g	せきをしずめ、たんを切ります。
クロルフェニラミンマレイン酸塩	0.0075 g	くしゃみ・鼻水・鼻づまり等のアレルギー症状をおさえます。
ジヒドロコデインリン酸塩散1%	2.4 g	せきをしずめ、たんを切ります。
ノスカピン	0.048 g	せきをしずめます。
アセトアミノフェン	0.45 g	熱を下げ、痛みをしずめます。
エテンザミド	0.75 g	
カフェイン水和物	0.075 g	解熱・鎮痛成分の働きを助けます。
カンゾウ末	0.8 g	筋肉の痛みを和らげ、また、解熱・鎮痛成分の胃粘膜刺激作用を緩和します。
キキョウ末	1.6 g	たんを切ります。
デンプン、乳糖水和物又はこれらの混合物	適　量	賦形剤。

用法・用量
1回量を次のとおりとし、1日3回、食後に服用します。

年　　齢	1回量	1日服用回数
大人（15才以上）	1包2.5 g	
11才以上15才未満	大人の2/3	
7才以上11才未満	大人の1/2	3回
3才以上7才未満	大人の1/3	
1才以上3才未満	大人の1/4	
1才未満の乳児	服用しないこと	

＜用法・用量に関連する注意＞
（1）用法・用量を厳守してください。
（2）小児に服用させる場合には、保護者の指導監督のもとに服用させてください。
（3）2才未満の乳幼児には、医師の診療を受けさせることを優先し、止むを得ない場合にのみ服用させてください。

保管及び取扱い上の注意
（1）直射日光の当たらない湿気の少ない涼しい所に保管してください。
（2）小児の手の届かない所に保管してください。

（3）他の容器に入れ替えないでください（誤用の原因になったり品質が変わります。）。
（4）1包の分割した残りを服用する場合には、残量を記載して保管し、2日以内に服用してください。

■お問い合わせ先

製造販売元

【外部の容器又は外部の被包に記載すべき事項】
注意
1．次の人は服用しないでください
　（1）本剤又は本剤の成分によりアレルギー症状を起こしたことがある人。
　（2）本剤又は他のかぜ薬、解熱鎮痛薬を服用してぜんそくを起こしたことがある人。
2．服用後、乗物又は機械類の運転操作をしないでください
3．授乳中の人は本剤を使用しないか、本剤を服用する場合は授乳を避けてください
4．次の人は服用前に医師又は薬剤師に相談してください
　（1）医師又は歯科医師の治療を受けている人。
　（2）妊婦又は妊娠していると思われる人。
　（3）水痘（水ぼうそう）若しくはインフルエンザにかかっている又はその疑いのある乳・幼・小児（15才未満）。
　（4）高齢者。
　（5）薬などによりアレルギー症状を起こしたことがある人。
　（6）次の症状のある人。
　　　　高熱、排尿困難
　（7）次の診断を受けた人。
　　　　甲状腺機能障害、糖尿病、心臓病、高血圧、肝臓病、腎臓病、胃・十二指腸潰瘍、緑内障
4′．服用が適さない場合があるので、服用前に医師又は薬剤師に相談してください
　　〔4．の項目の記載に際し、十分な記載スペースがない場合には4′．を記載すること。〕
5．2才未満の乳幼児には、医師の診療を受けさせることを優先し、やむを得ない場合にのみ服用させてください
6．服用に際しては、説明文書をよく読んでください
7．直射日光の当たらない湿気の少ない涼しい所に保管してください
8．小児の手の届かない所に保管してください
9．その他
　（1）医薬品副作用被害救済制度に関するお問い合わせ先
　　　（独）医薬品医療機器総合機構
　　　http://www.pmda.go.jp/kenkouhigai.html
　　　電話　0120-149-931（フリーダイヤル）
　（2）この薬に関するお問い合わせ先
　　　○○薬局
　　　管理薬剤師：○○○○
　　　受付時間：○○時○○分から○○時○○分まで（但し○○日は除く）
　　　電話：03（○○○○）○○○○
　　　ＦＡＸ：03（○○○○）○○○○

かぜ薬

> この説明書は本剤とともに保管し、
> 服用に際しては必ずお読みください。

感冒剤9号A

感冒剤9号Aは、アセトアミノフェン・エテンザミドにクロルフェニラミンマレイン酸塩とカフェイン水和物を配合し、4種の成分の働きでかぜの諸症状を緩解するお薬です。

⚠ 使用上の注意

✖ してはいけないこと

（守らないと現在の症状が悪化したり、副作用・事故が起こりやすくなります）

1. 次の人は服用しないでください
   （1）本剤又は本剤の成分によりアレルギー症状を起こしたことがある人。
   （2）本剤又は他のかぜ薬、解熱鎮痛薬を服用してぜんそくを起こしたことがある人。
2. 本剤を服用している間は、次のいずれの医薬品も服用しないでください
   他のかぜ薬、解熱鎮痛薬、鎮静薬、鎮咳去痰薬、抗ヒスタミン剤を含有する内服薬等（鼻炎用内服薬、乗物酔い薬、アレルギー用薬等）
3. 服用後、乗物又は機械類の運転操作をしないでください
   （眠気等があらわれることがあります。）
4. 服用前後は飲酒しないでください
5. 長期連用しないでください

相談すること

1. 次の人は服用前に医師又は薬剤師に相談してください
   （1）医師又は歯科医師の治療を受けている人。
   （2）妊婦又は妊娠していると思われる人。
   （3）水痘（水ぼうそう）若しくはインフルエンザにかかっている又はその疑いのある乳・幼・小児（15才未満）。
   （4）薬などによりアレルギー症状を起こしたことがある人。
   （5）次の症状のある人。
     高熱、排尿困難
   （6）次の診断を受けた人。
     心臓病、肝臓病、腎臓病、胃・十二指腸潰瘍、緑内障

2. 服用後、次の症状があらわれた場合は副作用の可能性があるので、直ちに服用を中止し、この文書を持って医師又は薬剤師に相談してください

関係部位	症　　　状
皮膚	発疹・発赤、かゆみ
消化器	吐き気・嘔吐、食欲不振
精神神経系	めまい
泌尿器	排尿困難
その他	過度の体温低下

まれに下記の重篤な症状が起こることがあります。その場合は直ちに医師の診療を受けてください。

症状の名称	症　　　状
ショック（アナフィラキシー）	服用後すぐに、皮膚のかゆみ、じんましん、声のかすれ、くしゃみ、のどのかゆみ、息苦しさ、動悸、意識の混濁等があらわれる。
皮膚粘膜眼症候群（スティーブンス・ジョンソン症候群）、中毒性表皮壊死融解症、急性汎発性発疹性膿疱症	高熱、目の充血、目やに、唇のただれ、のどの痛み、皮膚の広範囲の発疹・発赤、赤くなった皮膚上に小さなブツブツ（小膿疱）が出る、全身がだるい、食欲がない等が持続したり、急激に悪化する。
肝機能障害	発熱、かゆみ、発疹、黄疸（皮膚や白目が黄色くなる）、褐色尿、全身のだるさ、食欲不振等があらわれる。
腎障害	発熱、発疹、尿量の減少、全身のむくみ、全身のだるさ、関節痛（節々が痛む）、下痢等があらわれる。
間質性肺炎	階段を上ったり、少し無理をしたりすると息切れがする・息苦しくなる、空せき、発熱等がみられ、これらが急にあらわれたり、持続したりする。

ぜんそく	息をするときゼーゼー、ヒューヒューと鳴る、息苦しい等があらわれる。
再生不良性貧血	青あざ、鼻血、歯ぐきの出血、発熱、皮膚や粘膜が青白くみえる、疲労感、動悸、息切れ、気分が悪くなりくらっとする、血尿等があらわれる。
無顆粒球症	突然の高熱、さむけ、のどの痛み等があらわれる。

3．服用後、次の症状があらわれることがあるので、このような症状の持続又は増強が見られた場合には、服用を中止し、この文書を持って医師又は薬剤師に相談してください
　　口のかわき、眠気

4．5～6回服用しても症状がよくならない場合は服用を中止し、この文書を持って医師又は薬剤師に相談してください

効能・効果
かぜの諸症状（鼻水、鼻づまり、くしゃみ、のどの痛み、悪寒、発熱、頭痛、関節の痛み、筋肉の痛み）の緩和

成分と作用

4.5 g（大人1日量）中に次の成分を含んでいます。

成　　分	4.5 g中	作　　　　　用
アセトアミノフェン	0.3 g	熱を下げ、痛みをしずめます。
エテンザミド	1.0 g	
クロルフェニラミンマレイン酸塩	0.0075 g	くしゃみ・鼻水・鼻づまり等のアレルギー症状をおさえます。
カフェイン水和物	0.15 g	解熱・鎮痛成分の働きを助けます。また、ねむけを除きます。
デンプン、乳糖水和物又はこれらの混合物	適　量	賦形剤。

用法・用量
1回量を次のとおりとし、1日3回、食後に服用します。

年　　齢	1回量	1日服用回数
大人（15才以上）	1包1.5 g	
11才以上15才未満	大人の2/3	
7才以上11才未満	大人の1/2	3回
3才以上7才未満	大人の1/3	
1才以上3才未満	大人の1/4	
1才未満の乳児	服用しないこと	

＜用法・用量に関連する注意＞
（1）用法・用量を厳守してください。
（2）小児に服用させる場合には、保護者の指導監督のもとに服用させてください。
（3）2才未満の乳幼児には、医師の診療を受けさせることを優先し、止むを得ない場合にのみ服用させてください。

保管及び取扱い上の注意
（1）直射日光の当たらない湿気の少ない涼しい所に保管してください。
（2）小児の手の届かない所に保管してください。
（3）他の容器に入れ替えないでください（誤用の原因になったり品質が変わります。）。
（4）1包の分割した残りを服用する場合には、残量を記載して保管し、2日以内に服用してください。

■お問い合わせ先

製造販売元

【外部の容器又は外部の被包に記載すべき事項】

注意
1．次の人は服用しないでください
　（1）本剤又は本剤の成分によりアレルギー症状を起こしたことがある人。
　（2）本剤又は他のかぜ薬、解熱鎮痛薬を服用してぜんそくを起こしたことがある人。
2．服用後、乗物又は機械類の運転操作をしないでください
3．次の人は服用前に医師又は薬剤師に相談してください
　（1）医師又は歯科医師の治療を受けている人。
　（2）妊婦又は妊娠していると思われる人。
　（3）水痘（水ぼうそう）若しくはインフルエンザにかかっている又はその疑いのある乳・幼・小
　　　児（15才未満）。
　（4）薬などによりアレルギー症状を起こしたことがある人。
　（5）次の症状のある人。
　　　　高熱、排尿困難
　（6）次の診断を受けた人。
　　　　心臓病、肝臓病、腎臓病、胃・十二指腸潰瘍、緑内障
3′．服用が適さない場合があるので、服用前に医師又は薬剤師に相談してください
　〔3．の項目の記載に際し、十分な記載スペースがない場合には3′．を記載すること。〕
4．2才未満の乳幼児には、医師の診療を受けさせることを優先し、やむを得ない場合にのみ服用
　させてください
5．服用に際しては、説明文書をよく読んでください
6．直射日光の当たらない湿気の少ない涼しい所に保管してください
7．小児の手の届かない所に保管してください
8．その他
　（1）医薬品副作用被害救済制度に関するお問い合わせ先
　　　（独）医薬品医療機器総合機構
　　　http://www.pmda.go.jp/kenkouhigai.html
　　　電話　0120-149-931（フリーダイヤル）
　（2）この薬に関するお問い合わせ先
　　　○○薬局
　　　管理薬剤師：○○○○
　　　受付時間：○○時○○分から○○時○○分まで（但し○○日は除く）
　　　電話：03（○○○○）○○○○
　　　ＦＡＸ：03（○○○○）○○○○

かぜ薬

この説明書は本剤とともに保管し、
服用に際しては必ずお読みください。

感冒剤2号A

感冒剤2号Aは、かぜの諸症状を緩解するお薬で、アセトアミノフェン・エテンザミドは解熱・鎮痛効果を発揮し、*dl*-メチルエフェドリン塩酸塩散10%・クロルフェニラミンマレイン酸塩・ジヒドロコデインリン酸塩散1%・ノスカピンはそれぞれの働きで鼻水、鼻閉、せき、たん等の症状を緩和します。

⚠ 使用上の注意

⊗ してはいけないこと
（守らないと現在の症状が悪化したり、副作用・事故が起こりやすくなります）
1．次の人は服用しないでください
　（1）本剤又は本剤の成分によりアレルギー症状を起こしたことがある人。
　（2）本剤又は他のかぜ薬、解熱鎮痛薬を服用してぜんそくを起こしたことがある人。
2．本剤を服用している間は、次のいずれの医薬品も服用しないでください
　　他のかぜ薬、解熱鎮痛薬、鎮静薬、鎮咳去痰薬、抗ヒスタミン剤を含有する内服薬等（鼻炎用内服薬、乗物酔い薬、アレルギー用薬等）
3．服用後、乗物又は機械類の運転操作をしないでください
　　（眠気等があらわれることがあります。）
4．授乳中の人は本剤を服用しないか、本剤を服用する場合は授乳を避けてください
5．服用前後は飲酒しないでください
6．長期連用しないでください

相談すること
1．次の人は服用前に医師又は薬剤師に相談してください
　（1）医師又は歯科医師の治療を受けている人。
　（2）妊婦又は妊娠していると思われる人。
　（3）水痘（水ぼうそう）若しくはインフルエンザにかかっている又はその疑いのある乳・幼・小児（15才未満）。
　（4）高齢者。
　（5）薬などによりアレルギー症状を起こしたことがある人。
　（6）次の症状のある人。
　　　高熱、排尿困難
　（7）次の診断を受けた人。
　　　甲状腺機能障害、糖尿病、心臓病、高血圧、肝臓病、腎臓病、胃・十二指腸潰瘍、緑内障

2．服用後、次の症状があらわれた場合は副作用の可能性があるので、直ちに服用を中止し、この文書を持って医師又は薬剤師に相談してください

関係部位	症　　　状
皮膚	発疹・発赤、かゆみ
消化器	吐き気・嘔吐、食欲不振
精神神経系	めまい
泌尿器	排尿困難
その他	過度の体温低下

まれに下記の重篤な症状が起こることがあります。その場合は直ちに医師の診療を受けてください。

症状の名称	症　　　状
ショック （アナフィラキシー）	服用後すぐに、皮膚のかゆみ、じんましん、声のかすれ、くしゃみ、のどのかゆみ、息苦しさ、動悸、意識の混濁等があらわれる。
皮膚粘膜眼症候群 （スティーブンス・ジョンソン症候群）、 中毒性表皮壊死融解症、 急性汎発性発疹性膿疱症	高熱、目の充血、目やに、唇のただれ、のどの痛み、皮膚の広範囲の発疹・発赤、赤くなった皮膚上に小さなブツブツ（小膿疱）が出る、全身がだるい、食欲がない等が持続したり、急激に悪化する。
肝機能障害	発熱、かゆみ、発疹、黄疸（皮膚や白目が黄色くなる）、褐色尿、全身のだるさ、食欲不振等があらわれる。

腎障害	発熱、発疹、尿量の減少、全身のむくみ、全身のだるさ、関節痛（節々が痛む）、下痢等があらわれる。
間質性肺炎	階段を上ったり、少し無理をしたりすると息切れがする・息苦しくなる、空せき、発熱等がみられ、これらが急にあらわれたり、持続したりする。
ぜんそく	息をするときゼーゼー、ヒューヒューと鳴る、息苦しい等があらわれる。
再生不良性貧血	青あざ、鼻血、歯ぐきの出血、発熱、皮膚や粘膜が青白くみえる、疲労感、動悸、息切れ、気分が悪くなりくらっとする、血尿等があらわれる。
無顆粒球症	突然の高熱、さむけ、のどの痛み等があらわれる。

3．服用後、次の症状があらわれることがあるので、このような症状の持続又は増強が見られた場合には、服用を中止し、この文書を持って医師又は薬剤師に相談してください
便秘、口のかわき、眠気

4．5～6回服用しても症状がよくならない場合は服用を中止し、この文書を持って医師又は薬剤師に相談してください

効能・効果
かぜの諸症状（鼻水、鼻づまり、くしゃみ、のどの痛み、せき、たん、悪寒、発熱、頭痛、関節の痛み、筋肉の痛み）の緩和

成分と作用
6.0ｇ（大人1日量）中に次の成分を含んでいます。

成　　分	6.0ｇ中	作　　　　　用
dl－メチルエフェドリン塩酸塩散10%	0.6ｇ	せきをしずめ、たんを切ります。
クロルフェニラミンマレイン酸塩	0.0075ｇ	くしゃみ・鼻水・鼻づまり等のアレルギー症状をおさえます。
ジヒドロコデインリン酸塩散1%	2.4ｇ	せきをしずめ、たんを切ります。
ノスカピン	0.048ｇ	せきをしずめます。
アセトアミノフェン	0.45ｇ	熱を下げ、痛みをしずめます。
エテンザミド	0.75ｇ	
カフェイン水和物	0.075ｇ	解熱・鎮痛成分の働きを助けます。また、ねむけを除きます。
デンプン、乳糖水和物又はこれらの混合物	適　量	賦形剤。

用法・用量
1回量を次のとおりとし、1日3回、食後に服用します。

年　　齢	1回量	1日服用回数
大人（15才以上）	1包2.0ｇ	
11才以上15才未満	大人の2/3	
7才以上11才未満	大人の1/2	3回
3才以上7才未満	大人の1/3	
1才以上3才未満	大人の1/4	
1才未満の乳児	服用しないこと	

＜用法・用量に関連する注意＞
（1）用法・用量を厳守してください。
（2）小児に服用させる場合には、保護者の指導監督のもとに服用させてください。
（3）2才未満の乳幼児には、医師の診療を受けさせることを優先し、止むを得ない場合にのみ服用させてください。

保管及び取扱い上の注意
（1）直射日光の当たらない湿気の少ない涼しい所に保管してください。
（2）小児の手の届かない所に保管してください。
（3）他の容器に入れ替えないでください（誤用の原因になったり品質が変わります。）。
（4）1包の分割した残りを服用する場合には、残量を記載して保管し、2日以内に服用してください。

■お問い合わせ先

製造販売元

【外部の容器又は外部の被包に記載すべき事項】

注意
１．次の人は服用しないでください
　（１）本剤又は本剤の成分によりアレルギー症状を起こしたことがある人。
　（２）本剤又は他のかぜ薬、解熱鎮痛薬を服用してぜんそくを起こしたことがある人。
２．服用後、乗物又は機械類の運転操作をしないでください
３．授乳中の人は本剤を服用しないか、本剤を服用する場合は授乳を避けてください
４．次の人は服用前に医師又は薬剤師に相談してください
　（１）医師又は歯科医師の治療を受けている人。
　（２）妊婦又は妊娠していると思われる人。
　（３）水痘（水ぼうそう）若しくはインフルエンザにかかっている又はその疑いのある乳・幼・小
　　　児（15才未満）。
　（４）高齢者。
　（５）薬などによりアレルギー症状を起こしたことがある人。
　（６）次の症状のある人。
　　　高熱、排尿困難
　（７）次の診断を受けた人。
　　　甲状腺機能障害、糖尿病、心臓病、高血圧、肝臓病、腎臓病、胃・十二指腸潰瘍、緑内障
４′．服用が適さない場合があるので、服用前に医師又は薬剤師に相談してください
　　〔４．の項目の記載に際し、十分な記載スペースがない場合には４′．を記載すること。〕
５．２才未満の乳幼児には、医師の診療を受けさせることを優先し、やむを得ない場合にのみ服用
　　させてください
６．服用に際しては、説明文書をよく読んでください
７．直射日光の当たらない湿気の少ない涼しい所に保管してください
８．小児の手の届かない所に保管してください
９．その他
　（１）医薬品副作用被害救済制度に関するお問い合わせ先
　　　（独）医薬品医療機器総合機構
　　　http：//www.pmda.go.jp/kenkouhigai.html
　　　電話　0120-149-931（フリーダイヤル）
　（２）この薬に関するお問い合わせ先
　　　○○薬局
　　　管理薬剤師：○○○○
　　　受付時間：○○時○○分から○○時○○分まで（但し○○日は除く）
　　　電話：03（○○○○）○○○○
　　　ＦＡＸ：03（○○○○）○○○○

かぜ薬

この説明書は本剤とともに保管し、服用に際しては必ずお読みください。

感冒剤 12 号A

　感冒剤 12 号Aは、かぜの諸症状を緩解するお薬で、アセトアミノフェン・エテンザミドは解熱・鎮痛効果を発揮し、*dl*-メチルエフェドリン塩酸塩散 10%・クロルフェニラミンマレイン酸塩・ジヒドロコデインリン酸塩散 1%はそれぞれの働きで鼻水、鼻閉、せき、たん等の症状を緩和します。

⚠ 使用上の注意

⊗ してはいけないこと
（守らないと現在の症状が悪化したり、副作用・事故が起こりやすくなります）

1．次の人は服用しないでください
　（1）本剤又は本剤の成分によりアレルギー症状を起こしたことがある人。
　（2）本剤又は他のかぜ薬、解熱鎮痛薬を服用してぜんそくを起こしたことがある人。
2．本剤を服用している間は、次のいずれの医薬品も服用しないでください
　　他のかぜ薬、解熱鎮痛薬、鎮静薬、鎮咳去痰薬、抗ヒスタミン剤を含有する内服薬等（鼻炎用内服薬、乗物酔い薬、アレルギー用薬等）
3．服用後、乗物又は機械類の運転操作をしないでください
　　（眠気等があらわれることがあります。）
4．授乳中の人は本剤を服用しないか、本剤を服用する場合は授乳を避けてください
5．服用前後は飲酒しないでください
6．長期連用しないでください

相談すること

1．次の人は服用前に医師又は薬剤師に相談してください
　（1）医師又は歯科医師の治療を受けている人。
　（2）妊婦又は妊娠していると思われる人。
　（3）水痘（水ぼうそう）若しくはインフルエンザにかかっている又はその疑いのある乳・幼・小児（15才未満）。
　（4）高齢者。
　（5）薬などによりアレルギー症状を起こしたことがある人。
　（6）次の症状のある人。
　　　高熱、排尿困難
　（7）次の診断を受けた人。
　　　甲状腺機能障害、糖尿病、心臓病、高血圧、肝臓病、腎臓病、胃・十二指腸潰瘍、緑内障

2．服用後、次の症状があらわれた場合は副作用の可能性があるので、直ちに服用を中止し、この文書を持って医師又は薬剤師に相談してください

関係部位	症　　状
皮膚	発疹・発赤、かゆみ
消化器	吐き気・嘔吐、食欲不振
精神神経系	めまい
泌尿器	排尿困難
その他	過度の体温低下

まれに下記の重篤な症状が起こることがあります。その場合は直ちに医師の診療を受けてください。

症状の名称	症　　状
ショック（アナフィラキシー）	服用後すぐに、皮膚のかゆみ、じんましん、声のかすれ、くしゃみ、のどのかゆみ、息苦しさ、動悸、意識の混濁等があらわれる。
皮膚粘膜眼症候群（スティーブンス・ジョンソン症候群）、中毒性表皮壊死融解症、急性汎発性発疹性膿疱症	高熱、目の充血、目やに、唇のただれ、のどの痛み、皮膚の広範囲の発疹・発赤、赤くなった皮膚上に小さなブツブツ（小膿疱）が出る、全身がだるい、食欲がない等が持続したり、急激に悪化する。
肝機能障害	発熱、かゆみ、発疹、黄疸（皮膚や白目が黄色くなる）、褐色尿、全身のだるさ、食欲不振等があらわれる。

腎障害	発熱、発疹、尿量の減少、全身のむくみ、全身のだるさ、関節痛（節々が痛む）、下痢等があらわれる。
間質性肺炎	階段を上ったり、少し無理をしたりすると息切れがする・息苦しくなる、空せき、発熱等がみられ、これらが急にあらわれたり、持続したりする。
ぜんそく	息をするときゼーゼー、ヒューヒューと鳴る、息苦しい等があらわれる。
再生不良性貧血	青あざ、鼻血、歯ぐきの出血、発熱、皮膚や粘膜が青白くみえる、疲労感、動悸、息切れ、気分が悪くなりくらっとする、血尿等があらわれる。
無顆粒球症	突然の高熱、さむけ、のどの痛み等があらわれる。

3．服用後、次の症状があらわれることがあるので、このような症状の持続又は増強が見られた場合には、服用を中止し、この文書を持って医師又は薬剤師に相談してください
　　便秘、口のかわき、眠気

4．5～6回服用しても症状がよくならない場合は服用を中止し、この文書を持って医師又は薬剤師に相談してください

効能・効果
かぜの諸症状（鼻水、鼻づまり、くしゃみ、のどの痛み、せき、たん、悪寒、発熱、頭痛、関節の痛み、筋肉の痛み）の緩和

成分と作用
6.0 g（大人1日量）中に次の成分を含んでいます。

成　　分	6.0 g中	作　　　　用
アセトアミノフェン	0.36 g	熱を下げ、痛みをしずめます。
エテンザミド	0.9 g	
クロルフェニラミンマレイン酸塩	0.0075 g	くしゃみ・鼻水・鼻づまり等のアレルギー症状をおさえます。
dl-メチルエフェドリン塩酸塩散10%	0.6 g	せきをしずめ、たんを切ります。
ジヒドロコデインリン酸塩散1%	2.4 g	
デンプン、乳糖水和物又はこれらの混合物	適　量	賦形剤。

用法・用量
1回量を次のとおりとし、1日3回、食後に服用します。

年　　齢	1回量	1日服用回数
大人（15才以上）	1包2.0 g	
11才以上15才未満	大人の2/3	
7才以上11才未満	大人の1/2	3回
3才以上7才未満	大人の1/3	
1才以上3才未満	大人の1/4	
1才未満の乳児	服用しないこと	

＜用法・用量に関連する注意＞
（1）用法・用量を厳守してください。
（2）小児に服用させる場合には、保護者の指導監督のもとに服用させてください。
（3）2才未満の乳幼児には、医師の診療を受けさせることを優先し、止むを得ない場合にのみ服用させてください。

保管及び取扱い上の注意
（1）直射日光の当たらない湿気の少ない涼しい所に保管してください。
（2）小児の手の届かない所に保管してください。
（3）他の容器に入れ替えないでください（誤用の原因になったり品質が変わります。）。
（4）1包の分割した残りを服用する場合には、残量を記載して保管し、2日以内に服用してください。

■お問い合わせ先

製造販売元

【外部の容器又は外部の被包に記載すべき事項】

注意
1．次の人は服用しないでください
　（1）本剤又は本剤の成分によりアレルギー症状を起こしたことがある人。
　（2）本剤又は他のかぜ薬、解熱鎮痛薬を服用してぜんそくを起こしたことがある人。
2．服用後、乗物又は機械類の運転操作をしないでください
3．授乳中の人は本剤を服用しないか、本剤を服用する場合は授乳を避けてください
4．次の人は服用前に医師又は薬剤師に相談してください
　（1）医師又は歯科医師の治療を受けている人。
　（2）妊婦又は妊娠していると思われる人。
　（3）水痘（水ぼうそう）若しくはインフルエンザにかかっている又はその疑いのある乳・幼・小
　　　児（15才未満）。
　（4）高齢者。
　（5）薬などによりアレルギー症状を起こしたことがある人。
　（6）次の症状のある人。
　　　高熱、排尿困難
　（7）次の診断を受けた人。
　　　甲状腺機能障害、糖尿病、心臓病、高血圧、肝臓病、腎臓病、胃・十二指腸潰瘍、緑内障
4′．服用が適さない場合があるので、服用前に医師又は薬剤師に相談してください
　　〔4．の項目の記載に際し、十分な記載スペースがない場合には4′．を記載すること。〕
5．2才未満の乳幼児には、医師の診療を受けさせることを優先し、やむを得ない場合にのみ服用
　　させてください
6．服用に際しては、説明文書をよく読んでください
7．直射日光の当たらない湿気の少ない涼しい所に保管してください
8．小児の手の届かない所に保管してください
9．その他
　（1）医薬品副作用被害救済制度に関するお問い合わせ先
　　　（独）医薬品医療機器総合機構
　　　http://www.pmda.go.jp/kenkouhigai.html
　　　電話　0120-149-931（フリーダイヤル）
　（2）この薬に関するお問い合わせ先
　　　○○薬局
　　　管理薬剤師：○○○○
　　　受付時間：○○時○○分から○○時○○分まで（但し○○日は除く）
　　　電話：03（○○○○）○○○○
　　　ＦＡＸ：03（○○○○）○○○○

かぜ薬

> この説明書は本剤とともに保管し、服用に際しては必ずお読みください。

感冒剤 13 号Ａ

　感冒剤 13 号Ａは、かぜの諸症状を緩解するお薬で、アセトアミノフェン・エテンザミド・カフェイン水和物は解熱・鎮痛効果を発揮し、*dl*−メチルエフェドリン塩酸塩散 10％・クロルフェニラミンマレイン酸塩・ジヒドロコデインリン酸塩散 1％はそれぞれの働きで鼻水、鼻閉、せき、たん等の症状を緩和します。

⚠ 使用上の注意

⊗ してはいけないこと

（守らないと現在の症状が悪化したり、副作用・事故が起こりやすくなります）
1. 次の人は服用しないでください
　（1）本剤又は本剤の成分によりアレルギー症状を起こしたことがある人。
　（2）本剤又は他のかぜ薬、解熱鎮痛薬を服用してぜんそくを起こしたことがある人。
2. 本剤を服用している間は、次のいずれの医薬品も服用しないでください
　　他のかぜ薬、解熱鎮痛薬、鎮静薬、鎮咳去痰薬、抗ヒスタミン剤を含有する内服薬等（鼻炎用内服薬、乗物酔い薬、アレルギー用薬等）
3. 服用後、乗物又は機械類の運転操作をしないでください
　　（眠気等があらわれることがあります。）
4. 授乳中の人は本剤を服用しないか、本剤を服用する場合は授乳を避けてください
5. 服用前後は飲酒しないでください
6. 長期連用しないでください

相談すること

1. 次の人は服用前に医師又は薬剤師に相談してください
　（1）医師又は歯科医師の治療を受けている人。
　（2）妊婦又は妊娠していると思われる人。
　（3）水痘（水ほうそう）若しくはインフルエンザにかかっている又はその疑いのある乳・幼・小児（15 才未満）。
　（4）高齢者。
　（5）薬などによりアレルギー症状を起こしたことがある人。
　（6）次の症状のある人。
　　　高熱、排尿困難
　（7）次の診断を受けた人。
　　　甲状腺機能障害、糖尿病、心臓病、高血圧、肝臓病、腎臓病、胃・十二指腸潰瘍、緑内障

2. 服用後、次の症状があらわれた場合は副作用の可能性があるので、直ちに服用を中止し、この文書を持って医師又は薬剤師に相談してください

関係部位	症　　　状
皮膚	発疹・発赤、かゆみ
消化器	吐き気・嘔吐、食欲不振
精神神経系	めまい
泌尿器	排尿困難
その他	過度の体温低下

まれに下記の重篤な症状が起こることがあります。その場合は直ちに医師の診療を受けてください。

症状の名称	症　　　状
ショック（アナフィラキシー）	服用後すぐに、皮膚のかゆみ、じんましん、声のかすれ、くしゃみ、のどのかゆみ、息苦しさ、動悸、意識の混濁等があらわれる。
皮膚粘膜眼症候群（スティーブンス・ジョンソン症候群）、中毒性表皮壊死融解症、急性汎発性発疹性膿疱症	高熱、目の充血、目やに、唇のただれ、のどの痛み、皮膚の広範囲の発疹・発赤、赤くなった皮膚上に小さなブツブツ（小膿疱）が出る、全身がだるい、食欲がない等が持続したり、急激に悪化する。
肝機能障害	発熱、かゆみ、発疹、黄疸（皮膚や白目が黄色くなる）、褐色尿、全身のだるさ、食欲不振等があらわれる。

腎障害	発熱、発疹、尿量の減少、全身のむくみ、全身のだるさ、関節痛（節々が痛む）、下痢等があらわれる。
間質性肺炎	階段を上ったり、少し無理をしたりすると息切れがする・息苦しくなる、空せき、発熱等がみられ、これらが急にあらわれたり、持続したりする。
ぜんそく	息をするときゼーゼー、ヒューヒューと鳴る、息苦しい等があらわれる。
再生不良性貧血	青あざ、鼻血、歯ぐきの出血、発熱、皮膚や粘膜が青白くみえる、疲労感、動悸、息切れ、気分が悪くなりくらっとする、血尿等があらわれる。
無顆粒球症	突然の高熱、さむけ、のどの痛み等があらわれる。

3．服用後、次の症状があらわれることがあるので、このような症状の持続又は増強が見られた場合には、服用を中止し、この文書を持って医師又は薬剤師に相談してください
　便秘、口のかわき、眠気

4．5～6回服用しても症状がよくならない場合は服用を中止し、この文書を持って医師又は薬剤師に相談してください

効能・効果
かぜの諸症状（鼻水、鼻づまり、くしゃみ、のどの痛み、せき、たん、悪寒、発熱、頭痛、関節の痛み、筋肉の痛み）の緩和

成分と作用
6.0 g（大人1日量）中に次の成分を含んでいます。

成　　分	6.0 g中	作　　　　　用
アセトアミノフェン	0.36 g	熱を下げ、痛みをしずめます。
エテンザミド	0.9 g	
クロルフェニラミンマレイン酸塩	0.0075 g	くしゃみ・鼻水・鼻づまり等のアレルギー症状をおさえます。
dl-メチルエフェドリン塩酸塩散10%	0.6 g	せきをしずめ、たんを切ります。
カフェイン水和物	0.075 g	解熱・鎮痛成分の働きを助けます。また、ねむけを除きます。
ジヒドロコデインリン酸塩散1%	2.4 g	せきをしずめ、たんを切ります。
デンプン、乳糖水和物又はこれらの混合物	適　量	賦形剤。

用法・用量
1回量を次のとおりとし、1日3回、食後に服用します。

年　　齢	1回量	1日服用回数
大人（15才以上）	1包2.0 g	
11才以上15才未満	大人の2/3	
7才以上11才未満	大人の1/2	3回
3才以上7才未満	大人の1/3	
1才以上3才未満	大人の1/4	
1才未満の乳児	服用しないこと	

＜用法・用量に関連する注意＞
（1）用法・用量を厳守してください。
（2）小児に服用させる場合には、保護者の指導監督のもとに服用させてください。
（3）2才未満の乳幼児には、医師の診療を受けさせることを優先し、止むを得ない場合にのみ服用させてください。

保管及び取扱い上の注意
（1）直射日光の当たらない湿気の少ない涼しい所に保管してください。
（2）小児の手の届かない所に保管してください。
（3）他の容器に入れ替えないでください（誤用の原因になったり品質が変わります。）。
（4）1包の分割した残りを服用する場合には、残量を記載して保管し、2日以内に服用してください。

■お問い合わせ先

製造販売元

【外部の容器又は外部の被包に記載すべき事項】
注意
1．次の人は服用しないでください
　（1）本剤又は本剤の成分によりアレルギー症状を起こしたことがある人。
　（2）本剤又は他のかぜ薬、解熱鎮痛薬を服用してぜんそくを起こしたことがある人。
2．服用後、乗物又は機械類の運転操作をしないでください
3．授乳中の人は本剤を服用しないか、本剤を服用する場合は授乳を避けてください
4．次の人は服用前に医師又は薬剤師に相談してください
　（1）医師又は歯科医師の治療を受けている人。
　（2）妊婦又は妊娠していると思われる人。
　（3）水痘（水ぼうそう）若しくはインフルエンザにかかっている又はその疑いのある乳・幼・小
　　　児（15才未満）。
　（4）高齢者。
　（5）薬などによりアレルギー症状を起こしたことがある人。
　（6）次の症状のある人。
　　　高熱、排尿困難
　（7）次の診断を受けた人。
　　　甲状腺機能障害、糖尿病、心臓病、高血圧、肝臓病、腎臓病、胃・十二指腸潰瘍、緑内障
4′．服用が適さない場合があるので、服用前に医師又は薬剤師に相談してください
　　〔4．の項目の記載に際し、十分な記載スペースがない場合には4′．を記載すること。〕
5．2才未満の乳幼児には、医師の診療を受けさせることを優先し、やむを得ない場合にのみ服用
　させてください
6．服用に際しては、説明文書をよく読んでください
7．直射日光の当たらない湿気の少ない涼しい所に保管してください
8．小児の手の届かない所に保管してください
9．その他
　（1）医薬品副作用被害救済制度に関するお問い合わせ先
　　　（独）医薬品医療機器総合機構
　　　http：//www.pmda.go.jp/kenkouhigai.html
　　　電話　0120-149-931（フリーダイヤル）
　（2）この薬に関するお問い合わせ先
　　　○○薬局
　　　管理薬剤師：○○○○
　　　受付時間：○○時○○分から○○時○○分まで（但し○○日は除く）
　　　電話：03（○○○○）○○○○
　　　ＦＡＸ：03（○○○○）○○○○

眼科用薬

> この説明書は本剤とともに保管し、
> 使用に際しては必ずお読みください。

硫酸亜鉛点眼液

　硫酸亜鉛点眼液は、硫酸亜鉛水和物、ホウ酸を主成分とする点眼薬で、目の疲れ、結膜充血、まぶたのただれ、目のかゆみ、ハードコンタクト装着時の不快感等に用います。

⚠ 使用上の注意

相談すること

1．次の人は使用前に医師又は薬剤師に相談してください
　（1）医師の治療を受けている人。
　（2）薬などによりアレルギー症状を起こしたことがある人。
　（3）次の症状のある人。
　　　はげしい目の痛み
　（4）次の診断を受けた人。
　　　緑内障

2．使用後、次の症状があらわれた場合は副作用の可能性があるので、直ちに使用を中止し、この文書を持って医師又は薬剤師に相談してください

関係部位	症　　状
皮膚	発疹・発赤、かゆみ
目	充血、かゆみ、はれ

3．次の場合は使用を中止し、この文書を持って医師又は薬剤師に相談してください
　（1）目のかすみが改善されない場合
　（2）2週間位使用しても症状が良くならない場合

効能・効果

目の疲れ、結膜充血、眼病予防（水泳のあと、ほこりや汗が目に入ったとき）、紫外線その他の光線による眼炎（雪目等）、眼瞼炎（まぶたのただれ）、ハードコンタクトを装着しているときの不快感、目のかゆみ、目のかすみ（目やにの多いとき等）

成分と作用

100 mL 中に次の成分を含んでいます。

成　　分	100 mL 中	作　　　用
硫酸亜鉛水和物	0.3 g	粘膜の表面を収れんして刺激し、局所組織細胞の新生を促します。
ホウ酸	2.0 g	収れん、殺菌作用を発揮します。
塩化ナトリウム	0.5 g	等張化の働きをします。
ウイキョウ油	0.2 mL	矯臭の働きをします。
滅菌精製水（容器入り）	適　量	溶剤。

用法・用量

1日3～6回、1回1～3滴点眼します。
＜用法・用量に関連する注意＞
（1）用法・用量を厳守してください。
（2）小児に使用させる場合には、保護者の指導監督のもとに使用させてください。
（3）容器の先をまぶた、まつ毛に触れさせないでください。また、混濁したものは使用しないでください。
（4）ソフトコンタクトレンズを装着したまま使用しないでください。
（5）点眼用にのみ使用してください。

保管及び取扱い上の注意

（1）直射日光の当たらない湿気の少ない涼しい所に密栓して保管してください。
（2）小児の手の届かない所に保管してください。
（3）他の容器に入れ替えないでください（誤用の原因になったり品質が変わります。）。
（4）他の人と共用しないでください。

■お問い合わせ先

製造販売元

【外部の容器又は外部の被包に記載すべき事項】
注意
1．次の人は使用前に医師又は薬剤師に相談してください
　（1）医師の治療を受けている人。
　（2）薬などによりアレルギー症状を起こしたことがある人。
　（3）次の症状のある人。
　　　はげしい目の痛み
　（4）次の診断を受けた人。
　　　緑内障
1′．使用が適さない場合があるので、使用前に医師又は薬剤師に相談してください
　〔1．の項目の記載に際し、十分な記載スペースがない場合には1′．を記載すること。〕
2．使用に際しては、説明文書をよく読んでください
3．直射日光の当たらない湿気の少ない涼しい所に密栓して保管してください
4．小児の手の届かない所に保管してください
5．その他
　（1）医薬品副作用被害救済制度に関するお問い合わせ先
　　　（独）医薬品医療機器総合機構
　　　http：//www.pmda.go.jp/kenkouhigai.html
　　　電話　0120-149-931（フリーダイヤル）
　（2）この薬に関するお問い合わせ先
　　　○○薬局
　　　管理薬剤師：○○○○
　　　受付時間：○○時○○分から○○時○○分まで（但し○○日は除く）
　　　電話：03（○○○○）○○○○
　　　ＦＡＸ：03（○○○○）○○○○

鼻炎用点鼻薬

この説明書は本剤とともに保管し、
使用に際しては必ずお読みください。

ナファゾリン・クロルフェニラミン液A

ナファゾリン・クロルフェニラミン液Aは、ナファゾリン塩酸塩とクロルフェニラミンマレイン酸塩のはたらきにより、くしゃみ・鼻水・鼻づまりに良く効く点鼻薬です。

⚠ 使用上の注意

⊗ してはいけないこと
（守らないと現在の症状が悪化したり、副作用が起こりやすくなります）
長期連用しないでください

相談すること
1．次の人は使用前に医師又は薬剤師に相談してください
　（1）医師の治療を受けている人。
　（2）妊婦又は妊娠していると思われる人。
　（3）薬などによりアレルギー症状を起こしたことがある人。
　（4）次の診断を受けた人。
　　　高血圧、心臓病、糖尿病、甲状腺機能障害、緑内障

2．使用後、次の症状があらわれた場合は副作用の可能性があるので、直ちに使用を中止し、この文書を持って医師又は薬剤師に相談してください

関係部位	症　　　　状
皮膚	発疹・発赤、かゆみ
鼻	はれ、刺激感

3．3日間位使用しても症状がよくならない場合は使用を中止し、この文書を持って医師又は薬剤師に相談してください

効能・効果
急性鼻炎、アレルギー性鼻炎又は副鼻腔炎による次の諸症状の緩和：鼻づまり、鼻水（鼻汁過多）、くしゃみ、頭重（頭が重い）

成分と作用
100 mL 中に次の成分を含んでいます。

成　　　分	100 mL 中	作　　　　　用
ナファゾリン塩酸塩	0.05 g	アレルギー性又は炎症性の粘膜充血、腫脹を改善します。
クロルフェニラミンマレイン酸塩	0.1 g	抗アレルギー作用を発揮します。
クロロブタノール	0.2 g	防腐剤。
グリセリン	5.0 mL	湿潤剤。
精製水又は精製水（容器入り）	適　量	溶剤。

用法・用量

年　　齢	用法・用量
成人（15才以上）	1日6回までとして、3～4時間ごとに鼻汁をよくかんでから1～2回鼻腔内に噴霧する。
15才未満の小児	使用しないこと。

＜用法・用量に関連する注意＞
（1）用法・用量を厳守してください。
（2）過度に使用すると、かえって鼻づまりを起こすことがあります。
（3）点鼻用にのみ使用してください。

保管及び取扱い上の注意
（1）直射日光の当たらない湿気の少ない涼しい所に密栓して保管してください。

（2）小児の手の届かない所に保管してください。
（3）他の容器に入れ替えないでください（誤用の原因になったり品質が変わります。）。
（4）他の人と共用しないでください。

■お問い合わせ先

製造販売元

【外部の容器又は外部の被包に記載すべき事項】
注意
1．次の人は使用前に医師又は薬剤師に相談してください
　（1）医師の治療を受けている人。
　（2）妊婦又は妊娠していると思われる人。
　（3）薬などによりアレルギー症状を起こしたことがある人。
　（4）次の診断を受けた人。
　　　　高血圧、心臓病、糖尿病、甲状腺機能障害、緑内障
1′．使用が適さない場合があるので、使用前に医師又は薬剤師に相談してください
　　〔1．の項目の記載に際し、十分な記載スペースがない場合には1′．を記載すること。〕
2．使用に際しては、説明文書をよく読んでください
3．直射日光の当たらない湿気の少ない涼しい所に密栓して保管してください
4．小児の手の届かない所に保管してください
5．その他
　（1）医薬品副作用被害救済制度に関するお問い合わせ先
　　　（独）医薬品医療機器総合機構
　　　http://www.pmda.go.jp/kenkouhigai.html
　　　電話　0120-149-931（フリーダイヤル）
　（2）この薬に関するお問い合わせ先
　　　○○薬局
　　　管理薬剤師：○○○○
　　　受付時間：○○時○○分から○○時○○分まで（但し○○日は除く）
　　　電話：03（○○○○）○○○○
　　　ＦＡＸ：03（○○○○）○○○○

アレルギー用薬

> この説明書は本剤とともに保管し、服用に際しては必ずお読みください。

アレルギー用剤4号

アレルギー用剤4号は、d-クロルフェニラミンマレイン酸塩を主薬とし、これにニコチン酸アミド、リボフラビン、ピリドキシン塩酸塩を配合した、湿疹・かぶれやじんましん、鼻炎等に効く内服薬です。

⚠ 使用上の注意

❌ してはいけないこと
（守らないと現在の症状が悪化したり、副作用・事故が起こりやすくなります）

1. 本剤を服用している間は、次のいずれの医薬品も服用しないでください
   他のアレルギー用薬、抗ヒスタミン剤を含有する内服薬等（かぜ薬、鎮咳去痰薬、鼻炎用内服薬、乗物酔い薬等）
2. 服用後、乗物又は機械類の運転操作をしないでください
   （眠気等があらわれることがあります。）
3. 長期連用しないでください

相談すること

1. 次の人は服用前に医師又は薬剤師に相談してください
   (1) 医師の治療を受けている人。
   (2) 妊婦又は妊娠していると思われる人。
   (3) 薬などによりアレルギー症状を起こしたことがある人。
   (4) 次の症状のある人。
       排尿困難
   (5) 次の診断を受けた人。
       緑内障

2. 服用後、次の症状があらわれた場合は副作用の可能性があるので、直ちに服用を中止し、この文書を持って医師又は薬剤師に相談してください

関係部位	症　状
皮膚	発疹・発赤、かゆみ
消化器	吐き気・嘔吐、食欲不振
泌尿器	排尿困難

まれに下記の重篤な症状が起こることがあります。その場合は直ちに医師の診療を受けてください。

症状の名称	症　状
再生不良性貧血	青あざ、鼻血、歯ぐきの出血、発熱、皮膚や粘膜が青白くみえる、疲労感、動悸、息切れ、気分が悪くなりくらっとする、血尿等があらわれる。
無顆粒球症	突然の高熱、さむけ、のどの痛み等があらわれる

3. 服用後、次の症状があらわれることがあるので、このような症状の持続又は増強が見られた場合には、服用を中止し、この文書を持って医師又は薬剤師に相談してください
   口のかわき、眠気

4. 5～6日間位服用しても症状がよくならない場合は服用を中止し、この文書を持って医師又は薬剤師に相談してください

効能・効果
湿疹・かぶれによるかゆみ、じんましん、鼻炎

成分と作用

3.0g（大人1日量）中に次の成分を含んでいます。

成　　　分	3.0g中	作　　　　　用
d-クロルフェニラミンマレイン酸塩	0.006g	アレルギー症状をおさえます。
ニコチン酸アミド	0.05g	湿疹、じんましん等皮膚のアレルギー疾患を緩和します。
リボフラビン	0.012g	
ピリドキシン塩酸塩	0.05g	
デンプン、乳糖水和物又はこれらの混合物	適　量	賦形剤。

＜成分・分量に関連する注意＞
本剤の服用により、尿が黄色になることがあります。また、臨床検査値に影響を与えることがあります。

用法・用量

1回量を次のとおりとし、1日3回、食後に服用します。

年　　齢	1回量	1日服用回数
大人（15才以上）	1包1.0g	
11才以上15才未満	大人の2/3	
7才以上11才未満	大人の1/2	3回
3才以上7才未満	大人の1/3	
1才以上3才未満	大人の1/4	
1才未満の乳児	服用しないこと	

＜用法・用量に関連する注意＞
（1）用法・用量を厳守してください。
（2）小児に服用させる場合には、保護者の指導監督のもとに服用させてください。

保管及び取扱い上の注意

（1）直射日光の当たらない湿気の少ない涼しい所に保管してください。
（2）小児の手の届かない所に保管してください。
（3）他の容器に入れ替えないでください（誤用の原因になったり品質が変わります。）。
（4）1包の分割した残りを服用する場合には、残量を記載して保管し、2日以内に服用してください。

■お問い合わせ先

製造販売元

【外部の容器又は外部の被包に記載すべき事項】

注意
１．服用後、乗物又は機械類の運転操作をしないでください
２．次の人は服用前に医師又は薬剤師に相談してください
　（1）医師の治療を受けている人。
　（2）妊婦又は妊娠していると思われる人。
　（3）薬などによりアレルギー症状を起こしたことがある人。
　（4）次の症状のある人。
　　　排尿困難
　（5）次の診断を受けた人。
　　　緑内障
２′．服用が適さない場合があるので、服用前に医師又は薬剤師に相談してください
　　〔２．の項目の記載に際し、十分な記載スペースがない場合には2′．を記載すること。〕
３．服用に際しては、説明文書をよく読んでください
４．直射日光の当たらない湿気の少ない涼しい所に保管してください
５．小児の手の届かない所に保管してください
６．その他

（1）医薬品副作用被害救済制度に関するお問い合わせ先
　　（独）医薬品医療機器総合機構
　　http://www.pmda.go.jp/kenkouhigai.html
　　電話　0120-149-931（フリーダイヤル）
（2）この薬に関するお問い合わせ先
　　○○薬局
　　管理薬剤師：○○○○
　　受付時間：○○時○○分から○○時○○分まで（但し○○日は除く）
　　電話：03（○○○○）○○○○
　　ＦＡＸ：03（○○○○）○○○○

アレルギー用薬

この説明書は本剤とともに保管し、
服用に際しては必ずお読みください。

アレルギー用剤3号

アレルギー用剤3号は、クロルフェニラミンマレイン酸塩を主薬とし、3種のビタミンとリン酸水素カルシウム水和物を配合した、湿疹、かぶれ、じんましんや鼻炎等に効く内服薬です。

⚠ 使用上の注意

⊗ してはいけないこと
（守らないと現在の症状が悪化したり、副作用・事故が起こりやすくなります）
1. 本剤を服用している間は、次のいずれの医薬品も服用しないでください
　　他のアレルギー用薬、抗ヒスタミン剤を含有する内服薬等（かぜ薬、鎮咳去痰薬、鼻炎用内服薬、乗物酔い薬等）
2. 服用後、乗物又は機械類の運転操作をしないでください
　　（眠気等があらわれることがあります。）
3. 長期連用しないでください

相談すること
1. 次の人は服用前に医師又は薬剤師に相談してください
　（1）医師の治療を受けている人。
　（2）妊婦又は妊娠していると思われる人。
　（3）薬などによりアレルギー症状を起こしたことがある人。
　（4）次の症状のある人。
　　　排尿困難
　（5）次の診断を受けた人。
　　　緑内障

2. 服用後、次の症状があらわれた場合は副作用の可能性があるので、直ちに服用を中止し、この文書を持って医師又は薬剤師に相談してください

関係部位	症　状
皮膚	発疹・発赤、かゆみ
消化器	吐き気・嘔吐、食欲不振
泌尿器	排尿困難

まれに下記の重篤な症状が起こることがあります。その場合は直ちに医師の診療を受けてください。

症状の名称	症　状
再生不良性貧血	青あざ、鼻血、歯ぐきの出血、発熱、皮膚や粘膜が青白くみえる、疲労感、動悸、息切れ、気分が悪くなりくらっとする、血尿等があらわれる。
無顆粒球症	突然の高熱、さむけ、のどの痛み等があらわれる

3. 服用後、次の症状があらわれることがあるので、このような症状の持続又は増強が見られた場合には、服用を中止し、この文書を持って医師又は薬剤師に相談してください
　　口のかわき、眠気

4. 5～6日間位服用しても症状がよくならない場合は服用を中止し、この文書を持って医師又は薬剤師に相談してください

効能・効果
湿疹・かぶれによるかゆみ、じんましん、鼻炎

成分と作用

4.5 g（大人1日量）中に次の成分を含んでいます。

成　　　分	4.5 g中	作　　　　　　　　　用
クロルフェニラミンマレイン酸塩	0.012 g	アレルギー症状をおさえます。
リボフラビン	0.012 g	皮膚のアレルギー疾患を緩和します。
ピリドキシン塩酸塩	0.05 g	
パントテン酸カルシウム	0.03 g	
リン酸水素カルシウム水和物	2.896 g	賦形剤。
デンプン、乳糖水和物又はこれらの混合物	適量	賦形剤。

＜成分・分量に関連する注意＞
本剤の服用により、尿が黄色になることがあります。また、臨床検査値に影響を与えることがあります。

用法・用量

1回量を次のとおりとし、1日3回、食後に服用します。

年　　齢	1回量	1日服用回数
大人（15才以上）	1包1.5 g	3回
11才以上15才未満	大人の2/3	
7才以上11才未満	大人の1/2	
3才以上7才未満	大人の1/3	
1才以上3才未満	大人の1/4	
1才未満の乳児	服用しないこと	

＜用法・用量に関連する注意＞
（1）用法・用量を厳守してください。
（2）小児に服用させる場合には、保護者の指導監督のもとに服用させてください。

保管及び取扱い上の注意
（1）直射日光の当たらない湿気の少ない涼しい所に保管してください。
（2）小児の手の届かない所に保管してください。
（3）他の容器に入れ替えないでください（誤用の原因になったり品質が変わります。）。
（4）1包の分割した残りを服用する場合には、残量を記載して保管し、2日以内に服用してください。

■お問い合わせ先

製造販売元

【外部の容器又は外部の被包に記載すべき事項】
注意
1．服用後、乗物又は機械類の運転操作をしないでください
2．次の人は服用前に医師又は薬剤師に相談してください
　（1）医師の治療を受けている人。
　（2）妊婦又は妊娠していると思われる人。
　（3）薬などによりアレルギー症状を起こしたことがある人。
　（4）次の症状のある人。
　　　排尿困難
　（5）次の診断を受けた人。
　　　緑内障
2′．服用が適さない場合があるので、服用前に医師又は薬剤師に相談してください
　〔2．の項目の記載に際し、十分な記載スペースがない場合には2′．を記載すること。〕
3．服用に際しては、説明文書をよく読んでください
4．直射日光の当たらない湿気の少ない涼しい所に保管してください

5．小児の手の届かない所に保管してください
6．その他
　（1）医薬品副作用被害救済制度に関するお問い合わせ先
　　　（独）医薬品医療機器総合機構
　　　http://www.pmda.go.jp/kenkouhigai.html
　　　電話　0120-149-931（フリーダイヤル）
　（2）この薬に関するお問い合わせ先
　　　○○薬局
　　　管理薬剤師：○○○○
　　　受付時間：○○時○○分から○○時○○分まで（但し○○日は除く）
　　　電話：03（○○○○）○○○○
　　　ＦＡＸ：03（○○○○）○○○○

鼻炎用内服薬

この説明書は本剤とともに保管し、
服用に際しては必ずお読みください。

鼻炎散1号A

鼻炎散1号Aは、塩酸プソイドエフェドリンにアリメマジン酒石酸塩、カフェイン水和物、カンゾウ末を配合した、急性鼻炎、アレルギー性鼻炎又は副鼻腔炎による諸症状に奏効する内服薬です。

⚠ 使用上の注意

✖ してはいけないこと
（守らないと現在の症状が悪化したり、副作用・事故が起こりやすくなります）
1．次の人は服用しないでください
　（1）本剤又は本剤の成分によりアレルギー症状を起こしたことがある人。
　（2）次の症状のある人。
　　　前立腺肥大による排尿困難
　（3）次の診断を受けた人。
　　　高血圧、心臓病、甲状腺機能障害、糖尿病
2．本剤を服用している間は、次のいずれの医薬品も服用しないでください
　　他の鼻炎用内服薬、抗ヒスタミン剤を含有する内服薬等（かぜ薬、鎮咳去痰薬、乗物酔い薬、アレルギー用薬等）
3．服用後、乗物又は機械類の運転操作をしないでください
　　（眠気等があらわれることがあります。）
4．長期連用しないでください

相談すること
1．次の人は服用前に医師又は薬剤師に相談してください
　（1）医師の治療を受けている人。
　（2）妊婦又は妊娠していると思われる人。
　（3）授乳中の人。
　（4）高齢者。
　（5）薬などによりアレルギー症状を起こしたことがある人。
　（6）かぜ薬、鎮咳去痰薬、鼻炎用内服薬等により、不眠、めまい、脱力感、震え、動悸を起こしたことがある人。
　（7）次の症状のある人。
　　　高熱、排尿困難、むくみ
　（8）次の診断を受けた人。
　　　緑内障、腎臓病
　（9）モノアミン酸化酵素阻害剤（セレギリン塩酸塩等）で治療を受けている人。

2．服用後、次の症状があらわれた場合は副作用の可能性があるので、直ちに服用を中止し、この文書を持って医師又は薬剤師に相談してください

関係部位	症　　状
皮膚	発疹・発赤、かゆみ
消化器	吐き気・嘔吐、食欲不振
精神神経系	めまい、不眠、神経過敏、けいれん
泌尿器	排尿困難

まれに下記の重篤な症状が起こることがあります。その場合は直ちに医師の診療を受けてください。

症状の名称	症　　状
ショック（アナフィラキシー）	服用後すぐに、皮膚のかゆみ、じんましん、声のかすれ、くしゃみ、のどのかゆみ、息苦しさ、動悸、意識の混濁等があらわれる。
偽アルドステロン症、ミオパチー	手足のだるさ、しびれ、つっぱり感やこわばりに加えて、脱力感、筋肉痛があらわれ、徐々に強くなる。

3．服用後、次の症状があらわれることがあるので、このような症状の持続又は増強が見られた場合には、服用を中止し、この文書を持って医師又は薬剤師に相談してください
　　口のかわき、眠気

４．５～６日間位服用しても症状がよくならない場合は服用を中止し、この文書を持って医師
　　又は薬剤師に相談してください

効能・効果
急性鼻炎、アレルギー性鼻炎又は副鼻腔炎による次の諸症状の緩和：くしゃみ、鼻水（鼻汁過多）、
鼻づまり、なみだ目、のどの痛み、頭重（頭が重い）

成分と作用
4.2g（大人1日量）中に次の成分を含んでいます。

成　　　分	4.2g中	作　　　　　用
塩酸プソイドエフェドリン	0.18g	鼻づまりを緩和します。
アリメマジン酒石酸塩	0.005g	アレルギー症状をおさえます。
カフェイン水和物	0.15g	ねむけを防止します。
カンゾウ末	1.5g	消炎作用、抗アレルギー作用を発揮します。
デンプン、乳糖水和物又はこれらの混合物	適　量	賦形剤。

用法・用量
1回量を次のとおりとし、1日3回、食後に服用します。
服用間隔は4時間以上おいてください。

年　　　齢	1回量	1日服用回数
大人（15才以上）	1包1.4g	
11才以上15才未満	大人の2/3	3回
7才以上11才未満	大人の1/2	
3才以上7才未満	大人の1/3	
3才未満の乳幼児	服用しないこと	

＜用法・用量に関連する注意＞
（1）用法・用量を厳守してください。
（2）小児に服用させる場合には、保護者の指導監督のもとに服用させてください。

保管及び取扱い上の注意
（1）直射日光の当たらない湿気の少ない涼しい所に保管してください。
（2）小児の手の届かない所に保管してください。
（3）他の容器に入れ替えないでください（誤用の原因になったり品質が変わります。）。
（4）1包の分割した残りを服用する場合には、残量を記載して保管し、2日以内に服用してください。

■お問い合わせ先

製造販売元

【外部の容器又は外部の被包に記載すべき事項】
注意
１．次の人は服用しないでください
　（1）本剤又は本剤の成分によりアレルギー症状を起こしたことがある人。
　（2）次の症状のある人。
　　　前立腺肥大による排尿困難
　（3）次の診断を受けた人。
　　　高血圧、心臓病、甲状腺機能障害、糖尿病
２．服用後、乗物又は機械類の運転操作をしないでください
３．次の人は服用前に医師又は薬剤師に相談してください
　（1）医師の治療を受けている人。
　（2）妊婦又は妊娠していると思われる人。

（3）授乳中の人。

（4）高齢者。

（5）薬などによりアレルギー症状を起こしたことがある人。

（6）かぜ薬、鎮咳去痰薬、鼻炎用内服薬等により、不眠、めまい、脱力感、震え、動悸を起こしたことがある人。

（7）次の症状のある人。

　　高熱、排尿困難、むくみ

（8）次の診断を受けた人。

　　緑内障、腎臓病

（9）モノアミン酸化酵素阻害剤（セレギリン塩酸塩等）で治療を受けている人。

3′．服用が適さない場合があるので、服用前に医師又は薬剤師に相談してください

〔3．の項目の記載に際し、十分な記載スペースがない場合には3′．を記載すること。〕

4．服用に際しては、説明文書をよく読んでください

5．直射日光の当たらない湿気の少ない涼しい所に保管してください

6．小児の手の届かない所に保管してください

7．その他

（1）医薬品副作用被害救済制度に関するお問い合わせ先

　　（独）医薬品医療機器総合機構

　　http://www.pmda.go.jp/kenkouhigai.html

　　電話　0120-149-931（フリーダイヤル）

（2）この薬に関するお問い合わせ先

　　○○薬局

　　管理薬剤師：○○○○

　　受付時間：○○時○○分から○○時○○分まで（但し○○日は除く）

　　電話：03（○○○○）○○○○

　　ＦＡＸ：03（○○○○）○○○○

アレルギー用薬

この説明書は本剤とともに保管し、
服用に際しては必ずお読みください。

アレルギー用剤2号A

アレルギー用剤2号Aは、クロルフェニラミンマレイン酸塩に2種のビタミンを配合した、かぶれやじんましん・鼻炎等に効く内服薬です。

⚠ 使用上の注意

❌ してはいけないこと
（守らないと現在の症状が悪化したり、副作用・事故が起こりやすくなります）
1. 本剤を服用している間は、次のいずれの医薬品も服用しないでください
   他のアレルギー用薬、抗ヒスタミン剤を含有する内服薬等（かぜ薬、鎮咳去痰薬、鼻炎用内服薬、乗物酔い薬等）
2. 服用後、乗物又は機械類の運転操作をしないでください
   （眠気等があらわれることがあります。）
3. 長期連用しないでください

相談すること
1. 次の人は服用前に医師又は薬剤師に相談してください
   （1）医師の治療を受けている人。
   （2）妊婦又は妊娠していると思われる人。
   （3）薬などによりアレルギー症状を起こしたことがある人。
   （4）次の症状のある人。
      排尿困難
   （5）次の診断を受けた人。
      緑内障

2. 服用後、次の症状があらわれた場合は副作用の可能性があるので、直ちに服用を中止し、この文書を持って医師又は薬剤師に相談してください

関係部位	症　　状
皮膚	発疹・発赤、かゆみ
消化器	吐き気・嘔吐、食欲不振
泌尿器	排尿困難

まれに下記の重篤な症状が起こることがあります。その場合は直ちに医師の診療を受けてください。

症状の名称	症　　状
再生不良性貧血	青あざ、鼻血、歯ぐきの出血、発熱、皮膚や粘膜が青白くみえる、疲労感、動悸、息切れ、気分が悪くなりくらっとする、血尿等があらわれる
無顆粒球症	突然の高熱、さむけ、のどの痛み等があらわれる

3. 服用後、次の症状があらわれることがあるので、このような症状の持続又は増強が見られた場合には、服用を中止し、この文書を持って医師又は薬剤師に相談してください
   口のかわき、眠気

4. 5～6日間位服用しても症状がよくならない場合は服用を中止し、この文書を持って医師又は薬剤師に相談してください

効能・効果
湿疹・かぶれによるかゆみ、じんましん、鼻炎

成分と作用

3.0 g（大人1回量）中に次の成分を含んでいます。

成　　分	3.0 g中	作　　　　用
クロルフェニラミンマレイン酸塩	0.012 g	アレルギー症状をおさえます。
リボフラビン酪酸エステル	0.012 g	湿疹、じんましん等皮膚のアレルギー疾患を緩和します。
ピリドキシン塩酸塩	0.05 g	
デンプン、乳糖水和物又はこれらの混合物	適　量	賦形剤。

＜成分・分量に関連する注意＞
本剤の服用により、尿が黄色くなることがあります。また、臨床検査値に影響を与えることがあります。

用法・用量

1回量を次のとおりとし、1日3回、食後に服用します。

年　　齢	1回量	1日服用回数
大人（15才以上）	1包1.0 g	
11才以上15才未満	大人の2/3	
7才以上11才未満	大人の1/2	3回
3才以上7才未満	大人の1/3	
1才以上3才未満	大人の1/4	
1才未満の乳児	服用しないこと	

＜用法・用量に関連する注意＞
（1）用法・用量を厳守してください。
（2）小児に服用させる場合には、保護者の指導監督のもとに服用させてください。

保管及び取扱い上の注意

（1）直射日光の当たらない湿気の少ない涼しい所に保管してください。
（2）小児の手の届かない所に保管してください。
（3）他の容器に入れ替えないでください（誤用の原因になったり品質が変わります。）。
（4）1包の分割した残りを服用する場合には、残量を記載して保管し、2日以内に服用してください。

■お問い合わせ先

製造販売元

【外部の容器又は外部の被包に記載すべき事項】
注意
1．服用後、乗物又は機械類の運転操作をしないでください
2．次の人は服用前に医師又は薬剤師に相談してください
　（1）医師の治療を受けている人。
　（2）妊婦又は妊娠していると思われる人。
　（3）薬などによりアレルギー症状を起こしたことがある人。
　（4）次の症状のある人。
　　　排尿困難
　（5）次の診断を受けた人。
　　　緑内障
2′．服用が適さない場合があるので、服用前に医師又は薬剤師に相談してください
　　〔2．の項目の記載に際し、十分な記載スペースがない場合には2′．を記載すること。〕
3．服用に際しては、説明文書をよく読んでください
4．直射日光の当たらない湿気の少ない涼しい所に保管してください
5．小児の手の届かない所に保管してください
6．その他

（1）医薬品副作用被害救済制度に関するお問い合わせ先
　　（独）医薬品医療機器総合機構
　　http://www.pmda.go.jp/kenkouhigai.html
　　電話　0120-149-931（フリーダイヤル）
（2）この薬に関するお問い合わせ先
　　○○薬局
　　管理薬剤師：○○○○
　　受付時間：○○時○○分から○○時○○分まで（但し○○日は除く）
　　電話：03（○○○○）○○○○
　　ＦＡＸ：03（○○○○）○○○○

鼻炎用内服薬

> この説明書は本剤とともに保管し、服用に際しては必ずお読みください。

鼻炎散2号A

　鼻炎散2号Aは、d-クロルフェニラミンマレイン酸塩・塩酸プソイドエフェドリンを主薬とし、これにグリチルリチン酸、ロートエキス散、カフェイン水和物を配合した、急性鼻炎、アレルギー性鼻炎又は副鼻腔炎による諸症状に奏効する内服薬です。

⚠ 使用上の注意

❌ してはいけないこと
（守らないと現在の症状が悪化したり、副作用・事故が起こりやすくなります）
1. 次の人は服用しないでください
　（1）本剤又は本剤の成分によりアレルギー症状を起こしたことがある人。
　（2）次の症状のある人。
　　　前立腺肥大による排尿困難
　（3）次の診断を受けた人。
　　　高血圧、心臓病、甲状腺機能障害、糖尿病
2. 本剤を服用している間は、次のいずれの医薬品も服用しないでください
　　他の鼻炎用内服薬、抗ヒスタミン剤を含有する内服薬等（かぜ薬、鎮咳去痰薬、乗物酔い薬、アレルギー用薬等）、胃腸鎮痛鎮痙薬
3. 服用後、乗物又は機械類の運転操作をしないでください
　　（眠気や目のかすみ、異常なまぶしさ等の症状があらわれることがあります。）
4. 授乳中の人は本剤を服用しないか、本剤を服用する場合は授乳を避けてください
　　（母乳に移行して乳児の脈が速くなることがあります。）
5. 長期連用しないでください

📋 相談すること
1. 次の人は服用前に医師又は薬剤師に相談してください
　（1）医師の治療を受けている人。
　（2）妊婦又は妊娠していると思われる人。
　（3）高齢者。
　（4）薬などによりアレルギー症状を起こしたことがある人。
　（5）かぜ薬、鎮咳去痰薬、鼻炎用内服薬等により、不眠、めまい、脱力感、震え、動悸を起こしたことがある人。
　（6）次の症状のある人。
　　　高熱、排尿困難、むくみ
　（7）次の診断を受けた人。
　　　緑内障、腎臓病
　（8）モノアミン酸化酵素阻害剤（セレギリン塩酸塩等）で治療を受けている人。

2. 服用後、次の症状があらわれた場合は副作用の可能性があるので、直ちに服用を中止し、この文書を持って医師又は薬剤師に相談してください

関係部位	症　状
皮膚	発疹・発赤、かゆみ
消化器	吐き気・嘔吐、食欲不振
精神神経系	めまい、不眠、神経過敏、頭痛、けいれん
泌尿器	排尿困難
その他	顔のほてり、異常なまぶしさ

まれに下記の重篤な症状が起こることがあります。その場合は直ちに医師の診療を受けてください。

症状の名称	症　状
ショック（アナフィラキシー）	服用後すぐに、皮膚のかゆみ、じんましん、声のかすれ、くしゃみ、のどのかゆみ、息苦しさ、動悸、意識の混濁等があらわれる。
偽アルドステロン症、ミオパチー	手足のだるさ、しびれ、つっぱり感やこわばりに加えて、脱力感、筋肉痛があらわれ、徐々に強くなる。

再生不良性貧血	青あざ、鼻血、歯ぐきの出血、発熱、皮膚や粘膜が青白くみえる、疲労感、動悸、息切れ、気分が悪くなりくらっとする、血尿等があらわれる。
無顆粒球症	突然の高熱、さむけ、のどの痛み等があらわれる。

3．服用後、次の症状があらわれることがあるので、このような症状の持続又は増強が見られた場合には、服用を中止し、この文書を持って医師又は薬剤師に相談してください
　口のかわき、眠気、便秘、目のかすみ

4．5～6日間位服用しても症状がよくならない場合は服用を中止し、この文書を持って医師又は薬剤師に相談してください

その他の注意
　母乳が出にくくなることがあります。

効能・効果
急性鼻炎、アレルギー性鼻炎又は副鼻腔炎による次の諸症状の緩和：くしゃみ、鼻水（鼻汁過多）、鼻づまり、なみだ目、のどの痛み、頭重（頭が重い）

成分と作用
3.6g（大人1日量）中に次の成分を含んでいます。

成　　分	3.6g中	作　　　　用
d-クロルフェニラミンマレイン酸塩	0.006g	アレルギー症状をおさえます。
ロートエキス散	0.6g	鼻汁の分泌をおさえます。
塩酸プソイドエフェドリン	0.18g	鼻づまりを緩和します。
グリチルリチン酸	0.2g	消炎作用、抗アレルギー作用を発揮します。
カフェイン水和物	0.15g	ねむけを防止します。
デンプン、乳糖水和物又はこれらの混合物	適　量	賦形剤。

用法・用量
1回量を次のとおりとし、1日3回、食後に服用します。
服用間隔は4時間以上おいてください。

年　　齢	1回量	1日服用回数
大人（15才以上）	1包1.2g	
11才以上15才未満	大人の2／3	3回
7才以上11才未満	大人の1／2	
3才以上7才未満	大人の1／3	
3才未満の乳幼児	服用しないこと	

<用法・用量に関連する注意>
（1）用法・用量を厳守してください。
（2）小児に服用させる場合には、保護者の指導監督のもとに服用させてください。

保管及び取扱い上の注意
（1）直射日光の当たらない湿気の少ない涼しい所に保管してください。
（2）小児の手の届かない所に保管してください。
（3）他の容器に入れ替えないでください（誤用の原因になったり品質が変わります。）。
（4）1包の分割した残りを服用する場合には、残量を記載して保管し、2日以内に服用してください。

■お問い合わせ先

製造販売元

【外部の容器又は外部の被包に記載すべき事項】
注意
1．次の人は服用しないでください
　（1）本剤又は本剤の成分によりアレルギー症状を起こしたことがある人。
　（2）次の症状のある人。
　　　　前立腺肥大による排尿困難
　（3）次の診断を受けた人。
　　　　高血圧、心臓病、甲状腺機能障害、糖尿病
2．服用後、乗物又は機械類の運転操作をしないでください
3．授乳中の人は本剤を服用しないか、本剤を服用する場合は授乳を避けてください
4．次の人は服用前に医師又は薬剤師に相談してください
　（1）医師の治療を受けている人。
　（2）妊婦又は妊娠していると思われる人。
　（3）高齢者。
　（4）薬などによりアレルギー症状を起こしたことがある人。
　（5）かぜ薬、鎮咳去痰薬、鼻炎用内服薬等により、不眠、めまい、脱力感、震え、動悸を起こし
　　　　たことがある人。
　（6）次の症状のある人。
　　　　高熱、排尿困難、むくみ
　（7）次の診断を受けた人。
　　　　緑内障、腎臓病
　（8）モノアミン酸化酵素阻害剤（セレギリン塩酸塩等）で治療を受けている人。
4′．服用が適さない場合があるので、服用前に医師又は薬剤師に相談してください
　　〔4．の項目の記載に際し、十分な記載スペースがない場合には4′．を記載すること。〕
5．服用に際しては、説明文書をよく読んでください
6．直射日光の当たらない湿気の少ない涼しい所に保管してください
7．小児の手の届かない所に保管してください
8．その他
　（1）医薬品副作用被害救済制度に関するお問い合わせ先
　　　（独）医薬品医療機器総合機構
　　　http://www.pmda.go.jp/kenkouhigai.html
　　　電話　0120-149-931（フリーダイヤル）
　（2）この薬に関するお問い合わせ先
　　　○○薬局
　　　管理薬剤師：○○○○
　　　受付時間：○○時○○分から○○時○○分まで（但し○○日は除く）
　　　電話：03（○○○○）○○○○
　　　ＦＡＸ：03（○○○○）○○○○

鎮咳・去痰薬

この説明書は本剤とともに保管し、服用に際しては必ずお読みください。

鎮咳去痰剤1号

鎮咳去痰剤1号は、車前草エキス末にノスカピンを配合した、せき・たんに効く内服薬です。

⚠ 使用上の注意

⊗ してはいけないこと

（守らないと現在の症状が悪化したり、副作用・事故が起こりやすくなります）
本剤を服用している間は、次のいずれの医薬品も服用しないでください
　　他の鎮咳去痰薬、かぜ薬、鎮静薬、抗ヒスタミン剤を含有する内服薬等（鼻炎用内服薬、乗物酔い薬、アレルギー用薬等）

相談すること

1．次の人は服用前に医師又は薬剤師に相談してください
　（1）医師の治療を受けている人。
　（2）妊婦又は妊娠していると思われる人。
　（3）薬などによりアレルギー症状を起こしたことがある人。
　（4）次の症状のある人。
　　　　高熱

2．服用後、次の症状があらわれた場合は副作用の可能性があるので、直ちに服用を中止し、この文書を持って医師又は薬剤師に相談してください

関係部位	症　状
皮膚	発疹・発赤、かゆみ
消化器	吐き気・嘔吐、食欲不振
精神神経系	めまい

3．5～6回服用しても症状がよくならない場合は服用を中止し、この文書を持って医師又は薬剤師に相談してください

効能・効果
せき、たん

成分と作用

4.5g（大人の1日最大量）中に次の成分を含んでいます。

成　　分	4.5g中	作　　用
車前草エキス末	3.0g	せきを鎮めます。
ノスカピン	0.06g	せき中枢の異常興奮をおさえます。
デンプン、乳糖水和物又はこれらの混合物	適　量	賦形剤。

用法・用量
1回量を次のとおりとし、1日3回までとします。なるべく空腹時をさけて服用します。
服用間隔は4時間以上おいてください。

年　齢	1回量	1日服用回数
大人（15才以上）	1包1.5g	
11才以上15才未満	大人の2/3	
8才以上11才未満	大人の1/2	3回まで
5才以上8才未満	大人の1/3	
3才以上5才未満	大人の1/4	
3才未満の乳幼児	服用しないこと	

＜用法・用量に関連する注意＞
（1）用法・用量を厳守してください。
（2）小児に服用させる場合には、保護者の指導監督のもとに服用させてください。

保管及び取扱い上の注意
（1）直射日光の当たらない湿気の少ない涼しい所に保管してください。
（2）小児の手の届かない所に保管してください。
（3）他の容器に入れ替えないでください（誤用の原因になったり品質が変わります。）。
（4）1包の分割した残りを服用する場合には、残量を記載して保管し、2日以内に服用してください。

■お問い合わせ先

製造販売元

【外部の容器又は外部の被包に記載すべき事項】
注意
1．次の人は服用前に医師又は薬剤師に相談してください
　（1）医師の治療を受けている人。
　（2）妊婦又は妊娠していると思われる人。
　（3）薬などによりアレルギー症状を起こしたことがある人。
　（4）次の症状のある人。
　　　高熱
1′．服用が適さない場合があるので、服用前に医師又は薬剤師に相談してください
　　〔1．の項目の記載に際し、十分な記載スペースがない場合には1′．を記載すること。〕
2．服用に際しては、説明文書をよく読んでください
3．直射日光の当たらない湿気の少ない涼しい所に保管してください
4．小児の手の届かない所に保管してください
5．その他
　（1）医薬品副作用被害救済制度に関するお問い合わせ先
　　（独）医薬品医療機器総合機構
　　http://www.pmda.go.jp/kenkouhigai.html
　　電話　0120-149-931（フリーダイヤル）
　（2）この薬に関するお問い合わせ先
　　○○薬局
　　管理薬剤師：○○○○
　　受付時間：○○時○○分から○○時○○分まで（但し○○日は除く）
　　電話：03（○○○○）○○○○
　　ＦＡＸ：03（○○○○）○○○○

鎮咳・去痰薬

この説明書は本剤とともに保管し、
服用に際しては必ずお読みください。

鎮咳去痰剤 10 号

　鎮咳去痰剤 10 号は、*dl*-メチルエフェドリン塩酸塩散 10％、ジプロフィリンにクロルフェニラミンマレイン酸塩を配合した、せき・ぜんそく・たんに奏効する内服薬です。

― ⚠ **使用上の注意** ―

⊗ してはいけないこと

（守らないと現在の症状が悪化したり、副作用・事故が起こりやすくなります）
1. 本剤を服用している間は、次のいずれの医薬品も服用しないでください
　他の鎮咳去痰薬、かぜ薬、抗ヒスタミン剤を含有する内服薬等（鼻炎用内服薬、乗物酔い薬、アレルギー用薬等）
2. 服用後、乗物又は機械類の運転操作をしないでください
　　（眠気等があらわれることがあります。）

相談すること

1. 次の人は服用前に医師又は薬剤師に相談してください
　（1）医師の治療を受けている人。
　（2）妊婦又は妊娠していると思われる人。
　（3）授乳中の人。
　（4）高齢者。
　（5）薬などによりアレルギー症状を起こしたことがある人。
　（6）次の症状のある人。
　　　高熱、排尿困難
　（7）次の診断を受けた人。
　　　心臓病、高血圧、糖尿病、緑内障、甲状腺機能障害、てんかん

2. 服用後、次の症状があらわれた場合は副作用の可能性があるので、直ちに服用を中止し、この文書を持って医師又は薬剤師に相談してください

関係部位	症　　状
皮膚	発疹・発赤、かゆみ
消化器	吐き気・嘔吐、食欲不振
精神神経系	めまい
循環器	動悸
泌尿器	排尿困難

まれに下記の重篤な症状が起こることがあります。その場合は直ちに医師の診療を受けてください。

症状の名称	症　　状
再生不良性貧血	青あざ、鼻血、歯ぐきの出血、発熱、皮膚や粘膜が青白くみえる、疲労感、動悸、息切れ、気分が悪くなりくらっとする、血尿等があらわれる。
無顆粒球症	突然の高熱、さむけ、のどの痛み等があらわれる。

3. 服用後、次の症状があらわれることがあるので、このような症状の持続又は増強が見られた場合には、服用を中止し、この文書を持って医師又は薬剤師に相談してください
　口のかわき、眠気

4. 5〜6回服用しても症状がよくならない場合は服用を中止し、この文書を持って医師又は薬剤師に相談してください

効能・効果
せき、ぜんそく、たん

成分と作用

4.5 g（大人1日量）中に次の成分を含んでいます。

成　　分	4.5 g中	作　　　　　用
dl-メチルエフェドリン塩酸塩散10%	0.5 g	せきを鎮め、たんを切ります。
ジプロフィリン	0.1 g	気管支を拡げる働きをします。
クロルフェニラミンマレイン酸塩	0.012 g	アレルギー症状をおさえます。
デンプン、乳糖水和物又はこれらの混合物	適　量	賦形剤。

用法・用量

1回量を次のとおりとし、1日3回、適宜服用します。
服用間隔は4時間以上おいてください。

年　　齢	1回量	1日服用回数
大人（15才以上）	1包1.5 g	
11才以上15才未満	大人の2/3	
8才以上11才未満	大人の1/2	3回
5才以上8才未満	大人の1/3	
3才以上5才未満	大人の1/4	
3才未満の乳幼児	服用しないこと	

＜用法・用量に関連する注意＞
（1）用法・用量を厳守してください。
（2）小児に服用させる場合には、保護者の指導監督のもとに服用させてください。

保管及び取扱い上の注意

（1）直射日光の当たらない湿気の少ない涼しい所に保管してください。
（2）小児の手の届かない所に保管してください。
（3）他の容器に入れ替えないでください（誤用の原因になったり品質が変わります。）。
（4）1包の分割した残りを服用する場合には、残量を記載して保管し、2日以内に服用してください。

■お問い合わせ先

製造販売元

【外部の容器又は外部の被包に記載すべき事項】

注意
1．服用後、乗物又は機械類の運転操作をしないでください
2．次の人は服用前に医師又は薬剤師に相談してください
　（1）医師の治療を受けている人。
　（2）妊婦又は妊娠していると思われる人。
　（3）授乳中の人。
　（4）高齢者。
　（5）薬などによりアレルギー症状を起こしたことがある人。
　（6）次の症状のある人。
　　　高熱、排尿困難
　（7）次の診断を受けた人。
　　　心臓病、高血圧、糖尿病、緑内障、甲状腺機能障害、てんかん
2′．服用が適さない場合があるので、服用前に医師又は薬剤師に相談してください
　〔2．の項目の記載に際し、十分な記載スペースがない場合には2′．を記載すること。〕
3．服用に際しては、説明文書をよく読んでください
4．直射日光の当たらない湿気の少ない涼しい所に保管してください
5．小児の手の届かない所に保管してください
6．その他

（1）医薬品副作用被害救済制度に関するお問い合わせ先
　　（独）医薬品医療機器総合機構
　　http://www.pmda.go.jp/kenkouhigai.html
　　電話　0120-149-931（フリーダイヤル）
（2）この薬に関するお問い合わせ先
　　○○薬局
　　管理薬剤師：○○○○
　　受付時間：○○時○○分から○○時○○分まで（但し○○日は除く）
　　電話：03（○○○○）○○○○
　　ＦＡＸ：03（○○○○）○○○○

鎮咳・去痰薬

> この説明書は本剤とともに保管し、服用に際しては必ずお読みください。

鎮咳去痰剤 11 号

鎮咳去痰剤 11 号は、dl-メチルエフェドリン塩酸塩散 10％にクロルフェニラミンマレイン酸塩、ジプロフィリン、ノスカピン、カンゾウ末、キキョウ末を配合した、せき・ぜんそく・たんに奏効する内服薬です。

 使用上の注意

✕ してはいけないこと
（守らないと現在の症状が悪化したり、副作用・事故が起こりやすくなります）

1. 本剤を服用している間は、次のいずれの医薬品も服用しないでください
   他の鎮咳去痰薬、かぜ薬、鎮静薬、抗ヒスタミン剤を含有する内服薬等（鼻炎用内服薬、乗物酔い薬、アレルギー用薬等）
2. 服用後、乗物又は機械類の運転操作をしないでください
   （眠気等があらわれることがあります。）
3. 長期連用しないでください

相談すること

1. 次の人は服用前に医師又は薬剤師に相談してください
   （1）医師の治療を受けている人。
   （2）妊婦又は妊娠していると思われる人。
   （3）授乳中の人。
   （4）高齢者。
   （5）薬などによりアレルギー症状を起こしたことがある人。
   （6）次の症状のある人。
       高熱、むくみ、排尿困難
   （7）次の診断を受けた人。
       心臓病、高血圧、糖尿病、腎臓病、緑内障、甲状腺機能障害、てんかん

2. 服用後、次の症状があらわれた場合は副作用の可能性があるので、直ちに服用を中止し、この文書を持って医師又は薬剤師に相談してください

関係部位	症　状
皮膚	発疹・発赤、かゆみ
消化器	吐き気・嘔吐、食欲不振
精神神経系	めまい
循環器	動悸
泌尿器	排尿困難

まれに下記の重篤な症状が起こることがあります。その場合は直ちに医師の診療を受けてください

症状の名称	症　状
偽アルドステロン症、ミオパチー	手足のだるさ、しびれ、つっぱり感やこわばりに加えて、脱力感、筋肉痛があらわれ、徐々に強くなる。
再生不良性貧血	青あざ、鼻血、歯ぐきの出血、発熱、皮膚や粘膜が青白くみえる、疲労感、動悸、息切れ、気分が悪くなりくらっとする、血尿等があらわれる。
無顆粒球症	突然の高熱、さむけ、のどの痛み等があらわれる。

3. 服用後、次の症状があらわれることがあるので、このような症状の持続又は増強が見られた場合には、服用を中止し、この文書を持って医師又は薬剤師に相談してください
   口のかわき、眠気

4. 5〜6回服用しても症状がよくならない場合は服用を中止し、この文書を持って医師又は薬剤師に相談してください

5. 長期連用する場合には、医師又は薬剤師に相談してください

効能・効果
せき、ぜんそく、たん

成分と作用
4.5 g（大人1日量）中に次の成分を含んでいます。

成　　　分	4.5 g中	作　　　　　用
dl-メチルエフェドリン塩酸塩散10%	0.5 g	せきを鎮め、たんを切ります。
クロルフェニラミンマレイン酸塩	0.012 g	アレルギー症状をおさえます。
ジプロフィリン	0.1 g	気管支を拡げる働きをします。
ノスカピン	0.06 g	せき中枢の興奮をおさえます。
カンゾウ末	1.0 g	せきを鎮めます。
キキョウ末	0.5 g	せきを鎮め、たんを切ります。
デンプン、乳糖水和物又はこれらの混合物	適　量	賦形剤。

用法・用量
1回量を次のとおりとし、1日3回、適宜服用します。
服用間隔は4時間以上おいてください。

年　　齢	1回量	1日服用回数
大人（15才以上）	1包1.5 g	
11才以上15才未満	大人の2/3	
8才以上11才未満	大人の1/2	3回
5才以上8才未満	大人の1/3	
3才以上5才未満	大人の1/4	
3才未満の乳幼児	服用しないこと	

＜用法・用量に関連する注意＞
（1）用法・用量を厳守してください。
（2）小児に服用させる場合には、保護者の指導監督のもとに服用させてください。

保管及び取扱い上の注意
（1）直射日光の当たらない湿気の少ない涼しい所に保管してください。
（2）小児の手の届かない所に保管してください。
（3）他の容器に入れ替えないでください（誤用の原因になったり品質が変わります。）。
（4）1包の分割した残りを服用する場合には、残量を記載して保管し、2日以内に服用してください。

■お問い合わせ先

製造販売元

【外部の容器又は外部の被包に記載すべき事項】
注意
1．服用後、乗物又は機械類の運転操作をしないでください
2．次の人は服用前に医師又は薬剤師に相談してください
　（1）医師の治療を受けている人。
　（2）妊婦又は妊娠していると思われる人。
　（3）授乳中の人。
　（4）高齢者。
　（5）薬などによりアレルギー症状を起こしたことがある人。
　（6）次の症状のある人。
　　　高熱、むくみ、排尿困難
　（7）次の診断を受けた人。
　　　心臓病、高血圧、糖尿病、腎臓病、緑内障、甲状腺機能障害、てんかん

2′．服用が適さない場合があるので、服用前に医師又は薬剤師に相談してください
　〔2．の項目の記載に際し、十分な記載スペースがない場合には2′．を記載すること。〕
3．服用に際しては、説明文書をよく読んでください
4．直射日光の当たらない湿気の少ない涼しい所に保管してください
5．小児の手の届かない所に保管してください
6．その他
（1）医薬品副作用被害救済制度に関するお問い合わせ先
　　（独）医薬品医療機器総合機構
　　http://www.pmda.go.jp/kenkouhigai.html
　　電話　0120-149-931（フリーダイヤル）
（2）この薬に関するお問い合わせ先
　　○○薬局
　　管理薬剤師：○○○○
　　受付時間：○○時○○分から○○時○○分まで（但し○○日は除く）
　　電話：03（○○○○）○○○○
　　ＦＡＸ：03（○○○○）○○○○

鎮咳・去痰薬

この説明書は本剤とともに保管し、
服用に際しては必ずお読みください。

鎮咳去痰剤 13 号

　鎮咳去痰剤 13 号は、*dl*−メチルエフェドリン塩酸塩散 10％にクロルフェニラミンマレイン酸塩、ジヒドロコデインリン酸塩散 1％、ノスカピン、カンゾウ末、キキョウ末を配合した、せき・たんに奏功する内服薬です。

⚠ 使用上の注意

⊗ してはいけないこと
（守らないと現在の症状が悪化したり、副作用・事故が起こりやすくなります）
1．本剤を服用している間は、次のいずれの医薬品も服用しないでください
　　他の鎮咳去痰薬、かぜ薬、鎮静薬、抗ヒスタミン剤を含有する内服薬等（鼻炎用内服薬、乗物酔い薬、アレルギー用薬等）
2．服用後、乗物又は機械類の運転操作をしないでください
　　（眠気等があらわれることがあります。）
3．授乳中の人は本剤を服用しないか、本剤を服用する場合は授乳を避けてください
4．過量服用・長期連用しないでください

相談すること
1．次の人は服用前に医師又は薬剤師に相談してください
　（1）医師の治療を受けている人。
　（2）妊婦又は妊娠していると思われる人。
　（3）高齢者。
　（4）薬などによりアレルギー症状を起こしたことがある人。
　（5）次の症状のある人。
　　　高熱、むくみ、排尿困難
　（6）次の診断を受けた人。
　　　心臓病、高血圧、糖尿病、腎臓病、緑内障、甲状腺機能障害

2．服用後、次の症状があらわれた場合は副作用の可能性があるので、直ちに服用を中止し、この文書を持って医師又は薬剤師に相談してください

関係部位	症　　　　状
皮膚	発疹・発赤、かゆみ
消化器	吐き気・嘔吐、食欲不振
精神神経系	めまい
泌尿器	排尿困難

まれに下記の重篤な症状が起こることがあります。その場合は直ちに医師の診療を受けてください。

症状の名称	症　　　　状
偽アルドステロン症、ミオパチー	手足のだるさ、しびれ、つっぱり感やこわばりに加えて、脱力感、筋肉痛があらわれ、徐々に強くなる。
再生不良性貧血	青あざ、鼻血、歯ぐきの出血、発熱、皮膚や粘膜が青白くみえる、疲労感、動悸、息切れ、気分が悪くなりくらっとする、血尿等があらわれる。
無顆粒球症	突然の高熱、さむけ、のどの痛み等があらわれる。

3．服用後、次の症状があらわれることがあるので、このような症状の持続又は増強が見られた場合には、服用を中止し、この文書を持って医師又は薬剤師に相談してください
　　便秘、口のかわき、眠気

4．5〜6回服用しても症状がよくならない場合は服用を中止し、この文書を持って医師又は薬剤師に相談してください

5．長期連用する場合には、医師又は薬剤師に相談してください

効能・効果
せき、たん

成分と作用
7.5g（大人1日量）中に次の成分を含んでいます。

成　　　分	7.5g中	作　　　　　　　　　用
dl-メチルエフェドリン塩酸塩散10%	0.75g	せきを鎮め、たんを切ります。
クロルフェニラミンマレイン酸塩	0.012g	アレルギー症状をおさえます。
ジヒドロコデインリン酸塩散1%	3.0g	せきを鎮めます。
ノスカピン	0.06g	せきをおさえます。
カンゾウ末	1.0g	せきを鎮めます。
キキョウ末	0.5g	せきを鎮め、たんを切ります。
デンプン、乳糖水和物又はこれらの混合物	適　量	賦形剤。

用法・用量
1回量を次のとおりとし、1日3回、適宜服用します。
服用間隔は4時間以上おいてください。

年　　齢	1回量	1日服用回数
大人（15才以上）	1包2.5g	
11才以上15才未満	大人の2/3	
8才以上11才未満	大人の1/2	3回
5才以上8才未満	大人の1/3	
3才以上5才未満	大人の1/4	
3才未満の乳幼児	服用しないこと	

＜用法・用量に関連する注意＞
（1）用法・用量を厳守してください。
（2）小児に服用させる場合には、保護者の指導監督のもとに服用させてください。

保管及び取扱い上の注意
（1）直射日光の当たらない湿気の少ない涼しい所に保管してください。
（2）小児の手の届かない所に保管してください。
（3）他の容器に入れ替えないでください（誤用の原因になったり品質が変わります。）。
（4）1包の分割した残りを服用する場合には、残量を記載して保管し、2日以内に服用してください。

■お問い合わせ先

製造販売元

【外部の容器又は外部の被包に記載すべき事項】
注意
1．服用後、乗物又は機械類の運転操作をしないでください
2．授乳中の人は本剤を服用しないか、本剤を服用する場合は授乳を避けてください
3．次の人は服用前に医師又は薬剤師に相談してください
　（1）医師の治療を受けている人。
　（2）妊婦又は妊娠していると思われる人。
　（3）高齢者。
　（4）薬などによりアレルギー症状を起こしたことがある人。
　（5）次の症状のある人。
　　　高熱、むくみ、排尿困難
　（6）次の診断を受けた人。

心臓病、高血圧、糖尿病、腎臓病、緑内障、甲状腺機能障害
3′．服用が適さない場合があるので、服用前に医師又は薬剤師に相談してください
　〔3．の項目の記載に際し、十分な記載スペースがない場合には3′．を記載すること。〕
4．服用に際しては、説明文書をよく読んでください
5．直射日光の当たらない湿気の少ない涼しい所に保管してください
6．小児の手の届かない所に保管してください
7．その他
　（1）医薬品副作用被害救済制度に関するお問い合わせ先
　　　（独）医薬品医療機器総合機構
　　　http://www.pmda.go.jp/kenkouhigai.html
　　　電話　0120-149-931（フリーダイヤル）
　（2）この薬に関するお問い合わせ先
　　　○○薬局
　　　管理薬剤師：○○○○
　　　受付時間：○○時○○分から○○時○○分まで（但し○○日は除く）
　　　電話：03（○○○○）○○○○
　　　ＦＡＸ：03（○○○○）○○○○

鎮咳・去痰薬

この説明書は本剤とともに保管し、
服用に際しては必ずお読みください。

鎮咳去痰剤14号

鎮咳去痰剤14号は、トリメトキノール塩酸塩水和物、ジプロフィリンにグアイフェネシンを配合した、せき・ぜんそく・たんに用いる内服薬です。

⚠ 使用上の注意

⊗ してはいけないこと

（守らないと現在の症状が悪化したり、副作用・事故が起こりやすくなります）
本剤を服用している間は、次のいずれの医薬品も服用しないでください
　他の鎮咳去痰薬、かぜ薬、鎮静薬、抗ヒスタミン剤を含有する内服薬等（鼻炎用内服薬、乗物酔い薬、アレルギー用薬等）

相談すること

1．次の人は服用前に医師又は薬剤師に相談してください
　（1）医師の治療を受けている人。
　（2）妊婦又は妊娠していると思われる人。
　（3）高齢者。
　（4）薬などによりアレルギー症状を起こしたことがある人。
　（5）次の症状のある人。
　　　高熱
　（6）次の診断を受けた人。
　　　心臓病、高血圧、糖尿病、甲状腺機能障害、てんかん

2．服用後、次の症状があらわれた場合は副作用の可能性があるので、直ちに服用を中止し、この文書を持って医師又は薬剤師に相談してください

関係部位	症　　　状
皮膚	発疹・発赤、かゆみ
消化器	吐き気・嘔吐、食欲不振
精神神経系	めまい
循環器	動悸

3．5～6回服用しても症状がよくならない場合は服用を中止し、この文書を持って医師又は薬剤師に相談してください

効能・効果
せき、ぜんそく、たん

成分と作用
3.0g（大人1日量）中に次の成分を含んでいます。

成　　分	3.0g中	作　　　　　用
トリメトキノール塩酸塩水和物	0.003g	気管支を拡げる働きをします。
ジプロフィリン	0.15g	
グアイフェネシン	0.3g	せきを鎮め、たんを切ります。
デンプン、乳糖水和物又はこれらの混合物	適　量	賦形剤。

用法・用量

1回量を次のとおりとし、1日3回、4時間以上おいて適宜服用します。

年　　齢	1回量	1日服用回数
大人（15才以上）	1包1.0g	
11才以上15才未満	大人の2/3	
8才以上11才未満	大人の1/2	3回
5才以上8才未満	大人の1/3	
3才以上5才未満	大人の1/4	
3才未満の乳幼児	服用しないこと	

＜用法・用量に関連する注意＞
（1）用法・用量を厳守してください。
（2）小児に服用させる場合には、保護者の指導監督のもとに服用させてください。

保管及び取扱い上の注意

（1）直射日光の当たらない湿気の少ない涼しい所に保管してください。
（2）小児の手の届かない所に保管してください。
（3）他の容器に入れ替えないでください（誤用の原因になったり品質が変わります。）。
（4）1包の分割した残りを服用する場合には、残量を記載して保管し、2日以内に服用してください。

■お問い合わせ先

製造販売元

【外部の容器又は外部の被包に記載すべき事項】

注意
1．次の人は服用前に医師又は薬剤師に相談してください
　（1）医師の治療を受けている人。
　（2）妊婦又は妊娠していると思われる人。
　（3）高齢者。
　（4）薬などによりアレルギー症状を起こしたことがある人。
　（5）次の症状のある人。
　　　高熱
　（6）次の診断を受けた人。
　　　心臓病、高血圧、糖尿病、甲状腺機能障害、てんかん
1′．服用が適さない場合があるので、服用前に医師又は薬剤師に相談してください
　　〔1．の項目の記載に際し、十分な記載スペースがない場合には1′．を記載すること。〕
2．服用に際しては、説明文書をよく読んでください
3．直射日光の当たらない湿気の少ない涼しい所に保管してください
4．小児の手の届かない所に保管してください
5．その他
　（1）医薬品副作用被害救済制度に関するお問い合わせ先
　　　（独）医薬品医療機器総合機構
　　　http://www.pmda.go.jp/kenkouhigai.html
　　　電話　0120-149-931（フリーダイヤル）
　（2）この薬に関するお問い合わせ先
　　　○○薬局
　　　管理薬剤師：○○○○
　　　受付時間：○○時○○分から○○時○○分まで（但し○○日は除く）
　　　電話：03（○○○○）○○○○
　　　ＦＡＸ：03（○○○○）○○○○

鎮咳・去痰薬

この説明書は本剤とともに保管し、
服用に際しては必ずお読みください。

鎮咳去痰剤6号

鎮咳去痰剤6号は、*dl*-メチルエフェドリン塩酸塩散10%、ジヒドロコデインリン酸塩散1%に
タンニン酸ジフェンヒドラミン、ブロモバレリル尿素を配合した、せき・たんに用いる内服薬です。

⚠ 使用上の注意

⊗ してはいけないこと
（守らないと現在の症状が悪化したり、副作用・事故が起こりやすくなります）
1．本剤を服用している間は、次のいずれの医薬品も服用しないでください
　　他の鎮咳去痰薬、かぜ薬、鎮静薬、抗ヒスタミン剤を含有する内服薬等（鼻炎用内服薬、
　　乗物酔い薬、アレルギー用薬等）
2．服用後、乗物又は機械類の運転操作をしないでください
　　　（眠気等があらわれることがあります。）
3．授乳中の人は本剤を服用しないか、本剤を服用する場合は授乳を避けてください
4．過量服用・長期連用しないでください

相談すること
1．次の人は服用前に医師又は薬剤師に相談してください
　（1）医師の治療を受けている人。
　（2）妊婦又は妊娠していると思われる人。
　（3）高齢者。
　（4）薬などによりアレルギー症状を起こしたことがある人。
　（5）次の症状のある人。
　　　高熱、排尿困難
　（6）次の診断を受けた人。
　　　心臓病、高血圧、糖尿病、緑内障、甲状腺機能障害

2．服用後、次の症状があらわれた場合は副作用の可能性があるので、直ちに服用を中止し、
　　この文書を持って医師又は薬剤師に相談してください

関係部位	症　　　状
皮膚	発疹・発赤、かゆみ
消化器	吐き気・嘔吐、食欲不振
精神神経系	めまい
泌尿器	排尿困難

3．服用後、次の症状があらわれることがあるので、このような症状の持続又は増強が見られ
　　た場合には、服用を中止し、この文書を持って医師又は薬剤師に相談してください
　　便秘、口のかわき、眠気

4．5～6回服用しても症状がよくならない場合は服用を中止し、この文書を持って医師又は
　　薬剤師に相談してください

効能・効果
せき、たん

成分と作用
6.0g（大人1日量）中に次の成分を含んでいます。

成　　　分	6.0g中	作　　　　用
dl-メチルエフェドリン塩酸塩散10%	0.5g	せきを鎮め、たんを切ります。
タンニン酸ジフェンヒドラミン	0.05g	アレルギー症状をおさえます。
ブロモバレリル尿素	0.6g	鎮静作用を発揮します。

ジヒドロコデインリン酸塩散1%	3.0 g	せき中枢の興奮をおさえます。
デンプン、乳糖水和物又はこれらの混合物	適　量	賦形剤。

用法・用量

1回量を次のとおりとし、1日3回、適宜服用します。

年　　齢	1回量	1日服用回数
大人（15才以上）	1包2.0 g	
11才以上15才未満	大人の2/3	
8才以上11才未満	大人の1/2	3回
5才以上8才未満	大人の1/3	
3才以上5才未満	大人の1/4	
3才未満の乳幼児	服用しないこと	

＜用法・用量に関連する注意＞
（1）用法・用量を厳守してください。
（2）小児に服用させる場合には、保護者の指導監督のもとに服用させてください。

保管及び取扱い上の注意

（1）直射日光の当たらない湿気の少ない涼しい所に保管してください。
（2）小児の手の届かない所に保管してください。
（3）他の容器に入れ替えないでください（誤用の原因になったり品質が変わります。）。
（4）1包の分割した残りを服用する場合には、残量を記載して保管し、2日以内に服用してください。

■お問い合わせ先

製造販売元

【外部の容器又は外部の被包に記載すべき事項】

注意
1．服用後、乗物又は機械類の運転操作をしないでください
2．授乳中の人は本剤を服用しないか、本剤を服用する場合は授乳を避けてください
3．次の人は服用前に医師又は薬剤師に相談してください
　（1）医師の治療を受けている人。
　（2）妊婦又は妊娠していると思われる人。
　（3）高齢者。
　（4）薬などによりアレルギー症状を起こしたことがある人。
　（5）次の症状のある人。
　　　高熱、排尿困難
　（6）次の診断を受けた人。
　　　心臓病、高血圧、糖尿病、緑内障、甲状腺機能障害
3′．服用が適さない場合があるので、服用前に医師又は薬剤師に相談してください
　〔3．の項目の記載に際し、十分な記載スペースがない場合には3′．を記載すること。〕
4．服用に際しては、説明文書をよく読んでください
5．直射日光の当たらない湿気の少ない涼しい所に保管してください
6．小児の手の届かない所に保管してください
7．その他
　（1）医薬品副作用被害救済制度に関するお問い合わせ先
　　　（独）医薬品医療機器総合機構
　　　http://www.pmda.go.jp/kenkouhigai.html
　　　電話　0120-149-931（フリーダイヤル）
　（2）この薬に関するお問い合わせ先
　　　○○薬局

B—88

管理薬剤師：○○○○
受付時間：○○時○○分から○○時○○分まで（但し○○日は除く）
電話：03（○○○○）○○○○
ＦＡＸ：03（○○○○）○○○○

鎮咳・去痰薬

この説明書は本剤とともに保管し、
服用に際しては必ずお読みください。

鎮咳去痰剤7号

　鎮咳去痰剤7号は桜皮エキスAを主薬とし、これに *dl*-メチルエフェドリン塩酸塩散10%、グアイフェネシン、セネガシロップを配合した、せき・たんに用いる内服用水剤です。

⚠ 使用上の注意

⊠ してはいけないこと
（守らないと現在の症状が悪化したり、副作用・事故が起こりやすくなります）
1．本剤を服用している間は、次のいずれの医薬品も服用しないでください
　　他の鎮咳去痰薬、かぜ薬、鎮静薬、抗ヒスタミン剤を含有する内服薬等（鼻炎用内服薬、
　　乗物酔い薬、アレルギー用薬等）
2．服用後、乗物又は機械類の運転操作をしないでください
　　　（眠気等があらわれることがあります。）
3．授乳中の人は本剤を服用しないか、本剤を服用する場合は授乳を避けてください
4．過量服用・長期連用しないでください

相談すること
1．次の人は服用前に医師又は薬剤師に相談してください
　（1）医師の治療を受けている人。
　（2）妊婦又は妊娠していると思われる人。
　（3）授乳中の人。
　（4）高齢者。
　（5）薬などによりアレルギー症状を起こしたことがある人。
　（6）次の症状のある人。
　　　　高熱
　（7）次の診断を受けた人。
　　　　心臓病、高血圧、糖尿病、甲状腺機能障害

2．服用後、次の症状があらわれた場合は副作用の可能性があるので、直ちに服用を中止し、
　　この文書を持って医師又は薬剤師に相談してください

関係部位	症　　　状
皮膚	発疹・発赤、かゆみ
消化器	吐き気・嘔吐、食欲不振
精神神経系	めまい

3．服用後、次の症状があらわれることがあるので、このような症状の持続又は増強が見られ
　　た場合には、服用を中止し、この文書を持って医師又は薬剤師に相談してください
　　便秘、眠気

4．5～6回服用しても症状がよくならない場合は服用を中止し、この文書を持って医師又は
　　薬剤師に相談してください

効能・効果
せき、たん

成分と作用
　　　　　　60 mL（大人1日量）中に次の成分を含んでいます。

成　　分	60 mL中	作　　　　　用
桜皮エキスA	4.5 mL	せきを鎮めます。
dl-メチルエフェドリン塩酸塩散10%	0.5 g	せきを鎮め、たんを切ります。
グアイフェネシン	0.3 g	
セネガシロップ	10.0 mL	

パラオキシ安息香酸エチル	0.03 g	防腐剤。
精製水又は精製水（容器入り）	適　量	溶剤。

用法・用量

1回量を次のとおりとし、1日6回までとして服用します。
服用間隔は4時間以上おいてください。

年　齢	1回量	1日服用回数
大人（15才以上）	10 mL	
11才以上15才未満	大人の2/3	
8才以上11才未満	大人の1/2	
5才以上8才未満	大人の1/3	6回まで
3才以上5才未満	大人の1/4	
1才以上3才未満	大人の1/5	
3カ月以上1才未満	大人の1/10	
3カ月未満の乳児	服用しないこと	

＜用法・用量に関連する注意＞
（1）用法・用量を厳守してください。
（2）小児に服用させる場合には、保護者の指導監督のもとに服用させてください。
（3）2才未満の乳幼児には、医師の診療を受けさせることを優先し、止むを得ない場合にのみ服用させてください。

保管及び取扱い上の注意

（1）直射日光の当たらない湿気の少ない涼しい所に密栓して保管してください。
（2）小児の手の届かない所に保管してください。
（3）他の容器に入れ替えないでください（誤用の原因になったり品質が変わります。）。

■お問い合わせ先

製造販売元

【外部の容器又は外部の被包に記載すべき事項】

注意
1．服用後、乗物又は機械類の運転操作をしないでください
2．授乳中の人は本剤を服用しないか、本剤を服用する場合は授乳を避けてください
3．次の人は服用前に医師又は薬剤師に相談してください
　（1）医師の治療を受けている人。
　（2）妊婦又は妊娠していると思われる人。
　（3）授乳中の人
　（4）高齢者。
　（5）薬などによりアレルギー症状を起こしたことがある人。
　（6）次の症状のある人。
　　　高熱
　（7）次の診断を受けた人。
　　　心臓病、高血圧、糖尿病、甲状腺機能障害
3′．服用が適さない場合があるので、服用前に医師又は薬剤師に相談してください
　　〔3．の項目の記載に際し、十分な記載スペースがない場合には3′．を記載すること。〕
4．2才未満の乳幼児には、医師の診療を受けさせることを優先し、やむを得ない場合にのみ服用させてください
5．服用に際しては、説明文書をよく読んでください
6．直射日光の当たらない湿気の少ない涼しい所に密栓して保管してください
7．小児の手の届かない所に保管してください
8．その他
　（1）医薬品副作用被害救済制度に関するお問い合わせ先

（独）医薬品医療機器総合機構
http://www.pmda.go.jp/kenkouhigai.html
電話　0120-149-931（フリーダイヤル）
（2）この薬に関するお問い合わせ先
　　○○薬局
　　管理薬剤師：○○○○
　　受付時間：○○時○○分から○○時○○分まで（但し○○日は除く）
　　電話：03（○○○○）○○○○
　　ＦＡＸ：03（○○○○）○○○○

鎮咳・去痰薬

> この説明書は本剤とともに保管し、
> 服用に際しては必ずお読みください。

鎮咳去痰剤 8 号

　鎮咳去痰剤 8 号は、クロルフェニラミンマレイン酸塩に *dl*−メチルエフェドリン塩酸塩散 10％、ジヒドロコデインリン酸塩散 1％、グアイフェネシンを配合した、せき・たんに用いる内服薬です。

⚠ 使用上の注意

⊗ してはいけないこと

（守らないと現在の症状が悪化したり、副作用・事故が起こりやすくなります）
1. 本剤を服用している間は、次のいずれの医薬品も服用しないでください
　　他の鎮咳去痰薬、かぜ薬、鎮静薬、抗ヒスタミン剤を含有する内服薬等（鼻炎用内服薬、乗物酔い薬、アレルギー用薬等）
2. 服用後、乗物又は機械類の運転操作をしないでください
　　（眠気等があらわれることがあります。）
3. 授乳中の人は本剤を服用しないか、本剤を服用する場合は授乳を避けてください
4. 過量服用・長期連用しないでください

相談すること

1. 次の人は服用前に医師又は薬剤師に相談してください
　（1）医師の治療を受けている人。
　（2）妊婦又は妊娠していると思われる人。
　（3）高齢者。
　（4）薬などによりアレルギー症状を起こしたことがある人。
　（5）次の症状のある人。
　　　高熱、排尿困難
　（6）次の診断を受けた人。
　　　心臓病、高血圧、糖尿病、緑内障、甲状腺機能障害

2. 服用後、次の症状があらわれた場合は副作用の可能性があるので、直ちに服用を中止し、この文書を持って医師又は薬剤師に相談してください

関係部位	症　　状
皮膚	発疹・発赤、かゆみ
消化器	吐き気・嘔吐、食欲不振
精神神経系	めまい
泌尿器	排尿困難

まれに下記の重篤な症状が起こることがあります。その場合は直ちに医師の診療を受けてください。

症状の名称	症　　状
再生不良性貧血	青あざ、鼻血、歯ぐきの出血、発熱、皮膚や粘膜が青白くみえる、疲労感、動悸、息切れ、気分が悪くなりくらっとする、血尿等があらわれる。
無顆粒球症	突然の高熱、さむけ、のどの痛み等があらわれる。

3. 服用後、次の症状があらわれることがあるので、このような症状の持続又は増強が見られた場合には、服用を中止し、この文書を持って医師又は薬剤師に相談してください
　　便秘、口のかわき、眠気

4. 5〜6 回服用しても症状がよくならない場合は服用を中止し、この文書を持って医師又は薬剤師に相談してください

効能・効果
せき、たん

成分と作用

6.0 g（大人1日量）中に次の成分を含んでいます。

成　　分	6.0 g中	作　　　　　用
クロルフェニラミンマレイン酸塩	0.012 g	アレルギー症状をおさえます。
dl-メチルエフェドリン塩酸塩散10%	0.75 g	せきを鎮め、たんを切ります。
ジヒドロコデインリン酸塩散1%	3.0 g	せきを鎮めます。
グアイフェネシン	0.3 g	せきを鎮め、たんを切ります。
デンプン、乳糖水和物又はこれらの混合物	適　量	賦形剤。

用法・用量

1回量を次のとおりとし、1日3回、適宜服用します。

年　　齢	1回量	1日服用回数
大人（15才以上）	1包2.0 g	
11才以上15才未満	大人の2/3	
8才以上11才未満	大人の1/2	3回
5才以上8才未満	大人の1/3	
3才以上5才未満	大人の1/4	
3才未満の乳幼児	服用しないこと	

＜用法・用量に関連する注意＞
（1）用法・用量を厳守してください。
（2）小児に服用させる場合には、保護者の指導監督のもとに服用させてください。

保管及び取扱い上の注意

（1）直射日光の当たらない湿気の少ない涼しい所に保管してください。
（2）小児の手の届かない所に保管してください。
（3）他の容器に入れ替えないでください（誤用の原因になったり品質が変わります。）。
（4）1包の分割した残りを服用する場合には、残量を記載して保管し、2日以内に服用してください。

■お問い合わせ先

製造販売元

【外部の容器又は外部の被包に記載すべき事項】

注意
1．服用後、乗物又は機械類の運転操作をしないでください
2．授乳中の人は本剤を服用しないか、本剤を服用する場合は授乳を避けてください
3．次の人は服用前に医師又は薬剤師に相談してください
　（1）医師の治療を受けている人。
　（2）妊婦又は妊娠していると思われる人。
　（3）高齢者。
　（4）薬などによりアレルギー症状を起こしたことがある人。
　（5）次の症状のある人。
　　　高熱、排尿困難
　（6）次の診断を受けた人。
　　　心臓病、高血圧、糖尿病、緑内障、甲状腺機能障害
3′．服用が適さない場合があるので、服用前に医師又は薬剤師に相談してください
　〔3．の項目の記載に際し、十分な記載スペースがない場合には3′．を記載すること。〕
4．服用に際しては、説明文書をよく読んでください
5．直射日光の当たらない湿気の少ない涼しい所に保管してください
6．小児の手の届かない所に保管してください

７．その他
　（１）医薬品副作用被害救済制度に関するお問い合わせ先
　　　（独）医薬品医療機器総合機構
　　　http://www.pmda.go.jp/kenkouhigai.html
　　　電話　0120-149-931（フリーダイヤル）
　（２）この薬に関するお問い合わせ先
　　　○○薬局
　　　管理薬剤師：○○○○
　　　受付時間：○○時○○分から○○時○○分まで（但し○○日は除く）
　　　電話：03（○○○○）○○○○
　　　ＦＡＸ：03（○○○○）○○○○

鎮咳・去痰薬

この説明書は本剤とともに保管し、
服用に際しては必ずお読みください。

鎮咳去痰剤9号

　鎮咳去痰剤9号は、クロルフェニラミンマレイン酸塩に *dl*-メチルエフェドリン塩酸塩散10%、ジヒドロコデインリン酸塩散1%を配合した、せき・たんに用いる内服薬です。

⚠ 使用上の注意

⊗ してはいけないこと

（守らないと現在の症状が悪化したり、副作用・事故が起こりやすくなります）
1. 本剤を服用している間は、次のいずれの医薬品も服用しないでください
　　他の鎮咳去痰薬、かぜ薬、鎮静薬、抗ヒスタミン剤を含有する内服薬等（鼻炎用内服薬、乗物酔い薬、アレルギー用薬等）
2. 服用後、乗物又は機械類の運転操作をしないでください
　　（眠気等があらわれることがあります。）
3. 授乳中の人は本剤を服用しないか、本剤を服用する場合は授乳を避けてください
4. 過量服用・長期連用しないでください

相談すること

1. 次の人は服用前に医師又は薬剤師に相談してください
　（1）医師の治療を受けている人。
　（2）妊婦又は妊娠していると思われる人。
　（3）高齢者。
　（4）薬などによりアレルギー症状を起こしたことがある人。
　（5）次の症状のある人。
　　　高熱、排尿困難
　（6）次の診断を受けた人。
　　　心臓病、高血圧、糖尿病、緑内障、甲状腺機能障害

2. 服用後、次の症状があらわれた場合は副作用の可能性があるので、直ちに服用を中止し、この文書を持って医師又は薬剤師に相談してください

関係部位	症　　　状
皮膚	発疹・発赤、かゆみ
消化器	吐き気・嘔吐、食欲不振
精神神経系	めまい
泌尿器	排尿困難

まれに下記のような症状が起こることがあります。その場合は直ちに医師の診療をうけてください。

症状の名称	症　　　状
再生不良性貧血	青あざ、鼻血、歯ぐきの出血、発熱、皮膚や粘膜が青白くみえる、疲労感、動悸、息切れ、気分が悪くなり、くらっとする、血尿等があらわれる。
無顆粒球症	突然の高熱、さむけ、のどの痛み等があらわれる

3. 服用後、次の症状があらわれることがあるので、このような症状の持続又は増強が見られた場合には服用を中止し、この文書を持って医師又は薬剤師に相談してください
　　便秘、口のかわき、眠気

4. 5～6回服用しても症状がよくならない場合は服用を中止し、この文書を持って医師又は薬剤師に相談してください

効能・効果
せき、たん

成分と作用

6.0g（大人1日量）中に次の成分を含んでいます。

成　　　分	6.0g中	作　　　　　　　用
クロルフェニラミンマレイン酸塩	0.012g	アレルギー症状をおさえます。
dl-メチルエフェドリン塩酸塩散10%	0.75g	せきを鎮め、たんを切ります。
ジヒドロコデインリン酸塩散1%	3.0g	せきを鎮めます。
デンプン、乳糖水和物又はこれらの混合物	適　量	賦形剤。

用法・用量

1回量を次のとおりとし、1日3回、適宜服用します。

年　　　齢	1回量	1日服用回数
大人（15才以上）	1包2.0g	
11才以上15才未満	大人の2/3	
8才以上11才未満	大人の1/2	3回
5才以上8才未満	大人の1/3	
3才以上5才未満	大人の1/4	
3才未満の乳幼児	服用しないこと	

＜用法・用量に関連する注意＞
（1）用法・用量を厳守してください。
（2）小児に服用させる場合には、保護者の指導監督のもとに服用させてください。

保管及び取扱い上の注意

（1）直射日光の当たらない湿気の少ない涼しい所に保管してください。
（2）小児の手の届かない所に保管してください。
（3）他の容器に入れ替えないでください（誤用の原因になったり品質が変わります。）。
（4）1包の分割した残りを服用する場合には、残量を記載して保管し、2日以内に服用してください。

■お問い合わせ先

製造販売元

【外部の容器又は外部の被包に記載すべき事項】

注意
1．服用後、乗物又は機械類の運転操作をしないでください
2．授乳中の人は本剤を服用しないか、本剤を服用する場合は授乳を避けてください
3．次の人は服用前に医師又は薬剤師に相談してください
　（1）医師の治療を受けている人。
　（2）妊婦又は妊娠していると思われる人。
　（3）高齢者。
　（4）薬などによりアレルギー症状を起こしたことがある人。
　（5）次の症状のある人。
　　　高熱、排尿困難
　（6）次の診断を受けた人。
　　　心臓病、高血圧、糖尿病、緑内障、甲状腺機能障害
3′．服用が適さない場合があるので、服用前に医師又は薬剤師に相談してください
　　〔3．の項目の記載に際し、十分な記載スペースがない場合には3′．を記載すること。〕
4．服用に際しては、説明文書をよく読んでください
5．直射日光の当たらない湿気の少ない涼しい所に保管してください
6．小児の手の届かない所に保管してください
7．その他

（1）医薬品副作用被害救済制度に関するお問い合わせ先
　　（独）医薬品医療機器総合機構
　　http://www.pmda.go.jp/kenkouhigai.html
　　電話　0120-149-931（フリーダイヤル）
（2）この薬に関するお問い合わせ先
　　○○薬局
　　管理薬剤師：○○○○
　　受付時間：○○時○○分から○○時○○分まで（但し○○日は除く）
　　電話：03（○○○○）○○○○
　　ＦＡＸ：03（○○○○）○○○○

鎮咳・去痰薬

この説明書は本剤とともに保管し、
服用に際しては必ずお読みください。

鎮咳去痰剤3号A

鎮咳去痰剤3号Aは、キキョウ流エキスにキョウニン水、セネガシロップを配合した、せき・たんに用いる内服用水剤です。

⚠ 使用上の注意

⊗ してはいけないこと
（守らないと現在の症状が悪化したり、副作用・事故が起こりやすくなります）
本剤を服用している間は、次のいずれの医薬品も服用しないでください
　他の鎮咳去痰薬、かぜ薬、鎮静薬、抗ヒスタミン剤を含有する内服薬等（鼻炎用内服薬、乗物酔い薬、アレルギー用薬等）

相談すること
1．次の人は服用前に医師又は薬剤師に相談してください
　（1）医師の治療を受けている人。
　（2）妊婦又は妊娠していると思われる人。
　（3）薬などによりアレルギー症状を起こしたことがある人。
　（4）次の症状のある人。
　　　高熱

2．服用後、次の症状があらわれた場合は副作用の可能性があるので、直ちに服用を中止し、この文書を持って医師又は薬剤師に相談してください

関係部位	症　　状
皮膚	発疹・発赤、かゆみ
消化器	吐き気・嘔吐、食欲不振
精神神経系	めまい

3．5～6回服用しても症状がよくならない場合は服用を中止し、この文書を持って医師又は薬剤師に相談してください

効能・効果
せき、たん

成分と作用
60 mL（大人1日量）中に次の成分を含んでいます。

成　　分	60 mL中	作　　　　用
キキョウ流エキス	6.0 mL	せきを鎮め、たんを切ります。
キョウニン水	3.0 mL	せきを鎮めます。
セネガシロップ	10.0 mL	せきを鎮め、たんを切ります。
パラオキシ安息香酸エチル	0.03 g	防腐剤。
精製水又は精製水（容器入り）	適　量	溶剤。

用法・用量
1回量を次のとおりとし、1日6回までとして服用します。
服用間隔は4時間以上おいてください。

年　　齢	1回量	1日服用回数
大人（15才以上）	10 mL	
11才以上15才未満	大人の2/3	
8才以上11才未満	大人の1/2	
5才以上8才未満	大人の1/3	6回まで
3才以上5才未満	大人の1/4	
1才以上3才未満	大人の1/5	
3カ月以上1才未満	大人の1/10	
3カ月未満の乳児	服用しないこと	

＜用法・用量に関連する注意＞
（1）用法・用量を厳守してください。
（2）小児に服用させる場合には、保護者の指導監督のもとに服用させてください。
（3）2才未満の乳幼児には、医師の診療を受けさせることを優先し、止むを得ない場合にのみ服用
　　　させてください。

保管及び取扱い上の注意
（1）直射日光の当たらない湿気の少ない涼しい所に密栓して保管してください。
（2）小児の手の届かない所に保管してください。
（3）他の容器に入れ替えないでください（誤用の原因になったり品質が変わります。）。

■お問い合わせ先

製造販売元

【外部の容器又は外部の被包に記載すべき事項】
注意
1．次の人は服用前に医師又は薬剤師に相談してください
　（1）医師の治療を受けている人。
　（2）妊婦又は妊娠していると思われる人。
　（3）薬などによりアレルギー症状を起こしたことがある人。
　（4）次の症状のある人。
　　　　高熱
1′．服用が適さない場合があるので、服用前に医師又は薬剤師に相談してください
　　　〔1．の項目の記載に際し、十分な記載スペースがない場合には1′．を記載すること。〕
2．2才未満の乳幼児には、医師の診療を受けさせることを優先し、止むを得ない場合にのみ服用
　　させてください
3．服用に際しては、説明文書をよく読んでください
4．直射日光の当たらない湿気の少ない涼しい所に密栓して保管してください
5．小児の手の届かない所に保管してください
6．その他
　（1）医薬品副作用被害救済制度に関するお問い合わせ先
　　　（独）医薬品医療機器総合機構
　　　http://www.pmda.go.jp/kenkouhigai.html
　　　電話　0120-149-931（フリーダイヤル）
　（2）この薬に関するお問い合わせ先
　　　○○薬局
　　　管理薬剤師：○○○○
　　　受付時間：○○時○○分から○○時○○分まで（但し○○日は除く）
　　　電話：03（○○○○）○○○○
　　　ＦＡＸ：03（○○○○）○○○○

鎮咳・去痰薬

> この説明書は本剤とともに保管し、
> 服用に際しては必ずお読みください。

鎮咳去痰剤2号A

　鎮咳去痰剤2号Aは、桜皮エキスBにセネガシロップ、アンモニア・ウイキョウ精を配合した、せき・たんに用いる内服用水剤です。

⚠ 使用上の注意

⊗ してはいけないこと

（守らないと現在の症状が悪化したり、副作用・事故が起こりやすくなります）
本剤を服用している間は、次のいずれの医薬品も服用しないでください
　　他の鎮咳去痰薬、かぜ薬、鎮静薬、抗ヒスタミン剤を含有する内服薬等（鼻炎用内服薬、乗物酔い薬、アレルギー用薬等）

相談すること

1．次の人は服用前に医師又は薬剤師に相談してください
　（1）医師の治療を受けている人。
　（2）妊婦又は妊娠していると思われる人。
　（3）薬などによりアレルギー症状を起こしたことがある人。
　（4）次の症状のある人。
　　　高熱

2．服用後、次の症状があらわれた場合は副作用の可能性があるので、直ちに服用を中止し、この文書を持って医師又は薬剤師に相談してください

関係部位	症　　　状
皮膚	発疹・発赤、かゆみ
消化器	吐き気・嘔吐、食欲不振
精神神経系	めまい

3．5～6回服用しても症状がよくならない場合は服用を中止し、この文書を持って医師又は薬剤師に相談してください

効能・効果
せき、たん

成分と作用

60 mL（大人1日量）中に次の成分を含んでいます。

成　　分	60 mL中	作　　　用
桜皮エキスB	10.0 mL	せきを鎮めます。
セネガシロップ	10.0 mL	せきを鎮め、たんを切ります。
アンモニア・ウイキョウ精	2.0 mL	
パラオキシ安息香酸エチル	0.03 g	防腐剤。
精製水又は精製水（容器入り）	適　量	溶剤。

用法・用量
1回量を次のとおりとし、1日6回までとして服用します。
服用間隔は4時間以上おいてください。

年　　齢	1回量	1日服用回数
大人（15才以上）	10 mL	
11才以上15才未満	大人の2/3	
8才以上11才未満	大人の1/2	
5才以上8才未満	大人の1/3	6回まで
3才以上5才未満	大人の1/4	
1才以上3才未満	大人の1/5	
3カ月以上1才未満	大人の1/10	
3カ月未満の乳児	服用しないこと	

＜用法・用量に関連する注意＞
（1）用法・用量を厳守してください。
（2）小児に服用させる場合には、保護者の指導監督のもとに服用させてください。
（3）2才未満の乳幼児には、医師の診療を受けさせることを優先し、止むを得ない場合にのみ服用
　　　させてください。

保管及び取扱い上の注意
（1）直射日光の当たらない湿気の少ない涼しい所に密栓して保管してください。
（2）小児の手の届かない所に保管してください。
（3）他の容器に入れ替えないでください（誤用の原因になったり品質が変わります。）。

■お問い合わせ先

製造販売元

【外部の容器又は外部の被包に記載すべき事項】
注意
1．次の人は服用前に医師又は薬剤師に相談してください
　（1）医師の治療を受けている人。
　（2）妊婦又は妊娠していると思われる人。
　（3）薬などによりアレルギー症状を起こしたことがある人。
　（4）次の症状のある人。
　　　　高熱
1′．服用が適さない場合があるので、服用前に医師又は薬剤師に相談してください
　　　〔1．の項目の記載に際し、十分な記載スペースがない場合には1′．を記載すること。〕
2．2才未満の乳幼児には、医師の診療を受けさせることを優先し、止むを得ない場合にのみ服用
　　させてください
3．服用に際しては、説明文書をよく読んでください
4．直射日光の当たらない湿気の少ない涼しい所に密栓して保管してください
5．小児の手の届かない所に保管してください
6．その他
　（1）医薬品副作用被害救済制度に関するお問い合わせ先
　　　（独）医薬品医療機器総合機構
　　　http://www.pmda.go.jp/kenkouhigai.html
　　　電話　0120-149-931（フリーダイヤル）
　（2）この薬に関するお問い合わせ先
　　　○○薬局
　　　管理薬剤師：○○○○
　　　受付時間：○○時○○分から○○時○○分まで（但し○○日は除く）
　　　電話：03（○○○○）○○○○
　　　ＦＡＸ：03（○○○○）○○○○

鎮咳・去痰薬

鎮咳去痰剤5号B

鎮咳去痰剤5号Bは、チペピジンヒベンズ酸塩にグアイフェネシン、塩酸プソイドエフェドリン、安息香酸ナトリウムカフェイン、キキョウ末、カンゾウ末を配合した、せき・たんに用いる内服薬です。

> この説明書は本剤とともに保管し、服用に際しては必ずお読みください。

⚠ 使用上の注意

してはいけないこと
（守らないと現在の症状が悪化したり、副作用・事故が起こりやすくなります）

1. 次の人は服用しないでください
   (1) 本剤又は本剤の成分によりアレルギー症状を起こしたことがある人。
   (2) 次の症状のある人。
       前立腺肥大による排尿困難
   (3) 次の診断を受けた人。
       高血圧、心臓病、甲状腺機能障害、糖尿病
2. 本剤を服用している間は、次のいずれの医薬品も服用しないでください
   他の鎮咳去痰薬、かぜ薬、鎮静薬、抗ヒスタミン剤を含有する内服薬等（鼻炎用内服薬、乗物酔い薬、アレルギー用薬等）

相談すること

1. 次の人は服用前に医師又は薬剤師に相談してください
   (1) 医師の治療を受けている人。
   (2) 妊婦又は妊娠していると思われる人。
   (3) 授乳中の人。
   (4) 高齢者。
   (5) 薬などによりアレルギー症状を起こしたことがある人。
   (6) 次の症状のある人。
       高熱、排尿困難
   (7) 次の診断を受けた人。
       腎臓病、緑内障
   (8) モノアミン酸化酵素阻害剤（セレギリン塩酸塩等）で治療を受けている人。

2. 服用後、次の症状があらわれた場合は副作用の可能性があるので、直ちに服用を中止し、この文書を持って医師又は薬剤師に相談してください

関係部位	症　　状
皮膚	発疹・発赤、かゆみ
消化器	吐き気・嘔吐、食欲不振
精神神経系	めまい、不眠、神経過敏、けいれん
泌尿器	排尿困難

まれに下記の重篤な症状が起こることがあります。その場合は直ちに医師の診療を受けてください。

症状の名称	症　　状
アナフィラキシー様症状	服用後すぐに、皮膚のかゆみ、じんましん、声のかすれ、くしゃみ、のどのかゆみ、息苦しさ等があらわれる。

3. 服用後、次の症状があらわれることがあるので、このような症状の持続又は増強が見られた場合には、服用を中止し、この文書を持って医師又は薬剤師に相談してください
   口のかわき、眠気

4. 5～6回服用しても症状がよくならない場合は服用を中止し、この文書を持って医師又は薬剤師に相談してください

効能・効果
せき、たん

成分と作用

4.8 g（大人1日量）中に次の成分を含んでいます。

成　　　分	4.8 g中	作　　　　　用
チペピジンヒベンズ酸塩	0.075 g	せきを鎮め、たんを切ります。
グアイフェネシン	0.3 g	
塩酸プソイドエフェドリン	0.162 g	せきを鎮めます。
安息香酸ナトリウムカフェイン	0.3 g	ねむけを防止します。
キキョウ末	1.0 g	せきを鎮め、たんを切ります。
カンゾウ末	0.75 g	たんを切ります。
デンプン、乳糖水和物又はこれらの混合物	適　量	賦形剤。

＜成分・分量に関連する注意＞
本剤の服用により、赤味がかった尿があらわれることがあります。

用法・用量

1回量を次のとおりとし、1日3回、4時間以上の間隔をおいて適宜服用します。

年　　齢	1回量	1日服用回数
大人（15才以上）	1包1.6 g	
11才以上15才未満	大人の2/3	
8才以上11才未満	大人の1/2	3回
5才以上8才未満	大人の1/3	
3才以上5才未満	大人の1/4	
3才未満の乳幼児	服用しないこと	

＜用法・用量に関連する注意＞
（1）用法・用量を厳守してください。
（2）小児に服用させる場合には、保護者の指導監督のもとに服用させてください。

保管及び取扱い上の注意

（1）直射日光の当たらない湿気の少ない涼しい所に保管してください。
（2）小児の手の届かない所に保管してください。
（3）他の容器に入れ替えないでください（誤用の原因になったり品質が変わります。）。
（4）1包の分割した残りを服用する場合には、残量を記載して保管し、2日以内に服用してください。

■お問い合わせ先

製造販売元

【外部の容器又は外部の被包に記載すべき事項】

注意
1．次の人は服用しないでください
　（1）本剤又は本剤の成分によりアレルギー症状を起こしたことがある人。
　（2）次の症状のある人。
　　　　前立腺肥大による排尿困難
　（3）次の診断を受けた人。
　　　　高血圧、心臓病、甲状腺機能障害、糖尿病
2．次の人は服用前に医師又は薬剤師に相談してください
　（1）医師の治療を受けている人。
　（2）妊婦又は妊娠していると思われる人。
　（3）授乳中の人。
　（4）高齢者。
　（5）薬などによりアレルギー症状を起こしたことがある人。
　（6）次の症状のある人。

高熱、排尿困難
（7）次の診断を受けた人。
腎臓病、緑内障
（8）モノアミン酸化酵素阻害薬（セレギリン塩酸塩等）で治療を受けている人。
2′．服用が適さない場合があるので、服用前に医師又は薬剤師に相談してください
〔2．の項目の記載に際し、十分な記載スペースがない場合には2′．を記載すること。〕
3．服用に際しては、説明文書をよく読んでください
4．直射日光の当たらない湿気の少ない涼しい所に保管してください
5．小児の手の届かない所に保管してください
6．その他
（1）医薬品副作用被害救済制度に関するお問い合わせ先
（独）医薬品医療機器総合機構
http://www.pmda.go.jp/kenkouhigai.html
電話　0120-149-931（フリーダイヤル）
（2）この薬に関するお問い合わせ先
○○薬局
管理薬剤師：○○○○
受付時間：○○時○○分から○○時○○分まで（但し○○日は除く）
電話：03（○○○○）○○○○
ＦＡＸ：03（○○○○）○○○○

鎮咳・去痰薬

> この説明書は本剤とともに保管し、
> 服用に際しては必ずお読みください。

アンモニア・ウイキョウ精

　アンモニア・ウイキョウ精は、アンモニア水とウイキョウ油をエタノールに溶かしたせき・たんに用いる大人用の内服用水剤です。

⚠ 使用上の注意

⊗ してはいけないこと

（守らないと現在の症状が悪化したり、副作用・事故が起こりやすくなります）
本剤を服用している間は、次のいずれの医薬品も服用しないでください
　他の鎮咳去痰薬、かぜ薬、鎮静薬、抗ヒスタミン剤を含有する内服薬等（鼻炎用内服薬、乗物酔い薬、アレルギー用薬等）

相談すること

1. 次の人は服用前に医師又は薬剤師に相談してください
　（1）医師の治療を受けている人。
　（2）妊婦又は妊娠していると思われる人。
　（3）薬などによりアレルギー症状を起こしたことがある人。
　（4）次の症状のある人。
　　　高熱

2. 服用後、次の症状があらわれた場合は副作用の可能性があるので、直ちに服用を中止し、この文書を持って医師又は薬剤師に相談してください

関係部位	症　　　状
皮膚	発疹・発赤、かゆみ
消化器	吐き気・嘔吐、食欲不振
精神神経系	めまい

3. 5～6回服用しても症状がよくならない場合は服用を中止し、この文書を持って医師又は薬剤師に相談してください

効能・効果
せき、たん

成分と作用
100 mL 中に次の成分を含んでいます。

成　　分	100 mL 中	作　　用
アンモニア水	17.0 mL	せきを鎮め、たんを切ります。
ウイキョウ油	3.0 mL	
エタノール	適　量	溶剤。

用法・用量
1回量を次のとおりとし、1日3回服用します。

年　　齢	1回量	1日服用回数
大人（15才以上）	2 mL	3回
15才未満の小児	服用しないこと	

＜用法・用量に関連する注意＞
　用法・用量を厳守してください。

保管及び取扱い上の注意
（1）直射日光の当たらない湿気の少ない涼しい所に密栓して保管してください。
（2）小児の手の届かない所に保管してください。
（3）他の容器に入れ替えないでください（誤用の原因になったり品質が変わります。）。
（4）火気に近づけないでください。

■お問い合わせ先

製造販売元

【外部の容器又は外部の被包に記載すべき事項】
注意
1．次の人は服用前に医師又は薬剤師に相談してください
　（1）医師の治療を受けている人。
　（2）妊婦又は妊娠していると思われる人。
　（3）薬などによりアレルギー症状を起こしたことがある人。
　（4）次の症状のある人。
　　　高熱
1′．服用が適さない場合があるので、服用前に医師又は薬剤師に相談してください
　〔1．の項目の記載に際し、十分な記載スペースがない場合には1′．を記載すること。〕
2．服用に際しては、説明文書をよく読んでください
3．直射日光の当たらない湿気の少ない涼しい所に密栓して保管してください
4．火気に近づけないでください
5．小児の手の届かない所に保管してください
6．その他
　（1）医薬品副作用被害救済制度に関するお問い合わせ先
　　　（独）医薬品医療機器総合機構
　　　http://www.pmda.go.jp/kenkouhigai.html
　　　電話　0120-149-931（フリーダイヤル）
　（2）この薬に関するお問い合わせ先
　　　○○薬局
　　　管理薬剤師：○○○○
　　　受付時間：○○時○○分から○○時○○分まで（但し○○日は除く）
　　　電話：03（○○○○）○○○○
　　　ＦＡＸ：03（○○○○）○○○○

吸入剤

> この説明書は本剤とともに保管し、
> 服用に際しては必ずお読みください。

吸入剤1号

　吸入剤1号は、*d*-カンフル又は*dl*-カンフルに炭酸水素ナトリウム、塩化ナトリウム、グリセリン、エタノールを配合した、気管支炎・咽喉カタル・上気道炎症に用いる吸入剤です。

⚠ 使用上の注意

相談すること

1．次の人は使用前に医師又は薬剤師に相談してください
　（1）医師の治療を受けている人。
　（2）薬などによりアレルギー症状を起こしたことがある人。

2．5〜6日間使用しても症状がよくならない場合は使用を中止し、この文書を持って医師又は薬剤師に相談してください

効能・効果
気管支炎、咽喉カタル、上気道炎症

成分と作用
100 mL 中に次の成分を含んでいます。

成　　分	100 mL 中	作　　用
d-カンフル又は*dl*-カンフル	0.08 g	気管支の防腐作用を発揮します。
炭酸水素ナトリウム	1.0 g	たんを溶かします。
塩化ナトリウム	0.8 g	気管支粘膜を洗浄し、たんを出しやすくします。また、等張化の働きをします。
グリセリン	1.0 mL	粘膜を湿潤させます。
エタノール	0.8 mL	
精製水又は精製水（容器入り）	適　量	溶剤。

用法・用量
随時吸入器を用い、適宜吸入します。
＜用法・用量に関連する注意＞
（1）用法・用量を厳守してください。
（2）小児に使用させる場合には、保護者の指導監督のもとに使用させてください。
（3）吸入にのみ使用してください。
（4）蒸気に近づきすぎるとやけどを起こしたり、水滴が大きすぎて咽喉の奥深くまで蒸気が入りませんので、吸入器から30 cm位離れておすわりください。
（5）「アー」と発音するように口を十分あけてください。
（6）吸入後はうがいをしてください。また、口の周囲があれるような場合には、コールドクリーム等をぬっておいてください。

保管及び取扱い上の注意
（1）直射日光の当たらない湿気の少ない涼しい所に密栓して保管してください。
（2）小児の手の届かない所に保管してください。
（3）他の容器に入れ替えないでください（誤用の原因になったり品質が変わります。）。

■お問い合わせ先

製造販売元

【外部の容器又は外部の被包に記載すべき事項】

注意
1．次の人は使用前に医師又は薬剤師に相談してください
　（1）医師の治療を受けている人。
　（2）薬などによりアレルギー症状を起こしたことがある人。
1′．使用が適さない場合があるので、使用前に医師又は薬剤師に相談してください
　　〔1．の項目の記載に際し、十分な記載スペースがない場合には1′．を記載すること。〕
2．使用に際しては、説明文書をよく読んでください
3．直射日光の当たらない湿気の少ない涼しい所に密栓して保管してください
4．小児の手の届かない所に保管してください
5．その他
　（1）医薬品副作用被害救済制度に関するお問い合わせ先
　　　（独）医薬品医療機器総合機構
　　http://www.pmda.go.jp/kenkouhigai.html
　　　電話　0120-149-931（フリーダイヤル）
　（2）この薬に関するお問い合わせ先
　　　○○薬局
　　管理薬剤師：○○○○
　　受付時間：○○時○○分から○○時○○分まで（但し○○日は除く）
　　電話：03（○○○○）○○○○
　　ＦＡＸ：03（○○○○）○○○○

【43】

吸入剤

> この説明書は本剤とともに保管し、
> 服用に際しては必ずお読みください。

吸入剤2号

　吸入剤2号は、炭酸水素ナトリウムに塩化ナトリウム、グリセリンを配合した、気管支炎・咽喉カタル・上気道炎症に用いる吸入剤です。

⚠ 使用上の注意

相談すること

1. 次の人は使用前に医師又は薬剤師に相談してください
   （1）医師の治療を受けている人。
   （2）薬などによりアレルギー症状を起こしたことがある人。

2. 5〜6日間使用しても症状がよくならない場合は使用を中止し、この文書を持って医師又は薬剤師に相談してください

効能・効果
気管支炎、咽喉カタル、上気道炎症

成分と作用

100 mL 中に次の成分を含んでいます。

成　　分	100 mL 中	作　　　　用
炭酸水素ナトリウム	1.0 g	たんを溶かします。
塩化ナトリウム	0.8 g	気管支粘膜を洗浄し、たんを出しやすくします。また、等張化の働きをします。
グリセリン	1.0 mL	粘膜を湿潤させます。
精製水又は精製水（容器入り）	適　量	溶剤。

用法・用量
随時吸入器を用い、適宜吸入します。
＜用法・用量に関連する注意＞
（1）用法・用量を厳守してください。
（2）小児に使用させる場合には、保護者の指導監督のもとに使用させてください。
（3）吸入にのみ使用してください。
（4）蒸気に近づきすぎるとやけどを起こしたり、水滴が大きすぎて咽喉の奥深くまで蒸気が入りませんので、吸入器から30 cm 位離れておすわりください。
（5）「アー」と発音するように口を十分あけてください。
（6）吸入後はうがいをしてください。また、口の周囲があれるような場合には、コールドクリーム等をぬっておいてください。

保管及び取扱い上の注意
（1）直射日光の当たらない湿気の少ない涼しい所に密栓して保管してください。
（2）小児の手の届かない所に保管してください。
（3）他の容器に入れ替えないでください（誤用の原因になったり品質が変わります。）。

■お問い合わせ先

製造販売元

【外部の容器又は外部の被包に記載すべき事項】

注意

1．次の人は使用前に医師又は薬剤師に相談してください
　（1）医師の治療を受けている人。
　（2）薬などによりアレルギー症状を起こしたことがある人。
1′．使用が適さない場合があるので、使用前に医師又は薬剤師に相談してください
　〔1．の項目の記載に際し、十分な記載スペースがない場合には1′．を記載すること。〕
2．使用に際しては、説明文書をよく読んでください
3．直射日光の当たらない湿気の少ない涼しい所に密栓して保管してください
4．小児の手の届かない所に保管してください
5．その他
　（1）医薬品副作用被害救済制度に関するお問い合わせ先
　　　（独）医薬品医療機器総合機構
　　　http://www.pmda.go.jp/kenkouhigai.html
　　　電話　0120-149-931（フリーダイヤル）
　（2）この薬に関するお問い合わせ先
　　　○○薬局
　　　管理薬剤師：○○○○
　　　受付時間：○○時○○分から○○時○○分まで（但し○○日は除く）
　　　電話：03（○○○○）○○○○
　　　ＦＡＸ：03（○○○○）○○○○

歯科口腔用薬

> この説明書は本剤とともに保管し、
> 服用に際しては必ずお読みください。

ピオクタニン液

　ピオクタニン液は、メチルロザニリン塩化物を主薬とした口腔内の消毒・殺菌に用いる口腔内塗布剤です。

⚠ 使用上の注意

相談すること

1．次の人は使用前に医師、歯科医師又は薬剤師に相談してください
　（1）医師又は歯科医師の治療を受けている人。
　（2）薬などによりアレルギー症状を起こしたことがある人。
　（3）次の症状のある人。
　　　口内のひどいただれ

2．使用後、次の症状があらわれた場合は副作用の可能性があるので、直ちに使用を中止し、この文書を持って医師、歯科医師又は薬剤師に相談してください

関係部位	症　　状
口	刺激感

3．5～6日間使用しても症状がよくならない場合は使用を中止し、この文書を持って医師、歯科医師又は薬剤師に相談してください

効能・効果
口腔内の消毒・殺菌

成分と作用

100 mL 中に次の成分を含んでいます。

成　　分	100 mL 中	作　　　　　用
メチルロザニリン塩化物	0.2 g	殺菌、消毒作用を発揮します。
精製水又は精製水（容器入り）	適　量	溶剤。

用法・用量
適宜、患部に塗布します。
＜用法・用量に関連する注意＞
（1）用法・用量を厳守してください。
（2）小児に使用させる場合には、保護者の指導監督のもとに使用させてください。
（3）患部塗布用にのみ使用してください。

保管及び取扱い上の注意
（1）直射日光の当たらない湿気の少ない涼しい所に密栓して保管してください。
（2）小児の手の届かない所に保管してください。
（3）他の容器に入れ替えないでください（誤用の原因になったり品質が変わります。）。

■お問い合わせ先

製造販売元

【外部の容器又は外部の被包に記載すべき事項】

注意

1．次の人は使用前に医師、歯科医師又は薬剤師に相談してください
　（1）医師又は歯科医師の治療を受けている人。
　（2）薬などによりアレルギー症状を起こしたことがある人。
　（3）次の症状のある人。
　　　　口内のひどいただれ
1′．使用が適さない場合があるので、使用前に医師、歯科医師又は薬剤師に相談してください
　〔1．の項目の記載に際し、十分な記載スペースがない場合には1′．を記載すること。〕
2．使用に際しては、説明文書をよく読んでください
3．直射日光の当たらない湿気の少ない涼しい所に密栓して保管してください
4．小児の手の届かない所に保管してください
5．その他
　（1）医薬品副作用被害救済制度に関するお問い合わせ先
　　　（独）医薬品医療機器総合機構
　　　http://www.pmda.go.jp/kenkouhigai.html
　　　電話　0120-149-931（フリーダイヤル）
　（2）この薬に関するお問い合わせ先
　　　○○薬局
　　　管理薬剤師：○○○○
　　　受付時間：○○時○○分から○○時○○分まで（但し○○日は除く）
　　　電話：03（○○○○）○○○○
　　　ＦＡＸ：03（○○○○）○○○○

含そう薬

> この説明書は本剤とともに保管し、服用に際しては必ずお読みください。

ミョウバン水

　ミョウバン水は、硫酸アルミニウムカリウム水和物にハッカ水を配合した、口腔内の洗浄、口腔・咽頭のはれに用いる含そう薬です。

⚠ 使用上の注意

相談すること

1. 次の人は使用前に医師、歯科医師又は薬剤師に相談してください
   次の症状のある人。
   　口内のひどいただれ

2. 使用後、次の症状があらわれた場合は副作用の可能性があるので、直ちに使用を中止し、この文書を持って医師、歯科医師又は薬剤師に相談してください

関係部位	症　　状
口	刺激感

3. 5〜6日間使用しても症状がよくならない場合は使用を中止し、この文書を持って医師、歯科医師又は薬剤師に相談してください

効能・効果
○口腔内の洗浄
○口腔・咽頭のはれ

成分と作用
100 mL 中に次の成分を含んでいます。

成　　分	100 mL 中	作　　　　　用
硫酸アルミニウムカリウム水和物	0.3 g	収れん作用と分泌抑制作用を発揮します。
ハッカ水	5.0 mL	矯臭し清涼感を与えます。
常水又は精製水又は精製水（容器入り）	適　量	溶剤。

用法・用量
本品適量をとり、含嗽します。
＜用法・用量に関連する注意＞
（1）用法・用量を厳守してください。
（2）小児に使用させる場合には、保護者の指導監督のもとに使用させてください。
（3）うがい用にのみ使用してください。

保管及び取扱い上の注意
（1）直射日光の当たらない湿気の少ない涼しい所に密栓して保管してください。
（2）小児の手の届かない所に保管してください。
（3）他の容器に入れ替えないでください（誤用の原因になったり品質が変わります。）。

■お問い合わせ先

製造販売元

【外部の容器又は外部の被包に記載すべき事項】

注意
1. 次の人は使用前に医師、歯科医師又は薬剤師に相談してください
   次の症状のある人。
   口内のひどいただれ
1′. 使用が適さない場合があるので、使用前に医師、歯科医師又は薬剤師に相談してください
   〔1. の項目の記載に際し、十分な記載スペースがない場合には1′. を記載すること。〕
2. 使用に際しては、説明文書をよく読んでください
3. 直射日光の当たらない湿気の少ない涼しい所に密栓して保管してください
4. 小児の手の届かない所に保管してください
5. その他
   (1)医薬品副作用被害救済制度に関するお問い合わせ先
      (独) 医薬品医療機器総合機構
      http://www.pmda.go.jp/kenkouhigai.html
      電話 0120-149-931 (フリーダイヤル)
   (2)この薬に関するお問い合わせ先
      ○○薬局
      管理薬剤師：○○○○
      受付時間：○○時○○分から○○時○○分まで (但し○○日は除く)
      電話：03 (○○○○) ○○○○
      ＦＡＸ：03 (○○○○) ○○○○

歯科口腔用薬

> この説明書は本剤とともに保管し、
> 服用に際しては必ずお読みください。

複方ヨード・グリセリン

　複方ヨード・グリセリンは、ヨウ素・液状フェノールを主成分としたのどの殺菌・消毒に用いる口腔内塗布・噴霧薬です。

⚠ 使用上の注意

⊗ してはいけないこと
（守らないと現在の症状が悪化したり、副作用が起こりやすくなります）
次の人は使用しないでください
　本剤又は本剤の成分によりアレルギー症状を起こしたことがある人。

相談すること
１．次の人は使用前に医師又は薬剤師に相談してください
　（１）薬などによりアレルギー症状を起こしたことがある人。
　（２）次の症状のある人。
　　　　口内のひどいただれ

２．使用後、次の症状があらわれた場合は副作用の可能性があるので、直ちに使用を中止し、
　　この文書を持って医師又は薬剤師に相談してください

関係部位	症　　状
皮膚	発疹・発赤、かゆみ
口	あれ、しみる、灼熱感、刺激感
消化器	吐き気
その他	不快感

まれに下記の重篤な症状が起こることがあります。その場合は直ちに医師の診療を受けてください。

症状の名称	症　　状
アナフィラキシー様症状	使用後すぐに、皮膚のかゆみ、じんましん、声のかすれ、くしゃみ、のどのかゆみ、息苦しさ等があらわれる。

３．５〜６日間使用しても症状がよくならない場合は使用を中止し、この文書を持って医師又は薬剤師に相談してください

効能・効果
のどの殺菌・消毒

成分と作用
100 mL 中に次の成分を含んでいます。

成　　　分	100 mL 中	作　　　　　用
ヨウ素	1.2 g	殺菌、消毒作用を発揮します。
液状フェノール	0.5 mL	防腐、消毒作用を発揮します。
グリセリン	90.0 mL	粘稠湿潤性を保ちます。
ハッカ水	4.5 mL	清涼感を与えます。
ヨウ化カリウム	2.4 g	溶解補助剤。
精製水又は精製水（容器入り）	適　量	溶剤。

用法・用量
適宜、適量を患部に塗布又は噴霧します。
＜用法・用量に関連する注意＞
（１）用法・用量を厳守してください。
（２）小児に使用させる場合には、保護者の指導監督のもとに使用させてください。
（３）目に入らないよう注意してください。万一、目に入った場合には、すぐに水又はぬるま湯で洗っ

てください。なお、症状が重い場合には、眼科医の診療を受けてください。
（4）塗布用にのみ使用してください。
（5）のどに塗るとき、綿等に薬液をしみこませ過ぎないようにご注意ください。
（6）薬液や薬液をしみこませた綿等を誤ってのみ込んだ時は、直ちに医師の診療を受けてください。

保管及び取扱い上の注意
（1）直射日光の当たらない湿気の少ない涼しい所に密栓して保管してください。
（2）小児の手の届かない所に保管してください。
（3）他の容器に入れ替えないでください（誤用の原因になったり品質が変わります。）。

■お問い合わせ先

製造販売元

【外部の容器又は外部の被包に記載すべき事項】
注意
1．次の人は使用しないでください
　　本剤又は本剤の成分によりアレルギー症状を起こしたことがある人。
2．次の人は使用前に医師又は薬剤師に相談してください
　（1）薬などによりアレルギー症状を起こしたことがある人。
　（2）次の症状のある人。
　　　　口内のひどいただれ
2′．使用が適さない場合があるので、使用前に医師又は薬剤師に相談してください
　　〔2．の項目の記載に際し、十分な記載スペースがない場合には2′．を記載すること。〕
3．使用に際しては、説明文書をよく読んでください
4．直射日光の当たらない湿気の少ない涼しい所に密栓して保管してください
5．小児の手の届かない所に保管してください
6．その他
　（1）医薬品副作用被害救済制度に関するお問い合わせ先
　　　（独）医薬品医療機器総合機構
　　　http://www.pmda.go.jp/kenkouhigai.html
　　　電話　0120-149-931（フリーダイヤル）
　（2）この薬に関するお問い合わせ先
　　　○○薬局
　　　管理薬剤師：○○○○
　　　受付時間：○○時○○分から○○時○○分まで（但し○○日は除く）
　　　電話：03（○○○○）○○○○
　　　ＦＡＸ：03（○○○○）○○○○

【47】

歯科口腔用薬

> この説明書は本剤とともに保管し、
> 服用に際しては必ずお読みください。

プロテイン銀液

プロテイン銀液は、プロテイン銀を主薬とした咽頭炎、鼻炎に用いる鼻腔内塗布薬です。

⚠ 使用上の注意

相談すること

1. 次の人は使用前に医師又は薬剤師に相談してください
   （1）医師の治療を受けている人。
   （2）薬などによりアレルギー症状を起こしたことがある人。

2. 使用後、次の症状があらわれた場合は副作用の可能性があるので、直ちに使用を中止し、この文書を持って医師又は薬剤師に相談してください

関係部位	症　　　　状
皮膚	発疹・発赤、かゆみ

3. 5～6日間使用しても症状がよくならない場合は使用を中止し、この文書を持って医師又は薬剤師に相談してください

効能・効果
咽頭炎、鼻炎

成分と作用

100 mL 中に次の成分を含んでいます。

成　　　分	100 mL 中	作　　　　　用
プロテイン銀	3.0 g	防腐、殺菌、収れん作用を発揮します。
グリセリン	10.0 mL	粘稠湿潤性を保ちます。
ハッカ水	適　量	清涼感を与えます。

用法・用量
綿棒などを用いて、適宜患部に適用します。
＜用法・用量に関連する注意＞
（1）用法・用量を厳守してください。
（2）小児に使用させる場合には、保護者の指導監督のもとに使用させてください。
（3）患部塗布用にのみ使用してください。

保管及び取扱い上の注意
（1）直射日光の当たらない湿気の少ない涼しい所に密栓して保管してください。
（2）小児の手の届かない所に保管してください。
（3）他の容器に入れ替えないでください（誤用の原因になったり品質が変わります。）。

■お問い合わせ先

製造販売元

【外部の容器又は外部の被包に記載すべき事項】
注意
1. 次の人は使用前に医師又は薬剤師に相談してください
   （1）医師の治療を受けている人。
   （2）薬によりアレルギー症状を起こしたことがある人。

１′．使用が適さない場合があるので、使用前に医師又は薬剤師に相談してください
　　〔１．の項目の記載に際し、十分な記載スペースがない場合には１′．を記載すること。〕
２．使用に際しては、説明文書をよく読んでください
３．直射日光の当たらない湿気の少ない涼しい所に密栓して保管してください
４．小児の手の届かない所に保管してください
５．その他
　（１）医薬品副作用被害救済制度に関するお問い合わせ先
　　　　（独）医薬品医療機器総合機構
　　　　http://www.pmda.go.jp/kenkouhigai.html
　　　　電話　0120-149-931（フリーダイヤル）
　（２）この薬に関するお問い合わせ先
　　　　○○薬局
　　　　管理薬剤師：○○○○
　　　　受付時間：○○時○○分から○○時○○分まで（但し○○日は除く）
　　　　電話：03（○○○○）○○○○
　　　　ＦＡＸ：03（○○○○）○○○○

歯科口腔用薬

> この説明書は本剤とともに保管し、
> 服用に際しては必ずお読みください。

ジブカイン・アネスタミン液

　ジブカイン・アネスタミン液は、ジブカイン塩酸塩・アミノ安息香酸エチルを主成分とした、歯痛に効く患部塗布薬です。

⚠ 使用上の注意

相談すること

１．次の人は使用前に医師、歯科医師又は薬剤師に相談してください
　（１）医師又は歯科医師の治療を受けている人。
　（２）薬などによりアレルギー症状を起こしたことがある人。

２．使用後、次の症状があらわれた場合は副作用の可能性があるので、直ちに使用を中止し、この文書を持って医師、歯科医師又は薬剤師に相談してください

関係部位	症　　状
皮膚	発疹・発赤、かゆみ

３．５〜６回使用しても症状がよくならない場合は使用を中止し、この文書を持って医師、歯科医師又は薬剤師に相談してください

効能・効果
歯痛

成分と作用

100 mL 中に次の成分を含んでいます。

成　　分	100 mL 中	作　　　　　用
ジブカイン塩酸塩	0.2 g	鎮痛作用を発揮します。
ホモスルファミン	0.5 g	抗菌作用を発揮します。
アミノ安息香酸エチル	1.0 g	局所麻酔作用を発揮します。
トラガント末	0.7 g	分散剤。
精製水又は精製水（容器入り）	適　量	溶剤。

用法・用量
本品少量を綿棒に浸して患部に塗布します。
＜用法・用量に関連する注意＞
（１）用法・用量を厳守してください。
（２）小児に使用させる場合には、保護者の指導監督のもとに使用させてください。
（３）歯科用にのみ使用してください。

保管及び取扱い上の注意
（１）直射日光の当たらない湿気の少ない涼しい所に密栓して保管してください。
（２）小児の手の届かない所に保管してください。
（３）他の容器に入れ替えないでください（誤用の原因になったり品質が変わります。）。

■お問い合わせ先

製造販売元

【外部の容器又は外部の被包に記載すべき事項】

注意

1．次の人は使用前に医師、歯科医師又は薬剤師に相談してください
　（1）医師又は歯科医師の治療を受けている人。
　（2）薬などによりアレルギー症状を起こしたことがある人。
1′．使用が適さない場合があるので、使用前に医師、歯科医師又は薬剤師に相談してください
　〔1．の項目の記載に際し、十分な記載スペースがない場合には1′．を記載すること。〕
2．使用に際しては、説明文書をよく読んでください
3．直射日光の当たらない湿気の少ない涼しい所に密栓して保管してください
4．小児の手の届かない所に保管してください。
5．その他
　（1）医薬品副作用被害救済制度に関するお問い合わせ先
　　（独）医薬品医療機器総合機構
　　http://www.pmda.go.jp/kenkouhigai.html
　　電話　0120-149-931（フリーダイヤル）
　（2）この薬に関するお問い合わせ先
　　○○薬局
　　管理薬剤師：○○○○
　　受付時間：○○時○○分から○○時○○分まで（但し○○日は除く）
　　電話：03（○○○○）○○○○
　　ＦＡＸ：03（○○○○）○○○○

胃腸薬

この説明書は本剤とともに保管し、
服用に際しては必ずお読みください。

複方ロートエキス・ジアスターゼ散

複方ロートエキス・ジアスターゼ散は、制酸剤をはじめ消化酵素や生薬成分を配合した、胃酸過多、胸やけ、もたれ、胸つかえ、げっぷ、はきけ、胃痛等を改善する胃腸薬です。

⚠ 使用上の注意

⊗ してはいけないこと
（守らないと現在の症状が悪化したり、副作用・事故が起こりやすくなります）
1. 本剤を服用している間は、次のいずれの医薬品も服用しないでください
   他の胃腸鎮痛鎮痙薬、ロートエキスを含有する他の胃腸薬、乗物酔い薬
2. 服用後、乗物又は機械類の運転操作をしないでください
   （目のかすみ、異常なまぶしさ等の症状があらわれることがあります。）
3. 授乳中の人は本剤を服用しないか、本剤を服用する場合は授乳を避けてください
   （母乳に移行して乳児の脈が速くなることがあります。）

相談すること
1. 次の人は服用前に医師又は薬剤師に相談してください
   （1）医師の治療を受けている人。
   （2）妊婦又は妊娠していると思われる人。
   （3）高齢者。
   （4）薬などによりアレルギー症状を起こしたことがある人。
   （5）次の症状のある人。
   　　排尿困難
   （6）次の診断を受けた人。
   　　心臓病、緑内障、甲状腺機能障害

2. 服用後、次の症状があらわれた場合は副作用の可能性があるので、直ちに服用を中止し、この文書を持って医師又は薬剤師に相談してください

関係部位	症　　状
皮膚	発疹・発赤、かゆみ
精神神経系	頭痛
泌尿器	排尿困難
その他	顔のほてり、異常なまぶしさ

3. 服用後、次の症状があらわれることがあるので、このような症状の持続又は増強が見られた場合には、服用を中止し、この文書を持って医師又は薬剤師に相談してください
   口のかわき、便秘、目のかすみ

その他の注意
母乳が出にくくなることがあります。

効能・効果
胃酸過多、胸やけ、胃部不快感、胃部膨満感、もたれ、胃重、胸つかえ、げっぷ、はきけ（むかつき、胃のむかつき、二日酔・悪酔のむかつき、嘔気、悪心）、嘔吐、飲み過ぎ、胃痛

成分と作用
100 g 中に次の成分を含んでいます。

成　　分	100 g 中	作　　　用
ロートエキス	0.8 g	胃酸を中和します。また、胃痛を抑えます。
ジアスターゼ	20.0 g	たんぱく質及びデンプンを消化します。
沈降炭酸カルシウム	30.0 g	胃酸を中和します。
炭酸水素ナトリウム	25.0 g	
酸化マグネシウム	10.0 g	胃酸を中和します。

ゲンチアナ末	5.0 g	消化を促進させます。
デンプン、乳糖水和物又はこれらの混合物	適　量	賦形剤。

用法・用量

1回量を次のとおりとし、1日3回までとし、服用します。
服用間隔は4時間以上おいてください。

年　　齢	1回量	1日服用回数
大人（15才以上）	1包2.0g	
11才以上15才未満	大人の2/3	
8才以上11才未満	大人の1/2	3回まで
5才以上8才未満	大人の1/3	
5才未満の乳幼児	服用しないこと	

<用法・用量に関連する注意>
（1）用法・用量を厳守してください。
（2）小児に服用させる場合には、保護者の指導監督のもとに服用させてください。

保管及び取扱い上の注意

（1）直射日光の当たらない湿気の少ない涼しい所に保管してください。
（2）小児の手の届かない所に保管してください。
（3）他の容器に入れ替えないでください（誤用の原因になったり品質が変わります。）。
（4）1包の分割した残りを服用する場合には、残量を記載して保管し、2日以内に服用してください。

■お問い合わせ先

製造販売元

【外部の容器又は外部の被包に記載すべき事項】

注意
1．服用後、乗物又は機械類の運転操作をしないでください
2．授乳中の人は本剤を服用しないか、本剤を服用する場合は授乳を避けてください
3．次の人は服用前に医師又は薬剤師に相談してください
　（1）医師の治療を受けている人。
　（2）妊婦又は妊娠していると思われる人。
　（3）高齢者。
　（4）薬などによりアレルギー症状を起こしたことがある人。
　（5）次の症状のある人。
　　　排尿困難
　（6）次の診断を受けた人。
　　　心臓病、緑内障、甲状腺機能障害
3′．服用が適さない場合があるので、服用前に医師又は薬剤師に相談してください
　〔3．の項目の記載に際し、十分な記載スペースがない場合には3′．を記載すること。〕
4．服用に際しては、説明文書をよく読んでください
5．直射日光の当たらない湿気の少ない涼しい所に保管してください
6．小児の手の届かない所に保管してください
7．その他
　（1）医薬品副作用被害救済制度に関するお問い合わせ先
　　　（独）医薬品医療機器総合機構
　　　http://www.pmda.go.jp/kenkouhigai.html
　　　電話　0120-149-931（フリーダイヤル）
　（2）この薬に関するお問い合わせ先
　　　○○薬局
　　　管理薬剤師：○○○○
　　　受付時間：○○時○○分から○○時○○分まで（但し○○日は除く）
　　　電話：03（○○○○）○○○○
　　　ＦＡＸ：03（○○○○）○○○○

胃腸薬

> この説明書は本剤とともに保管し、
> 服用に際しては必ずお読みください。

胃腸鎮痛剤2号A

胃腸鎮痛剤2号Aは、メチルオクタトロピン臭化物、アミノ安息香酸エチルを主成分とし、これに制酸剤や生薬成分を配合した、胃痛、腹痛、胃酸過多、胸やけ等を改善する胃腸鎮痛剤です。

⚠ 使用上の注意

❌ してはいけないこと
（守らないと現在の症状が悪化したり、副作用・事故が起こりやすくなります）

1．次の人は服用しないでください
　　6才未満の乳幼児。
2．本剤を服用している間は、次のいずれの医薬品も服用しないでください
　　他の胃腸鎮痛鎮痙薬、ロートエキスを含有する他の胃腸薬、乗物酔い薬
3．服用後、乗物又は機械類の運転操作をしないでください
　　（眠気や目のかすみ、異常なまぶしさ等の症状があらわれることがあります。）

相談すること

1．次の人は服用前に医師又は薬剤師に相談してください
　（1）医師の治療を受けている人。
　（2）妊婦又は妊娠していると思われる人。
　（3）授乳中の人。
　（4）高齢者。
　（5）薬などによりアレルギー症状を起こしたことがある人。
　（6）次の症状のある人。
　　　排尿困難
　（7）次の診断を受けた人。
　　　心臓病、緑内障

2．服用後、次の症状があらわれた場合は副作用の可能性があるので、直ちに服用を中止し、この文書を持って医師又は薬剤師に相談してください

関係部位	症　　状
皮膚	発疹・発赤、かゆみ
精神神経系	頭痛
泌尿器	排尿困難
その他	顔のほてり、異常なまぶしさ

3．服用後、次の症状があらわれることがあるので、このような症状の持続又は増強が見られた場合には、服用を中止し、この文書を持って医師又は薬剤師に相談してください
　　口のかわき、便秘、下痢、眠気、目のかすみ

4．5〜6回服用しても症状がよくならない場合は服用を中止し、この文書を持って医師又は薬剤師に相談してください

効能・効果
胃痛、腹痛、さしこみ（疝痛、癪）、胃酸過多、胸やけ

成分と作用
7.5g（大人1日量）中に次の成分を含んでいます。

成　　分	7.5g中	作　　　用
メチルオクタトロピン臭化物	0.03g	鎮痙作用を発揮します。
アミノ安息香酸エチル	0.6g	局所麻酔作用を発揮します。
炭酸水素ナトリウム	3.0g	胃酸を中和します。
酸化マグネシウム	0.5g	

エンゴサク、細末	1.0 g	痛みを和らげます。
コウボク末	1.5 g	
デンプン、乳糖水和物又はこれらの混合物	適　量	賦形剤。

用法・用量

1回量を次のとおりとし、1日3回、食前又は食間に服用します。
服用間隔は4時間以上おいてください。

年　　齢	1回量	1日服用回数
大人（15才以上）	1包2.5 g	
11才以上15才未満	大人の2／3	
8才以上11才未満	大人の1／2	3回
6才以上8才未満	大人の1／3	
6才未満の乳幼児	服用しないこと	

＜用法・用量に関連する注意＞
（1）用法・用量を厳守してください。
（2）小児に服用させる場合には、保護者の指導監督のもとに服用させてください。

保管及び取扱い上の注意

（1）直射日光の当たらない湿気の少ない涼しい所に保管してください。
（2）小児の手の届かない所に保管してください。
（3）他の容器に入れ替えないでください（誤用の原因になったり品質が変わります。）。
（4）1包の分割した残りを服用する場合には、残量を記載して保管し、2日以内に服用してください。

■お問い合わせ先

製造販売元

【外部の容器又は外部の被包に記載すべき事項】

注意
1．次の人は服用しないでください
　　　6才未満の乳幼児。
2．服用後、乗物又は機械類の運転操作をしないでください
3．次の人は服用前に医師又は薬剤師に相談してください
　（1）医師の治療を受けている人。
　（2）妊婦又は妊娠していると思われる人。
　（3）授乳中の人。
　（4）高齢者。
　（5）薬などによりアレルギー症状を起こしたことがある人。
　（6）次の症状のある人。
　　　排尿困難
　（7）次の診断を受けた人。
　　　心臓病、緑内障
3′．服用が適さない場合があるので、服用前に医師又は薬剤師に相談してください
　　〔3．の項目の記載に際し、十分な記載スペースがない場合には3′．を記載すること。〕
4．服用に際しては、説明文書をよく読んでください
5．直射日光の当たらない湿気の少ない涼しい所に保管してください
6．小児の手の届かない所に保管してください
7．その他
　（1）医薬品副作用被害救済制度に関するお問い合わせ先
　　　（独）医薬品医療機器総合機構
　　　http://www.pmda.go.jp/kenkouhigai.html
　　　電話　0120-149-931（フリーダイヤル）
　（2）この薬に関するお問い合わせ先

○○薬局
管理薬剤師：○○○○
受付時間：○○時○○分から○○時○○分まで（但し○○日は除く）
電話：03（○○○○）○○○○
ＦＡＸ：03（○○○○）○○○○

胃腸薬

胃腸鎮痛剤３号Ａ

この説明書は本剤とともに保管し、服用に際しては必ずお読みください。

　胃腸鎮痛剤３号Ａは、メチルベナクチジウム臭化物を主成分とし、これに制酸剤や生薬成分を配合した、胃痛、腹痛、胃酸過多、胸やけ等を改善する胃腸鎮痛剤です。

⚠ 使用上の注意

❌ してはいけないこと
（守らないと現在の症状が悪化したり、副作用・事故が起こりやすくなります）
1. 次の人は服用しないでください
　　透析療法を受けている人。
2. 本剤を服用している間は、次のいずれの医薬品も服用しないでください
　　他の胃腸鎮痛鎮痙薬、ロートエキスを含有する他の胃腸薬、乗物酔い薬
3. 服用後、乗物又は機械類の運転操作をしないでください
　　（目のかすみ、異常なまぶしさ等の症状があらわれることがあります。）
4. 長期連用しないでください

相談すること
1. 次の人は服用前に医師又は薬剤師に相談してください
　（1）医師の治療を受けている人。
　（2）妊婦又は妊娠していると思われる人。
　（3）高齢者。
　（4）薬などによりアレルギー症状を起こしたことがある人。
　（5）次の症状のある人。
　　　排尿困難
　（6）次の診断を受けた人。
　　　心臓病、腎臓病、緑内障

2. 服用後、次の症状があらわれた場合は副作用の可能性があるので、直ちに服用を中止し、この文書を持って医師又は薬剤師に相談してください

関係部位	症　　状
皮膚	発疹・発赤、かゆみ
精神神経系	頭痛
泌尿器	排尿困難
その他	顔のほてり、異常なまぶしさ

3. 服用後、次の症状があらわれることがあるので、このような症状の持続又は増強が見られた場合には、服用を中止し、この文書を持って医師又は薬剤師に相談してください
　　口のかわき、便秘、下痢、目のかすみ

4. ５～６回服用しても症状がよくならない場合は服用を中止し、この文書を持って医師又は薬剤師に相談してください

効能・効果
胃痛、腹痛、さしこみ（疝痛、癪）、胃酸過多、胸やけ

成分と作用
7.5 g（大人１日量）中に次の成分を含んでいます。

成　　分	7.5 g中	作　　　　　用
メチルベナクチジウム臭化物	0.03 g	鎮痙作用を発揮します。
酸化マグネシウム	0.3 g	胃酸を中和します。
メタケイ酸アルミン酸マグネシウム	3.0 g	

コウボク末	1.0 g	痛みを和らげます。
シャクヤク末	1.0 g	
エンゴサク、細末	1.0 g	
デンプン、乳糖水和物又はこれらの混合物	適　量	賦形剤。

用法・用量

１回量を次のとおりとし、１日３回、食前又は食間に服用します。
服用間隔は４時間以上おいてください。

年　　齢	１回量	１日服用回数
大人（15才以上）	１包2.5 g	
11才以上15才未満	大人の２/３	3回
8才以上11才未満	大人の１/２	
5才以上8才未満	大人の１/３	
5才未満の乳幼児	服用しないこと	

<用法・用量に関連する注意>
（１）用法・用量を厳守してください。
（２）小児に服用させる場合には、保護者の指導監督のもとに服用させてください。

保管及び取扱い上の注意

（１）直射日光の当たらない湿気の少ない涼しい所に保管してください。
（２）小児の手の届かない所に保管してください。
（３）他の容器に入れ替えないでください（誤用の原因になったり品質が変わります。）。
（４）１包の分割した残りを服用する場合には、残量を記載して保管し、２日以内に服用してください。
（５）長期保存しないでください。

■お問い合わせ先

製造販売元

【外部の容器又は外部の被包に記載すべき事項】

注意
１．次の人は服用しないでください
　　透析療法を受けている人。
２．服用後、乗物又は機械類の運転操作をしないでください
３．次の人は服用前に医師又は薬剤師に相談してください
　（１）医師の治療を受けている人。
　（２）妊婦又は妊娠していると思われる人。
　（３）高齢者。
　（４）薬などによりアレルギー症状を起こしたことがある人。
　（５）次の症状のある人。
　　　排尿困難
　（６）次の診断を受けた人。
　　　心臓病、腎臓病、緑内障
３′．服用が適さない場合があるので、服用前に医師又は薬剤師に相談してください
　　〔３．の項目の記載に際し、十分な記載スペースがない場合には３′．を記載すること。〕
４．服用に際しては、説明文書をよく読んでください
５．直射日光の当たらない湿気の少ない涼しい所に保管してください
６．小児の手の届かない所に保管してください
７．その他
　（１）医薬品副作用被害救済制度に関するお問い合わせ先
　　　（独）医薬品医療機器総合機構
　　　http://www.pmda.go.jp/kenkouhigai.html
　　　電話　0120-149-931（フリーダイヤル）

（2）この薬に関するお問い合わせ先
　　○○薬局
　　管理薬剤師：○○○○
　　受付時間：○○時○○分から○○時○○分まで（但し○○日は除く）
　　電話：03（○○○○）○○○○
　　ＦＡＸ：03（○○○○）○○○○

胃腸薬

この説明書は本剤とともに保管し、
服用に際しては必ずお読みください。

胃腸鎮痛剤4号A

　胃腸鎮痛剤4号Aは、臭化メチルアトロピン、パパベリン塩酸塩、アミノ安息香酸エチルに酸化マグネシウムを配合した、胃痛、腹痛、疝痛、癪を改善する胃腸鎮痛剤です。

⚠ 使用上の注意

⊗ してはいけないこと
（守らないと現在の症状が悪化したり、副作用・事故が起こりやすくなります）
1．次の人は服用しないでください
　　6才未満の乳幼児。
2．本剤を服用している間は、次のいずれの医薬品も服用しないでください
　　他の胃腸鎮痛鎮痙薬、ロートエキスを含有する他の胃腸薬、乗物酔い薬
3．服用後、乗物又は機械類の運転操作をしないでください
　　（目のかすみ、異常なまぶしさ等の症状があらわれることがあります。）

相談すること
1．次の人は服用前に医師又は薬剤師に相談してください
　（1）医師の治療を受けている人。
　（2）妊婦又は妊娠していると思われる人。
　（3）高齢者。
　（4）薬などによりアレルギー症状を起こしたことがある人。
　（5）次の症状のある人。
　　　　排尿困難
　（6）次の診断を受けた人。
　　　　心臓病、緑内障

2．服用後、次の症状があらわれた場合は副作用の可能性があるので、直ちに服用を中止し、この文書を持って医師又は薬剤師に相談してください

関係部位	症　　　　状
皮膚	発疹・発赤、かゆみ
精神神経系	頭痛
泌尿器	排尿困難
その他	顔のほてり、異常なまぶしさ

3．服用後、次の症状があらわれることがあるので、このような症状の持続又は増強が見られた場合には、服用を中止し、この文書を持って医師又は薬剤師に相談してください
　　口のかわき、便秘、下痢、目のかすみ

4．5～6回服用しても症状がよくならない場合は服用を中止し、この文書を持って医師又は薬剤師に相談してください

効能・効果
胃痛、腹痛、さしこみ（疝痛、癪）

成分と作用
1.0g（大人1回量）中に次の成分を含んでいます。

成　　　　分	1.0g中	作　　　　　用
臭化メチルアトロピン	0.002g	鎮痙作用を発揮します。
酸化マグネシウム	0.2g	胃酸を中和します。
パパベリン塩酸塩	0.02g	平滑筋の異常緊張及び痙攣を抑制します。
アミノ安息香酸エチル	0.2g	局所麻酔作用を発揮します。

デンプン、乳糖水和物又はこれらの混合物	適　量	賦形剤。

用法・用量

1回量を次のとおりとし、1日3回までとし、必要時に服用します。
服用間隔は4時間以上おいてください。

年　齢	1回量	1日服用回数
大人（15才以上）	1包1.0g	
11才以上15才未満	大人の2/3	
8才以上11才未満	大人の1/2	3回まで
6才以上8才未満	大人の1/3	
6才未満の乳幼児	服用しないこと	

＜用法・用量に関連する注意＞
（1）用法・用量を厳守してください。
（2）小児に服用させる場合には、保護者の指導監督のもとに服用させてください。

保管及び取扱い上の注意

（1）直射日光の当たらない湿気の少ない涼しい所に保管してください。
（2）小児の手の届かない所に保管してください。
（3）他の容器に入れ替えないでください（誤用の原因になったり品質が変わります。）。
（4）1包の分割した残りを服用する場合には、残量を記載して保管し、2日以内に服用してください。

■お問い合わせ先

製造販売元

【外部の容器又は外部の被包に記載すべき事項】

注意
1．次の人は服用しないでください
　　　6才未満の乳幼児。
2．服用後、乗物又は機械類の運転操作をしないでください
3．次の人は服用前に医師又は薬剤師に相談してください
　（1）医師の治療を受けている人。
　（2）妊婦又は妊娠していると思われる人。
　（3）高齢者。
　（4）薬などによりアレルギー症状を起こしたことがある人。
　（5）次の症状のある人。
　　　排尿困難
　（6）次の診断を受けた人。
　　　心臓病、緑内障
3′．服用が適さない場合があるので、服用前に医師又は薬剤師に相談してください
　　〔3．の項目の記載に際し、十分な記載スペースがない場合には3′．を記載すること。〕
4．服用に際しては、説明文書をよく読んでください
5．直射日光の当たらない湿気の少ない涼しい所に保管してください
6．小児の手の届かない所に保管してください
7．その他
　（1）医薬品副作用被害救済制度に関するお問い合わせ先
　　　（独）医薬品医療機器総合機構
　　　http://www.pmda.go.jp/kenkouhigai.html
　　　電話　0120-149-931（フリーダイヤル）
　（2）この薬に関するお問い合わせ先
　　　○○薬局
　　　管理薬剤師：○○○○
　　　受付時間：○○時○○分から○○時○○分まで（但し○○日は除く）
　　　電話：03（○○○○）○○○○
　　　ＦＡＸ：03（○○○○）○○○○

胃腸薬

> この説明書は本剤とともに保管し、
> 服用に際しては必ずお読みください。

健胃消化剤１号Ａ

　健胃消化剤１号Ａは、乾燥酵母をはじめとする３種の消化酵素にゲンチアナ末を配合した、食欲不振、消化不良、消化促進、食べ過ぎ、胃もたれ等を改善する健胃消化剤です。

⚠ 使用上の注意

相談すること

１．次の人は服用前に医師又は薬剤師に相談してください
　（１）医師の治療を受けている人。
　（２）薬などによりアレルギー症状を起こしたことがある人。

２．服用後、次の症状があらわれた場合は副作用の可能性があるので、直ちに服用を中止し、この文書を持って医師又は薬剤師に相談してください

関係部位	症　　　　　状
皮膚	発疹・発赤、かゆみ

３．２週間位服用しても症状がよくならない場合は服用を中止し、この文書を持って医師又は薬剤師に相談してください

効能・効果
食欲不振、消化不良、消化促進、食べ過ぎ、胃もたれ、胸つかえ、消化不良による胃部・腹部膨満感

成分と作用
　　　　　　4.5 g（大人１日量）中に次の成分を含んでいます。

成　　分	4.5 g中	作　　　　　用
乾燥酵母	3.0 g	消化を助けます。
ジアスターゼ	0.6 g	
パンクレアチン	0.6 g	
ゲンチアナ末	0.3 g	胃液の分泌を亢進したり、消化を助けます。

用法・用量
１回量を次のとおりとし、１日３回、食後に服用します。

年　　齢	１回量	１日服用回数
大人（15才以上）	1包1.5 g	3回
11才以上15才未満	大人の2／3	
8才以上11才未満	大人の1／2	
5才以上8才未満	大人の1／3	
5才未満の乳幼児	服用しないこと	

＜用法・用量に関連する注意＞
（１）用法・用量を厳守してください。
（２）小児に服用させる場合には、保護者の指導監督のもとに服用させてください。

保管及び取扱い上の注意
（１）直射日光の当たらない湿気の少ない涼しい所に保管してください。
（２）小児の手の届かない所に保管してください。
（３）他の容器に入れ替えないでください（誤用の原因になったり品質が変わります。）。
（４）１包の分割した残りを服用する場合には、残量を記載して保管し、２日以内に服用してください。

■お問い合わせ先

製造販売元

【外部の容器又は外部の被包に記載すべき事項】
注意
1．次の人は服用前に医師又は薬剤師に相談してください
　（1）医師の治療を受けている人。
　（2）薬などによりアレルギー症状を起こしたことがある人。
1′．服用が適さない場合があるので、服用前に医師又は薬剤師に相談してください
　〔1．の項目の記載に際し、十分な記載スペースがない場合には1′．を記載すること。〕
2．服用に際しては、説明文書をよく読んでください
3．直射日光の当たらない湿気の少ない涼しい所に保管してください
4．小児の手の届かない所に保管してください
5．その他
　（1）医薬品副作用被害救済制度に関するお問い合わせ先
　　（独）医薬品医療機器総合機構
　　http://www.pmda.go.jp/kenkouhigai.html
　　電話　0120-149-931（フリーダイヤル）
　（2）この薬に関するお問い合わせ先
　　○○薬局
　　管理薬剤師：○○○○
　　受付時間：○○時○○分から○○時○○分まで（但し○○日は除く）
　　電話：03（○○○○）○○○○
　　ＦＡＸ：03（○○○○）○○○○

胃腸薬

【54】

この説明書は本剤とともに保管し、
服用に際しては必ずお読みください。

胃腸鎮痛剤5号Ａ

胃腸鎮痛剤5号Ａは、メチルオクタトロピン臭化物に生薬成分としてシャクヤク末とカンゾウ末を配合した、胃痛、腹痛、疝痛、癪を改善する胃腸鎮痛剤です。

⚠ 使用上の注意

⊗ してはいけないこと
（守らないと現在の症状が悪化したり、副作用・事故が起こりやすくなります）
1. 本剤を服用している間は、次のいずれの医薬品も服用しないでください
   他の胃腸鎮痛鎮痙薬、ロートエキスを含有する他の胃腸薬、乗物酔い薬
2. 服用後、乗物又は機械類の運転操作をしないでください
   （眠気や目のかすみ、異常なまぶしさ等の症状があらわれることがあります。）

相談すること
1. 次の人は服用前に医師又は薬剤師に相談してください
   （1）医師の治療を受けている人。
   （2）妊婦又は妊娠していると思われる人。
   （3）授乳中の人。
   （4）高齢者。
   （5）薬などによりアレルギー症状を起こしたことがある人。
   （6）次の症状のある人。
   　　排尿困難
   （7）次の診断を受けた人。
   　　心臓病、緑内障

2. 服用後、次の症状があらわれた場合は副作用の可能性があるので、直ちに服用を中止し、この文書を持って医師又は薬剤師に相談してください

関係部位	症　　　状
皮膚	発疹・発赤、かゆみ
精神神経系	頭痛
泌尿器	排尿困難
その他	顔のほてり、異常なまぶしさ

3. 服用後、次の症状があらわれることがあるので、このような症状の持続又は増強が見られた場合には、服用を中止し、この文書を持って医師又は薬剤師に相談してください
   口のかわき、便秘、眠気、目のかすみ

4. 5〜6回服用しても症状がよくならない場合は服用を中止し、この文書を持って医師又は薬剤師に相談してください

効能・効果
胃痛、腹痛、さしこみ（疝痛、癪）

成分と作用
1.5g（大人1回量）中に次の成分を含んでいます。

成　　　分	1.5g中	作　　　　　用
メチルオクタトロピン臭化物	0.01g	鎮痙作用を発揮します。
シャクヤク末	0.5g	痛みを和らげます。
カンゾウ末	0.5g	
デンプン、乳糖水和物又はこれらの混合物	適　量	賦形剤。

用法・用量

１回量を次のとおりとし、１日３回までとし、必要時に服用します。
服用間隔は４時間以上おいてください。

年　　齢	１回量	１日服用回数
大人（15才以上）	１包1.5 g	
11才以上15才未満	大人の２／３	
8才以上11才未満	大人の１／２	３回まで
5才以上８才未満	大人の１／３	
5才未満の乳幼児	服用しないこと	

＜用法・用量に関連する注意＞
（１）用法・用量を厳守してください。
（２）小児に服用させる場合には、保護者の指導監督のもとに服用させてください。

保管及び取扱い上の注意

（１）直射日光の当たらない湿気の少ない涼しい所に保管してください。
（２）小児の手の届かない所に保管してください。
（３）他の容器に入れ替えないでください（誤用の原因になったり品質が変わります。）。
（４）１包の分割した残りを服用する場合には、残量を記載して保管し、２日以内に服用してください。

■お問い合わせ先

製造販売元

【外部の容器又は外部の被包に記載すべき事項】

注意
１．服用後、乗物又は機械類の運転操作をしないでください
２．次の人は服用前に医師又は薬剤師に相談してください
　（１）医師の治療を受けている人。
　（２）妊婦又は妊娠していると思われる人。
　（３）授乳中の人。
　（４）高齢者。
　（５）薬などによりアレルギー症状を起こしたことがある人。
　（６）次の症状のある人。
　　　排尿困難
　（７）次の診断を受けた人。
　　　心臓病、緑内障
２′．服用が適さない場合があるので、服用前に医師又は薬剤師に相談してください
　〔２．の項目の記載に際し、十分な記載スペースがない場合には ２′．を記載すること。〕
３．服用に際しては、説明文書をよく読んでください
４．直射日光の当たらない湿気の少ない涼しい所に保管してください
５．小児の手の届かない所に保管してください
６．その他
　（１）医薬品副作用被害救済制度に関するお問い合わせ先
　　　（独）医薬品医療機器総合機構
　　　http://www.pmda.go.jp/kenkouhigai.html
　　　電話　0120-149-931（フリーダイヤル）
　（２）この薬に関するお問い合わせ先
　　　○○薬局
　　　管理薬剤師：○○○○
　　　受付時間：○○時○○分から○○時○○分まで（但し○○日は除く）
　　　電話：03（○○○○）○○○○
　　　ＦＡＸ：03（○○○○）○○○○

【55】

胃腸薬

> この説明書は本剤とともに保管し、
> 服用に際しては必ずお読みください。

センブリ・重曹散

　センブリ・重曹散は、炭酸水素ナトリウムに生薬のセンブリ末を配合し、食欲不振、食べ過ぎ、飲み過ぎ、胸やけ、もたれ、はきけ等の諸症状を改善する胃腸薬です。

⚠ 使用上の注意

相談すること

1. 次の人は服用前に医師又は薬剤師に相談してください
   医師の治療を受けている人。

2. 2週間位服用しても症状がよくならない場合は服用を中止し、この文書を持って医師又は薬剤師に相談してください

効能・効果

食欲不振、胃部・腹部膨満感、消化不良、胃弱、食べ過ぎ、飲み過ぎ、胸やけ、もたれ、胸つかえ、はきけ（むかつき、胃のむかつき、二日酔・悪酔のむかつき、嘔気、悪心)、嘔吐

成分と作用

100 g 中に次の成分を含んでいます。

成　　分	100 g 中	作　　　　　用
センブリ末	3.0 g	食欲を増進させます。胃の運動、胃液分泌を増進させます。
炭酸水素ナトリウム	70.0 g	胃酸を中和します。
デンプン、乳糖水和物又はこれらの混合物	適　量	賦形剤。

用法・用量

1回量を次のとおりとし、1日3回、食前に服用します。

年　　齢	1回量	1日服用回数
大人（15才以上）	1包0.5 g	
11才以上15才未満	大人の2/3	3回
8才以上11才未満	大人の1/2	
5才以上8才未満	大人の1/3	
5才未満の乳幼児	服用しないこと	

＜用法・用量に関連する注意＞

（1）用法・用量を厳守してください。
（2）小児に服用させる場合には、保護者の指導監督のもとに服用させてください。

保管及び取扱い上の注意

（1）直射日光の当たらない湿気の少ない涼しい所に保管してください。
（2）小児の手の届かない所に保管してください。
（3）他の容器に入れ替えないでください（誤用の原因になったり品質が変わります。）。
（4）1包の分割した残りを服用する場合には、残量を記載して保管し、2日以内に服用してください。

■お問い合わせ先

製造販売元

【外部の容器又は外部の被包に記載すべき事項】

注意

1．次の人は服用前に医師又は薬剤師に相談してください
　　医師の治療を受けている人。
1′．服用が適さない場合があるので、服用前に医師又は薬剤師に相談してください
　　〔1．の項目の記載に際し、十分な記載スペースがない場合には1′．を記載すること。〕
2．服用に際しては、説明文書をよく読んでください
3．直射日光の当たらない湿気の少ない涼しい所に保管してください
4．小児の手の届かない所に保管してください
5．その他
　（1）医薬品副作用被害救済制度に関するお問い合わせ先
　　　（独）医薬品医療機器総合機構
　　　http://www.pmda.go.jp/kenkouhigai.html
　　　電話　0120-149-931（フリーダイヤル）
　（2）この薬に関するお問い合わせ先
　　　○○薬局
　　　管理薬剤師：○○○○
　　　受付時間：○○時○○分から○○時○○分まで（但し○○日は除く）
　　　電話：03（○○○○）○○○○
　　　ＦＡＸ：03（○○○○）○○○○

胃腸薬

この説明書は本剤とともに保管し、
服用に際しては必ずお読みください。

胃腸鎮痛剤6号A

　胃腸鎮痛剤6号Aは、ブチルスコポラミン臭化物に2種の制酸剤を配合した、胃痛、腹痛、疝痛、癪，胃酸過多、胸やけを改善する胃腸鎮痛剤です。

⚠ 使用上の注意

⊗ してはいけないこと

（守らないと現在の症状が悪化したり、副作用・事故が起こりやすくなります）

1．次の人は服用しないでください
　　透析療法を受けている人。
2．本剤を服用している間は、次のいずれの医薬品も服用しないでください
　　他の胃腸鎮痛鎮痙薬、ロートエキスを含有する他の胃腸薬、乗物酔い薬
3．服用後、乗物又は機械類の運転操作をしないでください
　　（目のかすみ、異常なまぶしさ等の症状があらわれることがあります。）
4．長期連用しないでください

相談すること

1．次の人は服用前に医師又は薬剤師に相談してください
　（1）医師の治療を受けている人。
　（2）妊婦又は妊娠していると思われる人。
　（3）高齢者。
　（4）薬などによりアレルギー症状を起こしたことがある人。
　（5）次の症状のある人。
　　　　排尿困難
　（6）次の診断を受けた人。
　　　　心臓病、腎臓病、緑内障

2．服用後、次の症状があらわれた場合は副作用の可能性があるので、直ちに服用を中止し、この文書を持って医師又は薬剤師に相談してください

関係部位	症　　　状
皮膚	発疹・発赤、かゆみ
精神神経系	頭痛
泌尿器	排尿困難
その他	顔のほてり、異常なまぶしさ

3．服用後、次の症状があらわれることがあるので、このような症状の持続又は増強が見られた場合には、服用を中止し、この文書を持って医師又は薬剤師に相談してください
　　口のかわき、便秘、下痢、目のかすみ

4．5〜6回服用しても症状がよくならない場合は服用を中止し、この文書を持って医師又は薬剤師に相談してください

効能・効果

胃痛、腹痛、さしこみ（疝痛、癪）、胃酸過多、胸やけ

成分と作用

4.5g（大人1日量）中に次の成分を含んでいます。

成　　　分	4.5g中	作　　　　　用
ブチルスコポラミン臭化物	0.03g	鎮痙作用を発揮します。
乾燥水酸化アルミニウムゲル細粒	1.8g	胃酸を中和します。
ケイ酸マグネシウム	1.8g	
デンプン、乳糖水和物又はこれらの混合物	適　量	賦形剤。

用法・用量

大人（15才以上）1回1包1.5g、1日3回、食前又は食間に服用します。
服用間隔は4時間以上おいてください。

年　　齢	1回量	1日服用回数
大人（15才以上）	1包1.5g	3回
15才未満の小児	服用しないこと	

＜用法・用量に関連する注意＞
　用法・用量を厳守してください。

保管及び取扱い上の注意

（1）直射日光の当たらない湿気の少ない涼しい所に保管してください。
（2）小児の手の届かない所に保管してください。
（3）他の容器に入れ替えないでください（誤用の原因になったり品質が変わります。）。

■お問い合わせ先

製造販売元

【外部の容器又は外部の被包に記載すべき事項】

注意
1．次の人は服用しないでください
　　透析療法を受けている人。
2．服用後、乗物又は機械類の運転操作をしないでください
3．次の人は服用前に医師又は薬剤師に相談してください
　（1）医師の治療を受けている人。
　（2）妊婦又は妊娠していると思われる人。
　（3）高齢者。
　（4）薬などによりアレルギー症状を起こしたことがある人。
　（5）次の症状のある人。
　　　排尿困難
　（6）次の診断を受けた人。
　　　心臓病、腎臓病、緑内障
3'．服用が適さない場合があるので、服用前に医師又は薬剤師に相談してください
　　〔3．の項目の記載に際し、十分な記載スペースがない場合には3'．を記載すること。〕
4．服用に際しては、説明文書をよく読んでください
5．直射日光の当たらない湿気の少ない涼しい所に保管してください
6．小児の手の届かない所に保管してください
7．その他
　（1）医薬品副作用被害救済制度に関するお問い合わせ先
　　　（独）医薬品医療機器総合機構
　　　http://www.pmda.go.jp/kenkouhigai.html
　　　電話　0120-149-931（フリーダイヤル）
　（2）この薬に関するお問い合わせ先
　　　○○薬局
　　　管理薬剤師：○○○○
　　　受付時間：○○時○○分から○○時○○分まで（但し○○日は除く）
　　　電話：03（○○○○）○○○○
　　　ＦＡＸ：03（○○○○）○○○○

【57】

B—139

胃腸薬

> この説明書は本剤とともに保管し、
> 服用に際しては必ずお読みください。

塩酸リモナーデ

　塩酸リモナーデは、希塩酸に単シロップを加え飲みやすくし、胃酸の減少に伴い生じた食欲不振、胃部・腹部膨満感、消化不良、胃弱、はきけ等を改善する胃腸薬です。

⚠ 使用上の注意

相談すること

1．次の人は服用前に医師又は薬剤師に相談してください
　　医師の治療を受けている人。

2．2週間位服用しても症状がよくならない場合は服用を中止し、この文書を持って医師又は薬剤師に相談してください

効能・効果
食欲不振、胃部・腹部膨満感、消化不良、胃弱、食べ過ぎ、飲み過ぎ、胸やけ、もたれ、胸つかえ、はきけ（むかつき、胃のむかつき、二日酔・悪酔のむかつき、嘔気、悪心)、嘔吐

成分と作用

100 mL 中に次の成分を含んでいます。

成　　分	100 mL 中	作　　　　　用
希塩酸	0.5 mL	消化を助けます。
単シロップ	8.0 mL	矯味の働きをします。
精製水又は精製水（容器入り）	適　量	溶剤。

用法・用量
1回量を次のとおりとし、1日3回、食前に服用します。

年　　齢	1回量	1日服用回数
大人（15才以上）	30 mL	
11才以上15才未満	大人の2/3	
8才以上11才未満	大人の1/2	3回
5才以上8才未満	大人の1/3	
5才未満の乳幼児	服用しないこと	

＜用法・用量に関連する注意＞
（1）用法・用量を厳守してください。
（2）小児に服用させる場合には、保護者の指導監督のもとに服用させてください。

保管及び取扱い上の注意
（1）直射日光の当たらない湿気の少ない涼しい所に密栓して保管してください。
（2）小児の手の届かない所に保管してください。
（3）他の容器に入れ替えないでください（誤用の原因になったり品質が変わります。)。

■お問い合わせ先

製造販売元

【外部の容器又は外部の被包に記載すべき事項】
注意
1．次の人は服用前に医師又は薬剤師に相談してください

B—140

　　医師の治療を受けている人。
1′．服用が適さない場合があるので、服用前に医師又は薬剤師に相談してください
　　〔1．の項目の記載に際し、十分な記載スペースがない場合には1′．を記載すること。〕
2．服用に際しては、説明文書をよく読んでください
3．直射日光の当たらない湿気の少ない涼しい所に保管してください
4．小児の手の届かない所に保管してください
5．その他
（1）医薬品副作用被害救済制度に関するお問い合わせ先
　　（独）医薬品医療機器総合機構
　　http://www.pmda.go.jp/kenkouhigai.html
　　電話　0120-149-931（フリーダイヤル）
（2）この薬に関するお問い合わせ先
　　○○薬局
　　管理薬剤師：○○○○
　　受付時間：○○時○○分から○○時○○分まで（但し○○日は除く）
　　電話：03（○○○○）○○○○
　　ＦＡＸ：03（○○○○）○○○○

胃腸薬

この説明書は本剤とともに保管し、
服用に際しては必ずお読みください。

胃腸鎮痛剤7号A

胃腸鎮痛剤7号Aは、メチルベナクチジウム臭化物に2種の制酸剤とl-メントールを配合した、胃痛、腹痛、疝痛、癪，胃酸過多、胸やけを改善する胃腸鎮痛剤です。

⚠ 使用上の注意

⊗ してはいけないこと

（守らないと現在の症状が悪化したり、副作用・事故が起こりやすくなります）

1．次の人は服用しないでください
   透析療法を受けている人。
2．本剤を服用している間は、次のいずれの医薬品も服用しないでください
   他の胃腸鎮痛鎮痙薬、ロートエキスを含有する他の胃腸薬、乗物酔い薬
3．服用後、乗物又は機械類の運転操作をしないでください
   （目のかすみ、異常なまぶしさ等の症状があらわれることがあります。）
4．長期連用しないでください

相談すること

1．次の人は服用前に医師又は薬剤師に相談してください
   （1）医師の治療を受けている人。
   （2）妊婦又は妊娠していると思われる人。
   （3）高齢者。
   （4）薬などによりアレルギー症状を起こしたことがある人。
   （5）次の症状のある人。
       排尿困難
   （6）次の診断を受けた人。
       心臓病、腎臓病、緑内障

2．服用後、次の症状があらわれた場合は副作用の可能性があるので、直ちに服用を中止し、この文書を持って医師又は薬剤師に相談してください

関係部位	症　　　　　　状
皮膚	発疹・発赤、かゆみ
精神神経系	頭痛
泌尿器	排尿困難
その他	顔のほてり、異常なまぶしさ

3．服用後、次の症状があらわれることがあるので、このような症状の持続又は増強が見られた場合には、服用を中止し、この文書を持って医師又は薬剤師に相談してください
   口のかわき、便秘、下痢、目のかすみ

4．5～6回服用しても症状がよくならない場合は服用を中止し、この文書を持って医師又は薬剤師に相談してください

効能・効果

胃痛、腹痛、さしこみ（疝痛、癪）、胃酸過多、胸やけ

成分と作用

4.5g（大人1日量）中に次の成分を含んでいます。

成　　　分	4.5g中	作　　　　　用
メチルベナクチジウム臭化物	0.03g	鎮痙作用を発揮します。
酸化マグネシウム	0.5g	胃酸を中和します。
乾燥水酸化アルミニウムゲル細粒	3.0g	
l-メントール	0.02g	芳香・矯臭・矯味の働きをします。

デンプン、乳糖水和物又はこれらの混合物	適　量	賦形剤。

用法・用量

1回量を次のとおりとし、1日3回、食前又は食間に服用します。服用間隔は4時間以上おいてください。

年　　齢	1回量	1日服用回数
大人（15才以上）	1包1.5g	3回
11才以上15才未満	大人の2/3	
8才以上11才未満	大人の1/2	
5才以上8才未満	大人の1/3	
5才未満の乳幼児	服用しないこと	

＜用法・用量に関連する注意＞
（1）用法・用量を厳守してください。
（2）小児に服用させる場合には、保護者の指導監督のもとに服用させてください。

保管及び取扱い上の注意

（1）直射日光の当たらない湿気の少ない涼しい所に保管してください。
（2）小児の手の届かない所に保管してください。
（3）他の容器に入れ替えないでください（誤用の原因になったり品質が変わります。）。
（4）1包の分割した残りを服用する場合には、残量を記載して保管し、2日以内に服用してください。

■お問い合わせ先

製造販売元

【外部の容器又は外部の被包に記載すべき事項】

注意
1．次の人は服用しないでください
　　透析療法を受けている人。
2．服用後、乗物又は機械類の運転操作をしないでください
3．次の人は服用前に医師又は薬剤師に相談してください
　（1）医師の治療を受けている人。
　（2）妊婦又は妊娠していると思われる人。
　（3）高齢者。
　（4）薬などによりアレルギー症状を起こしたことがある人。
　（5）次の症状のある人。
　　　排尿困難
　（6）次の診断を受けた人。
　　　心臓病、腎臓病、緑内障
3′．服用が適さない場合があるので、服用前に医師又は薬剤師に相談してください
　〔3．の項目の記載に際し、十分な記載スペースがない場合には3′．を記載すること。〕
4．服用に際しては、説明文書をよく読んでください
5．直射日光の当たらない湿気の少ない涼しい所に保管してください
6．小児の手の届かない所に保管してください
7．その他
　（1）医薬品副作用被害救済制度に関するお問い合わせ先
　　　（独）医薬品医療機器総合機構
　　　http://www.pmda.go.jp/kenkouhigai.html
　　　電話　0120-149-931（フリーダイヤル）
　（2）この薬に関するお問い合わせ先
　　　○○薬局
　　　管理薬剤師：○○○○
　　　受付時間：○○時○○分から○○時○○分まで（但し○○日は除く）
　　　電話：03（○○○○）○○○○
　　　ＦＡＸ：03（○○○○）○○○○

胃腸薬

この説明書は本剤とともに保管し、
服用に際しては必ずお読みください。

胃腸鎮痛剤1号

　胃腸鎮痛剤1号は、乾燥水酸化アルミニウムゲル細粒と酸化マグネシウムによる過酸症状の緩解
と、ロートエキスの鎮痛鎮痙効果により胃痛、腹痛、疝痛、癪，胃酸過多、胸やけを改善する胃腸
鎮痛剤です。

⚠ 使用上の注意

⊗ してはいけないこと
（守らないと現在の症状が悪化したり、副作用・事故が起こりやすくなります）
1．次の人は服用しないでください
　　透析療法を受けている人。
2．本剤を服用している間は、次のいずれの医薬品も服用しないでください
　　他の胃腸鎮痛鎮痙薬、ロートエキスを含有する他の胃腸薬、乗物酔い薬
3．服用後、乗物又は機械類の運転操作をしないでください
　　（目のかすみ、異常なまぶしさ等の症状があらわれることがあります。）
4．授乳中の人は本剤を服用しないか、本剤を服用する場合は授乳を避けてください
　　（母乳に移行して乳児の脈が速くなることがあります。）
5．長期連用しないでください

相談すること
1．次の人は服用前に医師又は薬剤師に相談してください
　（1）医師の治療を受けている人。
　（2）妊婦又は妊娠していると思われる人。
　（3）高齢者。
　（4）薬などによりアレルギー症状を起こしたことがある人。
　（5）次の症状のある人。
　　　排尿困難
　（6）次の診断を受けた人。
　　　心臓病、腎臓病、緑内障

2．服用後、次の症状があらわれた場合は副作用の可能性があるので、直ちに服用を中止し、
　　この文書を持って医師又は薬剤師に相談してください

関係部位	症　　　　状
皮膚	発疹・発赤、かゆみ
精神神経系	頭痛
泌尿器	排尿困難
その他	顔のほてり、異常なまぶしさ

3．服用後、次の症状があらわれることがあるので、このような症状の持続又は増強が見られ
　　た場合には、服用を中止し、この文書を持って医師又は薬剤師に相談してください
　　口のかわき、便秘、下痢、目のかすみ

4．5〜6回服用しても症状がよくならない場合は服用を中止し、この文書を持って医師又は
　　薬剤師に相談してください

その他の注意
　母乳が出にくくなることがあります。

効能・効果
胃痛、腹痛、さしこみ（疝痛、癪）、胃酸過多、胸やけ

成分と作用

3.6 g（大人1日量）中に次の成分を含んでいます。

成　　　分	3.6 g中	作　　　　　　　　用
乾燥水酸化アルミニウムゲル細粒	2.0 g	胃酸を中和します。
酸化マグネシウム	0.6 g	
l-メントール	0.02 g	芳香・矯臭・矯味の働きをします。
ロートエキス	0.06 g	胃液の分泌を抑え、胃のぜん動を抑制します。
デンプン、乳糖水和物又はこれらの混合物	適　量	賦形剤。

用法・用量

1回量を次のとおりとし、1日3回、適宜服用します。

年　　齢	1回量	1日服用回数
大人（15才以上）	1包1.2 g	
11才以上15才未満	大人の2／3	
8才以上11才未満	大人の1／2	3回
5才以上8才未満	大人の1／3	
5才未満の乳幼児	服用しないこと	

＜用法・用量に関連する注意＞
（1）用法・用量を厳守してください。
（2）小児に服用させる場合には、保護者の指導監督のもとに服用させてください。

保管及び取扱い上の注意
（1）直射日光の当たらない湿気の少ない涼しい所に保管してください。
（2）小児の手の届かない所に保管してください。
（3）他の容器に入れ替えないでください（誤用の原因になったり品質が変わります。）。
（4）1包の分割した残りを服用する場合には、残量を記載して保管し、2日以内に服用してください。

■お問い合わせ先

製造販売元

【外部の容器又は外部の被包に記載すべき事項】
注意
1．次の人は服用しないでください
　　透析療法を受けている人。
2．服用後、乗物又は機械類の運転操作をしないでください
3．授乳中の人は本剤を服用しないか、本剤を服用する場合は授乳を避けてください
4．次の人は服用前に医師又は薬剤師に相談してください
　（1）医師の治療を受けている人。
　（2）妊婦又は妊娠していると思われる人。
　（3）高齢者。
　（4）薬などによりアレルギー症状を起こしたことがある人。
　（5）次の症状のある人。
　　　排尿困難
　（6）次の診断を受けた人。
　　　心臓病、腎臓病、緑内障
4′．服用が適さない場合があるので、服用前に医師又は薬剤師に相談してください
　　〔4．の項目の記載に際し、十分な記載スペースがない場合には4′．を記載すること。〕
5．服用に際しては、説明文書をよく読んでください
6．直射日光の当たらない湿気の少ない涼しい所に保管してください
7．小児の手の届かない所に保管してください
8．その他

（1）医薬品副作用被害救済制度に関するお問い合わせ先
　　（独）医薬品医療機器総合機構
　　http://www.pmda.go.jp/kenkouhigai.html
　　電話　0120-149-931（フリーダイヤル）
（2）この薬に関するお問い合わせ先
　　○○薬局
　　管理薬剤師：○○○○
　　受付時間：○○時○○分から○○時○○分まで（但し○○日は除く）
　　電話：03（○○○○）○○○○
　　ＦＡＸ：03（○○○○）○○○○

胃腸薬

> この説明書は本剤とともに保管し、
> 服用に際しては必ずお読みください。

健胃剤2号A

　健胃剤2号Aは、利胆薬のウルソデオキシコール酸に苦味健胃薬のホミカエキス散・ゲンチアナ末、芳香性健胃薬のケイヒ末、制酸剤2種を配合した、食欲不振、消化不良、胸やけ、胸つかえ、はきけ等の諸症状を改善する健胃剤です。

⚠ 使用上の注意

相談すること

1．次の人は服用前に医師又は薬剤師に相談してください
　（1）医師の治療を受けている人。
　（2）妊婦又は妊娠していると思われる人。

2．服用後、次の症状があらわれることがあるので、このような症状の持続又は増強が見られた場合には、服用を中止し、この文書を持って医師又は薬剤師に相談してください
　便秘、下痢

3．2週間位服用しても症状がよくならない場合は服用を中止し、この文書を持って医師又は薬剤師に相談してください

効能・効果
食欲不振（食欲減退）、胃部・腹部膨満感、消化不良、胃弱、食べ過ぎ（過食）、飲み過ぎ（過飲）、胸やけ、もたれ（胃もたれ）、胸つかえ、はきけ（むかつき、胃のむかつき、二日酔・悪酔のむかつき、嘔気、悪心）、嘔吐

成分と作用
6.0g（大人1日量）中に次の成分を含んでいます。

成　　分	6.0g中	作　　　　　用
ウルソデオキシコール酸	0.06g	消化不良を改善します。
ホミカエキス散	0.3g	胃液の分泌を促進します。
炭酸水素ナトリウム	2.0g	胃酸を中和します。
酸化マグネシウム	0.6g	
ゲンチアナ末	0.3g	消化を促進させます。
ケイヒ末	0.2g	胃腸の機能を改善し胃もたれ不快感を抑えます。
l－メントール	0.05g	芳香・矯臭・矯味の働きをします。
デンプン、乳糖水和物又はこれらの混合物	適　量	賦形剤。

用法・用量
1回量を次のとおりとし、1日3回、食前又は食後に服用します。

年　　齢	1回量	1日服用回数
大人（15才以上）	1包2.0g	
11才以上15才未満	大人の2/3	
8才以上11才未満	大人の1/2	3回
5才以上8才未満	大人の1/3	
5才未満の乳幼児	服用しないこと	

＜用法・用量に関連する注意＞
（1）用法・用量を厳守してください。
（2）小児に服用させる場合には、保護者の指導監督のもとに服用させてください。

保管及び取扱い上の注意
（1）直射日光の当たらない湿気の少ない涼しい所に保管してください。
（2）小児の手の届かない所に保管してください。
（3）他の容器に入れ替えないでください（誤用の原因になったり品質が変わります。）。
（4）1包の分割した残りを服用する場合には、残量を記載して保管し、2日以内に服用してくださ

い。

■お問い合わせ先

製造販売元

【外部の容器又は外部の被包に記載すべき事項】
注意
１．次の人は服用前に医師又は薬剤師に相談してください
　（１）医師の治療を受けている人。
　（２）妊婦又は妊娠していると思われる人。
１′．服用が適さない場合があるので、服用前に医師又は薬剤師に相談してください
　〔１．の項目の記載に際し、十分な記載スペースがない場合には１′．を記載すること。〕
２．服用に際しては、説明文書をよく読んでください
３．直射日光の当たらない湿気の少ない涼しい所に保管してください
４．小児の手の届かない所に保管してください
５．その他
　（１）医薬品副作用被害救済制度に関するお問い合わせ先
　　　（独）医薬品医療機器総合機構
　　　http://www.pmda.go.jp/kenkouhigai.html
　　　電話　0120-149-931（フリーダイヤル）
　（２）この薬に関するお問い合わせ先
　　　○○薬局
　　　管理薬剤師：○○○○
　　　受付時間：○○時○○分から○○時○○分まで（但し○○日は除く）
　　　電話：03（○○○○）○○○○
　　　ＦＡＸ：03（○○○○）○○○○

瀉下薬

> この説明書は本剤とともに保管し、
> 服用に際しては必ずお読みください。

便秘薬

　便秘薬は、生薬成分のダイオウ末・センナ末の瀉下作用を期待し、これに腹直筋の緊張を緩和するシャクヤク末と腹痛に効くカンゾウ末を配合した、便秘と便秘に伴う諸症状を緩解するお薬です。

⚠ 使用上の注意

⊗ してはいけないこと

（守らないと現在の症状が悪化したり、副作用が起こりやすくなります）
1．本剤を服用している間は、次の医薬品を服用しないでください
　　他の瀉下薬（下剤）
2．授乳中の人は本剤を服用しないか、本剤を服用する場合は授乳を避けてください
3．大量に服用しないでください

相談すること

1．次の人は服用前に医師又は薬剤師に相談してください
　（1）医師の治療を受けている人。
　（2）妊婦又は妊娠していると思われる人。
　（3）薬などによりアレルギー症状を起こしたことがある人。
　（4）次の症状のある人。
　　　　はげしい腹痛、吐き気・嘔吐

2．服用後、次の症状があらわれた場合は副作用の可能性があるので、直ちに服用を中止し、この文書を持って医師又は薬剤師に相談してください

関係部位	症　　　状
皮膚	発疹・発赤、かゆみ
消化器	はげしい腹痛、吐き気・嘔吐

3．服用後、次の症状があらわれることがあるので、このような症状の持続又は増強が見られた場合には、服用を中止し、この文書を持って医師又は薬剤師に相談してください
　　下痢

4．1週間位服用しても症状がよくならない場合は服用を中止し、この文書を持って医師又は薬剤師に相談してください

効能・効果
○便秘
○便秘に伴う次の症状の緩和：頭重、のぼせ、肌あれ、吹出物、食欲不振（食欲減退）、腹部膨満、腸内異常醗酵、痔

成分と作用

1.2 g（大人1回量）中に次の成分を含んでいます。

成　　　分	1.2 g中	作　　　　　　用
ダイオウ末	0.2 g	瀉下作用を発揮します。
カンゾウ末	0.2 g	排便前の腹痛を和らげます。
シャクヤク末	0.2 g	腹部膨満を和らげます。
センナ末	0.6 g	大腸の正常な運動を促します。

＜成分・分量に関連する注意＞
　本剤の服用により、尿が黄褐色又は赤色になることがあります。また、臨床検査値に影響を与えることがあります。

用法・用量

1回量を次のとおりとし、1日1回、就寝前に服用します。

年　　齢	1回量	1日服用回数
大人（15才以上）	1包1.2g	
11才以上15才未満	大人の2/3	
7才以上11才未満	大人の1/2	1回
3才以上7才未満	大人の1/3	
3才未満の乳幼児	服用しないこと	

＜用法・用量に関連する注意＞
（1）用法・用量を厳守してください。
（2）小児に服用させる場合には、保護者の指導監督のもとに服用させてください。

保管及び取扱い上の注意

（1）直射日光の当たらない湿気の少ない涼しい所に保管してください。
（2）小児の手の届かない所に保管してください。
（3）他の容器に入れ替えないでください（誤用の原因になったり品質が変わります。）。
（4）1包の分割した残りを服用する場合には、残量を記載して保管し、2日以内に服用してください。

■お問い合わせ先

製造販売元

【外部の容器又は外部の被包に記載すべき事項】

注意
1．授乳中の人は本剤を服用しないか、本剤を服用する場合は授乳を避けてください
2．次の人は服用前に医師又は薬剤師に相談してください
　（1）医師の治療を受けている人。
　（2）妊婦又は妊娠していると思われる人。
　（3）薬などによりアレルギー症状を起こしたことがある人。
　（4）次の症状のある人。
　　　はげしい腹痛、吐き気・嘔吐
2'．服用が適さない場合があるので、服用前に医師又は薬剤師に相談してください
　　〔2．の項目の記載に際し、十分な記載スペースがない場合には2'．を記載すること。〕
3．服用に際しては、説明文書をよく読んでください
4．直射日光の当たらない湿気の少ない涼しい所に保管してください
5．小児の手の届かない所に保管してください
6．その他
　（1）医薬品副作用被害救済制度に関するお問い合わせ先
　　　（独）医薬品医療機器総合機構
　　　http://www.pmda.go.jp/kenkouhigai.html
　　　電話　0120-149-931（フリーダイヤル）
　（2）この薬に関するお問い合わせ先
　　　○○薬局
　　　管理薬剤師：○○○○
　　　受付時間：○○時○○分から○○時○○分まで（但し○○日は除く）
　　　電話：03（○○○○）○○○○
　　　ＦＡＸ：03（○○○○）○○○○

瀉下薬

> この説明書は本剤とともに保管し、
> 服用に際しては必ずお読みください。

複方ダイオウ・センナ散

複方ダイオウ・センナ散は、瀉下作用を持つ生薬成分のダイオウ末・センナ末に大腸のぜん動を促するイオウと、制酸・緩下作用を持つ酸化マグネシウムを配合した、便秘と便秘に伴う諸症状を改善するお薬です。

⚠ 使用上の注意

⊗ してはいけないこと
（守らないと現在の症状が悪化したり、副作用が起こりやすくなります）
1. 本剤を服用している間は、次の医薬品を服用しないでください
   他の瀉下薬（下剤）
2. 授乳中の人は本剤を服用しないか、本剤を服用する場合は授乳を避けてください
3. 大量に服用しないでください

相談すること
1. 次の人は服用前に医師又は薬剤師に相談してください
   （1）医師の治療を受けている人。
   （2）妊婦又は妊娠していると思われる人。
   （3）薬などによりアレルギー症状を起こしたことがある人。
   （4）次の症状のある人。
      はげしい腹痛、吐き気・嘔吐
   （5）次の診断を受けた人。
      腎臓病

2. 服用後、次の症状があらわれた場合は副作用の可能性があるので、直ちに服用を中止し、この文書を持って医師又は薬剤師に相談してください

関係部位	症　　　　状
皮膚	発疹・発赤、かゆみ
消化器	はげしい腹痛、吐き気・嘔吐
精神神経系	強い眠気、意識がうすれる
循環器	立ちくらみ、脈が遅くなる
呼吸器	息苦しい
その他	筋力の低下、口のかわき

3. 服用後、次の症状があらわれることがあるので、このような症状の持続又は増強が見られた場合には、服用を中止し、この文書を持って医師又は薬剤師に相談してください
   下痢

4. 1週間位服用しても症状がよくならない場合は服用を中止し、この文書を持って医師又は薬剤師に相談してください

効能・効果
○便秘
○便秘に伴う次の症状の緩和：頭重、のぼせ、肌あれ、吹出物、食欲不振（食欲減退）、腹部膨満、腸内異常醗酵、痔

成分と作用
100 g 中に次の成分を含んでいます。

成　　分	100 g 中	作　　　　　用
センナ末	11.0 g	大腸の正常な運動を促します。
ダイオウ末	11.0 g	大腸のぜん動を促進します。
イオウ	55.5 g	ぜん動を促します。
酸化マグネシウム	22.5 g	瀉下作用を発揮します。

＜成分・分量に関連する注意＞
本剤の服用により、尿が黄褐色又は赤色になることがあります。また、臨床検査値に影響を与え

ることがあります。

用法・用量
1回量を次のとおりとし、1日3回服用します。

年　齢	1回量	1日服用回数
大人（15才以上）	1包3.0g	
11才以上15才未満	大人の2/3	
7才以上11才未満	大人の1/2	3回
3才以上7才未満	大人の1/3	
3才未満の乳幼児	服用しないこと	

＜用法・用量に関連する注意＞
（1）用法・用量を厳守してください。
（2）小児に服用させる場合には、保護者の指導監督のもとに服用させてください。

保管及び取扱い上の注意
（1）直射日光の当たらない湿気の少ない涼しい所に保管してください。
（2）小児の手の届かない所に保管してください。
（3）他の容器に入れ替えないでください（誤用の原因になったり品質が変わります。）。
（4）1包の分割した残りを服用する場合には、残量を記載して保管し、2日以内に服用してください。

■お問い合わせ先

製造販売元

【外部の容器又は外部の被包に記載すべき事項】
注意
1．授乳中の人は本剤を服用しないか、本剤を服用する場合は授乳を避けてください
2．次の人は服用前に医師又は薬剤師に相談してください
　（1）医師の治療を受けている人。
　（2）妊婦又は妊娠していると思われる人。
　（3）薬などによりアレルギー症状を起こしたことがある人。
　（4）次の症状のある人。
　　　はげしい腹痛、吐き気・嘔吐
　（5）次の診断を受けた人。
　　　腎臓病
2′．服用が適さない場合があるので、服用前に医師又は薬剤師に相談してください
　〔2．の項目の記載に際し、十分な記載スペースがない場合には2′．を記載すること。〕
3．服用に際しては、説明文書をよく読んでください
4．直射日光の当たらない湿気の少ない涼しい所に保管してください
5．小児の手の届かない所に保管してください
6．その他
　（1）医薬品副作用被害救済制度に関するお問い合わせ先
　　　（独）医薬品医療機器総合機構
　　　http://www.pmda.go.jp/kenkouhigai.html
　　　電話　0120-149-931（フリーダイヤル）
　（2）この薬に関するお問い合わせ先
　　　○○薬局
　　　管理薬剤師：○○○○
　　　受付時間：○○時○○分から○○時○○分まで（但し○○日は除く）
　　　電話：03（○○○○）○○○○
　　　ＦＡＸ：03（○○○○）○○○○

瀉下薬

この説明書は本剤とともに保管し、
服用に際しては必ずお読みください。

硫酸マグネシウム水

　硫酸マグネシウム水は、塩基性下剤の硫酸マグネシウム水和物に健胃作用のある苦味チンキ・希塩酸を矯味薬として加えた、便秘と便秘に伴う諸症状を改善するお薬です。

⚠ 使用上の注意

⊗ してはいけないこと
（守らないと現在の症状が悪化したり、副作用が起こりやすくなります）
本剤を服用している間は、次の医薬品を服用しないでください
　他の瀉下薬（下剤）

相談すること
１．次の人は服用前に医師又は薬剤師に相談してください
　（１）医師の治療を受けている人。
　（２）妊婦又は妊娠していると思われる人。
　（３）次の症状のある人。
　　　　はげしい腹痛、吐き気・嘔吐
　（４）次の診断を受けた人。
　　　　腎臓病

２．服用後、次の症状があらわれた場合は副作用の可能性があるので、直ちに服用を中止し、
　　この文書を持って医師又は薬剤師に相談してください

関係部位	症　　状
消化器	はげしい腹痛、吐き気・嘔吐

３．服用後、次の症状があらわれることがあるので、このような症状の持続又は増強が見られた場合には、服用を中止し、この文書を持って医師又は薬剤師に相談してください
　　下痢

４．１週間位服用しても症状がよくならない場合は服用を中止し、この文書を持って医師又は薬剤師に相談してください

効能・効果
便秘

成分と作用
100 mL 中に次の成分を含んでいます。

成　　分	100 mL 中	作　　用
硫酸マグネシウム水和物	15.0 g	腸管内に水分を移行させ、腸管内容を軟化増大させ便通を生じさせます。
苦味チンキ	2.0 mL	飲みやすくする目的で加えられています。
希塩酸	0.5 mL	矯味の働きをします。
精製水又は精製水（容器入り）	適　量	溶剤。

用法・用量
大人（15才以上）１回 30 mL、１日３回服用します。

年　　齢	１回量	１日服用回数
大人（15才以上）	30 mL	3回
15才未満の小児	服用しないこと	

＜用法・用量に関連する注意＞
　用法・用量を厳守してください。

保管及び取扱い上の注意
（1）直射日光の当たらない湿気の少ない涼しい所に密栓して保管してください。
（2）小児の手の届かない所に保管してください。
（3）他の容器に入れ替えないでください（誤用の原因になったり品質が変わります。）。

■お問い合わせ先

製造販売元

【外部の容器又は外部の被包に記載すべき事項】
注意
1．次の人は服用前に医師又は薬剤師に相談してください
　（1）医師の治療を受けている人。
　（2）妊婦又は妊娠していると思われる人。
　（3）次の症状のある人。
　　　はげしい腹痛、吐き気・嘔吐
　（4）次の診断を受けた人。
　　　腎臓病
1′．服用が適さない場合があるので、服用前に医師又は薬剤師に相談してください
　〔1．の項目の記載に際し、十分な記載スペースがない場合には1′．を記載すること。〕
2．服用に際しては、説明文書をよく読んでください
3．直射日光の当たらない湿気の少ない涼しい所に密栓して保管してください
4．小児の手の届かない所に保管してください
5．その他
　（1）医薬品副作用被害救済制度に関するお問い合わせ先
　　　（独）医薬品医療機器総合機構
　　　http://www.pmda.go.jp/kenkouhigai.html
　　　電話　0120-149-931（フリーダイヤル）
　（2）この薬に関するお問い合わせ先
　　　○○薬局
　　　管理薬剤師：○○○○
　　　受付時間：○○時○○分から○○時○○分まで（但し○○日は除く）
　　　電話：03（○○○○）○○○○
　　　ＦＡＸ：03（○○○○）○○○○

瀉下薬

> この説明書は本剤とともに保管し、
> 服用に際しては必ずお読みください。

便秘薬2号

便秘薬2号は、制酸作用と緩下作用をあわせ持つ水酸化マグネシウムを単味で用いた、便秘と便秘に伴う諸症状を改善するお薬です。

⚠ 使用上の注意

⊗ してはいけないこと
（守らないと現在の症状が悪化したり、副作用が起こりやすくなります）
本剤を服用している間は、次の医薬品を服用しないでください
　　他の瀉下薬（下剤）

相談すること
1．次の人は服用前に医師又は薬剤師に相談してください
　（1）医師の治療を受けている人。
　（2）妊婦又は妊娠していると思われる人。
　（3）次の症状のある人。
　　　はげしい腹痛、吐き気・嘔吐
　（4）次の診断を受けた人。
　　　腎臓病

2．服用後、次の症状があらわれた場合は副作用の可能性があるので、直ちに服用を中止し、この文書を持って医師又は薬剤師に相談してください

関係部位	症　　　状
消化器	はげしい腹痛、吐き気・嘔吐

3．服用後、次の症状があらわれることがあるので、このような症状の持続又は増強が見られた場合には、服用を中止し、この文書を持って医師又は薬剤師に相談してください
　　下痢

4．1週間位服用しても症状がよくならない場合は服用を中止し、この文書を持って医師又は薬剤師に相談してください

効能・効果
○便秘
○便秘に伴う次の症状の緩和：頭重、のぼせ、肌あれ、吹出物、食欲不振（食欲減退）、腹部膨満、腸内異常醗酵、痔

成分と作用
4.0g（4包）中に次の成分を含んでいます。

成　　分	4.0g中	作　　　　　用
水酸化マグネシウム	2.1g	緩下作用を発揮します。
デンプン、乳糖水和物又はこれらの混合物	適　量	賦形剤。

用法・用量
大人（15才以上）1日1回2〜4包を就寝前（又は空腹時）にコップ1杯の水で服用します。
ただし初回は2包とし、必要に応じ増量又は減量してください。

年　　齢	1回量	1日服用回数
大人（15才以上）	2〜4包	1回
15才未満の小児	服用しないこと	

＜用法・用量に関連する注意＞
　用法・用量を厳守してください。

保管及び取扱い上の注意
（1）直射日光の当たらない湿気の少ない涼しい所に保管してください。
（2）小児の手の届かない所に保管してください。
（3）他の容器に入れ替えないでください（誤用の原因になったり品質が変わります。）。
（4）1包の分割した残りを服用する場合には、残量を記載して保管し、2日以内に服用してください。

■お問い合わせ先

製造販売元

【外部の容器又は外部の被包に記載すべき事項】
注意
1．次の人は服用前に医師又は薬剤師に相談してください
　（1）医師の治療を受けている人。
　（2）妊婦又は妊娠していると思われる人。
　（3）次の症状のある人。
　　　はげしい腹痛、吐き気・嘔吐
　（4）次の診断を受けた人。
　　　腎臓病
1′．服用が適さない場合があるので、服用前に医師又は薬剤師に相談してください
　　〔1．の項目の記載に際し、十分な記載スペースがない場合には1′．を記載すること。〕
2．服用に際しては、説明文書をよく読んでください
3．直射日光の当たらない湿気の少ない涼しい所に保管してください
4．小児の手の届かない所に保管してください
5．その他
　（1）医薬品副作用被害救済制度に関するお問い合わせ先
　　　（独）医薬品医療機器総合機構
　　　http：//www.pmda.go.jp/kenkouhigai.html
　　　電話　0120-149-931（フリーダイヤル）
　（2）この薬に関するお問い合わせ先
　　　○○薬局
　　　管理薬剤師：○○○○
　　　受付時間：○○時○○分から○○時○○分まで（但し○○日は除く）
　　　電話：03（○○○○）○○○○
　　　ＦＡＸ：03（○○○○）○○○○

胃腸薬

> この説明書は本剤とともに保管し、
> 服用に際しては必ずお読みください。

下痢止め5号

下痢止め5号は、収れん作用を持つタンニン酸アルブミンに乳酸カルシウムを配合した、下痢、食あたり、はき下し、くだり腹、軟便等に用いる下痢止め薬です。

⚠ 使用上の注意

⊗ してはいけないこと
（守らないと現在の症状が悪化したり、副作用・事故が起こりやすくなります）
次の人は服用しないでください
　本剤又は本剤の成分、牛乳によりアレルギー症状を起こしたことがある人。

相談すること
1．次の人は服用前に医師又は薬剤師に相談してください
　（1）医師の治療を受けている人。
　（2）発熱を伴う下痢のある人、血便のある人又は粘液便の続く人。
　（3）急性の激しい下痢、又は腹痛・腹部膨満・はきけ等の症状を伴う下痢のある人。
　　　（本剤で無理に下痢をとめるとかえって病気を悪化させることがあります。）
　（4）高齢者。
　（5）次の診断を受けた人。
　　　甲状腺機能障害

2．服用後、次の症状があらわれた場合は副作用の可能性があるので、直ちに服用を中止し、この文書を持って医師又は薬剤師に相談してください
まれに下記の重篤な症状が起こることがあります。その場合は直ちに医師の診療を受けてください。

症状の名称	症　　　状
ショック （アナフィラキシー）	服用後すぐに、皮膚のかゆみ、じんましん、声のかすれ、くしゃみ、のどのかゆみ、息苦しさ、動悸、意識の混濁等があらわれる。

3．5～6日間服用しても症状がよくならない場合は服用を中止し、この文書を持って医師又は薬剤師に相談してください

効能・効果
下痢、消化不良による下痢、食あたり、はき下し、水あたり、くだり腹、軟便

成分と作用
9.0ｇ（大人1日量）中に次の成分を含んでいます。

成　　　分	9.0ｇ中	作　　　　　用
乳酸カルシウム水和物	3.0ｇ	腸内で発生した有毒物を吸着します。
タンニン酸アルブミン	3.0ｇ	収れん作用を発揮します。
乳酸菌又は酪酸菌の製剤	3.0ｇ	腸内菌叢の異常による諸症状を改善します。

用法・用量
1回量を次のとおりとし、1日3回、適宜服用します。

年　　齢	1回量	1日服用回数
大人（15才以上）	1包3.0ｇ	
11才以上15才未満	大人の2／3	
8才以上11才未満	大人の1／2	
5才以上8才未満	大人の1／3	3回
3才以上5才未満	大人の1／4	
1才以上3才未満	大人の1／5	
3カ月以上1才未満	大人の1／10	
3カ月未満の乳児	服用しないこと	

＜用法・用量に関連する注意＞
（1）用法・用量を厳守してください。

（2）小児に服用させる場合には、保護者の指導監督のもとに服用させてください。
（3）1才未満の乳児には、医師の診療を受けさせることを優先しやむを得ない場合にのみ服用させてください。

保管及び取扱い上の注意
（1）直射日光の当たらない湿気の少ない涼しい所に保管してください。
（2）小児の手の届かない所に保管してください。
（3）他の容器に入れ替えないでください（誤用の原因になったり品質が変わります。）。
（4）1包の分割した残りを服用する場合には、残量を記載して保管し、2日以内に服用してください。

■お問い合わせ先

製造販売元

【外部の容器又は外部の被包に記載すべき事項】
注意
1．次の人は服用しないでください
　　本剤又は本剤の成分、牛乳によりアレルギー症状を起こしたことがある人。
2．次の人は服用前に医師又は薬剤師に相談してください
　（1）医師の治療を受けている人。
　（2）発熱を伴う下痢のある人、血便のある人又は粘液便の続く人。
　（3）急性の激しい下痢又は腹痛・腹部膨満・はきけ等の症状を伴う下痢のある人。
　（4）高齢者。
　（5）次の診断を受けた人。
　　　　甲状腺機能障害
2′．服用が適さない場合があるので、服用前に医師又は薬剤師に相談してください
　　〔2．の項目の記載に際し、十分な記載スペースがない場合には2′．を記載すること。〕
3．服用に際しては、説明文書をよく読んでください
4．直射日光の当たらない湿気の少ない涼しい所に保管してください
5．小児の手の届かない所に保管してください
6．その他
　（1）医薬品副作用被害救済制度に関するお問い合わせ先
　　　（独）医薬品医療機器総合機構
　　　http://www.pmda.go.jp/kenkouhigai.html
　　　電話　0120-149-931（フリーダイヤル）
　（2）この薬に関するお問い合わせ先
　　　○○薬局
　　　管理薬剤師：○○○○
　　　受付時間：○○時○○分から○○時○○分まで（但し○○日は除く）
　　　電話：03（○○○○）○○○○
　　　ＦＡＸ：03（○○○○）○○○○

胃腸薬

下痢止め6号A

下痢止め6号Aは、天然ケイ酸アルミニウムの吸着性、タンニン酸アルブミンの収れん性と、ベルベリン塩化物水和物の腸内殺菌・腸管ぜん動抑制作用、ゲンノショウコ末の止瀉作用を期待して配合した、下痢、食あたり、はき下し、くだり腹、軟便等に用いる下痢止め薬です。

> この説明書は本剤とともに保管し、服用に際しては必ずお読みください。

⚠ 使用上の注意

⊗ してはいけないこと
（守らないと現在の症状が悪化したり、副作用・事故が起こりやすくなります）
1．次の人は服用しないでください
　（1）本剤又は本剤の成分、牛乳によりアレルギー症状を起こしたことがある人。
　（2）透析療法を受けている人。
2．長期連用しないでください

相談すること
1．次の人は服用前に医師又は薬剤師に相談してください
　（1）医師の治療を受けている人。
　（2）発熱を伴う下痢のある人、血便のある人又は粘液便の続く人。
　（3）急性の激しい下痢又は腹痛・腹部膨満・はきけ等の症状を伴う下痢のある人。
　　　（本剤で無理に下痢をとめるとかえって病気を悪化させることがあります。）
　（4）高齢者。
　（5）次の診断を受けた人。
　　　腎臓病

2．服用後、次の症状があらわれた場合は副作用の可能性があるので、直ちに服用を中止し、この文書を持って医師又は薬剤師に相談してください

まれに下記の重篤な症状が起こることがあります。その場合は直ちに医師の診療を受けてください。

症状の名称	症　　　　　状
ショック （アナフィラキシー）	服用後すぐに、皮膚のかゆみ、じんましん、声のかすれ、くしゃみ、のどのかゆみ、息苦しさ、動悸、意識の混濁等があらわれる。

3．5～6日間服用しても症状がよくならない場合は服用を中止し、この文書を持って医師又は薬剤師に相談してください

効能・効果
下痢、消化不良による下痢、食あたり、はき下し、水あたり、くだり腹、軟便

成分と作用
9.0g（大人1日量）中に次の成分を含んでいます。

成　　　分	9.0g中	作　　　　　用
タンニン酸アルブミン	2.0g	収れん作用を発揮します。
天然ケイ酸アルミニウム	4.0g	吸着作用を発揮します。
ゲンノショウコ末	1.5g	止瀉作用を発揮します。
ベルベリン塩化物水和物	0.3g	腸内殺菌作用、腸管ぜん動抑制作用等を発揮します。
デンプン、乳糖水和物又はこれらの混合物	適　量	賦形剤。

用法・用量

1回量を次のとおりとし、1日3回、食間に服用します。

年　　齢	1回量	1日服用回数
大人（15才以上）	1包3.0 g	
11才以上15才未満	大人の2/3	
8才以上11才未満	大人の1/2	
5才以上8才未満	大人の1/3	
3才以上5才未満	大人の1/4	3回
1才以上3才未満	大人の1/5	
3カ月以上1才未満	大人の1/10	
3カ月未満の乳児	服用しないこと	

＜用法・用量に関連する注意＞
（1）用法・用量を厳守してください。
（2）小児に服用させる場合には、保護者の指導監督のもとに服用させてください。
（3）1才未満の乳児には、医師の診療を受けさせることを優先し、やむを得ない場合にのみ服用させてください。

保管及び取扱い上の注意

（1）直射日光の当たらない湿気の少ない涼しい所に保管してください。
（2）小児の手の届かない所に保管してください。
（3）他の容器に入れ替えないでください（誤用の原因になったり品質が変わります。）。
（4）1包の分割した残りを服用する場合には、残量を記載して保管し、2日以内に服用してください。

■お問い合わせ先

製造販売元

【外部の容器又は外部の被包に記載すべき事項】

注意
1．次の人は服用しないでください
　（1）本剤又は本剤の成分、牛乳によりアレルギー症状を起こしたことがある人。
　（2）透析療法を受けている人。
2．次の人は服用前に医師又は薬剤師に相談してください
　（1）医師の治療を受けている人。
　（2）発熱を伴う下痢のある人、血便のある人又は粘液便の続く人。
　（3）急性の激しい下痢又は腹痛・腹部膨満・はきけ等の症状を伴う下痢のある人。
　（4）高齢者。
　（5）次の診断を受けた人。
　　　　腎臓病
2′．服用が適さない場合があるので、服用前に医師又は薬剤師に相談してください
　　〔2．の項目の記載に際し、十分な記載スペースがない場合には2′．を記載すること。〕
3．服用に際しては、説明文書をよく読んでください
4．直射日光の当たらない湿気の少ない涼しい所に保管してください
5．小児の手の届かない所に保管してください
6．その他
　（1）医薬品副作用被害救済制度に関するお問い合わせ先
　　　（独）医薬品医療機器総合機構
　　　http://www.pmda.go.jp/kenkouhigai.html
　　　電話　0120-149-931（フリーダイヤル）
　（2）この薬に関するお問い合わせ先
　　　○○薬局
　　　管理薬剤師：○○○○
　　　受付時間：○○時○○分から○○時○○分まで（但し○○日は除く）
　　　電話：03（○○○○）○○○○
　　　ＦＡＸ：03（○○○○）○○○○

胃腸薬

下記の説明書は本剤とともに保管し、服用に際しては必ずお読みください。

下痢止め3号

　下痢止め3号は、オウバク末の腸内殺菌、タンニン酸アルブミンの収れん、ロートエキス散の鎮けい作用を期待し、これに健胃作用を持つゲンチアナ末を配合した、下痢、食あたり、はき下し、くだり腹、軟便等に用いる下痢止め薬です。

⚠ 使用上の注意

⊗ してはいけないこと
（守らないと現在の症状が悪化したり、副作用・事故が起こりやすくなります）
1. 次の人は服用しないでください
　　本剤又は本剤の成分、牛乳によりアレルギー症状を起こしたことがある人。
2. 本剤を服用している間は、次のいずれの医薬品も服用しないでください
　　胃腸鎮痛鎮痙薬、ロートエキスを含有する他の胃腸薬、乗物酔い薬
3. 服用後、乗物又は機械類の運転操作をしないでください
　　（目のかすみ、異常なまぶしさ等の症状があらわれることがあります。）
4. 授乳中の人は本剤を服用しないか、本剤を服用する場合は授乳を避けてください
　　（母乳に移行して乳児の脈が速くなることがあります。）

■ 相談すること
1. 次の人は服用前に医師又は薬剤師に相談してください
　（1）医師の治療を受けている人。
　（2）発熱を伴う下痢のある人、血便のある人又は粘液便の続く人。
　（3）急性の激しい下痢又は腹痛・腹部膨満・はきけ等の症状を伴う下痢のある人。
　　　（本剤で無理に下痢をとめるとかえって病気を悪化させることがあります。）
　（4）妊婦又は妊娠していると思われる人。
　（5）高齢者。
　（6）薬などによりアレルギー症状を起こしたことがある人。
　（7）次の症状のある人。
　　　排尿困難
　（8）次の診断を受けた人。
　　　心臓病、緑内障

2. 服用後、次の症状があらわれた場合は副作用の可能性があるので、直ちに服用を中止し、この文書を持って医師又は薬剤師に相談してください

関係部位	症　　状
皮膚	発疹・発赤、かゆみ
精神神経系	頭痛
泌尿器	排尿困難
その他	顔のほてり、異常なまぶしさ

まれに下記の重篤な症状が起こることがあります。その場合は直ちに医師の診療を受けてください。

症状の名称	症　　状
ショック（アナフィラキシー）	服用後すぐに、皮膚のかゆみ、じんましん、声のかすれ、くしゃみ、のどのかゆみ、息苦しさ、動悸、意識の混濁等があらわれる。

3. 服用後、次の症状があらわれることがあるので、このような症状の持続又は増強が見られた場合には、服用を中止し、この文書を持って医師又は薬剤師に相談してください
　　口のかわき、便秘、目のかすみ

4. 5〜6日間服用しても症状がよくならない場合は服用を中止し、この文書を持って医師又は薬剤師に相談してください

その他の注意

母乳が出にくくなることがあります。

効能・効果
下痢、食あたり、はき下し、水あたり、くだり腹、軟便

成分と作用

6.0g（大人1日量）中に次の成分を含んでいます。

成　　　分	6.0g中	作　　　　用
ロートエキス散	0.3g	鎮けい作用を発揮します。
ゲンチアナ末	0.3g	健胃作用を発揮します。
オウバク末	2.0g	腸内殺菌作用を発揮します。
タンニン酸アルブミン	3.0g	収れん作用を発揮します。
デンプン、乳糖水和物又はこれらの混合物	適　量	賦形剤。

用法・用量
1回量を次のとおりとし、1日3回、食後に服用します。

年　　　齢	1回量	1日服用回数
大人（15才以上）	1包2.0g	
11才以上15才未満	大人の2/3	
8才以上11才未満	大人の1/2	
5才以上8才未満	大人の1/3	3回
3才以上5才未満	大人の1/4	
1才以上3才未満	大人の1/5	
3カ月以上1才未満	大人の1/10	
3カ月未満の乳児	服用しないこと	

＜用法・用量に関連する注意＞
（1）用法・用量を厳守してください。
（2）小児に服用させる場合には、保護者の指導監督のもとに服用させてください。
（3）1才未満の乳児には、医師の診療を受けさせることを優先し、やむを得ない場合にのみ服用させてください。

保管及び取扱い上の注意
（1）直射日光の当たらない湿気の少ない涼しい所に保管してください。
（2）小児の手の届かない所に保管してください。
（3）他の容器に入れ替えないでください（誤用の原因になったり品質が変わります。）。
（4）1包の分割した残りを服用する場合には、残量を記載して保管し、2日以内に服用してください。

■お問い合わせ先

製造販売元

【外部の容器又は外部の被包に記載すべき事項】
注意
1．次の人は服用しないでください
　　本剤又は本剤の成分、牛乳によりアレルギー症状を起こしたことがある人。
2．服用後、乗物又は機械類の運転操作をしないでください
3．授乳中の人は本剤を服用しないか、本剤を服用する場合は授乳を避けてください
4．次の人は服用前に医師又は薬剤師に相談してください
　（1）医師の治療を受けている人。
　（2）発熱を伴う下痢のある人、血便のある人又は粘液便の続く人。

B—162

（3）急性の激しい下痢又は腹痛・腹部膨満・はきけ等の症状を伴う下痢のある人。
（4）妊婦又は妊娠していると思われる人。
（5）高齢者。
（6）薬などによりアレルギー症状を起こしたことがある人。
（7）次の症状のある人。
　　　排尿困難
（8）次の診断を受けた人。
　　　心臓病、緑内障
4′．服用が適さない場合があるので、服用前に医師又は薬剤師に相談してください
　　〔4．の項目の記載に際し、十分な記載スペースがない場合には4′．を記載すること。〕
5．服用に際しては、説明文書をよく読んでください
6．直射日光の当たらない湿気の少ない涼しい所に保管してください
7．小児の手の届かない所に保管してください
8．その他
　（1）医薬品副作用被害救済制度に関するお問い合わせ先
　　　（独）医薬品医療機器総合機構
　　　http://www.pmda.go.jp/kenkouhigai.html
　　　電話　0120-149-931（フリーダイヤル）
　（2）この薬に関するお問い合わせ先
　　　○○薬局
　　　管理薬剤師：○○○○
　　　受付時間：○○時○○分から○○時○○分まで（但し○○日は除く）
　　　電話：03（○○○○）○○○○
　　　ＦＡＸ：03（○○○○）○○○○

胃腸薬

この説明書は本剤とともに保管し、
服用に際しては必ずお読みください。

下痢止め4号

下痢止め4号は、ベルベリン塩化物水和物とアクリノール水和物の腸内殺菌作用、タンニン酸アルブミンの収れん作用を期待して配合した、下痢、食あたり、はき下し、くだり腹、軟便等に用いる下痢止め薬です。

⚠ 使用上の注意

⊗ してはいけないこと

（守らないと現在の症状が悪化したり、副作用・事故が起こりやすくなります）
次の人は服用しないでください
　本剤又は本剤の成分、牛乳によりアレルギー症状を起こしたことがある人。

相談すること

1．次の人は服用前に医師又は薬剤師に相談してください
　（1）医師の治療を受けている人。
　（2）発熱を伴う下痢のある人、血便のある人又は粘液便の続く人。
　（3）急性の激しい下痢又は腹痛・腹部膨満・はきけ等の症状を伴う下痢のある人。
　　　（本剤で無理に下痢をとめるとかえって病気を悪化させることがあります。）
　（4）高齢者。

2．服用後、次の症状があらわれた場合は副作用の可能性があるので、直ちに服用を中止し、
　　この文書を持って医師又は薬剤師に相談してください

まれに下記の重篤な症状が起こることがあります。その場合は直ちに医師の診療を受けてください。

症状の名称	症　　　状
ショック （アナフィラキシー）	服用後すぐに、皮膚のかゆみ、じんましん、声のかすれ、くしゃみ、のどのかゆみ、息苦しさ、動悸、意識の混濁等があらわれる。

3．5〜6日間服用しても症状がよくならない場合は服用を中止し、この文書を持って医師又
　　は薬剤師に相談してください

効能・効果
下痢、消化不良による下痢、食あたり、はき下し、水あたり、くだり腹、軟便

成分と作用
4.5g（大人の1日最大量）中に次の成分を含んでいます。

成　　　分	4.5g中	作　　　　　　用
ベルベリン塩化物水和物	0.2g	腸内殺菌作用により、食あたりを防ぎます。
アクリノール水和物	0.1g	
タンニン酸アルブミン	3.0g	収れん作用を発揮します。
デンプン、乳糖水和物又はこれらの混合物	適　量	賦形剤。

用法・用量
1回量を次のとおりとし、1日3回までとし、服用します。服用間隔は4時間以上おいてください。

年　　　齢	1回量	1日服用回数
大人（15才以上）	1包1.5g	
11才以上15才未満	大人の2/3	
8才以上11才未満	大人の1/2	
5才以上8才未満	大人の1/3	3回まで
3才以上5才未満	大人の1/4	
1才以上3才未満	大人の1/5	
3カ月以上1才未満	大人の1/10	

３カ月未満の乳児	服用しないこと

＜用法・用量に関連する注意＞
（１）用法・用量を厳守してください。
（２）小児に服用させる場合には、保護者の指導監督のもとに服用させてください。
（３）１才未満の乳児には、医師の診療を受けさせることを優先し、やむを得ない場合にのみ服用させてください。

保管及び取扱い上の注意
（１）直射日光の当たらない湿気の少ない涼しい所に保管してください。
（２）小児の手の届かない所に保管してください。
（３）他の容器に入れ替えないでください（誤用の原因になったり品質が変わります。）。
（４）１包の分割した残りを服用する場合には、残量を記載して保管し、２日以内に服用してください。

■お問い合わせ先

製造販売元

【外部の容器又は外部の被包に記載すべき事項】
注意
１．次の人は服用しないでください
　　本剤又は本剤の成分、牛乳によりアレルギー症状を起こしたことがある人。
２．次の人は服用前に医師又は薬剤師に相談してください
　（１）医師の治療を受けている人。
　（２）発熱を伴う下痢のある人、血便のある人又は粘液便の続く人。
　（３）急性の激しい下痢又は腹痛・腹部膨満・はきけ等の症状を伴う下痢のある人。
　（４）高齢者。
２′．服用が適さない場合があるので、服用前に医師又は薬剤師に相談してください
　　〔２．の項目の記載に際し、十分な記載スペースがない場合には２′．を記載すること。〕
３．服用に際しては、説明文書をよく読んでください
４．直射日光の当たらない湿気の少ない涼しい所に保管してください
５．小児の手の届かない所に保管してください
６．その他
　（１）医薬品副作用被害救済制度に関するお問い合わせ先
　　　（独）医薬品医療機器総合機構
　　　http://www.pmda.go.jp/kenkouhigai.html
　　　電話　0120-149-931（フリーダイヤル）
　（２）この薬に関するお問い合わせ先
　　　○○薬局
　　　管理薬剤師：○○○○
　　　受付時間：○○時○○分から○○時○○分まで（但し○○日は除く）
　　　電話：03（○○○○）○○○○
　　　ＦＡＸ：03（○○○○）○○○○

胃腸薬

この説明書は本剤とともに保管し、
服用に際しては必ずお読みください。

オウバク・タンナルビン・ビスマス散

オウバク・タンナルビン・ビスマス散は、オウバク末の腸内殺菌、タンニン酸アルブミンの収れん、次硝酸ビスマスの止瀉、ロートエキスの鎮けい作用を期待した、下痢、食あたり、はき下し、くだり腹、軟便等に用いる下痢止め薬です。

⚠ 使用上の注意

⊗ してはいけないこと
（守らないと現在の症状が悪化したり、副作用・事故が起こりやすくなります）
1. 次の人は服用しないでください
   本剤又は本剤の成分、牛乳によりアレルギー症状を起こしたことがある人。
2. 本剤を服用している間は、次の医薬品を服用しないでください
   胃腸鎮痛鎮痙薬、ロートエキスを含有する他の胃腸薬、乗物酔い薬
3. 服用後、乗物又は機械類の運転操作をしないでください
   （目のかすみ、異常なまぶしさ等の症状があらわれることがあります。）
4. 授乳中の人は本剤を服用しないか、本剤を服用する場合は授乳を避けてください
   （母乳に移行して乳児の脈が速くなることがあります。）
5. 服用前後は飲酒しないでください
6. 1週間以上継続して服用しないでください

相談すること
1. 次の人は服用前に医師又は薬剤師に相談してください
   （1）医師の治療を受けている人。
   （2）発熱を伴う下痢のある人、血便のある人又は粘液便の続く人。
   （3）急性の激しい下痢又は腹痛・腹部膨満・はきけ等の症状を伴う下痢のある人。
      （本剤で無理に下痢をとめるとかえって病気を悪化させることがあります）
   （4）妊娠又は妊娠していると思われる人。
   （5）小児。
   （6）高齢者。
   （7）薬などによりアレルギー症状を起こしたことがある人。
   （8）次の症状のある人。
      排尿困難
   （9）次の診断を受けた人。
      心臓病、胃・十二指腸潰瘍、緑内障

2. 服用後、次の症状があらわれた場合は副作用の可能性があるので、直ちに服用を中止し、この文書を持って医師又は薬剤師に相談してください

関係部位	症　　　状
皮膚	発疹・発赤、かゆみ
精神神経系	頭痛
泌尿器	排尿困難
その他	顔のほてり、異常なまぶしさ

まれに下記の重篤な症状が起こることがあります。その場合は直ちに医師の診療を受けてください。

症状の名称	症　　　状
ショック （アナフィラキシー）	服用後すぐに、皮膚のかゆみ、じんましん、声のかすれ、くしゃみ、のどのかゆみ、息苦しさ、動悸、意識の混濁等があらわれる。

3. 服用後、次の症状があらわれることがあるので、このような症状の持続又は増強が見られた場合には、服用を中止し、この文書を持って医師又は薬剤師に相談してください
   口のかわき、便秘、目のかすみ

4. 5～6回服用しても症状がよくならない場合は服用を中止し、この文書を持って医師又は薬剤師に相談してください

B—166

その他の注意
母乳が出にくくなることがあります。

効能・効果
下痢、消化不良による下痢、食あたり、はき下し、水あたり、くだり腹、軟便、腹痛を伴う下痢

成分と作用

100 g 中に次の成分を含んでいます。

成　　分	100 g 中	作　　　　用
オウバク末	30.0 g	腸内殺菌作用を発揮します。
タンニン酸アルブミン	30.0 g	収れん作用を発揮します。
次硝酸ビスマス	20.0 g	止瀉作用を発揮します。
ロートエキス	1.0 g	鎮けい作用を発揮します。
デンプン、乳糖水和物又はこれらの混合物	適　量	賦形剤。

用法・用量
1回量を次のとおりとし、1日3回までとし、服用します。
服用間隔は4時間以上おいてください。

年　　齢	1回量	1日服用回数
大人（15才以上）	1包2.0 g	
11才以上15才未満	大人の2／3	
8才以上11才未満	大人の1／2	
5才以上8才未満	大人の1／3	3回まで
3才以上5才未満	大人の1／4	
1才以上3才未満	大人の1／5	
3カ月以上1才未満	大人の1／10	
3カ月未満の乳児	服用しないこと	

＜用法・用量に関連する注意＞
（1）用法・用量を厳守してください。
（2）小児に服用させる場合には、保護者の指導監督のもとに服用させてください。
（3）1才未満の乳児には、医師の診療を受けさせることを優先し、やむを得ない場合にのみ服用させてください。

保管及び取扱い上の注意
（1）直射日光の当たらない湿気の少ない涼しい所に保管してください。
（2）小児の手の届かない所に保管してください。
（3）他の容器に入れ替えないでください（誤用の原因になったり品質が変わります。）。
（4）1包の分割した残りを服用する場合には、残量を記載して保管し、2日以内に服用してください。

■お問い合わせ先

製造販売元

【外部の容器又は外部の被包に記載すべき事項】
注意
1．次の人は服用しないでください
　　本剤又は本剤の成分、牛乳によりアレルギー症状を起こしたことがある人。
2．服用後、乗物又は機械類の運転をしないでください
3．授乳中の人は本剤を服用しないか、本剤を服用する場合は授乳を避けてください
4．次の人は服用前に医師又は薬剤師に相談してください
　（1）医師の治療を受けている人。

（2）発熱を伴う下痢のある人、血便のある人又は粘液便の続く人。
（3）急性の激しい下痢又は腹痛・腹部膨満・はきけ等の症状を伴う下痢のある人。
（4）妊娠又は妊娠していると思われる人。
（5）小児。
（6）高齢者。
（7）薬などによりアレルギー症状を起こしたことがある人。
（8）次の症状のある人。
　　　排尿困難
（9）次の診断を受けた人。
　　　心臓病、胃・十二指腸潰瘍、緑内障
4′．服用が適さない場合があるので、服用前に医師又は薬剤師に相談してください
　　〔4．の項目の記載に際し、十分な記載スペースがない場合には4′．を記載すること。〕
5．服用に際しては、説明文書をよく読んでください
6．直射日光の当たらない湿気の少ない涼しい所に保管してください
7．小児の手の届かない所に保管してください
8．その他
（1）医薬品副作用被害救済制度に関するお問い合わせ先
　　（独）医薬品医療機器総合機構
　　http://www.pmda.go.jp/kenkouhigai.html
　　電話　0120-149-931（フリーダイヤル）
（2）この薬に関するお問い合わせ先
　　○○薬局
　　管理薬剤師：○○○○
　　受付時間：○○時○○分から○○時○○分まで（但し○○日は除く）
　　電話：03（○○○○）○○○○
　　ＦＡＸ：03（○○○○）○○○○

胃腸薬

> この説明書は本剤とともに保管し、
> 服用に際しては必ずお読みください。

健胃剤1号

健胃剤1号は、炭酸水素ナトリウムと乾燥水酸化アルミニウムゲルの持つ胃酸中和作用と、ジアスターゼ、パンクレアチンのでんぷん、タンパク質、脂肪の消化作用を期待した胃腸薬です。

⚠ 使用上の注意

⊗ してはいけないこと
（守らないと現在の症状が悪化したり、副作用が起こりやすくなります）

1．次の人は服用しないでください
   透析療法を受けている人。
2．長期連用しないでください

相談すること

1．次の人は服用前に医師又は薬剤師に相談してください
   （1）医師の治療を受けている人。
   （2）薬などによりアレルギー症状を起こしたことがある人。
   （3）次の診断を受けた人。
   　　腎臓病

2．服用後、次の症状があらわれた場合は副作用の可能性があるので、直ちに服用を中止し、この文書を持って医師又は薬剤師に相談してください

関係部位	症　　　　状
皮膚	発疹・発赤、かゆみ

3．2週間位服用しても症状がよくならない場合は服用を中止し、この文書を持って医師又は薬剤師に相談してください

効能・効果
胸やけ、食欲不振、消化不良、はきけ（二日酔・悪酔のむかつき）、もたれ、胃部・腹部膨満感、食べ過ぎ、飲み過ぎ

成分と作用
4.5g（大人1日量）中に次の成分を含んでいます。

成　　　分	4.5g中	作　　　　　　　用
炭酸水素ナトリウム	2.0g	胃酸を中和します。
乾燥水酸化アルミニウムゲル	1.0g	
ジアスターゼ	0.5g	消化を助けます。
パンクレアチン	0.5g	
ゲンチアナ末	0.3g	消化を促進させます。
l-メントール	0.02g	芳香・矯臭・矯味の働きをします。
デンプン、乳糖水和物又はこれらの混合物	適　量	賦形剤。

用法・用量
1回量を次のとおりとし、1日3回、食後に服用します。

年　齢	1回量	1日服用回数
大人（15才以上）	1包1.5g	3回
11才以上15才未満	大人の2/3	
8才以上11才未満	大人の1/2	
5才以上8才未満	大人の1/3	
5才未満の乳幼児	服用しないこと	

<用法・用量に関連する注意>
（1）用法・用量を厳守してください。

（2）小児に服用させる場合には、保護者の指導監督のもとに服用させてください。

保管及び取扱い上の注意
（1）直射日光の当たらない湿気の少ない涼しい所に保管してください。
（2）小児の手の届かない所に保管してください。
（3）他の容器に入れ替えないでください（誤用の原因になったり品質が変わります。）。
（4）1包の分割した残りを服用する場合には、残量を記載して保管し、2日以内に服用してください。

■お問い合わせ先

製造販売元

【外部の容器又は外部の被包に記載すべき事項】
注意
1．次の人は服用しないでください
　　透析療法を受けている人。
2．次の人は服用前に医師又は薬剤師に相談してください
　（1）医師の治療を受けている人。
　（2）薬などによりアレルギー症状を起こしたことがある人。
　（3）次の診断を受けた人。
　　　　腎臓病
2′．服用が適さない場合があるので、服用前に医師又は薬剤師に相談してください
　　　〔2．の項目の記載に際し、十分な記載スペースがない場合には2′．を記載すること。〕
3．服用に際しては、説明文書をよく読んでください
4．直射日光の当たらない湿気の少ない涼しい所に保管してください
5．小児の手の届かない所に保管してください
6．その他
　（1）医薬品副作用被害救済制度に関するお問い合わせ先
　　　（独）医薬品医療機器総合機構
　　　http://www.pmda.go.jp/kenkouhigai.html
　　　電話　0120-149-931（フリーダイヤル）
　（2）この薬に関するお問い合わせ先
　　　○○薬局
　　　管理薬剤師：○○○○
　　　受付時間：○○時○○分から○○時○○分まで（但し○○日は除く）
　　　電話：03（○○○○）○○○○
　　　ＦＡＸ：03（○○○○）○○○○

胃腸薬

この説明書は本剤とともに保管し、
服用に際しては必ずお読みください。

健胃消化剤3号B

　健胃消化剤3号Bは、乾燥酵母にジアスターゼ、パンクレアチンを配合して、栄養補給や食欲増進、消化促進、整腸を図るとともに、これらに胃液分泌促進のホミカエキス散、苦味健胃薬のゲンチアナ末、脂質消化に役立つウルソデオキシコール酸、胃酸を調節する炭酸水素ナトリウムを加えた健胃消化剤です。

⚠ 使用上の注意

■ 相談すること

1．次の人は服用前に医師又は薬剤師に相談してください
　（1）医師の治療を受けている人。
　（2）妊婦又は妊娠していると思われる人。
　（3）薬などによりアレルギー症状を起こしたことがある人。
　（4）次の診断を受けた人。
　　　腎臓病

2．服用後、次の症状があらわれた場合は副作用の可能性があるので、直ちに服用を中止し、この文書を持って医師又は薬剤師に相談してください

関係部位	症　状
皮膚	発疹・発赤，かゆみ

3．2週間位服用しても症状がよくならない場合は服用を中止し、この文書を持って医師又は薬剤師に相談してください

効能・効果
胃弱、胸やけ、はきけ（むかつき、胃のむかつき、二日酔・悪酔のむかつき、嘔気、悪心）、嘔吐、消化促進、消化不良、食欲不振、食べ過ぎ、もたれ、胸つかえ、消化不良による胃部・腹部膨満感

成分と作用
6.0g（大人1日量）中に次の成分を含んでいます。

成　分	6.0g中	作　用
乾燥酵母	2.0g	消化を助けます。
ジアスターゼ	0.6g	
パンクレアチン	0.6g	
ゲンチアナ末	0.3g	胃液の分泌を促進したり、消化を助けます。
ホミカエキス散	0.3g	胃酸分泌を促進させます。
炭酸水素ナトリウム	2.0g	胃酸を中和します。
ウルソデオキシコール酸	0.06g	脂質の消化を助けます。
l-メントール	0.05g	爽快感を与えます。
デンプン、乳糖水和物又はこれらの混合物	適　量	賦形剤。

用法・用量
1回量を次のとおりとし、1日3回、食後に服用します。

年　齢	1回量	1日服用回数
大人（15才以上）	1包2.0g	
11才以上15才未満	大人の2/3	3回
8才以上11才未満	大人の1/2	
5才以上8才未満	大人の1/3	
5才未満の乳幼児	服用しないこと	

＜用法・用量に関連する注意＞
（1）用法・用量を厳守してください。
（2）小児に服用させる場合には、保護者の指導監督のもとに服用させてください。

保管及び取扱い上の注意
（1）直射日光の当たらない湿気の少ない涼しい所に保管してください。
（2）小児の手の届かない所に保管してください。
（3）他の容器に入れ替えないでください（誤用の原因になったり品質が変わります。）。
（4）1包の分割した残りを服用する場合には、残量を記載して保管し、2日以内に服用してください。
（5）長期保存しないでください。

■お問い合わせ先

製造販売元

【外部の容器又は外部の被包に記載すべき事項】
注意
1．次の人は服用前に医師又は薬剤師に相談してください
　（1）医師の治療を受けている人。
　（2）妊婦又は妊娠していると思われる人。
　（3）薬などによりアレルギー症状を起こしたことがある人。
　（4）次の診断を受けた人。
　　　　腎臓病
1′．服用が適さない場合があるので、服用前に医師又は薬剤師に相談してください
　　〔1．の項目の記載に際し、十分な記載スペースがない場合には1′．を記載すること。〕
2．服用に際しては、説明文書をよく読んでください
3．直射日光の当たらない湿気の少ない涼しい所に保管してください
4．小児の手の届かない所に保管してください
5．その他
　（1）医薬品副作用被害救済制度に関するお問い合わせ先
　　　（独）医薬品医療機器総合機構
　　　http://www.pmda.go.jp/kenkouhigai.html
　　　電話　0120-149-931（フリーダイヤル）
　（2）この薬に関するお問い合わせ先
　　　○○薬局
　　　管理薬剤師：○○○○
　　　受付時間：○○時○○分から○○時○○分まで（但し○○日は除く）
　　　電話：03（○○○○）○○○○
　　　ＦＡＸ：03（○○○○）○○○○

胃腸薬

> この説明書は本剤とともに保管し、
> 服用に際しては必ずお読みください。

健胃消化剤4号A

　健胃消化剤4号Aは、利胆薬のウルソデオキシコール酸に消化酵素のジアスターゼ、パンクレアチンを配合した、消化促進、食欲不振、食べ過ぎ、もたれ、消化不良による胃部・腹部膨満感等に用いる健胃消化剤です。

⚠ 使用上の注意

相談すること

1．次の人は服用前に医師又は薬剤師に相談してください
　（1）医師の治療を受けている人。
　（2）妊婦又は妊娠していると思われる人。
　（3）薬などによりアレルギー症状を起こしたことがある人。

2．服用後、次の症状があらわれた場合は副作用の可能性があるので、直ちに服用を中止し、この文書を持って医師又は薬剤師に相談してください

関係部位	症　　　状
皮膚	発疹・発赤，かゆみ

3．2週間位服用しても症状がよくならない場合は服用を中止し、この文書を持って医師又は薬剤師に相談してください

効能・効果
消化促進、消化不良、食欲不振（食欲減退）、食べ過ぎ（過食）、もたれ（胃もたれ）、胸つかえ、消化不良による胃部・腹部膨満感

成分と作用
　　　　　3.0g（大人1日量）中に次の成分を含んでいます。

成　　　分	3.0g中	作　　　　　　　　用
ウルソデオキシコール酸	0.06g	脂質の消化を助けます。
ジアスターゼ	1.0g	消化を助けます。
パンクレアチン	0.5g	
l-メントール	0.02g	爽快感を与えます。
デンプン、乳糖水和物又はこれらの混合物	適　量	賦形剤。

用法・用量
1回量を次のとおりとし、1日3回、食後に服用します。

年　　齢	1回量	1日服用回数
大人（15才以上）	1包1.0g	
11才以上15才未満	大人の2/3	3回
8才以上11才未満	大人の1/2	
5才以上8才未満	大人の1/3	
5才未満の乳幼児	服用しないこと	

＜用法・用量に関連する注意＞
（1）用法・用量を厳守してください。
（2）小児に服用させる場合には、保護者の指導監督のもとに服用させてください。

保管及び取扱い上の注意
（1）直射日光の当たらない湿気の少ない涼しい所に保管してください。
（2）小児の手の届かない所に保管してください。
（3）他の容器に入れ替えないでください（誤用の原因になったり品質が変わります。）。
（4）1包の分割した残りを服用する場合には、残量を記載して保管し、2日以内に服用してください。

■お問い合わせ先

製造販売元

【外部の容器又は外部の被包に記載すべき事項】
注意
1．次の人は服用前に医師又は薬剤師に相談してください
　（1）医師の治療を受けている人。
　（2）妊婦又は妊娠していると思われる人。
　（3）薬などによりアレルギー症状を起こしたことがある人。
1′．服用が適さない場合があるので、服用前に医師又は薬剤師に相談してください
　〔1．の項目の記載に際し、十分な記載スペースがない場合には1′．を記載すること。〕
2．服用に際しては、説明文書をよく読んでください
3．直射日光の当たらない湿気の少ない涼しい所に保管してください
4．小児の手の届かない所に保管してください
5．その他
　（1）医薬品副作用被害救済制度に関するお問い合わせ先
　　　（独）医薬品医療機器総合機構
　　　http://www.pmda.go.jp/kenkouhigai.html
　　　電話　0120-149-931（フリーダイヤル）
　（2）この薬に関するお問い合わせ先
　　　○○薬局
　　　管理薬剤師：○○○○
　　　受付時間：○○時○○分から○○時○○分まで（但し○○日は除く）
　　　電話：03（○○○○）○○○○
　　　ＦＡＸ：03（○○○○）○○○○

胃腸薬

> この説明書は本剤とともに保管し、
> 服用に際しては必ずお読みください。

複方ジアスターゼ・重曹散

　複方ジアスターゼ・重曹散は、炭酸水素ナトリウム、酸化マグネシウムの制酸作用を期待し、これに苦味健胃薬のゲンチアナ末、消化酵素のジアスターゼを配合した、胃酸過多、もたれ、げっぷ、はきけ、飲み過ぎ、胃痛等に用いる胃腸薬です。

⚠ 使用上の注意

相談すること

１．次の人は服用前に医師又は薬剤師に相談してください
　（１）医師の治療を受けている人。
　（２）薬などによりアレルギー症状を起こしたことがある人。
　（３）次の診断を受けた人。
　　　腎臓病

２．服用後、次の症状があらわれた場合は副作用の可能性があるので、直ちに服用を中止し、この文書を持って医師又は薬剤師に相談してください

関係部位	症　　　状
皮膚	発疹・発赤、かゆみ

３．２週間位服用しても症状がよくならない場合は服用を中止し、この文書を持って医師又は薬剤師に相談してください

効能・効果
胃酸過多、胸やけ、胃部不快感、もたれ、胃重、胸つかえ、げっぷ、はきけ（むかつき、胃のむかつき、二日酔・悪酔のむかつき、嘔気、悪心）、嘔吐、飲み過ぎ、胃痛、食欲不振、胃部・腹部膨満感、消化不良、胃弱、食べ過ぎ、消化促進、消化不良による胃部・腹部膨満感

成分と作用
100 g 中に次の成分を含んでいます。

成　　　分	100 g 中	作　　　　　　　用
ジアスターゼ	20.0 g	消化を助けます。
炭酸水素ナトリウム	60.0 g	制酸作用を発揮します。
酸化マグネシウム	15.0 g	
ゲンチアナ末	5.0 g	消化を促進させます。

用法・用量
１回量を次のとおりとし、１日３回、食後に服用します。

年　　　齢	１回量	１日服用回数
大人（15才以上）	１包2.0 g	
11才以上15才未満	大人の2／3	3回
8才以上11才未満	大人の1／2	
5才以上8才未満	大人の1／3	
5才未満の乳幼児	服用しないこと	

＜用法・用量に関連する注意＞
（１）用法・用量を厳守してください。
（２）小児に服用させる場合には、保護者の指導監督のもとに服用させてください。

保管及び取扱い上の注意
（１）直射日光の当たらない湿気の少ない涼しい所に保管してください。
（２）小児の手の届かない所に保管してください。
（３）他の容器に入れ替えないでください（誤用の原因になったり品質が変わります。）。
（４）１包の分割した残りを服用する場合には、残量を記載して保管し、２日以内に服用してください。

■お問い合わせ先

製造販売元

【外部の容器又は外部の被包に記載すべき事項】

注意
1．次の人は服用前に医師又は薬剤師に相談してください
（1）医師の治療を受けている人。
（2）薬などによりアレルギー症状を起こしたことがある人。
（3）次の診断を受けた人。
　　　　　腎臓病
1′．服用が適さない場合があるので、服用前に医師又は薬剤師に相談してください
　〔1．の項目の記載に際し、十分な記載スペースがない場合には1′．を記載すること。〕
2．服用に際しては、説明文書をよく読んでください
3．直射日光の当たらない湿気の少ない涼しい所に保管してください
4．小児の手の届かない所に保管してください
5．その他
（1）医薬品副作用被害救済制度に関するお問い合わせ先
　　（独）医薬品医療機器総合機構
　　http://www.pmda.go.jp/kenkouhigai.html
　　電話　0120-149-931（フリーダイヤル）
（2）この薬に関するお問い合わせ先
　　○○薬局
　　管理薬剤師：○○○○
　　受付時間：○○時○○分から○○時○○分まで（但し○○日は除く）
　　電話：03（○○○○）○○○○
　　ＦＡＸ：03（○○○○）○○○○

胃腸薬

この説明書は本剤とともに保管し、服用に際しては必ずお読みください。

健胃消化剤5号A

　健胃消化剤5号Aは、制酸剤の乾燥水酸化アルミニウムゲル細粒に苦味健胃薬のゲンチアナ末、消化酵素のジアスターゼ、パンクレアチンを配合し、消化促進、食欲不振、食べ過ぎ、もたれ、消化不良による胃部・腹部膨満感等に用いる健胃消化剤です。

⚠ 使用上の注意

⊠ してはいけないこと
（守らないと現在の症状が悪化したり、副作用が起こりやすくなります）
1．次の人は服用しないでください
　　透析療法を受けている人。
2．長期連用しないでください

相談すること
1．次の人は服用前に医師又は薬剤師に相談してください
　（1）医師の治療を受けている人。
　（2）薬などによりアレルギー症状を起こしたことがある人。
　（3）次の診断を受けた人。
　　　腎臓病

2．服用後、次の症状があらわれた場合は副作用の可能性があるので、直ちに服用を中止し、この文書を持って医師又は薬剤師に相談してください

関係部位	症　　状
皮膚	発疹・発赤, かゆみ

3．2週間位服用しても症状がよくならない場合は服用を中止し、この文書を持って医師又は薬剤師に相談してください

効能・効果
消化促進、消化不良、食欲不振（食欲減退）、食べ過ぎ（過食）、もたれ（胃もたれ）、胸つかえ、消化不良による胃部・腹部膨満感

成分と作用
4.5g（大人1日量）中に次の成分を含んでいます。

成　　分	4.5g中	作　　　　用
乾燥水酸化アルミニウムゲル細粒	1.0g	胃酸を中和します。
ジアスターゼ	1.0g	消化を助けます。
パンクレアチン	1.0g	
ゲンチアナ末	0.3g	胃液の分泌を促進したり、消化を助けます。
l-メントール	0.02g	爽快感を与えます。
デンプン、乳糖水和物又はこれらの混合物	適　量	賦形剤。

用法・用量
1回量を次のとおりとし、1日3回、食後に服用します。

年　　齢	1回量	1日服用回数
大人（15才以上）	1包1.5g	3回
11才以上15才未満	大人の2/3	
8才以上11才未満	大人の1/2	
5才以上8才未満	大人の1/3	
5才未満の乳幼児	服用しないこと	

＜用法・用量に関連する注意＞
（1）用法・用量を厳守してください。

（2）小児に服用させる場合には、保護者の指導監督のもとに服用させてください。

保管及び取扱い上の注意
（1）直射日光の当たらない湿気の少ない涼しい所に保管してください。
（2）小児の手の届かない所に保管してください。
（3）他の容器に入れ替えないでください（誤用の原因になったり品質が変わります。）。
（4）1包の分割した残りを服用する場合には、残量を記載して保管し、2日以内に服用してください。

■お問い合わせ先

製造販売元

【外部の容器又は外部の被包に記載すべき事項】
注意
1．次の人は服用しないでください
　　透析療法を受けている人。
2．次の人は服用前に医師又は薬剤師に相談してください
　（1）医師の治療を受けている人。
　（2）薬などによりアレルギー症状を起こしたことがある人。
　（3）次の診断を受けた人。
　　　腎臓病
2′．服用が適さない場合があるので、服用前に医師又は薬剤師に相談してください
　　〔2．の項目の記載に際し、十分な記載スペースがない場合には2′．を記載すること。〕
3．服用に際しては、説明文書をよく読んでください
4．直射日光の当たらない湿気の少ない涼しい所に保管してください
5．小児の手の届かない所に保管してください
6．その他
　（1）医薬品副作用被害救済制度に関するお問い合わせ先
　　　（独）医薬品医療機器総合機構
　　　http://www.pmda.go.jp/kenkouhigai.html
　　　電話　0120-149-931（フリーダイヤル）
　（2）この薬に関するお問い合わせ先
　　　○○薬局
　　　管理薬剤師：○○○○
　　　受付時間：○○時○○分から○○時○○分まで（但し○○日は除く）
　　　電話：03（○○○○）○○○○
　　　ＦＡＸ：03（○○○○）○○○○

胃腸薬

この説明書は本剤とともに保管し、
服用に際しては必ずお読みください。

ロートエキス・重曹・ケイ酸アルミ散

　ロートエキス・重曹・ケイ酸アルミ散は、消化管内の異物吸着・粘膜保護をする合成ケイ酸アルミニウムに、胃酸中和・健胃作用を有する炭酸水素ナトリウム、また、胃液分泌抑制と鎮痛作用を持つロートエキスを配合した、胃酸過多、もたれ、げっぷ、はきけ、飲み過ぎ、胃痛等に用いる胃腸薬です。

⚠ 使用上の注意

⊗ してはいけないこと
（守らないと現在の症状が悪化したり、副作用・事故が起こりやすくなります）
1．次の人は服用しないでください
　　透析療法を受けている人。
2．本剤を服用している間は、次のいずれの医薬品も服用しないでください
　　他の胃腸鎮痛鎮痙薬、ロートエキスを含有する他の胃腸薬、乗物酔い薬
3．服用後、乗物又は機械類の運転操作をしないでください
　　（目のかすみ、異常なまぶしさ等の症状があらわれることがあります。）
4．授乳中の人は本剤を服用しないか、本剤を服用する場合は授乳を避けてください
　　（母乳に移行して乳児の脈が速くなることがあります。）
5．長期連用しないでください

相談すること
1．次の人は服用前に医師又は薬剤師に相談してください
　（1）医師の治療を受けている人。
　（2）妊婦又は妊娠していると思われる人。
　（3）高齢者。
　（4）薬などによりアレルギー症状を起こしたことがある人。
　（5）次の症状のある人。
　　　排尿困難
　（6）次の診断を受けた人。
　　　心臓病、腎臓病、緑内障

2．服用後、次の症状があらわれた場合は副作用の可能性があるので、直ちに服用を中止し、この文書を持って医師又は薬剤師に相談してください

関係部位	症　　状
皮膚	発疹・発赤、かゆみ
精神神経系	頭痛
泌尿器	排尿困難
その他	顔のほてり、異常なまぶしさ

3．服用後、次の症状があらわれることがあるので、このような症状の持続又は増強が見られた場合には、服用を中止し、この文書を持って医師又は薬剤師に相談してください
　　口のかわき、便秘、目のかすみ

4．5～6回服用しても症状がよくならない場合は服用を中止し、この文書を持って医師又は薬剤師に相談してください

その他の注意
　　母乳が出にくくなることがあります。

効能・効果
胃酸過多、胸やけ、胃部不快感、胃部膨満感、もたれ、胃重、胸つかえ、げっぷ、はきけ（むかつき、胃のむかつき、二日酔・悪酔のむかつき、嘔気、悪心）、嘔吐、飲み過ぎ、胃痛

成分と作用

100 g 中に次の成分を含んでいます。

成　　分	100 g 中	作　　　　　用
ロートエキス	0.8 g	胃痛を抑えます。
炭酸水素ナトリウム	20.0 g	健胃作用を発揮します。
合成ケイ酸アルミニウム	60.0 g	消化管内の異物を吸着し、粘膜を保護します。
酸化マグネシウム	10.0 g	制酸及び緩下作用を発揮します。
デンプン、乳糖水和物又はこれらの混合物	適　量	賦形剤。

用法・用量

1回量を次のとおりとし、1日3回、食間に服用します。

年　　齢	1回量	1日服用回数
大人（15才以上）	1包2.0 g	
11才以上15才未満	大人の2/3	
8才以上11才未満	大人の1/2	3回
5才以上8才未満	大人の1/3	
5才未満の乳幼児	服用しないこと	

＜用法・用量に関連する注意＞
（1）用法・用量を厳守してください。
（2）小児に服用させる場合には、保護者の指導監督のもとに服用させてください。

保管及び取扱い上の注意

（1）直射日光の当たらない湿気の少ない涼しい所に保管してください。
（2）小児の手の届かない所に保管してください。
（3）他の容器に入れ替えないでください（誤用の原因になったり品質が変わります。）。
（4）1包の分割した残りを服用する場合には、残量を記載して保管し、2日以内に服用してください。

■お問い合わせ先

製造販売元

【外部の容器又は外部の被包に記載すべき事項】

注意
1．次の人は服用しないでください
　　透析療法を受けている人。
2．服用後、乗物又は機械類の運転操作をしないでください
3．授乳中の人は本剤を服用しないか、本剤を服用する場合は授乳を避けてください
4．次の人は服用前に医師又は薬剤師に相談してください
　（1）医師の治療を受けている人。
　（2）妊婦又は妊娠していると思われる人。
　（3）高齢者。
　（4）薬などによりアレルギー症状を起こしたことがある人。
　（5）次の症状のある人。
　　　排尿困難
　（6）次の診断を受けた人。
　　　心臓病、腎臓病、緑内障
4′．服用が適さない場合があるので、服用前に医師又は薬剤師に相談してください
　　〔4．の項目の記載に際し、十分な記載スペースがない場合には4′．を記載すること。〕
5．服用に際しては、説明文書をよく読んでください
6．直射日光の当たらない湿気の少ない涼しい所に保管してください
7．小児の手の届かない所に保管してください
8．その他

（1）医薬品副作用被害救済制度に関するお問い合わせ先
　　（独）医薬品医療機器総合機構
　　http://www.pmda.go.jp/kenkouhigai.html
　　電話　0120-149-931（フリーダイヤル）
（2）この薬に関するお問い合わせ先
　　○○薬局
　　管理薬剤師：○○○○
　　受付時間：○○時○○分から○○時○○分まで（但し○○日は除く）
　　電話：03（○○○○）○○○○
　　ＦＡＸ：03（○○○○）○○○○

胃腸薬

この説明書は本剤とともに保管し、
服用に際しては必ずお読みください。

複方ロートエキス・水酸化アルミ散

複方ロートエキス・水酸化アルミ散は、制酸作用を持つ乾燥水酸化アルミニウムゲル、炭酸水素ナトリウム、酸化マグネシウムに胃痛・胃酸分泌抑制を持つロートエキスとジアスターゼを配合した、胃酸過多、もたれ、げっぷ、はきけ、飲み過ぎ、胃痛等に用いる胃腸薬です。

⚠ 使用上の注意

⊗ してはいけないこと
（守らないと現在の症状が悪化したり、副作用・事故が起こりやすくなります）
1. 次の人は服用しないでください
    透析療法を受けている人。
2. 本剤を服用している間は、次のいずれの医薬品も服用しないでください
    他の胃腸鎮痛鎮痙薬、ロートエキスを含有する他の胃腸薬、乗物酔い薬
3. 服用後、乗物又は機械類の運転操作をしないでください
    （目のかすみ、異常なまぶしさ等の症状があらわれることがあります。）
4. 授乳中の人は本剤を服用しないか、本剤を服用する場合は授乳を避けてください
    （母乳に移行して乳児の脈が速くなることがあります。）
5. 長期連用しないでください

相談すること
1. 次の人は服用前に医師又は薬剤師に相談してください
    （1）医師の治療を受けている人。
    （2）妊婦又は妊娠していると思われる人。
    （3）高齢者。
    （4）薬などによりアレルギー症状を起こしたことがある人。
    （5）次の症状のある人。
        排尿困難
    （6）次の診断を受けた人。
        心臓病、腎臓病、緑内障

2. 服用後、次の症状があらわれた場合は副作用の可能性があるので、直ちに服用を中止し、この文書を持って医師又は薬剤師に相談してください

関係部位	症　　　状
皮膚	発疹・発赤、かゆみ
精神神経系	頭痛
泌尿器	排尿困難
その他	顔のほてり、異常なまぶしさ

3. 服用後、次の症状があらわれることがあるので、このような症状の持続又は増強が見られた場合には、服用を中止し、この文書を持って医師又は薬剤師に相談してください
    口のかわき、便秘、目のかすみ

4. 5〜6回服用しても症状がよくならない場合は服用を中止し、この文書を持って医師又は薬剤師に相談してください

その他の注意
母乳が出にくくなることがあります。

効能・効果
胃酸過多、胸やけ、胃部不快感、胃部膨満感、もたれ、胃重、胸つかえ、げっぷ、はきけ（むかつき、胃のむかつき、二日酔・悪酔のむかつき、嘔気、悪心）、嘔吐、飲み過ぎ、胃痛

成分と作用

100 g 中に次の成分を含んでいます。

成　　　分	100 g 中	作　　　　　用
ロートエキス	0.8 g	胃痛を抑えます。
乾燥水酸化アルミニウムゲル	50.0 g	胃酸を中和します。
炭酸水素ナトリウム	15.0 g	健胃作用を発揮します。
ジアスターゼ	12.0 g	消化を助けます。
酸化マグネシウム	12.0 g	制酸及び緩下作用を発揮します。
デンプン、乳糖水和物又はこれらの混合物	適　量	賦形剤。

用法・用量

1回量を次のとおりとし、1日3回、食間又は食後に服用します。

年　　　齢	1回量	1日服用回数
大人（15才以上）	1包2.0 g	
11才以上15才未満	大人の2/3	
8才以上11才未満	大人の1/2	3回
5才以上8才未満	大人の1/3	
5才未満の乳幼児	服用しないこと	

＜用法・用量に関連する注意＞
（1）用法・用量を厳守してください。
（2）小児に服用させる場合には、保護者の指導監督のもとに服用させてください。

保管及び取扱い上の注意

（1）直射日光の当たらない湿気の少ない涼しい所に保管してください。
（2）小児の手の届かない所に保管してください。
（3）他の容器に入れ替えないでください（誤用の原因になったり品質が変わります。）。
（4）1包の分割した残りを服用する場合には、残量を記載して保管し、2日以内に服用してください。

■お問い合わせ先

製造販売元

【外部の容器又は外部の被包に記載すべき事項】

注意
1．次の人は服用しないでください
　　透析療法を受けている人。
2．服用後、乗物又は機械類の運転操作をしないでください
3．授乳中の人は本剤を服用しないか、本剤を服用する場合は授乳を避けてください
4．次の人は服用前に医師又は薬剤師に相談してください
　（1）医師の治療を受けている人。
　（2）妊婦又は妊娠していると思われる人。
　（3）高齢者。
　（4）薬などによりアレルギー症状を起こしたことがある人。
　（5）次の症状のある人。
　　　排尿困難
　（6）次の診断を受けた人。
　　　心臓病、腎臓病、緑内障
4′．服用が適さない場合があるので、服用前に医師又は薬剤師に相談してください
　　〔4．の項目の記載に際し、十分な記載スペースがない場合には4′．を記載すること。〕
5．服用に際しては、説明文書をよく読んでください
6．直射日光の当たらない湿気の少ない涼しい所に保管してください
7．小児の手の届かない所に保管してください

８．その他
（１）医薬品副作用被害救済制度に関するお問い合わせ先
　　（独）医薬品医療機器総合機構
　　http://www.pmda.go.jp/kenkouhigai.html
　　電話　0120-149-931（フリーダイヤル）
（２）この薬に関するお問い合わせ先
　　○○薬局
　　管理薬剤師：○○○○
　　受付時間：○○時○○分から○○時○○分まで（但し○○日は除く）
　　電話：03（○○○○）○○○○
　　ＦＡＸ：03（○○○○）○○○○

胃腸薬

> この説明書は本剤とともに保管し、
> 服用に際しては必ずお読みください。

ロートエキス散

ロートエキス散は、ロートエキスの鎮痙、鎮痛作用を期待した、胃痛、腹痛、胃酸過多、胸やけ等に用いる胃腸薬です。

⚠ 使用上の注意

⊗ してはいけないこと

（守らないと現在の症状が悪化したり、副作用・事故が起こりやすくなります）

1. 本剤を服用している間は、次のいずれの医薬品も服用しないでください
   他の胃腸鎮痛鎮痙薬、ロートエキスを含有する他の胃腸薬、乗物酔い薬
2. 服用後、乗物又は機械類の運転操作をしないでください
   （目のかすみ、異常なまぶしさ等の症状があらわれることがあります。）
3. 授乳中の人は本剤を服用しないか、本剤を服用する場合は授乳を避けてください
   （母乳に移行して乳児の脈が速くなることがあります。）

相談すること

1. 次の人は服用前に医師又は薬剤師に相談してください
   （1）医師の治療を受けている人。
   （2）妊婦又は妊娠していると思われる人。
   （3）高齢者。
   （4）薬などによりアレルギー症状を起こしたことがある人。
   （5）次の症状のある人。
      排尿困難
   （6）次の診断を受けた人。
      心臓病、緑内障

2. 服用後、次の症状があらわれた場合は副作用の可能性があるので、直ちに服用を中止し、この文書を持って医師又は薬剤師に相談してください

関係部位	症　　状
皮膚	発疹・発赤、かゆみ
精神神経系	頭痛
泌尿器	排尿困難
その他	顔のほてり、異常なまぶしさ

3. 服用後、次の症状があらわれることがあるので、このような症状の持続又は増強が見られた場合には、服用を中止し、この文書を持って医師又は薬剤師に相談してください
   口のかわき、便秘、目のかすみ

4. 5～6回服用しても症状がよくならない場合は服用を中止し、この文書を持って医師又は薬剤師に相談してください

その他の注意

母乳が出にくくなることがあります。

効能・効果

胃痛、腹痛、さしこみ（疝痛、癪）、胃酸過多、胸やけ

成分と作用

100 g中に次の成分を含んでいます。

成　　分	100 g中	作　　用
ロートエキス	10.0 g	胃液分泌を抑え、胃のぜん動を抑制し、鎮痙、鎮痛作用を発揮します。
デンプン、乳糖水和物又はこれらの混合物	適　量	賦形剤。

用法・用量

1回量を次のとおりとし、1日3回までとして服用します。
服用間隔は4時間以上おいてください。

年　　齢	1回量	1日服用回数
大人（15才以上）	1包0.2g	
11才以上15才未満	大人の2/3	
8才以上11才未満	大人の1/2	3回まで
5才以上8才未満	大人の1/3	
5才未満の乳幼児	服用しないこと	

＜用法・用量に関連する注意＞
（1）用法・用量を厳守してください。
（2）小児に服用させる場合には、保護者の指導監督のもとに服用させてください。

保管及び取扱い上の注意

（1）直射日光の当たらない湿気の少ない涼しい所に保管してください。
（2）小児の手の届かない所に保管してください。
（3）他の容器に入れ替えないでください（誤用の原因になったり品質が変わります。）。
（4）1包の分割した残りを服用する場合には、残量を記載して保管し、2日以内に服用してください。

■お問い合わせ先

製造販売元

【外部の容器又は外部の被包に記載すべき事項】

注意
1．服用後、乗物又は機械類の運転操作をしないでください
2．授乳中の人は本剤を服用しないか、本剤を服用する場合は授乳を避けてください
3．次の人は服用前に医師又は薬剤師に相談してください
　（1）医師の治療を受けている人。
　（2）妊婦又は妊娠していると思われる人。
　（3）高齢者。
　（4）薬などによりアレルギー症状を起こしたことがある人。
　（5）次の症状のある人。
　　　排尿困難
　（6）次の診断を受けた人。
　　　心臓病、緑内障
3′．服用が適さない場合があるので、服用前に医師又は薬剤師に相談してください
　〔3．の項目の記載に際し、十分な記載スペースがない場合には3′．を記載すること。〕
4．服用に際しては、説明文書をよく読んでください
5．直射日光の当たらない湿気の少ない涼しい所に保管してください
6．小児の手の届かない所に保管してください
7．その他
　（1）医薬品副作用被害救済制度に関するお問い合わせ先
　　　（独）医薬品医療機器総合機構
　　　http://www.pmda.go.jp/kenkouhigai.html
　　　電話　0120-149-931（フリーダイヤル）
　（2）この薬に関するお問い合わせ先
　　　○○薬局
　　　管理薬剤師：○○○○
　　　受付時間：○○時○○分から○○時○○分まで（但し○○日は除く）
　　　電話：03（○○○○）○○○○
　　　ＦＡＸ：03（○○○○）○○○○

胃腸薬

この説明書は本剤とともに保管し、
服用に際しては必ずお読みください。

健胃剤3号A

　健胃剤3号Aは、胃液分泌作用、胃蠕動運動・胃循環血流量増加作用のあるカルニチン塩化物に、胆汁分泌作用を持つ芳香性健胃剤のガジュツを配合した、食欲不振、消化不良、胃弱、食べ過ぎ、飲み過ぎ、胸やけ、もたれ、はきけ等に用いる健胃剤です。

⚠ 使用上の注意

相談すること

1．次の人は服用前に医師又は薬剤師に相談してください
　　医師の治療を受けている人。

2．2週間位服用しても症状がよくならない場合は服用を中止し、この文書を持って医師又は薬剤師に相談してください

効能・効果
食欲不振（食欲減退）、胃部・腹部膨満感、消化不良、胃弱、食べ過ぎ（過食）、飲み過ぎ（過飲）、胸やけ、もたれ（胃もたれ）、胸つかえ、はきけ（むかつき、胃のむかつき、二日酔・悪酔のむかつき、嘔気、悪心）、嘔吐

成分と作用
　　　　　3.0g（大人1日量）中に次の成分を含んでいます。

成　　　分	3.0g中	作　　　　　　　　用
ガジュツ、細末	2.0g	健胃作用を発揮します。
カルニチン塩化物	0.4g	消化機能を亢進させます。
デンプン、乳糖水和物又はこれらの混合物	適　量	賦形剤。

用法・用量
1回量を次のとおりとし、1日3回、食前又は食後に服用します。

年　　　齢	1回量	1日服用回数
大人（15才以上）	1包1.0g	
11才以上15才未満	大人の2/3	3回
8才以上11才未満	大人の1/2	
5才以上8才未満	大人の1/3	
5才未満の乳幼児	服用しないこと	

<用法・用量に関連する注意>
（1）用法・用量を厳守してください。
（2）小児に服用させる場合には、保護者の指導監督のもとに服用させてください。

保管及び取扱い上の注意
（1）直射日光の当たらない湿気の少ない涼しい所に保管してください。
（2）小児の手の届かない所に保管してください。
（3）他の容器に入れ替えないでください（誤用の原因になったり品質が変わります。）。
（4）1包の分割した残りを服用する場合には、残量を記載して保管し、2日以内に服用してください。

■お問い合わせ先

製造販売元

【外部の容器又は外部の被包に記載すべき事項】
注意
1．次の人は服用前に医師又は薬剤師に相談してください
　　医師の治療を受けている人。
1′．服用が適さない場合があるので、服用前に医師又は薬剤師に相談してください
　　〔1．の項目の記載に際し、十分な記載スペースがない場合には1′．を記載すること。〕
2．服用に際しては、説明文書をよく読んでください
3．直射日光の当たらない湿気の少ない涼しい所に保管してください
4．小児の手の届かない所に保管してください
5．その他
　（1）医薬品副作用被害救済制度に関するお問い合わせ先
　　　　（独）医薬品医療機器総合機構
　　　　http://www.pmda.go.jp/kenkouhigai.html
　　　　電話　0120-149-931（フリーダイヤル）
　（2）この薬に関するお問い合わせ先
　　　　○○薬局
　　　　管理薬剤師：○○○○
　　　　受付時間：○○時○○分から○○時○○分まで（但し○○日は除く）
　　　　電話：03（○○○○）○○○○
　　　　ＦＡＸ：03（○○○○）○○○○

胃腸薬

> この説明書は本剤とともに保管し、
> 服用に際しては必ずお読みください。

ガジュツ・三黄散

　ガジュツ・三黄散は、漢方薬の黄連解毒散のサンシシをガジュツに換えた苦味・芳香性健胃生薬製剤で、食欲不振、消化不良、胃弱、食べ過ぎ、飲み過ぎ、胸やけ、もたれ、はきけ等に用いる健胃剤です。

⚠ 使用上の注意

相談すること

1. 次の人は服用前に医師又は薬剤師に相談してください
   医師の治療を受けている人。

2. ２週間位服用しても症状がよくならない場合は服用を中止し、この文書を持って医師又は薬剤師に相談してください

効能・効果
食欲不振（食欲減退）、胃部・腹部膨満感、消化不良、胃弱、食べ過ぎ（過食）、飲み過ぎ（過飲）、胸やけ、もたれ（胃もたれ）、胸つかえ、はきけ（むかつき、胃のむかつき、二日酔・悪酔のむかつき、嘔気、悪心）、嘔吐

成分と作用

6.0g（大人１日量）中に次の成分を含んでいます。

成　分	6.0g中	作　用
オウレン末	0.8g	整腸作用を発揮します。
オウゴン末	1.2g	消化器の炎症を緩和します。
オウバク末	0.8g	健胃作用を発揮します。
ガジュツ、細末	3.0g	
l-メントール	0.02g	芳香・矯臭・矯味の働きをします。
デンプン、乳糖水和物又はこれらの混合物	適　量	賦形剤。

用法・用量
１回量を次のとおりとし、１日３回、食前又は食間に服用します。

年　齢	１回量	１日服用回数
大人（15才以上）	１包2.0g	
11才以上15才未満	大人の2/3	3回
8才以上11才未満	大人の1/2	
5才以上8才未満	大人の1/3	
5才未満の乳幼児	服用しないこと	

<用法・用量に関連する注意>
（1）用法・用量を厳守してください。
（2）小児に服用させる場合には、保護者の指導監督のもとに服用させてください。

保管及び取扱い上の注意
（1）直射日光の当たらない湿気の少ない涼しい所に保管してください。
（2）小児の手の届かない所に保管してください。
（3）他の容器に入れ替えないでください（誤用の原因になったり品質が変わります。）。
（4）１包の分割した残りを服用する場合には、残量を記載して保管し、２日以内に服用してください。

■お問い合わせ先

製造販売元

【外部の容器又は外部の被包に記載すべき事項】
注意
1．次の人は服用前に医師又は薬剤師に相談してください
　　医師の治療を受けている人。
1′．服用が適さない場合があるので、服用前に医師又は薬剤師に相談してください
　　〔1．の項目の記載に際し、十分な記載スペースがない場合には1′．を記載すること。〕
2．服用に際しては、説明文書をよく読んでください
3．直射日光の当たらない湿気の少ない涼しい所に保管してください
4．小児の手の届かない所に保管してください
5．その他
　（1）医薬品副作用被害救済制度に関するお問い合わせ先
　　　（独）医薬品医療機器総合機構
　　　http：//www.pmda.go.jp/kenkouhigai.html
　　　電話　0120-149-931（フリーダイヤル）
　（2）この薬に関するお問い合わせ先
　　　○○薬局
　　　管理薬剤師：○○○○
　　　受付時間：○○時○○分から○○時○○分まで（但し○○日は除く）
　　　電話：03（○○○○）○○○○
　　　ＦＡＸ：03（○○○○）○○○○

胃腸薬

この説明書は本剤とともに保管し、服用に際しては必ずお読みください。

制酸剤1号

制酸剤1号は、胃粘膜を被覆保護するメタケイ酸アルミン酸マグネシウムに胃の粘膜・粘膜成分生成促進及び肉芽形成促進をするL-グルタミン、粘膜修復作用を持つ銅クロロフィリンナトリウムを配合した、胃酸過多、もたれ、げっぷ、はきけ、飲み過ぎ、胃痛等に用いる胃腸薬です。

⚠ 使用上の注意

 してはいけないこと
（守らないと現在の症状が悪化したり、副作用が起こりやすくなります）
1．次の人は服用しないでください
　　透析療法を受けている人。
2．長期連用しないでください

相談すること
1．次の人は服用前に医師又は薬剤師に相談してください
　（1）医師の治療を受けている人。
　（2）次の診断を受けた人。
　　　腎臓病

2．服用後、次の症状があらわれることがあるので、このような症状の持続又は増強が見られた場合には、服用を中止し、この文書を持って医師又は薬剤師に相談してください
　　便秘、下痢

3．2週間位服用しても症状がよくならない場合は服用を中止し、この文書を持って医師又は薬剤師に相談してください

効能・効果
胃酸過多、胸やけ、胃部不快感、胃部膨満感、もたれ（胃もたれ）、胃重、胸つかえ、げっぷ（おくび）、はきけ（むかつき、胃のむかつき、二日酔・悪酔のむかつき、嘔気、悪心）、嘔吐、飲み過ぎ（過飲）、胃痛

成分と作用
4.5g（大人1日量）中に次の成分を含んでいます。

成　　分	4.5g中	作　　　　用
メタケイ酸アルミン酸マグネシウム	2.0g	胃内で分解生成したシリカゲルが胃粘膜表面を被覆し保護します。
L-グルタミン	2.0g	胃の粘膜・粘膜成分生成促進作用、肉芽形成促進作用を発揮します。
銅クロロフィリンナトリウム	0.1g	粘膜修復作用を発揮します。
デンプン、乳糖水和物又はこれらの混合物	適　量	賦形剤。

<成分・分量に関連する注意>
本剤の服用により、便の色が変色することがあります。

用法・用量
1回量を次のとおりとし、1日3回、食前又は食間に服用します。

年　　齢	1回量	1日服用回数
大人（15才以上）	1包1.5g	3回
11才以上15才未満	大人の2/3	
8才以上11才未満	大人の1/2	
5才以上8才未満	大人の1/3	
5才未満の乳幼児	服用しないこと	

<用法・用量に関連する注意>
（1）用法・用量を厳守してください。

（2）小児に服用させる場合には、保護者の指導監督のもとに服用させてください。

保管及び取扱い上の注意
（1）直射日光の当たらない湿気の少ない涼しい所に保管してください。
（2）小児の手の届かない所に保管してください。
（3）他の容器に入れ替えないでください（誤用の原因になったり品質が変わります。）。
（4）1包の分割した残りを服用する場合には、残量を記載して保管し、2日以内に服用してください。

■お問い合わせ先

製造販売元

【外部の容器又は外部の被包に記載すべき事項】
注意
1．次の人は服用しないでください
　　透析療法を受けている人。
2．次の人は服用前に医師又は薬剤師に相談してください
　（1）医師の治療を受けている人。
　（2）次の診断を受けた人。
　　　　腎臓病
2′．服用が適さない場合があるので、服用前に医師又は薬剤師に相談してください
　　〔2．の項目の記載に際し、十分な記載スペースがない場合には2′．を記載すること。〕
3．服用に際しては、説明文書をよく読んでください
4．直射日光の当たらない湿気の少ない涼しい所に保管してください
5．小児の手の届かない所に保管してください
6．その他
　（1）医薬品副作用被害救済制度に関するお問い合わせ先
　　　（独）医薬品医療機器総合機構
　　　http://www.pmda.go.jp/kenkouhigai.html
　　　電話　0120-149-931（フリーダイヤル）
　（2）この薬に関するお問い合わせ先
　　　〇〇薬局
　　　管理薬剤師：〇〇〇〇
　　　受付時間：〇〇時〇〇分から〇〇時〇〇分まで（但し〇〇日は除く）
　　　電話：03（〇〇〇〇）〇〇〇〇
　　　ＦＡＸ：03（〇〇〇〇）〇〇〇〇

胃腸薬

制酸剤2号

この説明書は本剤とともに保管し、服用に際しては必ずお読みください。

　制酸剤2号は、粘膜修復剤のアズレンスルホン酸ナトリウムとアルジオキサに制酸剤のメタケイ酸アルミン酸マグネシウムを配合した、胃酸過多、もたれ、げっぷ、はきけ、飲み過ぎ、胃痛等に用いる胃腸薬です。

⚠ 使用上の注意

⊗ してはいけないこと
（守らないと現在の症状が悪化したり、副作用が起こりやすくなります）
1．次の人は服用しないでください
　　透析療法を受けている人。
2．長期連用しないでください

相談すること
1．次の人は服用前に医師又は薬剤師に相談してください
　（1）医師の治療を受けている人。
　（2）次の診断を受けた人。
　　　腎臓病

2．服用後、次の症状があらわれることがあるので、このような症状の持続又は増強が見られた場合には、服用を中止し、この文書を持って医師又は薬剤師に相談してください
　　便秘、下痢

3．2週間位服用しても症状がよくならない場合は服用を中止し、この文書を持って医師又は薬剤師に相談してください

効能・効果
胃酸過多、胸やけ、胃部不快感、胃部膨満感、もたれ（胃もたれ）、胃重、胸つかえ、げっぷ（おくび）、はきけ（むかつき、胃のむかつき、二日酔・悪酔のむかつき、嘔気、悪心）、嘔吐、飲み過ぎ（過飲）、胃痛

成分と作用
4.5g（大人1日量）中に次の成分を含んでいます。

成　分	4.5g中	作　　用
メタケイ酸アルミン酸マグネシウム	3.0 g	胃内で分解生成したシリカゲルが胃粘膜表面を被覆し保護します。
アズレンスルホン酸ナトリウム	0.006 g	粘膜修復作用を発揮します。
アルジオキサ	0.3 g	
l-メントール	0.02 g	芳香・矯臭・矯味の働きをします。
デンプン、乳糖水和物又はこれらの混合物	適　量	賦形剤。

用法・用量
1回量を次のとおりとし、1日3回、食前又は食間に服用します。通常、成人は1回量を多量の水（約200 mL）とともに服用してください。

年　齢	1回量	1日服用回数
大人（15才以上）	1包1.5 g	3回
11才以上15才未満	大人の2/3	
8才以上11才未満	大人の1/2	
5才以上8才未満	大人の1/3	
5才未満の乳幼児	服用しないこと	

<用法・用量に関連する注意>
（1）用法・用量を厳守してください。
（2）小児に服用させる場合には、保護者の指導監督のもとに服用させてください。

保管及び取扱い上の注意
（1）直射日光の当たらない湿気の少ない涼しい所に保管してください。
（2）小児の手の届かない所に保管してください。
（3）他の容器に入れ替えないでください（誤用の原因になったり品質が変わります。）。
（4）1包の分割した残りを服用する場合には、残量を記載して保管し、2日以内に服用してください。

■お問い合わせ先

製造販売元

【外部の容器又は外部の被包に記載すべき事項】
注意
1．次の人は服用しないでください
　　透析療法を受けている人。
2．次の人は服用前に医師又は薬剤師に相談してください
　（1）医師の治療を受けている人。
　（2）次の診断を受けた人。
　　　　腎臓病
2′．服用が適さない場合があるので、服用前に医師又は薬剤師に相談してください
　　〔2．の項目の記載に際し、十分な記載スペースがない場合には2′．を記載すること。〕
3．服用に際しては、説明文書をよく読んでください
4．直射日光の当たらない湿気の少ない涼しい所に保管してください
5．小児の手の届かない所に保管してください
6．その他
　（1）医薬品副作用被害救済制度に関するお問い合わせ先
　　　　（独）医薬品医療機器総合機構
　　　http：//www.pmda.go.jp/kenkouhigai.html
　　　電話　0120-149-931（フリーダイヤル）
　（2）この薬に関するお問い合わせ先
　　　　○○薬局
　　　管理薬剤師：○○○○
　　　受付時間：○○時○○分から○○時○○分まで（但し○○日は除く）
　　　電話：03（○○○○）○○○○
　　　ＦＡＸ：03（○○○○）○○○○

胃腸薬

この説明書は本剤とともに保管し、服用に際しては必ずお読みください。

制酸剤3号

　制酸剤3号は、粘膜修復剤のアルジオキサに胃酸を中和する炭酸水素ナトリウム、制酸作用を有する酸化マグネシウム、胃液分泌抑制・鎮痛作用を持つロートエキス散を配合した胃酸過多、もたれ、げっぷ、はきけ、飲み過ぎ、胃痛等に用いる胃腸薬です。

⚠ 使用上の注意

⊗ してはいけないこと

（守らないと現在の症状が悪化したり、副作用が起こりやすくなります）
1．次の人は服用しないでください
　　透析療法を受けている人。
2．本剤を服用している間は、次の医薬品等を服用しないでください
　　胃腸鎮痛鎮痙薬
3．授乳中の人は本剤を服用しないか、本剤を服用する場合は授乳を避けてください
　　（母乳に移行して乳児の脈が速くなることがあります。）
4．長期連用しないでください

相談すること

1．次の人は服用前に医師又は薬剤師に相談してください
　（1）医師の治療を受けている人。
　（2）妊婦又は妊娠していると思われる人。
　（3）高齢者。
　（4）薬などによりアレルギー症状を起こしたことがある人。
　（5）次の症状のある人。
　　　排尿困難
　（6）次の診断を受けた人。
　　　腎臓病、心臓病、緑内障

2．服用後、次の症状があらわれた場合は副作用の可能性があるので、直ちに服用を中止し、この文書を持って医師又は薬剤師に相談してください

関係部位	症　　状
皮膚	発疹・発赤、かゆみ

3．服用後、次の症状があらわれることがあるので、このような症状の持続又は増強が見られた場合には、服用を中止し、この文書を持って医師又は薬剤師に相談してください
　　口のかわき、便秘、下痢

4．2週間位服用しても症状がよくならない場合は服用を中止し、この文書を持って医師又は薬剤師に相談してください

その他の注意
　　母乳が出にくくなることがあります。

効能・効果
胃酸過多、胸やけ、胃部不快感、胃部膨満感、もたれ（胃もたれ）、胃重、胸つかえ、げっぷ（おくび）、はきけ（むかつき、胃のむかつき、二日酔・悪酔のむかつき、嘔気、悪心）、嘔吐、飲み過ぎ（過飲）、胃痛

成分と作用
4.5g（大人1日量）中に次の成分を含んでいます。

成　　分	4.5g中	作　　　　　　用
アルジオキサ	0.3g	粘膜修復作用を発揮します。
ロートエキス散	0.3g	胃痛を抑えます。

炭酸水素ナトリウム	2.0 g	健胃作用を発揮します。
酸化マグネシウム	0.6 g	制酸作用を発揮します。
l-メントール	0.02 g	芳香・矯臭・矯味の働きをします。
デンプン、乳糖水和物又はこれらの混合物	適　量	賦形剤。

用法・用量

1回量を次のとおりとし、1日3回、食前又は食間に服用します。

年　　　齢	1回量	1日服用回数
大人（15才以上）	1包1.5 g	
11才以上15才未満	大人の2／3	
8才以上11才未満	大人の1／2	3回
5才以上8才未満	大人の1／3	
5才未満の乳幼児	服用しないこと	

＜用法・用量に関連する注意＞
（1）用法・用量を厳守してください。
（2）小児に服用させる場合には、保護者の指導監督のもとに服用させてください。

保管及び取扱い上の注意

（1）直射日光の当たらない湿気の少ない涼しい所に保管してください。
（2）小児の手の届かない所に保管してください。
（3）他の容器に入れ替えないでください（誤用の原因になったり品質が変わります。）。
（4）1包の分割した残りを服用する場合には、残量を記載して保管し、2日以内に服用してください。

■お問い合わせ先

製造販売元

【外部の容器又は外部の被包に記載すべき事項】

注意
1．次の人は服用しないでください
　　透析療法を受けている人。
2．授乳中の人は本剤を服用しないか、本剤を服用する場合は授乳を避けてください
3．次の人は服用前に医師又は薬剤師に相談してください
　（1）医師の治療を受けている人。
　（2）妊婦又は妊娠していると思われる人。
　（3）高齢者。
　（4）薬などによりアレルギー症状を起こしたことがある人。
　（5）次の症状のある人。
　　　排尿困難
　（6）次の診断を受けた人。
　　　腎臓病、心臓病、緑内障
3′．服用が適さない場合があるので、服用前に医師又は薬剤師に相談してください
　　〔3．の項目の記載に際し、十分な記載スペースがない場合には3′．を記載すること。〕
4．服用に際しては、説明文書をよく読んでください
5．直射日光の当たらない湿気の少ない涼しい所に保管してください
6．小児の手の届かない所に保管してください
7．その他
　（1）医薬品副作用被害救済制度に関するお問い合わせ先
　　　（独）医薬品医療機器総合機構
　　　http://www.pmda.go.jp/kenkouhigai.html
　　　電話　0120-149-931（フリーダイヤル）
　（2）この薬に関するお問い合わせ先
　　　○○薬局

管理薬剤師：○○○○
受付時間：○○時○○分から○○時○○分まで（但し○○日は除く）
電話：03（○○○○）○○○○
ＦＡＸ：03（○○○○）○○○○

胃腸薬

この説明書は本剤とともに保管し、
服用に際しては必ずお読みください。

制酸剤4号

制酸剤4号は、制酸剤のメタケイ酸アルミン酸マグネシウムにカンゾウ末を配合した、胃酸過多、もたれ、げっぷ、はきけ、飲み過ぎ、胃痛等に用いる胃腸薬です。

⚠ 使用上の注意

⊗ してはいけないこと
（守らないと現在の症状が悪化したり、副作用が起こりやすくなります）
1．次の人は服用しないでください
　　透析療法を受けている人。
2．長期連用しないでください

相談すること
1．次の人は服用前に医師又は薬剤師に相談してください
　（1）医師の治療を受けている人。
　（2）高齢者。
　（3）次の症状のある人。
　　　　むくみ
　（4）次の診断を受けた人。
　　　　腎臓病、高血圧、心臓病

2．服用後、次の症状があらわれた場合は副作用の可能性があるので、直ちに服用を中止し、この文書を持って医師又は薬剤師に相談してください

まれに下記の重篤な症状が起こることがあります。その場合は直ちに医師の診療を受けてください。

症状の名称	症　　　状
偽アルドステロン症、ミオパチー	手足のだるさ、しびれ、つっぱり感やこわばりに加えて、脱力感、筋肉痛があらわれ、徐々に強くなる。

3．服用後、次の症状があらわれることがあるので、このような症状の持続又は増強が見られた場合には、服用を中止し、この文書を持って医師又は薬剤師に相談してください
　　便秘、下痢

4．5～6日間位服用しても症状がよくならない場合は服用を中止し、この文書を持って医師又は薬剤師に相談してください

効能・効果
胃酸過多、胸やけ、胃部不快感、胃部膨満感、もたれ（胃もたれ）、胃重、胸つかえ、げっぷ（おくび）、はきけ（むかつき、胃のむかつき、二日酔・悪酔のむかつき、嘔気、悪心）、嘔吐、飲み過ぎ（過飲）、胃痛

成分と作用
4.5g（大人1日量）中に次の成分を含んでいます。

成　　分	4.5g中	作　　　　　用
カンゾウ末	1.5g	胃痛を緩和します。
メタケイ酸アルミン酸マグネシウム	3.0g	胃内で分解生成したシリカゲルが胃粘膜表面を被覆し保護します。

用法・用量
1回量を次のとおりとし、1日3回、食前又は食間に服用します。

年　　　齢	1回量	1日服用回数
大人（15才以上）	1包1.5g	
11才以上15才未満	大人の2／3	3回
8才以上11才未満	大人の1／2	
5才以上8才未満	大人の1／3	
5才未満の乳幼児	服用しないこと	

＜用法・用量に関連する注意＞
（1）用法・用量を厳守してください。
（2）小児に服用させる場合には、保護者の指導監督のもとに服用させてください。

保管及び取扱い上の注意
（1）直射日光の当たらない湿気の少ない涼しい所に保管してください。
（2）小児の手の届かない所に保管してください。
（3）他の容器に入れ替えないでください（誤用の原因になったり品質が変わります。）。
（4）1包の分割した残りを服用する場合には、残量を記載して保管し、2日以内に服用してください。

■お問い合わせ先

製造販売元

【外部の容器又は外部の被包に記載すべき事項】
注意
1．次の人は服用しないでください
　　透析療法を受けている人。
2．次の人は服用前に医師又は薬剤師に相談してください
　（1）医師の治療を受けている人。
　（2）高齢者。
　（3）次の症状のある人。
　　　むくみ
　（4）次の診断を受けた人。
　　　腎臓病、高血圧、心臓病
2′．服用が適さない場合があるので、服用前に医師又は薬剤師に相談してください
　　〔2．の項目の記載に際し、十分な記載スペースがない場合には2′．を記載すること。〕
3．服用に際しては、説明文書をよく読んでください
4．直射日光の当たらない湿気の少ない涼しい所に保管してください
5．小児の手の届かない所に保管してください
6．その他
　（1）医薬品副作用被害救済制度に関するお問い合わせ先
　　　（独）医薬品医療機器総合機構
　　　http://www.pmda.go.jp/kenkouhigai.html
　　　電話　0120-149-931（フリーダイヤル）
　（2）この薬に関するお問い合わせ先
　　　○○薬局
　　　管理薬剤師：○○○○
　　　受付時間：○○時○○分から○○時○○分まで（但し○○日は除く）
　　　電話：03（○○○○）○○○○
　　　ＦＡＸ：03（○○○○）○○○○

胃腸薬

この説明書は本剤とともに保管し、
服用に際しては必ずお読みください。

整腸剤1号

　整腸剤1号は、胃腸炎、下痢、消化不良、便秘等に有効な酪酸菌製剤のミヤBMに、乾燥酵母とリン酸水素カルシウムを配合した、整腸、腹部膨満感、軟便、便秘に用いる胃腸薬です。

⚠ 使用上の注意

📖 相談すること

1．次の人は服用前に医師又は薬剤師に相談してください
　（1）医師の治療を受けている人。
　（2）次の診断を受けた人。
　　　　甲状腺機能障害

2．2週間位服用しても症状がよくならない場合は服用を中止し、この文書を持って医師又は薬剤師に相談してください

効能・効果
整腸（便通を整える）、腹部膨満感、軟便、便秘

成分と作用

7.5g（大人1日量）中に次の成分を含んでいます。

成　　分	7.5g中	作　　用
ミヤBM細粒	3.0g	胃腸炎、下痢、消化不良、腹部症状、便秘を改善します。
乾燥酵母	3.0g	胃腸の働きを活発にします。
リン酸水素カルシウム水和物	1.0g	胃散を中和します。
デンプン、乳糖水和物又はこれらの混合物	適　量	賦形剤。

用法・用量
1回量を次のとおりとし、1日3回、食後に服用します。

年　　齢	1回量	1日服用回数
大人（15才以上）	1包2.5g	
11才以上15才未満	大人の2/3	
8才以上11才未満	大人の1/2	
5才以上8才未満	大人の1/3	3回
3才以上5才未満	大人の1/4	
1才以上3才未満	大人の1/5	
3カ月以上1才未満	大人の1/10	
3カ月未満の乳児	服用しないこと	

＜用法・用量に関連する注意＞
（1）用法・用量を厳守してください。
（2）小児に服用させる場合には、保護者の指導監督のもとに服用させてください。
（3）1才未満の乳児には、医師の診療を受けさせることを優先し、やむを得ない場合にのみ服用させてください。

保管及び取扱い上の注意
（1）直射日光の当たらない湿気の少ない涼しい所に保管してください。
（2）小児の手の届かない所に保管してください。
（3）他の容器に入れ替えないでください（誤用の原因になったり品質が変わります。）。
（4）1包の分割した残りを服用する場合には、残量を記載して保管し、2日以内に服用してください。

■お問い合わせ先

製造販売元

【外部の容器又は外部の被包に記載すべき事項】
注意
1．次の人は服用前に医師又は薬剤師に相談してください
（1）医師の治療を受けている人。
（2）次の診断を受けた人。
甲状腺機能障害
1′．服用が適さない場合があるので、服用前に医師又は薬剤師に相談してください
〔1．の項目の記載に際し、十分な記載スペースがない場合には1′．を記載すること。〕
2．服用に際しては、説明文書をよく読んでください
3．直射日光の当たらない湿気の少ない涼しい所に保管してください
4．小児の手の届かない所に保管してください
5．その他
（1）医薬品副作用被害救済制度に関するお問い合わせ先
（独）医薬品医療機器総合機構
http://www.pmda.go.jp/kenkouhigai.html
電話　0120-149-931（フリーダイヤル）
（2）この薬に関するお問い合わせ先
○○薬局
管理薬剤師：○○○○
受付時間：○○時○○分から○○時○○分まで（但し○○日は除く）
電話：03（○○○○）○○○○
ＦＡＸ：03（○○○○）○○○○

外用痔疾用薬

> この説明書は本剤とともに保管し、使用に際しては必ずお読みください。

ヘモ坐剤１号

　ヘモ坐剤１号は、局所麻酔作用のあるジブカイン塩酸塩に、収れん作用のあるタンニン酸を配合した、きれ痔・いぼ痔の痛み、かゆみ、はれ、出血の緩和をする痔疾用の坐薬です。

⚠ 使用上の注意

❌ してはいけないこと

（守らないと現在の症状が悪化したり、副作用・事故が起こりやすくなります）
次の人は使用しないでください
　本剤又は本剤の成分によりアレルギー症状を起こしたことがある人。

相談すること

１．次の人は使用前に医師又は薬剤師に相談してください
　（１）医師の治療を受けている人。
　（２）妊婦又は妊娠していると思われる人。
　（３）薬などによりアレルギー症状を起こしたことがある人。

２．使用後、次の症状があらわれた場合は副作用の可能性があるので、直ちに使用を中止し、
　　この文書を持って医師又は薬剤師に相談してください

関係部位	症　　状
皮膚	発疹・発赤、かゆみ、はれ
その他	刺激感

まれに下記の重篤な症状が起こることがあります。その場合は直ちに医師の診療を受けてください。

症状の名称	症　　状
ショック（アナフィラキシー）	使用後すぐに、皮膚のかゆみ、じんましん、声のかすれ、くしゃみ、のどのかゆみ、息苦しさ、動悸、意識の混濁等があらわれる。

３．10日間位使用しても症状がよくならない場合は使用を中止し、この文書を持って医師又は薬剤師に相談してください

効能・効果

きれ痔・いぼ痔の痛み、かゆみ、はれ、出血の緩和

成分と作用

15 g（10個）中に次の成分を含んでいます。

成　　分	15 g中	作　　用
ジブカイン塩酸塩	0.1 g	患部の痛み・かゆみをおさえます。
タンニン酸	1.0 g	収れん作用を発揮します。
ハードファット又は適当な基剤	適　量	基剤。

用法・用量

成人１回１個、１日３回までとし、直腸内に挿入します。

年　　齢	１回量	１日使用回数
大人（15才以上）	１個	１〜３回
15才未満の小児	使用しないこと	

＜用法・用量に関連する注意＞
（１）用法・用量を厳守してください。
（２）本剤が軟らかい場合には、しばらく冷やした後に使用してください。また、硬すぎる場合には、軟らかくなった後に使用してください。
（３）肛門にのみ使用してください。

B—202

保管及び取扱い上の注意
（1）直射日光の当たらない湿気の少ない涼しい所に保管してください。
（2）小児の手の届かない所に保管してください。
（3）他の容器に入れ替えないでください（誤用の原因になったり品質が変わります。）。

■お問い合わせ先

製造販売元

【外部の容器又は外部の被包に記載すべき事項】
注意
1．次の人は使用しないでください
　　本剤又は本剤の成分によりアレルギー症状を起こしたことがある人。
2．次の人は使用前に医師又は薬剤師に相談してください
　（1）医師の治療を受けている人。
　（2）妊婦又は妊娠していると思われる人。
　（3）薬などによりアレルギー症状を起こしたことがある人。
2′．使用が適さない場合があるので、使用前に医師又は薬剤師に相談してください
　　〔2．の項目の記載に際し、十分な記載スペースがない場合には2′．を記載すること。〕
3．使用に際しては、説明文書をよく読んでください
4．直射日光の当たらない湿気の少ない涼しい所に保管してください
5．小児の手の届かない所に保管してください
6．その他
　（1）医薬品副作用被害救済制度に関するお問い合わせ先
　　　（独）医薬品医療機器総合機構
　　http://www.pmda.go.jp/kenkouhigai.html
　　　電話　0120-149-931（フリーダイヤル）
　（2）この薬に関するお問い合わせ先
　　　○○薬局
　　　管理薬剤師：○○○○
　　　受付時間：○○時○○分から○○時○○分まで（但し○○日は除く）
　　　電話：03（○○○○）○○○○
　　　ＦＡＸ：03（○○○○）○○○○

外用痔疾用薬

この説明書は本剤とともに保管し、
使用に際しては必ずお読みください。

ヘモ坐剤2号

　ヘモ坐剤2号は、局所麻酔作用のあるジブカイン塩酸塩に、消炎薬のヒドロコルチゾン酢酸エステルを配合した、きれ痔・いぼ痔の痛み、かゆみ、はれ、出血の緩和をする痔疾用の坐薬です。

⚠ 使用上の注意

⊗ してはいけないこと
（守らないと現在の症状が悪化したり、副作用・事故が起こりやすくなります）
1．次の人は使用しないでください
　（1）本剤又は本剤の成分によりアレルギー症状を起こしたことがある人。
　（2）患部が化膿している人。
2．長期連用しないでください

相談すること
1．次の人は使用前に医師又は薬剤師に相談してください
　（1）医師の治療を受けている人。
　（2）妊婦又は妊娠していると思われる人。
　（3）薬などによりアレルギー症状を起こしたことがある人。

2．使用後、次の症状があらわれた場合は副作用の可能性があるので、直ちに使用を中止し、この文書を持って医師又は薬剤師に相談してください

関係部位	症　　　状
皮膚	発疹・発赤、かゆみ、はれ
その他	刺激感、化膿

まれに下記の重篤な症状が起こることがあります。その場合は直ちに医師の診療を受けてください。

症状の名称	症　　　状
ショック（アナフィラキシー）	使用後すぐに、皮膚のかゆみ、じんましん、声のかすれ、くしゃみ、のどのかゆみ、息苦しさ、動悸、意識の混濁等があらわれる。

3．10日間位使用しても症状がよくならない場合は使用を中止し、この文書を持って医師又は薬剤師に相談してください

効能・効果
きれ痔・いぼ痔の痛み、かゆみ、はれ、出血の緩和

成分と作用
15g（10個）中に次の成分を含んでいます。

成　　　分	15g中	作　　　　　用
ジブカイン塩酸塩	0.1g	患部の痛み・かゆみをおさえます。
ヒドロコルチゾン酢酸エステル	0.05g	炎症・はれをおさえます。
ハードファット又は適当な基剤	適　量	基剤。

用法・用量
成人1回1個、1日3回までとし、直腸内に挿入します。

年　　　齢	1回量	1日使用回数
大人（15才以上）	1個	1〜3回
15才未満の小児	使用しないこと	

<用法・用量に関連する注意>
（1）用法・用量を厳守してください。
（2）本剤が軟らかい場合には、しばらく冷やした後に使用してください。また、硬すぎる場合には、

軟らかくなった後に使用してください。
（３）肛門にのみ使用してください。

保管及び取扱い上の注意
（１）直射日光の当たらない湿気の少ない涼しい所に保管してください。
（２）小児の手の届かない所に保管してください。
（３）他の容器に入れ替えないでください（誤用の原因になったり品質が変わります。）。

■お問い合わせ先

製造販売元

【外部の容器又は外部の被包に記載すべき事項】
注意
１．次の人は使用しないでください
　（１）本剤又は本剤の成分によりアレルギー症状を起こしたことがある人。
　（２）患部が化膿している人。
２．次の人は使用前に医師又は薬剤師に相談してください
　（１）医師の治療を受けている人。
　（２）妊婦又は妊娠していると思われる人。
　（３）薬などによりアレルギー症状を起こしたことがある人。
２′．使用が適さない場合があるので、使用前に医師又は薬剤師に相談してください
　　〔２．の項目の記載に際し、十分な記載スペースがない場合には２′．を記載すること。〕
３．使用に際しては、説明文書をよく読んでください
４．直射日光の当たらない湿気の少ない涼しい所に保管してください
５．小児の手の届かない所に保管してください
６．その他
　（１）医薬品副作用被害救済制度に関するお問い合わせ先
　　　（独）医薬品医療機器総合機構
　　　http://www.pmda.go.jp/kenkouhigai.html
　　　電話　0120-149-931（フリーダイヤル）
　（２）この薬に関するお問い合わせ先
　　　○○薬局
　　　管理薬剤師：○○○○
　　　受付時間：○○時○○分から○○時○○分まで（但し○○日は除く）
　　　電話：03（○○○○）○○○○
　　　ＦＡＸ：03（○○○○）○○○○

外用痔疾用薬

> この説明書は本剤とともに保管し、使用に際しては必ずお読みください。

ヘモ軟膏1号

ヘモ軟膏1号は、ヒドロコルチゾン酢酸エステルの消炎、トコフェロール酢酸エステルの末梢血行改善、ジブカイン塩酸塩の局所麻酔、タンニン酸の収れん作用を期待して配合した、きれ痔・いぼ痔の痛み、かゆみ、はれ、出血、ただれの緩和等に用いられる痔疾用の軟膏です。

⚠ **使用上の注意**

⊗ してはいけないこと
（守らないと現在の症状が悪化したり、副作用・事故が起こりやすくなります）
1．次の人は使用しないでください
　（1）本剤又は本剤の成分によりアレルギー症状を起こしたことがある人。
　（2）患部が化膿している人。
2．長期連用しないでください

相談すること
1．次の人は使用前に医師又は薬剤師に相談してください
　（1）医師の治療を受けている人。
　（2）妊婦又は妊娠していると思われる人。
　（3）薬などによりアレルギー症状を起こしたことがある人。

2．使用後、次の症状があらわれた場合は副作用の可能性があるので、直ちに使用を中止し、この文書を持って医師又は薬剤師に相談してください

関係部位	症　　状
皮膚	発疹・発赤、かゆみ、はれ、かぶれ、乾燥感、熱感、ヒリヒリ感
その他	刺激感、化膿

まれに下記の重篤な症状が起こることがあります。その場合は直ちに医師の診療を受けてください。

症状の名称	症　　状
ショック（アナフィラキシー）	使用後すぐに、皮膚のかゆみ、じんましん、声のかすれ、くしゃみ、のどのかゆみ、息苦しさ、動悸、意識の混濁等があらわれる。

3．10日間位使用しても症状がよくならない場合は使用を中止し、この文書を持って医師又は薬剤師に相談してください

効能・効果
きれ痔・いぼ痔の痛み、かゆみ、はれ、出血、ただれの緩和

成分と作用
100g中に次の成分を含んでいます。

成　　　分	100g中	作　　　　　　用
ジブカイン塩酸塩	0.5g	患部の痛み・かゆみをおさえます。
ヒドロコルチゾン酢酸エステル	0.5g	炎症・はれをおさえます。
タンニン酸	5.0g	収れん作用を発揮します。
トコフェロール酢酸エステル	3.0g	血管を強くし、出血を予防します。
クロタミトン	5.0g	かゆみをしずめます。
ゲル化炭化水素	適　量	基剤。

用法・用量
1日1〜3回、適量を患部に塗布するか、ガーゼ又はリント布などにのばして貼付します。
＜用法・用量に関連する注意＞

（1）用法・用量を厳守してください。
（2）本剤が軟らかい場合には、しばらく冷やした後に使用すること。また、硬すぎる場合には、軟らかくなった後に使用すること。
（3）肛門部にのみ使用してください。

保管及び取扱い上の注意
（1）直射日光の当たらない湿気の少ない涼しい所に保管してください。
（2）小児の手の届かない所に保管してください。
（3）他の容器に入れ替えないでください（誤用の原因になったり品質が変わります。）。

■お問い合わせ先

製造販売元

【外部の容器又は外部の被包に記載すべき事項】
注意
1．次の人は使用しないでください
　（1）本剤又は本剤の成分によりアレルギー症状を起こしたことがある人。
　（2）患部が化膿している人。
2．次の人は使用前に医師又は薬剤師に相談してください
　（1）医師の治療を受けている人。
　（2）妊婦又は妊娠していると思われる人。
　（3）薬などによりアレルギー症状を起こしたことがある人。
2′．使用が適さない場合があるので、使用前に医師又は薬剤師に相談してください
　〔2．の項目の記載に際し、十分な記載スペースがない場合には2′．を記載すること。〕
3．使用に際しては、説明文書をよく読んでください
4．直射日光の当たらない湿気の少ない涼しい所に密栓して保管してください
5．小児の手の届かない所に保管してください
6．その他
　（1）医薬品副作用被害救済制度に関するお問い合わせ先
　　（独）医薬品医療機器総合機構
　　http://www.pmda.go.jp/kenkouhigai.html
　　電話　0120-149-931（フリーダイヤル）
　（2）この薬に関するお問い合わせ先
　　○○薬局
　　管理薬剤師：○○○○
　　受付時間：○○時○○分から○○時○○分まで（但し○○日は除く）
　　電話：03（○○○○）○○○○
　　ＦＡＸ：03（○○○○）○○○○

皮膚殺菌消毒薬、含そう薬

> この説明書は本剤とともに保管し、使用に際しては必ずお読みください。

塩化ベンザルコニウム液

塩化ベンザルコニウム液は、グラム陽性、陰性菌のみならず、真菌類に対しても抗菌性を持つベンザルコニウム塩化物の10％の水溶液で、手指・創傷面の殺菌消毒や含そうに用いる薬剤です。

⚠ 使用上の注意

相談すること

1. 次の人は使用前に医師又は薬剤師に相談してください
   A．皮膚殺菌消毒薬として使用する場合
   （1）医師の治療を受けている人。
   （2）薬などによりアレルギー症状を起こしたことがある人。
   （3）患部が広範囲の人。
   （4）深い傷やひどいやけどの人。
   B．含そう薬として使用する場合
   次の症状のある人。
   　　口内のひどいただれ

2. 使用後、次の症状があらわれた場合は副作用の可能性があるので、直ちに使用を中止し、この文書を持って医師又は薬剤師に相談してください

関係部位	症　　状
皮膚（皮膚殺菌消毒薬として使用する場合）	発疹・発赤、かゆみ
口（含そう薬として使用する場合）	刺激感

3. 5～6日間位使用しても症状がよくならない場合は使用を中止し、この文書を持って医師又は薬剤師に相談してください

効能・効果
○手指・創傷面の殺菌・消毒
○口腔内の殺菌・消毒

成分と作用

100 mL 中に次の成分を含んでいます。

成　　分	100 mL 中	作　　　　　　用
ベンザルコニウム塩化物	10.0 g	殺菌・消毒作用を発揮します。
常水又は精製水又は精製水（容器入り）	適　量	溶剤。

用法・用量
次のように水で希釈して、塗布又は洗浄します。
（1）手指・創傷面の殺菌・消毒：ベンザルコニウム塩化物として0.1％
（2）含そう：ベンザルコニウム塩化物として0.005～0.01％
＜用法・用量に関連する注意＞
（1）用法・用量を厳守してください。
（2）小児に使用させる場合には、保護者の指導監督のもとに使用させてください。
（3）目に入らないよう注意してください。万一、目に入った場合には、すぐに水又はぬるま湯で洗ってください。なお、症状が重い場合には、眼科医の診療を受けてください。
（4）外用又はうがい用にのみ使用してください。

保管及び取扱い上の注意
（1）直射日光の当たらない湿気の少ない涼しい所に密栓して保管してください。
（2）小児の手の届かない所に保管してください。
（3）他の容器に入れ替えないでください（誤用の原因になったり品質が変わります。）。

■お問い合わせ先

製造販売元

【外部の容器又は外部の被包に記載すべき事項】

注意
1．次の人は使用前に医師又は薬剤師に相談してください
　A．皮膚殺菌消毒薬として使用する場合
　（1）医師の治療を受けている人。
　（2）薬などによりアレルギー症状を起こしたことがある人。
　（3）患部が広範囲の人。
　（4）深い傷やひどいやけどの人。
　B．含そう薬として使用する場合
　　　次の症状のある人。
　　　　口内のひどいただれ
1′．使用が適さない場合があるので、使用前に医師又は薬剤師に相談してください
　　〔1．の項目の記載に際し、十分な記載スペースがない場合には1′．を記載すること。〕
2．使用に際しては、説明文書をよく読んでください
3．直射日光の当たらない湿気の少ない涼しい所に密栓して保管してください
4．小児の手の届かない所に保管してください
5．その他
　（1）医薬品副作用被害救済制度に関するお問い合わせ先
　　　（独）医薬品医療機器総合機構
　　　http://www.pmda.go.jp/kenkouhigai.html
　　　電話　0120-149-931（フリーダイヤル）
　（2）この薬に関するお問い合わせ先
　　　○○薬局
　　　管理薬剤師：○○○○
　　　受付時間：○○時○○分から○○時○○分まで（但し○○日は除く）
　　　電話：03（○○○○）○○○○
　　　ＦＡＸ：03（○○○○）○○○○

皮膚殺菌消毒薬、含そう薬

> この説明書は本剤とともに保管し、
> 使用に際しては必ずお読みください。

塩化ベンゼトニウム液

　塩化ベンゼトニウム液は、グラム陽性、陰性菌のみならず、真菌類に対しても抗菌性を持つベンゼトニウム塩化物の10%の水溶液で、手指・創傷面の殺菌消毒や含そうに用いる薬剤です。

⚠ 使用上の注意

相談すること

1．次の人は使用前に医師又は薬剤師に相談してください
　A．皮膚殺菌消毒薬として使用する場合
　（1）医師の治療を受けている人。
　（2）薬などによりアレルギー症状を起こしたことがある人。
　（3）患部が広範囲の人。
　（4）深い傷やひどいやけどの人。
　B．含そう薬として使用する場合
　次の症状のある人。
　　　　口内のひどいただれ

2．使用後、次の症状があらわれた場合は副作用の可能性があるので、直ちに使用を中止し、この文書を持って医師又は薬剤師に相談してください

関係部位	症　　　　状
皮膚（皮膚殺菌消毒薬として使用する場合）	発疹・発赤、かゆみ
口（含そう薬として使用する場合）	刺激感

3．5〜6日間位使用しても症状がよくならない場合は使用を中止し、この文書を持って医師又は薬剤師に相談してください

効能・効果
○手指・創傷面の殺菌・消毒
○口腔内の殺菌・消毒

成分と作用

100 mL 中に次の成分を含んでいます。

成　　分	100 mL 中	作　　　　用
ベンゼトニウム塩化物	10.0 g	殺菌・消毒作用を発揮します。
常水又は精製水又は精製水（容器入り）	適　量	溶剤。

用法・用量
次のように水で希釈して、塗布又は洗浄します。
（1）手指・創傷面の殺菌・消毒：ベンゼトニウム塩化物として0.1%
（2）含そう：ベンゼトニウム塩化物として0.0025〜0.005%
＜用法・用量に関連する注意＞
（1）用法・用量を厳守してください。
（2）小児に使用させる場合には、保護者の指導監督のもとに使用させてください。
（3）目に入らないよう注意してください。万一、目に入った場合には、すぐに水又はぬるま湯で洗ってください。なお、症状が重い場合には、眼科医の診療を受けてください。
（4）外用又はうがい用にのみ使用してください。

保管及び取扱い上の注意
（1）直射日光の当たらない湿気の少ない涼しい所に密栓して保管してください。
（2）小児の手の届かない所に保管してください。
（3）他の容器に入れ替えないでください（誤用の原因になったり品質が変わります。）。

■お問い合わせ先

製造販売元

【外部の容器又は外部の被包に記載すべき事項】

注意
1．次の人は使用前に医師又は薬剤師に相談してください
　A．皮膚殺菌消毒薬として使用する場合
　（1）医師の治療を受けている人。
　（2）薬などによりアレルギー症状を起こしたことがある人。
　（3）患部が広範囲の人。
　（4）深い傷やひどいやけどの人。
　B．含そう薬として使用する場合
　　次の症状のある人。
　　口内のひどいただれ
1′．使用が適さない場合があるので、使用前に医師又は薬剤師に相談してください
　〔1．の項目の記載に際し、十分な記載スペースがない場合には1′．を記載すること。〕
2．使用に際しては、説明文書をよく読んでください
3．直射日光の当たらない湿気の少ない涼しい所に密栓して保管してください
4．小児の手の届かない所に保管してください
5．その他
　（1）医薬品副作用被害救済制度に関するお問い合わせ先
　　　（独）医薬品医療機器総合機構
　　　http://www.pmda.go.jp/kenkouhigai.html
　　　電話　0120-149-931（フリーダイヤル）
　（2）この薬に関するお問い合わせ先
　　　○○薬局
　　　管理薬剤師：○○○○
　　　受付時間：○○時○○分から○○時○○分まで（但し○○日は除く）
　　　電話：03（○○○○）○○○○
　　　ＦＡＸ：03（○○○○）○○○○

化膿性皮膚疾患用薬

この説明書は本剤とともに保管し、使用に際しては必ずお読みください。

アクリノール液

　アクリノール液は、グラム陽性・陰性菌に効果のあるアクリノール水和物の0.2％水溶液で、創傷面の殺菌・消毒に用いる外皮用薬です。

⚠ 使用上の注意

相談すること

1．次の人は使用前に医師又は薬剤師に相談してください
　（1）医師の治療を受けている人。
　（2）薬などによりアレルギー症状を起こしたことがある人。
　（3）患部が広範囲の人。
　（4）深い傷やひどいやけどの人。

2．使用後、次の症状があらわれた場合は副作用の可能性があるので、直ちに使用を中止し、この文書を持って医師又は薬剤師に相談してください

関係部位	症　　　　状
皮膚	発疹・発赤、かゆみ

3．5～6日間位使用しても症状がよくならない場合は使用を中止し、この文書を持って医師又は薬剤師に相談してください

効能・効果
創傷面の殺菌・消毒

成分と作用
100 mL 中に次の成分を含んでいます。

成　　　分	100 mL 中	作　　　　　用
アクリノール水和物	0.2 g	殺菌作用を発揮します。
精製水又は精製水（容器入り）	適　量	溶剤。

用法・用量
適宜、患部に塗布するか、又はガーゼ等に浸し、患部に貼布します。
＜用法・用量に関連する注意＞
（1）用法・用量を厳守してください。
（2）小児に使用させる場合には、保護者の指導監督のもとに使用させてください。
（3）目に入らないように注意してください。万一、目に入った場合には、すぐに水又はぬるま湯で洗ってください。なお、症状が重い場合には、眼科医の診療を受けてください。
（4）外用にのみ使用してください。

保管及び取扱い上の注意
（1）直射日光の当たらない湿気の少ない涼しい所に密栓して保管してください。
（2）小児の手の届かない所に保管してください。
（3）他の容器に入れ替えないでください（誤用の原因になったり品質が変わります。）。

■お問い合わせ先

製造販売元

B—212

【外部の容器又は外部の被包に記載すべき事項】
注意
1．次の人は使用前に医師又は薬剤師に相談してください
　（1）医師の治療を受けている人。
　（2）薬などによりアレルギー症状を起こしたことがある人。
　（3）患部が広範囲の人。
　（4）深い傷やひどいやけどの人。
1′．使用が適さない場合があるので、使用前に医師又は薬剤師に相談してください
　〔1．の項目の記載に際し、十分な記載スペースがない場合には1′．を記載すること。〕
2．使用に際しては、説明文書をよく読んでください
3．直射日光の当たらない湿気の少ない涼しい所に密栓して保管してください
4．小児の手の届かない所に保管してください
5．その他
　（1）医薬品副作用被害救済制度に関するお問い合わせ先
　　（独）医薬品医療機器総合機構
　　http://www.pmda.go.jp/kenkouhigai.html
　　電話　0120-149-931（フリーダイヤル）
　（2）この薬に関するお問い合わせ先
　　○○薬局
　　管理薬剤師：○○○○
　　受付時間：○○時○○分から○○時○○分まで（但し○○日は除く）
　　電話：03（○○○○）○○○○
　　ＦＡＸ：03（○○○○）○○○○

皮膚殺菌消毒薬

> この説明書は本剤とともに保管し、
> 使用に際しては必ずお読みください。

マーキュロクロム液

マーキュロクロム液は、皮膚、粘膜に塗布すると静菌作用を現す、刺激のない緩和な消毒剤です。本剤はマーキュロクロムの2％水溶液で、創傷面の殺菌・消毒に用いる外皮用薬です。

⚠ 使用上の注意

相談すること

1．次の人は使用前に医師又は薬剤師に相談してください
　（1）医師の治療を受けている人。
　（2）薬などによりアレルギー症状を起こしたことがある人。
　（3）患部が広範囲の人。
　（4）深い傷やひどいやけどの人。

2．使用後、次の症状があらわれた場合は副作用の可能性があるので、直ちに使用を中止し、この文書を持って医師又は薬剤師に相談してください

関係部位	症　　　　状
皮膚	発疹・発赤、かゆみ

3．5～6日間位使用しても症状がよくならない場合は使用を中止し、この文書を持って医師又は薬剤師に相談してください

効能・効果
創傷面の殺菌・消毒

成分と作用
100 mL 中に次の成分を含んでいます。

成　　　分	100 mL 中	作　　　　　　用
マーキュロクロム	2.0 g	殺菌・消毒作用を発揮します。
精製水又は精製水（容器入り）	適　量	溶剤。

用法・用量
適宜、患部に塗布します。
＜用法・用量に関連する注意＞
（1）用法・用量を厳守してください。
（2）小児に使用させる場合には、保護者の指導監督のもとに使用させてください。
（3）目に入らないように注意してください。万一、目に入った場合には、すぐに水又はぬるま湯で洗ってください。なお、症状が重い場合には、眼科医の診療を受けてください。
（4）外用にのみ使用してください。

保管及び取扱い上の注意
（1）直射日光の当たらない湿気の少ない涼しい所に密栓して保管してください。
（2）小児の手の届かない所に保管してください。
（3）他の容器に入れ替えないでください（誤用の原因になったり品質が変わります。）。

■お問い合わせ先

製造販売元

B—214

【外部の容器又は外部の被包に記載すべき事項】
注意
1．次の人は使用前に医師又は薬剤師に相談してください
　（1）医師の治療を受けている人。
　（2）薬などによりアレルギー症状を起こしたことがある人。
　（3）患部が広範囲の人。
　（4）深い傷やひどいやけどの人。
1′．使用が適さない場合があるので、使用前に医師又は薬剤師に相談してください
　　〔1．の項目の記載に際し、十分な記載スペースがない場合には1′．を記載すること。〕
2．使用に際しては、説明文書をよく読んでください
3．直射日光の当たらない湿気の少ない涼しい所に密栓して保管してください
4．小児の手の届かない所に保管してください
5．その他
　（1）医薬品副作用被害救済制度に関するお問い合わせ先
　　　（独）医薬品医療機器総合機構
　　　http://www.pmda.go.jp/kenkouhigai.html
　　　電話　0120-149-931（フリーダイヤル）
　（2）この薬に関するお問い合わせ先
　　　○○薬局
　　　管理薬剤師：○○○○
　　　受付時間：○○時○○分から○○時○○分まで（但し○○日は除く）
　　　電話：03（○○○○）○○○○
　　　ＦＡＸ：03（○○○○）○○○○

皮膚殺菌消毒薬

この説明書は本剤とともに保管し、
使用に際しては必ずお読みください。

クレゾール水

　クレゾール水は、タンパク質変性作用によって微生物を死滅させ、皮膚や粘膜を消毒するクレゾール石けん液の３％水溶液で、手指の殺菌・消毒、便所、便器、ゴミ箱、たんつぼ等疾病予防のために必要な場所の殺菌・消毒に用いる外皮用薬です。

⚠ 使用上の注意

相談すること

１．次の人は使用前に医師又は薬剤師に相談してください
　（１）医師の治療を受けている人。
　（２）薬などによりアレルギー症状を起こしたことがある人。
　（３）患部が広範囲の人。
　（４）深い傷やひどいやけどの人。

２．使用後、次の症状があらわれた場合は副作用の可能性があるので、直ちに使用を中止し、この文書を持って医師又は薬剤師に相談してください

関係部位	症　　　　　状
皮膚	発疹・発赤、かゆみ

３．５～６日間位使用しても症状がよくならない場合は使用を中止し、この文書を持って医師又は薬剤師に相談してください

効能・効果
○手指の殺菌・消毒
○便所、便器、ごみ箱、たんつぼ、浄化槽等、疾病の予防のために必要と思われる場所の殺菌・消毒

成分と作用

100 mL 中に次の成分を含んでいます。

成　　　分	100 mL 中	作　　　　　用
クレゾール石けん液	3.0 mL	殺菌・消毒作用を発揮します。
常水又は精製水又は精製水（容器入り）	適　量	溶剤。

用法・用量
手指の殺菌の場合：２～10倍に希釈して用います。
便所等の殺菌・消毒には原液を用います。
＜用法・用量に関連する注意＞
（１）用法・用量を厳守してください。
（２）小児に使用させる場合には、保護者の指導監督のもとに使用させてください。
（３）目に入らないように注意してください。万一、目に入った場合には、すぐに水又はぬるま湯で洗ってください。なお、症状が重い場合には、眼科医の診療を受けてください。
（４）外用にのみ使用してください。

保管及び取扱い上の注意
（１）直射日光の当たらない湿気の少ない涼しい所に密栓して保管してください。
（２）小児の手の届かない所に保管してください。
（３）他の容器に入れ替えないでください（誤用の原因になったり品質が変わります。）。

■お問い合わせ先

製造販売元

【外部の容器又は外部の被包に記載すべき事項】

注意
1．次の人は使用前に医師又は薬剤師に相談してください
　（1）医師の治療を受けている人。
　（2）薬などによりアレルギー症状を起こしたことがある人。
　（3）患部が広範囲の人。
　（4）深い傷やひどいやけどの人。
1′．使用が適さない場合があるので、使用前に医師又は薬剤師に相談してください
　〔1．の項目の記載に際し、十分な記載スペースがない場合には1′．を記載すること。〕
2．使用に際しては、説明文書をよく読んでください
3．直射日光の当たらない湿気の少ない涼しい所に密栓して保管してください
4．小児の手の届かない所に保管してください
5．その他
　（1）医薬品副作用被害救済制度に関するお問い合わせ先
　　　（独）医薬品医療機器総合機構
　　　http://www.pmda.go.jp/kenkouhigai.html
　　　電話　0120-149-931（フリーダイヤル）
　（2）この薬に関するお問い合わせ先
　　　○○薬局
　　　管理薬剤師：○○○○
　　　受付時間：○○時○○分から○○時○○分まで（但し○○日は除く）
　　　電話：03（○○○○）○○○○
　　　ＦＡＸ：03（○○○○）○○○○

皮膚殺菌消毒薬

> この説明書は本剤とともに保管し、
> 使用に際しては必ずお読みください。

希ヨードチンキ

　希ヨードチンキは、ヨウ素を主成分とした 70 vol%エタノール液で、創傷面の殺菌・消毒に用いる外皮用薬です。

⚠ 使用上の注意

⊗ してはいけないこと

（守らないと現在の症状が悪化したり、副作用が起こりやすくなります）
次の人は使用しないでください
　本剤又は本剤の成分によりアレルギー症状を起こしたことがある人。

相談すること

１．次の人は使用前に医師又は薬剤師に相談してください
　（１）医師の治療を受けている人。
　（２）薬などによりアレルギー症状を起こしたことがある人。
　（３）患部が広範囲の人。
　（４）深い傷やひどいやけどの人。

２．使用後、次の症状があらわれた場合は副作用の可能性があるので、直ちに使用を中止し、この文書を持って医師又は薬剤師に相談してください

関係部位	症　　状
皮膚	発疹・発赤、かゆみ

　まれに下記の重篤な症状が起こることがあります。その場合は直ちに医師の診療を受けてください。

症状の名称	症　　状
アナフィラキシー様症状	使用後すぐに、皮膚のかゆみ、じんましん、声のかすれ、くしゃみ、のどのかゆみ、息苦しさ等があらわれる。

３．５～６日間位使用しても症状がよくならない場合は使用を中止し、この文書を持って医師又は薬剤師に相談してください

効能・効果
創傷面の殺菌・消毒

成分と作用

100 mL 中に次の成分を含んでいます。

成　　分	100 mL 中	作　　用
ヨウ素	3.0 g	殺菌・消毒作用を発揮します。
ヨウ化カリウム	2.0 g	溶剤。
70 vol%エタノール	適　量	溶剤。

用法・用量
適宜、患部に塗布します。
＜用法・用量に関連する注意＞
（１）用法・用量を厳守してください。
（２）小児に使用させる場合には、保護者の指導監督のもとに使用させてください。
（３）目に入らないように注意してください。万一、目に入った場合には、すぐに水又はぬるま湯で洗ってください。なお、症状が重い場合には、眼科医の診療を受けてください。
（４）外用にのみ使用してください。

保管及び取扱い上の注意
（１）直射日光の当たらない湿気の少ない涼しい所に密栓して保管してください。
（２）小児の手の届かない所に保管してください。

B—218

（3）他の容器に入れ替えないでください（誤用の原因になったり品質が変わります。）。
（4）火気に近づけないでください。

■お問い合わせ先

製造販売元

【外部の容器又は外部の被包に記載すべき事項】
注意
1．次の人は使用しないでください
　　本剤又は本剤の成分によりアレルギー症状を起こしたことがある人。
2．次の人は使用前に医師又は薬剤師に相談してください
　（1）医師の治療を受けている人。
　（2）薬などによりアレルギー症状を起こしたことがある人。
　（3）患部が広範囲の人。
　（4）深い傷やひどいやけどの人。
2′．使用が適さない場合があるので、使用前に医師又は薬剤師に相談してください
　　〔2．の項目の記載に際し、十分な記載スペースがない場合には2′．を記載すること。〕
3．使用に際しては、説明文書をよく読んでください
4．直射日光の当たらない湿気の少ない涼しい所に密栓して保管してください
5．火気に近づけないでください
6．小児の手の届かない所に保管してください
7．その他
　（1）医薬品副作用被害救済制度に関するお問い合わせ先
　　　（独）医薬品医療機器総合機構
　　　http://www.pmda.go.jp/kenkouhigai.html
　　　電話　0120-149-931（フリーダイヤル）
　（2）この薬に関するお問い合わせ先
　　　○○薬局
　　　管理薬剤師：○○○○
　　　受付時間：○○時○○分から○○時○○分まで（但し○○日は除く）
　　　電話：03（○○○○）○○○○
　　　ＦＡＸ：03（○○○○）○○○○

皮膚殺菌消毒薬

> この説明書は本剤とともに保管し、使用に際しては必ずお読みください。

消毒用エタノール

消毒用エタノールは、エタノールの 83 vol%水溶液で、エタノールの殺菌力による皮膚や創傷面の殺菌・消毒に用いる外皮用薬です。

⚠ 使用上の注意

相談すること

1．次の人は使用前に医師又は薬剤師に相談してください
　（1）医師の治療を受けている人。
　（2）薬などによりアレルギー症状を起こしたことがある人。
　（3）患部が広範囲の人。
　（4）深い傷やひどいやけどの人。

2．使用後、次の症状があらわれた場合は副作用の可能性があるので、直ちに使用を中止し、この文書を持って医師又は薬剤師に相談してください

関係部位	症　　　　状
皮膚	発疹・発赤、かゆみ

3．5〜6日間位使用しても症状がよくならない場合は使用を中止し、この文書を持って医師又は薬剤師に相談してください

効能・効果
皮膚及び創傷面の殺菌・消毒

成分と作用

100 mL 中に次の成分を含んでいます。

成　　　分	100 mL 中	作　　　　　　　　用
エタノール	83.0 mL	殺菌・消毒作用を発揮します。
精製水又は精製水（容器入り）	適　量	溶剤。

用法・用量
適宜、患部に塗布します。
＜用法・用量に関連する注意＞
（1）用法・用量を厳守してください。
（2）小児に使用させる場合には、保護者の指導監督のもとに使用させてください。
（3）目に入らないように注意してください。万一、目に入った場合には、すぐに水又はぬるま湯で洗ってください。なお、症状が重い場合には、眼科医の診療を受けてください。
（4）外用にのみ使用してください。

保管及び取扱い上の注意
（1）直射日光の当たらない湿気の少ない涼しい所に密栓して保管してください。
（2）小児の手の届かない所に保管してください。
（3）他の容器に入れ替えないでください（誤用の原因になったり品質が変わります。）。
（4）火気に近づけないでください。

■お問い合わせ先

製造販売元

B—220

【外部の容器又は外部の被包に記載すべき事項】
注意
1．次の人は使用前に医師又は薬剤師に相談してください
　（1）医師の治療を受けている人。
　（2）薬などによりアレルギー症状を起こしたことがある人。
　（3）患部が広範囲の人。
　（4）深い傷やひどいやけどの人。
1′．使用が適さない場合があるので、使用前に医師又は薬剤師に相談してください
　〔1．の項目の記載に際し、十分な記載スペースがない場合には1′．を記載すること。〕
2．使用に際しては、説明文書をよく読んでください
3．直射日光の当たらない湿気の少ない涼しい所に密栓して保管してください
4．火気に近づけないでください
5．小児の手の届かない所に保管してください
6．その他
　（1）医薬品副作用被害救済制度に関するお問い合わせ先
　　　（独）医薬品医療機器総合機構
　　　http://www.pmda.go.jp/kenkouhigai.html
　　　電話　0120-149-931（フリーダイヤル）
　（2）この薬に関するお問い合わせ先
　　　○○薬局
　　　管理薬剤師：○○○○
　　　受付時間：○○時○○分から○○時○○分まで（但し○○日は除く）
　　　電話：03（○○○○）○○○○
　　　ＦＡＸ：03（○○○○）○○○○

口唇用薬

> この説明書は本剤とともに保管し、
> 使用に際しては必ずお読みください。

アクリノール・ハネー

アクリノール・ハネーは、アクリノール水和物の殺菌作用を利用し、これらをハチミツとグリセリンに溶解した、口角びらん、口唇のひびわれ、ただれ、舌炎に用いる外皮用薬です。ただし、1歳未満の乳児は、ハチミツの乳児ボツリヌス症との関連で使用できませんのでご注意ください。

⚠ 使用上の注意

相談すること

1．次の人は使用前に医師又は薬剤師に相談してください
　（1）医師の治療を受けている人。
　（2）薬などによりアレルギー症状を起こしたことがある人。
　（3）患部が広範囲の人。
　（4）湿潤やただれのひどい人。
　（5）深い傷やひどいやけどの人。

2．使用後、次の症状があらわれた場合は副作用の可能性があるので、直ちに使用を中止し、この文書を持って医師又は薬剤師に相談してください

関係部位	症　　　状
皮膚	発疹・発赤、かゆみ

3．5～6日間位使用しても症状がよくならない場合は使用を中止し、この文書を持って医師又は薬剤師に相談してください

効能・効果
口角びらん、口唇のひびわれ、ただれ、舌炎

成分と作用
100 g 中に次の成分を含んでいます。

成　　　分	100 g 中	作　　　　　用
アクリノール水和物	0.1 g	殺菌作用を発揮します。
ハチミツ	50.0 g	矯味の働きをします。
グリセリン	49.9 g	乾燥を防止します。

用法・用量

年　　齢	用法・用量
1才以上	適宜、患部に塗布する。
1才未満の乳児	使用しないこと。

＜用法・用量に関連する注意＞
（1）用法・用量を厳守してください。
（2）小児に使用させる場合には、保護者の指導監督のもとに使用させてください。
（3）目に入らないように注意してください。万一、目に入った場合には、すぐに水又はぬるま湯で洗ってください。なお、症状が重い場合には、眼科医の診療を受けてください。
（4）外用にのみ使用してください。

保管及び取扱い上の注意
（1）直射日光の当たらない湿気の少ない涼しい所に密栓して保管してください。
（2）小児の手の届かない所に保管してください。
（3）他の容器に入れ替えないでください（誤用の原因になったり品質が変わります。）。

■お問い合わせ先

B—222

製造販売元

【外部の容器又は外部の被包に記載すべき事項】
注意
1．次の人は使用前に医師又は薬剤師に相談してください
　（1）医師の治療を受けている人。
　（2）薬などによりアレルギー症状を起こしたことがある人。
　（3）患部が広範囲の人。
　（4）湿潤やただれのひどい人。
　（5）深い傷やひどいやけどの人。
1′．使用が適さない場合があるので、使用前に医師又は薬剤師に相談してください
　〔1．の項目の記載に際し、十分な記載スペースがない場合には1′．を記載すること。〕
2．使用に際しては、説明文書をよく読んでください
3．直射日光の当たらない湿気の少ない涼しい所に密栓して保管してください
4．小児の手の届かない所に保管してください
5．その他
　（1）医薬品副作用被害救済制度に関するお問い合わせ先
　　　（独）医薬品医療機器総合機構
　　　http://www.pmda.go.jp/kenkouhigai.html
　　　電話　0120-149-931（フリーダイヤル）
　（2）この薬に関するお問い合わせ先
　　　○○薬局
　　　管理薬剤師：○○○○
　　　受付時間：○○時○○分から○○時○○分まで（但し○○日は除く）
　　　電話：03（○○○○）○○○○
　　　ＦＡＸ：03（○○○○）○○○○

皮膚殺菌消毒薬

> この説明書は本剤とともに保管し、
> 使用に際しては必ずお読みください。

塩化アルミニウム・ベンザルコニウム液

　塩化アルミニウム・ベンザルコニウム液は、収れん作用のある塩化アルミニウム（Ⅲ）六水和物20％と、殺菌消毒作用のあるベンザルコニウム塩化物0.02％の水溶液で、皮膚の殺菌・消毒に用いる外皮用薬です。

⚠ 使用上の注意

相談すること

１．次の人は使用前に医師又は薬剤師に相談してください
　（１）医師の治療を受けている人。
　（２）薬などによりアレルギー症状を起こしたことがある人。
　（３）患部が広範囲の人。
　（４）深い傷やひどいやけどの人。

２．使用後、次の症状があらわれた場合は副作用の可能性があるので、直ちに使用を中止し、この文書を持って医師又は薬剤師に相談してください

関係部位	症　　　　　状
皮膚	発疹・発赤、かゆみ

３．５〜６日間位使用しても症状がよくならない場合は使用を中止し、この文書を持って医師又は薬剤師に相談してください

効能・効果
皮膚の殺菌・消毒

成分と作用

100 mL 中に次の成分を含んでいます。

成　　　分	100 mL 中	作　　　　　用
塩化アルミニウム（Ⅲ）六水和物	20.0 g	収れん作用を発揮します。
ベンザルコニウム塩化物	0.02 g	殺菌・消毒作用を発揮します。
精製水又は精製水（容器入り）	適　量	溶剤。

用法・用量
必要に応じ、適宜患部に塗擦します。
＜用法・用量に関連する注意＞
（１）用法・用量を厳守してください。
（２）小児に使用させる場合には、保護者の指導監督のもとに使用させてください。
（３）目に入らないように注意してください。万一、目に入った場合には、すぐに水又はぬるま湯で洗ってください。なお、症状が重い場合には、眼科医の診療を受けてください。
（４）外用にのみ使用してください。

保管及び取扱い上の注意
（１）直射日光の当たらない湿気の少ない涼しい所に密栓して保管してください。
（２）小児の手の届かない所に保管してください。
（３）他の容器に入れ替えないでください（誤用の原因になったり品質が変わります。）。

■お問い合わせ先

製造販売元

【外部の容器又は外部の被包に記載すべき事項】
注意
1．次の人は使用前に医師又は薬剤師に相談してください
　（1）医師の治療を受けている人。
　（2）薬などによりアレルギー症状を起こしたことがある人。
　（3）患部が広範囲の人。
　（4）深い傷やひどいやけどの人。
1′．使用が適さない場合があるので、使用前に医師又は薬剤師に相談してください
　〔1．の項目の記載に際し、十分な記載スペースがない場合には1′．を記載すること。〕
2．使用に際しては、説明文書をよく読んでください
3．直射日光の当たらない湿気の少ない涼しい所に密栓して保管してください
4．小児の手の届かない所に保管してください
5．その他
　（1）医薬品副作用被害救済制度に関するお問い合わせ先
　　　（独）医薬品医療機器総合機構
　　　http://www.pmda.go.jp/kenkouhigai.html
　　　電話　0120-149-931（フリーダイヤル）
　（2）この薬に関するお問い合わせ先
　　　○○薬局
　　　管理薬剤師：○○○○
　　　受付時間：○○時○○分から○○時○○分まで（但し○○日は除く）
　　　電話：03（○○○○）○○○○
　　　ＦＡＸ：03（○○○○）○○○○

化膿性皮膚疾患用薬

この説明書は本剤とともに保管し、
使用に際しては必ずお読みください。

ピオクタニン・Z・W 軟膏

ピオクタニン・Z・W 軟膏は、殺菌消毒作用を持つメチルロザニリン塩化物に、収れん作用のある酸化亜鉛を白色軟膏に配合した、外傷、すり傷、さし傷、かき傷、靴ずれ等の創傷面の殺菌・消毒に用いる外皮用薬です。

⚠ 使用上の注意

相談すること

1. 次の人は使用前に医師又は薬剤師に相談してください
   (1)医師の治療を受けている人。
   (2)薬などによりアレルギー症状を起こしたことがある人。
   (3)患部が広範囲の人。
   (4)湿潤やただれのひどい人。
   (5)深い傷やひどいやけどの人。

2. 使用後、次の症状があらわれた場合は副作用の可能性があるので、直ちに使用を中止し、この文書を持って医師又は薬剤師に相談してください

関係部位	症　　　　状
皮膚	発疹・発赤、かゆみ

3. 5〜6日間位使用しても症状がよくならない場合は使用を中止し、この文書を持って医師又は薬剤師に相談してください

効能・効果

外傷、すり傷、さし傷、かき傷、靴ずれ、創傷面の殺菌・消毒

成分と作用

100 g 中に次の成分を含んでいます。

成　　　分	100 g 中	作　　　　　　用
メチルロザニリン塩化物	0.05 g	殺菌・消毒作用を発揮します。
酸化亜鉛	10.0 g	収れん、保護作用を発揮します。
白色軟膏	適　量	基剤。

用法・用量

適宜、患部に塗布するか、又はガーゼ等に展延し、患部に貼布します。
<用法・用量に関連する注意>
(1)用法・用量を厳守してください。
(2)小児に使用させる場合には、保護者の指導監督のもとに使用させてください。
(3)目に入らないように注意してください。万一、目に入った場合には、すぐに水又はぬるま湯で洗ってください。なお、症状が重い場合には、眼科医の診療を受けてください。
(4)外用にのみ使用してください。

保管及び取扱い上の注意

(1)直射日光の当たらない湿気の少ない涼しい所に密栓して保管してください。
(2)小児の手の届かない所に保管してください。
(3)他の容器に入れ替えないでください（誤用の原因になったり品質が変わります。）。

■お問い合わせ先

製造販売元

【外部の容器又は外部の被包に記載すべき事項】

注意
1．次の人は使用前に医師又は薬剤師に相談してください
　（1）医師の治療を受けている人。
　（2）薬などによりアレルギー症状を起こしたことがある人。
　（3）患部が広範囲の人。
　（4）湿潤やただれのひどい人。
　（5）深い傷やひどいやけどの人。
1′．使用が適さない場合があるので、使用前に医師又は薬剤師に相談してください
　〔1．の項目の記載に際し、十分な記載スペースがない場合には1′．を記載すること。〕
2．使用に際しては、説明文書をよく読んでください
3．直射日光の当たらない湿気の少ない涼しい所に密栓して保管してください
4．小児の手の届かない所に保管してください
5．その他
　（1）医薬品副作用被害救済制度に関するお問い合わせ先
　　　（独）医薬品医療機器総合機構
　　　http://www.pmda.go.jp/kenkouhigai.html
　　　電話　0120-149-931（フリーダイヤル）
　（2）この薬に関するお問い合わせ先
　　　○○薬局
　　　管理薬剤師：○○○○
　　　受付時間：○○時○○分から○○時○○分まで（但し○○日は除く）
　　　電話：03（○○○○）○○○○
　　　ＦＡＸ：03（○○○○）○○○○

皮膚軟化・ひび・あかぎれ・しもやけ用薬

> この説明書は本剤とともに保管し、
> 使用に際しては必ずお読みください。

Ａ・Ｅ・Ｐ軟膏

　Ａ・Ｅ・Ｐ軟膏は、粘膜の異常乾燥、角化改善作用を持つレチノールパルミチン酸エステルに末梢循環障害を改善するトコフェロール酢酸エステルをゲル化炭化水素に練合した軟膏で、ひじ・ひざ・かかとのあれ、指先・手のひらのあれ、ひび、しもやけ、あかぎれ等に用いる外皮用薬です。

⚠ 使用上の注意

相談すること

1．次の人は使用前に医師又は薬剤師に相談してください
　（1）薬などによりアレルギー症状を起こしたことがある人。
　（2）湿潤やただれのひどい人。

2．使用後、次の症状があらわれた場合は副作用の可能性があるので直ちに使用を中止し、この文書を持って医師又は薬剤師に相談してください

関係部位	症　　状
皮膚	発疹・発赤、かゆみ

効能・効果
○ひじ・ひざ・かかとのあれ、指先・手のひらのあれ
○ひび、しもやけ、あかぎれ

成分と作用

100 g 中に次の成分を含んでいます。

成　　分	100 g 中	作　　用
レチノールパルミチン酸エステル（ビタミンAとして1 g 中150万 I.U.含有）	0.067 g	粘膜の異常乾燥・角化を改善します。
トコフェロール酢酸エステル	0.5 g	末梢循環改善作用を発揮します。
ゲル化炭化水素	適　量	基剤。

用法・用量
適宜、患部に塗布します。
＜用法・用量に関連する注意＞
（1）用法・用量を厳守してください。
（2）小児に使用させる場合には、保護者の指導監督のもとに使用させてください。
（3）目に入らないように注意してください。万一、目に入った場合には、すぐに水又はぬるま湯で洗ってください。なお、症状が重い場合には、眼科医の診療を受けてください。
（4）外用にのみ使用してください。

保管及び取扱い上の注意
（1）直射日光の当たらない湿気の少ない涼しい所に密栓して保管してください。
（2）小児の手の届かない所に保管してください。
（3）他の容器に入れ替えないでください（誤用の原因になったり品質が変わります。）。

■お問い合わせ先

製造販売元

【外部の容器又は外部の被包に記載すべき事項】

注意
1．次の人は使用前に医師又は薬剤師に相談してください
（1）薬などによりアレルギー症状を起こしたことがある人。
（2）湿潤やただれのひどい人。
1′．使用が適さない場合があるので、使用前に医師又は薬剤師に相談してください
〔1．の項目の記載に際し、十分な記載スペースがない場合には1′．を記載すること。〕
2．使用に際しては、説明文書をよく読んでください
3．直射日光の当たらない湿気の少ない涼しい所に密栓して保管してください
4．小児の手の届かない所に保管してください
5．その他
（1）医薬品副作用被害救済制度に関するお問い合わせ先
（独）医薬品医療機器総合機構
http://www.pmda.go.jp/kenkouhigai.html
電話　0120-149-931（フリーダイヤル）
（2）この薬に関するお問い合わせ先
○○薬局
管理薬剤師：○○○○
受付時間：○○時○○分から○○時○○分まで（但し○○日は除く）
電話：03（○○○○）○○○○
ＦＡＸ：03（○○○○）○○○○

湿疹・皮膚炎用薬

この説明書は本剤とともに保管し、使用に際しては必ずお読みください。

アクリノール・チンク油

アクリノール・チンク油は、チンク油に殺菌作用を持つアクリノール水和物を配合したもので、皮膚のただれ面に塗布する外皮用薬です。

⚠ 使用上の注意

相談すること

1．次の人は使用前に医師又は薬剤師に相談してください
　（1）医師の治療を受けている人。
　（2）薬などによりアレルギー症状を起こしたことがある人。
　（3）患部が広範囲の人。
　（4）湿潤やただれのひどい人。
　（5）深い傷やひどいやけどの人。

2．使用後、次の症状があらわれた場合は副作用の可能性があるので、直ちに使用を中止し、この文書を持って医師又は薬剤師に相談してください

関係部位	症　　状
皮膚	発疹・発赤、かゆみ

3．5〜6日間位使用しても症状がよくならない場合は使用を中止し、この文書を持って医師又は薬剤師に相談してください

効能・効果
湿疹・皮膚炎、ただれ、あせも、かぶれ、やけどによる潮紅

成分と作用

100 g 中に次の成分を含んでいます。

成　　分	100 g 中	作　　　　用
アクリノール水和物、微末	1.0 g	殺菌作用を発揮します。
チンク油	99.0 g	消炎・保護作用を発揮します。

用法・用量
適宜、患部に塗布します。
＜用法・用量に関連する注意＞
（1）用法・用量を厳守してください。
（2）小児に使用させる場合には、保護者の指導監督のもとに使用させてください。
（3）目に入らないように注意してください。万一、目に入った場合には、すぐに水又はぬるま湯で洗ってください。なお、症状が重い場合には、眼科医の診療を受けてください。
（4）外用にのみ使用してください。
（5）使用前によく振とうしてください。

保管及び取扱い上の注意
（1）直射日光の当たらない湿気の少ない涼しい所に密栓して保管してください。
（2）小児の手の届かない所に保管してください。
（3）他の容器に入れ替えないでください（誤用の原因になったり品質が変わります。）。

■お問い合わせ先

B—230

製造販売元

【外部の容器又は外部の被包に記載すべき事項】

注意

1．次の人は使用前に医師又は薬剤師に相談してください
 （1）医師の治療を受けている人。
 （2）薬などによりアレルギー症状を起こしたことがある人。
 （3）患部が広範囲の人。
 （4）湿潤やただれのひどい人。
 （5）深い傷やひどいやけどの人。
1′．使用が適さない場合があるので、使用前に医師又は薬剤師に相談してください
 〔1．の項目の記載に際し、十分な記載スペースがない場合には1′．を記載すること。〕
2．使用に際しては、説明文書をよく読んでください
3．直射日光の当たらない湿気の少ない涼しい所に密栓して保管してください
4．小児の手の届かない所に保管してください
5．その他
 （1）医薬品副作用被害救済制度に関するお問い合わせ先
  （独）医薬品医療機器総合機構
  http://www.pmda.go.jp/kenkouhigai.html
  電話 0120-149-931（フリーダイヤル）
 （2）この薬に関するお問い合わせ先
  ○○薬局
  管理薬剤師：○○○○
  受付時間：○○時○○分から○○時○○分まで（但し○○日は除く）
  電話：03（○○○○）○○○○
  ＦＡＸ：03（○○○○）○○○○

湿疹・皮膚炎用薬

この説明書は本剤とともに保管し、使用に際しては必ずお読みください。

複方アクリノール・チンク油

　複方アクリノール・チンク油は、アクリノール水和物の殺菌作用、アミノ安息香酸エチルの局所麻酔作用を期待し、これらをチンク油と親水ワセリンに練合した、火傷による潮紅や、かゆみに用いる外皮用薬です。

⚠ 使用上の注意

相談すること

１．次の人は使用前に医師又は薬剤師に相談してください
　（１）医師の治療を受けている人。
　（２）薬などによりアレルギー症状を起こしたことがある人。
　（３）患部が広範囲の人。
　（４）湿潤やただれのひどい人。
　（５）深い傷やひどいやけどの人。

２．使用後、次の症状があらわれた場合は副作用の可能性があるので、直ちに使用を中止し、この文書を持って医師又は薬剤師に相談してください

関係部位	症　　　　　状
皮膚	発疹・発赤、かゆみ

３．５～６日間位使用しても症状がよくならない場合は使用を中止し、この文書を持って医師又は薬剤師に相談してください

効能・効果
やけどによる潮紅、かゆみ

成分と作用

100 g 中に次の成分を含んでいます。

成　　　分	100 g 中	作　　　　　用
アクリノール水和物、微末	1.0 g	殺菌作用を発揮します。
チンク油	65.0 g	消炎・保護作用を発揮します。
アミノ安息香酸エチル、細末	5.0 g	鎮痛効果を発揮します。
親水ワセリン	27.0 g	基剤。
サラシミツロウ	2.0 g	基剤。

用法・用量
適宜、患部に塗布します。
<用法・用量に関連する注意>
（１）用法・用量を厳守してください。
（２）小児に使用させる場合には、保護者の指導監督のもとに使用させてください。
（３）目に入らないように注意してください。万一、目に入った場合には、すぐに水又はぬるま湯で洗ってください。なお、症状が重い場合には、眼科医の診療を受けてください。
（４）外用にのみ使用してください。
（５）使用前によく振とうしてください。

保管及び取扱い上の注意
（１）直射日光の当たらない湿気の少ない涼しい所に密栓して保管してください。
（２）小児の手の届かない所に保管してください。
（３）他の容器に入れ替えないでください（誤用の原因になったり品質が変わります。）。

■お問い合わせ先

B—232

製造販売元

【外部の容器又は外部の被包に記載すべき事項】

注意
1．次の人は使用前に医師又は薬剤師に相談してください
　（1）医師の治療を受けている人。
　（2）薬などによりアレルギー症状を起こしたことがある人。
　（3）患部が広範囲の人。
　（4）湿潤やただれのひどい人。
　（5）深い傷やひどいやけどの人。
1′．使用が適さない場合があるので、使用前に医師又は薬剤師に相談してください
　〔1．の項目の記載に際し、十分な記載スペースがない場合には1′．を記載すること。〕
2．使用に際しては、説明文書をよく読んでください
3．直射日光の当たらない湿気の少ない涼しい所に密栓して保管してください
4．小児の手の届かない所に保管してください
5．その他
　（1）医薬品副作用被害救済制度に関するお問い合わせ先
　　　（独）医薬品医療機器総合機構
　　　http://www.pmda.go.jp/kenkouhigai.html
　　　電話　0120-149-931（フリーダイヤル）
　（2）この薬に関するお問い合わせ先
　　　○○薬局
　　　管理薬剤師：○○○○
　　　受付時間：○○時○○分から○○時○○分まで（但し○○日は除く）
　　　電話：03（○○○○）○○○○
　　　ＦＡＸ：03（○○○○）○○○○

湿疹・皮膚炎用薬（副腎皮質ホルモン含有製剤）

この説明書は本剤とともに保管し、
使用に際しては必ずお読みください。

コーチ・Hクリーム

コーチ・Hクリームは、抗炎症・抗アレルギー作用を有するヒドロコルチゾン酢酸エステルを親水クリームに練合した、湿疹・皮膚炎、かぶれに用いる外皮用薬です。

⚠ 使用上の注意

⊗ してはいけないこと

（守らないと現在の症状が悪化したり、副作用が起こりやすくなります）
1．次の部位には使用しないでください
　　水痘（水ぼうそう）、みずむし・たむし等又は化膿している患部。
2．顔面には、広範囲に使用しないでください
3．長期連用しないでください

相談すること

1．次の人は使用前に医師又は薬剤師に相談してください
　（1）医師の治療を受けている人。
　（2）妊婦又は妊娠していると思われる人。
　（3）薬などによりアレルギー症状を起こしたことがある人。
　（4）患部が広範囲の人。
　（5）湿潤やただれのひどい人。

2．使用後、次の症状があらわれた場合は副作用の可能性があるので、直ちに使用を中止し、この文書を持って医師又は薬剤師に相談してください

関係部位	症　　　状
皮膚	発疹・発赤、かゆみ
皮膚（患部）	みずむし・たむし等の白癬、にきび、化膿症状、持続的な刺激感

3．5〜6日間位使用しても症状がよくならない場合は使用を中止し、この文書を持って医師又は薬剤師に相談してください

効能・効果
湿疹・皮膚炎、かぶれ

成分と作用

100 g 中に次の成分を含んでいます。

成　　　分	100 g 中	作　　　　用
ヒドロコルチゾン酢酸エステル	0.5 g	抗炎症作用、抗アレルギー作用、鎮痒作用を発揮します。
親水クリーム	適　量	基剤。

用法・用量
適宜、患部に塗布します。
＜用法・用量に関連する注意＞
（1）用法・用量を厳守してください。
（2）小児に使用させる場合には、保護者の指導監督のもとに使用させてください。
（3）目に入らないように注意してください。万一、目に入った場合には、すぐに水又はぬるま湯で洗ってください。なお、症状が重い場合には、眼科医の診療を受けてください。
（4）外用にのみ使用してください。

保管及び取扱い上の注意
（1）直射日光の当たらない湿気の少ない涼しい所に密栓して保管してください。
（2）小児の手の届かない所に保管してください。
（3）他の容器に入れ替えないでください（誤用の原因になったり品質が変わります。）。

■お問い合わせ先

製造販売元

【外部の容器又は外部の被包に記載すべき事項】
注意
1．次の部位には使用しないでください
　　水痘（水ぼうそう）、みずむし・たむし等又は化膿している患部。
2．顔面には、広範囲に使用しないでください
3．次の人は使用前に医師又は薬剤師に相談してください
　（1）医師の治療を受けている人。
　（2）妊婦又は妊娠していると思われる人。
　（3）薬などによりアレルギー症状を起こしたことがある人。
　（4）患部が広範囲の人。
　（5）湿潤やただれのひどい人。
3′．使用が適さない場合があるので、使用前に医師又は薬剤師に相談してください
　　〔3．の項目の記載に際し、十分な記載スペースがない場合には3′．を記載すること。〕
4．使用に際しては、説明文書をよく読んでください
5．直射日光の当たらない湿気の少ない涼しい所に密栓して保管してください
6．小児の手の届かない所に保管してください
7．その他
　（1）医薬品副作用被害救済制度に関するお問い合わせ先
　　　（独）医薬品医療機器総合機構
　　　http://www.pmda.go.jp/kenkouhigai.html
　　　電話　0120-149-931（フリーダイヤル）
　（2）この薬に関するお問い合わせ先
　　　○○薬局
　　　管理薬剤師：○○○○
　　　受付時間：○○時○○分から○○時○○分まで（但し○○日は除く）
　　　電話：03（○○○○）○○○○
　　　ＦＡＸ：03（○○○○）○○○○

化膿性皮膚疾患用薬

> この説明書は本剤とともに保管し、
> 使用に際しては必ずお読みください。

R・M軟膏

　R・M軟膏は、殺菌作用を持つアクリノール水和物を、皮膚病巣面の水性分泌物を吸収排除するマクロゴール軟膏に練合した、外傷、靴ずれ、火傷、腫物、にきび、あせも、とびひ、湿疹、ただれに用いる外皮用薬です。

⚠ 使用上の注意

相談すること

1．次の人は使用前に医師又は薬剤師に相談してください
　（1）医師の治療を受けている人。
　（2）薬などによりアレルギー症状を起こしたことがある人。
　（3）患部が広範囲の人。
　（4）湿潤やただれのひどい人。
　（5）深い傷やひどいやけどの人。

2．使用後、次の症状があらわれた場合は副作用の可能性があるので、直ちに使用を中止し、この文書を持って医師又は薬剤師に相談してください

関係部位	症　　　　状
皮膚	発疹・発赤、かゆみ

3．5～6日間位使用しても症状がよくならない場合は使用を中止し、この文書を持って医師又は薬剤師に相談してください

効能・効果
外傷、靴ずれ、火傷、腫物、にきび、あせも、とびひ、湿疹、ただれ

成分と作用
100 g 中に次の成分を含んでいます。

成　　　分	100 g 中	作　　　　　　用
アクリノール水和物、微末	0.1 g	抗菌作用を発揮します。
マクロゴール軟膏	適　量	基剤。

用法・用量
適宜、患部に塗布するか、又はガーゼ等に展延し、患部に貼布します。
＜用法・用量に関連する注意＞
（1）用法・用量を厳守してください。
（2）小児に使用させる場合には、保護者の指導監督のもとに使用させてください。
（3）目に入らないように注意してください。万一、目に入った場合には、すぐに水又はぬるま湯で洗ってください。なお、症状が重い場合には、眼科医の診療を受けてください。
（4）外用にのみ使用してください。

保管及び取扱い上の注意
（1）直射日光の当たらない湿気の少ない涼しい所に密栓して保管してください。
（2）小児の手の届かない所に保管してください。
（3）他の容器に入れ替えないでください（誤用の原因になったり品質が変わります。）。

■お問い合わせ先

製造販売元

【外部の容器又は外部の被包に記載すべき事項】

注意
1．次の人は使用前に医師又は薬剤師に相談してください
　（1）医師の治療を受けている人。
　（2）薬などによりアレルギー症状を起こしたことがある人。
　（3）患部が広範囲の人。
　（4）湿潤やただれのひどい人。
　（5）深い傷やひどいやけどの人。
1′．使用が適さない場合があるので、使用前に医師又は薬剤師に相談してください
　〔1．の項目の記載に際し、十分な記載スペースがない場合には1′．を記載すること。〕
2．使用に際しては、説明文書をよく読んでください
3．直射日光の当たらない湿気の少ない涼しい所に密栓して保管してください
4．小児の手の届かない所に保管してください
5．その他
　（1）医薬品副作用被害救済制度に関するお問い合わせ先
　　　（独）医薬品医療機器総合機構
　　　http://www.pmda.go.jp/kenkouhigai.html
　　　電話　0120-149-931（フリーダイヤル）
　（2）この薬に関するお問い合わせ先
　　　○○薬局
　　　管理薬剤師：○○○○
　　　受付時間：○○時○○分から○○時○○分まで（但し○○日は除く）
　　　電話：03（○○○○）○○○○
　　　ＦＡＸ：03（○○○○）○○○○

化膿性皮膚疾患用薬

> この説明書は本剤とともに保管し、
> 使用に際しては必ずお読みください。

スルフ・Ｚ軟膏

　スルフ・Ｚ軟膏は、ブドウ球菌や大腸菌等に抗菌力のあるスルフイソミジンを、局所の収れん・保護・緩和剤として皮膚疾患に広く用いられる亜鉛華軟膏に練合した外皮用薬です。

⚠ 使用上の注意

相談すること

1. 次の人は使用前に医師又は薬剤師に相談してください
   - （1）医師の治療を受けている人。
   - （2）薬などによりアレルギー症状を起こしたことがある人。
   - （3）患部が広範囲の人。
   - （4）湿潤やただれのひどい人。
   - （5）深い傷やひどいやけどの人。

2. 使用後、次の症状があらわれた場合は副作用の可能性があるので、直ちに使用を中止し、この文書を持って医師又は薬剤師に相談してください

関係部位	症　　状
皮膚	発疹・発赤、かゆみ

3. 5～6日間位使用しても症状がよくならない場合は使用を中止し、この文書を持って医師又は薬剤師に相談してください

効能・効果
化膿性皮膚疾患（とびひ、めんちょう、毛のう炎）

成分と作用
100 g 中に次の成分を含んでいます。

成　　分	100 g 中	作　　　　　用
スルフイソミジン	5.0 g	抗菌作用を発揮します。
亜鉛華軟膏	95.0 g	収れん、保護作用を発揮します。

用法・用量
適宜、患部に塗布するか、又はガーゼ等に展延し、患部に貼布します。
<用法・用量に関連する注意>
（1）用法・用量を厳守してください。
（2）小児に使用させる場合には、保護者の指導監督のもとに使用させてください。
（3）目に入らないように注意してください。万一、目に入った場合には、すぐに水又はぬるま湯で洗ってください。なお、症状が重い場合には、眼科医の診療を受けてください。
（4）外用にのみ使用してください。

保管及び取扱い上の注意
（1）直射日光の当たらない湿気の少ない涼しい所に密栓して保管してください。
（2）小児の手の届かない所に保管してください。
（3）他の容器に入れ替えないでください（誤用の原因になったり品質が変わります。）。

■お問い合わせ先

製造販売元

【外部の容器又は外部の被包に記載すべき事項】

注意

1．次の人は使用前に医師又は薬剤師に相談してください
（1）医師の治療を受けている人。
（2）薬などによりアレルギー症状を起こしたことがある人。
（3）患部が広範囲の人。
（4）湿潤やただれのひどい人。
（5）深い傷やひどいやけどの人。

1′．使用が適さない場合があるので、使用前に医師又は薬剤師に相談してください
〔1．の項目の記載に際し、十分な記載スペースがない場合には1′．を記載すること。〕

2．使用に際しては、説明文書をよく読んでください

3．直射日光の当たらない湿気の少ない涼しい所に密栓して保管してください

4．小児の手の届かない所に保管してください

5．その他
（1）医薬品副作用被害救済制度に関するお問い合わせ先
（独）医薬品医療機器総合機構
http://www.pmda.go.jp/kenkouhigai.html
電話　0120-149-931（フリーダイヤル）
（2）この薬に関するお問い合わせ先
○○薬局
管理薬剤師：○○○○
受付時間：○○時○○分から○○時○○分まで（但し○○日は除く）
電話：03（○○○○）○○○○
ＦＡＸ：03（○○○○）○○○○

化膿性皮膚疾患用薬

> この説明書は本剤とともに保管し、使用に際しては必ずお読みください。

アクリノール・亜鉛華軟膏

アクリノール・亜鉛華軟膏は、殺菌作用を持つアクリノール水和物を局所の収れん・保護・緩和剤として皮膚疾患に広く用いられる亜鉛華軟膏に練合した外皮用薬です。

⚠ 使用上の注意

相談すること

1. 次の人は使用前に医師又は薬剤師に相談してください
   (1)医師の治療を受けている人。
   (2)薬などによりアレルギー症状を起こしたことがある人。
   (3)患部が広範囲の人。
   (4)湿潤やただれのひどい人。
   (5)深い傷やひどいやけどの人。

2. 使用後、次の症状があらわれた場合は副作用の可能性があるので、直ちに使用を中止し、この文書を持って医師又は薬剤師に相談してください

関係部位	症　　状
皮膚	発疹・発赤、かゆみ

3. 5～6日間位使用しても症状がよくならない場合は使用を中止し、この文書を持って医師又は薬剤師に相談してください

効能・効果
湿疹・皮膚炎、ただれ、あせも、かぶれ、やけどによる潮紅

成分と作用

100 g 中に次の成分を含んでいます。

成　　分	100 g 中	作　　　　用
アクリノール水和物、微末	1.0 g	抗菌作用を発揮します。
亜鉛華軟膏	99.0 g	収れん、保護作用を発揮します。

用法・用量
ガーゼ等に展延し、患部に貼布するか、又は適宜、患部に塗布します。
＜用法・用量に関連する注意＞
(1)用法・用量を厳守してください。
(2)小児に使用させる場合には、保護者の指導監督のもとに使用させてください。
(3)目に入らないように注意してください。万一、目に入った場合には、すぐに水又はぬるま湯で洗ってください。なお、症状が重い場合には、眼科医の診療を受けてください。
(4)外用にのみ使用してください。

保管及び取扱い上の注意
(1)直射日光の当たらない湿気の少ない涼しい所に密栓して保管してください。
(2)小児の手の届かない所に保管してください。
(3)他の容器に入れ替えないでください（誤用の原因になったり品質が変わります。）。

■お問い合わせ先

B—240

製造販売元

【外部の容器又は外部の被包に記載すべき事項】
注意
1．次の人は使用前に医師又は薬剤師に相談してください
　（1）医師の治療を受けている人。
　（2）薬などによりアレルギー症状を起こしたことがある人。
　（3）患部が広範囲の人。
　（4）湿潤やただれのひどい人。
　（5）深い傷やひどいやけどの人。
1′．使用が適さない場合があるので、使用前に医師又は薬剤師に相談してください
　〔1．の項目の記載に際し、十分な記載スペースがない場合には1′．を記載すること。〕
2．使用に際しては、説明文書をよく読んでください
3．直射日光の当たらない湿気の少ない涼しい所に密栓して保管してください
4．小児の手の届かない所に保管してください
5．その他
　（1）医薬品副作用被害救済制度に関するお問い合わせ先
　　　（独）医薬品医療機器総合機構
　　　http://www.pmda.go.jp/kenkouhigai.html
　　　電話　0120-149-931（フリーダイヤル）
　（2）この薬に関するお問い合わせ先
　　　○○薬局
　　　管理薬剤師：○○○○
　　　受付時間：○○時○○分から○○時○○分まで（但し○○日は除く）
　　　電話：03（○○○○）○○○○
　　　ＦＡＸ：03（○○○○）○○○○

鎮痛消炎薬

> この説明書は本剤とともに保管し、
> 使用に際しては必ずお読みください。

複方サリチル酸メチル精

複方サリチル酸メチル精は、皮膚の血行を良くし、局所の痛みやかゆみを鎮めるサリチル酸メチル・トウガラシチンキ・$d-$又は$dl-$カンフルをエタノールに溶解した液状外皮用薬です。

⚠ 使用上の注意

⊗ してはいけないこと
（守らないと現在の症状が悪化したり、副作用が起こりやすくなります）
次の部位には使用しないでください
（1）目の周囲、粘膜等。
（2）湿疹、かぶれ、傷口。

相談すること
1．次の人は使用前に医師又は薬剤師に相談してください
　　薬などによりアレルギー症状を起こしたことがある人。

2．使用後、次の症状があらわれた場合は副作用の可能性があるので、直ちに使用を中止し、この文書を持って医師又は薬剤師に相談してください

関係部位	症　　　　状
皮膚	発疹・発赤、かゆみ、痛み

3．5〜6日間位使用しても症状がよくならない場合は使用を中止し、この文書を持って医師又は薬剤師に相談してください

効能・効果
リウマチ、肩こり、筋肉疲労、しもやけ、挫傷、頭痛、歯痛、のどの痛み、筋肉のはれ、筋肉のこり、関節痛、神経痛、腰痛、筋ちがい、うちみ、ねんざ

成分と作用
100 mL 中に次の成分を含んでいます。

成　　　分	100 mL 中	作　　　　用
サリチル酸メチル	4.0 mL	皮膚に刺激を与え、血行を良くし、局所の鎮痛、鎮痒作用を発揮します。
トウガラシチンキ	10.0 mL	
$d-$又は$dl-$カンフル	5.0 g	かゆみを抑えます。
エタノール	適　量	基剤。

用法・用量
適宜、患部に塗布します。
＜用法・用量に関連する注意＞
（1）用法・用量を厳守してください。
（2）小児に使用させる場合には、保護者の指導監督のもとに使用させてください。
（3）目に入らないように注意してください。万一、目に入った場合には、すぐに水又はぬるま湯で洗ってください。なお、症状が重い場合には、眼科医の診療を受けてください。
（4）外用にのみ使用してください。

保管及び取扱い上の注意
（1）直射日光の当たらない湿気の少ない涼しい所に密栓して保管してください。
（2）小児の手の届かない所に保管してください。
（3）他の容器に入れ替えないでください（誤用の原因になったり品質が変わります。）。
（4）火気に近づけないでください。

■お問い合わせ先

製造販売元

【外部の容器又は外部の被包に記載すべき事項】

注意
1．次の部位には使用しないでください
　（1）目の周囲、粘膜等。
　（2）湿疹、かぶれ、傷口。
2．次の人は使用前に医師又は薬剤師に相談してください
　　薬などによりアレルギー症状を起こしたことがある人。
2′．使用が適さない場合があるので、使用前に医師又は薬剤師に相談してください
　　〔2．の項目の記載に際し、十分な記載スペースがない場合には2′．を記載すること。〕
3．使用に際しては、説明文書をよく読んでください
4．直射日光の当たらない湿気の少ない涼しい所に密栓して保管してください
5．火気に近づけないでください
6．小児の手の届かない所に保管してください
7．その他
　（1）医薬品副作用被害救済制度に関するお問い合わせ先
　　　（独）医薬品医療機器総合機構
　　　http://www.pmda.go.jp/kenkouhigai.html
　　　電話　0120-149-931（フリーダイヤル）
　（2）この薬に関するお問い合わせ先
　　　○○薬局
　　　管理薬剤師：○○○○
　　　受付時間：○○時○○分から○○時○○分まで（但し○○日は除く）
　　　電話：03（○○○○）○○○○
　　　ＦＡＸ：03（○○○○）○○○○

鎮痛消炎薬

この説明書は本剤とともに保管し、
使用に際しては必ずお読みください。

複方ヨード・トウガラシ精

　複方ヨード・トウガラシ精は、皮膚刺激作用のヨードチンキ、刺激緩和のヒマシ油に、皮膚に刺激をあたえ、血行を良くし、局所の痛みやかゆみを鎮めるサリチル酸メチル・トウガラシチンキ・d-又はdl-カンフルをエタノールに溶解した液状外皮用薬です。

⚠ 使用上の注意

⊗ してはいけないこと
（守らないと現在の症状が悪化したり、副作用が起こりやすくなります）
次の部位には使用しないでください
　（1）目の周囲、粘膜等。
　（2）湿疹、かぶれ、傷口。

相談すること
1．次の人は使用前に医師又は薬剤師に相談してください
　　薬などによりアレルギー症状を起こしたことがある人。

2．使用後、次の症状があらわれた場合は副作用の可能性があるので、直ちに使用を中止し、この文書を持って医師又は薬剤師に相談してください

関係部位	症　　状
皮膚	発疹・発赤、かゆみ、痛み

3．5～6日間位使用しても症状がよくならない場合は使用を中止し、この文書を持って医師又は薬剤師に相談してくださいい

効能・効果
リウマチ、肩こり、筋肉疲労、しもやけ、挫傷、頭痛、歯痛、のどの痛み、筋肉のはれ、筋肉のこり、関節痛、神経痛、筋肉痛、腰痛、筋ちがい、うちみ、ねんざ

成分と作用
100 mL 中に次の成分を含んでいます。

成　　分	100 mL 中	作　　　　　用
ヨードチンキ	20.0 mL	皮膚刺激作用を発揮します。
トウガラシチンキ	10.0 mL	局所を刺激して鎮痛作用を発揮します。
d-又はdl-カンフル	5.5 g	局所刺激、鎮痒作用を発揮します。
液状フェノール	2.0 mL	防腐、消毒、鎮痒作用を発揮します。
サリチル酸メチル	1.0 mL	消炎・鎮痛作用を発揮します。
ヒマシ油	10.0 mL	溶剤。
エタノール	適　量	溶剤。

用法・用量
適宜、患部に塗布します。
＜用法・用量に関連する注意＞
（1）用法・用量を厳守してください。
（2）小児に使用させる場合には、保護者の指導監督のもとに使用させてください。
（3）目に入らないように注意してください。万一、目に入った場合には、すぐに水又はぬるま湯で洗ってください。なお、症状が重い場合には、眼科医の診療を受けてください。
（4）外用にのみ使用してください。

保管及び取扱い上の注意
（1）直射日光の当たらない湿気の少ない涼しい所に密栓して保管してください。
（2）小児の手の届かない所に保管してください。
（3）他の容器に入れ替えないでください（誤用の原因になったり品質が変わります。）。
（4）火気に近づけないでください。

■お問い合わせ先

製造販売元

【外部の容器又は外部の被包に記載すべき事項】
注意
1．次の部位には使用しないでください
　（1）目の周囲、粘膜等。
　（2）湿疹、かぶれ、傷口。
2．次の人は使用前に医師又は薬剤師に相談してください
　　薬などによりアレルギー症状を起こしたことがある人。
2′．使用が適さない場合があるので、使用前に医師又は薬剤師に相談してください
　　〔2．の項目の記載に際し、十分な記載スペースがない場合には2′．を記載すること。〕
3．使用に際しては、説明文書をよく読んでください
4．直射日光の当たらない湿気の少ない涼しい所に密栓して保管してください
5．火気に近づけないでください
6．小児の手の届かない所に保管してください
7．その他
　（1）医薬品副作用被害救済制度に関するお問い合わせ先
　　　（独）医薬品医療機器総合機構
　　http：//www.pmda.go.jp/kenkouhigai.html
　　　電話　0120-149-931（フリーダイヤル）
　（2）この薬に関するお問い合わせ先
　　　○○薬局
　　　管理薬剤師：○○○○
　　　受付時間：○○時○○分から○○時○○分まで（但し○○日は除く）
　　　電話：03（○○○○）○○○○
　　　ＦＡＸ：03（○○○○）○○○○

湿疹・皮膚炎用薬（副腎皮質ホルモン含有製剤）

この説明書は本剤とともに保管し、使用に際しては必ずお読みください。

コーチ・C・P・V軟膏

コーチ・C・P・V軟膏は、抗炎症・抗アレルギー・鎮痒作用のあるヒドロコルチゾン酢酸エステルに鎮痒作用のあるクロタミトンを加え、ゲル化炭化水素と白色ワセリンに練合した、湿疹・皮膚炎、ただれ、かぶれに用いる外皮用薬です。

⚠ 使用上の注意

⊗ してはいけないこと
（守らないと現在の症状が悪化したり、副作用が起こりやすくなります）
1. 次の部位には使用しないでください
　水痘（水ぼうそう）、みずむし・たむし等又は化膿している患部。
2. 顔面には、広範囲に使用しないでください
3. 長期連用しないでください

相談すること
1. 次の人は使用前に医師又は薬剤師に相談してください
　（1）医師の治療を受けている人。
　（2）妊婦又は妊娠していると思われる人。
　（3）薬などによりアレルギー症状を起こしたことがある人。
　（4）患部が広範囲の人。
　（5）湿潤やただれのひどい人。

2. 使用後、次の症状があらわれた場合は副作用の可能性があるので、直ちに使用を中止し、この文書を持って医師又は薬剤師に相談してください

関係部位	症　　状
皮膚	発疹・発赤、かゆみ、かぶれ、乾燥感、刺激感、熱感、ヒリヒリ感
皮膚（患部）	みずむし・たむし等の白癬、にきび、化膿症状、持続的な刺激感

3. 5〜6日間位使用しても症状がよくならない場合は使用を中止し、この文書を持って医師又は薬剤師に相談してください

効能・効果
湿疹・皮膚炎、ただれ、かぶれ

成分と作用
100 g 中に次の成分を含んでいます。

成　　分	100 g 中	作　　　　用
ヒドロコルチゾン酢酸エステル	0.5 g	抗炎症作用、抗アレルギー作用、鎮痒作用を発揮します。
クロタミトン	5.0 g	かゆみをしずめます。
ゲル化炭化水素	50 g	基剤。
白色ワセリン	適　量	基剤。

用法・用量
適宜、患部に塗布します。
＜用法・用量に関連する注意＞
（1）用法・用量を厳守してください。
（2）小児に使用させる場合には、保護者の指導監督のもとに使用させてください。
（3）目に入らないように注意してください。万一、目に入った場合には、すぐに水又はぬるま湯で洗ってください。なお、症状が重い場合には、眼科医の診療を受けてください。
（4）外用にのみ使用してください。

B—246

保管及び取扱い上の注意
（1）直射日光の当たらない湿気の少ない涼しい所に密栓して保管してください。
（2）小児の手の届かない所に保管してください。
（3）他の容器に入れ替えないでください（誤用の原因になったり品質が変わります。）。

■お問い合わせ先

製造販売元

【外部の容器又は外部の被包に記載すべき事項】
注意
1．次の部位には使用しないでください
　　水痘（水ぼうそう）、みずむし・たむし等又は化膿している患部。
2．顔面には、広範囲に使用しないでください
3．次の人は使用前に医師又は薬剤師に相談してください
　（1）医師の治療を受けている人。
　（2）妊婦又は妊娠していると思われる人。
　（3）薬などによりアレルギー症状を起こしたことがある人。
　（4）患部が広範囲の人。
　（5）湿潤やただれのひどい人。
3′．使用が適さない場合があるので、使用前に医師又は薬剤師に相談してください
　　〔3．の項目の記載に際し、十分な記載スペースがない場合には3′．を記載すること。〕
4．使用に際しては、説明文書をよく読んでください
5．直射日光の当たらない湿気の少ない涼しい所に密栓して保管してください
6．小児の手の届かない所に保管してください
7．その他
　（1）医薬品副作用被害救済制度に関するお問い合わせ先
　　　（独）医薬品医療機器総合機構
　　　http://www.pmda.go.jp/kenkouhigai.html
　　　電話　0120-149-931（フリーダイヤル）
　（2）この薬に関するお問い合わせ先
　　　○○薬局
　　　管理薬剤師：○○○○
　　　受付時間：○○時○○分から○○時○○分まで（但し○○日は除く）
　　　電話：03（○○○○）○○○○
　　　ＦＡＸ：03（○○○○）○○○○

外用鎮痛消炎薬（パップ薬）

この説明書は本剤とともに保管し、使用に際しては必ずお読みください。

パップ用複方オウバク散

パップ用複方オウバク散は、うちみやねんざに有効な生薬のオウバク末、サンシシ末に d-又は dl-カンフルと l-又は dl-メントールを加えた、水で練り合わせて用いるパップ剤です。

⚠ 使用上の注意

❌ してはいけないこと
（守らないと現在の症状が悪化したり、副作用が起こりやすくなります）
次の部位には使用しないでください
（1）目の周囲、粘膜等。
（2）湿疹、かぶれ、傷口。

相談すること
1．次の人は使用前に医師又は薬剤師に相談してください
　　薬などによりアレルギー症状を起こしたことがある人。

2．使用後、次の症状があらわれた場合は副作用の可能性があるので、直ちに使用を中止し、この文書を持って医師又は薬剤師に相談してください

関係部位	症　　状
皮膚	発疹・発赤、かゆみ、痛み

3．5～6日間位使用しても症状がよくならない場合は使用を中止し、この文書を持って医師又は薬剤師に相談してください

効能・効果
うちみ、ねんざ

成分と作用
100 g 中に次の成分を含んでいます。

成　　分	100 g 中	作　　用
オウバク末	66.0 g	局所収れん作用を発揮します。
サンシシ末	32.5 g	消炎、鎮痛作用を発揮します。
d-又は dl-カンフル	1.0 g	局所刺激、血行改善、消炎、鎮痛作用を発揮します。
l-又は dl-メントール	0.5 g	清涼感を与えるとともに、局所刺激作用を発揮します。

用法・用量
水で練り合わせて泥状とし、リント布等に展延し、患部に貼付します。
＜用法・用量に関連する注意＞
（1）用法・用量を厳守してください。
（2）小児に使用させる場合には、保護者の指導監督のもとに使用させてください。
（3）外用にのみ使用してください。

保管及び取扱い上の注意
（1）直射日光の当たらない湿気の少ない涼しい所に密栓して保管してください。
（2）小児の手の届かない所に保管してください。
（3）他の容器に入れ替えないでください（誤用の原因になったり品質が変わります。）。

■お問い合わせ先

製造販売元

【外部の容器又は外部の被包に記載すべき事項】

注意
1．次の部位には使用しないでください
　（1）目の周囲、粘膜等。
　（2）湿疹、かぶれ、傷口。
2．次の人は使用前に医師又は薬剤師に相談してください
　　薬などによりアレルギー症状を起こしたことがある人。
2'．使用が適さない場合があるので、使用前に医師又は薬剤師に相談してください
　　〔2．の項目の記載に際し、十分な記載スペースがない場合には2'．を記載すること。〕
3．使用に際しては、説明文書をよく読んでください
4．直射日光の当たらない湿気の少ない涼しい所に密栓して保管してください
5．小児の手の届かない所に保管してください
6．その他
　（1）医薬品副作用被害救済制度に関するお問い合わせ先
　　　（独）医薬品医療機器総合機構
　　　http://www.pmda.go.jp/kenkouhigai.html
　　　電話　0120-149-931（フリーダイヤル）
　（2）この薬に関するお問い合わせ先
　　　○○薬局
　　　管理薬剤師：○○○○
　　　受付時間：○○時○○分から○○時○○分まで（但し○○日は除く）
　　　電話：03（○○○○）○○○○
　　　ＦＡＸ：03（○○○○）○○○○

皮膚軟化・ひび・あかぎれ・しもやけ用薬

この説明書は本剤とともに保管し、使用に際しては必ずお読みください。

U20・ローション

U20・ローションは、がさがさになった皮膚に潤いを保たせる働きのある尿素を主薬にした、乾皮症や角化症に用いるローションタイプの外皮用薬です。

⚠ 使用上の注意

相談すること

1. 次の人は使用前に医師又は薬剤師に相談してください
   （1）医師の治療を受けている人。
   （2）薬などによりアレルギー症状を起こしたことがある人。
   （3）湿潤やただれのひどい人。

2. 使用後、次の症状があらわれた場合は副作用の可能性があるので、直ちに使用を中止し、この文書を持って医師又は薬剤師に相談してください

関係部位	症　　　　状
皮膚	発疹・発赤、かゆみ

効能・効果
手指のあれ、ひじ・ひざ・かかと・くるぶしの角化症、老人の乾皮症、さめ肌

成分と作用

100 mL 中に次の成分を含んでいます。

成　　分	100 mL 中	作　　　　用
尿素	20.0 g	角質水分保持量増加作用及び角質溶解剥離作用を利用し、角化性皮膚疾患を改善します。
親水クリーム	25.0 g	基剤。
パラオキシ安息香酸エステル	0.013 g	防腐剤。
パラオキシ安息香酸プロピル	0.007 g	防腐剤。
精製水又は精製水（容器入り）	適　量	溶剤。

用法・用量
1日数回、適量を患部に塗布します。
＜用法・用量に関連する注意＞
（1）用法・用量を厳守してください。
（2）小児に使用させる場合には、保護者の指導監督のもとに使用させてください。
（3）目に入らないように注意してください。万一、目に入った場合には、すぐに水又はぬるま湯で洗ってください。なお、症状が重い場合には、眼科医の診療を受けてください。
（4）外用にのみ使用してください。

保管及び取扱い上の注意
（1）直射日光の当たらない湿気の少ない涼しい所に密栓して保管してください。
（2）小児の手の届かない所に保管してください。
（3）他の容器に入れ替えないでください（誤用の原因になったり品質が変わります。）。

■お問い合わせ先

製造販売元

【外部の容器又は外部の被包に記載すべき事項】

注意

1．次の人は使用前に医師又は薬剤師に相談してください
　（1）医師の治療を受けている人。
　（2）薬などによりアレルギー症状を起こしたことがある人。
　（3）湿潤やただれのひどい人。
1′．使用が適さない場合があるので、使用前に医師又は薬剤師に相談してください
　〔1．の項目の記載に際し、十分な記載スペースがない場合には1′．を記載すること。〕
2．使用に際しては、説明文書をよく読んでください
3．直射日光の当たらない湿気の少ない涼しい所に密栓して保管してください
4．小児の手の届かない所に保管してください
5．その他
　（1）医薬品副作用被害救済制度に関するお問い合わせ先
　　　（独）医薬品医療機器総合機構
　　　http：//www.pmda.go.jp/kenkouhigai.html
　　　電話　0120-149-931（フリーダイヤル）
　（2）この薬に関するお問い合わせ先
　　　○○薬局
　　　管理薬剤師：○○○○
　　　受付時間：○○時○○分から○○時○○分まで（但し○○日は除く）
　　　電話：03（○○○○）○○○○
　　　ＦＡＸ：03（○○○○）○○○○

汗疹・皮膚炎用薬

> この説明書は本剤とともに保管し、
> 使用に際しては必ずお読みください。

GL・P・Z液

　GL・P・Z液は、収れん作用のある酸化亜鉛、殺菌作用を持つ液状フェノール、湿潤性・柔軟性を持たせるグリセリン、芳香性・清涼感を持たせるキョウニン水を配合した虫さされや、あせも等に振り混ぜて用いる外皮用薬です。

⚠ 使用上の注意

相談すること

1．次の人は使用前に医師又は薬剤師に相談してください
　（1）医師の治療を受けている人。
　（2）薬などによりアレルギー症状を起こしたことがある人。
　（3）湿潤やただれのひどい人。

2．使用後、次の症状があらわれた場合は副作用の可能性があるので、直ちに使用を中止し、この文書を持って医師又は薬剤師に相談してくださいてください

関係部位	症　　　　状
皮膚	発疹・発赤、かゆみ

効能・効果

虫さされ、かゆみ、あせも

成分と作用

100 mL 中に次の成分を含んでいます。

成　　分	100 mL 中	作　　　　用
酸化亜鉛	15.0 g	収れん、保護作用を発揮します。
グリセリン	5.0 mL	乾燥を防止します。
液状フェノール	1.5 mL	防腐、消毒、鎮痒作用を発揮します。
キョウニン水	3.0 mL	着香剤。
精製水又は精製水（容器入り）	適　量	溶剤。

用法・用量

1日数回、適量を患部に塗布します。用時よく振り混ぜてください。

＜用法・用量に関連する注意＞
（1）用法・用量を厳守してください。
（2）小児に使用させる場合には、保護者の指導監督のもとに使用させてください。
（3）目に入らないように注意してください。万一、目に入った場合には、すぐに水又はぬるま湯で洗ってください。なお、症状が重い場合には、眼科医の診療を受けてください。
（4）外用にのみ使用してください。
（5）使用前によく振とうしてください。

保管及び取扱い上の注意

（1）直射日光の当たらない湿気の少ない涼しい所に密栓して保管してください。
（2）小児の手の届かない所に保管してください。
（3）他の容器に入れ替えないでください（誤用の原因になったり品質が変わります。）。

■お問い合わせ先

製造販売元

B—252

【外部の容器又は外部の被包に記載すべき事項】
注意
1．次の人は使用前に医師又は薬剤師に相談してください
　（1）医師の治療を受けている人。
　（2）薬などによりアレルギー症状を起こしたことがある人。
　（3）湿潤やただれのひどい人。
1′．使用が適さない場合があるので、使用前に医師又は薬剤師に相談してください
　〔1．の項目の記載に際し、十分な記載スペースがない場合には1′．を記載すること。〕
2．使用に際しては、説明文書をよく読んでください
3．直射日光の当たらない湿気の少ない涼しい所に密栓して保管してください
4．小児の手の届かない所に保管してください
5．その他
　（1）医薬品副作用被害救済制度に関するお問い合わせ先
　　　（独）医薬品医療機器総合機構
　　　http://www.pmda.go.jp/kenkouhigai.html
　　　電話　0120-149-931（フリーダイヤル）
　（2）この薬に関するお問い合わせ先
　　　○○薬局
　　　管理薬剤師：○○○○
　　　受付時間：○○時○○分から○○時○○分まで（但し○○日は除く）
　　　電話：03（○○○○）○○○○
　　　ＦＡＸ：03（○○○○）○○○○

汗疹・皮膚炎用薬

> この説明書は本剤とともに保管し、
> 使用に際しては必ずお読みください。

フェノール・亜鉛華リニメント

フェノール・亜鉛華リニメントは、液状フェノールの消毒・鎮痒作用、酸化亜鉛の収れん・保護作用を期待した、あせも・かぶれ等に用いる外皮用薬です。

⚠ 使用上の注意

相談すること

1. 次の人は使用前に医師又は薬剤師に相談してください
   （1）医師の治療を受けている人。
   （2）薬などによりアレルギー症状を起こしたことがある人。
   （3）湿潤やただれのひどい人。

2. 使用後、次の症状があらわれた場合は副作用の可能性があるので、直ちに使用を中止し、この文書を持って医師又は薬剤師に相談してください

関係部位	症　　状
皮膚	発疹・発赤、かゆみ

3. 5～6日間位使用しても症状がよくならない場合は使用を中止し、この文書を持って医師又は薬剤師に相談してください

効能・効果
湿疹・皮膚炎、あせも、虫さされ、かぶれ、かゆみ

成分と作用

100 g 中に次の成分を含んでいます。

成　　分	100 g 中	作　　　　用
液状フェノール	2.2 mL	防腐、消毒、鎮痒作用を発揮します。
トラガント末	2.0 g	粘着剤。
カルメロースナトリウム	3.0 g	粘着剤。
グリセリン	3.0 mL	湿潤剤。
酸化亜鉛	10.0 g	収れん、保護作用を発揮します。
精製水又は精製水（容器入り）	適　量	溶剤。

用法・用量
1日数回、適宜患部に塗布します。
＜用法・用量に関連する注意＞
（1）用法・用量を厳守してください。
（2）小児に使用させる場合には、保護者の指導監督のもとに使用させてください。
（3）目に入らないように注意してください。万一、目に入った場合には、すぐに水又はぬるま湯で洗ってください。なお、症状が重い場合には、眼科医の診療を受けてください。
（4）外用にのみ使用してください。

保管及び取扱い上の注意
（1）直射日光の当たらない湿気の少ない涼しい所に密栓して保管してください。
（2）小児の手の届かない所に保管してください。
（3）他の容器に入れ替えないでください（誤用の原因になったり品質が変わります。）。

■お問い合わせ先

B—254

製造販売元

【外部の容器又は外部の被包に記載すべき事項】
注意
1．次の人は使用前に医師又は薬剤師に相談してください
　（1）医師の治療を受けている人。
　（2）薬などによりアレルギー症状を起こしたことがある人。
　（3）湿潤やただれのひどい人。
1′．使用が適さない場合があるので、使用前に医師又は薬剤師に相談してください
　〔1．の項目の記載に際し、十分な記載スペースがない場合には1′．を記載すること。〕
2．使用に際しては、説明文書をよく読んでください
3．直射日光の当たらない湿気の少ない涼しい所に密栓して保管してください
4．小児の手の届かない所に保管してください
5．その他
　（1）医薬品副作用被害救済制度に関するお問い合わせ先
　　　（独）医薬品医療機器総合機構
　　　http://www.pmda.go.jp/kenkouhigai.html
　　　電話　0120-149-931（フリーダイヤル）
　（2）この薬に関するお問い合わせ先
　　　○○薬局
　　　管理薬剤師：○○○○
　　　受付時間：○○時○○分から○○時○○分まで（但し○○日は除く）
　　　電話：03（○○○○）○○○○
　　　ＦＡＸ：03（○○○○）○○○○

汗疹・皮膚炎用薬

この説明書は本剤とともに保管し、使用に際しては必ずお読みください。

ジフェンヒドラミン・フェノール・亜鉛華リニメント

ジフェンヒドラミン・フェノール・亜鉛華リニメントは、液状フェノールの消毒・鎮痒作用、酸化亜鉛の収れん・保護作用、ジフェンヒドラミンの抗ヒスタミン作用を期待した、あせも・かぶれ等に用いる外皮用薬です。

⚠ 使用上の注意

相談すること

1．次の人は使用前に医師又は薬剤師に相談してください
　（1）医師の治療を受けている人。
　（2）薬などによりアレルギー症状を起こしたことがある人。
　（3）湿潤やただれのひどい人。

2．使用後、次の症状があらわれた場合は副作用の可能性があるので、直ちに使用を中止し、この文書を持って医師又は薬剤師に相談してください

関係部位	症　　状
皮膚	発疹・発赤、かゆみ、はれ

3．5～6日間位使用しても症状がよくならない場合は使用を中止し、この文書を持って医師又は薬剤師に相談してください

効能・効果
湿疹・皮膚炎、あせも、虫さされ、かぶれ、かゆみ

成分と作用

100 g 中に次の成分を含んでいます。

成　　分	100 g 中	作　　　　用
ジフェンヒドラミン	2.0 g	かゆみを起こす原因物質の作用をおさえます。
フェノール・亜鉛華リニメント	98.0 g	防腐、消毒、鎮痒、収れん、保護作用を発揮します。

用法・用量
適宜、患部に塗布します。
＜用法・用量に関連する注意＞
（1）用法・用量を厳守してください。
（2）小児に使用させる場合には、保護者の指導監督のもとに使用させてください。
（3）目に入らないように注意してください。万一、目に入った場合には、すぐに水又はぬるま湯で洗ってください。なお、症状が重い場合には、眼科医の診療を受けてください。
（4）外用にのみ使用してください。

保管及び取扱い上の注意
（1）直射日光の当たらない湿気の少ない涼しい所に密栓して保管してください。
（2）小児の手の届かない所に保管してください。
（3）他の容器に入れ替えないでください（誤用の原因になったり品質が変わります。）。

■お問い合わせ先

製造販売元

B—256

【外部の容器又は外部の被包に記載すべき事項】

注意

1．次の人は使用前に医師又は薬剤師に相談してください
　（1）医師の治療を受けている人。
　（2）薬などによりアレルギー症状を起こしたことがある人。
　（3）湿潤やただれのひどい人。
1′．使用が適さない場合があるので、使用前に医師又は薬剤師に相談してください
　〔1．の項目の記載に際し、十分な記載スペースがない場合には1′．を記載すること。〕
2．使用に際しては、説明文書をよく読んでください
3．直射日光の当たらない湿気の少ない涼しい所に密栓して保管してください
4．小児の手の届かない所に保管してください
5．その他
　（1）医薬品副作用被害救済制度に関するお問い合わせ先
　　（独）医薬品医療機器総合機構
　　http://www.pmda.go.jp/kenkouhigai.html
　　電話　0120-149-931（フリーダイヤル）
　（2）この薬に関するお問い合わせ先
　　○○薬局
　　管理薬剤師：○○○○
　　受付時間：○○時○○分から○○時○○分まで（但し○○日は除く）
　　電話：03（○○○○）○○○○
　　ＦＡＸ：03（○○○○）○○○○

湿疹・皮膚炎用薬

| この説明書は本剤とともに保管し、使用に際しては必ずお読みください。 |

チンク油

チンク油は、収れん・保護作用を持つ酸化亜鉛を植物油で練合したもので、ただれやかぶれ等に用いる外皮用薬です。

⚠ 使用上の注意

相談すること

1．次の人は使用前に医師又は薬剤師に相談してください
　（1）医師の治療を受けている人。
　（2）薬などによりアレルギー症状を起こしたことがある人。
　（3）患部が広範囲の人。
　（4）湿潤やただれのひどい人。
　（5）深い傷やひどいやけどの人。

2．使用後、次の症状があらわれた場合は副作用の可能性があるので、直ちに使用を中止し、この文書を持って医師又は薬剤師に相談してください

関係部位	症　　　　　状
皮膚	発疹・発赤、かゆみ

3．5～6日間位使用しても症状がよくならない場合は使用を中止し、この文書を持って医師又は薬剤師に相談してください

効能・効果
湿疹・皮膚炎、ただれ、あせも、かぶれ、やけどによる潮紅

成分と作用
100 g 中に次の成分を含んでいます。

成　　　分	100 g 中	作　　　　　用
酸化亜鉛	50.0 g	収れん、保護作用を発揮します。
植物油	適　量	緩和作用を発揮します。

用法・用量
適宜、患部に塗布します。
＜用法・用量に関連する注意＞
（1）用法・用量を厳守してください。
（2）小児に使用させる場合には、保護者の指導監督のもとに使用させてください。
（3）目に入らないように注意してください。万一、目に入った場合には、すぐに水又はぬるま湯で洗ってください。なお、症状が重い場合には、眼科医の診療を受けてください。
（4）外用にのみ使用してください。
（5）使用前によく振とうしてください。

保管及び取扱い上の注意
（1）直射日光の当たらない湿気の少ない涼しい所に密栓して保管してください。
（2）小児の手の届かない所に保管してください。
（3）他の容器に入れ替えないでください（誤用の原因になったり品質が変わります。）。

■お問い合わせ先

製造販売元

【外部の容器又は外部の被包に記載すべき事項】

注意

1．次の人は使用前に医師又は薬剤師に相談してください
　（1）医師の治療を受けている人。
　（2）薬などによりアレルギー症状を起こしたことがある人。
　（3）患部が広範囲の人。
　（4）湿潤やただれのひどい人。
　（5）深い傷やひどいやけどの人。

1′．使用が適さない場合があるので、使用前に医師又は薬剤師に相談してください
　〔1．の項目の記載に際し、十分な記載スペースがない場合には1′．を記載すること。〕

2．使用に際しては、説明文書をよく読んでください

3．直射日光の当たらない湿気の少ない涼しい所に密栓して保管してください

4．小児の手の届かない所に保管してください

5．その他
　（1）医薬品副作用被害救済制度に関するお問い合わせ先
　　　（独）医薬品医療機器総合機構
　　　http://www.pmda.go.jp/kenkouhigai.html
　　　電話　0120-149-931（フリーダイヤル）
　（2）この薬に関するお問い合わせ先
　　　○○薬局
　　　管理薬剤師：○○○○
　　　受付時間：○○時○○分から○○時○○分まで（但し○○日は除く）
　　　電話：03（○○○○）○○○○
　　　ＦＡＸ：03（○○○○）○○○○

鎮痒・虫さされ用薬

この説明書は本剤とともに保管し、使用に際しては必ずお読みください。

B・D液

B・D液は、抗ヒスタミン作用のあるジフェンヒドラミン塩酸塩と、局所麻酔効果のあるジブカイン塩酸塩を主薬とし、これらを消毒用エタノールに溶解した、虫さされ、かゆみに用いる液状外皮用薬です。

⚠ 使用上の注意

相談すること

1. 次の人は使用前に医師又は薬剤師に相談してください
   (1)医師の治療を受けている人。
   (2)薬などによりアレルギー症状を起こしたことがある人。
   (3)湿潤やただれのひどい人。

2. 使用後、次の症状があらわれた場合は副作用の可能性があるので、直ちに使用を中止し、この文書を持って医師又は薬剤師に相談してください

関係部位	症　　　状
皮膚	発疹・発赤、かゆみ、はれ

3. 5～6日間位使用しても症状がよくならない場合は使用を中止し、この文書を持って医師又は薬剤師に相談してください

効能・効果
虫さされ、かゆみ

成分と作用

100 mL 中に次の成分を含んでいます。

成　　分	100 mL 中	作　　　　　用
ジフェンヒドラミン塩酸塩	1.0 g	かゆみを起こす原因物質の作用をおさえます。
l-メントール	2.0 g	清涼感をあたえるとともに、局所を刺激します。
dl-カンフル	2.0 g	局所刺激作用、鎮痒作用を発揮します。
ジブカイン塩酸塩	0.3 g	局所麻酔作用を発揮します。
グリセリン	10.0 mL	湿潤剤。
消毒用エタノール	適　量	溶剤。

用法・用量
1日数回、適宜患部に塗擦します。
<用法・用量に関連する注意>
(1)用法・用量を厳守してください。
(2)小児に使用させる場合には、保護者の指導監督のもとに使用させてください。
(3)目に入らないように注意してください。万一、目に入った場合には、すぐに水又はぬるま湯で洗ってください。なお、症状が重い場合には、眼科医の診療を受けてください。
(4)外用にのみ使用してください。

保管及び取扱い上の注意
(1)直射日光の当たらない湿気の少ない涼しい所に密栓して保管してください。
(2)小児の手の届かない所に保管してください。
(3)他の容器に入れ替えないでください(誤用の原因になったり品質が変わります。)。
(4)火気に近づけないでください。

■お問い合わせ先

製造販売元

【外部の容器又は外部の被包に記載すべき事項】

注意

１．次の人は使用前に医師又は薬剤師に相談してください
　（１）医師の治療を受けている人。
　（２）薬などによりアレルギー症状を起こしたことがある人
　（３）湿潤やただれのひどい人。
１′．使用が適さない場合があるので、使用前に医師又は薬剤師に相談してください
　〔１．の項目の記載に際し、十分な記載スペースがない場合には１′．を記載すること。〕
２．使用に際しては、説明文書をよく読んでください
３．直射日光の当たらない湿気の少ない涼しい所に密栓して保管してください
４．火気に近づけないでください
５．小児の手の届かない所に保管してください
６．その他
　（１）医薬品副作用被害救済制度に関するお問い合わせ先
　　　（独）医薬品医療機器総合機構
　　　http://www.pmda.go.jp/kenkouhigai.html
　　　電話　0120-149-931（フリーダイヤル）
　（２）この薬に関するお問い合わせ先
　　　○○薬局
　　　管理薬剤師：○○○○
　　　受付時間：○○時○○分から○○時○○分まで（但し○○日は除く）
　　　電話：03（○○○○）○○○○
　　　ＦＡＸ：03（○○○○）○○○○

湿疹・皮膚炎用薬

> この説明書は本剤とともに保管し、
> 使用に際しては必ずお読みください。

亜鉛華軟膏

亜鉛華軟膏は、収れん・保護作用を持つ酸化亜鉛を白色軟膏に練合したもので、ただれやかぶれ等に用いる外皮用薬です。

⚠ 使用上の注意

相談すること

1. 次の人は使用前に医師又は薬剤師に相談してください
   - （1）医師の治療を受けている人。
   - （2）薬などによりアレルギー症状を起こしたことがある人。
   - （3）患部が広範囲の人。
   - （4）湿潤やただれのひどい人。
   - （5）深い傷やひどいやけどの人。

2. 使用後、次の症状があらわれた場合は副作用の可能性があるので、直ちに使用を中止し、この文書を持って医師又は薬剤師に相談してください

関係部位	症　　　　状
皮膚	発疹・発赤、かゆみ

3. 5～6日間位使用しても症状がよくならない場合は使用を中止し、この文書を持って医師又は薬剤師に相談してください

効能・効果
湿疹・皮膚炎、ただれ、あせも、かぶれ、やけどによる潮紅

成分と作用

100 g 中に次の成分を含んでいます。

成　　　分	100 g 中	作　　　　　用
酸化亜鉛	20.0 g	収れん、保護作用を発揮します。
流動パラフィン	3.0 g	基剤。
白色軟膏	適　量	基剤。

用法・用量
ガーゼ等に展延し、患部に貼布するか、又は適宜、患部に塗布します。
＜用法・用量に関連する注意＞
（1）用法・用量を厳守してください。
（2）小児に使用させる場合には、保護者の指導監督のもとに使用させてください。
（3）目に入らないように注意してください。万一、目に入った場合には、すぐに水又はぬるま湯で洗ってください。なお、症状が重い場合には、眼科医の診療を受けてください。
（4）外用にのみ使用してください。

保管及び取扱い上の注意
（1）直射日光の当たらない湿気の少ない涼しい所に密栓して保管してください。
（2）小児の手の届かない所に保管してください。
（3）他の容器に入れ替えないでください（誤用の原因になったり品質が変わります。）。

■お問い合わせ先

製造販売元

B—262

【外部の容器又は外部の被包に記載すべき事項】

注意

1．次の人は使用前に医師又は薬剤師に相談してください
 （1）医師の治療を受けている人。
 （2）薬などによりアレルギー症状を起こしたことがある人。
 （3）患部が広範囲の人。
 （4）湿潤やただれのひどい人。
 （5）深い傷やひどいやけどの人。
1′．使用が適さない場合があるので、使用前に医師又は薬剤師に相談してください
 〔1．の項目の記載に際し、十分な記載スペースがない場合には1′．を記載すること。〕
2．使用に際しては、説明文書をよく読んでください
3．直射日光の当たらない湿気の少ない涼しい所に密栓して保管してください
4．小児の手の届かない所に保管してください
5．その他
 （1）医薬品副作用被害救済制度に関するお問い合わせ先
 （独）医薬品医療機器総合機構
 http://www.pmda.go.jp/kenkouhigai.html
 電話 0120-149-931（フリーダイヤル）
 （2）この薬に関するお問い合わせ先
 ○○薬局
 管理薬剤師：○○○○
 受付時間：○○時○○分から○○時○○分まで（但し○○日は除く）
 電話：03（○○○○）○○○○
 ＦＡＸ：03（○○○○）○○○○

皮膚軟化・ひび・あかぎれ・しもやけ用薬

> この説明書は本剤とともに保管し、
> 使用に際しては必ずお読みください。

Ａ・Ｅ・Ｚ・Ｐ軟膏

　Ａ・Ｅ・Ｚ・Ｐ軟膏は、レチノールパルミチン酸エステルの粘膜の異常乾燥・角化の改善作用、トコフェロール酢酸エステルの末梢循環改善作用、酸化亜鉛の収れん・保護作用を期待した、皮膚の保護と軟化の目的に用いる外皮用薬です。

⚠ 使用上の注意

🧑 相談すること

1．次の人は使用前に医師又は薬剤師に相談してください
　（1）薬などによりアレルギー症状を起こしたことがある人。
　（2）湿潤やただれのひどい人。

2．使用後、次の症状があらわれた場合は副作用の可能性があるので、直ちに使用を中止し、この文書を持って医師又は薬剤師に相談してください

関係部位	症　　　状
皮膚	発疹・発赤、かゆみ

効能・効果
指先・手のひらのあれ、しもやけ、ひび、あかぎれ

成分と作用

100 g 中に次の成分を含んでいます。

成　　　分	100 g 中	作　　　　　　　用
レチノールパルミチン酸エステル（ビタミンＡとして1g中150万I.U.含有）	0.067 g	粘膜の異常乾燥・角化を改善します。
トコフェロール酢酸エステル	0.5 g	末梢循環改善作用を発揮します。
酸化亜鉛	10.0 g	局所収れん作用、保護作用及び軽度の防腐作用を発揮します。
ゲル化炭化水素	適　量	基剤。

用法・用量
適宜、患部に塗布します。
＜用法・用量に関連する注意＞
（1）用法・用量を厳守してください。
（2）小児に使用させる場合には、保護者の指導監督のもとに使用させてください。
（3）目に入らないように注意してください。万一、目に入った場合には、すぐに水又はぬるま湯で洗ってください。なお、症状が重い場合には、眼科医の診療を受けてください。
（4）外用にのみ使用してください。

保管及び取扱い上の注意
（1）直射日光の当たらない湿気の少ない涼しい所に密栓して保管してください。
（2）小児の手の届かない所に保管してください。
（3）他の容器に入れ替えないでください（誤用の原因になったり品質が変わります。）。

■お問い合わせ先

製造販売元

【外部の容器又は外部の被包に記載すべき事項】
注意
1．次の人は使用前に医師又は薬剤師に相談してください
　（1）薬などによりアレルギー症状を起こしたことがある人。
　（2）湿潤やただれのひどい人。
1′．使用が適さない場合があるので、使用前に医師又は薬剤師に相談してください
　〔1．の項目の記載に際し、十分な記載スペースがない場合には1′．を記載すること。〕
2．使用に際しては、説明文書をよく読んでください
3．直射日光の当たらない湿気の少ない涼しい所に密栓して保管してください
4．小児の手の届かない所に保管してください
5．その他
　（1）医薬品副作用被害救済制度に関するお問い合わせ先
　　（独）医薬品医療機器総合機構
　　http://www.pmda.go.jp/kenkouhigai.html
　　電話　0120-149-931（フリーダイヤル）
　（2）この薬に関するお問い合わせ先
　　○○薬局
　　管理薬剤師：○○○○
　　受付時間：○○時○○分から○○時○○分まで（但し○○日は除く）
　　電話：03（○○○○）○○○○
　　ＦＡＸ：03（○○○○）○○○○

鎮痛消炎薬

この説明書は本剤とともに保管し、
使用に際しては必ずお読みください。

インドメタシン１％外用液

インドメタシン１％外用液は、塗布した患部の筋肉や関節の痛みを緩解するインドメタシンを主成分とした、ローションタイプの外皮用薬です。

⚠ 使用上の注意

⊠ してはいけないこと

（守らないと現在の症状が悪化したり、副作用が起こりやすくなります）

1．次の人は使用しないでください
　（1）本剤又は本剤の成分によりアレルギー症状を起こしたことがある人。
　（2）ぜんそくを起こしたことがある人。
2．次の部位には使用しないでください
　（1）目の周囲、粘膜等。
　（2）湿疹、かぶれ、傷口。
　（3）みずむし・たむし等又は化膿している患部。
3．長期連用しないでください

相談すること

1．次の人は使用前に医師又は薬剤師に相談してください
　（1）医師の治療を受けている人。
　（2）妊婦又は妊娠していると思われる人。
　（3）薬などによりアレルギー症状を起こしたことがある人。

2．使用後、次の症状があらわれた場合は副作用の可能性があるので、直ちに使用を中止し、この文書を持って医師又は薬剤師に相談してください

関係部位	症　　　状
皮膚	発疹・発赤、かゆみ、はれ、ヒリヒリ感、熱感、乾燥感

3．5～6日間位使用しても症状がよくならない場合は使用を中止し、この文書を持って医師又は薬剤師に相談してください

効能・効果

関節痛、筋肉痛、腰痛、肩こりに伴う肩の痛み、腱鞘炎、肘の痛み、打撲、ねんざ

成分と作用

100 mL 中に次の成分を含んでいます。

成　　　分	100 mL 中	作　　　　　用
インドメタシン	1.0 g	筋肉、関節痛を緩解します。
l−メントール	3.0 g	芳香・矯臭の働きをします。
プロピレングリコール	10.0 mL	溶解補助剤。
ベンザルコニウム塩化物液（10％）	0.1 mL	保存剤。
エタノール	80.0 mL	溶剤。
精製水又は精製水（容器入り）	適　量	溶剤。

用法・用量

年　　　齢	用法・用量
大人・小児（11才以上）	1日4回までとして、適量を患部に塗布する。1週間50 mL までとする。
11才未満の小児	使用しないこと。

＜用法・用量に関連する注意＞
（1）用法・用量を厳守してください。
（2）11才以上の小児に使用させる場合には、保護者の指導監督のもとに使用させてください。
（3）目に入らないように注意してください。万一、目に入った場合には、すぐに水又はぬるま湯で

洗ってください。なお、症状が重い場合には、眼科医の診療を受けてください。
（4）外用にのみ使用してください。
（5）1週間あたり50 mLを超えて使用しないでください。

保管及び取扱い上の注意
（1）直射日光の当たらない湿気の少ない涼しい所に密栓して保管してください。
（2）小児の手の届かない所に保管してください。
（3）他の容器に入れ替えないでください（誤用の原因になったり品質が変わります。）。
（4）火気に近づけないでください。

■お問い合わせ先

製造販売元

【外部の容器又は外部の被包に記載すべき事項】
注意
1．次の人は使用しないでください
　（1）本剤又は本剤の成分によりアレルギー症状を起こしたことがある人。
　（2）ぜんそくを起こしたことがある人。
2．次の部位には使用しないでください
　（1）目の周囲、粘膜等。
　（2）湿疹、かぶれ、傷口。
　（3）みずむし・たむし等又は化膿している患部。
3．次の人は使用前に医師又は薬剤師に相談してください
　（1）医師の治療を受けている人。
　（2）妊婦又は妊娠していると思われる人。
　（3）薬などによりアレルギー症状を起こしたことがある人。
3′．使用が適さない場合があるので、使用前に医師又は薬剤師に相談してください
　〔3．の項目の記載に際し、十分な記載スペースがない場合には3′．を記載すること。〕
4．使用に際しては、説明文書をよく読んでください
5．直射日光の当たらない湿気の少ない涼しい所に密栓して保管してください
6．火気に近づけないでください
7．小児の手の届かない所に保管してください
8．その他
　（1）医薬品副作用被害救済制度に関するお問い合わせ先
　　（独）医薬品医療機器総合機構
　　http://www.pmda.go.jp/kenkouhigai.html
　　電話　0120-149-931（フリーダイヤル）
　（2）この薬に関するお問い合わせ先
　　○○薬局
　　管理薬剤師：○○○○
　　受付時間：○○時○○分から○○時○○分まで（但し○○日は除く）
　　電話：03（○○○○）○○○○
　　ＦＡＸ：03（○○○○）○○○○

湿疹・皮膚炎用薬（副腎皮質ホルモン含有製剤）

> この説明書は本剤とともに保管し、使用に際しては必ずお読みください。

コーチ・M軟膏

　コーチ・M軟膏は、抗炎症・抗アレルギー・鎮痒作用を持つヒドロコルチゾン酢酸エステルをマクロゴール軟膏に練合した、湿疹やかぶれ等に用いる外皮用薬です。

⚠ 使用上の注意

⊗ してはいけないこと

（守らないと現在の症状が悪化したり、副作用が起こりやすくなります）

1. 次の部位には使用しないでください
   水痘（水ぼうそう）、みずむし・たむし等又は化膿している患部。
2. 顔面には、広範囲に使用しないでください
3. 長期連用しないでください

相談すること

1. 次の人は使用前に医師又は薬剤師に相談してください
   （1）医師の治療を受けている人。
   （2）妊婦又は妊娠していると思われる人。
   （3）薬などによりアレルギー症状を起こしたことがある人。
   （4）患部が広範囲の人。
   （5）湿潤やただれのひどい人。

2. 使用後、次の症状があらわれた場合は副作用の可能性があるので、直ちに使用を中止し、この文書を持って医師又は薬剤師に相談してください

関係部位	症　　状
皮膚	発疹・発赤、かゆみ
皮膚（患部）	みずむし・たむし等の白癬、にきび、化膿症状、持続的な刺激感

3. 5～6日間位使用しても症状がよくならない場合は使用を中止し、この文書を持って医師又は薬剤師に相談してください

効能・効果
湿疹・皮膚炎、かぶれ、しもやけ、ひび、あかぎれ、ただれ

成分と作用
100 g 中に次の成分を含んでいます。

成　　分	100 g 中	作　　　　用
ヒドロコルチゾン酢酸エステル	0.5 g	抗炎症作用、抗アレルギー作用、鎮痒作用を発揮します。
マクロゴール軟膏	適　量	基剤。

用法・用量
適宜、患部に塗布します。
＜用法・用量に関連する注意＞
（1）用法・用量を厳守してください。
（2）小児に使用させる場合には、保護者の指導監督のもとに使用させてください。
（3）目に入らないように注意してください。万一、目に入った場合には、すぐに水又はぬるま湯で洗ってください。なお、症状が重い場合には、眼科医の診療を受けてください。
（4）外用にのみ使用してください。

保管及び取扱い上の注意
（1）直射日光の当たらない湿気の少ない涼しい所に密栓して保管してください。
（2）小児の手の届かない所に保管してください。
（3）他の容器に入れ替えないでください（誤用の原因になったり品質が変わります。）。

B—268

■お問い合わせ先

製造販売元

【外部の容器又は外部の被包に記載すべき事項】
注意
1．次の部位には使用しないでください
　　水痘（水ほうそう）、みずむし・たむし等又は化膿している患部。
2．顔面には、広範囲に使用しないでください
3．次の人は使用前に医師又は薬剤師に相談してください
　（1）医師の治療を受けている人。
　（2）妊婦又は妊娠していると思われる人。
　（3）薬などによりアレルギー症状を起こしたことがある人。
　（4）患部が広範囲の人。
　（5）湿潤やただれのひどい人。
3′．使用が適さない場合があるので、使用前に医師又は薬剤師に相談してください
　　〔3．の項目の記載に際し、十分な記載スペースがない場合には3′．を記載すること。〕
4．使用に際しては、説明文書をよく読んでください
5．直射日光の当たらない湿気の少ない涼しい所に密栓して保管してください
6．小児の手の届かない所に保管してください
7．その他
　（1）医薬品副作用被害救済制度に関するお問い合わせ先
　　　（独）医薬品医療機器総合機構
　　　http://www.pmda.go.jp/kenkouhigai.html
　　　電話　0120-149-931（フリーダイヤル）
　（2）この薬に関するお問い合わせ先
　　　○○薬局
　　　管理薬剤師：○○○○
　　　受付時間：○○時○○分から○○時○○分まで（但し○○日は除く）
　　　電話：03（○○○○）○○○○
　　　ＦＡＸ：03（○○○○）○○○○

湿疹・皮膚炎用薬（副腎皮質ホルモン含有製剤）

この説明書は本剤とともに保管し、使用に際しては必ずお読みください。

コーチ・V軟膏

コーチ・V軟膏は、抗炎症・抗アレルギー・鎮痒作用を持つヒドロコルチゾン酢酸エステルを白色ワセリンに練合した、湿疹やかぶれ等に用いる外皮用薬です。

⚠ 使用上の注意

⊗ してはいけないこと
（守らないと現在の症状が悪化したり、副作用が起こりやすくなります）
1．次の部位には使用しないでください
　　水痘（水ぼうそう）、みずむし・たむし等又は化膿している患部。
2．顔面には、広範囲に使用しないでください
3．長期連用しないでください

相談すること
1．次の人は使用前に医師又は薬剤師に相談してください
　（1）医師の治療を受けている人。
　（2）妊婦又は妊娠していると思われる人。
　（3）薬などによりアレルギー症状を起こしたことがある人。
　（4）患部が広範囲の人。
　（5）湿潤やただれのひどい人。

2．使用後、次の症状があらわれた場合は副作用の可能性があるので、直ちに使用を中止し、この文書を持って医師又は薬剤師に相談してください

関係部位	症　　　状
皮膚	発疹・発赤、かゆみ
皮膚（患部）	みずむし・たむし等の白癬、にきび、化膿症状、持続的な刺激感

3．5〜6日間位使用しても症状がよくならない場合は使用を中止し、この文書を持って医師又は薬剤師に相談してください

効能・効果
湿疹・皮膚炎、ただれ、かぶれ、しもやけ、ひび、あかぎれ

成分と作用
100 g 中に次の成分を含んでいます。

成　　　分	100 g 中	作　　　　　用
ヒドロコルチゾン酢酸エステル	0.5 g	抗炎症作用、抗アレルギー作用、鎮痒作用を発揮します。
白色ワセリン	適　量	基剤。

用法・用量
適宜、患部に塗布します。
＜用法・用量に関連する注意＞
（1）用法・用量を厳守してください。
（2）小児に使用させる場合には、保護者の指導監督のもとに使用させてください。
（3）目に入らないように注意してください。万一、目に入った場合には、すぐに水又はぬるま湯で洗ってください。なお、症状が重い場合には、眼科医の診療を受けてください。
（4）外用にのみ使用してください。

保管及び取扱い上の注意
（1）直射日光の当たらない湿気の少ない涼しい所に密栓して保管してください。
（2）小児の手の届かない所に保管してください。
（3）他の容器に入れ替えないでください（誤用の原因になったり品質が変わります。）。

B—270

■お問い合わせ先

製造販売元

【外部の容器又は外部の被包に記載すべき事項】
注意
1．次の部位には使用しないでください
　　水痘（水ぼうそう）、みずむし・たむし等又は化膿している患部。
2．顔面には、広範囲に使用しないでください
3．次の人は使用前に医師又は薬剤師に相談してください
　（1）医師の治療を受けている人。
　（2）妊婦又は妊娠していると思われる人。
　（3）薬などによりアレルギー症状を起こしたことがある人。
　（4）患部が広範囲の人。
　（5）湿潤やただれのひどい人。
3′．使用が適さない場合があるので、使用前に医師又は薬剤師に相談してください
　　〔3．の項目の記載に際し、十分な記載スペースがない場合には3′．を記載すること。〕
4．使用に際しては、説明文書をよく読んでください
5．直射日光の当たらない湿気の少ない涼しい所に密栓して保管してください
6．小児の手の届かない所に保管してください
7．その他
　（1）医薬品副作用被害救済制度に関するお問い合わせ先
　　　（独）医薬品医療機器総合機構
　　　http://www.pmda.go.jp/kenkouhigai.html
　　　電話　0120-149-931（フリーダイヤル）
　（2）この薬に関するお問い合わせ先
　　　○○薬局
　　　管理薬剤師：○○○○
　　　受付時間：○○時○○分から○○時○○分まで（但し○○日は除く）
　　　電話：03（○○○○）○○○○
　　　ＦＡＸ：03（○○○○）○○○○

湿疹・皮膚炎用薬（副腎皮質ホルモン含有製剤）

この説明書は本剤とともに保管し、使用に際しては必ずお読みください。

コーチ・グリチ・M軟膏

コーチ・グリチ・M軟膏は、抗炎症・抗アレルギー・鎮痒作用を持つヒドロコルチゾン酢酸エステルとグリチルレチン酸を、マクロゴール軟膏に練合した、湿疹やかぶれ等に用いる外皮用薬です。

⚠ 使用上の注意

⊗ してはいけないこと

（守らないと現在の症状が悪化したり、副作用が起こりやすくなります）
1. 次の部位には使用しないでください
   水痘（水ぼうそう）、みずむし・たむし等又は化膿している患部。
2. 顔面には、広範囲に使用しないでください
3. 長期連用しないでください

相談すること

1. 次の人は使用前に医師又は薬剤師に相談してください
   （1）医師の治療を受けている人。
   （2）妊婦又は妊娠していると思われる人。
   （3）薬などによりアレルギー症状を起こしたことがある人。
   （4）患部が広範囲の人。
   （5）湿潤やただれのひどい人。

2. 使用後、次の症状があらわれた場合は副作用の可能性があるので、直ちに使用を中止し、この文書を持って医師又は薬剤師に相談してください

関係部位	症　　　　　状
皮膚	発疹・発赤、かゆみ
皮膚（患部）	みずむし・たむし等の白癬、にきび、化膿症状、持続的な刺激感

3. 5～6日間位使用しても症状がよくならない場合は使用を中止し、この文書を持って医師又は薬剤師に相談してください

効能・効果
湿疹・皮膚炎、かぶれ、かゆみ、ただれ、あせも

成分と作用

100 g中に次の成分を含んでいます。

成　　　分	100 g中	作　　　　　　用
ヒドロコルチゾン酢酸エステル	0.5 g	抗炎症作用、抗アレルギー作用、鎮痒作用を発揮します。
グリチルレチン酸	0.5 g	抗炎症作用を発揮します。
マクロゴール400	5.0 mL	溶解補助剤。
マクロゴール軟膏	適　量	基剤。

用法・用量
適宜、患部に塗布します。
＜用法・用量に関連する注意＞
（1）用法・用量を厳守してください。
（2）小児に使用させる場合には、保護者の指導監督のもとに使用させてください。
（3）目に入らないように注意してください。万一、目に入った場合には、すぐに水又はぬるま湯で洗ってください。なお、症状が重い場合には、眼科医の診療を受けてください。
（4）外用にのみ使用してください。

保管及び取扱い上の注意
（1）直射日光の当たらない湿気の少ない涼しい所に密栓して保管してください。
（2）小児の手の届かない所に保管してください。

（3）他の容器に入れ替えないでください（誤用の原因になったり品質が変わります。）。

■お問い合わせ先

製造販売元

【外部の容器又は外部の被包に記載すべき事項】
注意
1．次の部位には使用しないでください
　　水痘（水ぼうそう）、みずむし・たむし等又は化膿している患部。
2．顔面には、広範囲に使用しないでください
3．次の人は使用前に医師又は薬剤師に相談してください
　（1）医師の治療を受けている人。
　（2）妊婦又は妊娠していると思われる人。
　（3）薬などによりアレルギー症状を起こしたことがある人。
　（4）患部が広範囲の人。
　（5）湿潤やただれのひどい人。
3′．使用が適さない場合があるので、使用前に医師又は薬剤師に相談してください
　〔3．の項目の記載に際し、十分な記載スペースがない場合には3′．を記載すること。〕
4．使用に際しては、説明文書をよく読んでください
5．直射日光の当たらない湿気の少ない涼しい所に密栓して保管してください
6．小児の手の届かない所に保管してください
7．その他
　（1）医薬品副作用被害救済制度に関するお問い合わせ先
　　　（独）医薬品医療機器総合機構
　　　http://www.pmda.go.jp/kenkouhigai.html
　　　電話　0120-149-931（フリーダイヤル）
　（2）この薬に関するお問い合わせ先
　　　○○薬局
　　　管理薬剤師：○○○○
　　　受付時間：○○時○○分から○○時○○分まで（但し○○日は除く）
　　　電話：03（○○○○）○○○○
　　　ＦＡＸ：03（○○○○）○○○○

湿疹・皮膚炎用薬（副腎皮質ホルモン含有製剤）

この説明書は本剤とともに保管し、使用に際しては必ずお読みください。

コーチ・Z・GT・V軟膏

　コーチ・Z・GT・V軟膏は、消炎・鎮痒作用を持つ脱脂大豆の乾留タール、抗炎症・抗アレルギー・鎮痒作用を持つヒドロコルチゾン酢酸エステル、収れん・保護作用を持つ酸化亜鉛を白色ワセリンに練合した、湿疹等に用いる外皮用薬です。

⚠ 使用上の注意

⊗ してはいけないこと
（守らないと現在の症状が悪化したり、副作用が起こりやすくなります）
1. 次の部位には使用しないでください
　　水痘（水ぼうそう）、みずむし・たむし等又は化膿している患部。
2. 顔面には、広範囲に使用しないでください
3. 長期連用しないでください

相談すること
1. 次の人は使用前に医師又は薬剤師に相談してください
　（1）医師の治療を受けている人。
　（2）妊婦又は妊娠していると思われる人。
　（3）薬などによりアレルギー症状を起こしたことがある人。
　（4）患部が広範囲の人。
　（5）湿潤やただれのひどい人。

2. 使用後、次の症状があらわれた場合は副作用の可能性があるので、直ちに使用を中止し、この文書を持って医師又は薬剤師に相談してください

関係部位	症　　状
皮膚	発疹・発赤、かゆみ
皮膚（患部）	みずむし・たむし等の白癬、にきび、化膿症状、持続的な刺激感

3. 5～6日間位使用しても症状がよくならない場合は使用を中止し、この文書を持って医師又は薬剤師に相談してください

効能・効果
湿疹・皮膚炎、ひび、あかぎれ

成分と作用
100 g 中に次の成分を含んでいます。

成　　分	100 g 中	作　　　　用
ヒドロコルチゾン酢酸エステル	0.5 g	抗炎症作用、抗アレルギー作用、鎮痒作用を発揮します。
脱脂大豆の乾留タール	1.0 g	抗炎症作用を発揮します。
酸化亜鉛	2.0 g	収れん、保護作用を発揮します。
白色ワセリン	適　量	基剤。

用法・用量
適宜、患部に塗布します。
＜用法・用量に関連する注意＞
（1）用法・用量を厳守してください。
（2）小児に使用させる場合には、保護者の指導監督のもとに使用させてください。
（3）目に入らないように注意してください。万一、目に入った場合には、すぐに水又はぬるま湯で洗ってください。なお、症状が重い場合には、眼科医の診療を受けてください。
（4）外用にのみ使用してください。

保管及び取扱い上の注意
（1）直射日光の当たらない湿気の少ない涼しい所に密栓して保管してください。

（2）小児の手の届かない所に保管してください。
（3）他の容器に入れ替えないでください（誤用の原因になったり品質が変わります。）。

■お問い合わせ先

製造販売元

【外部の容器又は外部の被包に記載すべき事項】
注意
1．次の部位には使用しないでください
　　水痘（水ぼうそう）、みずむし・たむし等又は化膿している患部。
2．顔面には、広範囲に使用しないでください
3．次の人は使用前に医師又は薬剤師に相談してください
　（1）医師の治療を受けている人。
　（2）妊婦又は妊娠していると思われる人。
　（3）薬などによりアレルギー症状を起こしたことがある人。
　（4）患部が広範囲の人。
　（5）湿潤やただれのひどい人。
3′．使用が適さない場合があるので、使用前に医師又は薬剤師に相談してください
　　〔3．の項目の記載に際し、十分な記載スペースがない場合には3′．を記載すること。〕
4．使用に際しては、説明文書をよく読んでください
5．直射日光の当たらない湿気の少ない涼しい所に密栓して保管してください
6．小児の手の届かない所に保管してください
7．その他
　（1）医薬品副作用被害救済制度に関するお問い合わせ先
　　　（独）医薬品医療機器総合機構
　　　http：//www.pmda.go.jp/kenkouhigai.html
　　　電話　0120-149-931（フリーダイヤル）
　（2）この薬に関するお問い合わせ先
　　　○○薬局
　　　管理薬剤師：○○○○
　　　受付時間：○○時○○分から○○時○○分まで（但し○○日は除く）
　　　電話：03（○○○○）○○○○
　　　ＦＡＸ：03（○○○○）○○○○

湿疹・皮膚炎用薬（副腎皮質ホルモン含有製剤）

この説明書は本剤とともに保管し、使用に際しては必ずお読みください。

コーチ・Z・Hクリーム

コーチ・Z・Hクリームは、抗炎症・抗アレルギー・鎮痒作用を持つヒドロコルチゾン酢酸エステルと収れん・保護作用を持つ酸化亜鉛を親水クリームに練合した、湿疹やかぶれ等に用いる外皮用薬です。

⚠ 使用上の注意

⊗ してはいけないこと

（守らないと現在の症状が悪化したり、副作用が起こりやすくなります）
1．次の部位には使用しないでください
　　水痘（水ぼうそう）、みずむし・たむし等又は化膿している患部。
2．顔面には、広範囲に使用しないでください
3．長期連用しないでください

相談すること

1．次の人は使用前に医師又は薬剤師に相談してください
　（1）医師の治療を受けている人。
　（2）妊婦又は妊娠していると思われる人。
　（3）薬などによりアレルギー症状を起こしたことがある人。
　（4）患部が広範囲の人。
　（5）湿潤やただれのひどい人。

2．使用後、次の症状があらわれた場合は副作用の可能性があるので、直ちに使用を中止し、この文書を持って医師又は薬剤師に相談してください

関係部位	症　　　状
皮膚	発疹・発赤、かゆみ
皮膚（患部）	みずむし・たむし等の白癬、にきび、化膿症状、持続的な刺激感

3．5～6日間位使用しても症状がよくならない場合は使用を中止し、この文書を持って医師又は薬剤師に相談してください

効能・効果
湿疹・皮膚炎、ただれ、かぶれ、しもやけ、あかぎれ、ひび

成分と作用
100 g 中に次の成分を含んでいます。

成　　分	100 g 中	作　　　　　用
ヒドロコルチゾン酢酸エステル	0.5 g	抗炎症作用、抗アレルギー作用、鎮痒作用を発揮します。
酸化亜鉛	5.0 g	収れん、保護作用を発揮します。
親水クリーム	適　量	基剤。

用法・用量
適宜、患部に塗布します。
＜用法・用量に関連する注意＞
（1）用法・用量を厳守してください。
（2）小児に使用させる場合には、保護者の指導監督のもとに使用させてください。
（3）目に入らないように注意してください。万一、目に入った場合には、すぐに水又はぬるま湯で洗ってください。なお、症状が重い場合には、眼科医の診療を受けてください。
（4）外用にのみ使用してください。

保管及び取扱い上の注意
（1）直射日光の当たらない湿気の少ない涼しい所に密栓して保管してください。
（2）小児の手の届かない所に保管してください。

B—276

（3）他の容器に入れ替えないでください（誤用の原因になったり品質が変わります。）。

■お問い合わせ先

製造販売元

【外部の容器又は外部の被包に記載すべき事項】
注意
1．次の部位には使用しないでください
　　水痘（水ぼうそう）、みずむし・たむし等又は化膿している患部。
2．顔面には、広範囲に使用しないでください
3．次の人は使用前に医師又は薬剤師に相談してください
　（1）医師の治療を受けている人。
　（2）妊婦又は妊娠していると思われる人。
　（3）薬などによりアレルギー症状を起こしたことがある人。
　（4）患部が広範囲の人。
　（5）湿潤やただれのひどい人。
3′．使用が適さない場合があるので、使用前に医師又は薬剤師に相談してください
　　〔3．の項目の記載に際し、十分な記載スペースがない場合には3′．を記載すること。〕
4．使用に際しては、説明文書をよく読んでください
5．直射日光の当たらない湿気の少ない涼しい所に密栓して保管してください
6．小児の手の届かない所に保管してください
7．その他
　（1）医薬品副作用被害救済制度に関するお問い合わせ先
　　　（独）医薬品医療機器総合機構
　　　http：//www.pmda.go.jp/kenkouhigai.html
　　　電話　0120-149-931（フリーダイヤル）
　（2）この薬に関するお問い合わせ先
　　　○○薬局
　　　管理薬剤師：○○○○
　　　受付時間：○○時○○分から○○時○○分まで（但し○○日は除く）
　　　電話：03（○○○○）○○○○
　　　ＦＡＸ：03（○○○○）○○○○

鎮痒・虫さされ用薬（副腎皮質ホルモン含有製剤）

| この説明書は本剤とともに保管し、使用に際しては必ずお読みください。 |

ヒドロコルチゾン・ジフェンヒドラミン軟膏

　ヒドロコルチゾン・ジフェンヒドラミン軟膏は、抗炎症・抗アレルギー・鎮痒作用を持つヒドロコルチゾン酢酸エステルと抗ヒスタミン作用を持つジフェンヒドラミンを白色ワセリンに練合した、湿疹やかぶれ、じんましん等に用いる外皮用薬です。

⚠ 使用上の注意

⊗ してはいけないこと
（守らないと現在の症状が悪化したり、副作用が起こりやすくなります）
1．次の部位には使用しないでください
　　水痘（水ぼうそう）、みずむし・たむし等又は化膿している患部。
2．顔面には、広範囲に使用しないでください
3．長期連用しないでください

相談すること
1．次の人は使用前に医師又は薬剤師に相談してください
　（1）医師の治療を受けている人。
　（2）妊婦又は妊娠していると思われる人。
　（3）薬などによりアレルギー症状を起こしたことがある人。
　（4）患部が広範囲の人。
　（5）湿潤やただれのひどい人。

2．使用後、次の症状があらわれた場合は副作用の可能性があるので、直ちに使用を中止し、この文書を持って医師又は薬剤師に相談してください

関係部位	症　　　　　状
皮膚	発疹・発赤、かゆみ、はれ
皮膚（患部）	みずむし・たむし等の白癬、にきび、化膿症状、持続的な刺激感

3．5～6日間位使用しても症状がよくならない場合は使用を中止し、この文書を持って医師又は薬剤師に相談してください

効能・効果
湿疹・皮膚炎、じんましん、ただれ、あせも、かぶれ、かゆみ、しもやけ、虫さされ

成分と作用
100 g 中に次の成分を含んでいます。

成　　　分	100 g 中	作　　　　　　用
ヒドロコルチゾン酢酸エステル	0.5 g	抗炎症作用、抗アレルギー作用、鎮痒作用を発揮します。
ジフェンヒドラミン	0.5 g	かゆみを起こす原因物質の作用をおさえます。
白色ワセリン	適　量	基剤。

用法・用量
適宜、患部に塗布します。
＜用法・用量に関連する注意＞
（1）用法・用量を厳守してください。
（2）小児に使用させる場合には、保護者の指導監督のもとに使用させてください。
（3）目に入らないように注意してください。万一、目に入った場合には、すぐに水又はぬるま湯で洗ってください。なお、症状が重い場合には、眼科医の診療を受けてください。
（4）外用にのみ使用してください。

保管及び取扱い上の注意
（1）直射日光の当たらない湿気の少ない涼しい所に密栓して保管してください。
（2）小児の手の届かない所に保管してください。

（3）他の容器に入れ替えないでください（誤用の原因になったり品質が変わります。）。

■お問い合わせ先

製造販売元

【外部の容器又は外部の被包に記載すべき事項】

注意
1．次の部位には使用しないでください
　　水痘（水ぼうそう）、みずむし・たむし等又は化膿している患部。
2．顔面には、広範囲に使用しないでください
3．次の人は使用前に医師又は薬剤師に相談してください
　（1）医師の治療を受けている人。
　（2）妊婦又は妊娠していると思われる人。
　（3）薬などによりアレルギー症状を起こしたことがある人。
　（4）患部が広範囲の人。
　（5）湿潤やただれのひどい人。
3′．使用が適さない場合があるので、使用前に医師又は薬剤師に相談してください
　　〔3．の項目の記載に際し、十分な記載スペースがない場合には3′．を記載すること。〕
4．使用に際しては、説明文書をよく読んでください
5．直射日光の当たらない湿気の少ない涼しい所に密栓して保管してください
6．小児の手の届かない所に保管してください
7．その他
　（1）医薬品副作用被害救済制度に関するお問い合わせ先
　　　（独）医薬品医療機器総合機構
　　　http://www.pmda.go.jp/kenkouhigai.html
　　　電話　0120-149-931（フリーダイヤル）
　（2）この薬に関するお問い合わせ先
　　　○○薬局
　　　管理薬剤師：○○○○
　　　受付時間：○○時○○分から○○時○○分まで（但し○○日は除く）
　　　電話：03（○○○○）○○○○
　　　ＦＡＸ：03（○○○○）○○○○

鎮痒・虫さされ用薬

> この説明書は本剤とともに保管し、使用に際しては必ずお読みください。

Ｂ・Ｚ・Ａクリーム

Ｂ・Ｚ・Ａクリームは、抗ヒスタミン作用を持つジフェンヒドラミンと収れん・保護作用を持つ酸化亜鉛を吸水クリームに練合した、湿疹、皮膚のかゆみや虫さされ等に用いる外皮用薬です。

⚠ 使用上の注意

相談すること

1. 次の人は使用前に医師又は薬剤師に相談してください
   （1）医師の治療を受けている人。
   （2）薬などによりアレルギー症状を起こしたことがある人。
   （3）湿潤やただれのひどい人。

2. 使用後、次の症状があらわれた場合は副作用の可能性があるので、直ちに使用を中止し、この文書を持って医師又は薬剤師に相談してください

関係部位	症　　状
皮膚	発疹・発赤、かゆみ、はれ

3. ５～６日間位使用しても症状がよくならない場合は使用を中止し、この文書を持って医師又は薬剤師に相談してください

効能・効果
湿疹、小児ストロフルス、じんましん、皮膚瘙痒症、虫さされ

成分と作用

100 g 中に次の成分を含んでいます。

成　　分	100 g 中	作　　　用
ジフェンヒドラミン	1.0 g	かゆみを起こす原因物質の作用をおさえます。
酸化亜鉛	5.0 g	収れん、保護作用を発揮します。
吸水クリーム	適　量	基剤。

用法・用量
適宜、患部に塗布します。
＜用法・用量に関連する注意＞
（1）用法・用量を厳守してください。
（2）小児に使用させる場合には、保護者の指導監督のもとに使用させてください。
（3）目に入らないように注意してください。万一、目に入った場合には、すぐに水又はぬるま湯で洗ってください。なお、症状が重い場合には、眼科医の診療を受けてください。
（4）外用にのみ使用してください。

保管及び取扱い上の注意
（1）直射日光の当たらない湿気の少ない涼しい所に密栓して保管してください。
（2）小児の手の届かない所に保管してください。
（3）他の容器に入れ替えないでください（誤用の原因になったり品質が変わります。）。

■お問い合わせ先

製造販売元

【外部の容器又は外部の被包に記載すべき事項】
注意
1．次の人は使用前に医師又は薬剤師に相談してください
　（1）医師の治療を受けている人。
　（2）薬などによりアレルギー症状を起こしたことがある人。
　（3）湿潤やただれのひどい人。
1'．使用が適さない場合があるので、使用前に医師又は薬剤師に相談してください
　〔1．の項目の記載に際し、十分な記載スペースがない場合には1'．を記載すること。〕
2．使用に際しては、説明文書をよく読んでください
3．直射日光の当たらない湿気の少ない涼しい所に密栓して保管してください
4．小児の手の届かない所に保管してください
5．その他
　（1）医薬品副作用被害救済制度に関するお問い合わせ先
　　（独）医薬品医療機器総合機構
　　http://www.pmda.go.jp/kenkouhigai.html
　　電話　0120-149-931（フリーダイヤル）
　（2）この薬に関するお問い合わせ先
　　○○薬局
　　管理薬剤師：○○○○
　　受付時間：○○時○○分から○○時○○分まで（但し○○日は除く）
　　電話：03（○○○○）○○○○
　　ＦＡＸ：03（○○○○）○○○○

鎮痒・虫さされ用薬

この説明書は本剤とともに保管し、使用に際しては必ずお読みください。

B・Z・M軟膏

　B・Z・M軟膏は、抗ヒスタミン作用を持つジフェンヒドラミンと収れん・保護作用を持つ酸化亜鉛をマクロゴール軟膏に練合した、湿疹、皮膚のかゆみや虫さされ等に用いる外皮用薬です。

⚠ 使用上の注意

相談すること

1．次の人は使用前に医師又は薬剤師に相談してください
　（1）医師の治療を受けている人。
　（2）薬などによりアレルギー症状を起こしたことがある人。
　（3）湿潤やただれのひどい人。

2．使用後、次の症状があらわれた場合は副作用の可能性があるので、直ちに使用を中止し、この文書を持って医師又は薬剤師に相談してください

関係部位	症　　　状
皮膚	発疹・発赤、かゆみ、はれ

3．5〜6日間位使用しても症状がよくならない場合は使用を中止し、この文書を持って医師又は薬剤師に相談してください

効能・効果
湿疹、小児ストロフルス、じんましん、皮膚瘙痒症、虫さされ

成分と作用

100 g 中に次の成分を含んでいます。

成　　　分	100 g 中	作　　　用
ジフェンヒドラミン	1.0 g	かゆみを起こす原因物質の作用をおさえます。
酸化亜鉛	5.0 g	収れん、保護作用を発揮します。
マクロゴール軟膏	適　量	基剤。

用法・用量
適宜、患部に塗布します。
＜用法・用量に関連する注意＞
（1）用法・用量を厳守してください。
（2）小児に使用させる場合には、保護者の指導監督のもとに使用させてください。
（3）目に入らないように注意してください。万一、目に入った場合には、すぐに水又はぬるま湯で洗ってください。なお、症状が重い場合には、眼科医の診療を受けてください。
（4）外用にのみ使用してください。

保管及び取扱い上の注意
（1）直射日光の当たらない湿気の少ない涼しい所に密栓して保管してください。
（2）小児の手の届かない所に保管してください。
（3）他の容器に入れ替えないでください（誤用の原因になったり品質が変わります。）。

■お問い合わせ先

製造販売元

B—282

【外部の容器又は外部の被包に記載すべき事項】

注意
1．次の人は使用前に医師又は薬剤師に相談してください
　（1）医師の治療を受けている人。
　（2）薬などによりアレルギー症状を起こしたことがある人。
　（3）湿潤やただれのひどい人。
1′．使用が適さない場合があるので、使用前に医師又は薬剤師に相談してください
　〔1．の項目の記載に際し、十分な記載スペースがない場合には1′．を記載すること。〕
2．使用に際しては、説明文書をよく読んでください
3．直射日光の当たらない湿気の少ない涼しい所に密栓して保管してください
4．小児の手の届かない所に保管してください
5．その他
　（1）医薬品副作用被害救済制度に関するお問い合わせ先
　　（独）医薬品医療機器総合機構
　　http://www.pmda.go.jp/kenkouhigai.html
　　電話　0120-149-931（フリーダイヤル）
　（2）この薬に関するお問い合わせ先
　　○○薬局
　　管理薬剤師：○○○○
　　受付時間：○○時○○分から○○時○○分まで（但し○○日は除く）
　　電話：03（○○○○）○○○○
　　ＦＡＸ：03（○○○○）○○○○

湿疹・皮膚炎用薬

> この説明書は本剤とともに保管し、使用に際しては必ずお読みください。

チンク油・Ｚ軟膏

　チンク油・Ｚ軟膏は、チンク油と亜鉛華軟膏を練合した外皮用薬です。湿疹やあせも、ただれ、かぶれ等に用います。

⚠ 使用上の注意

相談すること

１．次の人は使用前に医師又は薬剤師に相談してください
　（１）医師の治療を受けている人。
　（２）薬などによりアレルギー症状を起こしたことがある人。
　（３）患部が広範囲の人。
　（４）湿潤やただれのひどい人。
　（５）深い傷やひどいやけどの人。

２．使用後、次の症状があらわれた場合は副作用の可能性があるので、直ちに使用を中止し、この文書を持って医師又は薬剤師に相談してください

関係部位	症　　状
皮膚	発疹・発赤、かゆみ

３．５～６日間位使用しても症状がよくならない場合は使用を中止し、この文書を持って医師又は薬剤師に相談してください

効能・効果
湿疹・皮膚炎、あせも、ただれ、かぶれ

成分と作用

100 g 中に次の成分を含んでいます。

成　　分	100 g 中	作　　用
チンク油	40.0 g	消炎・保護作用を発揮します。
亜鉛華軟膏	60.0 g	収れん・保護作用を発揮します。

用法・用量
適宜、患部に塗布するか、又はガーゼ等に展延し、患部に貼布します。
＜用法・用量に関連する注意＞
（１）用法・用量を厳守してください。
（２）小児に使用させる場合には、保護者の指導監督のもとに使用させてください。
（３）目に入らないように注意してください。万一、目に入った場合には、すぐに水又はぬるま湯で洗ってください。なお、症状が重い場合には、眼科医の診療を受けてください。
（４）外用にのみ使用してください。

保管及び取扱い上の注意
（１）直射日光の当たらない湿気の少ない涼しい所に密栓して保管してください。
（２）小児の手の届かない所に保管してください。
（３）他の容器に入れ替えないでください（誤用の原因になったり品質が変わります。）。

■お問い合わせ先

製造販売元

【外部の容器又は外部の被包に記載すべき事項】

注意

1．次の人は使用前に医師又は薬剤師に相談してください
　（1）医師の治療を受けている人。
　（2）薬などによりアレルギー症状を起こしたことがある人。
　（3）患部が広範囲の人。
　（4）湿潤やただれのひどい人。
　（5）深い傷やひどいやけどの人。

1′．使用が適さない場合があるので、使用前に医師又は薬剤師に相談してください
　〔1．の項目の記載に際し、十分な記載スペースがない場合には1′．を記載すること。〕

2．使用に際しては、説明文書をよく読んでください
3．直射日光の当たらない湿気の少ない涼しい所に密栓して保管してください
4．小児の手の届かない所に保管してください
5．その他
　（1）医薬品副作用被害救済制度に関するお問い合わせ先
　　　（独）医薬品医療機器総合機構
　　　http://www.pmda.go.jp/kenkouhigai.html
　　　電話　0120-149-931（フリーダイヤル）
　（2）この薬に関するお問い合わせ先
　　　○○薬局
　　　管理薬剤師：○○○○
　　　受付時間：○○時○○分から○○時○○分まで（但し○○日は除く）
　　　電話：03（○○○○）○○○○
　　　ＦＡＸ：03（○○○○）○○○○

みずむし・たむし用薬

> この説明書は本剤とともに保管し、
> 使用に際しては必ずお読みください。

トルナフタート液

トルナフタート液は、すぐれた抗真菌力を発揮するトルナフタートをマクロゴール 400 とエタノールに溶解したみずむし・たむしに用いる液状外皮用薬です。

⚠ 使用上の注意

⊗ してはいけないこと

（守らないと現在の症状が悪化したり、副作用が起こりやすくなります）
次の部位には使用しないでください
（1）目や目の周囲、粘膜（例えば、口腔、鼻腔、膣等）、陰のう、外陰部等。
（2）湿疹。
（3）湿潤、ただれ、亀裂や外傷のひどい患部。

相談すること

1．次の人は使用前に医師又は薬剤師に相談してください
　（1）医師の治療を受けている人。
　（2）乳幼児。
　（3）薬などによりアレルギー症状を起こしたことがある人。
　（4）患部が顔面又は広範囲の人。
　（5）患部が化膿している人。
　（6）「湿疹」か「みずむし、いんきんたむし、ぜにたむし」かがはっきりしない人。
　　　（陰のうにかゆみ・ただれ等の症状がある場合は、湿疹等他の原因による場合が多い。）

2．使用後、次の症状があらわれた場合は副作用の可能性があるので、直ちに使用を中止し、この文書を持って医師又は薬剤師に相談してください

関係部位	症　　　状
皮膚	発疹・発赤、かゆみ、かぶれ、はれ、刺激感

3．2週間位使用しても症状がよくならない場合は使用を中止し、この文書を持って医師又は薬剤師に相談してください

効能・効果
みずむし、ぜにたむし、いんきんたむし

成分と作用

100 mL 中に次の成分を含んでいます。

成　　　分	100 mL 中	作　　　用
トルナフタート	2.0 g	白癬菌に効果を発揮します。
マクロゴール400	50.0 mL	溶解補助剤。
エタノール	適　量	溶剤。

用法・用量
患部を清潔にして、1日2～3回塗布します。
＜用法・用量に関連する注意＞
（1）用法・用量を厳守してください。
（2）患部やその周囲が汚れたまま使用しないでください。
（3）目に入らないように注意してください。万一、目に入った場合には、すぐに水又はぬるま湯で洗い、直ちに眼科医の診療を受けてください。
（4）小児に使用させる場合には、保護者の指導監督のもとに使用させてください。
（5）外用にのみ使用してください。

保管及び取扱い上の注意
（1）直射日光の当たらない湿気の少ない涼しい所に密栓して保管してください。
（2）小児の手の届かない所に保管してください。

（3）他の容器に入れ替えないでください（誤用の原因になったり品質が変わります。）。
（4）火気に近づけないでください。

■お問い合わせ先

製造販売元

【外部の容器又は外部の被包に記載すべき事項】
注意
1．次の部位には使用しないでください
（1）目や目の周囲、粘膜（例えば、口腔、鼻腔、膣等）、陰のう、外陰部等。
（2）湿疹。
（3）湿潤、ただれ、亀裂や外傷のひどい患部。
2．次の人は使用前に医師又は薬剤師に相談してください
（1）医師の治療を受けている人。
（2）乳幼児。
（3）薬などによりアレルギー症状を起こしたことがある人。
（4）患部が顔面又は広範囲の人。
（5）患部が化膿している人。
（6）「湿疹」か「みずむし、いんきんたむし、ぜにたむし」かがはっきりしない人。
2′．使用が適さない場合があるので、使用前に医師又は薬剤師に相談してください
〔2．の項目の記載に際し、十分な記載スペースがない場合には2′．を記載すること。〕
3．使用に際しては、説明文書をよく読んでください
4．直射日光の当たらない湿気の少ない涼しい所に密栓して保管してください
5．火気に近づけないでください
6．小児の手の届かない所に保管してください
7．その他
（1）医薬品副作用被害救済制度に関するお問い合わせ先
　（独）医薬品医療機器総合機構
　http://www.pmda.go.jp/kenkouhigai.html
　電話　0120-149-931（フリーダイヤル）
（2）この薬に関するお問い合わせ先
　○○薬局
　管理薬剤師：○○○○
　受付時間：○○時○○分から○○時○○分まで（但し○○日は除く）
　電話：03（○○○○）○○○○
　ＦＡＸ：03（○○○○）○○○○

みずむし・たむし用薬

> この説明書は本剤とともに保管し、
> 使用に際しては必ずお読みください。

ハクセン・P軟膏

　ハクセン・P軟膏は、すぐれた抗真菌力を発揮するトルナフタートに、鎮痒作用のあるクロタミトンを加え、ゲル化炭化水素を基剤とした白癬症に用いる外皮用薬です。

⚠ 使用上の注意

⊗ してはいけないこと
（守らないと現在の症状が悪化したり、副作用が起こりやすくなります）
次の部位には使用しないでください
　（1）目や目の周囲、粘膜（例えば、口腔、鼻腔、膣等）、陰のう、外陰部等。
　（2）湿疹。
　（3）湿潤、ただれ、亀裂や外傷のひどい患部。

相談すること
1．次の人は使用前に医師又は薬剤師に相談してください
　（1）医師の治療を受けている人。
　（2）乳幼児。
　（3）薬などによりアレルギー症状を起こしたことがある人。
　（4）患部が顔面又は広範囲の人。
　（5）患部が化膿している人。
　（6）「湿疹」か「みずむし、いんきんたむし、ぜにたむし」かがはっきりしない人。
　　　（陰のうにかゆみ・ただれ等の症状がある場合は、湿疹等他の原因による場合が多い。）

2．使用後、次の症状があらわれた場合は副作用の可能性があるので、直ちに使用を中止し、この文書を持って医師又は薬剤師に相談してください

関係部位	症　　　　状
皮膚	発疹・発赤、かゆみ、かぶれ、はれ、刺激感、熱感、乾燥感、ヒリヒリ感

3．2週間位使用しても症状がよくならない場合は使用を中止し、この文書を持って医師又は薬剤師に相談してください

効能・効果
みずむし、ぜにたむし、いんきんたむし

成分と作用
100 g 中に次の成分を含んでいます。

成　　分	100 g 中	作　　　　　用
トルナフタート	2.0 g	白癬菌に効果を発揮します。
クロタミトン	5.0 g	かゆみをしずめます。
ゲル化炭化水素	適　量	基剤。

用法・用量
患部を清潔にして、1日2〜3回塗布します。
＜用法・用量に関連する注意＞
（1）用法・用量を厳守してください。
（2）患部やその周囲が汚れたまま使用しないでください。
（3）目に入らないように注意してください。万一、目に入った場合には、すぐに水又はぬるま湯で洗い、直ちに眼科医の診療を受けてください。
（4）小児に使用させる場合には、保護者の指導監督のもとに使用させてください。
（5）外用にのみ使用してください。

保管及び取扱い上の注意
（1）直射日光の当たらない湿気の少ない涼しい所に保管してください。

（2）小児の手の届かない所に保管してください。
（3）他の容器に入れ替えないでください（誤用の原因になったり品質が変わります。）。

■お問い合わせ先

製造販売元

【外部の容器又は外部の被包に記載すべき事項】
注意
1．次の部位には使用しないでください
　（1）目や目の周囲、粘膜（例えば、口腔、鼻腔、膣等）、陰のう、外陰部等。
　（2）湿疹。
　（3）湿潤、ただれ、亀裂や外傷のひどい患部。
2．次の人は使用前に医師又は薬剤師に相談してください
　（1）医師の治療を受けている人。
　（2）乳幼児。
　（3）薬などによりアレルギー症状を起こしたことがある人。
　（4）患部が顔面又は広範囲の人。
　（5）患部が化膿している人。
　（6）「湿疹」か「みずむし、いんきんたむし、ぜにたむし」かがはっきりしない人。
2′．使用が適さない場合があるので、使用前に医師又は薬剤師に相談してください
　〔2．の項目の記載に際し、十分な記載スペースがない場合には2′．を記載すること。〕
3．使用に際しては、説明文書をよく読んでください
4．直射日光の当たらない湿気の少ない涼しい所に密栓して保管してください
5．小児の手の届かない所に保管してください
6．その他
　（1）医薬品副作用被害救済制度に関するお問い合わせ先
　　（独）医薬品医療機器総合機構
　　http://www.pmda.go.jp/kenkouhigai.html
　　電話　0120-149-931（フリーダイヤル）
　（2）この薬に関するお問い合わせ先
　　○○薬局
　　管理薬剤師：○○○○
　　受付時間：○○時○○分から○○時○○分まで（但し○○日は除く）
　　電話：03（○○○○）○○○○
　　ＦＡＸ：03（○○○○）○○○○

化膿性皮膚疾患用薬

> この説明書は本剤とともに保管し、
> 使用に際しては必ずお読みください。

Ｒ・Ｄ・Ｚ軟膏

　Ｒ・Ｄ・Ｚ軟膏は、殺菌作用のあるアクリノール水和物に、局所麻酔作用のあるジブカイン塩酸塩を加え、皮膚保護作用のある亜鉛華軟膏を基剤とした、すりきずや切りきず等に用いる外皮用薬です。

⚠ 使用上の注意

相談すること

１．次の人は使用前に医師又は薬剤師に相談してください
（１）医師の治療を受けている人。
（２）薬などによりアレルギー症状を起こしたことがある人。
（３）患部が広範囲の人。
（４）湿潤やただれのひどい人。
（５）深い傷やひどいやけどの人。

２．使用後、次の症状があらわれた場合は副作用の可能性があるので、直ちに使用を中止し、この文書を持って医師又は薬剤師に相談してください

関係部位	症　　　　　状
皮膚	発疹・発赤、かゆみ

３．５～６日間位使用しても症状がよくならない場合は使用を中止し、この文書を持って医師又は薬剤師に相談してください

効能・効果

すりきず、きりきず、靴ずれ、湿疹

成分と作用

100 g 中に次の成分を含んでいます。

成　　分	100 g 中	作　　　　　用
アクリノール水和物	1.0 g	抗菌作用を発揮します。
ジブカイン塩酸塩	0.3 g	局所麻酔作用を発揮します。
亜鉛華軟膏	適　量	収れん、保護作用を発揮します。

用法・用量

適宜患部に塗布するか、又はガーゼ等に展延し、貼布します。
＜用法・用量に関連する注意＞
（１）用法・用量を厳守してください。
（２）小児に使用させる場合には、保護者の指導監督のもとに使用させてください。
（３）目に入らないように注意してください。万一、目に入った場合には、すぐに水又はぬるま湯で洗ってください。なお、症状が重い場合には、眼科医の診療を受けてください。
（４）外用にのみ使用してください。

保管及び取扱い上の注意

（１）直射日光の当たらない涼しい所に密栓して保管してください。
（２）小児の手の届かない所に保管してください。
（３）他の容器に入れ替えないでください（誤用の原因になったり品質が変わります。）。

■お問い合わせ先

製造販売元

B—290

【外部の容器又は外部の被包に記載すべき事項】

注意
1. 次の人は使用前に医師又は薬剤師に相談してください
　（1）医師の治療を受けている人。
　（2）薬などによりアレルギー症状を起こしたことがある人。
　（3）患部が広範囲の人。
　（4）湿潤やただれのひどい人。
　（5）深い傷やひどいやけどの人。
1′. 使用が適さない場合があるので、使用前に医師又は薬剤師に相談してください
　〔1. の項目の記載に際し、十分な記載スペースがない場合には1′. を記載すること。〕
2. 使用に際しては、説明文書をよく読んでください
3. 直射日光の当たらない涼しい所に密栓して保管してください
4. 小児の手の届かない所に保管してください
5. その他
　（1）医薬品副作用被害救済制度に関するお問い合わせ先
　　（独）医薬品医療機器総合機構
　　http://www.pmda.go.jp/kenkouhigai.html
　　電話　0120-149-931（フリーダイヤル）
　（2）この薬に関するお問い合わせ先
　　○○薬局
　　管理薬剤師：○○○○
　　受付時間：○○時○○分から○○時○○分まで（但し○○日は除く）
　　電話：03（○○○○）○○○○
　　ＦＡＸ：03（○○○○）○○○○

湿疹・皮膚炎用薬（副腎皮質ホルモン含有製剤）

> この説明書は本剤とともに保管し、
> 使用に際しては必ずお読みください。

コーチ・グリチ・Hクリーム

コーチ・グリチ・Hクリームは、ヒドロコルチゾン酢酸エステルの抗炎症・抗アレルギー・鎮痒作用とグリチルレチン酸の抗炎症作用を期待した、湿疹やかぶれ等に用いる外皮用薬です。

⚠ 使用上の注意

⊗ してはいけないこと

（守らないと現在の症状が悪化したり、副作用が起こりやすくなります）

1．次の部位には使用しないでください
　　水痘（水ぼうそう）、みずむし・たむし等又は化膿している患部。
2．顔面には、広範囲に使用しないでください
3．長期連用しないでください

相談すること

1．次の人は使用前に医師又は薬剤師に相談してください
　（1）医師の治療を受けている人。
　（2）妊婦又は妊娠していると思われる人。
　（3）薬などによりアレルギー症状を起こしたことがある人。
　（4）患部が広範囲の人。
　（5）湿潤やただれのひどい人。

2．使用後、次の症状があらわれた場合は副作用の可能性があるので、直ちに使用を中止し、この文書を持って医師又は薬剤師に相談してください

関係部位	症　　　状
皮膚	発疹・発赤、かゆみ
皮膚（患部）	みずむし・たむし等の白癬、にきび、化膿症状、持続的な刺激感

3．5〜6日間位使用しても症状がよくならない場合は使用を中止し、この文書を持って医師又は薬剤師に相談してください

効能・効果

湿疹・皮膚炎、かぶれ、あせも、かゆみ、しもやけ、虫さされ、じんましん

成分と作用

100 g 中に次の成分を含んでいます。

成　　分	100 g 中	作　　　用
ヒドロコルチゾン酢酸エステル	0.5 g	抗炎症作用、抗アレルギー作用、鎮痒作用を発揮します。
グリチルレチン酸	1.0 g	抗炎症作用を発揮します。
プロピレングリコール	5.0 mL	溶解補助剤。
親水クリーム	適　量	基剤。

用法・用量

適宜、患部に塗布します。
＜用法・用量に関連する注意＞
（1）用法・用量を厳守してください。
（2）小児に使用させる場合には、保護者の指導監督のもとに使用させてください。
（3）目に入らないように注意してください。万一、目に入った場合には、すぐに水又はぬるま湯で洗ってください。なお、症状が重い場合には、眼科医の診療を受けてください。
（4）外用にのみ使用してください。

保管及び取扱い上の注意

（1）直射日光の当たらない湿気の少ない涼しい所に密栓して保管してください。
（2）小児の手の届かない所に保管してください。

（3）他の容器に入れ替えないでください（誤用の原因になったり品質が変わります。）。

■お問い合わせ先

製造販売元

【外部の容器又は外部の被包に記載すべき事項】
注意
1．次の部位には使用しないでください
　　水痘（水ぼうそう）、みずむし・たむし等又は化膿している患部。
2．顔面には、広範囲に使用しないでください
3．次の人は使用前に医師又は薬剤師に相談してください
　（1）医師の治療を受けている人。
　（2）妊婦又は妊娠していると思われる人。
　（3）薬などによりアレルギー症状を起こしたことがある人。
　（4）患部が広範囲の人。
　（5）湿潤やただれのひどい人。
3′．使用が適さない場合があるので、使用前に医師又は薬剤師に相談してください
　　〔3．の項目の記載に際し、十分な記載スペースがない場合には3′．を記載すること。〕
4．使用に際しては、説明文書をよく読んでください
5．直射日光の当たらない湿気の少ない涼しい所に密栓して保管してください
6．小児の手の届かない所に保管してください
7．その他
　（1）医薬品副作用被害救済制度に関するお問い合わせ先
　　　（独）医薬品医療機器総合機構
　　http://www.pmda.go.jp/kenkouhigai.html
　　電話　0120-149-931（フリーダイヤル）
　（2）この薬に関するお問い合わせ先
　　　○○薬局
　　管理薬剤師：○○○○
　　受付時間：○○時○○分から○○時○○分まで（但し○○日は除く）
　　電話：03（○○○○）○○○○
　　ＦＡＸ：03（○○○○）○○○○

散布薬・制汗薬

> この説明書は本剤とともに保管し、
> 使用に際しては必ずお読みください。

亜鉛華デンプン

亜鉛華デンプンは、皮膚の保護作用、緩和な収れん作用と弱い防腐作用のある酸化亜鉛をデンプンで希釈した湿疹やただれ、あせも等に散布する外皮用薬です。

⚠ 使用上の注意

相談すること

1. 次の人は使用前に医師又は薬剤師に相談してください
   - （1）医師の治療を受けている人。
   - （2）薬などによりアレルギー症状を起こしたことがある人。
   - （3）湿潤やただれのひどい人。

2. 使用後、次の症状があらわれた場合は副作用の可能性があるので、直ちに使用を中止し、この文書を持って医師又は薬剤師に相談してください

関係部位	症　　状
皮膚	発疹・発赤、かゆみ

3. 5〜6日間位使用しても症状がよくならない場合は使用を中止し、この文書を持って医師又は薬剤師に相談してください

効能・効果

湿疹・皮膚炎、ただれ、あせも

成分と作用

100 g 中に次の成分を含んでいます。

成　　分	100 g 中	作　　　　　用
酸化亜鉛	50.0 g	局所に対する保護作用、緩和な収れん性・防腐性を発揮します。
デンプン	適　量	賦形剤。

用法・用量

適宜、患部に散布します。

<用法・用量に関連する注意>
（1）用法・用量を厳守してください。
（2）小児に使用させる場合には、保護者の指導監督のもとに使用させてください。
（3）目に入らないように注意してください。万一、目に入った場合には、すぐに水又はぬるま湯で洗ってください。なお、症状が重い場合には、眼科医の診療を受けてください。
（4）外用にのみ使用してください。

保管及び取扱い上の注意

（1）直射日光の当たらない湿気の少ない涼しい所に密栓して保管してください。
（2）小児の手の届かない所に保管してください。
（3）他の容器に入れ替えないでください（誤用の原因になったり品質が変わります。）。

■お問い合わせ先

製造販売元

B—294

【外部の容器又は外部の被包に記載すべき事項】

注意
1．次の人は使用前に医師又は薬剤師に相談してください
　（1）医師の治療を受けている人。
　（2）薬などによりアレルギー症状を起こしたことがある人。
　（3）湿潤やただれのひどい人。
1′．使用が適さない場合があるので、使用前に医師又は薬剤師に相談してください
　〔1．の項目の記載に際し、十分な記載スペースがない場合には1′．を記載すること。〕
2．使用に際しては、説明文書をよく読んでください
3．直射日光の当たらない湿気の少ない涼しい所に密栓して保管してください
4．小児の手の届かない所に保管してください
5．その他
　（1）医薬品副作用被害救済制度に関するお問い合わせ先
　　　（独）医薬品医療機器総合機構
　　http：//www.pmda.go.jp/kenkouhigai.html
　　電話　0120-149-931（フリーダイヤル）
　（2）この薬に関するお問い合わせ先
　　○○薬局
　　管理薬剤師：○○○○
　　受付時間：○○時○○分から○○時○○分まで（但し○○日は除く）
　　電話：03（○○○○）○○○○
　　ＦＡＸ：03（○○○○）○○○○

散布薬・制汗薬

> この説明書は本剤とともに保管し、
> 使用に際しては必ずお読みください。

サリチル・ミョウバン散

　サリチル・ミョウバン散は、殺菌・防腐作用のあるサリチル酸及び分泌物吸収と収れん作用のある乾燥硫酸アルミニウムカリウムをタルクで希釈した、あせもや局所多汗症等に散布する外皮用薬です。

⚠ 使用上の注意

相談すること

1．次の人は使用前に医師又は薬剤師に相談してください
　（1）医師の治療を受けている人。
　（2）薬などによりアレルギー症状を起こしたことがある人。
　（3）湿潤やただれのひどい人。

2．使用後、次の症状があらわれた場合は副作用の可能性があるので、直ちに使用を中止し、この文書を持って医師又は薬剤師に相談してください

関係部位	症　　　　状
皮膚	発疹・発赤、かゆみ

3．5～6日間位使用しても症状がよくならない場合は使用を中止し、この文書を持って医師又は薬剤師に相談してください

効能・効果
あせも、ただれ、局所多汗症

成分と作用

100 g 中に次の成分を含んでいます。

成　　　分	100 g 中	作　　　　　　用
サリチル酸、細末	3.0 g	殺菌・防腐作用を発揮します。
乾燥硫酸アルミニウムカリウム、微末	64.0 g	分泌物（水分を含む）吸収と収れん作用を発揮します。
タルク、微末	適　量	分泌物による局所の不快感を除くための防湿、緩和及び散布しやすくするために配合。

用法・用量
適宜、患部に散布します。
＜用法・用量に関連する注意＞
（1）用法・用量を厳守してください。
（2）小児に使用させる場合には、保護者の指導監督のもとに使用させてください。
（3）目に入らないように注意してください。万一、目に入った場合には、すぐに水又はぬるま湯で洗ってください。なお、症状が重い場合には、眼科医の診療を受けてください。
（4）外用にのみ使用してください。

保管及び取扱い上の注意
（1）直射日光の当たらない湿気の少ない涼しい所に保管してください。
（2）小児の手の届かない所に保管してください。
（3）他の容器に入れ替えないでください（誤用の原因になったり品質が変わります。）。

■お問い合わせ先

製造販売元

B—296

【外部の容器又は外部の被包に記載すべき事項】
注意
1．次の人は使用前に医師又は薬剤師に相談してください
　（1）医師の治療を受けている人。
　（2）薬などによりアレルギー症状を起こしたことがある人。
　（3）湿潤やただれのひどい人。
1′．使用が適さない場合があるので、使用前に医師又は薬剤師に相談してください
　　〔1．の項目の記載に際し、十分な記載スペースがない場合には1′．を記載すること。〕
2．使用に際しては、説明文書をよく読んでください
3．直射日光の当たらない湿気の少ない涼しい所に保管してください
4．小児の手の届かない所に保管してください
5．その他
　（1）医薬品副作用被害救済制度に関するお問い合わせ先
　　（独）医薬品医療機器総合機構
　　http://www.pmda.go.jp/kenkouhigai.html
　　電話　0120-149-931（フリーダイヤル）
　（2）この薬に関するお問い合わせ先
　　〇〇薬局
　　管理薬剤師：〇〇〇〇
　　受付時間：〇〇時〇〇分から〇〇時〇〇分まで（但し〇〇日は除く）
　　電話：03（〇〇〇〇）〇〇〇〇
　　ＦＡＸ：03（〇〇〇〇）〇〇〇〇

みずむし・たむし用薬

> この説明書は本剤とともに保管し、使用に際しては必ずお読みください。

サリチ・レゾルシン液

サリチ・レゾルシン液は、サリチル酸とレゾルシンの殺菌・防腐・鎮痒作用を期待し、これらをグリセリンとエタノールに溶解した、みずむしやたむしに用いる液状外皮用薬です。

⚠ 使用上の注意

❌ してはいけないこと
（守らないと現在の症状が悪化したり、副作用が起こりやすくなります）
次の部位には使用しないでください
（1）目や目の周囲、粘膜（例えば、口腔、鼻腔、膣等）、陰のう、外陰部等。
（2）湿疹。
（3）湿潤、ただれ、亀裂や外傷のひどい患部。

相談すること
1．次の人は使用前に医師又は薬剤師に相談してください
　（1）医師の治療を受けている人。
　（2）乳幼児。
　（3）薬などによりアレルギー症状を起こしたことがある人。
　（4）患部が顔面又は広範囲の人。
　（5）患部が化膿している人。
　（6）「湿疹」か「みずむし、いんきんたむし、ぜにたむし」かがはっきりしない人。
　　　（陰のうにかゆみ・ただれ等の症状がある場合は、湿疹等他の原因による場合が多い。）

2．使用後、次の症状があらわれた場合は副作用の可能性があるので、直ちに使用を中止し、この文書を持って医師又は薬剤師に相談してください

関係部位	症　状
皮膚	発疹・発赤、かゆみ、かぶれ、はれ、刺激感

3．2週間位使用しても症状がよくならない場合は使用を中止し、この文書を持って医師又は薬剤師に相談してください

効能・効果
みずむし、ぜにたむし、いんきんたむし

成分と作用
100 mL 中に次の成分を含んでいます。

成　分	100 mL 中	作　用
レゾルシン	2.0 g	殺菌・消毒作用を発揮します。
サリチル酸	2.0 g	殺菌、防腐、鎮痒、角質軟化作用を発揮します。
グリセリン	3.0 g	刺激の緩和、皮膚の軟化、薬効持続の働きをします。
エタノール	70.0 mL	溶剤。
精製水又は精製水（容器入り）	適量	溶剤。

用法・用量
1日数回、適量を患部に塗布します。
＜用法・用量に関連する注意＞
（1）用法・用量を厳守してください。
（2）患部やその周囲が汚れたまま使用しないでください。
（3）目に入らないように注意してください。万一、目に入った場合には、すぐに水又はぬるま湯で洗い、直ちに眼科医の診療を受けてください。
（4）小児に使用させる場合には、保護者の指導監督のもとに使用させてください。
（5）外用にのみ使用してください。

B—298

保管及び取扱い上の注意
（1）直射日光の当たらない湿気の少ない涼しい所に密栓して保管してください。
（2）小児の手の届かない所に保管してください。
（3）他の容器に入れ替えないでください（誤用の原因になったり品質が変わります。）。
（4）火気に近づけないでください。

■お問い合わせ先

製造販売元

【外部の容器又は外部の被包に記載すべき事項】
注意
1．次の部位には使用しないでください
　（1）目や目の周囲、粘膜（例えば、口腔、鼻腔、膣等）、陰のう、外陰部等。
　（2）湿疹。
　（3）湿潤、ただれ、亀裂や外傷のひどい患部。
2．次の人は使用前に医師又は薬剤師に相談してください
　（1）医師の治療を受けている人。
　（2）乳幼児。
　（3）薬などによりアレルギー症状を起こしたことがある人。
　（4）患部が顔面又は広範囲の人。
　（5）患部が化膿している人。
　（6）「湿疹」か「みずむし、いんきんたむし、ぜにたむし」かがはっきりしない人。
2′．使用が適さない場合があるので、使用前に医師又は薬剤師に相談してください
　　〔2．の項目の記載に際し、十分な記載スペースがない場合には2′．を記載すること。〕
3．使用に際しては、説明文書をよく読んでください
4．直射日光の当たらない湿気の少ない涼しい所に密栓して保管してください
5．火気に近づけないでください
6．小児の手の届かない所に保管してください
7．その他
　（1）医薬品副作用被害救済制度に関するお問い合わせ先
　　　（独）医薬品医療機器総合機構
　　　http://www.pmda.go.jp/kenkouhigai.html
　　　電話　0120-149-931（フリーダイヤル）
　（2）この薬に関するお問い合わせ先
　　　○○薬局
　　　管理薬剤師：○○○○
　　　受付時間：○○時○○分から○○時○○分まで（但し○○日は除く）
　　　電話：03（○○○○）○○○○
　　　ＦＡＸ：03（○○○○）○○○○

みずむし・たむし用薬

> この説明書は本剤とともに保管し、
> 使用に際しては必ずお読みください。

複方チアントール・サリチル酸液

　複方チアントール・サリチル酸液は、皮膚寄生生物の発育阻止と殺菌・鎮痒作用のあるチアントール、サリチル酸、フェノールを石油ベンジンに溶解した、みずむしやかいせん等に用いる液状外皮用薬です。

⚠ 使用上の注意

⊗ してはいけないこと

（守らないと現在の症状が悪化したり、副作用が起こりやすくなります）
次の部位には使用しないでください
　（1）目や目の周囲、粘膜（例えば、口腔、鼻腔、膣等）、陰のう、外陰部等。
　（2）湿疹。
　（3）湿潤、ただれ、亀裂や外傷のひどい患部。

相談すること

1．次の人は使用前に医師又は薬剤師に相談してください
　（1）医師の治療を受けている人。
　（2）乳幼児。
　（3）薬などによりアレルギー症状を起こしたことがある人。
　（4）患部が顔面又は広範囲の人。
　（5）患部が化膿している人。
　（6）「湿疹」か「みずむし、いんきんたむし、ぜにたむし」かがはっきりしない人。
　　　（陰のうにかゆみ・ただれ等の症状がある場合は、湿疹等他の原因による場合が多い。）

2．使用後、次の症状があらわれた場合は副作用の可能性があるので、直ちに使用を中止し、この文書を持って医師又は薬剤師に相談してください

関係部位	症　　状
皮膚	発疹・発赤、かゆみ、かぶれ、はれ、刺激感

3．2週間位使用しても症状がよくならない場合は使用を中止し、この文書を持って医師又は薬剤師に相談してください

効能・効果

みずむし、いんきんたむし、ぜにたむし、かいせん

成分と作用

100 mL 中に次の成分を含んでいます。

成　　分	100 mL 中	作　　用
チアントール	20.0 mL	殺寄生生物、殺菌及び鎮痒作用を発揮します。
サリチル酸	2.0 g	殺菌、防腐、鎮痒、角質軟化作用を発揮します。
フェノール	2.0 g	殺菌・消毒作用を発揮します。
オリブ油	5.0 mL	着香剤。
エーテル	10.0 mL	溶剤。
石油ベンジン	適　量	溶剤。

用法・用量

適宜、患部に塗布します。
＜用法・用量に関連する注意＞
（1）用法・用量を厳守してください。
（2）患部やその周囲が汚れたまま使用しないでください。
（3）目に入らないように注意してください。万一、目に入った場合には、すぐに水又はぬるま湯で洗い、直ちに眼科医の診療を受けてください。
（4）小児に使用させる場合には、保護者の指導監督のもとに使用させてください。
（5）外用にのみ使用してください。

B—300

保管及び取扱い上の注意
（1）直射日光の当たらない湿気の少ない涼しい所に密栓して保管してください。
（2）小児の手の届かない所に保管してください。
（3）他の容器に入れ替えないでください（誤用の原因になったり品質が変わります。）。
（4）火気に近づけないでください。

■お問い合わせ先

製造販売元

【外部の容器又は外部の被包に記載すべき事項】
注意
1．次の部位には使用しないでください
　（1）目や目の周囲、粘膜（例えば、口腔、鼻腔、膣等）、陰のう、外陰部等。
　（2）湿疹。
　（3）湿潤、ただれ、亀裂や外傷のひどい患部。
2．次の人は使用前に医師又は薬剤師に相談してください
　（1）医師の治療を受けている人。
　（2）乳幼児。
　（3）薬などによりアレルギー症状を起こしたことがある人。
　（4）患部が顔面又は広範囲の人。
　（5）患部が化膿している人。
　（6）「湿疹」か「みずむし、いんきんたむし、ぜにたむし」かがはっきりしない人。
2′．使用が適さない場合があるので、使用前に医師又は薬剤師に相談してください
　　〔2．の項目の記載に際し、十分な記載スペースがない場合には2′．を記載すること。〕
3．使用に際しては、説明文書をよく読んでください
4．直射日光の当たらない湿気の少ない涼しい所に密栓して保管してください
5．火気に近づけないでください
6．小児の手の届かない所に保管してください
7．その他
　（1）医薬品副作用被害救済制度に関するお問い合わせ先
　　（独）医薬品医療機器総合機構
　　http://www.pmda.go.jp/kenkouhigai.html
　　電話　0120-149-931（フリーダイヤル）
　（2）この薬に関するお問い合わせ先
　　○○薬局
　　管理薬剤師：○○○○
　　受付時間：○○時○○分から○○時○○分まで（但し○○日は除く）
　　電話：03（○○○○）○○○○
　　ＦＡＸ：03（○○○○）○○○○

みずむし・たむし用薬

> この説明書は本剤とともに保管し、使用に際しては必ずお読みください。

サリチル酸精

サリチル酸精は、サリチル酸の殺菌・防腐・鎮痒作用を期待し、これに刺激を緩和するグリセリンを配合し、エタノールに溶解した、みずむし・たむしに用いる液状外皮用薬です。

⚠ 使用上の注意

⊗ してはいけないこと
（守らないと現在の症状が悪化したり、副作用が起こりやすくなります）
次の部位には使用しないでください
　（1）目や目の周囲、粘膜（例えば、口腔、鼻腔、膣等）、陰のう、外陰部等。
　（2）湿疹。
　（3）湿潤、ただれ、亀裂や外傷のひどい患部。

相談すること
1．次の人は使用前に医師又は薬剤師に相談してください
　（1）医師の治療を受けている人。
　（2）乳幼児。
　（3）薬などによりアレルギー症状を起こしたことがある人。
　（4）患部が顔面又は広範囲の人。
　（5）患部が化膿している人。
　（6）「湿疹」か「みずむし、いんきんたむし、ぜにたむし」かがはっきりしない人。
　　　（陰のうにかゆみ・ただれ等の症状がある場合は、湿疹等他の原因による場合が多い。）

2．使用後、次の症状があらわれた場合は副作用の可能性があるので、直ちに使用を中止し、この文書を持って医師又は薬剤師に相談してください

関係部位	症　　状
皮膚	発疹・発赤、かゆみ、かぶれ、はれ、刺激感

3．2週間位使用しても症状がよくならない場合は使用を中止し、この文書を持って医師又は薬剤師に相談してください

効能・効果
みずむし、いんきんたむし、ぜにたむし

成分と作用
100 mL 中に次の成分を含んでいます。

成　　分	100 mL 中	作　　　用
サリチル酸	3.0 g	殺菌、防腐、鎮痒作用を発揮します。
グリセリン	5.0 mL	刺激の緩和、皮膚の軟化、薬効持続の働きをします。
エタノール	適　量	溶剤。

用法・用量
適宜、患部に塗布します。
＜用法・用量に関連する注意＞
（1）用法・用量を厳守してください。
（2）患部やその周囲が汚れたまま使用しないでください。
（3）目に入らないように注意してください。万一、目に入った場合には、すぐに水又はぬるま湯で洗い、直ちに眼科医の診療を受けてください。
（4）小児に使用させる場合には、保護者の指導監督のもとに使用させてください。
（5）外用にのみ使用してください。

保管及び取扱い上の注意
（1）直射日光の当たらない湿気の少ない涼しい所に密栓して保管してください。
（2）小児の手の届かない所に保管してください。

（3）他の容器に入れ替えないでください（誤用の原因になったり品質が変わります。）。
（4）火気に近づけないでください。

■お問い合わせ先

製造販売元

【外部の容器又は外部の被包に記載すべき事項】
注意
1．次の部位には使用しないでください
　（1）目や目の周囲、粘膜（例えば、口腔、鼻腔、膣等）、陰のう、外陰部等。
　（2）湿疹。
　（3）湿潤、ただれ、亀裂や外傷のひどい患部。
2．次の人は使用前に医師又は薬剤師に相談してください
　（1）医師の治療を受けている人。
　（2）乳幼児。
　（3）薬などによりアレルギー症状を起こしたことがある人。
　（4）患部が顔面又は広範囲の人。
　（5）患部が化膿している人。
　（6）「湿疹」か「みずむし、いんきんたむし、ぜにたむし」かがはっきりしない人。
2′．使用が適さない場合があるので、使用前に医師又は薬剤師に相談してください
　〔2．の項目の記載に際し、十分な記載スペースがない場合には2′．を記載すること。〕
3．使用に際しては、説明文書をよく読んでください
4．直射日光の当たらない湿気の少ない涼しい所に密栓して保管してください
5．火気に近づけないでください
6．小児の手の届かない所に保管してください
7．その他
　（1）医薬品副作用被害救済制度に関するお問い合わせ先
　　（独）医薬品医療機器総合機構
　　http://www.pmda.go.jp/kenkouhigai.html
　　電話　0120-149-931（フリーダイヤル）
　（2）この薬に関するお問い合わせ先
　　○○薬局
　　管理薬剤師：○○○○
　　受付時間：○○時○○分から○○時○○分まで（但し○○日は除く）
　　電話：03（○○○○）○○○○
　　ＦＡＸ：03（○○○○）○○○○

みずむし・たむし用薬

> この説明書は本剤とともに保管し、
> 使用に際しては必ずお読みください。

複方サリチル酸精

複方サリチル酸精は、殺菌力のあるサリチル酸に防腐・鎮痒力のある液状フェノールを加えた、みずむし・たむしに用いる液状外皮用薬です。

⚠ 使用上の注意

⊗ してはいけないこと

（守らないと現在の症状が悪化したり、副作用が起こりやすくなります）
次の部位には使用しないでください
　（1）目や目の周囲、粘膜（例えば、口腔、鼻腔、膣等）、陰のう、外陰部等。
　（2）湿疹。
　（3）湿潤、ただれ、亀裂や外傷のひどい患部。

相談すること

1．次の人は使用前に医師又は薬剤師に相談してください
　（1）医師の治療を受けている人。
　（2）乳幼児。
　（3）薬などによりアレルギー症状を起こしたことがある人。
　（4）患部が顔面又は広範囲の人。
　（5）患部が化膿している人。
　（6）「湿疹」か「みずむし、いんきんたむし、ぜにたむし」かがはっきりしない人。
　　　（陰のうにかゆみ・ただれ等の症状がある場合は、湿疹等他の原因による場合が多い。）

2．使用後、次の症状があらわれた場合は副作用の可能性があるので、直ちに使用を中止し、この文書を持って医師又は薬剤師に相談してください

関係部位	症　　状
皮膚	発疹・発赤、かゆみ、かぶれ、はれ、刺激感

3．2週間位使用しても症状がよくならない場合は使用を中止し、この文書を持って医師又は薬剤師に相談してください

効能・効果
みずむし、いんきんたむし、ぜにたむし

成分と作用

100 mL 中に次の成分を含んでいます。

成　　分	100 mL 中	作　　用
サリチル酸	2.0 g	殺菌、防腐、鎮痒作用を発揮します。
液状フェノール	0.5 mL	鎮痒力を高めます。
グリセリン	4.0 mL	刺激の緩和、皮膚の軟化、薬効持続の働きをします。
エタノール	80.0 mL	溶剤。
常水又は精製水又は精製水（容器入り）	適　量	溶剤。

用法・用量
適宜、患部に塗布します。
<用法・用量に関連する注意>
（1）用法・用量を厳守してください。
（2）患部やその周囲が汚れたまま使用しないでください。
（3）目に入らないように注意してください。万一、目に入った場合には、すぐに水又はぬるま湯で洗い、直ちに眼科医の診療を受けてください。
（4）小児に使用させる場合には、保護者の指導監督のもとに使用させてください。
（5）外用にのみ使用してください。

保管及び取扱い上の注意

（１）直射日光の当たらない湿気の少ない涼しい所に密栓して保管してください。
（２）小児の手の届かない所に保管してください。
（３）他の容器に入れ替えないでください（誤用の原因になったり品質が変わります。）。
（４）火気に近づけないでください。

■お問い合わせ先

製造販売元

【外部の容器又は外部の被包に記載すべき事項】

注意
１．次の部位には使用しないでください
　（１）目や目の周囲、粘膜（例えば、口腔、鼻腔、膣等）、陰のう、外陰部等。
　（２）湿疹。
　（３）湿潤、ただれ、亀裂や外傷のひどい患部。
２．次の人は使用前に医師又は薬剤師に相談してください
　（１）医師の治療を受けている人。
　（２）乳幼児。
　（３）薬などによりアレルギー症状を起こしたことがある人。
　（４）患部が顔面又は広範囲の人。
　（５）患部が化膿している人。
　（６）「湿疹」か「みずむし、いんきんたむし、ぜにたむし」かがはっきりしない人。
２′．使用が適さない場合があるので、使用前に医師又は薬剤師に相談してください
　　〔２．の項目の記載に際し、十分な記載スペースがない場合には２′．を記載すること。〕
３．使用に際しては、説明文書をよく読んでください
４．直射日光の当たらない湿気の少ない涼しい所に密栓して保管してください
５．火気に近づけないでください
６．小児の手の届かない所に保管してください
７．その他
　（１）医薬品副作用被害救済制度に関するお問い合わせ先
　　　（独）医薬品医療機器総合機構
　　　http://www.pmda.go.jp/kenkouhigai.html
　　　電話　0120-149-931（フリーダイヤル）
　（２）この薬に関するお問い合わせ先
　　　○○薬局
　　　管理薬剤師：○○○○
　　　受付時間：○○時○○分から○○時○○分まで（但し○○日は除く）
　　　電話：03（○○○○）○○○○
　　　ＦＡＸ：03（○○○○）○○○○

みずむし・たむし用薬

この説明書は本剤とともに保管し、
使用に際しては必ずお読みください。

ヨード・サリチル酸・フェノール精A

　ヨード・サリチル酸・フェノール精Aは、殺菌力のあるサリチル酸・消毒用エタノールに防腐・鎮痒力のある液状フェノールと安息香酸を加え、更にヨードチンキの殺菌性を期待して配合した病巣部位の剥離力を持つ、みずむし・たむしに用いる液状外皮用薬です。

⚠ 使用上の注意

⊗ してはいけないこと

（守らないと現在の症状が悪化したり、副作用が起こりやすくなります）
1．次の人は使用しないでください
　　本剤又は本剤の成分によりアレルギー症状を起こしたことがある人。
2．次の部位には使用しないでください
　（1）目や目の周囲、粘膜（例えば、口腔、鼻腔、膣等）、陰のう、外陰部等。
　（2）湿疹。
　（3）湿潤、ただれ、亀裂や外傷のひどい患部。

相談すること

1．次の人は使用前に医師又は薬剤師に相談してください
　（1）医師の治療を受けている人。
　（2）乳幼児。
　（3）薬などによりアレルギー症状を起こしたことがある人。
　（4）患部が顔面又は広範囲の人。
　（5）患部が化膿している人。
　（6）「湿疹」か「みずむし、いんきんたむし、ぜにたむし」かがはっきりしない人。
　　　（陰のうにかゆみ・ただれ等の症状がある場合は、湿疹等他の原因による場合が多い。）

2．使用後、次の症状があらわれた場合は副作用の可能性があるので、直ちに使用を中止し、この文書を持って医師又は薬剤師に相談してください

関係部位	症　　状
皮膚	発疹・発赤、かゆみ、かぶれ、はれ、刺激感

まれに下記の重篤な症状が起こることがあります。その場合は直ちに医師の診療を受けてください。

症状の名称	症　　状
アナフィラキシー様症状	使用後すぐに、皮膚のかゆみ、じんましん、声のかすれ、くしゃみ、のどのかゆみ、息苦しさ等があらわれる。

3．2週間位使用しても症状がよくならない場合は使用を中止し、この文書を持って医師又は薬剤師に相談してください

効能・効果
みずむし、いんきんたむし、ぜにたむし

成分と作用
100 mL 中に次の成分を含んでいます。

成　　分	100 mL 中	作　　用
ヨードチンキ	20.0 mL	殺菌作用を発揮します。
サリチル酸	5.0 g	殺菌、防腐、鎮痒作用を発揮します。
液状フェノール	2.2 mL	鎮痒力を高めます。
安息香酸	8.0 g	局所の殺菌作用、サリチル酸とともに角質軟化作用を発揮します。
消毒用エタノール	適　量	溶剤。

用法・用量
適宜、患部に塗布します。

＜用法・用量に関連する注意＞
（1）用法・用量を厳守してください。
（2）患部やその周囲が汚れたまま使用しないでください。
（3）目に入らないように注意してください。万一、目に入った場合には、すぐに水又はぬるま湯で
　　　洗い、直ちに眼科医の診療を受けてください。
（4）小児に使用させる場合には、保護者の指導監督のもとに使用させてください。
（5）外用にのみ使用してください。

保管及び取扱い上の注意
（1）直射日光の当たらない湿気の少ない涼しい所に密栓して保管してください。
（2）小児の手の届かない所に保管してください。
（3）他の容器に入れ替えないでください（誤用の原因になったり品質が変わります。）。
（4）火気に近づけないでください。

■お問い合わせ先

製造販売元

【外部の容器又は外部の被包に記載すべき事項】
注意
1．次の人は使用しないでください
　　本剤又は本剤の成分によりアレルギー症状を起こしたことがある人。
2．次の部位には使用しないでください
　（1）目や目の周囲、粘膜（例えば、口腔、鼻腔、膣等）、陰のう、外陰部等。
　（2）湿疹。
　（3）湿潤、ただれ、亀裂や外傷のひどい患部。
3．次の人は使用前に医師又は薬剤師に相談してください
　（1）医師の治療を受けている人。
　（2）乳幼児。
　（3）薬などによりアレルギー症状を起こしたことがある人。
　（4）患部が顔面又は広範囲の人。
　（5）患部が化膿している人。
　（6）「湿疹」か「みずむし、いんきんたむし、ぜにたむし」かがはっきりしない人。
3′．使用が適さない場合があるので、使用前に医師又は薬剤師に相談してください
　　〔3．の項目の記載に際し、十分な記載スペースがない場合には3′．を記載すること。〕
4．使用に際しては、説明文書をよく読んでください
5．直射日光の当たらない湿気の少ない涼しい所に密栓して保管してください
6．火気に近づけないでください
7．小児の手の届かない所に保管してください
8．その他
　（1）医薬品副作用被害救済制度に関するお問い合わせ先
　　　（独）医薬品医療機器総合機構
　　　http://www.pmda.go.jp/kenkouhigai.html
　　　電話　0120-149-931（フリーダイヤル）
　（2）この薬に関するお問い合わせ先
　　　○○薬局
　　　管理薬剤師：○○○○
　　　受付時間：○○時○○分から○○時○○分まで（但し○○日は除く）
　　　電話：03（○○○○）○○○○
　　　ＦＡＸ：03（○○○○）○○○○

みずむし・たむし用薬

> この説明書は本剤とともに保管し、
> 使用に際しては必ずお読みください。

サリチ・V軟膏

サリチ・V軟膏は、防腐力と角質軟化作用を持つサリチル酸を白色ワセリンに練合した、みずむし・たむしに用いる外皮用薬です。

⚠ 使用上の注意

⊗ してはいけないこと

（守らないと現在の症状が悪化したり、副作用が起こりやすくなります）
次の部位には使用しないでください
　（1）目や目の周囲、粘膜（例えば、口腔、鼻腔、膣等）、陰のう、外陰部等。
　（2）湿疹。
　（3）湿潤、ただれ、亀裂や外傷のひどい患部。

相談すること

1．次の人は使用前に医師又は薬剤師に相談してください
　（1）医師の治療を受けている人。
　（2）薬などによりアレルギー症状を起こしたことがある人。
　（3）患部が顔面又は広範囲の人。
　（4）患部が化膿している人。
　（5）「湿疹」か「みずむし、いんきんたむし、ぜにたむし」かがはっきりしない人。
　　　（陰のうにかゆみ・ただれ等の症状がある場合は、湿疹等他の原因による場合が多い。）

2．使用後、次の症状があらわれた場合は副作用の可能性があるので、直ちに使用を中止し、この文書を持って医師又は薬剤師に相談してください

関係部位	症　　状
皮　膚	発疹・発赤、かゆみ、かぶれ、はれ、刺激感

3．2週間位使用しても症状がよくならない場合は使用を中止し、この文書を持って医師又は薬剤師に相談してください

効能・効果
みずむし、いんきんたむし、ぜにたむし

成分と作用
100 g 中に次の成分を含んでいます。

成　　分	100 g 中	作　　用
サリチル酸	5.0 g	殺菌、防腐、鎮痒、角質軟化作用を発揮します。
白色ワセリン	適　量	基剤。

用法・用量
適宜、患部に塗布します。ただし、小児には使用しないでください。
＜用法・用量に関連する注意＞
（1）用法・用量を厳守してください。
（2）患部やその周囲が汚れたまま使用しないでください。
（3）目に入らないように注意してください。万一、目に入った場合には、すぐに水又はぬるま湯で洗い、直ちに眼科医の診療を受けてください。
（4）外用にのみ使用してください。

保管及び取扱い上の注意
（1）直射日光の当たらない湿気の少ない涼しい所に密栓して保管してください。
（2）小児の手の届かない所に保管してください。
（3）他の容器に入れ替えないでください（誤用の原因になったり品質が変わります。）。

B—308

■お問い合わせ先

製造販売元

【外部の容器又は外部の被包に記載すべき事項】

注意

１．次の部位には使用しないでください

（１）目や目の周囲、粘膜（例えば、口腔、鼻腔、膣等）、陰のう、外陰部等。

（２）湿疹。

（３）湿潤、ただれ、亀裂や外傷のひどい患部。

２．次の人は使用前に医師又は薬剤師に相談してください

（１）医師の治療を受けている人。

（２）薬などによりアレルギー症状を起こしたことがある人。

（３）患部が顔面又は広範囲の人。

（４）患部が化膿している人。

（５）「湿疹」か「みずむし、いんきんたむし、ぜにたむし」かがはっきりしない人。

２′．使用が適さない場合があるので、使用前に医師又は薬剤師に相談してください

〔２．の項目の記載に際し、十分な記載スペースがない場合には２′．を記載すること。〕

３．使用に際しては、説明文書をよく読んでください

４．直射日光の当たらない湿気の少ない涼しい所に密栓して保管してください

５．小児の手の届かない所に保管してください

６．その他

（１）医薬品副作用被害救済制度に関するお問い合わせ先

（独）医薬品医療機器総合機構

http://www.pmda.go.jp/kenkouhigai.html

電話　0120-149-931（フリーダイヤル）

（２）この薬に関するお問い合わせ先

○○薬局

管理薬剤師：○○○○

受付時間：○○時○○分から○○時○○分まで（但し○○日は除く）

電話：03（○○○○）○○○○

ＦＡＸ：03（○○○○）○○○○

みずむし・たむし用薬

> この説明書は本剤とともに保管し、使用に際しては必ずお読みください。

イオウ・サリチル酸・チアントール軟膏

イオウ・サリチル酸・チアントール軟膏は、皮膚寄生生物の発育を抑制し角質を軟化するイオウ、皮膚寄生生物の発育阻止と殺菌・鎮痒作用を持つチアントール、防腐・殺菌・角質軟化作用を持つサリチル酸を、皮膚の保護・収れん作用を持つ酸化亜鉛とともに軟膏剤とした、みずむしやかいせん等に用いる外皮用薬です。

⚠ 使用上の注意

❌ してはいけないこと
（守らないと現在の症状が悪化したり、副作用が起こりやすくなります）
次の部位には使用しないでください
　（1）目や目の周囲、粘膜（例えば、口腔、鼻腔、膣等）、陰のう、外陰部等。
　（2）湿疹。
　（3）湿潤、ただれ、亀裂や外傷のひどい患部。

相談すること
1．次の人は使用前に医師又は薬剤師に相談してください
　（1）医師の治療を受けている人。
　（2）乳幼児。
　（3）薬などによりアレルギー症状を起こしたことがある人。
　（4）患部が顔面又は広範囲の人。
　（5）患部が化膿している人。
　（6）「湿疹」か「みずむし、いんきんたむし、ぜにたむし」かがはっきりしない人。
　　　（陰のうにかゆみ・ただれ等の症状がある場合は、湿疹等他の原因による場合が多い。）

2．使用後、次の症状があらわれた場合は副作用の可能性があるので、直ちに使用を中止し、この文書を持って医師又は薬剤師に相談してください

関係部位	症　　状
皮膚	発疹・発赤、かゆみ、かぶれ、はれ、刺激感

3．2週間位使用しても症状がよくならない場合は使用を中止し、この文書を持って医師又は薬剤師に相談してください

効能・効果
みずむし、いんきんたむし、ぜにたむし、かいせん

成分と作用
100 g 中に次の成分を含んでいます。

成　分	100 g 中	作　　用
イオウ	10.0 g	皮膚寄生生物の発育を抑えます。また、角質軟化作用を発揮します。
サリチル酸、細末	3.0 g	防腐、殺菌、角質軟化作用を発揮します。
チアントール	10.0 mL	皮膚寄生生物の発育を抑えます。また、消炎鎮痒作用を発揮します。
酸化亜鉛、微末	10.0 g	緩和な防腐作用を発揮します。
単軟膏又は適当な軟膏基剤	適量	基剤。

用法・用量
適宜、患部に塗布します。
＜用法・用量に関連する注意＞
（1）用法・用量を厳守してください。
（2）患部やその周囲が汚れたまま使用しないでください。
（3）目に入らないように注意してください。万一、目に入った場合には、すぐに水又はぬるま湯で洗い、直ちに眼科医の診療を受けてください。
（4）小児に使用させる場合には、保護者の指導監督のもとに使用させてください。

（5）外用にのみ使用してください。

保管及び取扱い上の注意
（1）直射日光の当たらない湿気の少ない涼しい所に密栓して保管してください。
（2）小児の手の届かない所に保管してください。
（3）他の容器に入れ替えないでください（誤用の原因になったり品質が変わります。）。

■お問い合わせ先

製造販売元

【外部の容器又は外部の被包に記載すべき事項】
注意
1．次の部位には使用しないでください
　（1）目や目の周囲、粘膜（例えば、口腔、鼻腔、膣等）、陰のう、外陰部等。
　（2）湿疹。
　（3）湿潤、ただれ、亀裂や外傷のひどい患部。
2．次の人は使用前に医師又は薬剤師に相談してください
　（1）医師の治療を受けている人。
　（2）乳幼児。
　（3）薬などによりアレルギー症状を起こしたことがある人。
　（4）患部が顔面又は広範囲の人。
　（5）患部が化膿している人。
　（6）「湿疹」か「みずむし、いんきんたむし、ぜにたむし」かがはっきりしない人。
2′．使用が適さない場合があるので、使用前に医師又は薬剤師に相談してください
　〔2．の項目の記載に際し、十分な記載スペースがない場合には2′．を記載すること。〕
3．使用に際しては、説明文書をよく読んでください
4．直射日光の当たらない湿気の少ない涼しい所に密栓して保管してください
5．小児の手の届かない所に保管してください
6．その他
　（1）医薬品副作用被害救済制度に関するお問い合わせ先
　　（独）医薬品医療機器総合機構
　　http://www.pmda.go.jp/kenkouhigai.html
　　電話　0120-149-931（フリーダイヤル）
　（2）この薬に関するお問い合わせ先
　　○○薬局
　　管理薬剤師：○○○○
　　受付時間：○○時○○分から○○時○○分まで（但し○○日は除く）
　　電話：03（○○○○）○○○○
　　ＦＡＸ：03（○○○○）○○○○

みずむし・たむし用薬

> この説明書は本剤とともに保管し、使用に際しては必ずお読みください。

ハクセン・V軟膏

ハクセン・V軟膏は、皮膚寄生生物の発育を抑制し角質を軟化するイオウと防腐・殺菌・角質軟化作用を持つサリチル酸を白色ワセリンに練合した、みずむし・たむしに用いる外皮用薬です。

⚠ 使用上の注意

❌ してはいけないこと
（守らないと現在の症状が悪化したり、副作用が起こりやすくなります）
次の部位には使用しないでください
　（1）目や目の周囲、粘膜（例えば、口腔、鼻腔、膣等）、陰のう、外陰部等。
　（2）湿疹。
　（3）湿潤、ただれ、亀裂や外傷のひどい患部。

相談すること

1. 次の人は使用前に医師又は薬剤師に相談してください
　（1）医師の治療を受けている人。
　（2）乳幼児。
　（3）薬などによりアレルギー症状を起こしたことがある人。
　（4）患部が顔面又は広範囲の人。
　（5）患部が化膿している人。
　（6）「湿疹」か「みずむし、いんきんたむし、ぜにたむし」かがはっきりしない人。
　　　（陰のうにかゆみ・ただれ等の症状がある場合は、湿疹等他の原因による場合が多い。）

2. 使用後、次の症状があらわれた場合は副作用の可能性があるので、直ちに使用を中止し、この文書を持って医師又は薬剤師に相談してください

関係部位	症　　状
皮膚	発疹・発赤、かゆみ、かぶれ、はれ、刺激感

3. 2週間位使用しても症状がよくならない場合は使用を中止し、この文書を持って医師又は薬剤師に相談してください

効能・効果
みずむし、ぜにたむし、いんきんたむし

成分と作用

100 g 中に次の成分を含んでいます。

成　分	100 g 中	作　　用
サリチル酸	3.0 g	防腐、殺菌、角質軟化作用を発揮します。
イオウ	3.0 g	皮膚寄生生物の発育を抑えます。
オリブ油	10.0 g	基剤。
流動パラフィン	3.0 g	基剤。
白色ワセリン	適　量	基剤。

用法・用量
適宜、患部に塗布します。
＜用法・用量に関連する注意＞
（1）用法・用量を厳守してください。
（2）患部やその周囲が汚れたまま使用しないでください。
（3）目に入らないように注意してください。万一、目に入った場合には、すぐに水又はぬるま湯で洗い、直ちに眼科医の診療を受けてください。
（4）小児に使用させる場合には、保護者の指導監督のもとに使用させてください。
（5）外用にのみ使用してください。

B—312

保管及び取扱い上の注意
（1）直射日光の当たらない湿気の少ない涼しい所に密栓して保管してください。
（2）小児の手の届かない所に保管してください。
（3）他の容器に入れ替えないでください（誤用の原因になったり品質が変わります。）。

■お問い合わせ先

製造販売元

【外部の容器又は外部の被包に記載すべき事項】
注意
1．次の部位には使用しないでください
　（1）目や目の周囲、粘膜（例えば、口腔、鼻腔、膣等）、陰のう、外陰部等。
　（2）湿疹。
　（3）湿潤、ただれ、亀裂や外傷のひどい患部。
2．次の人は使用前に医師又は薬剤師に相談してください
　（1）医師の治療を受けている人。
　（2）乳幼児。
　（3）薬などによりアレルギー症状を起こしたことがある人。
　（4）患部が顔面又は広範囲の人。
　（5）患部が化膿している人。
　（6）「湿疹」か「みずむし、いんきんたむし、ぜにたむし」かがはっきりしない人。
2′．使用が適さない場合があるので、使用前に医師又は薬剤師に相談してください
　　〔2．の項目の記載に際し、十分な記載スペースがない場合には2′．を記載すること。〕
3．使用に際しては、説明文書をよく読んでください
4．直射日光の当たらない湿気の少ない涼しい所に密栓して保管してください
5．小児の手の届かない所に保管してください
6．その他
　（1）医薬品副作用被害救済制度に関するお問い合わせ先
　　　（独）医薬品医療機器総合機構
　　　http：//www.pmda.go.jp/kenkouhigai.html
　　　電話　0120-149-931（フリーダイヤル）
　（2）この薬に関するお問い合わせ先
　　　○○薬局
　　　管理薬剤師：○○○○
　　　受付時間：○○時○○分から○○時○○分まで（但し○○日は除く）
　　　電話：03（○○○○）○○○○
　　　ＦＡＸ：03（○○○○）○○○○

みずむし・たむし用薬

この説明書は本剤とともに保管し、使用に際しては必ずお読みください。

ハクセン・Ｚ軟膏

　ハクセン・Ｚ軟膏は、糸状菌の発育を抑制するウンデシレン酸・ウンデシレン酸亜鉛に防腐・殺菌・角質軟化作用を持つサリチル酸と抗ヒスタミン作用を持つジフェンヒドラミンを亜鉛華軟膏に練合した、みずむし・たむしに用いる外皮用薬です。

⚠ 使用上の注意

⊗ してはいけないこと

（守らないと現在の症状が悪化したり、副作用が起こりやすくなります）
次の部位には使用しないでください
　（1）目や目の周囲、粘膜（例えば、口腔、鼻腔、腟等）、陰のう、外陰部等。
　（2）湿疹。
　（3）湿潤、ただれ、亀裂や外傷のひどい患部。

相談すること

1．次の人は服用前に医師又は薬剤師に相談してください
　（1）医師の治療を受けている人。
　（2）乳幼児。
　（3）薬などによりアレルギー症状を起こしたことがある人。
　（4）患部が顔面又は広範囲の人。
　（5）患部が化膿している人。
　（6）「湿疹」か「みずむし、いんきんたむし、ぜにたむし」かがはっきりしない人。
　　　（陰のうにかゆみ・ただれ等の症状がある場合は、湿疹等他の原因による場合が多い。）

2．使用後、次の症状があらわれた場合は副作用の可能性があるので、直ちに使用を中止し、この文書を持って医師又は薬剤師に相談してください

関係部位	症　　　　状
皮膚	発疹・発赤、かゆみ、かぶれ、はれ、刺激感

3．2週間位使用しても症状がよくならない場合は使用を中止し、この文書を持って医師又は薬剤師に相談してください

効能・効果
みずむし、ぜにたむし、いんきんたむし

成分と作用
100 g 中に次の成分を含んでいます。

成　　分	100 g 中	作　　　　　用
ウンデシレン酸	2.0 g	糸状菌の発育を抑制します。
ウンデシレン酸亜鉛	5.0 g	
サリチル酸	3.0 g	防腐、殺菌、角質軟化作用を発揮します。
ジフェンヒドラミン	1.0 g	患部のかゆみを鎮めます。
亜鉛華軟膏	89.0 g	基剤。

用法・用量
適宜、患部に塗布します。
＜用法・用量に関連する注意＞
（1）用法・用量を厳守してください。
（2）患部やその周囲が汚れたまま使用しないでください。
（3）目に入らないように注意してください。万一、目に入った場合には、すぐに水又はぬるま湯で洗い、直ちに眼科医の診療を受けてください。
（4）小児に使用させる場合には、保護者の指導監督のもとに使用させてください。
（5）外用にのみ使用してください。

保管及び取扱い上の注意
（1）直射日光の当たらない湿気の少ない涼しい所に密栓して保管してください。
（2）小児の手の届かない所に保管してください。
（3）他の容器に入れ替えないでください（誤用の原因になったり品質が変わります。）。

■お問い合わせ先

製造販売元

【外部の容器又は外部の被包に記載すべき事項】
注意
1．次の部位には使用しないでください
　（1）目や目の周囲、粘膜（例えば、口腔、鼻腔、膣等）、陰のう、外陰部等。
　（2）湿疹。
　（3）湿潤、ただれ、亀裂や外傷のひどい患部。
2．次の人は使用前に医師又は薬剤師に相談してください
　（1）医師の治療を受けている人。
　（2）乳幼児。
　（3）薬などによりアレルギー症状を起こしたことがある人。
　（4）患部が顔面又は広範囲の人。
　（5）患部が化膿している人。
　（6）「湿疹」か「みずむし、いんきんたむし、ぜにたむし」かがはっきりしない人。
2′．使用が適さない場合があるので、使用前に医師又は薬剤師に相談してください
　　〔2．の項目の記載に際し、十分な記載スペースがない場合には2′．を記載すること。〕
3．使用に際しては、説明文書をよく読んでください
4．直射日光の当たらない湿気の少ない涼しい所に密栓して保管してください
5．小児の手の届かない所に保管してください
6．その他
　（1）医薬品副作用被害救済制度に関するお問い合わせ先
　　　（独）医薬品医療機器総合機構
　　　http://www.pmda.go.jp/kenkouhigai.html
　　　電話　0120-149-931（フリーダイヤル）
　（2）この薬に関するお問い合わせ先
　　　○○薬局
　　　管理薬剤師：○○○○
　　　受付時間：○○時○○分から○○時○○分まで（但し○○日は除く）
　　　電話：03（○○○○）○○○○
　　　ＦＡＸ：03（○○○○）○○○○

みずむし・たむし用薬

この説明書は本剤とともに保管し、使用に際しては必ずお読みください。

クロトリマゾール・M軟膏

クロトリマゾール・M軟膏は、皮膚深部によく浸透し、白癬やカンジダ等の皮膚真菌症に奏効するクロトリマゾールを主薬とし、マクロゴール軟膏を基剤とした外皮用薬です。

⚠ 使用上の注意

⊗ してはいけないこと

（守らないと現在の症状が悪化したり、副作用が起こりやすくなります）
次の部位には使用しないでください
　（1）目や目の周囲、粘膜（例えば、口腔、鼻腔、膣等）、陰のう、外陰部等。
　（2）湿疹。
　（3）湿潤、ただれ、亀裂や外傷のひどい患部。

相談すること

1．次の人は使用前に医師又は薬剤師に相談してください
　（1）医師の治療を受けている人。
　（2）乳幼児。
　（3）薬などによりアレルギー症状を起こしたことがある人。
　（4）患部が顔面又は広範囲の人。
　（5）患部が化膿している人。
　（6）「湿疹」か「みずむし、いんきんたむし、ぜにたむし」かがはっきりしない人。
　　　（陰のうにかゆみ・ただれ等の症状がある場合は、湿疹等他の原因による場合が多い。）

2．使用後、次の症状があらわれた場合は副作用の可能性があるので、直ちに使用を中止し、この文書を持って医師又は薬剤師に相談してください

関係部位	症　　状
皮　膚	発疹・発赤、かゆみ、かぶれ、はれ、刺激感、熱感、疼痛、ただれ

3．2週間位使用しても症状がよくならない場合は使用を中止し、この文書を持って医師又は薬剤師に相談してください

効能・効果
みずむし、いんきんたむし、ぜにたむし

成分と作用
100 g 中に次の成分を含んでいます。

成　　分	100 g 中	作　　用
クロトリマゾール	1.0 g	白癬、カンジダ等の皮膚真菌症に効果を発揮します。
マクロゴール軟膏	適　量	基剤。

用法・用量
患部を清潔にして1日2～3回、適量を塗布します。
＜用法・用量に関連する注意＞
（1）用法・用量を厳守してください。
（2）患部やその周囲が汚れたまま使用しないでください。
（3）目に入らないように注意してください。万一、目に入った場合には、すぐに水又はぬるま湯で洗い、直ちに眼科医の診療を受けてください。
（4）小児に使用させる場合には、保護者の指導監督のもとに使用させてください。
（5）外用にのみ使用してください。

保管及び取扱い上の注意
（1）直射日光の当たらない湿気の少ない涼しい所に密栓して保管してください。
（2）小児の手の届かない所に保管してください。
（3）他の容器に入れ替えないでください（誤用の原因になったり品質が変わります。）。

B—316

■お問い合わせ先

製造販売元

【外部の容器又は外部の被包に記載すべき事項】

注意
1．次の部位には使用しないでください
　（1）目や目の周囲、粘膜（例えば、口腔、鼻腔、膣等）、陰のう、外陰部等。
　（2）湿疹。
　（3）湿潤、ただれ、亀裂や外傷のひどい患部。
2．次の人は使用前に医師又は薬剤師に相談してください
　（1）医師の治療を受けている人。
　（2）乳幼児。
　（3）薬などによりアレルギー症状を起こしたことがある人。
　（4）患部が顔面又は広範囲の人。
　（5）患部が化膿している人。
　（6）「湿疹」か「みずむし、いんきんたむし、ぜにたむし」かがはっきりしない人。
2′．使用が適さない場合があるので、使用前に医師又は薬剤師に相談してください
　〔2．の項目の記載に際し、十分な記載スペースがない場合には2′．を記載すること。〕
3．使用に際しては、説明文書をよく読んでください
4．直射日光の当たらない湿気の少ない涼しい所に密栓して保管してください
5．小児の手の届かない所に保管してください
6．その他
　（1）医薬品副作用被害救済制度に関するお問い合わせ先
　　　（独）医薬品医療機器総合機構
　　http://www.pmda.go.jp/kenkouhigai.html
　　電話　0120-149-931（フリーダイヤル）
　（2）この薬に関するお問い合わせ先
　　　○○薬局
　　管理薬剤師：○○○○
　　受付時間：○○時○○分から○○時○○分まで（但し○○日は除く）
　　電話：03（○○○○）○○○○
　　ＦＡＸ：03（○○○○）○○○○

みずむし・たむし用薬

> この説明書は本剤とともに保管し、
> 使用に際しては必ずお読みください。

複方ベンゼトニウム・タルク散

　複方ベンゼトニウム・タルク散は、防腐・防かび、殺菌作用を持つベンゼトニウム塩化物を、皮膚や創傷面に密着し局所を乾燥するタルクで希釈した、みずむしやたむしに散布する外皮用薬です。

⚠ 使用上の注意

❌ してはいけないこと
（守らないと現在の症状が悪化したり、副作用が起こりやすくなります）
次の部位には使用しないでください
　（1）目や目の周囲、粘膜（例えば、口腔、鼻腔、膣等）、陰のう、外陰部等。
　（2）湿疹。

相談すること
1．次の人は使用前に医師又は薬剤師に相談してください
　（1）医師の治療を受けている人。
　（2）乳幼児。
　（3）薬などによりアレルギー症状を起こしたことがある人。
　（4）患部が顔面又は広範囲の人。
　（5）患部が化膿している人。
　（6）「湿疹」か「みずむし、いんきんたむし、ぜにたむし」かがはっきりしない人。
　　　（陰のうにかゆみ・ただれ等の症状がある場合は、湿疹等他の原因による場合が多い。）

2．使用後、次の症状があらわれた場合は副作用の可能性があるので、直ちに使用を中止し、この文書を持って医師又は薬剤師に相談してください

関係部位	症　　状
皮膚	発疹・発赤、かゆみ、かぶれ、はれ、刺激感

3．2週間位使用しても症状がよくならない場合は使用を中止し、この文書を持って医師又は薬剤師に相談してください

効能・効果
みずむし、いんきんたむし、ぜにたむし

成分と作用
100 g 中に次の成分を含んでいます。

成　　分	100 g 中	作　　　　用
ベンゼトニウム塩化物、微末	0.5 g	防腐・防かび、殺菌作用を発揮します。
タルク	30.0 g	散布剤としての基剤。また、局所を乾燥させる働きをします。
酸化亜鉛	35.0 g	局所の収れん、保護作用を発揮します。
デンプン	適　量	賦形剤。

用法・用量
適宜、患部に散布します。
＜用法・用量に関連する注意＞
（1）用法・用量を厳守してください。
（2）患部やその周囲が汚れたまま使用しないでください。
（3）目に入らないように注意してください。万一、目に入った場合には、すぐに水又はぬるま湯で洗い、直ちに眼科医の診療を受けてください。
（4）小児に使用させる場合には、保護者の指導監督のもとに使用させてください。
（5）外用にのみ使用してください。

保管及び取扱い上の注意
（1）直射日光の当たらない湿気の少ない涼しい所に保管してください。

B—318

（2）小児の手の届かない所に保管してください。
（3）他の容器に入れ替えないでください（誤用の原因になったり品質が変わります。）。

■お問い合わせ先

製造販売元

【外部の容器又は外部の被包に記載すべき事項】
注意
１．次の部位には使用しないでください
　（1）目や目の周囲、粘膜（例えば、口腔、鼻腔、膣等）、陰のう、外陰部等。
　（2）湿疹。
２．次の人は使用前に医師又は薬剤師に相談してください
　（1）医師の治療を受けている人。
　（2）乳幼児。
　（3）薬などによりアレルギー症状を起こしたことがある人。
　（4）患部が顔面又は広範囲の人。
　（5）患部が化膿している人。
　（6）「湿疹」か「みずむし、いんきんたむし、ぜにたむし」かがはっきりしない人。
２′．使用が適さない場合があるので、使用前に医師又は薬剤師に相談してください
　〔２．の項目の記載に際し、十分な記載スペースがない場合には２′．を記載すること。〕
３．使用に際しては、説明文書をよく読んでください
４．直射日光の当たらない湿気の少ない涼しい所に保管してください
５．小児の手の届かない所に保管してください
６．その他
　（1）医薬品副作用被害救済制度に関するお問い合わせ先
　　　（独）医薬品医療機器総合機構
　　　http://www.pmda.go.jp/kenkouhigai.html
　　　電話　0120-149-931（フリーダイヤル）
　（2）この薬に関するお問い合わせ先
　　　○○薬局
　　　管理薬剤師：○○○○
　　　受付時間：○○時○○分から○○時○○分まで（但し○○日は除く）
　　　電話：03（○○○○）○○○○
　　　ＦＡＸ：03（○○○○）○○○○

皮膚軟化・ひび・あかぎれ・しもやけ用薬

この説明書は本剤とともに保管し、
使用に際しては必ずお読みください。

グリセリンカリ液

　グリセリンカリ液は、水酸化カリウムの皮膚軟化、グリセリンの皮膚軟化・乾燥防止作用を期待し、これらをエタノールを含む常水に溶解した、ひび、あかぎれや皮膚のあれに用いる液状外皮用薬です。

⚠ 使用上の注意

相談すること

１．次の人は使用前に医師又は薬剤師に相談してください
　（１）薬などによりアレルギー症状を起こしたことがある人。
　（２）湿潤やただれのひどい人。

２．使用後、次の症状があらわれた場合は副作用の可能性があるので、直ちに使用を中止し、この文書を持って医師又は薬剤師に相談してください

関係部位	症　　状
皮膚	発疹・発赤、かゆみ

効能・効果
ひび、あかぎれ、皮膚のあれ

成分と作用

100 mL 中に次の成分を含んでいます。

成　　分	100 mL 中	作　　用
水酸化カリウム	0.3 g	皮膚を軟化させます。
グリセリン	20.0 mL	皮膚軟化作用及び乾燥防止作用を発揮します。
エタノール	25.0 mL	溶剤。
芳香剤	微　量	矯臭の働きをします。
常水又は精製水又は精製水（容器入り）	適　量	溶剤。

用法・用量
適宜、患部に塗布します。
＜用法・用量に関連する注意＞
（１）用法・用量を厳守してください。
（２）小児に使用させる場合には、保護者の指導監督のもとに使用させてください。

保管及び取扱い上の注意
（１）直射日光の当たらない湿気の少ない涼しい所に密栓して保管してください。
（２）小児の手の届かない所に保管してください。
（３）他の容器に入れ替えないでください（誤用の原因になったり品質が変わります。）。
（４）火気に近づけないでください。

■お問い合わせ先

製造販売元

【外部の容器又は外部の被包に記載すべき事項】
注意
１．次の人は使用前に医師又は薬剤師に相談してください

（1）薬などによりアレルギー症状を起こしたことがある人。

（2）湿潤やただれのひどい人。

1′．使用が適さない場合があるので、使用前に医師又は薬剤師に相談してください

　　〔1．の項目の記載に際し、十分な記載スペースがない場合には1′．を記載すること。〕

2．使用に際しては、説明文書をよく読んでください

3．直射日光の当たらない湿気の少ない涼しい所に密栓して保管してください

4．火気に近づけないでください

5．小児の手の届かない所に保管してください

6．その他

（1）医薬品副作用被害救済制度に関するお問い合わせ先

　　（独）医薬品医療機器総合機構

　　http://www.pmda.go.jp/kenkouhigai.html

　　電話　0120-149-931（フリーダイヤル）

（2）この薬に関するお問い合わせ先

　　○○薬局

　　管理薬剤師：○○○○

　　受付時間：○○時○○分から○○時○○分まで（但し○○日は除く）

　　電話：03（○○○○）○○○○

　　ＦＡＸ：03（○○○○）○○○○

鎮痒・虫さされ用薬（副腎皮質ホルモン含有製剤）

この説明書は本剤とともに保管し、使用に際しては必ずお読みください。

D・コーチ・Hクリーム

　D・コーチ・Hクリームは、ジブカイン塩酸塩の局所麻酔、ヒドロコルチゾン酢酸エステルの抗炎症・抗アレルギー・鎮痒作用、l-メントールの局所刺激・清涼感、dl-カンフルの局所刺激・鎮痒作用を期待し、これらを親水クリームに練合した虫さされやかゆみ等に用いる外皮用薬です。

⚠ 使用上の注意

⊗ してはいけないこと
（守らないと現在の症状が悪化したり、副作用が起こりやすくなります）
1．次の部位には使用しないでください
　　水痘（水ぼうそう）、みずむし・たむし等又は化膿している患部。
2．顔面には、広範囲に使用しないでください
3．長期連用しないでください

相談すること
1．次の人は使用前に医師又は薬剤師に相談してください
　（1）医師の治療を受けている人。
　（2）妊婦又は妊娠していると思われる人。
　（3）薬などによりアレルギー症状を起こしたことがある人。
　（4）患部が広範囲の人。
　（5）湿潤やただれのひどい人。

2．使用後、次の症状があらわれた場合は副作用の可能性があるので、直ちに使用を中止し、この文書を持って医師又は薬剤師に相談してください

関係部位	症　　状
皮膚	発疹・発赤、かゆみ
皮膚（患部）	みずむし・たむし等の白癬、にきび、化膿症状、持続的な刺激感

3．5～6日間位使用しても症状がよくならない場合は使用を中止し、この文書を持って医師又は薬剤師に相談してください

効能・効果
虫さされ、かゆみ、じんましん

成分と作用
100 g 中に次の成分を含んでいます。

成　　分	100 g 中	作　　　　　用
ジブカイン塩酸塩	0.5 g	局所麻酔作用を発揮します。
ヒドロコルチゾン酢酸エステル	0.5 g	抗炎症作用、抗アレルギー作用、鎮痒作用を発揮します。
l-メントール	1.0 g	清涼感を与えるとともに、局所刺激作用を発揮します。
dl-カンフル	1.0 g	局所刺激、鎮痒作用を発揮します。
親水クリーム	適　量	基剤。

用法・用量
適宜、患部に塗布します。
＜用法・用量に関連する注意＞
（1）用法・用量を厳守してください。
（2）小児に使用させる場合には、保護者の指導監督のもとに使用させてください。
（3）目に入らないように注意してください。万一、目に入った場合には、すぐに水又はぬるま湯で洗ってください。なお、症状が重い場合には、眼科医の診療を受けてください。
（4）外用にのみ使用してください。

保管及び取扱い上の注意
（1）直射日光の当たらない湿気の少ない涼しい所に密栓して保管してください。
（2）小児の手の届かない所に保管してください。
（3）他の容器に入れ替えないでください（誤用の原因になったり品質が変わります。）。

■お問い合わせ先

製造販売元

【外部の容器又は外部の被包に記載すべき事項】
注意
1．次の部位には使用しないでください
　　水痘（水ぼうそう）、みずむし・たむし等又は化膿している患部。
2．顔面には、広範囲に使用しないでください
3．次の人は使用前に医師又は薬剤師に相談してください
　（1）医師の治療を受けている人。
　（2）妊婦又は妊娠していると思われる人。
　（3）薬などによりアレルギー症状を起こしたことがある人。
　（4）患部が広範囲の人。
　（5）湿潤やただれのひどい人。
3′．使用が適さない場合があるので、使用前に医師又は薬剤師に相談してください
　　〔3．の項目の記載に際し、十分な記載スペースがない場合には3′．を記載すること。〕
4．使用に際しては、説明文書をよく読んでください
5．直射日光の当たらない湿気の少ない涼しい所に密栓して保管してください
6．小児の手の届かない所に保管してください
7．その他
　（1）医薬品副作用被害救済制度に関するお問い合わせ先
　　　（独）医薬品医療機器総合機構
　　　http://www.pmda.go.jp/kenkouhigai.html
　　　電話　0120-149-931（フリーダイヤル）
　（2）この薬に関するお問い合わせ先
　　　○○薬局
　　　管理薬剤師：○○○○
　　　受付時間：○○時○○分から○○時○○分まで（但し○○日は除く）
　　　電話：03（○○○○）○○○○
　　　ＦＡＸ：03（○○○○）○○○○

皮膚軟化・ひび・あかぎれ・しもやけ用薬

> この説明書は本剤とともに保管し、
> 使用に際しては必ずお読みください。

ステアリン酸・グリセリンクリーム

　ステアリン酸・グリセリンクリームは、ひび、あかぎれやしもやけに用いるため、皮膚の軟化と潤いを保たせるグリセリンを、ステアリン酸、カカオ脂やサラシミツロウ等とともに、クリーム状とした外皮用薬です。

⚠ 使用上の注意

相談すること

1．次の人は使用前に医師又は薬剤師に相談してください
　（1）薬などによりアレルギー症状を起こしたことがある人。
　（2）湿潤やただれのひどい人。

2．使用後、次の症状があらわれた場合は副作用の可能性があるので、直ちに使用を中止し、
　　この文書を持って医師又は薬剤師に相談してください

関係部位	症　　　　状
皮膚	発疹・発赤、かゆみ

効能・効果
ひび、あかぎれ、しもやけ

成分と作用

100 g 中に次の成分を含んでいます。

成　　分	100 g 中	作　　　　用
ステアリン酸	10.0 g	基剤。
グリセリン	16.0 g	保湿剤。
カカオ脂	2.0 g	基剤。
流動パラフィン	1.0 g	基剤。
サラシミツロウ	1.0 g	基剤。
トリエタノールアミン	4.0 g	乳化剤。
精製水又は精製水（容器入り）	適　量	溶剤。

用法・用量
適宜、患部に塗布します。
＜用法・用量に関連する注意＞
（1）用法・用量を厳守してください。
（2）小児に使用させる場合には、保護者の指導監督のもとに使用させてください。
（3）目に入らないように注意してください。万一、目に入った場合には、すぐに水又はぬるま湯で
　　　洗ってください。なお、症状が重い場合には、眼科医の診療を受けてください。
（4）外用にのみ使用してください。

保管及び取扱い上の注意
（1）直射日光の当たらない涼しい所に密栓して保管してください。
（2）小児の手の届かない所に保管してください。
（3）他の容器に入れ替えないでください（誤用の原因になったり品質が変わります。）。

■お問い合わせ先

製造販売元

【外部の容器又は外部の被包に記載すべき事項】
注意
1．次の人は使用前に医師又は薬剤師に相談してください
（1）薬などによりアレルギー症状を起こしたことがある人。
（2）湿潤やただれのひどい人。
1′．使用が適さない場合があるので、使用前に医師又は薬剤師に相談してください
〔1．の項目の記載に際し、十分な記載スペースがない場合には1′．を記載すること。〕
2．使用に際しては、説明文書をよく読んでください
3．直射日光の当たらない湿気の少ない涼しい所に密栓して保管してください
4．小児の手の届かない所に保管してください
5．その他
（1）医薬品副作用被害救済制度に関するお問い合わせ先
（独）医薬品医療機器総合機構
http：//www.pmda.go.jp/kenkouhigai.html
電話　0120-149-931（フリーダイヤル）
（2）この薬に関するお問い合わせ先
○○薬局
管理薬剤師：○○○○
受付時間：○○時○○分から○○時○○分まで（但し○○日は除く）
電話：03（○○○○）○○○○
ＦＡＸ：03（○○○○）○○○○

湿疹・皮膚炎用薬（副腎皮質ホルモン含有製剤）

> この説明書は本剤とともに保管し、使用に際しては必ずお読みください。

コーチ・Ｚ軟膏

　コーチ・Ｚ軟膏は、抗炎症・抗アレルギー・鎮痒作用のあるヒドロコルチゾン酢酸エステルを収れん・保護作用を持つ亜鉛華軟膏に練合した湿疹やかぶれ等に用いる外皮用薬です。

⚠ 使用上の注意

⊗ してはいけないこと
（守らないと現在の症状が悪化したり、副作用が起こりやすくなります）
1. 次の部位には使用しないでください
　　水痘（水ぼうそう）、みずむし・たむし等又は化膿している患部。
2. 顔面には、広範囲に使用しないでください
3. 長期連用しないでください

相談すること
1. 次の人は使用前に医師又は薬剤師に相談してください
　（1）医師の治療を受けている人。
　（2）妊婦又は妊娠していると思われる人。
　（3）薬などによりアレルギー症状を起こしたことがある人。
　（4）患部が広範囲の人。
　（5）湿潤やただれのひどい人。

2. 使用後、次の症状があらわれた場合は副作用の可能性があるので、直ちに使用を中止し、この文書を持って医師又は薬剤師に相談してください

関係部位	症　　　状
皮膚	発疹・発赤、かゆみ
皮膚（患部）	みずむし・たむし等の白癬、にきび、化膿症状、持続的な刺激感

3. 5〜6日間位使用しても症状がよくならない場合は使用を中止し、この文書を持って医師又は薬剤師に相談してください

効能・効果
湿疹・皮膚炎、ただれ、かぶれ

成分と作用
100 g 中に次の成分を含んでいます。

成　　　分	100 g 中	作　　　　　　用
ヒドロコルチゾン酢酸エステル	0.5 g	抗炎症作用、抗アレルギー作用、鎮痒作用を発揮します。
亜鉛華軟膏	適　量	局所の収れん、保護、緩和な防腐作用を発揮します。

用法・用量
適宜、患部に塗布します。
＜用法・用量に関連する注意＞
（1）用法・用量を厳守してください。
（2）小児に使用させる場合には、保護者の指導監督のもとに使用させてください。
（3）目に入らないように注意してください。万一、目に入った場合には、すぐに水又はぬるま湯で洗ってください。なお、症状が重い場合には、眼科医の診療を受けてください。
（4）外用にのみ使用してください。

保管及び取扱い上の注意
（1）直射日光の当たらない湿気の少ない涼しい所に密栓して保管してください。
（2）小児の手の届かない所に保管してください。
（3）他の容器に入れ替えないでください（誤用の原因になったり品質が変わります。）。

■お問い合わせ先

製造販売元

【外部の容器又は外部の被包に記載すべき事項】
注意
1．次の部位には使用しないでください
　　水痘（水ぼうそう）、みずむし・たむし等又は化膿している患部。
2．顔面には、広範囲に使用しないでください
3．次の人は使用前に医師又は薬剤師に相談してください
　（1）医師の治療を受けている人。
　（2）妊婦又は妊娠していると思われる人。
　（3）薬などによりアレルギー症状を起こしたことがある人。
　（4）患部が広範囲の人。
　（5）湿潤やただれのひどい人。
3′．使用が適さない場合があるので、使用前に医師又は薬剤師に相談してください
　〔3．の項目の記載に際し、十分な記載スペースがない場合には3′．を記載すること。〕
4．使用に際しては、説明文書をよく読んでください
5．直射日光の当たらない湿気の少ない涼しい所に密栓して保管してください
6．小児の手の届かない所に保管してください
7．その他
　（1）医薬品副作用被害救済制度に関するお問い合わせ先
　　　（独）医薬品医療機器総合機構
　　　http://www.pmda.go.jp/kenkouhigai.html
　　　電話　0120-149-931（フリーダイヤル）
　（2）この薬に関するお問い合わせ先
　　　○○薬局
　　　管理薬剤師：○○○○
　　　受付時間：○○時○○分から○○時○○分まで（但し○○日は除く）
　　　電話：03（○○○○）○○○○
　　　ＦＡＸ：03（○○○○）○○○○

皮膚軟化・ひび・あかぎれ・しもやけ用薬

この説明書は本剤とともに保管し、使用に際しては必ずお読みください。

E・V軟膏

　E・V軟膏は、*dl*-カンフルの局所刺激・鎮痒作用、トコフェロール酢酸エステルの末梢循環障害改善作用、*l*-メントールの局所刺激・清涼感を期待し、これらを白色ワセリンに練合したひび、あかぎれ、しもやけ等に用いる外皮用薬です。

⚠ 使用上の注意

相談すること

１．次の人は使用前に医師又は薬剤師に相談してください
　（１）薬などによりアレルギー症状を起こしたことがある人。
　（２）湿潤やただれのひどい人。

２．使用後、次の症状があらわれた場合は副作用の可能性があるので、直ちに使用を中止し、この文書を持って医師又は薬剤師に相談してください

関係部位	症　　　状
皮膚	発疹・発赤、かゆみ

効能・効果
ひび、あかぎれ、しもやけ、肌あれ

成分と作用

100 g 中に次の成分を含んでいます。

成　　分	100 g 中	作　　　　用
dl-カンフル	5.0 g	痒みを抑えます。
トコフェロール酢酸エステル	0.5 g	血行を促進します。
l-メントール	2.0 g	痒みを抑えます。
白色ワセリン	適　量	基剤。

用法・用量
適宜、患部に塗布します。
＜用法・用量に関連する注意＞
（１）用法・用量を厳守してください。
（２）小児に使用させる場合には、保護者の指導監督のもとに使用させてください。
（３）目に入らないように注意してください。万一、目に入った場合には、すぐに水又はぬるま湯で洗ってください。なお、症状が重い場合には、眼科医の診療を受けてください。
（４）外用にのみ使用してください。

保管及び取扱い上の注意
（１）直射日光の当たらない湿気の少ない涼しい所に密栓して保管してください。
（２）小児の手の届かない所に保管してください。
（３）他の容器に入れ替えないでください（誤用の原因になったり品質が変わります。）。

■お問い合わせ先

製造販売元

【外部の容器又は外部の被包に記載すべき事項】

注意
1．次の人は使用前に医師又は薬剤師に相談してください
　（1）薬などによりアレルギー症状を起こしたことがある人。
　（2）湿潤やただれのひどい人。
1′．使用が適さない場合があるので、使用前に医師又は薬剤師に相談してください
　　〔1．の項目の記載に際し、十分な記載スペースがない場合には1′．を記載すること。〕
2．使用に際しては、説明文書をよく読んでください
3．直射日光の当たらない湿気の少ない涼しい所に密栓して保管してください
4．小児の手の届かない所に保管してください
5．その他
　（1）医薬品副作用被害救済制度に関するお問い合わせ先
　　　（独）医薬品医療機器総合機構
　　　http://www.pmda.go.jp/kenkouhigai.html
　　　電話　0120-149-931（フリーダイヤル）
　（2）この薬に関するお問い合わせ先
　　　○○薬局
　　　管理薬剤師：○○○○
　　　受付時間：○○時○○分から○○時○○分まで（但し○○日は除く）
　　　電話：03（○○○○）○○○○
　　　ＦＡＸ：03（○○○○）○○○○

【151】

皮膚軟化・ひび・あかぎれ・しもやけ用薬

> この説明書は本剤とともに保管し、
> 使用に際しては必ずお読みください。

U・E・Hクリーム

　U・E・Hクリームは、皮膚の水分保有力を増す働きのある尿素に、末梢循環障害改善作用のあるトコフェロール酢酸エステルを親水クリームに練合した、皮膚乾燥症等に用いる外皮用薬です。

⚠ 使用上の注意

相談すること

1. 次の人は使用前に医師又は薬剤師に相談してください
   （1）薬などによりアレルギー症状を起こしたことがある人。
   （2）湿潤やただれのひどい人。

2. 使用後、次の症状があらわれた場合は副作用の可能性があるので、直ちに使用を中止し、この文書を持って医師又は薬剤師に相談してください

関係部位	症　　　　状
皮膚	発疹・発赤、かゆみ

効能・効果
皮膚乾燥症（肌あれ、さめ肌、かゆみ）、ひび、あかぎれ、しもやけ

成分と作用

100 g 中に次の成分を含んでいます。

成　　分	100 g 中	作　　　　用
尿素	5.0 g	角質内水分保有力増強作用を発揮します。
トコフェロール酢酸エステル	0.5 g	末梢循環障害改善作用を発揮します。
親水クリーム	適　量	基剤。

用法・用量
適宜、患部に塗布します。
＜用法・用量に関連する注意＞
（1）用法・用量を厳守してください。
（2）小児に使用させる場合には、保護者の指導監督のもとに使用させてください。
（3）目に入らないように注意してください。万一、目に入った場合には、すぐに水又はぬるま湯で洗ってください。なお、症状が重い場合には、眼科医の診療を受けてください。
（4）外用にのみ使用してください。

保管及び取扱い上の注意
（1）直射日光の当たらない湿気の少ない涼しい所に密栓して保管してください。
（2）小児の手の届かない所に保管してください。
（3）他の容器に入れ替えないでください（誤用の原因になったり品質が変わります。）。

■お問い合わせ先

製造販売元

【外部の容器又は外部の被包に記載すべき事項】
注意
1. 次の人は使用前に医師又は薬剤師に相談してください

B—330

（1）薬などによりアレルギー症状を起こしたことがある人。
（2）湿潤やただれのひどい人。
1′．使用が適さない場合があるので、使用前に医師又は薬剤師に相談してください
　　〔1．の項目の記載に際し、十分な記載スペースがない場合には1′．を記載すること。〕
2．使用に際しては、説明文書をよく読んでください
3．直射日光の当たらない湿気の少ない涼しい所に密栓して保管してください
4．小児の手の届かない所に保管してください
5．その他
（1）医薬品副作用被害救済制度に関するお問い合わせ先
　　（独）医薬品医療機器総合機構
　　http://www.pmda.go.jp/kenkouhigai.html
　　電話　0120-149-931（フリーダイヤル）
（2）この薬に関するお問い合わせ先
　　○○薬局
　　管理薬剤師：○○○○
　　受付時間：○○時○○分から○○時○○分まで（但し○○日は除く）
　　電話：03（○○○○）○○○○
　　ＦＡＸ：03（○○○○）○○○○

毛髪用薬

> この説明書は本剤とともに保管し、
> 使用に際しては必ずお読みください。

クロラール・サリチル酸精

クロラール・サリチル酸精は、毛根を刺激し発毛を促す抱水クロラールに、角質軟化作用のあるサリチル酸とヒマシ油を加え、これらをエタノールに溶解した、ふけ・かゆみに用いる毛髪用外皮用薬です。

⚠ 使用上の注意

✗ してはいけないこと
（守らないと現在の症状が悪化したり、副作用・事故が起こりやすくなります）
次の部位には使用しないでください
　（1）目や目の周囲、粘膜等。
　（2）傷口、湿疹等のある頭皮。

相談すること
1．次の人は使用前に医師又は薬剤師に相談してください
　　薬などによりアレルギー症状を起こしたことがある人。

2．使用後、次の症状があらわれた場合は副作用の可能性があるので、直ちに使用を中止し、この文書を持って医師又は薬剤師に相談してください

関係部位	症　　状
皮膚（頭皮）	発疹・発赤、かゆみ

効能・効果
ふけ、かゆみ

成分と作用
100 mL 中に次の成分を含んでいます。

成　　分	100 mL 中	作　　用
抱水クロラール	5.0 g	毛根を刺激して発毛を促します。
サリチル酸	1.0 g	角質軟化・防腐作用を発揮します。
dl-又はl-メントール	0.5 g	局所刺激作用を発揮します。
ヒマシ油	10.0 mL	溶剤。
芳香剤	微　量	矯臭の働きをします。
厚生省令で定めた医薬品等に使用することができるタール色素 別表1又は2（緑色色素）	微　量	着色剤。
エタノール	適　量	溶剤。

用法・用量
適宜、患部に塗布します。
＜用法・用量に関連する注意＞
（1）用法・用量を厳守してください。
（2）小児に使用させる場合には、保護者の指導監督のもとに使用させてください。
（3）目に入らないように注意してください。万一、目に入った場合には、すぐに水又はぬるま湯で洗ってください。なお、症状が重い場合には、眼科医の診療を受けてください。
（4）頭皮用にのみ使用してください。

保管及び取扱い上の注意
（1）直射日光の当たらない湿気の少ない涼しい所に密栓して保管してください。
（2）小児の手の届かない所に保管してください。
（3）他の容器に入れ替えないでください（誤用の原因になったり品質が変わります。）。
（4）火気に近づけないでください。

■お問い合わせ先

製造販売元

【外部の容器又は外部の被包に記載すべき事項】
注意
1．次の部位には使用しないでください
　（1）目や目の周囲、粘膜等。
　（2）傷口、湿疹等のある頭皮。
2．次の人は使用前に医師又は薬剤師に相談してください
　　薬などによりアレルギー症状を起こしたことがある人。
2′．使用が適さない場合があるので、使用前に医師又は薬剤師に相談してください
　　〔2．の項目の記載に際し、十分な記載スペースがない場合には2′．を記載すること。〕
3．使用に際しては、説明文書をよく読んでください
4．直射日光の当たらない湿気の少ない涼しい所に密栓して保管してください
5．火気に近づけないでください
6．小児の手の届かない所に保管してください
7．その他
　（1）医薬品副作用被害救済制度に関するお問い合わせ先
　　　（独）医薬品医療機器総合機構
　　　http://www.pmda.go.jp/kenkouhigai.html
　　　電話　0120-149-931（フリーダイヤル）
　（2）この薬に関するお問い合わせ先
　　　○○薬局
　　　管理薬剤師：○○○○
　　　受付時間：○○時○○分から○○時○○分まで（但し○○日は除く）
　　　電話：03（○○○○）○○○○
　　　ＦＡＸ：03（○○○○）○○○○

B—333

毛髪用薬

> この説明書は本剤とともに保管し、
> 服用に際しては必ずお読みください。

トウガラシ・サリチル酸精

　トウガラシ・サリチル酸精は、局所を刺激し血行をよくするトウガラシチンキに、角質軟化作用のあるサリチル酸、防腐・鎮痒作用のある液状フェノール、揮発防止の目的でヒマシ油を加え、これらをエタノールに溶解した、ふけ・かゆみに用いる毛髪用外皮用薬です。

⚠ 使用上の注意

❌ してはいけないこと
（守らないと現在の症状が悪化したり、副作用・事故が起こりやすくなります）
次の部位には使用しないでください
　（1）目や目の周囲、粘膜等。
　（2）傷口、湿疹等のある頭皮。

相談すること
1．次の人は使用前に医師又は薬剤師に相談してください
　　薬などによりアレルギー症状を起こしたことがある人。

2．使用後、次の症状があらわれた場合は副作用の可能性があるので、直ちに使用を中止し、この文書を持って医師又は薬剤師に相談してください

関係部位	症　　状
皮膚（頭皮）	発疹・発赤、かゆみ、痛み

効能・効果
ふけ、かゆみ

成分と作用
100 mL 中に次の成分を含んでいます。

成　　分	100 mL 中	作　　　　用
トウガラシチンキ	4.0 mL	局所を刺激し、血行を改善します。
サリチル酸	5.0 g	角質軟化・防腐作用を発揮します。
液状フェノール	2.0 mL	局所刺激作用を発揮します。
ヒマシ油	10.0 mL	溶剤。
芳香剤	微　量	矯臭の働きをします。
エタノール	適　量	溶剤。

用法・用量
適宜、患部に塗布します。
＜用法・用量に関連する注意＞
（1）用法・用量を厳守してください。
（2）小児に使用させる場合には、保護者の指導監督のもとに使用させてください。
（3）目に入らないように注意してください。万一、目に入った場合には、すぐに水又はぬるま湯で洗ってください。なお、症状が重い場合には、眼科医の診療を受けてください。
（4）頭皮用にのみ使用してください。

保管及び取扱い上の注意
（1）直射日光の当たらない湿気の少ない涼しい所に密栓して保管してください。
（2）小児の手の届かない所に保管してください。
（3）他の容器に入れ替えないでください（誤用の原因になったり品質が変わります。）。
（4）火気に近づけないでください。

■お問い合わせ先

製造販売元

【外部の容器又は外部の被包に記載すべき事項】

注意
1．次の部位には使用しないでください
　（1）目や目の周囲、粘膜等。
　（2）傷口、湿疹等のある頭皮。
2．次の人は使用前に医師又は薬剤師に相談してください
　　薬などによりアレルギー症状を起こしたことがある人。
2'．使用が適さない場合があるので、使用前に医師又は薬剤師に相談してください
　　〔2．の項目の記載に際し、十分な記載スペースがない場合には2'．を記載すること。〕
3．使用に際しては、説明文書をよく読んでください
4．直射日光の当たらない湿気の少ない涼しい所に密栓して保管してください
5．火気に近づけないでください
6．小児の手の届かない所に保管してください
7．その他
　（1）医薬品副作用被害救済制度に関するお問い合わせ先
　　　（独）医薬品医療機器総合機構
　　　http://www.pmda.go.jp/kenkouhigai.html
　　　電話　0120-149-931（フリーダイヤル）
　（2）この薬に関するお問い合わせ先
　　　○○薬局
　　　管理薬剤師：○○○○
　　　受付時間：○○時○○分から○○時○○分まで（但し○○日は除く）
　　　電話：03（○○○○）○○○○
　　　ＦＡＸ：03（○○○○）○○○○

毛髪用薬

> この説明書は本剤とともに保管し、使用に際しては必ずお読みください。

サリチル酸・フェノール軟膏

　サリチル酸・フェノール軟膏は、角質軟化作用のあるサリチル酸と防腐・鎮痒作用のあるフェノールを軟膏基剤に練合した、ふけ・かゆみに用いる毛髪用外皮用薬です。

⚠ 使用上の注意

❌ してはいけないこと
（守らないと現在の症状が悪化したり、副作用・事故が起こりやすくなります）
次の部位には使用しないでください
　（1）目や目の周囲、粘膜等。
　（2）傷口、湿疹等のある頭皮。

相談すること
1．次の人は使用前に医師又は薬剤師に相談してください
　　薬などによりアレルギー症状を起こしたことがある人。

2．使用後、次の症状があらわれた場合は副作用の可能性があるので、直ちに使用を中止し、この文書を持って医師又は薬剤師に相談してください

関係部位	症　　　　状
皮膚（頭皮）	発疹・発赤、かゆみ

効能・効果
ふけ、かゆみ

成分と作用
100 g 中に次の成分を含んでいます。

成　　分	100 g 中	作　　用
フェノール	3.0 g	殺菌防腐作用、局所刺激作用、鎮痒作用を発揮し、毛根を刺激し、毛根の発生を促します。
サリチル酸、細末	5.0 g	
芳香剤	微　量	矯臭の働きをします。
白色ワセリン又は適当な軟膏基剤	適　量	基剤。

用法・用量
適宜、患部に塗布します。
＜用法・用量に関連する注意＞
（1）用法・用量を厳守してください。
（2）小児に使用させる場合には、保護者の指導監督のもとに使用させてください。
（3）目に入らないように注意してください。万一、目に入った場合には、すぐに水又はぬるま湯で洗ってください。なお、症状が重い場合には、眼科医の診療を受けてください。
（4）頭皮用にのみ使用してください。

保管及び取扱い上の注意
（1）直射日光の当たらない湿気の少ない涼しい所に密栓して保管してください。
（2）小児の手の届かない所に保管してください。
（3）他の容器に入れ替えないでください（誤用の原因になったり品質が変わります。）。

■お問い合わせ先

製造販売元

【外部の容器又は外部の被包に記載すべき事項】

注意
1．次の部位には使用しないでください
　（1）目や目の周囲、粘膜等。
　（2）傷口、湿疹等のある頭皮。
2．次の人は使用前に医師又は薬剤師に相談してください
　　薬などによりアレルギー症状を起こしたことがある人。
2′．使用が適さない場合があるので、使用前に医師又は薬剤師に相談してください
　　〔2．の項目の記載に際し、十分な記載スペースがない場合には2′．を記載すること。〕
3．使用に際しては、説明文書をよく読んでください
4．直射日光の当たらない湿気の少ない涼しい所に密栓して保管してください
5．小児の手の届かない所に保管してください
6．その他
　（1）医薬品副作用被害救済制度に関するお問い合わせ先
　　　（独）医薬品医療機器総合機構
　　　http://www.pmda.go.jp/kenkouhigai.html
　　　電話　0120-149-931（フリーダイヤル）
　（2）この薬に関するお問い合わせ先
　　　○○薬局
　　　管理薬剤師：○○○○
　　　受付時間：○○時○○分から○○時○○分まで（但し○○日は除く）
　　　電話：03（○○○○）○○○○
　　　ＦＡＸ：03（○○○○）○○○○

にきび用薬

> この説明書は本剤とともに保管し、
> 使用に際しては必ずお読みください。

イオウ・カンフルローション

イオウ・カンフルローションは、角質軟化作用を持つイオウと局所刺激・鎮痒作用のある *d*−又は *dl*−カンフルを主薬とした、にきびに用いるローションタイプの外皮用薬です。用時よく浸とうして塗布します。

⚠ 使用上の注意

相談すること

1. 次の人は使用前に医師又は薬剤師に相談してください
   （1）医師の治療を受けている人。
   （2）薬などによりアレルギー症状を起こしたことがある人。
   （3）患部が広範囲の人。
   （4）湿潤やただれのひどい人。
   （5）深い傷やひどいやけどの人。

2. 使用後、次の症状があらわれた場合は副作用の可能性があるので、直ちに使用を中止し、この文書を持って医師又は薬剤師に相談してください

関係部位	症　　　状
皮膚	発疹・発赤、かゆみ

3. 5～6日間位使用しても症状がよくならない場合は使用を中止し、この文書を持って医師又は薬剤師に相談してください

効能・効果
にきび

成分と作用

100 mL 中に次の成分を含んでいます。

成　　分	100 mL 中	作　　　　用
イオウ	6.0 g	殺菌作用、角質軟化作用を発揮します。
d−又は *dl*−カンフル	0.5 g	鎮痒作用を発揮します。
ヒドロキシプロピルセルロース	0.4 g	懸濁化剤。
水酸化カルシウム	0.1 g	pH 調整剤。
エタノール	0.4 mL	溶剤。
常水又は精製水又は精製水（容器入り）	適　量	溶剤。

用法・用量
用時よく浸とうして、適宜、手のひらにとり塗布します。
＜用法・用量に関連する注意＞
（1）用法・用量を厳守してください。
（2）小児に使用させる場合には、保護者の指導監督のもとに使用させてください。
（3）目に入らないように注意してください。万一、目に入った場合には、すぐに水又はぬるま湯で洗ってください。なお、症状が重い場合には、眼科医の診療を受けてください。
（4）外用にのみ使用してください。
（5）使用前によく振とうしてください。

保管及び取扱い上の注意
（1）直射日光の当たらない湿気の少ない涼しい所に密栓して保管してください。
（2）小児の手の届かない所に保管してください。
（3）他の容器に入れ替えないでください（誤用の原因になったり品質が変わります。）。

B—338

■お問い合わせ先

製造販売元

【外部の容器又は外部の被包に記載すべき事項】
注意
1．次の人は使用前に医師又は薬剤師に相談してください
　（1）医師の治療を受けている人。
　（2）薬などによりアレルギー症状を起こしたことがある人。
　（3）患部が広範囲の人。
　（4）湿潤やただれのひどい人。
　（5）深い傷やひどいやけどの人。
1′．使用が適さない場合があるので、使用前に医師又は薬剤師に相談してください
　　〔1．の項目の記載に際し、十分な記載スペースがない場合には1′．を記載すること。〕
2．使用に際しては、説明文書をよく読んでください
3．直射日光の当たらない湿気の少ない涼しい所に密栓して保管してください
4．小児の手の届かない所に保管してください
5．その他
　（1）医薬品副作用被害救済制度に関するお問い合わせ先
　　（独）医薬品医療機器総合機構
　　http://www.pmda.go.jp/kenkouhigai.html
　　電話　0120-149-931（フリーダイヤル）
　（2）この薬に関するお問い合わせ先
　　○○薬局
　　管理薬剤師：○○○○
　　受付時間：○○時○○分から○○時○○分まで（但し○○日は除く）
　　電話：03（○○○○）○○○○
　　ＦＡＸ：03（○○○○）○○○○

皮膚軟化・ひび・あかぎれ・しもやけ用薬

この説明書は本剤とともに保管し、使用に際しては必ずお読みください。

U・Hクリーム

　U・Hクリームは、皮膚の水分保有力を増す働きのある尿素を、親水クリームに練合した皮膚の角化症に用いる外皮用薬です。

⚠ 使用上の注意

相談すること

1．次の人は使用前に医師又は薬剤師に相談してください
　（1）薬などによりアレルギー症状を起こしたことがある人。
　（2）湿潤やただれのひどい人。

2．使用後、次の症状があらわれた場合は副作用の可能性があるので、直ちに使用を中止し、この文書を持って医師又は薬剤師に相談してください

関係部位	症　　　　　状
皮膚	発疹・発赤、かゆみ

効能・効果
手指のあれ、ひじ・ひざ・かかと・くるぶしの角化症、小児乾燥性の皮膚、老人の乾皮症、さめ肌

成分と作用

100 g 中に次の成分を含んでいます。

成　　　分	100 g 中	作　　　　　用
尿素	10.0 g	角質水分保持量増加作用及び角質溶解剥離作用を利用し、角化性皮膚疾患を改善します。
親水クリーム	適　量	基剤。

用法・用量
1日数回、患部に塗擦します。
＜用法・用量に関連する注意＞
（1）用法・用量を厳守してください。
（2）小児に使用させる場合には、保護者の指導監督のもとに使用させてください。
（3）目に入らないように注意してください。万一、目に入った場合には、すぐに水又はぬるま湯で洗ってください。なお、症状が重い場合には、眼科医の診療を受けてください。
（4）外用にのみ使用してください。

保管及び取扱い上の注意
（1）直射日光の当たらない湿気の少ない涼しい所に密栓して保管してください。
（2）小児の手の届かない所に保管してください。
（3）他の容器に入れ替えないでください（誤用の原因になったり品質が変わります。）。

■お問い合わせ先

製造販売元

【外部の容器又は外部の被包に記載すべき事項】
注意
1．次の人は使用前に医師又は薬剤師に相談してください

B—340

（1）薬などによりアレルギー症状を起こしたことがある人。
（2）湿潤やただれのひどい人。
1′．使用が適さない場合があるので、使用前に医師又は薬剤師に相談してください
　　〔1．の項目の記載に際し、十分な記載スペースがない場合には1′．を記載すること。〕
2．使用に際しては、説明文書をよく読んでください
3．直射日光の当たらない湿気の少ない涼しい所に密栓して保管してください
4．小児の手の届かない所に保管してください
5．その他
（1）医薬品副作用被害救済制度に関するお問い合わせ先
　　（独）医薬品医療機器総合機構
　　http://www.pmda.go.jp/kenkouhigai.html
　　電話　0120-149-931（フリーダイヤル）
（2）この薬に関するお問い合わせ先
　　○○薬局
　　管理薬剤師：○○○○
　　受付時間：○○時○○分から○○時○○分まで（但し○○日は除く）
　　電話：03（○○○○）○○○○
　　ＦＡＸ：03（○○○○）○○○○

鎮痛消炎薬

> この説明書は本剤とともに保管し、
> 使用に際しては必ずお読みください。

インドメタシン1％・M軟膏

　インドメタシン1％・M軟膏は、患部の筋肉や関節の痛みを緩解するインドメタシンを主薬とし、マクロゴール軟膏を基剤とした外皮用薬です。

⚠ 使用上の注意

⊗ してはいけないこと
（守らないと現在の症状が悪化したり、副作用が起こりやすくなります）
1．次の人は使用しないでください
　（1）本剤又は本剤の成分によりアレルギー症状を起こしたことがある人。
　（2）ぜんそくを起こしたことがある人。
2．次の部位には使用しないでください
　（1）目の周囲、粘膜等。
　（2）湿疹、かぶれ、傷口。
　（3）みずむし・たむし等又は化膿している患部。
3．長期連用しないでください

相談すること
1．次の人は使用前に医師又は薬剤師に相談してください
　（1）医師の治療を受けている人。
　（2）妊婦又は妊娠していると思われる人。
　（3）薬などによりアレルギー症状を起こしたことがある人。

2．使用後、次の症状があらわれた場合は副作用の可能性があるので、直ちに使用を中止し、この文書を持って医師又は薬剤師に相談してください

関係部位	症　　状
皮膚	発疹・発赤、かゆみ、はれ、ヒリヒリ感、熱感、乾燥感

3．5～6日間位使用しても症状がよくならない場合は使用を中止し、この文書を持って医師又は薬剤師に相談してください

効能・効果
関節痛、筋肉痛、腰痛、肩こりを伴う肩の痛み、腱鞘炎、肘の痛み、打撲、ねんざ

成分と作用
100 g 中に次の成分を含んでいます。

成　　分	100 g 中	作　　　　用
インドメタシン	1.0 g	筋肉、関節痛を緩解します。
l-メントール	3.0 g	芳香・矯臭の働きをします。
マクロゴール400	5.0 mL	溶解補助剤。
マクロゴール軟膏	適　量	基剤。

用法・用量

年　　齢	用法・用量
大人・小児（11才以上）	1日4回までとして、適量を患部に塗布する。1週間50 g までとする。
11才未満の小児	使用しないこと。

＜用法・用量に関連する注意＞
（1）用法・用量を厳守してください。
（2）11才以上の小児に使用させる場合には、保護者の指導監督のもとに使用させてください。
（3）目に入らないように注意してください。万一、目に入った場合には、すぐに水又はぬるま湯で洗ってください。なお、症状が重い場合には、眼科医の診療を受けてください。
（4）外用にのみ使用してください。
（5）1週間あたり50 g を超えて使用しないでください。

保管及び取扱い上の注意
（1）直射日光の当たらない湿気の少ない涼しい所に密栓して保管してください。
（2）小児の手の届かない所に保管してください。
（3）他の容器に入れ替えないでください（誤用の原因になったり品質が変わります。）。

■お問い合わせ先

製造販売元

【外部の容器又は外部の被包に記載すべき事項】
注意
1．次の人は使用しないでください
　（1）本剤又は本剤の成分によりアレルギー症状を起こしたことがある人。
　（2）ぜんそくを起こしたことがある人。
2．次の部位には使用しないでください
　（1）目の周囲、粘膜等。
　（2）湿疹、かぶれ、傷口。
　（3）みずむし・たむし等又は化膿している患部。
3．次の人は使用前に医師又は薬剤師に相談してください
　（1）医師の治療を受けている人。
　（2）妊婦又は妊娠していると思われる人。
　（3）薬などによりアレルギー症状を起こしたことがある人。
3′．使用が適さない場合があるので、使用前に医師又は薬剤師に相談してください
　〔3．の項目の記載に際し、十分な記載スペースがない場合には3′．を記載すること。〕
4．使用に際しては、説明文書をよく読んでください
5．直射日光の当たらない湿気の少ない涼しい所に密栓して保管してください
6．小児の手の届かない所に保管してください
7．その他
　（1）医薬品副作用被害救済制度に関するお問い合わせ先
　　　（独）医薬品医療機器総合機構
　　http://www.pmda.go.jp/kenkouhigai.html
　　　電話　0120-149-931（フリーダイヤル）
　（2）この薬に関するお問い合わせ先
　　　〇〇薬局
　　管理薬剤師：〇〇〇〇
　　受付時間：〇〇時〇〇分から〇〇時〇〇分まで（但し〇〇日は除く）
　　電話：03（〇〇〇〇）〇〇〇〇
　　ＦＡＸ：03（〇〇〇〇）〇〇〇〇

【158】

湿疹・皮膚炎用薬（副腎皮質ホルモン含有製剤）

> この説明書は本剤とともに保管し、使用に際しては必ずお読みください。

デキサメタゾン・C・P・V軟膏

　デキサメタゾン・C・P・V軟膏は、抗炎症・抗アレルギー・鎮痒作用を持つデキサメタゾン酢酸エステルに鎮痒作用のあるクロタミトンを加え、ゲル化炭化水素と白色ワセリンに練合した湿疹・皮膚炎等に用いる外皮用薬です。

⚠ 使用上の注意

⊗ してはいけないこと
（守らないと現在の症状が悪化したり、副作用が起こりやすくなります）
1．次の部位には使用しないでください
　　水痘（水ぼうそう）、みずむし・たむし等又は化膿している患部。
2．顔面には、広範囲に使用しないでください
3．長期連用しないでください

相談すること
1．次の人は使用前に医師又は薬剤師に相談してください
　（1）医師の治療を受けている人。
　（2）妊婦又は妊娠していると思われる人。
　（3）薬などによりアレルギー症状を起こしたことがある人。
　（4）患部が広範囲の人。
　（5）湿潤やただれのひどい人。

2．使用後、次の症状があらわれた場合は副作用の可能性があるので、直ちに使用を中止し、この文書を持って医師又は薬剤師に相談してください

関係部位	症　　状
皮膚	発疹・発赤、かゆみ、かぶれ、乾燥感、刺激性、熱感、ヒリヒリ感
皮膚（患部）	みずむし・たむし等の白癬、にきび、化膿症状、持続的な刺激感

3．5〜6日間位使用しても症状がよくならない場合は使用を中止し、この文書を持って医師又は薬剤師に相談してください

効能・効果
湿疹・皮膚炎、ただれ、かぶれ

成分と作用

100 g 中に次の成分を含んでいます。

成　　分	100 g 中	作　　　　用
デキサメタゾン酢酸エステル	0.025 g	抗炎症作用、抗アレルギー作用、鎮痒作用を発揮します。
クロタミトン	5.0 g	かゆみをしずめます。
ゲル化炭化水素	50 g	基剤。
白色ワセリン	適　量	基剤。

用法・用量
適宜、患部に塗布します。
＜用法・用量に関連する注意＞
（1）用法・用量を厳守してください。
（2）小児に使用させる場合には、保護者の指導監督のもとに使用させてください。
（3）目に入らないように注意してください。万一、目に入った場合には、すぐに水又はぬるま湯で洗ってください。なお、症状が重い場合には、眼科医の診療を受けてください。
（4）外用にのみ使用してください。

保管及び取扱い上の注意
（1）直射日光の当たらない湿気の少ない涼しい所に密栓して保管してください。

（２）小児の手の届かない所に保管してください。
（３）他の容器に入れ替えないでください（誤用の原因になったり品質が変わります。）。

■お問い合わせ先

製造販売元

【外部の容器又は外部の被包に記載すべき事項】
注意
1．次の部位には使用しないでください
　　水痘（水ぼうそう）、みずむし・たむし等又は化膿している患部。
2．顔面には、広範囲に使用しないでください
3．次の人は使用前に医師又は薬剤師に相談してください
　（１）医師の治療を受けている人。
　（２）妊婦又は妊娠していると思われる人。
　（３）薬などによりアレルギー症状を起こしたことがある人。
　（４）患部が広範囲の人。
　（５）湿潤やただれのひどい人。
3′．使用が適さない場合があるので、使用前に医師又は薬剤師に相談してください
　　〔3．の項目の記載に際し、十分な記載スペースがない場合には3′．を記載すること。〕
4．使用に際しては、説明文書をよく読んでください
5．直射日光の当たらない湿気の少ない涼しい所に密栓して保管してください
6．小児の手の届かない所に保管してください
7．その他
　（１）医薬品副作用被害救済制度に関するお問い合わせ先
　　　（独）医薬品医療機器総合機構
　　　http://www.pmda.go.jp/kenkouhigai.html
　　　電話　0120-149-931（フリーダイヤル）
　（２）この薬に関するお問い合わせ先
　　　○○薬局
　　　管理薬剤師：○○○○
　　　受付時間：○○時○○分から○○時○○分まで（但し○○日は除く）
　　　電話：03（○○○○）○○○○
　　　ＦＡＸ：03（○○○○）○○○○

湿疹・皮膚炎用薬（副腎皮質ホルモン含有製剤）

この説明書は本剤とともに保管し、
使用に際しては必ずお読みください。

デキサメタゾン・Hクリーム

⚠ 使用上の注意

❌ してはいけないこと

（守らないと現在の症状が悪化したり、副作用が起こりやすくなります）
1．次の部位には使用しないでください
　　水痘（水ぼうそう）、みずむし・たむし等又は化膿している患部。
2．顔面には、広範囲に使用しないでください
3．長期連用しないでください

相談すること

1．次の人は使用前に医師又は薬剤師に相談してください
　（1）医師の治療を受けている人。
　（2）妊婦又は妊娠していると思われる人。
　（3）薬などによりアレルギー症状を起こしたことがある人。
　（4）患部が広範囲の人。
　（5）湿潤やただれのひどい人。

2．使用後、次の症状があらわれた場合は副作用の可能性があるので、直ちに使用を中止し、
　　この文書を持って医師又は薬剤師に相談してください

関係部位	症　　状
皮膚	発疹・発赤、かゆみ
皮膚（患部）	みずむし・たむし等の白癬、にきび、化膿症状、持続的な刺激感

3．5～6日間位使用しても症状がよくならない場合は使用を中止し、この文書を持って医師
　　又は薬剤師に相談してください

効能・効果

湿疹・皮膚炎、かぶれ、あせも、かゆみ、しもやけ、虫さされ、じんましん

成分と作用

100 g 中に次の成分を含んでいます。

成　　分	100 g 中	作　　用
デキサメタゾン酢酸エステル	0.025 g	抗炎症作用、抗アレルギー作用、鎮痒作用を発揮します。
親水クリーム	適　量	基剤。

用法・用量

適宜、患部に塗布します。
＜用法・用量に関連する注意＞
（1）用法・用量を厳守してください。
（2）小児に使用させる場合には、保護者の指導監督のもとに使用させてください。
（3）目に入らないように注意してください。万一、目に入った場合には、すぐに水又はぬるま湯で
　　洗ってください。なお、症状が重い場合には、眼科医の診療を受けてください。
（4）外用にのみ使用してください。

保管及び取扱い上の注意

（1）直射日光の当たらない湿気の少ない涼しい所に密栓して保管してください。
（2）小児の手の届かない所に保管してください。
（3）他の容器に入れ替えないでください（誤用の原因になったり品質が変わります。）。

■お問い合わせ先

製造販売元

【外部の容器又は外部の被包に記載すべき事項】
注意
1．次の部位には使用しないでください
　　水痘（水ほうそう）、みずむし・たむし等又は化膿している患部。
2．顔面には、広範囲に使用しないでください
3．次の人は使用前に医師又は薬剤師に相談してください
　（1）医師の治療を受けている人
　（2）妊婦又は妊娠していると思われる人。
　（3）薬などによりアレルギー症状を起こしたことがある人。
　（4）患部が広範囲の人。
　（5）湿潤やただれのひどい人。
3′．使用が適さない場合があるので、使用前に医師又は薬剤師に相談してください
　　〔3．の項目の記載に際し、十分な記載スペースがない場合には3′．を記載すること。〕
4．使用に際しては、説明文書をよく読んでください
5．直射日光の当たらない湿気の少ない涼しい所に密栓して保管してください
6．小児の手の届かない所に保管してください
7．その他
　（1）医薬品副作用被害救済制度に関するお問い合わせ先
　　　（独）医薬品医療機器総合機構
　　　http://www.pmda.go.jp/kenkouhigai.html
　　　電話　0120-149-931（フリーダイヤル）
　（2）この薬に関するお問い合わせ先
　　　○○薬局
　　　管理薬剤師：○○○○
　　　受付時間：○○時○○分から○○時○○分まで（但し○○日は除く）
　　　電話：03（○○○○）○○○○
　　　ＦＡＸ：03（○○○○）○○○○

皮膚殺菌消毒薬

> この説明書は本剤とともに保管し、
> 使用に際しては必ずお読みください。

皮膚消毒液

　皮膚消毒液は、殺菌消毒剤のベンザルコニウム塩化物液（10%）に局所麻酔剤のジブカイン塩酸塩、局所血管収縮薬のナファゾリン塩酸塩を精製水に溶解した創傷面や肛門の消毒等に用いる消毒薬です。

⚠ 使用上の注意

👤 相談すること

1．次の人は使用前に医師又は薬剤師に相談してください
　（1）医師の治療を受けている人。
　（2）薬などによりアレルギー症状を起こしたことがある人。
　（3）患部が広範囲の人。
　（4）深い傷やひどいやけどの人。

2．使用後、次の症状があらわれた場合は副作用の可能性があるので、直ちに使用を中止し、この文書を持って医師又は薬剤師に相談してください

関係部位	症　　　　状
皮膚	発疹・発赤、かゆみ

3．5～6日間位使用しても症状がよくならない場合は使用を中止し、この文書を持って医師又は薬剤師に相談してください

効能・効果
すり傷、きり傷、靴ずれ、創傷面の殺菌・消毒、痔疾時の肛門消毒

成分と作用

100 mL 中に次の成分を含んでいます。

成　　　　分	100 mL 中	作　　　　　用
ベンザルコニウム塩化物液（10%）	1.0 mL	殺菌・消毒作用を発揮します。
ジブカイン塩酸塩	0.1 g	局所麻酔作用を発揮します。
ナファゾリン塩酸塩	0.1 g	止血作用を発揮します。
ハッカ水	2.0 mL	患部に清涼感を与えます。
プロピレングリコール	3.0 mL	溶解補助剤。
精製水又は精製水（容器入り）	適　量	溶剤。

用法・用量
1日数回、適宜患部に塗布するか、又は脱脂綿・ガーゼにしみこませて清拭します。
＜用法・用量に関連する注意＞
（1）用法・用量を厳守してください。
（2）小児に使用させる場合には、保護者の指導監督のもとに使用させてください。
（3）目に入らないように注意してください。万一、目に入った場合には、すぐに水又はぬるま湯で洗ってください。なお、症状が重い場合には、眼科医の診療を受けてください。
（4）外用にのみ使用してください。

保管及び取扱い上の注意
（1）直射日光の当たらない湿気の少ない涼しい所に密栓して保管してください。
（2）小児の手の届かない所に保管してください。
（3）他の容器に入れ替えないでください（誤用の原因になったり品質が変わります。）。

■お問い合わせ先

B—348

製造販売元

【外部の容器又は外部の被包に記載すべき事項】

注意
1．次の人は使用前に医師又は薬剤師に相談してください
　（1）医師の治療を受けている人。
　（2）薬などによりアレルギー症状を起こしたことがある人。
　（3）患部が広範囲の人。
　（4）深い傷やひどいやけどの人。
1′．使用が適さない場合があるので、使用前に医師又は薬剤師に相談してください
　　〔1．の項目の記載に際し、十分な記載スペースがない場合には1′．を記載すること。〕
2．使用に際しては、説明文書をよく読んでください
3．直射日光の当たらない湿気の少ない涼しい所に密栓して保管してください
4．小児の手の届かない所に保管してください
5．その他
　（1）医薬品副作用被害救済制度に関するお問い合わせ先
　　　（独）医薬品医療機器総合機構
　　　http://www.pmda.go.jp/kenkouhigai.html
　　　電話　0120-149-931（フリーダイヤル）
　（2）この薬に関するお問い合わせ先
　　　○○薬局
　　　管理薬剤師：○○○○
　　　受付時間：○○時○○分から○○時○○分まで（但し○○日は除く）
　　　電話：03（○○○○）○○○○
　　　ＦＡＸ：03（○○○○）○○○○

乗物酔い薬

> この説明書は本剤とともに保管し、服用に際しては必ずお読みください。

よい止め2号

　よい止め2号は、スコポラミン臭化水素酸塩水和物の吐き気、嘔吐、悪心を抑える作用、タンニン酸ジフェンヒドラミンの制吐作用を期待し、これらに眠気を抑えるジプロフィリン、カフェイン水和物や自律神経調節作用のあるピリドキシン塩酸塩を配合した乗物酔い等に用いる内服薬です。

⚠ 使用上の注意

⊗ してはいけないこと
（守らないと現在の症状が悪化したり、副作用・事故が起こりやすくなります）
1. 本剤を服用している間は、次のいずれの医薬品も服用しないでください
　　他の乗物酔い薬、かぜ薬、解熱鎮痛薬、鎮静薬、鎮咳去痰薬、胃腸鎮痛鎮痙薬、抗ヒスタミン剤を含有する内服薬等（鼻炎用内服薬、アレルギー用薬等）
2. 服用後、乗物又は機械類の運転操作をしないでください
　　（眠気や目のかすみ、異常なまぶしさ等の症状があらわれることがあります。）
3. 授乳中の人は本剤を服用しないか、本剤を服用する場合は授乳を避けてください
　　（母乳に移行して乳児の脈が速くなることがあります。）

相談すること
1. 次の人は服用前に医師又は薬剤師に相談してください
　（1）医師の治療を受けている人。
　（2）妊婦又は妊娠していると思われる人。
　（3）高齢者。
　（4）薬などによりアレルギー症状を起こしたことがある人。
　（5）次の症状のある人。
　　　排尿困難
　（6）次の診断を受けた人
　　　緑内障、心臓病、てんかん、甲状腺機能障害

2. 服用後、次の症状があらわれた場合は副作用の可能性があるので、直ちに服用を中止し、この文書を持って医師又は薬剤師に相談してください

関係部位	症　　状
皮膚	発疹・発赤、かゆみ
精神神経系	頭痛
循環器	動悸
泌尿器	排尿困難
その他	顔のほてり、異常なまぶしさ

3. 服用後、次の症状があらわれることがあるので、このような症状の持続又は増強が見られた場合には、服用を中止し、この文書を持って医師又は薬剤師に相談してください
　　口のかわき、便秘、眠気、目のかすみ

効能・効果
乗物酔いによるめまい・吐き気・頭痛の予防及び緩和

成分と作用
2.5g（大人1回量）中に次の成分を含んでいます。

成　　分	2.5g中	作　　　用
タンニン酸ジフェンヒドラミン	0.05g	自律神経に働き、乗物酔い症状を予防・緩和します。
スコポラミン臭化水素酸塩水和物	0.00015g	自律神経の興奮状態を緩和し、めまい・吐き気を鎮めます。
ジプロフィリン	0.03g	揺れによって起こる感覚の混乱を抑制し、乗物酔いを予防します。
カフェイン水和物	0.03g	脳血管に働き、頭痛を鎮めます。
l-メントール	0.03g	矯味・矯臭の働きをします。
ピリドキシン塩酸塩	0.01g	悪心、嘔吐を緩和します。

デンプン、乳糖水和物又はこれらの混合物	適　量	賦形剤。

用法・用量

1回量を次のとおりとし、乗物酔いの予防には乗車船30分前に服用します。ただし、追加服用する場合は、4時間以上の間をおいて服用します。
なお、1日の服用回数は3回までとします。

年　齢	1回量	1日服用回数
大人（15才以上）	1包2.5g	
11才以上15才未満	大人の2／3	
7才以上11才未満	大人の1／2	3回まで
3才以上7才未満	大人の1／3	
3才未満の乳幼児	服用しないこと	

＜用法・用量に関連する注意＞
（1）用法・用量を厳守してください。
（2）小児に服用させる場合には、保護者の指導監督のもとに服用させてください。

保管及び取扱い上の注意

（1）直射日光の当たらない湿気の少ない涼しい所に保管してください。
（2）小児の手の届かない所に保管してください。
（3）他の容器に入れ替えないでください（誤用の原因になったり品質が変わります。）。
（4）1包の分割した残りを服用する場合には、残量を記載して保管し、2日以内に服用してください。

■お問い合わせ先

製造販売元

【外部の容器又は外部の被包に記載すべき事項】

注意
1．服用後、乗物又は機械類の運転操作をしないでください
2．授乳中の人は本剤を服用しないか、本剤を服用する場合は授乳を避けてください
3．次の人は服用前に医師又は薬剤師に相談してください
　（1）医師の治療を受けている人。
　（2）妊婦又は妊娠していると思われる人。
　（3）高齢者。
　（4）薬などによりアレルギー症状を起こしたことがある人。
　（5）次の症状のある人。
　　　排尿困難
　（6）次の診断を受けた人.
　　　緑内障、心臓病、てんかん、甲状腺機能障害
3′．服用が適さない場合があるので、服用前に医師又は薬剤師に相談してください
　〔3．の項目の記載に際し、十分な記載スペースがない場合には3′．を記載すること。〕
4．服用に際しては、説明文書をよく読んでください
5．直射日光の当たらない湿気の少ない涼しい所に保管してください
6．小児の手の届かない所に保管してください
7．その他
　（1）医薬品副作用被害救済制度に関するお問い合わせ先
　　　（独）医薬品医療機器総合機構
　　　http：//www.pmda.go.jp/kenkouhigai.html
　　　電話　0120-149-931（フリーダイヤル）
　（2）この薬に関するお問い合わせ先
　　　○○薬局
　　　管理薬剤師：○○○○
　　　受付時間：○○時○○分から○○時○○分まで（但し○○日は除く）
　　　電話：03（○○○○）○○○○
　　　ＦＡＸ：03（○○○○）○○○○

駆虫薬

> この説明書は本剤とともに保管し、
> 服用に際しては必ずお読みください。

カイニン酸・サントニン散

　カイニン酸・サントニン散は、回虫駆除に効果のあるカイニン酸水和物とサントニンを配合した内服薬です。

⚠ 使用上の注意

⊗ してはいけないこと
（守らないと現在の症状が悪化したり、副作用が起こりやすくなります）
1．本剤を服用している間は、次のいずれの医薬品も服用しないでください
　　他の駆虫薬、ヒマシ油
2．3回以上続けて服用しないでください
　　なお、再度駆虫を必要とする場合は、1カ月以上の間隔を置いてください。

相談すること
1．次の人は服用前に医師又は薬剤師に相談してください
　（1）医師の治療を受けている人。
　（2）妊婦又は妊娠していると思われる人。
　（3）3カ月以上1才未満の乳児。
　（4）薬などによりアレルギー症状を起こしたことがある人。
　（5）次の診断を受けた人。
　　　肝臓病

2．服用後、次の症状があらわれた場合は副作用の可能性があるので、直ちに服用を中止し、この文書を持って医師又は薬剤師に相談してください

関係部位	症　　　状
皮膚	発疹・発赤、かゆみ
消化器	胃痛、腹痛、吐き気・嘔吐
精神神経系	頭痛、めまい

3．服用後、次の症状があらわれることがあるので、このような症状の持続又は増強が見られた場合には、服用を中止し、この文書を持って医師又は薬剤師に相談してください
　　口のかわき

4．服用しても効果がみられない場合は服用を中止し、この文書を持って医師又は薬剤師に相談してください

その他の注意
一時的に物が黄色く見えたり、耳なりがあらわれることがありますが、これらの症状が翌朝まで持続した場合には、翌朝分の服用を中止してください。

効能・効果
回虫の駆除

成分と作用
100 g 中に次の成分を含んでいます。

成　　　分	100 g中	作　　　用
サントニン	10.0 g	回虫の自発運動を抑制します。
カイニン酸水和物	2.0 g	回虫に運動障害を起こさせます。
デンプン、乳糖水和物又はこれらの混合物	適　量	基剤。

用法・用量
1日1～2回、空腹時に服用します。あるいは夕食をできるだけ軽くして、就寝前と翌朝の2回服

用します。なお、3回以上続けて服用しないでください。ただし、1回量は次のとおりとします。

年　　齢	1回量	1日服用回数
大人（15才以上）	1包0.5g	
11才以上15才未満	大人の2／3	
8才以上11才未満	大人の1／2	
5才以上8才未満	大人の1／3	1～2回
3才以上5才未満	大人の1／4	
1才以上3才未満	大人の1／5	
3カ月以上1才未満	大人の1／7	
3カ月未満の乳児	服用しないこと	

＜用法・用量に関連する注意＞
（1）用法・用量を厳守してください。
（2）小児に服用させる場合には、保護者の指導監督のもとに服用させてください。
（3）便秘性の人は本剤服用後、虫を排泄するため、適宜瀉下薬を用いてください。

保管及び取扱い上の注意
（1）直射日光の当たらない湿気の少ない涼しい所に保管してください。
（2）小児の手の届かない所に保管してください。
（3）他の容器に入れ替えないでください（誤用の原因になったり品質が変わります。）。
（4）1包の分割した残りを服用する場合には、残量を記載して保管し、2日以内に服用してください。

■お問い合わせ先

製造販売元

【外部の容器又は外部の被包に記載すべき事項】
注意
1．次の人は服用前に医師又は薬剤師に相談してください
　（1）医師の治療を受けている人。
　（2）妊婦又は妊娠していると思われる人。
　（3）3カ月以上1才未満の乳児。
　（4）薬などによりアレルギー症状を起こしたことがある人。
　（5）次の診断を受けた人。
　　　肝臓病
1′．服用が適さない場合があるので、服用前に医師又は薬剤師に相談してください
　〔1．の項目の記載に際し、十分な記載スペースがない場合には1′．を記載すること。〕
2．服用に際しては、説明文書をよく読んでください
3．直射日光の当たらない湿気の少ない涼しい所に保管してください
4．小児の手の届かない所に保管してください
5．その他
　（1）医薬品副作用被害救済制度に関するお問い合わせ先
　　　（独）医薬品医療機器総合機構
　　　http://www.pmda.go.jp/kenkouhigai.html
　　　電話　0120-149-931（フリーダイヤル）
　（2）この薬に関するお問い合わせ先
　　　○○薬局
　　　管理薬剤師：○○○○
　　　受付時間：○○時○○分から○○時○○分まで（但し○○日は除く）
　　　電話：03（○○○○）○○○○
　　　ＦＡＸ：03（○○○○）○○○○

駆虫薬

この説明書は本剤とともに保管し、
服用に際しては必ずお読みください。

サントニン散

サントニン散は、回虫駆除に効果のあるサントニンを主薬とした内服薬です。

⚠ 使用上の注意

⊗ してはいけないこと

（守らないと現在の症状が悪化したり、副作用が起こりやすくなります）
1．本剤を服用している間は、次のいずれの医薬品も服用しないでください
    他の駆虫薬、ヒマシ油
2．3回以上続けて服用しないでください
    なお、再度駆虫を必要とする場合は、1カ月以上の間隔を置いてください。

相談すること

1．次の人は服用前に医師又は薬剤師に相談してください
  （1）医師の治療を受けている人。
  （2）妊婦又は妊娠していると思われる人。
  （3）3カ月以上1才未満の乳児。
  （4）薬などによりアレルギー症状を起こしたことがある人。
  （5）次の診断を受けた人。
        肝臓病

2．服用後、次の症状があらわれた場合は副作用の可能性があるので、直ちに服用を中止し、
    この文書を持って医師又は薬剤師に相談してください

関係部位	症　　　状
皮膚	発疹・発赤、かゆみ
消化器	胃痛、腹痛、吐き気・嘔吐
精神神経系	頭痛、めまい

3．服用後、次の症状があらわれることがあるので、このような症状の持続又は増強が見られ
    た場合には、服用を中止し、この文書を持って医師又は薬剤師に相談してください
    口のかわき

4．服用しても効果がみられない場合は服用を中止し、この文書を持って医師又は薬剤師に相
    談してください

その他の注意

一時的に物が黄色く見えたり、耳なりがあらわれることがありますが、これらの症状が翌朝ま
で持続した場合には、翌朝分の服用を中止してください。

効能・効果
回虫の駆除

成分と作用

1.0g（大人の1日最大量）中に次の成分を含んでいます。

成　　　分	1.0g中	作　　　　　　用
サントニン	0.1g	回虫の自発運動を抑制します。
デンプン、乳糖水和物又はこれらの混合物	適　量	基剤。

用法・用量
1日1～2回、空腹時に服用します。あるいは夕食をできるだけ軽くして、就寝前と翌朝の2回服
用します。なお、3回以上続けて服用しないでください。ただし、1回量は次のとおりとします。

年　　齢	1回量	1日服用回数
大人（15才以上）	1包0.5 g	
11才以上15才未満	大人の2/3	
8才以上11才未満	大人の1/2	
5才以上8才未満	大人の1/3	1～2回
3才以上5才未満	大人の1/4	
1才以上3才未満	大人の1/5	
3カ月以上1才未満	大人の1/7	
3カ月未満の乳児	服用しないこと	

＜用法・用量に関連する注意＞
（1）用法・用量を厳守してください。
（2）小児に服用させる場合には、保護者の指導監督のもとに服用させてください。
（3）便秘性の人は本剤服用後、虫を排泄するため、適宜瀉下薬を用いてください。

保管及び取扱い上の注意
（1）直射日光の当たらない湿気の少ない涼しい所に保管してください。
（2）小児の手の届かない所に保管してください。
（3）他の容器に入れ替えないでください（誤用の原因になったり品質が変わります。）。
（4）1包の分割した残りを服用する場合には、残量を記載して保管し、2日以内に服用してください。

■お問い合わせ先

製造販売元

【外部の容器又は外部の被包に記載すべき事項】
注意
1．次の人は服用前に医師又は薬剤師に相談してください
　（1）医師の治療を受けている人。
　（2）妊婦又は妊娠していると思われる人。
　（3）3カ月以上1才未満の乳児。
　（4）薬などによりアレルギー症状を起こしたことがある人。
　（5）次の診断を受けた人。
　　　肝臓病
1′．服用が適さない場合があるので、服用前に医師又は薬剤師に相談してください
　　〔1．の項目の記載に際し、十分な記載スペースがない場合には1′．を記載すること。〕
2．服用に際しては、説明文書をよく読んでください
3．直射日光の当たらない湿気の少ない涼しい所に保管してください
4．小児の手の届かない所に保管してください
5．その他
　（1）医薬品副作用被害救済制度に関するお問い合わせ先
　　　（独）医薬品医療機器総合機構
　　　http://www.pmda.go.jp/kenkouhigai.html
　　　電話　0120-149-931（フリーダイヤル）
　（2）この薬に関するお問い合わせ先
　　　○○薬局
　　　管理薬剤師：○○○○
　　　受付時間：○○時○○分から○○時○○分まで（但し○○日は除く）
　　　電話：03（○○○○）○○○○
　　　ＦＡＸ：03（○○○○）○○○○

ビタミン主薬製剤

> この説明書は本剤とともに保管し、
> 服用に際しては必ずお読みください。

混合ビタミン剤5号

　混合ビタミン剤5号は、d-a-トコフェロール酢酸エステルにイノシトールヘキサニコチネートとコンドロイチン硫酸ナトリウムを加えたビタミンE主薬製剤です。肩こりや手足のしびれ、月経不順、老年期のビタミンE補給等に用います。

⚠ 使用上の注意

相談すること

1．次の人は服用前に医師又は薬剤師に相談してください
　（1）医師の治療を受けている人。
　（2）薬などによりアレルギー症状を起こしたことがある人。

2．服用後、次の症状があらわれた場合は副作用の可能性があるので、直ちに服用を中止し、この文書を持って医師又は薬剤師に相談してください

関係部位	症　　　状
皮膚	発疹・発赤、かゆみ
消化器	胃部不快感

3．服用後、次の症状があらわれることがあるので、このような症状の持続又は増強が見られた場合には、服用を中止し、この文書を持って医師又は薬剤師に相談してください
　便秘、下痢

4．1カ月位服用しても症状がよくならない場合は服用を中止し、この文書を持って医師又は薬剤師に相談してください

5．服用後、生理が予定より早くきたり、経血量がやや多くなったりすることがあります。出血が長く続く場合は、この文書を持って医師又は薬剤師に相談してください

効能・効果

○末梢血行障害による次の諸症状の緩和：肩・首すじのこり、手足のしびれ・冷え、しもやけ
○更年期における次の諸症状の緩和：肩・首すじのこり、冷え、手足のしびれ、のぼせ
○月経不順
　「ただし、これらの症状について、1カ月ほど使用しても改善がみられない場合は、医師又は薬剤師に相談してください。」
○次の場合のビタミンEの補給：老年期

成分と作用

6.0g（大人1日量）中に次の成分を含んでいます。

成　　　分	6.0g中	作　　　　　用
d-a-トコフェロール酢酸エステル	0.6g	ビタミンEを補給します。
イノシトールヘキサニコチネート	0.4g	末梢血管拡張作用を発揮します。
コンドロイチン硫酸ナトリウム	0.9g	生体内の軟骨組織中に分布し、結合組織の構成に関与します。
デンプン、乳糖水和物又はこれらの混合物	適　量	賦形剤。

用法・用量

大人（15才以上）1回2.0g、1日3回、食後に服用します。

年　　齢	1回量	1日服用回数
大人（15才以上）	1包2.0g	3回
15才未満の小児	服用しないこと	

＜用法・用量に関連する注意＞
用法・用量を厳守してください。

B—356

保管及び取扱い上の注意
（1）直射日光の当たらない湿気の少ない涼しい所に保管してください。
（2）小児の手の届かない所に保管してください。
（3）他の容器に入れ替えないでください（誤用の原因になったり品質が変わります。）。

■お問い合わせ先

製造販売元

【外部の容器又は外部の被包に記載すべき事項】
注意
1．次の人は服用前に医師又は薬剤師に相談してください
　（1）医師の治療を受けている人。
　（2）薬などによりアレルギー症状を起こしたことがある人。
1′．服用が適さない場合があるので、服用前に医師又は薬剤師に相談してください
　〔1．の項目の記載に際し、十分な記載スペースがない場合には1′．を記載すること。〕
2．服用に際しては、説明文書をよく読んでください
3．直射日光の当たらない湿気の少ない涼しい所に保管してください
4．小児の手の届かない所に保管してください
5．その他
　（1）医薬品副作用被害救済制度に関するお問い合わせ先
　　　（独）医薬品医療機器総合機構
　　http://www.pmda.go.jp/kenkouhigai.html
　　電話　0120-149-931（フリーダイヤル）
　（2）この薬に関するお問い合わせ先
　　　○○薬局
　　管理薬剤師：○○○○
　　受付時間：○○時○○分から○○時○○分まで（但し○○日は除く）
　　電話：03（○○○○）○○○○
　　ＦＡＸ：03（○○○○）○○○○

内用皮膚剤

> この説明書は本剤とともに保管し、
> 服用に際しては必ずお読みください。

内用皮膚剤１号Ａ

内用皮膚剤１号Ａは、生薬のヨクイニン末を主薬とし、これにリボフラビン酪酸エステル、ピリドキシン塩酸塩、生薬のカンゾウ末、リン酸水素カルシウム水和物を加えた、いぼや皮膚のあれに用いる内服薬です。

⚠ 使用上の注意

相談すること

1. 服用後、次の症状があらわれた場合は副作用の可能性があるので、直ちに服用を中止し、この文書を持って医師又は薬剤師に相談してください

関係部位	症　　状
消化器	吐き気・嘔吐、食欲不振、胃部不快感、胃部膨満感

2. 服用後、次の症状があらわれることがあるので、このような症状の持続又は増強が見られた場合には、服用を中止し、この文書を持って医師又は薬剤師に相談してください
   下痢

3. １カ月位服用しても症状がよくならない場合は服用を中止し、この文書を持って医師又は薬剤師に相談してください

効能・効果

いぼ、皮膚のあれ

成分と作用

4.5 g（大人１日量）中に次の成分を含んでいます。

成　　分	4.5 g中	作　　　　用
ヨクイニン末	3.0 g	いぼを取り、皮膚をなめらかにします。
リボフラビン酪酸エステル	0.012 g	ビタミン B_2 を補給します。
ピリドキシン塩酸塩	0.04 g	ビタミン B_6 を補給します。
カンゾウ末	0.15 g	甘味料。
リン酸水素カルシウム水和物	適　量	賦形剤。

＜成分・分量に関連する注意＞
本剤の服用により、尿が黄色くなることがあります。また、臨床検査値に影響を与えることがあります。

用法・用量

１回量を次のとおりとし、１日３回、食後服用します。

年　　齢	１回量	１日服用回数
大人（15才以上）	1包1.5 g	
11才以上15才未満	大人の2／3	
8才以上11才未満	大人の1／2	3回
5才以上8才未満	大人の1／3	
3才以上5才未満	大人の1／4	
3才未満の乳幼児	服用しないこと	

＜用法・用量に関連する注意＞
（１）用法・用量を厳守してください。
（２）小児に服用させる場合には、保護者の指導監督のもとに服用させてください。

保管及び取扱い上の注意

（１）直射日光の当たらない湿気の少ない涼しい所に保管してください。
（２）小児の手の届かない所に保管してください。
（３）他の容器に入れ替えないでください（誤用の原因になったり品質が変わります。）。

（4）1包の分割した残りを服用する場合には、残量を記載して保管し、2日以内に服用してください。

■お問い合わせ先

製造販売元

【外部の容器又は外部の被包に記載すべき事項】
注意
1．服用に際しては、説明文書をよく読んでください
2．直射日光の当たらない湿気の少ない涼しい所に保管してください
3．小児の手の届かない所に保管してください
4．その他
（1）医薬品副作用被害救済制度に関するお問い合わせ先
　　（独）医薬品医療機器総合機構
　　http://www.pmda.go.jp/kenkouhigai.html
　　電話　0120-149-931（フリーダイヤル）
（2）この薬に関するお問い合わせ先
　　○○薬局
　　管理薬剤師：○○○○
　　受付時間：○○時○○分から○○時○○分まで（但し○○日は除く）
　　電話：03（○○○○）○○○○
　　ＦＡＸ：03（○○○○）○○○○

かぜ薬

> この説明書は本剤とともに保管し、
> 服用に際しては必ずお読みください。

感冒剤14号A

　感冒剤14号Aは、抗ヒスタミン剤のアリメマジン酒石酸塩に解熱鎮痛成分としてアセトアミノフェン、イソプロピルアンチピリン、鎮咳去痰成分として dl-メチルエフェドリン塩酸塩散10％、ジヒドロコデインリン酸塩散1％、眠気防止にカフェイン水和物を配合した総合感冒剤です。

⚠ 使用上の注意

⊗ してはいけないこと
（守らないと現在の症状が悪化したり、副作用・事故が起こりやすくなります）
1．次の人は服用しないでください
　（1）本剤又は本剤の成分によりアレルギー症状を起こしたことがある人。
　（2）本剤又は他のかぜ薬、解熱鎮痛薬を服用してぜんそくを起こしたことがある人。
2．本剤を服用している間は、次のいずれの医薬品も服用しないでください
　　他のかぜ薬、解熱鎮痛薬、鎮静薬、鎮咳去痰薬、抗ヒスタミン剤を含有する内服薬等（鼻炎用内服薬、乗物酔い薬、アレルギー用薬等）
3．服用後、乗物又は機械類の運転操作をしないでください
　　（眠気等があらわれることがあります。）
4．授乳中の人は本剤を服用しないか、本剤を服用する場合は授乳を避けてください
5．服用前後は飲酒しないでください
6．長期連用しないでください

👨‍⚕ 相談すること
1．次の人は服用前に医師又は薬剤師に相談してください
　（1）医師又は歯科医師の治療を受けている人。
　（2）妊婦又は妊娠していると思われる人。
　（3）高齢者。
　（4）薬などによりアレルギー症状を起こしたことがある人。
　（5）次の症状のある人。
　　　高熱、排尿困難
　（6）次の診断を受けた人。
　　　甲状腺機能障害、糖尿病、心臓病、高血圧、肝臓病、腎臓病、胃・十二指腸潰瘍、緑内障

2．服用後、次の症状があらわれた場合は副作用の可能性があるので、直ちに服用を中止し、この文書を持って医師又は薬剤師に相談してください

関係部位	症　　　　状
皮膚	発疹・発赤、かゆみ
消化器	吐き気・嘔吐、食欲不振
精神神経系	めまい
泌尿器	排尿困難
その他	過度の体温低下

まれに下記の重篤な症状が起こることがあります。その場合は直ちに医師の診療を受けてください。

症状の名称	症　　　　状
ショック （アナフィラキシー）	服用後すぐに、皮膚のかゆみ、じんましん、声のかすれ、くしゃみ、のどのかゆみ、息苦しさ、動悸、意識の混濁等があらわれる。
皮膚粘膜眼症候群 （スティーブンス・ジョンソン症候群）、 中毒性表皮壊死融解症、 急性汎発性発疹性膿疱症	高熱、目の充血、目やに、唇のただれ、のどの痛み、皮膚の広範囲の発疹・発赤、赤くなった皮膚上に小さなブツブツ（小膿疱）が出る、全身がだるい、食欲がない等が持続したり、急激に悪化する。
肝機能障害	発熱、かゆみ、発疹、黄疸（皮膚や白目が黄色くなる）、褐色尿、全身のだるさ、食欲不振等があらわれる。
腎障害	発熱、発疹、尿量の減少、全身のむくみ、全身のだるさ、関節痛（節々が痛む）、下痢等があらわれる。

間質性肺炎	階段を上ったり、少し無理をしたりすると息切れがする・息苦しくなる、空せき、発熱等がみられ、これらが急にあらわれたり、持続したりする。
ぜんそく	息をするときゼーゼー、ヒューヒューと鳴る、息苦しい等があらわれる。

3．服用後、次の症状があらわれることがあるので、このような症状の持続又は増強が見られた場合には、服用を中止し、この文書を持って医師又は薬剤師に相談してください
便秘、口のかわき、眠気

4．5～6回服用しても症状がよくならない場合は服用を中止し、この文書を持って医師又は薬剤師に相談してください

効能・効果
かぜの諸症状（鼻水、鼻づまり、くしゃみ、のどの痛み、せき、たん、悪寒、発熱、頭痛、関節の痛み、筋肉の痛み）の緩和

成分と作用
4.5 g（大人1日量）中に次の成分を含んでいます。

成　　分	4.5 g中	作　　　　　用
アリメマジン酒石酸塩	0.005 g	くしゃみ・鼻水・鼻づまり等のアレルギー症状をおさえます。
アセトアミノフェン	0.45 g	熱を下げ、痛みを鎮めます。
イソプロピルアンチピリン	0.3 g	
dl-メチルエフェドリン塩酸塩散10%	0.6 g	せきを鎮め、たんを切ります。
カフェイン水和物	0.075 g	解熱・鎮痛成分の働きを助けます。また、ねむけを除きます。
ジヒドロコデインリン酸塩散1%	2.4 g	せきを鎮め、たんを切ります。
デンプン、乳糖水和物又はこれらの混合物	適　量	賦形剤。

用法・用量
1回量を次のとおりとし、1日3回、食後なるべく30分以内に服用します。

年　　齢	1回量	1日服用回数
大人（15才以上）	1包1.5 g	
11才以上15才未満	大人の2／3	
7才以上11才未満	大人の1／2	3回
3才以上7才未満	大人の1／3	
1才以上3才未満	大人の1／4	
1才未満の乳児	服用しないこと	

＜用法・用量に関連する注意＞
（1）用法・用量を厳守してください。
（2）小児に服用させる場合には、保護者の指導監督のもとに服用させてください。
（3）2才未満の乳幼児には、医師の診療を受けさせることを優先し、止むを得ない場合にのみ服用させてください。

保管及び取扱い上の注意
（1）直射日光の当たらない湿気の少ない涼しい所に保管してください。
（2）小児の手の届かない所に保管してください。
（3）他の容器に入れ替えないでください（誤用の原因になったり品質が変わります。）。
（4）1包の分割した残りを服用する場合には、残量を記載して保管し、2日以内に服用してください。

■お問い合わせ先

製造販売元

【外部の容器又は外部の被包に記載すべき事項】
注意
1．次の人は服用しないでください
（1）本剤又は本剤の成分によりアレルギー症状を起こしたことがある人。
（2）本剤又は他のかぜ薬、解熱鎮痛薬を服用してぜんそくを起こしたことがある人。
2．服用後、乗物又は機械類の運転操作をしないでください
3．授乳中の人は本剤を服用しないか、本剤を服用する場合は授乳を避けてください
4．次の人は服用前に医師又は薬剤師に相談してください
（1）医師又は歯科医師の治療を受けている人。
（2）妊婦又は妊娠していると思われる人。
（3）高齢者。
（4）薬などによりアレルギー症状を起こしたことがある人。
（5）次の症状のある人。
高熱、排尿困難
（6）次の診断を受けた人。
甲状腺機能障害、糖尿病、心臓病、高血圧、肝臓病、腎臓病、胃・十二指腸潰瘍、緑内障
4′．服用が適さない場合があるので、服用前に医師又は薬剤師に相談してください
〔4．の項目の記載に際し、十分な記載スペースがない場合には4′．を記載すること。〕
5．2才未満の乳幼児には、医師の診療を受けさせることを優先し、止むを得ない場合にのみ服用
させてください
6．服用に際しては、説明文書をよく読んでください
7．直射日光の当たらない湿気の少ない涼しい所に保管してください
8．小児の手の届かない所に保管してください
9．その他
（1）医薬品副作用被害救済制度に関するお問い合わせ先
（独）医薬品医療機器総合機構
http://www.pmda.go.jp/kenkouhigai.html
電話　0120-149-931（フリーダイヤル）
（2）この薬に関するお問い合わせ先
○○薬局
管理薬剤師：○○○○
受付時間：○○時○○分から○○時○○分まで（但し○○日は除く）
電話：03（○○○○）○○○○
ＦＡＸ：03（○○○○）○○○○

解熱鎮痛薬

> この説明書は本剤とともに保管し、
> 服用に際しては必ずお読みください。

解熱鎮痛剤6号

　解熱鎮痛剤6号は、すぐれた抗炎症作用を持つイブプロフェンを単味で用いる、各種の痛みや悪寒・発熱時の解熱に用いる大人用（15才以上）の内服薬です。

⚠️ 使用上の注意

❌ してはいけないこと
（守らないと現在の症状が悪化したり、副作用・事故が起こりやすくなります）
1．次の人は服用しないでください
　（1）本剤又は本剤の成分によりアレルギー症状を起こしたことがある人。
　（2）本剤又は他の解熱鎮痛薬、かぜ薬を服用してぜんそくを起こしたことがある人。
　（3）15才未満の小児。
　（4）出産予定日12週以内の妊婦。
2．本剤を服用している間は、次のいずれの医薬品も服用しないでください
　　　他の解熱鎮痛薬、かぜ薬、鎮静薬
3．服用前後は飲酒しないでください
4．長期連用しないでください

相談すること
1．次の人は服用前に医師、歯科医師又は薬剤師に相談してください
　（1）医師又は歯科医師の治療を受けている人。
　（2）妊婦又は妊娠していると思われる人。
　（3）授乳中の人。
　（4）高齢者。
　（5）薬などによりアレルギー症状を起こしたことがある人。
　（6）次の診断を受けた人。
　　　高血圧、心臓病、腎臓病、肝臓病、全身性エリテマトーデス、混合性結合組織病
　（7）次の病気にかかったことのある人。
　　　胃・十二指腸潰瘍、潰瘍性大腸炎、クローン病

2．服用後、次の症状があらわれた場合は副作用の可能性があるので、直ちに服用を中止し、この文書を持って医師又は薬剤師に相談してください

関係部位	症　　状
皮膚	発疹・発赤、かゆみ、青あざができる
消化器	吐き気・嘔吐、食欲不振、胃部不快感、胃痛、口内炎、胸やけ、胃もたれ、胃腸出血、腹痛、下痢、血便
精神神経系	めまい
循環器	動悸
呼吸器	息切れ
その他	目のかすみ、耳なり、むくみ、鼻血、歯ぐきの出血、出血が止まりにくい、出血、背中の痛み、過度の体温低下、からだがだるい

まれに下記の重篤な症状が起こることがあります。その場合は直ちに医師の診療を受けてください。

症状の名称	症　　状
ショック（アナフィラキシー）	服用後すぐに、皮膚のかゆみ、じんましん、声のかすれ、くしゃみ、のどのかゆみ、息苦しさ、動悸、意識の混濁等があらわれる。
皮膚粘膜眼症候群（スティーブンス・ジョンソン症候群）、中毒性表皮壊死融解症	高熱、目の充血、目やに、唇のただれ、のどの痛み、皮膚の広範囲の発疹・発赤等が持続したり、急激に悪化する。
肝機能障害	発熱、かゆみ、発疹、黄疸（皮膚や白目が黄色くなる）、褐色尿、全身のだるさ、食欲不振等があらわれる。
腎障害	発熱、発疹、尿量の減少、全身のむくみ、全身のだるさ、関節痛（節々が痛む）、下痢等があらわれる。

無菌性髄膜炎	首すじのつっぱりを伴った激しい頭痛、発熱、吐き気・嘔吐等があらわれる。（このような症状は、特に全身性エリテマトーデス又は混合性結合組織病の治療を受けている人で多く報告されている。）
ぜんそく	息をするときゼーゼー、ヒューヒューと鳴る、息苦しい等があらわれる。
再生不良性貧血	青あざ、鼻血、歯ぐきの出血、発熱、皮膚や粘膜が青白くみえる、疲労感、動悸、息切れ、気分が悪くなりくらっとする、血尿等があらわれる。
無顆粒球症	突然の高熱、さむけ、のどの痛み等があらわれる。

3．服用後、次の症状があらわれることがあるので、このような症状の持続又は増強が見られた場合には、服用を中止し、この文書を持って医師又は薬剤師に相談してください
　　便秘

4．5～6回服用しても症状がよくならない場合は服用を中止し、この文書を持って医師、歯科医師又は薬剤師に相談してください

効能・効果
○頭痛・歯痛・抜歯後の疼痛・咽喉痛・耳痛・関節痛・神経痛・腰痛・筋肉痛・肩こり痛・打撲痛・骨折痛・ねんざ痛・月経痛（生理痛）・外傷痛の鎮痛
○悪寒・発熱時の解熱

成分と作用
1.0ｇ（大人1回量）中に次の成分を含んでいます。

成　　分	1.0ｇ中	作　　　　　　用
イブプロフェン	0.15ｇ	熱を下げ、痛みをおさえます。
デンプン、乳糖水和物又はこれらの混合物	適　量	賦形剤。

用法・用量
大人（15才以上）1回1.0ｇ、1日3回までとしてなるべく空腹時をさけて服用します。
服用間隔は4時間以上おいてください。

年　　齢	1回量	1日服用回数
大人（15才以上）	1包1.0ｇ	3回まで
15才未満の小児	服用しないこと	

＜用法・用量に関連する注意＞
用法・用量を厳守してください。

保管及び取扱い上の注意
（1）直射日光の当たらない湿気の少ない涼しい所に保管してください。
（2）小児の手の届かない所に保管してください。
（3）他の容器に入れ替えないでください（誤用の原因になったり品質が変わります。）。

■お問い合わせ先

製造販売元

【外部の容器又は外部の被包に記載すべき事項】
注意
1．次の人は服用しないでください
　（1）本剤又は本剤の成分によりアレルギー症状を起こしたことがある人。
　（2）本剤又は他の解熱鎮痛薬、かぜ薬を服用してぜんそくを起こしたことがある人。
　（3）15才未満の小児。
　（4）出産予定日12週以内の妊婦。

B—364

２．次の人は服用前に医師、歯科医師又は薬剤師に相談してください
　（１）医師又は歯科医師の治療を受けている人。
　（２）妊婦又は妊娠していると思われる人。
　（３）授乳中の人。
　（４）高齢者。
　（５）薬などによりアレルギー症状を起こしたことがある人。
　（６）次の診断を受けた人。
　　　高血圧、心臓病、腎臓病、肝臓病、全身性エリテマトーデス、混合性結合組織病
　（７）次の病気にかかったことのある人。
　　　胃・十二指腸潰瘍、潰瘍性大腸炎、クローン病
２′．服用が適さない場合があるので、服用前に医師、歯科医師又は薬剤師に相談してください
　　〔２．の項目の記載に際し、十分な記載スペースがない場合には２′．を記載すること。〕
３．服用に際しては、説明文書をよく読んでください
４．直射日光の当たらない湿気の少ない涼しい所に保管してください
５．小児の手の届かない所に保管してください
６．その他
　（１）医薬品副作用被害救済制度に関するお問い合わせ先
　　　（独）医薬品医療機器総合機構
　　　http://www.pmda.go.jp/kenkouhigai.html
　　　電話　0120-149-931（フリーダイヤル）
　（２）この薬に関するお問い合わせ先
　　　○○薬局
　　　管理薬剤師：○○○○
　　　受付時間：○○時○○分から○○時○○分まで（但し○○日は除く）
　　　電話：03（○○○○）○○○○
　　　ＦＡＸ：03（○○○○）○○○○

解熱鎮痛薬

この説明書は本剤とともに保管し、服用に際しては必ずお読みください。

解熱鎮痛剤6号カプセル

解熱鎮痛剤6号カプセルは、すぐれた抗炎症作用を持つイブプロフェンを主成分とした、各種の痛みや悪寒・発熱時の解熱に用いる大人用（15才以上）のカプセル剤です。

⚠ 使用上の注意

⊗ してはいけないこと
（守らないと現在の症状が悪化したり、副作用・事故が起こりやすくなります）

1. 次の人は服用しないでください
   (1) 本剤又は本剤の成分によりアレルギー症状を起こしたことがある人。
   (2) 本剤又は他の解熱鎮痛薬、かぜ薬を服用してぜんそくを起こしたことがある人。
   (3) 15才未満の小児。
   (4) 出産予定日12週以内の妊婦。
2. 本剤を服用している間は、次のいずれの医薬品も服用しないでください
   　他の解熱鎮痛薬、かぜ薬、鎮静薬
3. 服用前後は飲酒しないでください
4. 長期連用しないでください

相談すること

1. 次の人は服用前に医師、歯科医師又は薬剤師に相談してください
   (1) 医師又は歯科医師の治療を受けている人。
   (2) 妊婦又は妊娠していると思われる人。
   (3) 授乳中の人。
   (4) 高齢者。
   (5) 薬などによりアレルギー症状を起こしたことがある人。
   (6) 次の診断を受けた人。
       高血圧、心臓病、腎臓病、肝臓病、全身性エリテマトーデス、混合性結合組織病
   (7) 次の病気にかかったことのある人。
       胃・十二指腸潰瘍、潰瘍性大腸炎、クローン病

2. 服用後、次の症状があらわれた場合は副作用の可能性があるので、直ちに服用を中止し、この文書を持って医師又は薬剤師に相談してください

関係部位	症　状
皮膚	発疹・発赤、かゆみ、青あざができる
消化器	吐き気・嘔吐、食欲不振、胃部不快感、胃痛、口内炎、胸やけ、胃もたれ、胃腸出血、腹痛、下痢、血便
精神神経系	めまい
循環器	動悸
呼吸器	息切れ
その他	目のかすみ、耳なり、むくみ、鼻血、歯ぐきの出血、出血が止まりにくい、出血、背中の痛み、過度の体温低下、からだがだるい

まれに下記の重篤な症状が起こることがあります。その場合は直ちに医師の診療を受けてください。

症状の名称	症　状
ショック（アナフィラキシー）	服用後すぐに、皮膚のかゆみ、じんましん、声のかすれ、くしゃみ、のどのかゆみ、息苦しさ、動悸、意識の混濁等があらわれる。
皮膚粘膜眼症候群（スティーブンス・ジョンソン症候群）、中毒性表皮壊死融解症	高熱、目の充血、目やに、唇のただれ、のどの痛み、皮膚の広範囲の発疹・発赤等が持続したり、急激に悪化する。
肝機能障害	発熱、かゆみ、発疹、黄疸（皮膚や白目が黄色くなる）、褐色尿、全身のだるさ、食欲不振等があらわれる。
腎障害	発熱、発疹、尿量の減少、全身のむくみ、全身のだるさ、関節痛（節々が痛む）、下痢等があらわれる。

無菌性髄膜炎	首すじのつっぱりを伴った激しい頭痛、発熱、吐き気・嘔吐等があらわれる。（このような症状は、特に全身性エリテマトーデス又は混合性結合組織病の治療を受けている人で多く報告されている。）
ぜんそく	息をするときゼーゼー、ヒューヒューと鳴る、息苦しい等があらわれる。
再生不良性貧血	青あざ、鼻血、歯ぐきの出血、発熱、皮膚や粘膜が青白くみえる、疲労感、動悸、息切れ、気分が悪くなりくらっとする、血尿等があらわれる。
無顆粒球症	突然の高熱、さむけ、のどの痛み等があらわれる。

3．服用後、次の症状があらわれることがあるので、このような症状の持続又は増強が見られた場合には、服用を中止し、この文書を持って医師又は薬剤師に相談してください
　　便秘

4．5～6回服用しても症状がよくならない場合は服用を中止し、この文書を持って医師、歯科医師又は薬剤師に相談してください

効能・効果
○頭痛・歯痛・抜歯後の疼痛・咽喉痛・耳痛・関節痛・神経痛・腰痛・筋肉痛・肩こり痛・打撲痛・骨折痛・ねんざ痛・月経痛（生理痛）・外傷痛の鎮痛
○悪寒・発熱時の解熱

成分と作用
1カプセル（大人1回量）中に次の成分を含んでいます。

成　　分	1カプセル中	作　　　　　用
イブプロフェン	0.15 g	熱を下げ、痛みをおさえます。
デンプン、乳糖水和物又はこれらの混合物	適　量	賦形剤。

用法・用量
大人（15才以上）1回1カプセル、1日3回までとし、なるべく空腹時をさけて服用します。服用間隔は4時間以上おいてください。

年　　齢	1回量	1日服用回数
大人（15才以上）	1カプセル	3回まで
15才未満の小児	服用しないこと	

＜用法・用量に関連する注意＞
用法・用量を厳守してください。

保管及び取扱い上の注意
（1）直射日光の当たらない湿気の少ない涼しい所に保管してください。
（2）小児の手の届かない所に保管してください。
（3）他の容器に入れ替えないでください（誤用の原因になったり品質が変わります。）。

■お問い合わせ先

製造販売元

【外部の容器又は外部の被包に記載すべき事項】
注意
1．次の人は服用しないでください
　（1）本剤又は本剤の成分によりアレルギー症状を起こしたことがある人。
　（2）本剤又は他の解熱鎮痛薬、かぜ薬を服用してぜんそくを起こしたことがある人。

（3）15才未満の小児。
（4）出産予定日 12 週以内の妊婦。
2．次の人は服用前に医師、歯科医師又は薬剤師に相談してください
（1）医師又は歯科医師の治療を受けている人。
（2）妊婦又は妊娠していると思われる人。
（3）授乳中の人。
（4）高齢者。
（5）薬などによりアレルギー症状を起こしたことがある人。
（6）次の診断を受けた人。
　　高血圧、心臓病、腎臓病、肝臓病、全身性エリテマトーデス、混合性結合組織病
（7）次の病気にかかったことのある人。
　　胃・十二指腸潰瘍、潰瘍性大腸炎、クローン病
2′．服用が適さない場合があるので、服用前に医師、歯科医師又は薬剤師に相談してください
　　〔2．の項目の記載に際し、十分な記載スペースがない場合には2′．を記載すること。〕
3．服用に際しては、説明文書をよく読んでください
4．直射日光の当たらない湿気の少ない涼しい所に保管してください
5．小児の手の届かない所に保管してください
6．その他
（1）医薬品副作用被害救済制度に関するお問い合わせ先
　　（独）医薬品医療機器総合機構
　　http：//www.pmda.go.jp/kenkouhigai.html
　　電話　0120-149-931（フリーダイヤル）
（2）この薬に関するお問い合わせ先
　　○○薬局
　　管理薬剤師：○○○○
　　受付時間：○○時○○分から○○時○○分まで（但し○○日は除く）
　　電話：03（○○○○）○○○○
　　ＦＡＸ：03（○○○○）○○○○

解熱鎮痛薬

> この説明書は本剤とともに保管し、服用に際しては必ずお読みください。

解熱鎮痛剤 7 号 A

解熱鎮痛剤 7 号 A は、すぐれた抗炎症作用を持つイブプロフェンにカフェイン水和物を配合し、さらに生薬のケイヒ末、ショウキョウ末、カンゾウ末を加えた製剤で、各種の痛みや悪寒・発熱時の解熱に用いる大人用（15 才以上）の内服薬です。

⚠ 使用上の注意

してはいけないこと
（守らないと現在の症状が悪化したり、副作用・事故が起こりやすくなります）

1. 次の人は服用しないでください
   (1) 本剤又は本剤の成分によりアレルギー症状を起こしたことがある人。
   (2) 本剤又は他の解熱鎮痛薬、かぜ薬を服用してぜんそくを起こしたことがある人。
   (3) 15 才未満の小児。
   (4) 出産予定日 12 週以内の妊婦。
2. 本剤を服用している間は、次のいずれの医薬品も服用しないでください
   他の解熱鎮痛薬、かぜ薬、鎮静薬、カンゾウ（甘草）を含む製剤
3. 服用前後は飲酒しないでください
4. 長期連用しないでください

相談すること

1. 次の人は服用前に医師、歯科医師又は薬剤師に相談してください
   (1) 医師又は歯科医師の治療を受けている人。
   (2) 妊婦又は妊娠していると思われる人。
   (3) 授乳中の人。
   (4) 高齢者。
   (5) 薬などによりアレルギー症状を起こしたことがある人。
   (6) 次の症状のある人。
      むくみ
   (7) 次の診断を受けた人。
      高血圧、心臓病、腎臓病、肝臓病、全身性エリテマトーデス、混合性結合組織病
   (8) 次の病気にかかったことのある人。
      胃・十二指腸潰瘍、潰瘍性大腸炎、クローン病

2. 服用後、次の症状があらわれた場合は副作用の可能性があるので、直ちに服用を中止し、この文書を持って医師又は薬剤師に相談してください

関係部位	症　　状
皮膚	発疹・発赤、かゆみ、青あざができる
消化器	吐き気・嘔吐、食欲不振、胃部不快感、胃痛、口内炎、胸やけ、胃もたれ、胃腸出血、腹痛、下痢、血便
精神神経系	めまい
循環器	動悸
呼吸器	息切れ
その他	目のかすみ、耳なり、むくみ、鼻血、歯ぐきの出血、出血が止まりにくい、出血、背中の痛み、過度の体温低下、からだがだるい

まれに下記の重篤な症状が起こることがあります。その場合は直ちに医師の診療を受けてください。

症状の名称	症　　状
ショック（アナフィラキシー）	服用後すぐに、皮膚のかゆみ、じんましん、声のかすれ、くしゃみ、のどのかゆみ、息苦しさ、動悸、意識の混濁等があらわれる。
皮膚粘膜眼症候群（スティーブンス・ジョンソン症候群）、中毒性表皮壊死融解症	高熱、目の充血、目やに、唇のただれ、のどの痛み、皮膚の広範囲の発疹・発赤等が持続したり、急激に悪化する。
肝機能障害	発熱、かゆみ、発疹、黄疸（皮膚や白目が黄色くなる）、褐色尿、全身のだるさ、食欲不振等があらわれる。

腎障害	発熱、発疹、尿量の減少、全身のむくみ、全身のだるさ、関節痛（節々が痛む）、下痢等があらわれる。
無菌性髄膜炎	首すじのつっぱりを伴った激しい頭痛、発熱、吐き気・嘔吐等があらわれる。（このような症状は、特に全身性エリテマトーデス又は混合性結合組織病の治療を受けている人で多く報告されている。）
偽アルドステロン症、ミオパチー	手足のだるさ、しびれ、つっぱり感やこわばりに加えて、脱力感、筋肉痛があらわれ、徐々に強くなる。
ぜんそく	息をするときゼーゼー、ヒューヒューと鳴る、息苦しい等があらわれる。
再生不良性貧血	青あざ、鼻血、歯ぐきの出血、発熱、皮膚や粘膜が青白くみえる、疲労感、動悸、息切れ、気分が悪くなりくらっとする、血尿等があらわれる。
無顆粒球症	突然の高熱、さむけ、のどの痛み等があらわれる。

3．服用後、次の症状があらわれることがあるので、このような症状の持続又は増強が見られた場合には、服用を中止し、この文書を持って医師又は薬剤師に相談してください
　便秘

4．5〜6回服用しても症状がよくならない場合は服用を中止し、この文書を持って医師、歯科医師又は薬剤師に相談してください

効能・効果
○頭痛・歯痛・抜歯後の疼痛・咽喉痛・耳痛・関節痛・神経痛・腰痛・筋肉痛・肩こり痛・打撲痛・骨折痛・ねんざ痛・月経痛（生理痛）・外傷痛の鎮痛
○悪寒・発熱時の解熱

成分と作用
4.5ｇ（大人の1日最大量）中に次の成分を含んでいます。

成　分	4.5ｇ中	作　用
イブプロフェン	0.45ｇ	熱を下げ、痛みをおさえます。
カフェイン水和物	0.2ｇ	解熱・鎮痛成分の働きを助けます。
ケイヒ末	1.0ｇ	熱を下げます。
ショウキョウ末	0.3ｇ	熱を下げ、痛みをおさえます。
カンゾウ末	1.0ｇ	痛みをおさえます。
デンプン、乳糖水和物又はこれらの混合物	適　量	賦形剤。

用法・用量
大人（15才以上）1回1.5ｇ、1日3回までとし、なるべく空腹時をさけて服用します。
服用間隔は4時間以上おいてください。

年　齢	1回量	1日服用回数
大人（15才以上）	1包1.5ｇ	3回まで
15才未満の小児	服用しないこと	

＜用法・用量に関連する注意＞
用法・用量を厳守してください。

保管及び取扱い上の注意
（1）直射日光の当たらない湿気の少ない涼しい所に保管してください。
（2）小児の手の届かない所に保管してください。
（3）他の容器に入れ替えないでください（誤用の原因になったり品質が変わります。）。

■お問い合わせ先

製造販売元

【外部の容器又は外部の被包に記載すべき事項】

注意

1. 次の人は服用しないでください
   （1）本剤又は本剤の成分によりアレルギー症状を起こしたことがある人。
   （2）本剤又は他の解熱鎮痛薬、かぜ薬を服用してぜんそくを起こしたことがある人。
   （3）15才未満の小児。
   （4）出産予定日12週以内の妊婦。
2. 次の人は服用前に医師、歯科医師又は薬剤師に相談してください
   （1）医師又は歯科医師の治療を受けている人。
   （2）妊婦又は妊娠していると思われる人。
   （3）授乳中の人。
   （4）高齢者。
   （5）薬などによりアレルギー症状を起こしたことがある人。
   （6）次の症状のある人。
       むくみ
   （7）次の診断を受けた人。
       高血圧、心臓病、腎臓病、肝臓病、全身性エリテマトーデス、混合性結合組織病
   （8）次の病気にかかったことのある人。
       胃・十二指腸潰瘍、潰瘍性大腸炎、クローン病
2′. 服用が適さない場合があるので、服用前に医師、歯科医師又は薬剤師に相談してください
   〔2．の項目の記載に際し、十分な記載スペースがない場合には2′．を記載すること。〕
3. 服用に際しては、説明文書をよく読んでください
4. 直射日光の当たらない湿気の少ない涼しい所に保管してください
5. 小児の手の届かない所に保管してください
6. その他
   （1）医薬品副作用被害救済制度に関するお問い合わせ先
       （独）医薬品医療機器総合機構
       http://www.pmda.go.jp/kenkouhigai.html
       電話　0120-149-931（フリーダイヤル）
   （2）この薬に関するお問い合わせ先
       ○○薬局
       管理薬剤師：○○○○
       受付時間：○○時○○分から○○時○○分まで（但し○○日は除く）
       電話：03（○○○○）○○○○
       ＦＡＸ：03（○○○○）○○○○

ビタミン主薬製剤

> この説明書は本剤とともに保管し、
> 服用に際しては必ずお読みください。

混合ビタミン剤2号A

　混合ビタミン剤2号Aは、リボフラビン酪酸エステル、ピリドキシン塩酸塩、パントテン酸カルシウム配合のビタミン B_2B_6 主薬製剤で、これらに生薬のヨクイニン末が配合されています。口内炎、皮膚炎や肉体疲労時等のビタミン B_2B_6 の補給に用います。

⚠ 使用上の注意

📛 相談すること

1. 服用後、次の症状があらわれた場合は副作用の可能性があるので、直ちに服用を中止し、この文書を持って医師又は薬剤師に相談してください

関係部位	症　　　状
消化器	吐き気・嘔吐、食欲不振、胃部不快感、胃部膨満感

2. 服用後、次の症状があらわれることがあるので、このような症状の持続又は増強が見られた場合には、服用を中止し、この文書を持って医師又は薬剤師に相談してください
   下痢

3. 1カ月位服用しても症状がよくならない場合は服用を中止し、この文書を持って医師又は薬剤師に相談してください

効能・効果

○次の諸症状の緩和：口角炎、口唇炎、口内炎、舌炎、湿疹、皮膚炎、かぶれ、ただれ、にきび、肌あれ
　「ただし、これらの症状について、1カ月ほど使用しても改善がみられない場合は、医師又は薬剤師に相談してください。」
○次の場合のビタミン B_2B_6 の補給：肉体疲労時、妊娠・授乳期、病中病後の体力低下時

成分と作用

4.5g（大人1日量）中に次の成分を含んでいます。

成　　　分	4.5g中	作　　　　　　用
リボフラビン酪酸エステル	0.02g	ビタミン B_2 を補給します。
ピリドキシン塩酸塩	0.1g	ビタミン B_6 を補給します。
パントテン酸カルシウム	0.03g	パントテン酸の欠乏を改善します。
ヨクイニン末	3.0g	皮膚のあれを改善します。
デンプン、乳糖水和物又はこれらの混合物	適　量	賦形剤。

＜成分・分量に関連する注意＞
本剤の服用により、尿が黄色くなることがあります。また、臨床検査値に影響を与えることがあります。

用法・用量

1回量を次のとおりとし、1日3回、食後に服用します。

年　　　齢	1回量	1日服用回数
大人（15才以上）	1包1.5g	
11才以上15才未満	大人の2/3	
7才以上11才未満	大人の1/2	3回
3才以上7才未満	大人の1/3	
1才以上3才未満	大人の1/4	
1才未満の乳児	服用しないこと	

＜用法・用量に関連する注意＞
（1）用法・用量を厳守してください。
（2）小児に服用させる場合には、保護者の指導監督のもとに服用させてください。

保管及び取扱い上の注意

（1）直射日光の当たらない湿気の少ない涼しい所に保管してください。

（2）小児の手の届かない所に保管してください。
（3）他の容器に入れ替えないでください（誤用の原因になったり品質が変わります。）。
（4）1包の分割した残りを服用する場合には、残量を記載して保管し、2日以内に服用してください。

■お問い合わせ先

製造販売元

【外部の容器又は外部の被包に記載すべき事項】
注意
1．服用に際しては、説明文書をよく読んでください
2．直射日光の当たらない湿気の少ない涼しい所に保管してください
3．小児の手の届かない所に保管してください
4．その他
（1）医薬品副作用被害救済制度に関するお問い合わせ先
　　（独）医薬品医療機器総合機構
　　http://www.pmda.go.jp/kenkouhigai.html
　　電話　0120-149-931（フリーダイヤル）
（2）この薬に関するお問い合わせ先
　　○○薬局
　　管理薬剤師：○○○○
　　受付時間：○○時○○分から○○時○○分まで（但し○○日は除く）
　　電話：03（○○○○）○○○○
　　ＦＡＸ：03（○○○○）○○○○

ビタミン主薬製剤

> この説明書は本剤とともに保管し、
> 服用に際しては必ずお読みください。

混合ビタミン剤3号A

　混合ビタミン剤3号Aは、チアミン硝化物に、リボフラビン酪酸エステル、ピリドキシン塩酸塩、ニコチン酸アミドを配合したビタミン $B_1B_2B_6$ 主薬製剤です。神経痛、関節痛、脚気や肉体疲労時等のビタミン B_1 の補給に用います。

⚠ 使用上の注意

相談すること

1. 服用後、次の症状があらわれた場合は副作用の可能性があるので、直ちに服用を中止し、この文書を持って医師又は薬剤師に相談してください

関係部位	症　　状
消化器	吐き気・嘔吐、食欲不振、胃部不快感、胃部膨満感

2. 服用後、次の症状があらわれることがあるので、このような症状の持続又は増強が見られた場合には、服用を中止し、この文書を持って医師又は薬剤師に相談してください
　軟便、下痢

3. 1カ月位服用しても症状がよくならない場合は服用を中止し、この文書を持って医師又は薬剤師に相談してください

効能・効果

○次の諸症状の緩和：神経痛、筋肉痛・関節痛（腰痛、肩こり、五十肩など）、手足のしびれ、便秘、眼精疲労
○脚気
　「ただし、これらの症状について、1カ月ほど使用しても改善がみられない場合は、医師又は薬剤師に相談してください。」
○次の場合のビタミン B_1 の補給：肉体疲労時、妊娠・授乳期、病中病後の体力低下時

成分と作用

3.0g（大人1日量）中に次の成分を含んでいます。

成　　分	3.0g中	作　　　　用
チアミン硝化物	0.03g	ビタミン B_1 を補給します。
リボフラビン酪酸エステル	0.012g	ビタミン B_2 を補給します。
ピリドキシン塩酸塩	0.05g	ビタミン B_6 を補給します。
ニコチン酸アミド	0.06g	末梢循環障害を緩和します。
デンプン、乳糖水和物又はこれらの混合物	適　量	賦形剤。

＜成分・分量に関連する注意＞
本剤の服用により、尿が黄色くなることがあります。また、臨床検査値に影響を与えることがあります。

用法・用量

1回量を次のとおりとし、1日3回、食後に服用します。

年　　齢	1回量	1日服用回数
大人（15才以上）	1包1.0g	
11才以上15才未満	大人の2/3	
7才以上11才未満	大人の1/2	3回
3才以上7才未満	大人の1/3	
1才以上3才未満	大人の1/4	
1才未満の乳児	服用しないこと	

＜用法・用量に関連する注意＞
（1）用法・用量を厳守してください。
（2）小児に服用させる場合には、保護者の指導監督のもとに服用させてください。

保管及び取扱い上の注意
（1）直射日光の当たらない湿気の少ない涼しい所に保管してください。
（2）小児の手の届かない所に保管してください。
（3）他の容器に入れ替えないでください（誤用の原因になったり品質が変わります。）。
（4）1包の分割した残りを服用する場合には、残量を記載して保管し、2日以内に服用してください。

■お問い合わせ先

製造販売元

【外部の容器又は外部の被包に記載すべき事項】
注意
1．服用に際しては、説明文書をよく読んでください
2．直射日光の当たらない湿気の少ない涼しい所に保管してください
3．小児の手の届かない所に保管してください
4．その他
（1）医薬品副作用被害救済制度に関するお問い合わせ先
　　（独）医薬品医療機器総合機構
　　http://www.pmda.go.jp/kenkouhigai.html
　　電話　0120-149-931（フリーダイヤル）
（2）この薬に関するお問い合わせ先
　　○○薬局
　　管理薬剤師：○○○○
　　受付時間：○○時○○分から○○時○○分まで（但し○○日は除く）
　　電話：03（○○○○）○○○○
　　ＦＡＸ：03（○○○○）○○○○

ビタミン主薬製剤

この説明書は本剤とともに保管し、服用に際しては必ずお読みください。

混合ビタミン剤1号

　混合ビタミン剤1号は、リボフラビン酪酸エステルに、ピリドキシン塩酸塩、パントテン酸カルシウム、ニコチン酸アミドを配合したビタミン B_2B_6 主薬製剤です。口内炎、皮膚炎や肉体疲労時等のビタミン B_2B_6 の補給に用います。

⚠ 使用上の注意

相談すること

1．服用後、次の症状があらわれた場合は副作用の可能性があるので、直ちに服用を中止し、この文書を持って医師又は薬剤師に相談してください

関係部位	症　　状
消化器	吐き気・嘔吐、食欲不振、胃部不快感、胃部膨満感

2．服用後、次の症状があらわれることがあるので、このような症状の持続又は増強が見られた場合には、服用を中止し、この文書を持って医師又は薬剤師に相談してください
　　下痢

3．1カ月位服用しても症状がよくならない場合は服用を中止し、この文書を持って医師又は薬剤師に相談してください

効能・効果

○次の諸症状の緩和：口角炎、口唇炎、口内炎、舌炎、湿疹、皮膚炎、かぶれ、ただれ、にきび、肌あれ
　「ただし、これらの症状について、1カ月ほど使用しても改善がみられない場合は、医師又は薬剤師に相談してください。」
○次の場合のビタミン B_2B_6 の補給：肉体疲労時、妊娠・授乳期、病中病後の体力低下時

成分と作用

4.5g（大人1日量）中に次の成分を含んでいます。

成　　分	4.5g中	作　　　用
リボフラビン酪酸エステル	0.02g	ビタミン B_2 を補給します。
ピリドキシン塩酸塩	0.1g	ビタミン B_6 を補給します。
パントテン酸カルシウム	0.03g	パントテン酸の欠乏を改善します。
ニコチン酸アミド	0.06g	ニコチン酸の欠乏を改善します。
デンプン、乳糖水和物又はこれらの混合物	適量	賦形剤。

＜成分・分量に関連する注意＞
本剤の服用により、尿が黄色くなることがあります。また、臨床検査値に影響を与えることがあります。

用法・用量

1回量を次のとおりとし、1日3回、食後に服用します。

年　　齢	1回量	1日服用回数
大人（15才以上）	1包1.5g	
11才以上15才未満	大人の2/3	
7才以上11才未満	大人の1/2	3回
3才以上7才未満	大人の1/3	
1才以上3才未満	大人の1/4	
1才未満の乳児	服用しないこと	

＜用法・用量に関連する注意＞
（1）用法・用量を厳守してください。
（2）小児に服用させる場合には、保護者の指導監督のもとに服用させてください。

保管及び取扱い上の注意

（1）直射日光の当たらない湿気の少ない涼しい所に保管してください。

（2）小児の手の届かない所に保管してください。
（3）他の容器に入れ替えないでください（誤用の原因になったり品質が変わります。）。
（4）1包の分割した残りを服用する場合には、残量を記載して保管し、2日以内に服用してください。

■お問い合わせ先

製造販売元

【外部の容器又は外部の被包に記載すべき事項】
注意
1．服用に際しては、説明文書をよく読んでください
2．直射日光の当たらない湿気の少ない涼しい所に保管してください
3．小児の手の届かない所に保管してください
4．その他
　（1）医薬品副作用被害救済制度に関するお問い合わせ先
　　　（独）医薬品医療機器総合機構
　　　http://www.pmda.go.jp/kenkouhigai.html
　　　電話　0120-149-931（フリーダイヤル）
　（2）この薬に関するお問い合わせ先
　　　○○薬局
　　　管理薬剤師：○○○○
　　　受付時間：○○時○○分から○○時○○分まで（但し○○日は除く）
　　　電話：03（○○○○）○○○○
　　　ＦＡＸ：03（○○○○）○○○○

ビタミン主薬製剤

> この説明書は本剤とともに保管し、
> 服用に際しては必ずお読みください。

混合ビタミン剤4号

混合ビタミン剤4号は、フラビンアデニンジヌクレオチドナトリウムに、ピリドキシン塩酸塩、L-塩酸システイン、ニコチン酸アミドを配合したビタミン B_2B_6 主薬製剤です。口内炎、皮膚炎や肉体疲労時等のビタミン B_2B_6 の補給に用います。

⚠ 使用上の注意

相談すること

1カ月位服用しても症状がよくならない場合は服用を中止し、この文書を持って医師又は薬剤師に相談してください

効能・効果

○次の諸症状の緩和：口角炎、口唇炎、口内炎、舌炎、湿疹、皮膚炎、かぶれ、ただれ、にきび、肌あれ
　「ただし、これらの症状について、1カ月ほど使用しても改善がみられない場合は、医師又は薬剤師に相談してください。」
○次の場合のビタミン B_2B_6 の補給：肉体疲労時、妊娠・授乳期、病中病後の体力低下時

成分と作用

4.5g（大人1日量）中に次の成分を含んでいます。

成　　分	4.5g中	作　　　用
フラビンアデニンジヌクレオチドナトリウム	0.045g	ビタミン B_2 を補給します。
ピリドキシン塩酸塩	0.1g	ビタミン B_6 を補給します。
L-塩酸システイン	0.16g	皮膚代謝を正常化するとともに、抗アレルギー作用・解毒作用を発揮します。
ニコチン酸アミド	0.06g	口角炎、口内炎、舌炎、湿疹、皮膚炎等を改善します。
デンプン、乳糖水和物又はこれらの混合物	適　量	賦形剤。

<成分・分量に関連する注意>
本剤の服用により、尿が黄色くなることがあります。また、臨床検査値に影響を与えることがあります。

用法・用量

1回量を次のとおりとし、1日3回、食後に服用します。

年　　齢	1回量	1日服用回数
大人（15才以上）	1包1.5g	
11才以上15才未満	大人の2/3	
7才以上11才未満	大人の1/2	3回
3才以上7才未満	大人の1/3	
1才以上3才未満	大人の1/4	
1才未満の乳児	服用しないこと	

<用法・用量に関連する注意>
（1）用法・用量を厳守してください。
（2）小児に服用させる場合には、保護者の指導監督のもとに服用させてください。

保管及び取扱い上の注意

（1）直射日光の当たらない湿気の少ない涼しい所に保管してください。
（2）小児の手の届かない所に保管してください。
（3）他の容器に入れ替えないでください（誤用の原因になったり品質が変わります。）。
（4）1包の分割した残りを服用する場合には、残量を記載して保管し、2日以内に服用してください。

■お問い合わせ先

製造販売元

【外部の容器又は外部の被包に記載すべき事項】
注意
1．服用に際しては、説明文書をよく読んでください
2．直射日光の当たらない湿気の少ない涼しい所に保管してください
3．小児の手の届かない所に保管してください
4．その他
　（1）医薬品副作用被害救済制度に関するお問い合わせ先
　　　（独）医薬品医療機器総合機構
　　　http://www.pmda.go.jp/kenkouhigai.html
　　　電話　0120-149-931（フリーダイヤル）
　（2）この薬に関するお問い合わせ先
　　　○○薬局
　　　管理薬剤師：○○○○
　　　受付時間：○○時○○分から○○時○○分まで（但し○○日は除く）
　　　電話：03（○○○○）○○○○
　　　ＦＡＸ：03（○○○○）○○○○

ビタミン主薬製剤

> この説明書は本剤とともに保管し、
> 服用に際しては必ずお読みください。

ニンジン・Ｅ散

　ニンジン・Ｅ散は、生理活性の高い d-$α$-トコフェロール酢酸エステルに生薬のニンジン末を加えた製剤で、末梢血行障害による諸症状の緩和、月経不順、老年期のビタミンＥ補給に用いられます。

⚠ 使用上の注意

相談すること

1. 次の人は服用前に医師又は薬剤師に相談してください
   （1）医師の治療を受けている人。
   （2）薬などによりアレルギー症状を起こしたことがある人。

2. 服用後、次の症状があらわれた場合は副作用の可能性があるので、直ちに服用を中止し、この文書を持って医師又は薬剤師に相談してください

関係部位	症　　　　状
皮膚	発疹・発赤、かゆみ
消化器	胃部不快感

3. 服用後、次の症状があらわれることがあるので、このような症状の持続又は増強が見られた場合には、服用を中止し、この文書を持って医師又は薬剤師に相談してください
   便秘、下痢

4. 1カ月位服用しても症状がよくならない場合は服用を中止し、この文書を持って医師又は薬剤師に相談してください

5. 服用後、生理が予定より早くきたり、経血量がやや多くなったりすることがあります。出血が長く続く場合は、この文書を持って医師又は薬剤師に相談してください

効能・効果
○末梢血行障害による次の諸症状の緩和：肩・首すじのこり、手足のしびれ・冷え、しもやけ
○更年期における次の諸症状の緩和：肩・首すじのこり、冷え、手足のしびれ、のぼせ
○月経不順
　「ただし、これらの症状について、1カ月ほど使用しても改善がみられない場合は、医師又は薬剤師に相談してください。」
○次の場合のビタミンＥの補給：老年期

成分と作用
3.0ｇ（大人1日量）中に次の成分を含んでいます。

成　　分	3.0ｇ中	作　　　　用
d-$α$-トコフェロール酢酸エステル	0.6ｇ	末梢血液循環を改善します。また、更年期の諸症状を改善します。
ニンジン末	1.5ｇ	新陳代謝の低下を改善し、食欲を増進します。また、強壮作用を発揮します。
デンプン、乳糖水和物又はこれらの混合物	適　量	賦形剤。

用法・用量
大人（15才以上）1回1.0ｇ、1日3回、食後に服用します。

年　　齢	1回量	1日服用回数
大人（15才以上）	1包1.0ｇ	
11才以上15才未満	大人の2／3	
7才以上11才未満	大人の1／2	3回
3才以上7才未満	大人の1／3	
1才以上3才未満	大人の1／4	
1才未満の乳児	服用しないこと	

＜用法・用量に関連する注意＞
（1）用法・用量を厳守してください。
（2）小児に服用させる場合には、保護者の指導監督のもとに服用させてください。

保管及び取扱い上の注意
（1）直射日光の当たらない湿気の少ない涼しい所に保管してください。
（2）小児の手の届かない所に保管してください。
（3）他の容器に入れ替えないでください（誤用の原因になったり品質が変わります。）。
（4）1包の分割した残りを服用する場合には、残量を記載して保管し、2日以内に服用してください。

■お問い合わせ先

製造販売元

【外部の容器又は外部の被包に記載すべき事項】
注意
1．次の人は服用前に医師又は薬剤師に相談してください
　（1）医師の治療を受けている人。
　（2）薬などによりアレルギー症状を起こしたことがある人。
1′．服用が適さない場合があるので、服用前に医師又は薬剤師に相談してください
　〔1．の項目の記載に際し、十分な記載スペースがない場合には1′．を記載すること。〕
2．服用に際しては、説明文書をよく読んでください
3．直射日光の当たらない湿気の少ない涼しい所に保管してください
4．小児の手の届かない所に保管してください
5．その他
　（1）医薬品副作用被害救済制度に関するお問い合わせ先
　　（独）医薬品医療機器総合機構
　　http://www.pmda.go.jp/kenkouhigai.html
　　電話　0120-149-931（フリーダイヤル）
　（2）この薬に関するお問い合わせ先
　　○○薬局
　　管理薬剤師：○○○○
　　受付時間：○○時○○分から○○時○○分まで（但し○○日は除く）
　　電話：03（○○○○）○○○○
　　ＦＡＸ：03（○○○○）○○○○

かぜ薬

> この説明書は本剤とともに保管し、
> 服用に際しては必ずお読みください。

感冒剤 15 号 A

　感冒剤 15 号 A は、かぜの諸症状を緩解するお薬で、イブプロフェンが解熱鎮痛効果を、*dl*-メチルエフェドリン塩酸塩散 10%・*dl*-クロルフェニラミンマレイン酸塩・ジヒドロコデインリン酸塩散 1%のそれぞれの働きで鼻水、鼻閉、せき、たん等の症状を緩解します。

⚠ 使用上の注意

⊗ してはいけないこと

（守らないと現在の症状が悪化したり、副作用・事故が起こりやすくなります）

1．次の人は服用しないでください
　（1）本剤又は本剤の成分によりアレルギー症状を起こしたことがある人。
　（2）本剤又は他のかぜ薬、解熱鎮痛薬を服用してぜんそくを起こしたことがある人。
　（3）15 才未満の小児。
　（4）出産予定日 12 週以内の妊婦。
2．本剤を服用している間は、次のいずれの医薬品も使用しないでください
　　他のかぜ薬、解熱鎮痛薬、鎮静薬、鎮咳去痰薬、抗ヒスタミン剤を含有する内服薬等（鼻炎用内服薬、乗物酔い薬、アレルギー用薬等）
3．服用後、乗物又は機械類の運転操作をしないでください
　　（眠気等があらわれることがあります。）
4．授乳中の人は本剤を服用しないか、本剤を服用する場合は授乳を避けてください
5．服用前後は飲酒しないでください
6．5 日間を超えて服用しないでください

相談すること

1．次の人は服用前に医師又は薬剤師に相談してください
　（1）医師又は歯科医師の治療を受けている人。
　（2）妊婦又は妊娠していると思われる人。
　（3）高齢者。
　（4）薬などによりアレルギー症状を起こしたことがある人。
　（5）次の症状のある人。
　　　高熱、排尿困難
　（6）次の診断を受けた人。
　　　甲状腺機能障害、糖尿病、心臓病、高血圧、肝臓病、腎臓病、緑内障、全身性エリテマトーデス、混合性結合組織病
　（7）次の病気にかかったことのある人。
　　　胃・十二指腸潰瘍、潰瘍性大腸炎、クローン病

2．服用後、次の症状があらわれた場合は副作用の可能性があるので、直ちに服用を中止し、この文書を持って医師又は薬剤師に相談してください

関係部位	症　　状
皮膚	発疹・発赤、かゆみ、青あざができる
消化器	吐き気、嘔吐、食欲不振、胃部不快感、胃痛、口内炎、胸焼け、胃もたれ、胃腸出血、腹痛、下痢、血便
精神神経系	めまい
循環器	動悸
呼吸器	息切れ
泌尿器	排尿困難
その他	目のかすみ、耳なり、むくみ、鼻血、歯ぐきの出血、出血が止まりにくい、出血、背中の痛み、過度の体温低下、からだがだるい

まれに下記の重篤な症状が起こることがあります。その場合は直ちに医師の診療を受けてください。

症状の名称	症　　状
ショック（アナフィラキシー）	服用後すぐに、皮膚のかゆみ、じんましん、声のかすれ、くしゃみ、のどのかゆみ、息苦しさ、動悸、意識の混濁等があらわれる。

皮膚粘膜眼症候群 （スティーブンス・ジョンソン症候群）、 中毒性表皮壊死融解症	高熱、目の充血、目やに、唇のただれ、のどの痛み、皮膚の広範 囲の発疹・発赤等が持続したり、急激に悪化する。
肝機能障害	発熱、かゆみ、発疹、黄疸（皮膚や白目が黄色くなる）、褐色尿、 全身のだるさ、食欲不振等があらわれる。
腎障害	発熱、発疹、尿量の減少、全身のむくみ、全身のだるさ、関節痛 （節々が痛む）、下痢等があらわれる。
無菌性髄膜炎	首すじのつっぱりを伴った激しい頭痛、発熱、吐き気・嘔吐等が あらわれる。（このような症状は、特に全身性エリテマトーデス 又は混合性結合組織病の治療を受けている人で多く報告されてい る。）
間質性肺炎	階段を上ったり、少し無理をしたりすると息切れがする・息苦し くなる、空せき、発熱等がみられ、これらが急にあらわれたり、 持続したりする。
ぜんそく	息をするときゼーゼー、ヒューヒューと鳴る、息苦しい等があら われる。
再生不良性貧血	青あざ、鼻血、歯ぐきの出血、発熱、皮膚や粘膜が青白くみえる、 疲労感、動悸、息切れ、気分が悪くなりくらっとする、血尿等が あらわれる。
無顆粒球症	突然の高熱、さむけ、のどの痛み等があらわれる。

3．服用後、次の症状があらわれることがあるので、このような症状の持続又は増強が見られ
た場合には、服用を中止し、この文書を持って医師又は薬剤師に相談してください
便秘、口のかわき、眠気

4．5～6回服用しても症状がよくならない場合は服用を中止し、この文書を持って医師又は
薬剤師に相談してください

効能・効果
かぜの諸症状（鼻水、鼻づまり、くしゃみ、のどの痛み、せき、たん、悪寒、発熱、頭痛、関節の
痛み、筋肉の痛み）の緩和

成分と作用
4.5 g（大人1日量）中に次の成分を含んでいます。

成　　分	4.5 g中	作　　　　用
イブプロフェン	0.45 g	熱を下げ、痛みを鎮めます。
dl-メチルエフェドリ ン塩酸塩散10%	0.6 g	せきを鎮め、たんを切ります。
dl-クロルフェニラミ ンマレイン酸塩	0.0075 g	くしゃみ・鼻水・鼻づまり等のアレルギー症状をおさえます。
カフェイン水和物	0.075 g	解熱・鎮痛成分の働きを助けます。また、ねむけを除きます。
ジヒドロコデインリン 酸塩散1%	2.4 g	せきを鎮め、たんを切ります。
デンプン、乳糖水和物 又はこれらの混合物	適　量	賦形剤。

用法・用量
1回量を次のとおりとし、1日3回、食後服用します。

年　　齢	1回量	1日服用回数
大人（15才以上）	1包1.5 g	3回
15才未満の小児	服用しないこと	

＜用法・用量に関連する注意＞
用法・用量を厳守してください。

保管及び取扱い上の注意
（1）直射日光の当たらない湿気の少ない涼しい所に保管してください。
（2）小児の手の届かない所に保管してください。
（3）他の容器に入れ替えないでください（誤用の原因になったり品質が変わります。）。

■お問い合わせ先

製造販売元

【外部の容器又は外部の被包に記載すべき事項】
注意
1．次の人は服用しないでください
　（1）本剤又は本剤の成分によりアレルギー症状を起こしたことがある人。
　（2）本剤又は他のかぜ薬、解熱鎮痛薬を服用してぜんそくを起こしたことがある人。
　（3）15才未満の小児。
　（4）出産予定日12週以内の妊婦。
2．服用後、乗物又は機械類の運転操作をしないでください
3．授乳中の人は本剤を服用しないか、本剤を服用する場合は授乳を避けてください
4．次の人は服用前に医師又は薬剤師に相談してください
　（1）医師又は歯科医師の治療を受けている人。
　（2）妊婦又は妊娠していると思われる人。
　（3）高齢者。
　（4）薬などによりアレルギー症状を起こしたことがある人。
　（5）次の症状のある人。
　　　高熱、排尿困難
　（6）次の診断を受けた人。
　　　甲状腺機能障害、糖尿病、心臓病、高血圧、肝臓病、腎臓病、緑内障、全身性エリテマトー
　　　デス、混合性結合組織病
　（7）次の病気にかかったことのある人。
　　　　胃・十二指腸潰瘍、潰瘍性大腸炎、クローン病
4′．服用が適さない場合があるので、服用前に医師又は薬剤師に相談してください
　〔4．の項目の記載に際し、十分な記載スペースがない場合には4′．を記載すること。〕
5．服用に際しては、説明文書をよく読んでください
6．直射日光の当たらない湿気の少ない涼しい所に保管してください
7．小児の手の届かない所に保管してください
8．その他
　（1）医薬品副作用被害救済制度に関するお問い合わせ先
　　　（独）医薬品医療機器総合機構
　　　http://www.pmda.go.jp/kenkouhigai.html
　　　電話　0120-149-931（フリーダイヤル）
　（2）この薬に関するお問い合わせ先
　　　○○薬局
　　　管理薬剤師：○○○○
　　　受付時間：○○時○○分から○○時○○分まで（但し○○日は除く）
　　　電話：03（○○○○）○○○○
　　　ＦＡＸ：03（○○○○）○○○○

アレルギー用薬

この説明書は本剤とともに保管し、服用に際しては必ずお読みください。

クロルフェニラミン・カルシウム散

クロルフェニラミン・カルシウム散は、抗ヒスタミン作用をもつ dl-クロルフェニラミンマレイン酸塩に毛細血管透過性を減弱するリン酸水素カルシウム水和物を配合し、アレルギー症状を緩和します。

⚠ 使用上の注意

してはいけないこと
（守らないと現在の症状が悪化したり、副作用・事故が起こりやすくなります）

1. 本剤を服用している間は、次のいずれの医薬品も使用しないでください
   他のアレルギー用薬、抗ヒスタミン剤を含有する内服薬等（かぜ薬、鎮咳去痰薬、鼻炎用内服薬、乗物酔い薬等）
2. 服用後、乗物又は機械類の運転操作をしないでください
   （眠気等があらわれることがあります。）
3. 長期連用しないでください

相談すること

1. 次の人は服用前に医師又は薬剤師に相談してください
   (1) 医師の治療を受けている人。
   (2) 妊婦又は妊娠していると思われる人。
   (3) 薬などによりアレルギー症状を起こしたことがある人。
   (4) 次の症状のある人。
       排尿困難
   (5) 次の診断を受けた人。
       緑内障

2. 服用後、次の症状があらわれた場合は副作用の可能性があるので、直ちに服用を中止し、この文書を持って医師又は薬剤師に相談してください

関係部位	症　　状
皮膚	発疹・発赤、かゆみ
消化器	吐き気・嘔吐、食欲不振
泌尿器	排尿困難

まれに下記の重篤な症状が起こることがあります。その場合は直ちに医師の診療を受けてください。

症状の名称	症　　状
再生不良性貧血	青あざ、鼻血、歯ぐきの出血、発熱、皮膚や粘膜が青白くみえる、疲労感、動悸、息切れ、気分が悪くなりくらっとする、血尿等があらわれる。
無顆粒球症	突然の高熱、さむけ、のどの痛み等があらわれる。

3. 服用後、次の症状があらわれることがあるので、このような症状の持続又は増強が見られた場合には、服用を中止し、この文書を持って医師又は薬剤師に相談してください
   口のかわき、眠気

4. 5～6日間服用しても症状がよくならない場合は服用を中止し、この文書を持って医師又は薬剤師に相談してください

効能・効果
湿疹・かぶれによるかゆみ、じんましん、鼻炎

成分と作用

3.0 g（大人1日量）中に次の成分を含んでいます。

成　　　分	3.0 g中	作　　　　　用
dl-クロルフェニラミンマレイン酸塩	0.009 g	くしゃみ・鼻水・鼻づまり等のアレルギー症状をおさえます。
リン酸水素カルシウム水和物	2.4 g	毛細血管の透過性を減弱します。
デンプン、乳糖水和物又はこれらの混合物	適　量	賦形剤。

用法・用量

1回量を次のとおりとし、1日3回、食後服用します。

年　　　齢	1回量	1日服用回数
大人（15才以上）	1包1.0 g	
11才以上15才未満	大人の2/3	
7才以上11才未満	大人の1/2	
3才以上7才未満	大人の1/3	3回
1才以上3才未満	大人の1/4	
6カ月以上1才未満	大人の1/5	
3カ月以上6カ月未満	大人の1/6	
3カ月未満の乳児	服用しないこと	

＜用法・用量に関連する注意＞
（1）用法・用量を厳守してください。
（2）小児に服用させる場合には、保護者の指導監督のもとに服用させてください。
（3）1才未満の乳児には、医師の診療を受けさせることを優先し、やむを得ない場合にのみ服用させてください。

保管及び取扱い上の注意

（1）直射日光の当たらない湿気の少ない涼しい所に保管してください。
（2）小児の手の届かない所に保管してください。
（3）他の容器に入れ替えないでください（誤用の原因になったり品質が変わります。）。
（4）1包の分割した残りを服用する場合には、残量を記載して保管し、2日以内に服用してください。

■お問い合わせ先

製造販売元

【外部の容器又は外部の被包に記載すべき事項】

注意
1．服用後、乗物又は機械類の運転操作をしないでください
2．次の人は服用前に医師又は薬剤師に相談してください
　（1）医師の治療を受けている人。
　（2）妊婦又は妊娠していると思われる人。
　（3）薬などによりアレルギー症状を起こしたことがある人。
　（4）次の症状のある人。
　　　排尿困難
　（5）次の診断を受けた人。
　　　緑内障
2′．服用が適さない場合があるので、服用前に医師又は薬剤師に相談してください
　　〔2．の項目の記載に際し、十分な記載スペースがない場合には2′．を記載すること。〕
3．1才未満の乳児には、医師の診療を受けさせることを優先し、やむを得ない場合にのみ服用させてください
4．服用に際しては、説明文書をよく読んでください
5．直射日光の当たらない湿気の少ない涼しい所に保管してください
6．小児の手の届かない所に保管してください

B—386

7．その他
（1）医薬品副作用被害救済制度に関するお問い合わせ先
　　（独）医薬品医療機器総合機構
　　http://www.pmda.go.jp/kenkouhigai.html
　　電話　0120-149-931（フリーダイヤル）
（2）この薬に関するお問い合わせ先
　　○○薬局
　　管理薬剤師：○○○○
　　受付時間：○○時○○分から○○時○○分まで（但し○○日は除く）
　　電話：03（○○○○）○○○○
　　ＦＡＸ：03（○○○○）○○○○

鎮咳薬

この説明書は本剤とともに保管し、
服用に際しては必ずお読みください。

鎮咳剤 15 号

鎮咳剤 15 号は、桜皮エキス A にセネガシロップを配合したせきに用いる内服用水剤です。

⚠ 使用上の注意

⊗ してはいけないこと
（守らないと現在の症状が悪化したり、副作用・事故が起こりやすくなります）
1．本剤を服用している間は、次のいずれの医薬品も使用しないでください
　　他の鎮咳去痰薬、かぜ薬、鎮静薬、抗ヒスタミン剤を含有する内服薬等（鼻炎用内服薬、
　　乗物酔い薬、アレルギー用薬等）
2．服用後、乗物又は機械類の運転操作をしないでください
　　（眠気等があらわれることがあります。）
3．授乳中の人は本剤を服用しないか、本剤を服用する場合は授乳を避けてください
4．過量服用・長期連用しないでください

相談すること
1．次の人は服用前に医師又は薬剤師に相談してください
　（1）医師の治療を受けている人。
　（2）妊婦又は妊娠していると思われる人。
　（3）薬などによりアレルギー症状を起こしたことがある人。
　（4）次の症状のある人。
　　　　高熱

2．服用後、次の症状があらわれた場合は副作用の可能性があるので、直ちに服用を中止し、
　　この文書を持って医師又は薬剤師に相談してください

関係部位	症　　　　状
皮膚	発疹・発赤、かゆみ
消化器	吐き気・嘔吐、食欲不振
精神神経系	めまい

3．服用後、次の症状があらわれることがあるので、このような症状の持続又は増強が見られ
　　た場合には、服用を中止し、この文書を持って医師又は薬剤師に相談してください
　　便秘、眠気

4．5〜6 回服用しても症状がよくならない場合は服用を中止し、この文書を持って医師又は
　　薬剤師に相談してください

効能・効果
せき

成分と作用
60 mL（大人 1 日量）中に次の成分を含んでいます。

成　　　分	60 mL 中	作　　　　　　　用
桜皮エキス A	6 mL	せきを鎮めます。
セネガシロップ	15 mL	せきを鎮めます。
パラオキシ安息香酸エチル	0.03 g	防腐剤。
精製水又は精製水（容器入り）	適　量	溶剤。

用法・用量
1 回量を次のとおりとし、1 日 6 回までとして服用します。服用間隔は 4 時間以上おいてください。

年　　齢	1回量	1日服用回数
大人（15才以上）	1回10 mL	
11才以上15才未満	大人の2／3	
8才以上11才未満	大人の1／2	
5才以上8才未満	大人の1／3	6回まで
3才以上5才未満	大人の1／4	
1才以上3才未満	大人の1／5	
3カ月以上1才未満	大人の1／10	
3カ月未満の乳児	服用しないこと	

＜用法・用量に関連する注意＞
（1）用法・用量を厳守してください。
（2）小児に服用させる場合には、保護者の指導監督のもとに服用させてください。
（3）2才未満の乳幼児には、医師の診療を受けさせることを優先し、やむを得ない場合にのみ服用させてください。

保管及び取扱い上の注意
（1）直射日光の当たらない湿気の少ない涼しい所に密栓して保管してください。
（2）小児の手の届かない所に保管してください。
（3）他の容器に入れ替えないでください（誤用の原因になったり品質が変わります。）。

■お問い合わせ先

製造販売元

【外部の容器又は外部の被包に記載すべき事項】
注意
1．服用後、乗物又は機械類の運転操作をしないでください
2．授乳中の人は本剤を服用しないか、本剤を服用する場合は授乳を避けてください
3．次の人は服用前に医師又は薬剤師に相談してください
　（1）医師の治療を受けている人。
　（2）妊婦又は妊娠していると思われる人。
　（3）薬などによりアレルギー症状を起こしたことがある人。
　（4）次の症状のある人。
　　　高熱
3′．服用が適さない場合があるので、服用前に医師又は薬剤師に相談してください
　〔3．の項目の記載に際し、十分な記載スペースがない場合には3′．を記載すること。〕
4．2才未満の乳幼児には、医師の診療を受けさせることを優先し、やむを得ない場合にのみ服用させてください
5．服用に際しては、説明文書をよく読んでください
6．直射日光の当たらない湿気の少ない涼しい所に密栓して保管してください
7．小児の手の届かない所に保管してください
8．その他
　（1）医薬品副作用被害救済制度に関するお問い合わせ先
　　　（独）医薬品医療機器総合機構
　　　http://www.pmda.go.jp/kenkouhigai.html
　　　電話　0120-149-931（フリーダイヤル）
　（2）この薬に関するお問い合わせ先
　　　○○薬局
　　　管理薬剤師：○○○○
　　　受付時間：○○時○○分から○○時○○分まで（但し○○日は除く）
　　　電話：03（○○○○）○○○○
　　　ＦＡＸ：03（○○○○）○○○○

歯科口腔用薬

> この説明書は本剤とともに保管し、
> 使用に際しては必ずお読みください。

アズレンうがい薬

　アズレンうがい薬は、抗炎症作用等をもつアズレンスルホン酸ナトリウムに粘液溶解作用を有する炭酸水素ナトリウムを配合した口腔内の洗浄、口腔・咽頭のはれに用いるうがい薬です。

⚠ 使用上の注意

相談すること

1. 次の人は使用前に医師又は薬剤師に相談してください
   次の症状のある人。
   口内のひどいただれ

2. 使用後、次の症状があらわれた場合は副作用の可能性があるので、直ちに使用を中止し、この文書を持って医師又は薬剤師に相談してください

関係部位	症　　状
口	刺激感

3. 5～6日間使用しても症状がよくならない場合は使用を中止し、この文書を持って医師又は薬剤師に相談してください

効能・効果
口腔・咽喉のはれ、口腔内の洗浄

成分と作用

2.0g中に次の成分を含んでいます。

成　　分	2.0g中	作　　　　用
アズレンスルホン酸ナトリウム	0.002 g	消炎作用を発揮します。
炭酸水素ナトリウム	1.998 g	たんを溶かします。

用法・用量
1包を水又は微温水約100 mLに入れ、よくかき混ぜて溶かした後、数回うがいをします。これを1日数回行います。
＜用法・用量に関連する注意＞
（1）用法・用量を厳守してください。
（2）小児に使用させる場合には、保護者の指導監督のもとに使用させてください。
（3）うがい用にのみ使用してください。

保管及び取扱い上の注意
（1）直射日光の当たらない湿気の少ない涼しい所に密栓して保管してください。
（2）小児の手の届かない所に保管してください。
（3）他の容器に入れ替えないでください（誤用の原因になったり品質が変わります。）。

■お問い合わせ先

製造販売元

【外部の容器又は外部の被包に記載すべき事項】
注意
1．次の人は使用前に医師又は薬剤師に相談してください
　　次の症状のある人。
　　口内のひどいただれ
1′．使用が適さない場合があるので、使用前に医師又は薬剤師に相談してください
　　〔1．の項目の記載に際し、十分な記載スペースがない場合には1′．を記載すること。〕
2．使用に際しては、説明文書をよく読んでください
3．直射日光の当たらない湿気の少ない涼しい所に密栓して保管してください
4．小児の手の届かない所に保管してください
5．その他
　（1）医薬品副作用被害救済制度に関するお問い合わせ先
　　　（独）医薬品医療機器総合機構
　　　http://www.pmda.go.jp/kenkouhigai.html
　　　電話　0120-149-931（フリーダイヤル）
　（2）この薬に関するお問い合わせ先
　　　〇〇薬局
　　　管理薬剤師：〇〇〇〇
　　　受付時間：〇〇時〇〇分から〇〇時〇〇分まで（但し〇〇日は除く）
　　　電話：03（〇〇〇〇）〇〇〇〇
　　　ＦＡＸ：03（〇〇〇〇）〇〇〇〇

歯科口腔用薬

> この説明書は本剤とともに保管し、使用に際しては必ずお読みください。

ポビドンヨード・グリセリン液

ポビドンヨード・グリセリン液は、ポビドンヨードを主成分としたのどの殺菌・消毒に用いる口腔内塗布・噴霧薬です。

⚠ 使用上の注意

❌ してはいけないこと
（守らないと現在の症状が悪化したり、副作用が起こりやすくなります）
次の人は使用しないでください
　本剤又は本剤の成分によりアレルギー症状を起こしたことがある人。

相談すること

1. 次の人は使用前に医師又は薬剤師に相談してください
　（1）薬などによりアレルギー症状を起こしたことがある人。
　（2）次の症状のある人。
　　　口内のひどいただれ

2. 使用後、次の症状があらわれた場合は副作用の可能性があるので、直ちに使用を中止し、この文書を持って医師又は薬剤師に相談してください

関係部位	症　　　状
皮膚	発疹・発赤、かゆみ
口	あれ、しみる、灼熱感、刺激感
消化器	吐き気
その他	不快感

まれに下記の重篤な症状が起こることがあります。その場合は直ちに医師の診療を受けてください。

症状の名称	症　　　状
ショック（アナフィラキシー）	使用後すぐに、皮膚のかゆみ、じんましん、声のかすれ、くしゃみ、のどのかゆみ、息苦しさ、動悸、意識の混濁等があらわれる。

3. 5〜6日間使用しても症状がよくならない場合は使用を中止し、この文書を持って医師又は薬剤師に相談してください

効能・効果
のどの炎症によるのどのあれ・のどの痛み・のどのはれ・のどの不快感・声がれ

成分と作用
100 mLに次の成分を含んでいます。

成　分	100 mL中	作　　用
ポビドンヨード	0.45 g	殺菌、消毒効果を発揮します。
ハッカ水	4.5 mL	矯味剤。
グリセリン	50.0 mL	湿潤剤。
精製水又は精製水（容器入り）	適量	溶剤。

本剤の使用により、銀を含有する歯科材料（義歯等）が変色することがあります。

用法・用量
1日数回、のどの粘膜面に塗布又は噴射塗布します。
＜用法・用量に関連する注意＞
（1）用法・用量を厳守してください。
（2）小児に使用させる場合には、保護者の指導監督のもとに使用させてください。
（3）目に入らないように注意してください。万一、目に入った場合には、すぐに水又はぬるま湯で洗ってください。なお、症状が重い場合には、眼科医の診療を受けてください。

（4）塗布用にのみ使用してください。
（5）のどに塗るとき、綿等に薬液しみこませ過ぎないようご注意ください。
（6）薬液や薬液をしみこませた綿等を誤ってのみ込んだ時は、直ちに医師の診療を受けてください。

保管及び取扱い上の注意
（1）直射日光の当たらない湿気の少ない涼しい所に密栓して保管してください。
（2）小児の手の届かない所に保管してください。
（3）他の容器に入れ替えないでください（誤用の原因になったり品質が変わります。）。

■お問い合わせ先

製造販売元

【外部の容器又は外部の被包に記載すべき事項】
注意
1．次の人は使用しないでください
　　本剤又は本剤の成分によりアレルギー症状を起こしたことがある人。
2．次の人は使用前に医師又は薬剤師に相談してください
　（1）薬などによりアレルギー症状を起こしたことがある人。
　（2）次の症状のある人。
　　　　口内のひどいただれ
2′．使用が適さない場合があるので、使用前に医師又は薬剤師に相談してください
　　〔2．の項目の記載に際し、十分な記載スペースがない場合には2′．を記載すること。〕
3．使用に際しては、説明文書をよく読んでください
4．直射日光の当たらない湿気の少ない涼しい所に密栓して保管してください
5．小児の手の届かない所に保管してください
6．その他
　（1）医薬品副作用被害救済制度に関するお問い合わせ先
　　　（独）医薬品医療機器総合機構
　　　http://www.pmda.go.jp/kenkouhigai.html
　　　電話　0120-149-931（フリーダイヤル）
　（2）この薬に関するお問い合わせ先
　　　○○薬局
　　　管理薬剤師：○○○○
　　　受付時間：○○時○○分から○○時○○分まで（但し○○日は除く）
　　　電話：03（○○○○）○○○○
　　　ＦＡＸ：03（○○○○）○○○○

瀉下薬

この説明書は本剤とともに保管し、服用に際しては必ずお読みください。

便秘薬3号

便秘薬3号は、制酸・緩下作用をあわせ持つ酸化マグネシウムを単味で用いた、便秘と便秘に伴う諸症状を改善するお薬です。

⚠ 使用上の注意

⊗ してはいけないこと
（守らないと現在の症状が悪化したり、副作用が起こりやすくなります）
本剤を服用している間は、次のいずれの医薬品も服用しないでください
　他の瀉下薬（下剤）

相談すること
1．次の人は服用前に医師又は薬剤師に相談してください
　（1）医師の治療を受けている人。
　（2）妊婦又は妊娠していると思われる人。
　（3）次の症状のある人。
　　　はげしい腹痛、吐き気・嘔吐
　（4）次の診断を受けた人。
　　　腎臓病

2．服用後、次の症状があらわれた場合は副作用の可能性があるので、直ちに服用を中止し、この文書を持って医師又は薬剤師に相談してください

関係部位	症　　　状
消化器	はげしい腹痛、吐き気・嘔吐
精神神経系	強い眠気、意識がうすれる
循環器	立ちくらみ、脈が遅くなる
呼吸器	息苦しい
その他	筋力の低下、口のかわき

3．服用後、次の症状があらわれることがあるので、このような症状の持続又は増強が見られた場合には、服用を中止し、この文書を持って医師又は薬剤師に相談してください
　下痢

4．1週間位服用しても症状がよくならない場合は服用を中止し、この文書を持って医師又は薬剤師に相談してください

効能・効果
便秘、便秘に伴う次の症状の緩和：頭重、のぼせ、肌あれ、吹出物、食欲不振（食欲減退）、腹部膨満、腸内異常醗酵、痔

成分と作用
2.0g（3包）中に次の成分を含んでいます。

成　　分	2.0g中	作　　　　　用
酸化マグネシウム	2.0g	緩下作用を発揮します。

用法・用量
大人（15才以上）1日1回1〜3包を就寝前（又は空腹時）コップ1杯の水で服用します。
ただし初回は1包とし、必要に応じて増量又は減量してください。

年　　齢	1回量	1日服用回数
大人（15才以上）	1〜3包	1回
15才未満の小児	服用しないこと	

＜用法・用量に関連する注意＞
用法・用量を厳守してください。

B—394

保管及び取扱い上の注意
（1）直射日光の当たらない湿気の少ない涼しい所に保管してください。
（2）小児の手の届かない所に保管してください。
（3）他の容器に入れ替えないでください（誤用の原因になったり品質が変わります。）。

■お問い合わせ先

製造販売元

【外部の容器又は外部の被包に記載すべき事項】
注意
1．次の人は服用前に医師又は薬剤師に相談してください
　（1）医師の治療を受けている人。
　（2）妊婦又は妊娠していると思われる人。
　（3）次の症状のある人。
　　　　はげしい腹痛、吐き気・嘔吐
　（4）次の診断を受けた人。
　　　　腎臓病
1′．服用が適さない場合があるので、服用前に医師又は薬剤師に相談してください
　　〔1．の項目の記載に際し、十分な記載スペースがない場合には1′．を記載すること。〕
2．服用に際しては、説明文書をよく読んでください
3．直射日光の当たらない湿気の少ない涼しい所に保管してください
4．小児の手の届かない所に保管してください
5．その他
　（1）医薬品副作用被害救済制度に関するお問い合わせ先
　　　（独）医薬品医療機器総合機構
　　　http://www.pmda.go.jp/kenkouhigai.html
　　　電話　0120-149-931（フリーダイヤル）
　（2）この薬に関するお問い合わせ先
　　　○○薬局
　　　管理薬剤師：○○○○
　　　受付時間：○○時○○分から○○時○○分まで（但し○○日は除く）
　　　電話：03（○○○○）○○○○
　　　ＦＡＸ：03（○○○○）○○○○

湿疹・皮膚炎・鎮痒用薬（非ステロイド）

> この説明書は本剤とともに保管し、使用に際しては必ずお読みください。

ＧＴ・Ｚ・Ａクリーム

　ＧＴ・Ｚ・Ａクリームは、消炎・鎮痒作用を持つ脱脂大豆の乾留タール、収れん・保護作用を持つ酸化亜鉛を吸水クリームに練合した、湿疹等に用いる外用薬です。

⚠ 使用上の注意

相談すること

１．次の人は使用前に医師又は薬剤師に相談してください
　（１）医師の治療を受けている人。
　（２）薬などによりアレルギー症状を起こしたことがある人。
　（３）湿潤やただれのひどい人。

２．使用後、次の症状があらわれた場合は副作用の可能性があるので、直ちに使用を中止し、この文書を持って医師又は薬剤師に相談してください

関係部位	症　　　状
皮膚	発疹・発赤、かゆみ

３．５～６日間使用しても症状がよくならない場合は使用を中止し、この文書を持って医師又は薬剤師に相談してください

効能・効果
湿疹、皮膚炎、あせも、かぶれ、かゆみ

成分と作用

100 g 中に次の成分を含んでいます。

成　　　分	100 g 中	作　　　　　　用
脱脂大豆の乾留タール	0.5 g	抗炎症作用を発揮します。
酸化亜鉛	5.0 g	収れん、保護作用を発揮します。
吸水クリーム	適　量	基剤。

用法・用量
適宜、患部に塗布します。
＜用法・用量に関連する注意＞
（１）用法・用量を厳守してください。
（２）小児に使用させる場合には、保護者の指導監督のもとに使用させてください。
（３）目に入らないように注意してください。万一、目に入った場合には、すぐに水又はぬるま湯で洗ってください。なお、症状が重い場合には、眼科医の診療を受けてください。
（４）外用にのみ使用してください。

保管及び取扱い上の注意
（１）直射日光の当たらない湿気の少ない涼しい所に密栓して保管してください。
（２）小児の手の届かない所に保管してください。
（３）他の容器に入れ替えないでください（誤用の原因になったり品質が変わります。）。

■お問い合わせ先

製造販売元

【外部の容器又は外部の被包に記載すべき事項】

注意
1．次の人は使用前に医師又は薬剤師に相談してください
　（1）医師の治療を受けている人。
　（2）薬などによりアレルギー症状を起こしたことがある人。
　（3）湿潤やただれのひどい人。
1′．使用が適さない場合があるので、使用前に医師又は薬剤師に相談してください
　〔1．の項目の記載に際し、十分な記載スペースがない場合には1′．を記載すること。〕
2．使用に際しては、説明文書をよく読んでください
3．直射日光の当たらない湿気の少ない涼しい所に密栓して保管してください
4．小児の手の届かない所に保管してください
5．その他
　（1）医薬品副作用被害救済制度に関するお問い合わせ先
　　　（独）医薬品医療機器総合機構
　　　http://www.pmda.go.jp/kenkouhigai.html
　　　電話　0120-149-931（フリーダイヤル）
　（2）この薬に関するお問い合わせ先
　　　○○薬局
　　　管理薬剤師：○○○○
　　　受付時間：○○時○○分から○○時○○分まで（但し○○日は除く）
　　　電話：03（○○○○）○○○○
　　　ＦＡＸ：03（○○○○）○○○○

寄生性皮膚疾患用薬

この説明書は本剤とともに保管し、
使用に際しては必ずお読みください。

トルナフタート・サリチ液

　トルナフタート・サリチ液は、すぐれた抗真菌力を発揮するトルナフタートと殺菌・防腐作用のあるサリチル酸をマクロゴール 400 とエタノールに溶解したみずむし・たむしに用いる外用液剤です。

⚠ 使用上の注意

⊗ してはいけないこと

（守らないと現在の症状が悪化したり、副作用が起こりやすくなります）
次の部位には使用しないでください
（1）目や目の周囲、粘膜（例えば、口腔、鼻腔、膣等）、陰のう、外陰部等。
（2）湿疹。
（3）湿潤、ただれ、亀裂や外傷のひどい患部。

相談すること

1．次の人は使用前に医師又は薬剤師に相談してください
（1）医師の治療を受けている人。
（2）乳幼児。
（3）薬などによりアレルギー症状を起こしたことがある人。
（4）患部が顔面又は広範囲の人。
（5）患部が化膿している人。
（6）「湿疹」か「みずむし、いんきんたむし、ぜにたむし」かがはっきりしない人。
　　　（陰のうにかゆみ・ただれ等の症状がある場合は、湿疹等他の原因による場合が多い。）

2．使用後、次の症状があらわれた場合は副作用の可能性があるので、直ちに使用を中止し、この文書を持って医師又は薬剤師に相談してください

関係部位	症　　　状
皮膚	発疹・発赤、かゆみ、かぶれ、はれ、刺激感

3．2週間位使用しても症状がよくならない場合は使用を中止し、この文書を持って医師又は薬剤師に相談してください

効能・効果

みずむし、ぜにたむし、いんきんたむし

成分と作用

100 mL 中に次の成分を含んでいます。

成　　　分	100 mL 中	作　　　　　用
トルナフタート	2.0 g	白癬菌に効果を発揮します。
サリチル酸	3.0 g	防腐、殺菌、角質軟化作用を発揮します。
マクロゴール400	50 mL	溶解補助剤。
エタノール	適　量	基剤。

用法・用量

患部を清潔にして、1日2〜3回塗布します。
＜用法・用量に関連する注意＞
（1）用法・用量を厳守してください。
（2）患部やその周囲が汚れたまま使用しないでください。
（3）目に入らないように注意してください。万一、目に入った場合には、すぐに水又はぬるま湯で洗い、直ちに眼科医の診療を受けてください。
（4）小児に使用させる場合には、保護者の指導監督のもとに使用させてください。
（5）外用にのみ使用してください。
（6）使用前によく振とうしてください。

B—398

保管及び取扱い上の注意
（１）直射日光の当たらない湿気の少ない涼しい所に密栓して保管してください。
（２）小児の手の届かない所に保管してください。
（３）他の容器に入れ替えないでください（誤用の原因になったり品質が変わります。）。
（４）火気に近づけないでください。

■お問い合わせ先

製造販売元

【外部の容器又は外部の被包に記載すべき事項】
注意
１．次の部位には使用しないでください
　（１）目や目の周囲、粘膜（例えば、口腔、鼻腔、膣等）、陰のう、外陰部等。
　（２）湿疹。
　（３）湿潤、ただれ、亀裂や外傷のひどい患部。
２．次の人は使用前に医師又は薬剤師に相談してください
　（１）医師の治療を受けている人。
　（２）乳幼児。
　（３）薬などによりアレルギー症状を起こしたことがある人。
　（４）患部が顔面又は広範囲の人。
　（５）患部が化膿している人。
　（６）「湿疹」か「みずむし、いんきんたむし、ぜにたむし」かがはっきりしない人。
２′．使用が適さない場合があるので、使用前に医師又は薬剤師に相談してください
　　〔２．の項目の記載に際し、十分な記載スペースがない場合には２′．を記載すること。〕
３．使用に際しては、説明文書をよく読んでください
４．直射日光の当たらない湿気の少ない涼しい所に密栓して保管してください
５．火気に近づけないでください
６．小児の手の届かない所に保管してください
７．その他
（１）医薬品副作用被害救済制度に関するお問い合わせ先
　　（独）医薬品医療機器総合機構
　　http://www.pmda.go.jp/kenkouhigai.html
　　電話　0120-149-931（フリーダイヤル）
（２）この薬に関するお問い合わせ先
　　○○薬局
　　管理薬剤師：○○○○
　　受付時間：○○時○○分から○○時○○分まで（但し○○日は除く）
　　電話：03（○○○○）○○○○
　　ＦＡＸ：03（○○○○）○○○○

寄生性皮膚疾患用薬

この説明書は本剤とともに保管し、
使用に際しては必ずお読みください。

クロトリマゾール・サリチ・フェノール液

クロトリマゾール・サリチ・フェノール液は、殺菌力のあるサリチル酸、防腐・鎮痒力のある液
状フェノールにすぐれた抗真菌力を発揮するクロトリマゾールを加えた、みずむし・たむしに用い
る外用液剤です。

⚠ 使用上の注意

⊗ してはいけないこと

（守らないと現在の症状が悪化したり、副作用が起こりやすくなります）
次の部位には使用しないでください
（1）目や目の周囲、粘膜（例えば、口腔、鼻腔、膣等）、陰のう、外陰部等。
（2）湿疹。
（3）湿潤、ただれ、亀裂や外傷のひどい患部。

相談すること

1．次の人は使用前に医師又は薬剤師に相談してください
（1）医師の治療を受けている人。
（2）乳幼児。
（3）薬などによりアレルギー症状を起こしたことがある人。
（4）患部が顔面又は広範囲の人。
（5）患部が化膿している人。
（6）「湿疹」か「みずむし、いんきんたむし、ぜにたむし」かがはっきりしない人。
　　（陰のうにかゆみ・ただれ等の症状がある場合は、湿疹等他の原因による場合が多い。）

2．使用後、次の症状があらわれた場合は副作用の可能性があるので、直ちに使用を中止し、
　　この文書を持って医師又は薬剤師に相談してください

関係部位	症　　　　状
皮膚	発疹・発赤、かゆみ、かぶれ、はれ、刺激感、熱感、疼痛、ただれ

3．2週間位使用しても症状がよくならない場合は使用を中止し、この文書を持って医師又は
　　薬剤師に相談してください

効能・効果

みずむし、いんきんたむし、ぜにたむし

成分と作用

100 mL 中に次の成分を含んでいます。

成　　　分	100 mL 中	作　　　　　　　用
サリチル酸	2.0 g	防腐、殺菌、角質軟化作用を発揮します。
液状フェノール	0.5 mL	鎮痒力を高めます。
グリセリン	4.0 mL	刺激の緩和、皮膚の軟化、薬効持続の働きをします。
クロトリマゾール	1.0 g	白癬、カンジダ等の皮膚真菌症に効果を発揮します。
エタノール	80 mL	溶剤
常水、精製水又は精製水（容器入り）	適　量	

用法・用量

患部を清潔にして、1日2～3回塗布します。
＜用法・用量に関連する注意＞
（1）用法・用量を厳守してください。
（2）患部やその周囲が汚れたまま使用しないでください。
（3）目に入らないように注意してください。万一、目に入った場合には、すぐに水又はぬるま湯で
　　洗い、直ちに眼科医の診療を受けてください。
（4）小児に使用させる場合には、保護者の指導監督のもとに使用させてください。
（5）外用にのみ使用してください。

（6）使用前によく振とうしてください。

保管及び取扱い上の注意
（1）直射日光の当たらない湿気の少ない涼しい所に密栓して保管してください。
（2）小児の手の届かない所に保管してください。
（3）他の容器に入れ替えないでください（誤用の原因になったり品質が変わります。）。
（4）火気に近づけないでください。

■お問い合わせ先

製造販売元

【外部の容器又は外部の被包に記載すべき事項】
注意
1．次の部位には使用しないでください
　（1）目や目の周囲、粘膜（例えば、口腔、鼻腔、膣等）、陰のう、外陰部等。
　（2）湿疹。
　（3）湿潤、ただれ、亀裂や外傷のひどい患部。
2．次の人は使用前に医師又は薬剤師に相談してください
　（1）医師の治療を受けている人。
　（2）乳幼児。
　（3）薬などによりアレルギー症状を起こしたことがある人。
　（4）患部が顔面又は広範囲の人。
　（5）患部が化膿している人。
　（6）「湿疹」か「みずむし、いんきんたむし、ぜにたむし」かがはっきりしない人。
2′．使用が適さない場合があるので、使用前に医師又は薬剤師に相談してください
　〔2．の項目の記載に際し、十分な記載スペースがない場合には2′．を記載すること。〕
3．使用に際しては、説明文書をよく読んでください
4．直射日光の当たらない湿気の少ない涼しい所に密栓して保管してください
5．火気に近づけないでください
6．小児の手の届かない所に保管してください
7．その他
　（1）医薬品副作用被害救済制度に関するお問い合わせ先
　　（独）医薬品医療機器総合機構
　　http://www.pmda.go.jp/kenkouhigai.html
　　電話　0120-149-931（フリーダイヤル）
　（2）この薬に関するお問い合わせ先
　　○○薬局
　　管理薬剤師：○○○○
　　受付時間：○○時○○分から○○時○○分まで（但し○○日は除く）
　　電話：03（○○○○）○○○○
　　ＦＡＸ：03（○○○○）○○○○

寄生性皮膚疾患用薬

この説明書は本剤とともに保管し、使用に際しては必ずお読みください。

クロトリマゾール液

　クロトリマゾール液は、すぐれた抗真菌作用を発揮するクロトリマゾールをマクロゴール 400 とエタノールに溶解したみずむし・たむしに用いる外用液剤です。

⚠ 使用上の注意

⊗ してはいけないこと
（守らないと現在の症状が悪化したり、副作用が起こりやすくなります）
次の部位には使用しないでください
　（1）目や目の周囲、粘膜（例えば、口腔、鼻腔、膣等）、陰のう、外陰部等。
　（2）湿疹。
　（3）湿潤、ただれ、亀裂や外傷のひどい患部。

相談すること
1．次の人は使用前に医師又は薬剤師に相談してください
　（1）医師の治療を受けている人。
　（2）乳幼児。
　（3）薬などによりアレルギー症状を起こしたことがある人。
　（4）患部が顔面又は広範囲の人。
　（5）患部が化膿している人。
　（6）「湿疹」か「みずむし、いんきんたむし、ぜにたむし」かがはっきりしない人。
　　　（陰のうにかゆみ・ただれ等の症状がある場合は、湿疹等他の原因による場合が多い。）

2．使用後、次の症状があらわれた場合は副作用の可能性があるので、直ちに使用を中止し、この文書を持って医師又は薬剤師に相談してください

関係部位	症　　　　状
皮膚	発疹・発赤、かゆみ、かぶれ、はれ、刺激感、熱感、疼痛、ただれ

3．2週間位使用しても症状がよくならない場合は使用を中止し、この文書を持って医師又は薬剤師に相談してください

効能・効果
みずむし、ぜにたむし、いんきんたむし

成分と作用

100 mL 中に次の成分を含んでいます。

成　　分	100 mL 中	作　　用
クロトリマゾール	1.0 g	白癬、カンジダ等の皮膚真菌症に効果を発揮します。
マクロゴール400	50 mL	溶解補助剤。
エタノール	適　量	溶剤。

用法・用量
患部を清潔にして、1日2～3回塗布します。
＜用法・用量に関連する注意＞
（1）用法・用量を厳守してください。
（2）患部やその周囲が汚れたまま使用しないでください。
（3）目に入らないように注意してください。万一、目に入った場合には、すぐに水又はぬるま湯で洗い、直ちに眼科医の診療を受けてください。
（4）小児に使用させる場合には、保護者の指導監督のもとに使用させてください。
（5）外用にのみ使用してください。
（6）使用前によく振とうしてください。

保管及び取扱い上の注意
（1）直射日光の当たらない湿気の少ない涼しい所に密栓して保管してください。

（2）小児の手の届かない所に保管してください。
（3）他の容器に入れ替えないでください（誤用の原因になったり品質が変わります。）。
（4）火気に近づけないでください。

■お問い合わせ先

製造販売元

【外部の容器又は外部の被包に記載すべき事項】

注意
１．次の部位には使用しないでください
　（1）目や目の周囲、粘膜（例えば、口腔、鼻腔、膣等）、陰のう、外陰部等。
　（2）湿疹。
　（3）湿潤、ただれ、亀裂や外傷のひどい患部。
２．次の人は使用前に医師又は薬剤師に相談してください
　（1）医師の治療を受けている人。
　（2）乳幼児。
　（3）薬などによりアレルギー症状を起こしたことがある人。
　（4）患部が顔面又は広範囲の人。
　（5）患部が化膿している人。
　（6）「湿疹」か「みずむし、いんきんたむし、ぜにたむし」かがはっきりしない人。
２′．使用が適さない場合があるので、使用前に医師又は薬剤師に相談してください
　　〔２．の項目の記載に際し、十分な記載スペースがない場合には２′．を記載すること。〕
３．使用に際しては、説明文書をよく読んでください
４．直射日光の当たらない湿気の少ない涼しい所に密栓して保管してください
５．火気に近づけないでください
６．小児の手の届かない所に保管してください
７．その他
　（1）医薬品副作用被害救済制度に関するお問い合わせ先
　　　（独）医薬品医療機器総合機構
　　　http://www.pmda.go.jp/kenkouhigai.html
　　　電話　0120-149-931（フリーダイヤル）
　（2）この薬に関するお問い合わせ先
　　　○○薬局
　　　管理薬剤師：○○○○
　　　受付時間：○○時○○分から○○時○○分まで（但し○○日は除く）
　　　電話：03（○○○○）○○○○
　　　ＦＡＸ：03（○○○○）○○○○

湿疹・皮膚炎・鎮痒用薬（ステロイド）

> この説明書は本剤とともに保管し、使用に際しては必ずお読みください。

D・デキサメタゾン・C・Hクリーム

　D・デキサメタゾン・C・Hクリームは、ジブカイン塩酸塩の局所麻酔作用、デキサメタゾン酢酸エステルの抗炎症・抗アレルギー・鎮痒作用、l-メントールの局所刺激・清涼感、dl-カンフルの局所刺激・鎮痒作用、クロタミトンの鎮痒作用を期待し、これらを親水クリームに練合した虫さされやかゆみ等に用いるクリーム剤です。

⚠ 使用上の注意

❌ してはいけないこと
（守らないと現在の症状が悪化したり、副作用が起こりやすくなります）
1. 次の部位には使用しないでください
　　水痘（水ぼうそう）、みずむし・たむし等又は化膿している患部。
2. 顔面には、広範囲に使用しないでください
3. 長期連用しないでください

相談すること
1. 次の人は使用前に医師又は薬剤師に相談してください
　(1) 医師の治療を受けている人。
　(2) 妊婦又は妊娠していると思われる人。
　(3) 薬などによりアレルギー症状を起こしたことがある人。
　(4) 患部が広範囲の人。
　(5) 湿潤やただれのひどい人。

2. 使用後、次の症状があらわれた場合は副作用の可能性があるので、直ちに使用を中止し、この文書を持って医師又は薬剤師に相談してください

関係部位	症　状
皮膚	発疹・発赤、かゆみ、かぶれ、乾燥感、刺激感、熱感、ヒリヒリ感
皮膚（患部）	みずむし・たむし等の白癬、にきび、化膿症状、持続的な刺激感

3. 5〜6日間使用しても症状がよくならない場合は使用を中止し、この文書を持って医師又は薬剤師に相談してください

効能・効果
虫ささされ、かゆみ、じんましん

成分と作用

100 gに次の成分を含んでいます。

成　分	100 g中	作　用
ジブカイン塩酸塩	0.5 g	局所麻酔作用を発揮します。
デキサメタゾン酢酸エステル	0.025 g	抗炎症作用、抗アレルギー作用、鎮痒作用を発揮します。
l-メントール	1.0 g	かゆみをおさえます。
dl-カンフル	1.0 g	
クロタミトン	5.0 g	かゆみを鎮めます。
親水クリーム	適　量	基剤。

用法・用量
1日数回、適量を患部に塗布します。
<用法・用量に関連する注意>
(1) 用法・用量を厳守してください。
(2) 小児に使用させる場合には、保護者の指導監督のもとに使用させてください。
(3) 目に入らないように注意してください。万一、目に入った場合には、すぐに水又はぬるま湯で洗ってください。なお、症状が重い場合には、眼科医の診療を受けてください。
(4) 外用にのみ使用してください。

保管及び取扱い上の注意

（1）直射日光の当たらない湿気の少ない涼しい所に密栓して保管してください。
（2）小児の手の届かない所に保管してください。
（3）他の容器に入れ替えないでください（誤用の原因になったり品質が変わります。）。

■お問い合わせ先

製造販売元

【外部の容器又は外部の被包に記載すべき事項】

注意
1．次の部位には使用しないでください
　　水痘（水ほうそう）、みずむし・たむし等又は化膿している患部。
2．顔面には、広範囲に使用しないでください
3．次の人は使用前に医師又は薬剤師に相談してください
　（1）医師の治療を受けている人。
　（2）妊婦又は妊娠していると思われる人。
　（3）薬などによりアレルギー症状を起こしたことがある人。
　（4）患部が広範囲の人。
　（5）湿潤やただれのひどい人。
3′．使用が適さない場合があるので、使用前に医師又は薬剤師に相談してください
　　〔3．の項目の記載に際し、十分な記載スペースがない場合には3′．を記載すること。〕
4．使用に際しては、説明文書をよく読んでください
5．直射日光の当たらない湿気の少ない涼しい所に密栓して保管してください
6．小児の手の届かない所に保管してください
7．その他
　（1）医薬品副作用被害救済制度に関するお問い合わせ先
　　　（独）医薬品医療機器総合機構
　　　http://www.pmda.go.jp/kenkouhigai.html
　　　電話　0120-149-931（フリーダイヤル）
　（2）この薬に関するお問い合わせ先
　　　○○薬局
　　　管理薬剤師：○○○○
　　　受付時間：○○時○○分から○○時○○分まで（但し○○日は除く）
　　　電話：03（○○○○）○○○○
　　　ＦＡＸ：03（○○○○）○○○○

湿疹・皮膚炎・鎮痒用薬（ステロイド）

> この説明書は本剤とともに保管し、使用に際しては必ずお読みください。

デキサメタゾン・E・Cローション

　デキサメタゾン・E・Cローションは、抗炎症・抗アレルギー・鎮痒作用を持つデキサメタゾン酢酸エステル、末梢循環改善作用をもつトコフェロール酢酸エステル、鎮痒作用のあるクロタミトンを親水クリームと精製水に混和した湿疹・皮膚炎等に用いるローション剤です。

⚠ 使用上の注意

⊠ してはいけないこと
（守らないと現在の症状が悪化したり、副作用が起こりやすくなります）
1．次の部位には使用しないでください
　　水痘（水ぼうそう）、みずむし・たむし等又は化膿している患部。
2．顔面には、広範囲に使用しないでください
3．長期連用しないでください

相談すること
1．次の人は使用前に医師又は薬剤師に相談してください
　（1）医師の治療を受けている人。
　（2）妊婦又は妊娠していると思われる人。
　（3）薬などによりアレルギー症状を起こしたことがある人。
　（4）患部が広範囲の人。
　（5）湿潤やただれのひどい人。

2．使用後、次の症状があらわれた場合は副作用の可能性があるので、直ちに使用を中止し、この文書を持って医師又は薬剤師に相談してください

関係部位	症　　　状
皮膚	発疹・発赤、かゆみ、かぶれ、乾燥感、刺激感、熱感、ヒリヒリ感
皮膚（患部）	みずむし・たむし等の白癬、にきび、化膿症状、持続的な刺激感

3．5～6日間使用しても症状がよくならない場合は使用を中止し、この文書を持って医師又は薬剤師に相談してください

効能・効果
湿疹、皮膚炎、あせも、かぶれ、かゆみ、しもやけ、虫さされ、じんましん

成分と作用
100 mL に次の成分を含んでいます。

成　　分	100 mL 中	作　　　用
デキサメタゾン酢酸エステル	0.025 g	抗炎症作用、抗アレルギー作用、鎮痒作用を発揮します。
トコフェロール酢酸エステル	2.0 g	末梢循環障害改善作用を発揮します。
親水クリーム	30.0 g	基剤。
クロタミトン	5.0 g	かゆみを鎮めます。
パラオキシ安息香酸メチル	0.013 g	防腐剤。
パラオキシ安息香酸プロピル	0.007 g	防腐剤。
精製水又は精製水（容器入り）	適　量	溶剤。

用法・用量
1日数回、適量を患部に塗布します。
＜用法・用量に関連する注意＞
（1）用法・用量を厳守してください。

（2）小児に使用させる場合には、保護者の指導監督のもとに使用させてください。
（3）目に入らないように注意してください。万一、目に入った場合には、すぐに水又はぬるま湯で
　　洗ってください。なお、症状が重い場合には、眼科医の診療を受けてください。
（4）外用にのみ使用してください。
（5）使用前によく振とうしてください。

保管及び取扱い上の注意
（1）直射日光の当たらない湿気の少ない涼しい所に密栓して保管してください。
（2）小児の手の届かない所に保管してください。
（3）他の容器に入れ替えないでください（誤用の原因になったり品質が変わります。）。

■お問い合わせ先

製造販売元

【外部の容器又は外部の被包に記載すべき事項】
注意
1．次の部位には使用しないでください
　　水痘（水ぼうそう）、みずむし・たむし等又は化膿している患部。
2．顔面には、広範囲に使用しないでください
3．次の人は使用前に医師又は薬剤師に相談してください
　（1）医師の治療を受けている人。
　（2）妊婦又は妊娠していると思われる人。
　（3）薬などによりアレルギー症状を起こしたことがある人。
　（4）患部が広範囲の人。
　（5）湿潤やただれのひどい人。
3′．使用が適さない場合があるので、使用前に医師又は薬剤師に相談してください
　　〔3．の項目の記載に際し、十分な記載スペースがない場合には3′．を記載すること。〕
4．使用に際しては、説明文書をよく読んでください
5．直射日光の当たらない湿気の少ない涼しい所に密栓して保管してください
6．小児の手の届かない所に保管してください
7．その他
　（1）医薬品副作用被害救済制度に関するお問い合わせ先
　　　（独）医薬品医療機器総合機構
　　　http://www.pmda.go.jp/kenkouhigai.html
　　　電話　0120-149-931（フリーダイヤル）
　（2）この薬に関するお問い合わせ先
　　　○○薬局
　　　管理薬剤師：○○○○
　　　受付時間：○○時○○分から○○時○○分まで（但し○○日は除く）
　　　電話：03（○○○○）○○○○
　　　ＦＡＸ：03（○○○○）○○○○

化膿性皮膚疾患用薬

> この説明書は本剤とともに保管し、使用に際しては必ずお読みください。

サリチル酸・カーボン軟膏

サリチル酸・カーボン軟膏は、角質軟化作用のあるサリチル酸、吸出し効果のある薬用炭を単軟膏に練合したおできや吹出物などのはれものの吸出しに用いる軟膏剤です。

⚠ 使用上の注意

❌ してはいけないこと
（守らないと現在の症状が悪化したり、副作用が起こりやすくなります）
次の部位には使用しないでください
（1）目の周囲、粘膜、やわらかい皮膚面（首の回り等）、顔面等。
（2）炎症又は傷のある患部。

相談すること
1．次の人は使用前に医師又は薬剤師に相談してください
　（1）乳幼児。
　（2）薬などによりアレルギー症状を起こしたことがある人。

2．使用後、次の症状があらわれた場合は副作用の可能性があるので、直ちに使用を中止し、この文書を持って医師又は薬剤師に相談してください

関係部位	症　　　　状
皮膚	発疹・発赤、かゆみ

効能・効果
おでき・面ちょう・吹出物などのはれものの吸出し

成分と作用
100 gに次の成分を含んでいます。

成　　分	100 g中	作　　用
サリチル酸、細末	10.0 g	角質軟化・防腐作用を発揮します。
薬用炭	10.0 g	分泌物の吸着作用を発揮します。
単軟膏	適　量	基剤。

用法・用量
適宜、適量を患部に塗布するか、又はガーゼなどに展延し、患部に貼付します。
＜用法・用量に関連する注意＞
（1）用法・用量を厳守してください。
（2）目に入らないように注意してください。万一、目に入った場合には、すぐに水又はぬるま湯で洗い、直ちに眼科医の診療を受けてください。
（3）小児に使用させる場合には、保護者の指導監督のもとに使用させてください。
（4）外用にのみ使用してください。
（5）患部の周りの皮膚につかないよう、よく注意して使用してください。

保管及び取扱い上の注意
（1）直射日光の当たらない湿気の少ない涼しい所に密栓して保管してください。
（2）小児の手の届かない所に保管してください。
（3）他の容器に入れ替えないでください（誤用の原因になったり品質が変わります。）。

■お問い合わせ先

製造販売元

【外部の容器又は外部の被包に記載すべき事項】
注意
1．次の部位には使用しないでください
　（1）目の周囲、粘膜、やわらかい皮膚面（首の回り等）、顔面等。
　（2）炎症又は傷のある患部。
2．次の人は使用前に医師又は薬剤師に相談してください
　（1）乳幼児。
　（2）薬などによりアレルギー症状を起こしたことがある人。
2′．使用が適さない場合があるので、使用前に医師又は薬剤師に相談してください
　〔2．の項目の記載に際し、十分な記載スペースがない場合には2′．を記載すること。〕
3．使用に際しては、説明文書をよく読んでください
4．直射日光の当たらない湿気の少ない涼しい所に密栓して保管してください
5．小児の手の届かない所に保管してください
6．その他
　（1）医薬品副作用被害救済制度に関するお問い合わせ先
　　　（独）医薬品医療機器総合機構
　　http://www.pmda.go.jp/kenkouhigai.html
　　　電話　0120-149-931（フリーダイヤル）
　（2）この薬に関するお問い合わせ先
　　　○○薬局
　　　管理薬剤師：○○○○
　　　受付時間：○○時○○分から○○時○○分まで（但し○○日は除く）
　　　電話：03（○○○○）○○○○
　　　ＦＡＸ：03（○○○○）○○○○

漢方薬

> この説明書は本剤とともに保管し、
> 服用に際しては必ずお読みください。

安中散料

安中散料は、「太平恵民和剤局方」を原典とする、胃腸疾患等に用いられる漢方薬です。

⚠ 使用上の注意

⊗ してはいけないこと

（守らないと現在の症状が悪化したり、副作用が起こりやすくなります）
次の人は服用しないでください
　　生後3カ月未満の乳児。

相談すること

1．次の人は服用前に医師又は薬剤師に相談してください
　（1）医師の治療を受けている人。
　（2）妊婦又は妊娠していると思われる人。
　（3）高齢者。
　（4）今までに薬などにより発疹・発赤、かゆみ等を起こしたことがある人。
　（5）次の症状のある人。
　　　　むくみ
　（6）次の診断を受けた人。
　　　　高血圧、心臓病、腎臓病

2．服用後、次の症状があらわれた場合は副作用の可能性があるので、直ちに服用を中止し、この文書を持って医師又は薬剤師に相談してください

関係部位	症　　状
皮膚	発疹・発赤、かゆみ

まれに下記の重篤な症状が起こることがあります。その場合は直ちに医師の診療を受けてください。

症状の名称	症　　状
偽アルドステロン症、ミオパチー	手足のだるさ、しびれ、つっぱり感やこわばりに加えて、脱力感、筋肉痛があらわれ、徐々に強くなる。

3．1カ月位服用しても症状がよくならない場合は服用を中止し、この文書を持って医師又は薬剤師に相談してください

4．長期連用する場合には、医師又は薬剤師に相談してください

効能・効果

体力中等度以下で、腹部は力がなくて、胃痛又は腹痛があって、ときに胸やけや、げっぷ、胃もたれ、食欲不振、はきけ、嘔吐などを伴うものの次の諸症：神経性胃炎、慢性胃炎、胃腸虚弱

成分と分量

1包（大人1日量）中に次の成分を含んでいます。

成　分	ケイヒ	ボレイ	シュクシャ	エンゴサク	ウイキョウ	カンゾウ	リョウキョウ
分　量	3.0 g	3.0 g	2.0 g	3.0 g	2.0 g	2.0 g	1.0 g

用法・用量

本品1包に、水約500 mLを加えて、半量ぐらいまで煎じつめ、煎じかすを除き、煎液を3回に分けて食間に服用してください。
上記は大人の1日量です。

年　齢	大人(15才以上)	14才〜7才	6才〜4才	3才〜2才	2才未満	3カ月未満
服用量	上記の通り	大人の2/3	大人の1/2	大人の1/3	大人の1/4以下	服用しないこと
1日服用回数	3回					

<用法・用量に関連する注意>
（1）用法・用量を厳守してください。
（2）小児に服用させる場合には、保護者の指導監督のもとに服用させてください。
（3）1才未満の乳児には、医師の診療を受けさせることを優先し、やむを得ない場合にのみ服用させてください。
（4）煎じ液は、必ず熱いうちにかすをこしてください。
（5）本剤は必ず1日分ずつ煎じ、数日分をまとめて煎じないでください。

保管及び取扱い上の注意
（1）直射日光の当たらない湿気の少ない涼しい所に保管してください。
（2）小児の手の届かない所に保管してください。
（3）他の容器に入れ替えないでください（誤用の原因になったり品質が変わります。）。
（4）煎じ液は腐敗しやすいので、冷暗所又は冷蔵庫等に保管し、服用時に再加熱して服用してください。
（5）生薬を原料として製造していますので、製品の色や味等に多少の差異を生じることがあります。

■お問い合わせ先

製造販売元

【外部の容器又は外部の被包に記載すべき事項】
注意
1．次の人は服用しないでください
　　生後3カ月未満の乳児。
2．次の人は服用前に医師又は薬剤師に相談してください
　（1）医師の治療を受けている人。
　（2）妊婦又は妊娠していると思われる人。
　（3）高齢者。
　（4）今までに薬などにより発疹・発赤、かゆみ等を起こしたことがある人。
　（5）次の症状のある人。
　　　むくみ
　（6）次の診断を受けた人。
　　　高血圧、心臓病、腎臓病
2′．服用が適さない場合があるので、服用前に医師又は薬剤師に相談してください
　　〔2．の項目の記載に際し、十分な記載スペースがない場合には2′．を記載すること。〕
3．服用に際しては、説明文書をよく読んでください
4．直射日光の当たらない湿気の少ない涼しい所に保管してください
5．小児の手の届かない所に保管してください
6．その他
　（1）医薬品副作用被害救済制度に関するお問い合わせ先
　　　（独）医薬品医療機器総合機構
　　　http://www.pmda.go.jp/kenkouhigai.html
　　　電話　0120-149-931（フリーダイヤル）
　（2）この薬に関するお問い合わせ先
　　　○○薬局
　　　管理薬剤師：○○○○
　　　受付時間：○○時○○分から○○時○○分まで（但し○○日は除く）
　　　電話：03（○○○○）○○○○
　　　ＦＡＸ：03（○○○○）○○○○

漢方薬

> この説明書は本剤とともに保管し、
> 服用に際しては必ずお読みください。

安中散

安中散は、「太平恵民和剤局方」を原典とする、胃腸疾患に用いられる漢方薬です。

⚠ 使用上の注意

⊠ してはいけないこと

（守らないと現在の症状が悪化したり、副作用が起こりやすくなります）
次の人は服用しないでください
　生後3カ月未満の乳児。

相談すること

1．次の人は服用前に医師又は薬剤師に相談してください
　（1）医師の治療を受けている人。
　（2）妊婦又は妊娠していると思われる人。
　（3）高齢者。
　（4）今までに薬などにより発疹・発赤、かゆみ等を起こしたことがある人。
　（5）次の症状のある人。
　　　むくみ
　（6）次の診断を受けた人。
　　　高血圧、心臓病、腎臓病

2．服用後、次の症状があらわれた場合は副作用の可能性があるので、直ちに服用を中止し、この文書を持って医師又は薬剤師に相談してください

関係部位	症　　状
皮膚	発疹・発赤、かゆみ

まれに下記の重篤な症状が起こることがあります。その場合は直ちに医師の診療を受けてください。

症状の名称	症　　状
偽アルドステロン症、ミオパチー	手足のだるさ、しびれ、つっぱり感やこわばりに加えて、脱力感、筋肉痛があらわれ、徐々に強くなる。

3．1カ月位服用しても症状がよくならない場合は服用を中止し、この文書を持って医師又は薬剤師に相談してください

4．長期連用する場合には、医師又は薬剤師に相談してください

効能・効果
体力中等度以下で、腹部は力がなくて、胃痛又は腹痛があって、ときに胸やけや、げっぷ、胃もたれ、食欲不振、はきけ、嘔吐などを伴うものの次の諸症：神経性胃炎、慢性胃炎、胃腸虚弱

成分と分量
16g中に次の成分を含んでいます。

成　分	ケイヒ	ボレイ	シュクシャ	エンゴサク	ウイキョウ	カンゾウ	リョウキョウ
分　量	3.0g	3.0g	2.0g	3.0g	2.0g	2.0g	1.0g

用法・用量
大人 1日3回1包宛、食前又は空腹時に服用してください。

年　齢	大人(15才以上)	14才〜7才	6才〜4才	3才〜2才	2才未満	3カ月未満
1回服用量	1包 (2.0g)	2/3包	1/2包	1/3包	1/4包	服用しないこと
1日服用回数	3回					

<用法・用量に関連する注意>
（1）用法・用量を厳守してください。
（2）小児に服用させる場合には、保護者の指導監督のもとに服用させてください。

（3）1才未満の乳児には、医師の診療を受けさせることを優先し、やむを得ない場合にのみ服用させてください。

保管及び取扱い上の注意
（1）直射日光の当たらない湿気の少ない涼しい所に保管してください。
（2）小児の手の届かない所に保管してください。
（3）他の容器に入れ替えないでください（誤用の原因になったり品質が変わります。）。
（4）1包を分割して服用した後、残りを保管し、続けて服用するような場合には、袋の口を折り返して保管し、2日以内に服用してください。
（5）生薬を原料として製造していますので、製品の色や味等に多少の差異を生じることがあります。

■お問い合わせ先

製造販売元

【外部の容器又は外部の被包に記載すべき事項】
注意
1．次の人は服用しないでください
　　生後3カ月未満の乳児。
2．次の人は服用前に医師又は薬剤師に相談してください
　（1）医師の治療を受けている人。
　（2）妊婦又は妊娠していると思われる人。
　（3）高齢者。
　（4）今までに薬などにより発疹・発赤、かゆみ等を起こしたことがある人。
　（5）次の症状のある人。
　　　むくみ
　（6）次の診断を受けた人。
　　　高血圧、心臓病、腎臓病
2′．服用が適さない場合があるので、服用前に医師又は薬剤師に相談してください
　〔2．の項目の記載に際し、十分な記載スペースがない場合には2′．を記載すること〕
3．服用に際しては、説明文書をよく読んでください
4．直射日光の当たらない湿気の少ない涼しい所に保管してください
5．小児の手の届かない所に保管してください
6．その他
　（1）医薬品副作用被害救済制度に関するお問い合わせ先
　　　（独）医薬品医療機器総合機構
　　　http://www.pmda.go.jp/kenkouhigai.html
　　　電話　0120-149-931（フリーダイヤル）
　（2）この薬に関するお問い合わせ先
　　　○○薬局
　　　管理薬剤師：○○○○
　　　受付時間：○○時○○分から○○時○○分まで（但し○○日は除く）
　　　電話：03（○○○○）○○○○
　　　ＦＡＸ：03（○○○○）○○○○

漢方薬

> この説明書は本剤とともに保管し、
> 服用に際しては必ずお読みください。

胃風湯

胃風湯は、「太平恵民和剤局方」を原典とする、消化器疾患に用いられる漢方薬です。

⚠ 使用上の注意

⊠ してはいけないこと
（守らないと現在の症状が悪化したり、副作用が起こりやすくなります）
次の人は服用しないでください
　　生後3カ月未満の乳児。

相談すること
1．次の人は服用前に医師又は薬剤師に相談してください
　（1）医師の治療を受けている人。
　（2）妊婦又は妊娠していると思われる人。
　（3）胃腸の弱い人。
　（4）高齢者。
　（5）今までに薬などにより発疹・発赤、かゆみ等を起こしたことがある人。

2．服用後、次の症状があらわれた場合は副作用の可能性があるので、直ちに服用を中止し、この文書を持って医師又は薬剤師に相談してください

関係部位	症　　　状
皮膚	発疹・発赤、かゆみ
消化器	吐き気・嘔吐、食欲不振、胃部不快感

3．1カ月位（急性胃腸炎に服用する場合には5〜6回、冷えによる下痢に服用する場合には1週間位）服用しても症状がよくならない場合は服用を中止し、この文書を持って医師又は薬剤師に相談してください

効能・効果
体力中等度以下で、顔色悪くて食欲なく、疲れやすいものの次の諸症：急・慢性胃腸炎、冷えによる下痢

成分と分量
1包（大人1日量）中に次の成分を含んでいます。

成　分	トウキ	シャクヤク	センキュウ	ニンジン	ビャクジュツ	ブクリョウ	ケイヒ	粟
分　量	3.0g	3.0g	3.0g	3.0g	3.0g	4.0g	2.0g	2.0g

用法・用量
本品1包に、水約500mLを加えて、半量ぐらいまで煎じつめ、熱いうちに煎じかすを除き、煎液を3回に分けて食間に服用してください。
上記は大人の1日量です。

年　齢	大人(15才以上)	14才〜7才	6才〜4才	3才〜2才	2才未満	3カ月未満
服用量	上記の通り	大人の2/3	大人の1/2	大人の1/3	大人の1/4以下	服用しないこと
1日服用回数	3回					

＜用法・用量に関連する注意＞
（1）用法・用量を厳守してください。
（2）小児に服用させる場合には、保護者の指導監督のもとに服用させてください。
（3）1才未満の乳児には、医師の診療を受けさせることを優先し、やむを得ない場合にのみ服用させてください。
（4）煎じ液は、必ず熱いうちにかすをこしてください。
（5）本剤は必ず1日分ずつ煎じ、数日分をまとめて煎じないでください。

保管及び取扱い上の注意
（1）直射日光の当たらない湿気の少ない涼しい所に保管してください。

（2）小児の手の届かない所に保管してください。
（3）他の容器に入れ替えないでください（誤用の原因になったり品質が変わります。）。
（4）煎じ液は腐敗しやすいので、冷暗所又は冷蔵庫等に保管し、服用時に再加熱して服用してください。
（5）生薬を原料として製造していますので、製品の色や味等に多少の差異を生じることがあります。

■お問い合わせ先

製造販売元

【外部の容器又は外部の被包に記載すべき事項】
注意
1．次の人は服用しないでください
　　生後3カ月未満の乳児。
2．次の人は服用前に医師又は薬剤師に相談してください
　（1）医師の治療を受けている人。
　（2）妊婦又は妊娠していると思われる人。
　（3）胃腸の弱い人。
　（4）高齢者。
　（5）今までに薬などにより発疹・発赤、かゆみ等を起こしたことがある人。
2′．服用が適さない場合があるので、服用前に医師又は薬剤師に相談してください
　〔2．の項目の記載に際し、十分な記載スペースがない場合には2′．を記載すること。〕
3．服用に際しては、説明文書をよく読んでください
4．直射日光の当たらない湿気の少ない涼しい所に保管してください
5．小児の手の届かない所に保管してください
6．その他
　（1）医薬品副作用被害救済制度に関するお問い合わせ先
　　　（独）医薬品医療機器総合機構
　　　http://www.pmda.go.jp/kenkouhigai.html
　　　電話　0120-149-931（フリーダイヤル）
　（2）この薬に関するお問い合わせ先
　　　○○薬局
　　　管理薬剤師：○○○○
　　　受付時間：○○時○○分から○○時○○分まで（但し○○日は除く）
　　　電話：03（○○○○）○○○○
　　　ＦＡＸ：03（○○○○）○○○○

漢方薬

この説明書は本剤とともに保管し、
服用に際しては必ずお読みください。

胃苓湯

胃苓湯は、「万病回春」を原典とする、消化器疾患に用いられる漢方薬です。

⚠ 使用上の注意

⊗ してはいけないこと

（守らないと現在の症状が悪化したり、副作用が起こりやすくなります）
次の人は服用しないでください
　　生後3カ月未満の乳児。

相談すること

1．次の人は服用前に医師又は薬剤師に相談してください
　（1）医師の治療を受けている人。
　（2）妊婦又は妊娠していると思われる人。
　（3）高齢者。
　（4）今までに薬などにより発疹・発赤、かゆみ等を起こしたことがある人。
　（5）次の症状のある人。
　　　　むくみ
　（6）次の診断を受けた人。
　　　　高血圧、心臓病、腎臓病

2．服用後、次の症状があらわれた場合は副作用の可能性があるので、直ちに服用を中止し、
　　この文書を持って医師又は薬剤師に相談してください

関係部位	症　　　状
皮膚	発疹・発赤、かゆみ

まれに下記の重篤な症状が起こることがあります。その場合は直ちに医師の診療を受けてください。

症状の名称	症　　　状
偽アルドステロン症、ミオパチー	手足のだるさ、しびれ、つっぱり感やこわばりに加えて、脱力感、筋肉痛があらわれ、徐々に強くなる。

3．1カ月位（急性胃腸炎に服用する場合には5～6回、食あたり、暑気あたりに服用する場合には5～6日間）服用しても症状がよくならない場合は服用を中止し、この文書を持って医師又は薬剤師に相談してください

4．長期連用する場合には、医師又は薬剤師に相談してください

効能・効果
体力中等度で、水様性の下痢、嘔吐があり、口渇、尿量減少を伴うものの次の諸症：食あたり、暑気あたり、冷え腹、急性胃腸炎、腹痛

成分と分量
1包（大人1日量）中に次の成分を含んでいます。

成　分	ソウジュツ	チンピ	タクシャ	ビャクジュツ	コウボク	チョレイ
分　量	2.5g	2.5g	2.5g	2.5g	2.5g	2.5g

	シャクヤク	ブクリョウ	ケイヒ	タイソウ	カンゾウ	ショウキョウ
	2.5g	2.5g	2.0g	1.5g	1.0g	1.5g

用法・用量
本品1包に、水約500mLを加えて、半量ぐらいまで煎じつめ、煎じかすを除き、煎液を3回に分けて食間に服用してください。
上記は大人の1日量です。

年　齢	大人(15才以上)	14才〜7才	6才〜4才	3才〜2才	2才未満	3カ月未満
服用量	上記の通り	大人の2/3	大人の1/2	大人の1/3	大人の1/4以下	服用しないこと
1日服用回数	3回					

＜用法・用量に関連する注意＞
（1）用法・用量を厳守してください。
（2）小児に服用させる場合には、保護者の指導監督のもとに服用させてください。
（3）1才未満の乳児には、医師の診療を受けさせることを優先し、やむを得ない場合にのみ服用させてください。
（4）煎じ液は、必ず熱いうちにかすをこしてください。
（5）本剤は必ず1日分ずつ煎じ、数日分をまとめて煎じないでください。

保管及び取扱い上の注意
（1）直射日光の当たらない湿気の少ない涼しい所に保管してください。
（2）小児の手の届かない所に保管してください。
（3）他の容器に入れ替えないでください（誤用の原因になったり品質が変わります。）。
（4）煎じ液は腐敗しやすいので、冷暗所又は冷蔵庫等に保管し、服用時に再加熱して服用してください。
（5）生薬を原料として製造していますので、製品の色や味等に多少の差異を生じることがあります。

■お問い合わせ先

製造販売元

【外部の容器又は外部の被包に記載すべき事項】
注意
１．次の人は服用しないでください
　　生後3カ月未満の乳児。
２．次の人は服用前に医師又は薬剤師に相談してください
　（1）医師の治療を受けている人。
　（2）妊婦又は妊娠していると思われる人。
　（3）高齢者。
　（4）今までに薬などにより発疹・発赤、かゆみ等を起こしたことがある人。
　（5）次の症状のある人。
　　　むくみ
　（6）次の診断を受けた人。
　　　高血圧、心臓病、腎臓病
２′．服用が適さない場合があるので、服用前に医師又は薬剤師に相談してください
　　〔２．の項目の記載に際し、十分な記載スペースがない場合には２′．を記載すること。〕
３．服用に際しては、説明文書をよく読んでください
４．直射日光の当たらない湿気の少ない涼しい所に保管してください
５．小児の手の届かない所に保管してください
６．その他
　（1）医薬品副作用被害救済制度に関するお問い合わせ先
　　　（独）医薬品医療機器総合機構
　　　http://www.pmda.go.jp/kenkouhigai.html
　　　電話　0120-149-931（フリーダイヤル）
　（2）この薬に関するお問い合わせ先
　　　○○薬局
　　　管理薬剤師：○○○○
　　　受付時間：○○時○○分から○○時○○分まで（但し○○日は除く）
　　　電話：03（○○○○）○○○○
　　　ＦＡＸ：03（○○○○）○○○○

漢方薬

> この説明書は本剤とともに保管し、
> 服用に際しては必ずお読みください。

茵蔯蒿湯

茵蔯蒿湯は、「傷寒論」・「金匱要略」を原典とする、じんましん、口内炎に用いられる漢方薬です。

⚠ 使用上の注意

❌ してはいけないこと
（守らないと現在の症状が悪化したり、副作用が起こりやすくなります）

1. 次の人は服用しないでください
   生後3カ月未満の乳児。
2. 本剤を服用している間は、次の医薬品を服用しないでください
   他の瀉下薬（下剤）
3. 授乳中の人は本剤を服用しないか、本剤を服用する場合は授乳を避けてください

相談すること

1. 次の人は服用前に医師又は薬剤師に相談してください
   (1) 医師の治療を受けている人。
   (2) 妊婦又は妊娠していると思われる人。
   (3) 体の虚弱な人（体力の衰えている人、体の弱い人）。
   (4) 胃腸が弱く下痢しやすい人。

2. 服用後、次の症状があらわれた場合は副作用の可能性があるので、直ちに服用を中止し、この文書を持って医師又は薬剤師に相談してください

関係部位	症　　状
消化器	吐き気・嘔吐、食欲不振、胃部不快感、はげしい腹痛を伴う下痢、腹痛

まれに下記の重篤な症状が起こることがあります。その場合は直ちに医師の診療を受けてください。

症状の名称	症　　状
肝機能障害	発熱、かゆみ、発疹、黄疸（皮膚や白目が黄色くなる）、褐色尿、全身のだるさ、食欲不振等があらわれる。
腸間膜静脈硬化症	長期服用により、腹痛、下痢、便秘、腹部膨満等が繰り返しあらわれる。

3. 服用後、次の症状があらわれることがあるので、このような症状の持続又は増強が見られた場合には、服用を中止し、この文書を持って医師又は薬剤師に相談してください
   下痢

4. 1週間位服用しても症状が良くならない場合は服用を中止し、この文書を持って医師又は薬剤師に相談してください

効能・効果
体力中等度以上で、口渇があり、尿量少なく、便秘するものの次の諸症：じんましん、口内炎、湿疹・皮膚炎、皮膚のかゆみ

成分と分量
1包（大人1日量）中に次の成分を含んでいます。

成　分	インチンコウ	サンシシ	ダイオウ
分　量	6.0 g	2.0 g	2.0 g

用法・用量
本品1包に、水約500 mLを加えて、半量ぐらいまで煎じつめ、煎じかすを除き、煎液を3回に分けて食間に服用してください。

上記は大人の1日量です。

年　齢	大人(15才以上)	14才～7才	6才～4才	3才～2才	2才未満	3カ月未満
服用量	上記の通り	大人の2/3	大人の1/2	大人の1/3	大人の1/4以下	服用しない
1日服用回数	3回					こと

<用法・用量に関連する注意>
（1）用法・用量を厳守してください。
（2）小児に服用させる場合には、保護者の指導監督のもとに服用させてください。
（3）1才未満の乳児には、医師の診療を受けさせることを優先し、やむを得ない場合にのみ服用させてください。
（4）煎じ液は、必ず熱いうちにかすをこしてください。
（5）本剤は必ず1日分ずつ煎じ、数日分をまとめて煎じないでください。

保管及び取扱い上の注意
（1）直射日光の当たらない湿気の少ない涼しい所に保管してください。
（2）小児の手の届かない所に保管してください。
（3）他の容器に入れ替えないでください（誤用の原因になったり品質が変わります。）。
（4）煎じ液は腐敗しやすいので、冷暗所又は冷蔵庫等に保管し、服用時に再加熱して服用してください。
（5）生薬を原料として製造していますので、製品の色や味等に多少の差異を生じることがあります。

■お問い合わせ先

製造販売元

【外部の容器又は外部の被包に記載すべき事項】
注意
1．次の人は服用しないでください
　　生後3カ月未満の乳児。
2．授乳中の人は本剤を服用しないか、本剤を服用する場合は授乳を避けてください
3．次の人は服用前に医師又は薬剤師に相談してください
　（1）医師の治療を受けている人。
　（2）妊婦又は妊娠していると思われる人。
　（3）体の虚弱な人（体力の衰えている人、体の弱い人）。
　（4）胃腸が弱く下痢しやすい人。
3′．服用が適さない場合があるので、服用前に医師又は薬剤師に相談してください
　　〔3．の項目の記載に際し、十分な記載スペースがない場合には3′．を記載すること。〕
4．服用に際しては、説明文書をよく読んでください
5．直射日光の当たらない湿気の少ない涼しい所に保管してください
6．小児の手の届かない所に保管してください
7．その他
　（1）医薬品副作用被害救済制度に関するお問い合わせ先
　　　（独）医薬品医療機器総合機構
　　　http://www.pmda.go.jp/kenkouhigai.html
　　　電話　0120-149-931（フリーダイヤル）
　（2）この薬に関するお問い合わせ先
　　　○○薬局
　　　管理薬剤師：○○○○
　　　受付時間：○○時○○分から○○時○○分まで（但し○○日は除く）
　　　電話：03（○○○○）○○○○
　　　ＦＡＸ：03（○○○○）○○○○

漢方薬

> この説明書は本剤とともに保管し、服用に際しては必ずお読みください。

茵蔯五苓散料

　茵蔯五苓散料は、「金匱要略」を原典とする、口渇、尿利減少がある人の、はきけや二日酔、じんましんに用いられる漢方薬です。

⚠ 使用上の注意

❌ してはいけないこと
（守らないと現在の症状が悪化したり、副作用が起こりやすくなります）
次の人は服用しないでください
　生後3カ月未満の乳児。

相談すること

1．次の人は服用前に医師又は薬剤師に相談してください
　（1）医師の治療を受けている人。
　（2）妊婦又は妊娠していると思われる人。
　（3）今までに薬などにより発疹・発赤、かゆみ等を起こしたことがある人。

2．服用後、次の症状があらわれた場合は副作用の可能性があるので、直ちに服用を中止し、この文書を持って医師又は薬剤師に相談してください

関係部位	症　　状
皮膚	発疹・発赤、かゆみ

3．1カ月位（嘔吐、二日酔に服用する場合には5〜6回）服用しても症状がよくならない場合は服用を中止し、この文書を持って医師又は薬剤師に相談してください

効能・効果
体力中等度以上をめやすとして、のどが渇いて、尿量が少ないものの次の諸症：嘔吐、じんましん、二日酔、むくみ

成分と分量
1包（大人1日量）中に次の成分を含んでいます。

成　分	タクシャ	チョレイ	ケイヒ	ブクリョウ	ビャクジュツ	インチンコウ
分　量	5.0g	3.0g	2.0g	3.0g	3.0g	4.0g

用法・用量
本品1包に、水約500mLを加えて、半量ぐらいまで煎じつめ、熱いうちに煎じかすを除き、煎液を3回に分けて食間に服用してください。本剤は必ず1日分ずつ煎じ、数日分をまとめて煎じないでください。
上記は大人の1日量です。

年　齢	大人(15才以上)	14才〜7才	6才〜4才	3才〜2才	2才未満	3カ月未満
服用量	上記の通り	大人の2/3	大人の1/2	大人の1/3	大人の1/4以下	服用しないこと
1日服用回数	3回					

＜用法・用量に関連する注意＞
（1）用法・用量を厳守してください。
（2）小児に服用させる場合には、保護者の指導監督のもとに服用させてください。
（3）1才未満の乳児には、医師の診療を受けさせることを優先し、やむを得ない場合にのみ服用させてください。
（4）煎じ液は、必ず熱いうちにかすをこしてください。
（5）本剤は必ず1日分ずつ煎じ、数日分をまとめて煎じないでください。

保管及び取扱い上の注意
（1）直射日光の当たらない湿気の少ない涼しい所に保管してください。
（2）小児の手の届かない所に保管してください。
（3）他の容器に入れ替えないでください（誤用の原因になったり品質が変わります。）。

B—420

（4）煎じ液は腐敗しやすいので、冷暗所又は冷蔵庫等に保管し、服用時に再加熱して服用してください。
（5）生薬を原料として製造していますので、製品の色や味等に多少の差異を生じることがあります。

■お問い合わせ先

製造販売元

【外部の容器又は外部の被包に記載すべき事項】
注意
1．次の人は服用しないでください
　　生後3カ月未満の乳児。
2．次の人は服用前に医師又は薬剤師に相談してください
　（1）医師の治療を受けている人。
　（2）妊婦又は妊娠していると思われる人。
　（3）今までに薬などにより発疹・発赤、かゆみ等を起こしたことがある人。
2′．服用が適さない場合があるので、服用前に医師又は薬剤師に相談してください
　〔2．の項目の記載に際し、十分な記載スペースがない場合には2′．を記載すること。〕
3．服用に際しては、説明文書をよく読んでください
4．直射日光の当たらない湿気の少ない涼しい所に保管してください
5．小児の手の届かない所に保管してください
6．その他
　（1）医薬品副作用被害救済制度に関するお問い合わせ先
　　　（独）医薬品医療機器総合機構
　　　http://www.pmda.go.jp/kenkouhigai.html
　　　電話　0120-149-931（フリーダイヤル）
　（2）この薬に関するお問い合わせ先
　　　○○薬局
　　　管理薬剤師：○○○○
　　　受付時間：○○時○○分から○○時○○分まで（但し○○日は除く）
　　　電話：03（○○○○）○○○○
　　　ＦＡＸ：03（○○○○）○○○○

漢方薬

この説明書は本剤とともに保管し、服用に際しては必ずお読みください。

茵蔯五苓散

茵蔯五苓散は、「金匱要略」を原典とする、口渇、尿利減少がある人の、はきけや二日酔、じんましんに用いられる漢方薬です。

⚠ 使用上の注意

❌ してはいけないこと
（守らないと現在の症状が悪化したり、副作用が起こりやすくなります）

次の人は服用しないでください
　生後３カ月未満の乳児。

相談すること

１．次の人は服用前に医師又は薬剤師に相談してください
　（１）医師の治療を受けている人。
　（２）妊婦又は妊娠していると思われる人。
　（３）今までに薬などにより発疹・発赤、かゆみ等を起こしたことがある人。

２．服用後、次の症状があらわれた場合は副作用の可能性があるので、直ちに服用を中止し、この文書を持って医師又は薬剤師に相談してください
　（１）服用後、次の症状があらわれた場合

関係部位	症　　状
皮膚	発疹・発赤、かゆみ

３．１カ月位（嘔吐、二日酔に服用する場合には５～６回）服用しても症状がよくならない場合は服用を中止し、この文書を持って医師又は薬剤師に相談してください

効能・効果
体力中等度以上をめやすとして、のどが渇いて、尿量が少ないものの次の諸症：嘔吐、じんましん、二日酔、むくみ

成分と分量
6.0ｇ（大人１日量）中に次の成分を含んでいます。

成　分	タクシャ	チョレイ	ケイヒ	ブクリョウ	ビャクジュツ	インチンコウ
分　量	0.5ｇ	0.4ｇ	0.3ｇ	0.4ｇ	0.4ｇ	4.0ｇ

用法・用量
１回量を次のとおりとし、１日３回食前又は空腹時に服用してください。

年　齢	大人(15才以上)	14才～7才	6才～4才	3才～2才	2才未満	3カ月未満
１回服用量	１包(2.0ｇ)	2/3包	1/2包	1/3包	1/4包	服用しないこと
１日服用回数	3回					

＜用法・用量に関連する注意＞
（１）用法・用量を厳守してください。
（２）小児に服用させる場合には、保護者の指導監督のもとに服用させてください。
（３）１才未満の乳児には、医師の診療を受けさせることを優先し、やむを得ない場合にのみ服用させてください。

保管及び取扱い上の注意
（１）直射日光の当たらない湿気の少ない涼しい所に保管してください。
（２）小児の手の届かない所に保管してください。
（３）他の容器に入れ替えないでください（誤用の原因になったり品質が変わります。）。
（４）１包を分割して服用した後、残りを保管し、続けて服用するような場合には、袋の口を折り返して保管し、２日以内に服用してください。
（５）生薬を原料として製造していますので、製品の色や味等に多少の差異を生じることがあります。

B—422

■お問い合わせ先

製造販売元

【外部の容器又は外部の被包に記載すべき事項】

注意
1．次の人は服用しないでください
　　生後３カ月未満の乳児。
2．次の人は服用前に医師又は薬剤師に相談してください
　（1）医師の治療を受けている人。
　（2）妊婦又は妊娠していると思われる人。
　（3）今までに薬などにより発疹・発赤、かゆみ等を起こしたことがある人。
2′．服用が適さない場合があるので、服用前に医師又は薬剤師に相談してください
　　〔2．の項目の記載に際し、十分な記載スペースがない場合には2′．を記載すること。〕
3．服用に際しては、説明文書をよく読んでください
4．直射日光の当たらない湿気の少ない涼しい所に保管してください
5．小児の手の届かない所に保管してください
6．その他
　（1）医薬品副作用被害救済制度に関するお問い合わせ先
　　　（独）医薬品医療機器総合機構
　　http://www.pmda.go.jp/kenkouhigai.html
　　　電話　0120-149-931（フリーダイヤル）
　（2）この薬に関するお問い合わせ先
　　　○○薬局
　　　管理薬剤師：○○○○
　　　受付時間：○○時○○分から○○時○○分まで（但し○○日は除く）
　　　電話：03（○○○○）○○○○
　　　ＦＡＸ：03（○○○○）○○○○

【195】   B—423

漢方薬
　　　　　　　　　　　　　　　　　　　┌──────────────────────┐
　　　　　　　　　　　　　　　　　　　│この説明書は本剤とともに保管し、│
　　　　　　　　　　　　　　　　　　　│服用に際しては必ずお読みください。│
　　　　　　　　　　　　　　　　　　　└──────────────────────┘

温経湯

温経湯は、「金匱要略」を原典とする、婦人病に用いられる漢方薬です。

⚠ 使用上の注意

⊠ してはいけないこと

（守らないと現在の症状が悪化したり、副作用が起こりやすくなります）
次の人は服用しないでください
　生後3カ月未満の乳児。

相談すること

1．次の人は服用前に医師又は薬剤師に相談してください
　（1）医師の治療を受けている人。
　（2）妊婦又は妊娠していると思われる人。
　（3）胃腸の弱い人。
　（4）高齢者。
　（5）今までに薬などにより発疹・発赤、かゆみ等を起こしたことがある人。
　（6）次の症状のある人。
　　　むくみ
　（7）次の診断を受けた人。
　　　高血圧、心臓病、腎臓病

2．服用後、次の症状があらわれた場合は副作用の可能性があるので、直ちに服用を中止し、
　　この文書を持って医師又は薬剤師に相談してください

関係部位	症　　状
皮膚	発疹・発赤、かゆみ

まれに下記の重篤な症状が起こることがあります。その場合は直ちに医師の診療を受けてください。

症状の名称	症　　状
偽アルドステロン症、ミオパチー	手足のだるさ、しびれ、つっぱり感やこわばりに加えて、脱力感、筋肉痛があらわれ、徐々に強くなる。

3．1カ月位服用しても症状がよくならない場合は服用を中止し、この文書を持って医師又は
　　薬剤師に相談してください

4．長期連用する場合には、医師又は薬剤師に相談してください

効能・効果

体力中等度以下で、手足がほてり、唇がかわくものの次の諸症：月経不順、月経困難、こしけ（おりもの）、更年期障害、不眠、神経症、湿疹・皮膚炎、足腰の冷え、しもやけ、手あれ（手の湿疹・皮膚炎）

成分と分量

1包（大人1日量）中に次の成分を含んでいます。

成　分	ハンゲ	バクモンドウ	トウキ	センキュウ	シャクヤク	ニンジン
分　量	5.0g	10.0g	2.0g	2.0g	2.0g	2.0g

	ケイヒ	ボタンピ	カンゾウ	ショウキョウ	ゴシュユ
	2.0g	2.0g	2.0g	0.3g	3.0g

別包

成　分	アキョウ
分　量	2.0g

用法・用量

本品1包に、水約 500 mL を加えて、半量ぐらいまで煎じつめ、煎じかすを除き、添付のアキョウを煎液に入れ、再び5分ほど熱して溶かし、煎液を3回に分けて食間に服用してください。
上記は大人の1日量です。

年　齢	大人(15才以上)	14才〜7才	6才〜4才	3才〜2才	2才未満	3カ月未満
服用量	上記の通り	大人の2/3	大人の1/2	大人の1/3	大人の1/4以下	服用しないこと
1日服用回数	3回					

<用法・用量に関連する注意>
（1）用法・用量を厳守してください。
（2）小児に服用させる場合には、保護者の指導監督のもとに服用させてください。
（3）1才未満の乳児には、医師の診療を受けさせることを優先し、やむを得ない場合にのみ服用させてください。
（4）煎じ液は、必ず熱いうちにかすをこしてください。
（5）本剤は必ず1日分ずつ煎じ、数日分をまとめて煎じないでください。

保管及び取扱い上の注意
（1）直射日光の当たらない湿気の少ない涼しい所に保管してください。
（2）小児の手の届かない所に保管してください。
（3）他の容器に入れ替えないでください（誤用の原因になったり品質が変わります。）。
（4）煎じ液は腐敗しやすいので、冷暗所又は冷蔵庫等に保管し、服用時に再加熱して服用してください。
（5）生薬を原料として製造していますので、製品の色や味等に多少の差異を生じることがあります。

■お問い合わせ先

製造販売元

【外部の容器又は外部の被包に記載すべき事項】

注意
１．次の人は服用しないでください
　　生後3カ月未満の乳児。
２．次の人は服用前に医師又は薬剤師に相談してください
　（1）医師の治療を受けている人。
　（2）妊婦又は妊娠していると思われる人。
　（3）胃腸の弱い人。
　（4）高齢者。
　（5）今までに薬などにより発疹・発赤、かゆみ等を起こしたことがある人。
　（6）次の症状のある人。
　　　むくみ
　（7）次の診断を受けた人。
　　　高血圧、心臓病、腎臓病
２′．服用が適さない場合があるので、服用前に医師又は薬剤師に相談してください
　　〔２．の項目の記載に際し、十分な記載スペースがない場合には２′．を記載すること。〕
３．服用に際しては、説明文書をよく読んでください
４．直射日光の当たらない湿気の少ない涼しい所に保管してください
５．小児の手の届かない所に保管してください
６．その他
　（1）医薬品副作用被害救済制度に関するお問い合わせ先
　　　（独）医薬品医療機器総合機構
　　　http://www.pmda.go.jp/kenkouhigai.html
　　　電話　0120-149-931（フリーダイヤル）
　（2）この薬に関するお問い合わせ先
　　　○○薬局
　　　管理薬剤師：○○○○
　　　受付時間：○○時○○分から○○時○○分まで（但し○○日は除く）
　　　電話：03（○○○○）○○○○
　　　ＦＡＸ：03（○○○○）○○○○

漢方薬

この説明書は本剤とともに保管し、服用に際しては必ずお読みください。

温清飲

温清飲は、「万病回春」を原典とする、皮膚の色つやが悪くのぼせる人の、月経不順、月経困難、血の道症、更年期障害、神経症に用いられる漢方薬です。

⚠ 使用上の注意

⊗ してはいけないこと

（守らないと現在の症状が悪化したり、副作用が起こりやすくなります）
次の人は服用しないでください
　　生後3カ月未満の乳児。

相談すること

1. 次の人は服用前に医師又は薬剤師に相談してください
　（1）医師の治療を受けている人。
　（2）妊婦又は妊娠していると思われる人。
　（3）胃腸が弱く下痢しやすい人。

2. 服用後、次の症状があらわれた場合は副作用の可能性があるので、直ちに服用を中止し、この文書を持って医師又は薬剤師に相談してください

関係部位	症　　　状
消化器	食欲不振、胃部不快感

まれに下記の重篤な症状が起こることがあります。その場合は直ちに医師の診療を受けてください。

症状の名称	症　　　状
間質性肺炎	階段を上ったり、少し無理をしたりすると息切れがする・息苦しくなる、空せき、発熱等がみられ、これらが急にあらわれたり、持続したりする。
肝機能障害	発熱、かゆみ、発疹、黄疸（皮膚や白目が黄色くなる）、褐色尿、全身のだるさ、食欲不振等があらわれる。

3. 服用後、次の症状があらわれることがあるので、このような症状の持続又は増強が見られた場合には、服用を中止し、この文書を持って医師又は薬剤師に相談してください
　　下痢

4. 1カ月位服用しても症状がよくならない場合は服用を中止し、この文書を持って医師又は薬剤師に相談してください

効能・効果

体力中等度で、皮膚はかさかさして色つやが悪く、のぼせるものの次の諸症：月経不順、月経困難、血の道症、更年期障害、神経症、湿疹・皮膚炎

＜効能・効果に関連する注意＞
血の道症とは、月経、妊娠、出産、産後、更年期など女性のホルモンの変動に伴って現れる精神不安やいらだちなどの精神神経症状および身体症状のことです。

成分と分量

1包（大人1日量）中に次の成分を含んでいます。

成　分	トウキ	ジオウ	シャクヤク	センキュウ	オウゴン	サンシシ	オウレン	オウバク
分　量	4.0g	4.0g	3.0g	3.0g	3.0g	2.0g	1.5g	1.5g

用法・用量

本品1包に、水約500 mLを加えて、半量ぐらいまで煎じつめ、煎じかすを除き、煎液を3回に分けて食間に服用してください。
上記は大人の1日量です。

B—426

年　齢	大人(15才以上)	14才〜7才	6才〜4才	3才〜2才	2才未満	3カ月未満
服用量	上記の通り	大人の2/3	大人の1/2	大人の1/3	大人の1/4以下	服用しない
1日服用回数	3回					こと

＜用法・用量に関連する注意＞
（1）用法・用量を厳守してください。
（2）小児に服用させる場合には、保護者の指導監督のもとに服用させてください。
（3）1才未満の乳児には、医師の診療を受けさせることを優先し、やむを得ない場合にのみ服用させてください。
（4）煎じ液は、必ず熱いうちにかすをこしてください。
（5）本剤は必ず1日分ずつ煎じ、数日分をまとめて煎じないでください。

保管及び取扱い上の注意
（1）直射日光の当たらない湿気の少ない涼しい所に保管してください。
（2）小児の手の届かない所に保管してください。
（3）他の容器に入れ替えないでください（誤用の原因になったり品質が変わります。）。
（4）煎じ液は腐敗しやすいので、冷暗所又は冷蔵庫等に保管し、服用時に再加熱して服用してください。
（5）生薬を原料として製造していますので、製品の色や味等に多少の差異を生じることがあります。

■お問い合わせ先

製造販売元

【外部の容器又は外部の被包に記載すべき事項】
注意
１．次の人は服用しないでください
　　生後3カ月未満の乳児
２．次の人は服用前に医師又は薬剤師に相談してください
　（1）医師の治療を受けている人。
　（2）妊婦又は妊娠していると思われる人。
　（3）胃腸が弱く下痢しやすい人。
２′．服用が適さない場合があるので、服用前に医師又は薬剤師に相談してください
　　〔2．の項目の記載に際し、十分な記載スペースがない場合には2′．を記載すること。〕
３．服用に際しては、説明文書をよく読んでください
４．直射日光の当たらない湿気の少ない涼しい所に保管してください
５．小児の手の届かない所に保管してください
６．その他
　（1）医薬品副作用被害救済制度に関するお問い合わせ先
　　　（独）医薬品医療機器総合機構
　　　http://www.pmda.go.jp/kenkouhigai.html
　　　電話　0120-149-931（フリーダイヤル）
　（2）この薬に関するお問い合わせ先
　　　○○薬局
　　　管理薬剤師：○○○○
　　　受付時間：○○時○○分から○○時○○分まで（但し○○日は除く）
　　　電話：03（○○○○）○○○○
　　　ＦＡＸ：03（○○○○）○○○○
〔効能・効果に関連する注意として、効能・効果の項目に続けて以下を記載すること。〕
血の道症とは、月経、妊娠、出産、産後、更年期など女性のホルモンの変動に伴って現れる精神不安やいらだちなどの精神神経症状および身体症状のことです。

漢方薬

この説明書は本剤とともに保管し、服用に際しては必ずお読みください。

温胆湯

温胆湯は、「備急千金要方」を原典とする、胃腸の働きが衰えている人の神経症に用いられる漢方薬です。

⚠ 使用上の注意

❌ してはいけないこと
（守らないと現在の症状が悪化したり、副作用が起こりやすくなります）
次の人は服用しないでください
　生後3カ月未満の乳児。

相談すること

1．次の人は服用前に医師又は薬剤師に相談してください
　（1）医師の治療を受けている人。
　（2）妊婦又は妊娠していると思われる人。
　（3）胃腸が弱く下痢しやすい人。
　（4）高齢者。
　（5）今までに薬などにより発疹・発赤、かゆみ等を起こしたことがある人。
　（6）次の症状のある人。
　　　むくみ
　（7）次の診断を受けた人。
　　　高血圧、心臓病、腎臓病

2．服用後、次の症状があらわれた場合は副作用の可能性があるので、直ちに服用を中止し、この文書を持って医師又は薬剤師に相談してください
　（1）服用後、次の症状があらわれた場合

関係部位	症　　状
皮膚	発疹・発赤、かゆみ
消化器	食欲不振、胃部不快感

まれに下記の重篤な症状が起こることがあります。その場合は直ちに医師の診療を受けてください。

症状の名称	症　　状
偽アルドステロン症、ミオパチー	手足のだるさ、しびれ、つっぱり感やこわばりに加えて、脱力感、筋肉痛があらわれ、徐々に強くなる。

3．1カ月位（不眠症に服用する場合には1週間位）服用しても症状がよくならない場合は服用を中止し、この文書を持って医師又は薬剤師に相談してください

4．長期連用する場合には、医師又は薬剤師に相談してください

効能・効果
体力中等度以下で、胃腸が虚弱なものの次の諸症：不眠症、神経症

成分と分量
1包（大人1日量）中に次の成分を含んでいます。

成　分	ハンゲ	ショウキョウ	チンピ	キジツ	ブクリョウ	チクジョ	カンゾウ
分　量	4.0 g	1.0 g	2.0 g	1.5 g	4.0 g	2.0 g	1.0 g

用法・用量
本品1包に、水約500 mLを加えて、半量ぐらいまで煎じつめ、煎じかすを除き、煎液を3回に分けて食間に服用してください。
上記は大人の1日量です。

B—428

年　齢	大人(15才以上)	14才〜7才	6才〜4才	3才〜2才	2才未満	3カ月未満
服用量	上記の通り	大人の2/3	大人の1/2	大人の1/3	大人の1/4以下	服用しないこと
1日服用回数	3回					

＜用法・用量に関連する注意＞
（1）用法・用量を厳守してください。
（2）小児に服用させる場合には、保護者の指導監督のもとに服用させてください。
（3）1才未満の乳児には、医師の診療を受けさせることを優先し、やむを得ない場合にのみ服用させてください。
（4）煎じ液は、必ず熱いうちにかすをこしてください。
（5）本剤は必ず1日分ずつ煎じ、数日分をまとめて煎じないでください。

保管及び取扱い上の注意
（1）直射日光の当たらない湿気の少ない涼しい所に保管してください。
（2）小児の手の届かない所に保管してください。
（3）他の容器に入れ替えないでください（誤用の原因になったり品質が変わります。）。
（4）煎じ液は腐敗しやすいので、冷暗所又は冷蔵庫等に保管し、服用時に再加熱して服用してください。
（5）生薬を原料として製造していますので、製品の色や味等に多少の差異を生じることがあります。

■お問い合わせ先

製造販売元

【外部の容器又は外部の被包に記載すべき事項】
注意
1．次の人は服用しないでください
　　生後3カ月未満の乳児。
2．次の人は服用前に医師又は薬剤師に相談してください
　（1）医師の治療を受けている人。
　（2）妊婦又は妊娠していると思われる人。
　（3）胃腸が弱く下痢しやすい人。
　（4）高齢者。
　（5）今までに薬などにより発疹・発赤、かゆみ等を起こしたことがある人。
　（6）次の症状のある人。
　　　むくみ
　（7）次の診断を受けた人。
　　　高血圧、心臓病、腎臓病
2′．服用が適さない場合があるので、服用前に医師又は薬剤師に相談してください
　　〔2．の項目の記載に際し、十分な記載スペースがない場合には2′．を記載すること。〕
3．服用に際しては、説明文書をよく読んでください
4．直射日光の当たらない湿気の少ない涼しい所に保管してください
5．小児の手の届かない所に保管してください
6．その他
　（1）医薬品副作用被害救済制度に関するお問い合わせ先
　　　（独）医薬品医療機器総合機構
　　　http://www.pmda.go.jp/kenkouhigai.html
　　　電話　0120-149-931（フリーダイヤル）
　（2）この薬に関するお問い合わせ先
　　　○○薬局
　　　管理薬剤師：○○○○
　　　受付時間：○○時○○分から○○時○○分まで（但し○○日は除く）
　　　電話：03（○○○○）○○○○
　　　ＦＡＸ：03（○○○○）○○○○

漢方薬

この説明書は本剤とともに保管し、服用に際しては必ずお読みください。

黄耆建中湯

黄耆建中湯は、「金匱要略」を原典とする、身体虚弱で疲労しやすい人の、虚弱体質、病後の衰弱、ねあせに用いられる漢方薬です。

⚠ 使用上の注意

❌ してはいけないこと
（守らないと現在の症状が悪化したり、副作用が起こりやすくなります）
次の人は服用しないでください
　生後3カ月未満の乳児。

相談すること

1. 次の人は服用前に医師又は薬剤師に相談してください
　(1) 医師の治療を受けている人。
　(2) 妊婦又は妊娠していると思われる人。
　(3) 高齢者。
　(4) 今までに薬などにより発疹・発赤、かゆみ等を起こしたことがある人。
　(5) 次の症状のある人。
　　　むくみ
　(6) 次の診断を受けた人。
　　　高血圧、心臓病、腎臓病

2. 服用後、次の症状があらわれた場合は副作用の可能性があるので、直ちに服用を中止し、この文書を持って医師又は薬剤師に相談してください

関係部位	症　状
皮膚	発疹・発赤、かゆみ

まれに下記の重篤な症状が起こることがあります。その場合は直ちに医師の診療を受けてください。

症状の名称	症　状
偽アルドステロン症、ミオパチー	手足のだるさ、しびれ、つっぱり感やこわばりに加えて、脱力感、筋肉痛があらわれ、徐々に強くなる。

3. 1カ月位服用しても症状がよくならない場合は服用を中止し、この文書を持って医師又は薬剤師に相談してください

4. 長期連用する場合には、医師又は薬剤師に相談してください

効能・効果
体力虚弱で、疲労しやすいものの次の諸症：虚弱体質、病後の衰弱、ねあせ、湿疹・皮膚炎、皮膚のただれ、腹痛、冷え症

成分と分量
1包（大人1日量）中に次の成分を含んでいます。

成　分	ケイヒ	タイソウ	シャクヤク	カンゾウ	ショウキョウ	オウギ
分　量	3.0 g	3.0 g	6.0 g	3.0 g	1.0 g	1.5 g

別包

成　分	コウイ
分　量	20.0 g

用法・用量
本品1包に、水約500 mLを加えて、半量ぐらいまで煎じつめ、熱いうちに煎じかすを除き、添付のコウイを煎液に入れ、かきまぜながら5分ほど熱してコウイを溶かし、3回に分けて食間に服用してください。

上記は大人の1日量です。

年　齢	大人(15才以上)	14才〜7才	6才〜4才	3才〜2才	2才未満	3カ月未満
服用量	上記の通り	大人の2/3	大人の1/2	大人の1/3	大人の1/4以下	服用しないこと
1日服用回数	3回					

<用法・用量に関連する注意>
（1）用法・用量を厳守してください。
（2）小児に服用させる場合には、保護者の指導監督のもとに服用させてください。
（3）1才未満の乳児には、医師の診療を受けさせることを優先し、やむを得ない場合にのみ服用させてください。
（4）煎じ液は、必ず熱いうちにかすをこしてください。
（5）本剤は必ず1日分ずつ煎じ、数日分をまとめて煎じないでください。

保管及び取扱い上の注意
（1）直射日光の当たらない湿気の少ない涼しい所に保管してください。
（2）小児の手の届かない所に保管してください。
（3）他の容器に入れ替えないでください（誤用の原因になったり品質が変わります。）。
（4）煎じ液は腐敗しやすいので、冷暗所又は冷蔵庫等に保管し、服用時に再加熱して服用してください。
（5）生薬を原料として製造していますので、製品の色や味等に多少の差異を生じることがあります。

■お問い合わせ先

製造販売元

【外部の容器又は外部の被包に記載すべき事項】
注意
1．次の人は服用しないでください
　　生後3カ月未満の乳児。
2．次の人は服用前に医師又は薬剤師に相談してください
　（1）医師の治療を受けている人。
　（2）妊婦又は妊娠していると思われる人。
　（3）高齢者。
　（4）今までに薬などにより発疹・発赤、かゆみ等を起こしたことがある人。
　（5）次の症状のある人。
　　　むくみ
　（6）次の診断を受けた人。
　　　高血圧、心臓病、腎臓病
2′．服用が適さない場合があるので、服用前に医師又は薬剤師に相談してください
　　〔2．の項目の記載に際し、十分な記載スペースがない場合には2′．を記載すること。〕
3．服用に際しては、説明文書をよく読んでください
4．直射日光の当たらない湿気の少ない涼しい所に保管してください
5．小児の手の届かない所に保管してください
6．その他
　（1）医薬品副作用被害救済制度に関するお問い合わせ先
　　　（独）医薬品医療機器総合機構
　　http://www.pmda.go.jp/kenkouhigai.html
　　電話　0120-149-931（フリーダイヤル）
　（2）この薬に関するお問い合わせ先
　　　○○薬局
　　管理薬剤師：○○○○
　　受付時間：○○時○○分から○○時○○分まで（但し○○日は除く）
　　電話：03（○○○○）○○○○
　　ＦＡＸ：03（○○○○）○○○○

漢方薬

この説明書は本剤とともに保管し、服用に際しては必ずお読みください。

黄芩湯

黄芩湯は、「傷寒論」を原典とする、さむ気、発熱、腹痛、みぞおちのつかえなどのいずれかを伴う下痢や胃腸炎に用いられる漢方薬です。

⚠ 使用上の注意

❌ してはいけないこと
（守らないと現在の症状が悪化したり、副作用が起こりやすくなります）
次の人は服用しないでください
　生後3カ月未満の乳児。

相談すること

1．次の人は服用前に医師又は薬剤師に相談してください
　（1）医師の治療を受けている人。
　（2）妊婦又は妊娠していると思われる人。
　（3）高齢者。
　（4）次の症状のある人。
　　　むくみ
　（5）次の診断を受けた人。
　　　高血圧、心臓病、腎臓病

2．服用後、次の症状があらわれた場合は副作用の可能性があるので、直ちに服用を中止し、この文書を持って医師又は薬剤師に相談してください

まれに下記の重篤な症状が起こることがあります。その場合は直ちに医師の診療を受けてください。

症状の名称	症　　状
偽アルドステロン症、ミオパチー	手足のだるさ、しびれ、つっぱり感やこわばりに加えて、脱力感、筋肉痛があらわれ、徐々に強くなる。

3．5～6日間位服用しても症状がよくならない場合は服用を中止し、この文書を持って医師又は薬剤師に相談してください

4．長期連用する場合には、医師又は薬剤師に相談してください

効能・効果
体力中等度で、腹痛、みぞおちのつかえがあり、ときにさむけ、発熱などがあるものの次の諸症：下痢、胃腸炎

成分と分量
1包（大人1日量）中に次の成分を含んでいます。

成　分	オウゴン	シャクヤク	カンゾウ	タイソウ
分　量	4.0 g	3.0 g	3.0 g	4.0 g

用法・用量
本品1包に、水約500 mLを加えて、半量ぐらいまで煎じつめ、煎じかすを除き、煎液を3回に分けて食間に服用してください。
上記は大人の1日量です。

年　齢	大人(15才以上)	14才～7才	6才～4才	3才～2才	2才未満	3カ月未満
服用量	上記の通り	大人の2/3	大人の1/2	大人の1/3	大人の1/4以下	服用しないこと
1日服用回数	3回					

＜用法・用量に関連する注意＞
（1）用法・用量を厳守してください。
（2）小児に服用させる場合には、保護者の指導監督のもとに服用させてください。

B—432

（3）1才未満の乳児には、医師の診療を受けさせることを優先し、やむを得ない場合にのみ服用させてください。
（4）煎じ液は、必ず熱いうちにかすをこしてください。
（5）本剤は必ず1日分ずつ煎じ、数日分をまとめて煎じないでください。

保管及び取扱い上の注意
（1）直射日光の当たらない湿気の少ない涼しい所に保管してください。
（2）小児の手の届かない所に保管してください。
（3）他の容器に入れ替えないでください（誤用の原因になったり品質が変わります。）。
（4）煎じ液は腐敗しやすいので、冷暗所又は冷蔵庫等に保管し、服用時に再加熱して服用してください。
（5）生薬を原料として製造していますので、製品の色や味等に多少の差異を生じることがあります。

■お問い合わせ先

製造販売元

【外部の容器又は外部の被包に記載すべき事項】
注意
1．次の人は服用しないでください
　　生後3カ月未満の乳児。
2．次の人は服用前に医師又は薬剤師に相談してください
　（1）医師の治療を受けている人。
　（2）妊婦又は妊娠していると思われる人。
　（3）高齢者。
　（4）次の症状のある人。
　　　むくみ
　（5）次の診断を受けた人。
　　　高血圧、心臓病、腎臓病
2′．服用が適さない場合があるので、服用前に医師又は薬剤師に相談してください
　　〔2．の項目の記載に際し、十分な記載スペースがない場合には2′．を記載すること。〕
3．服用に際しては、説明文書をよく読んでください
4．直射日光の当たらない湿気の少ない涼しい所に保管してください
5．小児の手の届かない所に保管してください
6．その他
　（1）医薬品副作用被害救済制度に関するお問い合わせ先
　　（独）医薬品医療機器総合機構
　　http://www.pmda.go.jp/kenkouhigai.html
　　電話　0120-149-931（フリーダイヤル）
　（2）この薬に関するお問い合わせ先
　　○○薬局
　　管理薬剤師：○○○○
　　受付時間：○○時○○分から○○時○○分まで（但し○○日は除く）
　　電話：03（○○○○）○○○○
　　ＦＡＸ：03（○○○○）○○○○

漢方薬

この説明書は本剤とともに保管し、服用に際しては必ずお読みください。

応鐘散料

応鐘散料は、「東洞先生家塾方」を原典とする、便秘や便秘に伴うのぼせ・肩こりに用いられる漢方薬です。

⚠ 使用上の注意

❌ してはいけないこと
（守らないと現在の症状が悪化したり、副作用が起こりやすくなります）

1. 次の人は服用しないでください
   生後3カ月未満の乳児。
2. 本剤を服用している間は、次の医薬品を服用しないでください
   他の瀉下薬（下剤）
3. 授乳中の人は本剤を服用しないか、本剤を服用する場合は授乳を避けてください

相談すること

1. 次の人は服用前に医師又は薬剤師に相談してください
   （1）医師の治療を受けている人。
   （2）妊婦又は妊娠していると思われる人。
   （3）体の虚弱な人（体力の衰えている人、体の弱い人）。
   （4）胃腸が弱く下痢しやすい人。

2. 服用後、次の症状があらわれた場合は副作用の可能性があるので、直ちに服用を中止し、この文書を持って医師又は薬剤師に相談してください

関係部位	症　　状
消化器	吐き気・嘔吐、食欲不振、胃部不快感、はげしい腹痛を伴う下痢、腹痛

3. 服用後、次の症状があらわれることがあるので、このような症状の持続又は増強が見られた場合には、服用を中止し、この文書を持って医師又は薬剤師に相談してください
   下痢

4. 1週間位（便秘に頓服用として用いる場合には5～6回）服用しても症状がよくならない場合は服用を中止し、この文書を持って医師又は薬剤師に相談してください

効能・効果
体力中等度以上のものの次の諸症：便秘、便秘に伴うのぼせ・肩こり

成分と分量
1包（大人1日量）中に次の成分を含んでいます。

成　分	ダイオウ	センキュウ
分　量	1.0 g	2.0 g

用法・用量
本品1包に、水約500 mLを加えて、半量ぐらいまで煎じつめ、熱いうちに煎じかすを除き、煎液を3回に分けて食間に服用してください。本剤は必ず1日分ずつ煎じ、数日分をまとめて煎じないでください。
上記は大人の1日量です。

年　齢	大人（15才以上）	14才～7才	6才～4才	3才～2才	2才未満	3カ月未満
服用量	上記の通り	大人の2/3	大人の1/2	大人の1/3	大人の1/4以下	服用しないこと
1日服用回数	3回					

＜用法・用量に関連する注意＞
（1）用法・用量を厳守してください。
（2）小児に服用させる場合には、保護者の指導監督のもとに服用させてください。
（3）1才未満の乳児には、医師の診療を受けさせることを優先し、やむを得ない場合にのみ服用さ

せてください。
（４）煎じ液は、必ず熱いうちにかすをこしてください。
（５）本剤は必ず１日分ずつ煎じ、数日分をまとめて煎じないでください。

保管及び取扱い上の注意
（１）直射日光の当たらない湿気の少ない涼しい所に保管してください。
（２）小児の手の届かない所に保管してください。
（３）他の容器に入れ替えないでください（誤用の原因になったり品質が変わります。）。
（４）煎じ液は腐敗しやすいので、冷暗所又は冷蔵庫等に保管し、服用時に再加熱して服用してください。
（５）生薬を原料として製造していますので、製品の色や味等に多少の差異を生じることがあります。

■お問い合わせ先

製造販売元

【外部の容器又は外部の被包に記載すべき事項】
注意
１．次の人は服用しないでください
　　生後３ヵ月未満の乳児。
２．授乳中の人は本剤を服用しないか、本剤を服用する場合は授乳を避けてください
３．次の人は服用前に医師又は薬剤師に相談してください
　（１）医師の治療を受けている人。
　（２）妊婦又は妊娠していると思われる人。
　（３）体の虚弱な人（体力の衰えている人、体の弱い人）。
　（４）胃腸が弱く下痢しやすい人。
３′．服用が適さない場合があるので、服用前に医師又は薬剤師に相談してください
　　〔３．の項目の記載に際し、十分な記載スペースがない場合には３′．を記載すること。〕
４．服用に際しては、説明文書をよく読んでください
５．直射日光の当たらない湿気の少ない涼しい所に保管してください
６．小児の手の届かない所に保管してください
７．その他
　（１）医薬品副作用被害救済制度に関するお問い合わせ先
　　　（独）医薬品医療機器総合機構
　　　http://www.pmda.go.jp/kenkouhigai.html
　　　電話　0120-149-931（フリーダイヤル）
　（２）この薬に関するお問い合わせ先
　　　○○薬局
　　　管理薬剤師：○○○○
　　　受付時間：○○時○○分から○○時○○分まで（但し○○日は除く）
　　　電話：03（○○○○）○○○○
　　　ＦＡＸ：03（○○○○）○○○○

漢方薬

| この説明書は本剤とともに保管し、服用に際しては必ずお読みください。 |

応鐘散

　応鐘散は、「東洞先生家塾方」を原典とする、便秘や便秘に伴うのぼせ・肩こりに用いられる漢方薬です。

⚠ 使用上の注意

⊗ してはいけないこと
（守らないと現在の症状が悪化したり、副作用が起こりやすくなります）
1．次の人は服用しないでください
　　生後3カ月未満の乳児。
2．本剤を服用している間は、次の医薬品を服用しないでください
　　他の瀉下薬（下剤）
3．授乳中の人は本剤を服用しないか、本剤を服用する場合は授乳を避けてください

相談すること
1．次の人は服用前に医師又は薬剤師に相談してください
　　（1）医師の治療を受けている人。
　　（2）妊婦又は妊娠していると思われる人。
　　（3）体の虚弱な人（体力の衰えている人、体の弱い人）。
　　（4）胃腸が弱く下痢しやすい人。

2．服用後、次の症状があらわれた場合は副作用の可能性があるので、直ちに服用を中止し、この文書を持って医師又は薬剤師に相談してください

関係部位	症　　　状
消化器	吐き気・嘔吐、食欲不振、胃部不快感、はげしい腹痛を伴う下痢、腹痛

3．服用後、次の症状があらわれることがあるので、このような症状の持続又は増強が見られた場合には、服用を中止し、この文書を持って医師又は薬剤師に相談してください
　　下痢

4．1週間位（便秘に頓服用として用いる場合には5～6回）服用しても症状がよくならない場合は服用を中止し、この文書を持って医師又は薬剤師に相談してください

効能・効果
体力中等度以上のものの次の諸症：便秘、便秘に伴うのぼせ・肩こり

成分と分量
1包（大人1日量）中に次の成分を含んでいます。

成　分	ダイオウ	センキュウ
分　量	1.0 g	2.0 g

用法・用量
1回量を次のとおりとし、1日1回、食前又は空腹時に服用してください。

年　齢	大人(15才以上)	14才～7才	6才～4才	3才～2才	2才未満	3カ月未満
1回服用量	1包(3.0 g)	2/3包	1/2包	1/3包	1/4包	服用しないこと
1日服用回数	1回					

＜用法・用量に関連する注意＞
（1）用法・用量を厳守してください。
（2）小児に服用させる場合には、保護者の指導監督のもとに服用させてください。
（3）1才未満の乳児には、医師の診療を受けさせることを優先し、やむを得ない場合にのみ服用させてください。

保管及び取扱い上の注意
（1）直射日光の当たらない湿気の少ない涼しい所に保管してください。
（2）小児の手の届かない所に保管してください。
（3）他の容器に入れ替えないでください（誤用の原因になったり品質が変わります。）。
（4）1包を分割して服用した後、残りを保管し、続けて服用するような場合には、袋の口を折り返して保管し、2日以内に服用してください。
（5）生薬を原料として製造していますので、製品の色や味等に多少の差異を生じることがあります。

■お問い合わせ先

製造販売元

【外部の容器又は外部の被包に記載すべき事項】
注意
1．次の人は服用しないでください
　　生後3カ月未満の乳児。
2．授乳中の人は本剤を服用しないか、本剤を服用する場合は授乳を避けてください
3．次の人は服用前に医師又は薬剤師に相談してください
　（1）医師の治療を受けている人。
　（2）妊婦又は妊娠していると思われる人。
　（3）体の虚弱な人（体力の衰えている人、体の弱い人）。
　（4）胃腸が弱く下痢しやすい人。
3′．服用が適さない場合があるので、服用前に医師又は薬剤師に相談してください
　　〔3．の項目の記載に際し、十分な記載スペースがない場合には3′．を記載すること。〕
4．服用に際しては、説明文書をよく読んでください
5．直射日光の当たらない湿気の少ない涼しい所に保管してください
6．小児の手の届かない所に保管してください
7．その他
　（1）医薬品副作用被害救済制度に関するお問い合わせ先
　　　（独）医薬品医療機器総合機構
　　http://www.pmda.go.jp/kenkouhigai.html
　　　電話　0120-149-931（フリーダイヤル）
　（2）この薬に関するお問い合わせ先
　　　○○薬局
　　　管理薬剤師：○○○○
　　　受付時間：○○時○○分から○○時○○分まで（但し○○日は除く）
　　　電話：03（○○○○）○○○○
　　　ＦＡＸ：03（○○○○）○○○○

漢方薬

この説明書は本剤とともに保管し、
服用に際しては必ずお読みください。

黄連阿膠湯

黄連阿膠湯は、「傷寒論」を原典とする、鼻血、不眠症や皮膚のかゆみに用いられる漢方薬です。

⚠ 使用上の注意

⊗ してはいけないこと
（守らないと現在の症状が悪化したり、副作用が起こりやすくなります）
次の人は服用しないでください
（1）生後3カ月未満の乳児。
（2）本剤又は鶏卵によるアレルギー症状を起こしたことがある人。

■ 相談すること
1．次の人は服用前に医師又は薬剤師に相談してください
（1）医師の治療を受けている人。
（2）妊婦又は妊娠していると思われる人。

2．服用後、次の症状があらわれた場合は副作用の可能性があるので、直ちに服用を中止し、
この文書を持って医師又は薬剤師に相談してください

関係部位	症　　状
消化器	食欲不振、胃部不快感

3．服用後、次の症状があらわれることがあるので、このような症状の持続又は増強が見られた場合には、服用を中止し、この文書を持って医師又は薬剤師に相談してください
下痢

4．1カ月位（鼻血に服用する場合には5〜6回）服用しても症状がよくならない場合は服用を中止し、この文書を持って医師又は薬剤師に相談してください

効能・効果
体力中等度以下で、冷えやすくのぼせ気味で胸苦しく不眠の傾向のあるものの次の諸症：鼻血、不眠症、かさかさした湿疹・皮膚炎、皮膚のかゆみ

成分と分量
1包（大人1日量）中に次の成分を含んでいます。

成　分	オウレン	オウゴン	シャクヤク
分　量	4.0 g	2.0 g	2.0 g

別包

成　分	アキョウ
分　量	3.0 g

用法・用量
本品1包に、水約240 mLを加えて、80 mLぐらいまで煎じつめ、煎じかすを除き、添付のアキョウを加えて溶かし、少し冷えてから卵黄1個を入れてかきまぜ、3回に分けて食間に服用してください。
上記は大人の1日量です。

年　齢	大人(15才以上)	14才〜7才	6才〜4才	3才〜2才	2才未満	3カ月未満
服用量	上記の通り	大人の2/3	大人の1/2	大人の1/3	大人の1/4以下	服用しないこと
1日服用回数	3回					

＜用法・用量に関連する注意＞
（1）用法・用量を厳守してください。
（2）小児に服用させる場合には、保護者の指導監督のもとに服用させてください。
（3）1才未満の乳児には、医師の診療を受けさせることを優先し、やむを得ない場合にのみ服用させてください。

（4）煎じ液は、必ず熱いうちにかすをこしてください。
（5）本剤は必ず1日分ずつ煎じ、数日分をまとめて煎じないでください。

保管及び取扱い上の注意
（1）直射日光の当たらない湿気の少ない涼しい所に保管してください。
（2）小児の手の届かない所に保管してください。
（3）他の容器に入れ替えないでください（誤用の原因になったり品質が変わります。）。
（4）煎じ液は腐敗しやすいので、冷暗所又は冷蔵庫等に保管し、服用時に再加熱して服用してください。
（5）生薬を原料として製造していますので、製品の色や味等に多少の差異を生じることがあります。

■お問い合わせ先

製造販売元

【外部の容器又は外部の被包に記載すべき事項】
注意
1．次の人は服用しないでください
　（1）生後3カ月未満の乳児。
　（2）本剤又は鶏卵によるアレルギー症状を起こしたことがある人。
2．次の人は服用前に医師又は薬剤師に相談してください
　（1）医師の治療を受けている人。
　（2）妊婦又は妊娠していると思われる人。
2′．服用が適さない場合があるので、服用前に医師又は薬剤師に相談してください
　〔2．の項目の記載に際し、十分な記載スペースがない場合には2′．を記載すること。〕
3．服用に際しては、説明文書をよく読んでください
4．直射日光の当たらない湿気の少ない涼しい所に保管してください
5．小児の手の届かない所に保管してください
6．その他
　（1）医薬品副作用被害救済制度に関するお問い合わせ先
　　（独）医薬品医療機器総合機構
　　http：//www.pmda.go.jp/kenkouhigai.html
　　電話　0120-149-931（フリーダイヤル）
　（2）この薬に関するお問い合わせ先
　　○○薬局
　　管理薬剤師：○○○○
　　受付時間：○○時○○分から○○時○○分まで（但し○○日は除く）
　　電話：03（○○○○）○○○○
　　ＦＡＸ：03（○○○○）○○○○

漢方薬

この説明書は本剤とともに保管し、服用に際しては必ずお読みください。

黄連解毒湯

黄連解毒湯は、「外台秘要方」を原典とする、比較的体力があり、のぼせぎみで、いらいらする傾向がある人の、不眠症や胃炎、二日酔、血の道症等に用いられる漢方薬です。

⚠ 使用上の注意

❌ してはいけないこと
（守らないと現在の症状が悪化したり、副作用が起こりやすくなります）

次の人は服用しないでください
　生後3カ月未満の乳児。

相談すること

1．次の人は服用前に医師又は薬剤師に相談してください
　（1）医師の治療を受けている人。
　（2）妊婦又は妊娠していると思われる人。
　（3）体の虚弱な人（体力の衰えている人、体の弱い人）。

2．服用後、次の症状があらわれた場合は副作用の可能性があるので、直ちに服用を中止し、この文書を持って医師又は薬剤師に相談してください

まれに下記の重篤な症状が起こることがあります。そのような場合は直ちに医師の診療を受けてください。

症状の名称	症　　状
間質性肺炎	階段を上ったり、少し無理をしたりすると息切れがする・息苦しくなる、空せき、発熱等がみられ、これらが急にあらわれたり、持続したりする。
肝機能障害	発熱、かゆみ、発疹、黄疸（皮膚や白目が黄色くなる）、褐色尿、全身のだるさ、食欲不振等があらわれる。
腸間膜静脈硬化症	長期服用により、腹痛、下痢、便秘、腹部膨満等が繰り返しあらわれる。

3．1カ月位（鼻出血、二日酔に服用する場合には5〜6回）服用しても症状がよくならない場合は服用を中止し、この文書を持って医師又は薬剤師に相談してください

効能・効果
体力中等度以上で、のぼせぎみで顔色が赤く、いらいらして落ち着かない傾向のあるものの次の諸症：鼻出血、不眠症、神経症、胃炎、二日酔、血の道症、めまい、動悸、更年期障害、湿疹・皮膚炎、皮膚のかゆみ、口内炎
＜効能・効果に関連する注意＞
血の道症とは、月経、妊娠、出産、産後、更年期など女性のホルモンの変動に伴って現れる精神不安やいらだちなどの精神神経症状および身体症状のことです。

成分と分量
1包（大人1日量）中に次の成分を含んでいます。

成　分	オウレン	オウゴン	オウバク	サンシシ
分　量	1.5 g	3.0 g	3.0 g	3.0 g

用法・用量
本品1包に、水約500 mLを加えて、半量ぐらいまで煎じつめ、煎じかすを除き、煎液を3回に分けて食間に服用してください。
上記は大人の1日量です。

年　齢	大人(15才以上)	14才～7才	6才～4才	3才～2才	2才未満	3カ月未満
服用量	上記の通り	大人の2/3	大人の1/2	大人の1/3	大人の1/4以下	服用しないこと
1日服用回数	3回					

＜用法・用量に関連する注意＞
（1）用法・用量を厳守してください。
（2）小児に服用させる場合には、保護者の指導監督のもとに服用させてください。
（3）1才未満の乳児には、医師の診療を受けさせることを優先し、やむを得ない場合にのみ服用させてください。
（4）煎じ液は、必ず熱いうちにかすをこしてください。
（5）本剤は必ず1日分ずつ煎じ、数日分をまとめて煎じないでください。

保管及び取扱い上の注意
（1）直射日光の当たらない湿気の少ない涼しい所に保管してください。
（2）小児の手の届かない所に保管してください。
（3）他の容器に入れ替えないでください（誤用の原因になったり品質が変わります。）。
（4）煎じ液は腐敗しやすいので、冷暗所又は冷蔵庫等に保管し、服用時に再加熱して服用してください。
（5）生薬を原料として製造していますので、製品の色や味等に多少の差異を生じることがあります。

■お問い合わせ先

製造販売元

【外部の容器又は外部の被包に記載すべき事項】
注意
1．次の人は服用しないでください
　　生後3カ月未満の乳児。
2．次の人は服用前に医師又は薬剤師に相談してください
　（1）医師の治療を受けている人。
　（2）妊婦又は妊娠していると思われる人。
　（3）体の虚弱な人（体力の衰えている人、体の弱い人）。
2′．服用が適さない場合があるので、服用前に医師又は薬剤師に相談してください
　〔2．の項目の記載に際し、十分な記載スペースがない場合には2′．を記載すること。〕
3．服用に際しては、説明文書をよく読んでください
4．直射日光の当たらない湿気の少ない涼しい所に保管してください
5．小児の手の届かない所に保管してください
6．その他
　（1）医薬品副作用被害救済制度に関するお問い合わせ先
　　　（独）医薬品医療機器総合機構
　　http://www.pmda.go.jp/kenkouhigai.html
　　　電話　0120-149-931（フリーダイヤル）
　（2）この薬に関するお問い合わせ先
　　　○○薬局
　　　管理薬剤師：○○○○
　　　受付時間：○○時○○分から○○時○○分まで（但し○○日は除く）
　　　電話：03（○○○○）○○○○
　　　ＦＡＸ：03（○○○○）○○○○
〔効能・効果に関連する注意として、効能・効果の項目に続けて以下を記載すること。〕
血の道症とは、月経、妊娠、出産、産後、更年期など女性のホルモンの変動に伴って現れる精神不安やいらだちなどの精神神経症状および身体症状のことです。

漢方薬

> この説明書は本剤とともに保管し、服用に際しては必ずお読みください。

黄連解毒散

　黄連解毒散は、「外台秘要方」を原典とする、比較的体力があり、のぼせぎみで、いらいらする傾向がある人の、不眠症や胃炎、二日酔、血の道症等に用いられる漢方薬です。

⚠ 使用上の注意

❌ してはいけないこと
（守らないと現在の症状が悪化したり、副作用が起こりやすくなります）
次の人は服用しないでください
　　生後3カ月未満の乳児。

相談すること

1. 次の人は服用前に医師又は薬剤師に相談してください
   - （1）医師の治療を受けている人。
   - （2）妊婦又は妊娠していると思われる人。
   - （3）体の虚弱な人（体力の衰えている人、体の弱い人）。

2. 服用後、次の症状があらわれた場合は副作用の可能性があるので、直ちに服用を中止し、この文書を持って医師又は薬剤師に相談してください

まれに下記の重篤な症状が起こることがあります。その場合は直ちに医師の診療を受けてください。

症状の名称	症状
間質性肺炎	階段を上ったり、少し無理をしたりすると息切れがする・息苦しくなる、空せき、発熱等がみられ、これらが急にあらわれたり、持続したりする。
肝機能障害	発熱、かゆみ、発疹、黄疸（皮膚や白眼が黄色くなる）、褐色尿、全身のだるさ、食欲不振等があらわれる。
腸間膜静脈硬化症	長期服用により、腹痛、下痢、便秘、腹部膨満等が繰り返しあらわれる。

3. 1カ月位（鼻出血、二日酔に服用する場合には5〜6回）服用しても症状がよくならない場合は服用を中止し、この文書を持って医師又は薬剤師に相談してください

効能・効果
体力中等度以上で、のぼせぎみで顔色が赤く、いらいらして落ち着かない傾向のあるものの次の諸症：鼻出血、不眠症、神経症、胃炎、二日酔、血の道症、めまい、動悸、更年期障害、湿疹・皮膚炎、皮膚のかゆみ、口内炎

＜効能・効果に関連する注意＞
血の道症とは、月経、妊娠、出産、産後、更年期など女性のホルモンの変動に伴って現れる精神不安やいらだちなどの精神神経症状および身体症状のことです。

成分と分量
　　4.5g（大人1日量）中に次の成分を含んでいます。

成　分	オウレン	オウゴン	オウバク	サンシシ
分　量	1.0g	1.5g	1.0g	1.0g

用法・用量
1回量を次のとおりとし、1日3回、食前又は空腹時に服用してください。

年　齢	大人(15才以上)	14才〜7才	6才〜4才	3才〜2才	2才未満	3カ月未満
1回服用量	1包(1.5g)	2/3包	1/2包	1/3包	1/4包	服用しないこと
1日服用回数	3回					

B—442

<用法・用量に関連する注意>
（1）用法・用量を厳守してください。
（2）小児に服用させる場合には、保護者の指導監督のもとに服用させてください。
（3）1才未満の乳児には、医師の診療を受けさせることを優先し、やむを得ない場合にのみ服用させてください。

保管及び取扱い上の注意
（1）直射日光の当たらない湿気の少ない涼しい所に保管してください。
（2）小児の手の届かない所に保管してください。
（3）他の容器に入れ替えないでください（誤用の原因になったり品質が変わります。）。
（4）1包を分割して服用した後、残りを保管し、続けて服用するような場合には、袋の口を折り返して保管し、2日以内に服用してください。
（5）生薬を原料として製造していますので、製品の色や味等に多少の差異を生じることがあります。

■お問い合わせ先

製造販売元

【外部の容器又は外部の被包に記載すべき事項】
注意
1．次の人は服用しないでください
　　生後3カ月未満の乳児。
2．次の人は服用前に医師又は薬剤師に相談してください
　（1）医師の治療を受けている人。
　（2）妊婦又は妊娠していると思われる人。
　（3）体の虚弱な人（体力の衰えている人、体の弱い人）。
2′．服用が適さない場合があるので、服用前に医師又は薬剤師に相談してください
　　〔2．の項目の記載に際し、十分な記載スペースがない場合には2′．を記載すること。〕
3．服用に際しては、説明文書をよく読んでください
4．直射日光の当たらない湿気の少ない涼しい所に保管してください
5．小児の手の届かない所に保管してください
6．その他
　（1）医薬品副作用被害救済制度に関するお問い合わせ先
　　　（独）医薬品医療機器総合機構
　　http：//www.pmda.go.jp/kenkouhigai.html
　　　電話　0120-149-931（フリーダイヤル）
　（2）この薬に関するお問い合わせ先
　　　○○薬局
　　管理薬剤師：○○○○
　　受付時間：○○時○○分から○○時○○分まで（但し○○日は除く）
　　電話：03（○○○○）○○○○
　　ＦＡＸ：03（○○○○）○○○○
〔効能・効果に関連する注意として、効能・効果の項目に続けて以下を記載すること。〕
血の道症とは、月経、妊娠、出産、産後、更年期など女性のホルモンの変動に伴って現れる精神不安やいらだちなどの精神神経症状および身体症状のことです。

漢方薬

> この説明書は本剤とともに保管し、
> 服用に際しては必ずお読みください。

黄連湯

黄連湯は、「傷寒論」を原典とする、胃部の停滞感や重圧感、食欲不振がある人の、急性胃腸炎や二日酔、口内炎に用いられる漢方薬です。

── ⚠ 使用上の注意 ──

⊗ してはいけないこと

（守らないと現在の症状が悪化したり、副作用が起こりやすくなります）
次の人は服用しないでください
　　生後3カ月未満の乳児。

相談すること

1．次の人は服用前に医師又は薬剤師に相談してください
　（1）医師の治療を受けている人。
　（2）妊婦又は妊娠していると思われる人。
　（3）高齢者。
　（4）今までに薬などにより発疹・発赤、かゆみ等を起こしたことがある人。
　（5）次の症状のある人。
　　　　むくみ
　（6）次の診断を受けた人。
　　　　高血圧、心臓病、腎臓病

2．服用後、次の症状があらわれた場合は副作用の可能性があるので、直ちに服用を中止し、この文書を持って医師又は薬剤師に相談してください

関係部位	症　　　状
皮膚	発疹・発赤、かゆみ

まれに下記の重篤な症状が起こることがあります。その場合は直ちに医師の診療を受けてください。

症状の名称	症　　　状
偽アルドステロン症、ミオパチー	手足のだるさ、しびれ、つっぱり感やこわばりに加えて、脱力感、筋肉痛があらわれ、徐々に強くなる。

3．1カ月位（急性胃炎、二日酔に服用する場合には5～6回）服用しても症状がよくならない場合は服用を中止し、この文書を持って医師又は薬剤師に相談してください

4．長期連用する場合には、医師又は薬剤師に相談してください

効能・効果
体力中等度で、胃部の停滞感や重圧感、食欲不振があり、ときにはきけや嘔吐のあるものの次の諸症：胃痛、急性胃炎、二日酔、口内炎

成分と分量
1包（大人1日量）中に次の成分を含んでいます。

成　分	オウレン	カンキョウ	ケイヒ	ハンゲ	カンゾウ	ニンジン	タイソウ
分　量	3.0 g	3.0 g	3.0 g	5.0 g	3.0 g	3.0 g	3.0 g

用法・用量
本品1包に、水約500 mLを加えて、半量ぐらいまで煎じつめ、煎じかすを除き、煎液を3回に分けて食間に服用してください。
上記は大人の1日量です。

年　齢	大人(15才以上)	14才～7才	6才～4才	3才～2才	2才未満	3カ月未満
服用量	上記の通り	大人の2/3	大人の1/2	大人の1/3	大人の1/4以下	服用しないこと
1日服用回数	3回					

B—444

＜用法・用量に関連する注意＞
（1）用法・用量を厳守してください。
（2）小児に服用させる場合には、保護者の指導監督のもとに服用させてください。
（3）1才未満の乳児には、医師の診療を受けさせることを優先し、やむを得ない場合にのみ服用さ
　　せてください。
（4）煎じ液は、必ず熱いうちにかすをこしてください。
（5）本剤は必ず1日分ずつ煎じ、数日分をまとめて煎じないでください。

保管及び取扱い上の注意
（1）直射日光の当たらない湿気の少ない涼しい所に保管してください。
（2）小児の手の届かない所に保管してください。
（3）他の容器に入れ替えないでください（誤用の原因になったり品質が変わります。）。
（4）煎じ液は腐敗しやすいので、冷暗所又は冷蔵庫等に保管し、服用時に再加熱して服用してくだ
　　さい。
（5）生薬を原料として製造していますので、製品の色や味等に多少の差異を生じることがあります。

■お問い合わせ先

製造販売元

【外部の容器又は外部の被包に記載すべき事項】
注意
1．次の人は服用しないでください
　　生後3カ月未満の乳児。
2．次の人は服用前に医師又は薬剤師に相談してください
　（1）医師の治療を受けている人。
　（2）妊婦又は妊娠していると思われる人。
　（3）高齢者。
　（4）今までに薬などにより発疹・発赤、かゆみ等を起こしたことがある人。
　（5）次の症状のある人。
　　　むくみ
　（6）次の診断を受けた人。
　　　高血圧、心臓病、腎臓病
2′．服用が適さない場合があるので、服用前に医師又は薬剤師に相談してください
　　〔2．の項目の記載に際し、十分な記載スペースがない場合には2′．を記載すること。〕
3．服用に際しては、説明文書をよく読んでください
4．直射日光の当たらない湿気の少ない涼しい所に保管してください
5．小児の手の届かない所に保管してください
6．その他
　（1）医薬品副作用被害救済制度に関するお問い合わせ先
　　　（独）医薬品医療機器総合機構
　　　http://www.pmda.go.jp/kenkouhigai.html
　　　電話　0120-149-931（フリーダイヤル）
　（2）この薬に関するお問い合わせ先
　　　○○薬局
　　　管理薬剤師：○○○○
　　　受付時間：○○時○○分から○○時○○分まで（但し○○日は除く）
　　　電話：03（○○○○）○○○○
　　　ＦＡＸ：03（○○○○）○○○○

【206】

漢方薬

> この説明書は本剤とともに保管し、
> 服用に際しては必ずお読みください。

乙字湯

乙字湯は、「叢桂亭医事小言」を原典とする、痔疾患に用いられる漢方薬です。

⚠ 使用上の注意

⊗ してはいけないこと
（守らないと現在の症状が悪化したり、副作用が起こりやすくなります）
1. 次の人は服用しないでください
   生後3カ月未満の乳児。
2. 本剤を服用している間は、次の医薬品を服用しないでください
   他の瀉下薬（下剤）
3. 授乳中の人は本剤を服用しないか、本剤を服用する場合は授乳を避けてください

相談すること
1. 次の人は服用前に医師又は薬剤師に相談してください
   （1）医師の治療を受けている人。
   （2）妊婦又は妊娠していると思われる人。
   （3）体の虚弱な人（体力の衰えている人、体の弱い人）。
   （4）胃腸が弱く下痢しやすい人。
   （5）高齢者。
   （6）今までに薬などにより発疹・発赤、かゆみ等を起こしたことがある人。
   （7）次の症状のある人。
     むくみ
   （8）次の診断を受けた人。
     高血圧、心臓病、腎臓病

2. 服用後、次の症状があらわれた場合は副作用の可能性があるので、直ちに服用を中止し、この文書を持って医師又は薬剤師に相談してください

関係部位	症　状
皮膚	発疹・発赤、かゆみ
消化器	吐き気・嘔吐、食欲不振、はげしい腹痛を伴う下痢、腹痛

まれに下記の重篤な症状が起こることがあります。その場合は直ちに医師の診療を受けてください。

症状の名称	症　状
間質性肺炎	階段を上ったり、少し無理をしたりすると息切れがする・息苦しくなる、空せき、発熱等がみられ、これらが急にあらわれたり、持続したりする。
偽アルドステロン症、ミオパチー	手足のだるさ、しびれ、つっぱり感やこわばりに加えて、脱力感、筋肉痛があらわれ、徐々に強くなる。
肝機能障害	発熱、かゆみ、発疹、黄疸（皮膚や白目が黄色くなる）、褐色尿、全身のだるさ、食欲不振等があらわれる。

3. 服用後、次の症状があらわれることがあるので、このような症状の持続又は増強が見られた場合には、服用を中止し、この文書を持って医師又は薬剤師に相談してください
   下痢

4. 1カ月位（きれ痔、便秘に服用する場合には5～6日間）服用しても症状がよくならない場合は服用を中止し、この文書を持って医師又は薬剤師に相談してください

5. 長期連用する場合には、医師又は薬剤師に相談してください

効能・効果
体力中等度以上で、大便がかたく、便秘傾向のあるものの次の諸症：痔核（いぼ痔）、きれ痔、便秘、軽度の脱肛

成分と分量

1包（大人1日量）中に次の成分を含んでいます。

成　分	トウキ	サイコ	オウゴン	カンゾウ	ダイオウ	ショウマ
分　量	6.0 g	5.0 g	3.0 g	2.0 g	0.5 g	1.5 g

用法・用量

本品1包に、水約500 mLを加えて、半量ぐらいまで煎じつめ、煎じかすを除き、煎液を3回に分けて食間に服用してください。
上記は大人の1日量です。

年　齢	大人(15才以上)	14才～7才	6才～4才	3才～2才	2才未満	3カ月未満
服用量	上記の通り	大人の2/3	大人の1/2	大人の1/3	大人の1/4以下	服用しないこと
1日服用回数	3回					

＜用法・用量に関連する注意＞

（1）用法・用量を厳守してください。
（2）小児に服用させる場合には、保護者の指導監督のもとに服用させてください。
（3）1才未満の乳児には、医師の診療を受けさせることを優先し、やむを得ない場合にのみ服用させてください。
（4）煎じ液は、必ず熱いうちにかすをこしてください。
（5）本剤は必ず1日分ずつ煎じ、数日分をまとめて煎じないでください。

保管及び取扱い上の注意

（1）直射日光の当たらない湿気の少ない涼しい所に保管してください。
（2）小児の手の届かない所に保管してください。
（3）他の容器に入れ替えないでください（誤用の原因になったり品質が変わります。）。
（4）煎じ液は腐敗しやすいので、冷暗所又は冷蔵庫等に保管し、服用時に再加熱して服用してください。
（5）生薬を原料として製造していますので、製品の色や味等に多少の差異を生じることがあります。

■お問い合わせ先

製造販売元

【外部の容器又は外部の被包に記載すべき事項】

注意
1．次の人は服用しないでください
　　生後3カ月未満の乳児。
2．授乳中の人は本剤を服用しないか、本剤を服用する場合は授乳を避けてください
3．次の人は服用前に医師又は薬剤師に相談してください
　（1）医師の治療を受けている人。
　（2）妊婦又は妊娠していると思われる人。
　（3）体の虚弱な人（体力の衰えている人、体の弱い人）。
　（4）胃腸が弱く下痢しやすい人。
　（5）高齢者。
　（6）今までに薬などにより発疹・発赤、かゆみ等を起こしたことがある人。
　（7）次の症状のある人。
　　　むくみ
　（8）次の診断を受けた人。
　　　高血圧、心臓病、腎臓病
3′．服用が適さない場合があるので、服用前に医師又は薬剤師に相談してください
　　〔3．の項目の記載に際し、十分な記載スペースがない場合には3′．を記載すること。〕
4．服用に際しては、説明文書をよく読んでください
5．直射日光の当たらない湿気の少ない涼しい所に保管してください
6．小児の手の届かない所に保管してください
7．その他

（1）医薬品副作用被害救済制度に関するお問い合わせ先
　　（独）医薬品医療機器総合機構
　　http://www.pmda.go.jp/kenkouhigai.html
　　電話　0120-149-931（フリーダイヤル）
（2）この薬に関するお問い合わせ先
　　○○薬局
　　管理薬剤師：○○○○
　　受付時間：○○時○○分から○○時○○分まで（但し○○日は除く）
　　電話：03（○○○○）○○○○
　　ＦＡＸ：03（○○○○）○○○○

漢方薬

> この説明書は本剤とともに保管し、
> 服用に際しては必ずお読みください。

化食養脾湯

化食養脾湯は、「証治大還」を原典とする、胃腸が弱い人の消化器系諸疾患に用いられる漢方薬です。

⚠ 使用上の注意

⊗ してはいけないこと

（守らないと現在の症状が悪化したり、副作用が起こりやすくなります）
次の人は服用しないでください
　生後3カ月未満の乳児。

相談すること

1．次の人は服用前に医師又は薬剤師に相談してください
　（1）医師の治療を受けている人。
　（2）妊婦又は妊娠していると思われる人。
　（3）高齢者。
　（4）今までに薬などにより発疹・発赤、かゆみ等を起こしたことがある人。
　（5）次の症状のある人。
　　　むくみ
　（6）次の診断を受けた人。
　　　高血圧、心臓病、腎臓病

2．服用後、次の症状があらわれた場合は副作用の可能性があるので、直ちに服用を中止し、この文書を持って医師又は薬剤師に相談してください

まれに下記の重篤な症状が起こることがあります。その場合は直ちに医師の診療を受けてください。

症状の名称	症　　状
偽アルドステロン症、ミオパチー	手足のだるさ、しびれ、つっぱり感やこわばりに加えて、脱力感、筋肉痛があらわれ、徐々に強くなる。

3．1カ月位服用しても症状がよくならない場合は服用を中止し、この文書を持って医師又は薬剤師に相談してください

4．長期連用する場合には、医師又は薬剤師に相談してください

効能・効果
体力中等度以下で、胃腸が弱く、食欲がなく、みぞおちがつかえ、疲れやすいものの次の諸症：胃炎、胃腸虚弱、胃下垂、消化不良、食欲不振、胃痛、嘔吐

成分と分量
1包（大人1日量）中に次の成分を含んでいます。

成　分	ニンジン	ビャクジュツ	ブクリョウ	ハンゲ	チンピ	タイソウ
分　量	4.0 g	4.0 g	4.0 g	4.0 g	2.0 g	2.0 g

	シンキク	バクガ	サンザシ	シュクシャ	ショウキョウ	カンゾウ
	2.0 g	2.0 g	2.0 g	1.5 g	1.0 g	1.0 g

用法・用量
本品1包に、水約500 mLを加えて、半量ぐらいまで煎じつめ、熱いうちに煎じかすを除き、煎液を3回に分けて食間に服用してください。本剤は必ず1日分ずつ煎じ、数日分をまとめて煎じないでください。
上記は大人の1日量です。

年　齢	大人(15才以上)	14才～7才	6才～4才	3才～2才	2才未満	3カ月未満
服用量	上記の通り	大人の2/3	大人の1/2	大人の1/3	大人の1/4以下	服用しない
1日服用回数	3回					こと

＜用法・用量に関連する注意＞
（1）用法・用量を厳守してください。
（2）小児に服用させる場合には、保護者の指導監督のもとに服用させてください。
（3）1才未満の乳児には、医師の診療を受けさせることを優先し、やむを得ない場合にのみ服用させてください。
（4）煎じ液は、必ず熱いうちにかすをこしてください。
（5）本剤は必ず1日分ずつ煎じ、数日分をまとめて煎じないでください。

保管及び取扱い上の注意
（1）直射日光の当たらない湿気の少ない涼しい所に保管してください。
（2）小児の手の届かない所に保管してください。
（3）他の容器に入れ替えないでください（誤用の原因になったり品質が変わります。）。
（4）煎じ液は腐敗しやすいので、冷暗所又は冷蔵庫等に保管し、服用時に再加熱して服用してください。
（5）生薬を原料として製造していますので、製品の色や味等に多少の差異を生じることがあります。

■お問い合わせ先

製造販売元

【外部の容器又は外部の被包に記載すべき事項】
注意
1．次の人は服用しないでください
　　生後3カ月未満の乳児。
2．次の人は服用前に医師又は薬剤師に相談してください
　（1）医師の治療を受けている人。
　（2）妊婦又は妊娠していると思われる人。
　（3）高齢者。
　（4）今までに薬などにより発疹・発赤、かゆみ等を起こしたことがある人。
　（5）次の症状のある人。
　　　むくみ
　（6）次の診断を受けた人。
　　　高血圧、心臓病、腎臓病
2'．服用が適さない場合があるので、服用前に医師又は薬剤師に相談してください
　　〔2．の項目の記載に際し、十分な記載スペースがない場合には2'．を記載すること。〕
3．服用に際しては、説明文書をよく読んでください
4．直射日光の当たらない湿気の少ない涼しい所に保管してください
5．小児の手の届かない所に保管してください
6．その他
　（1）医薬品副作用被害救済制度に関するお問い合わせ先
　　　（独）医薬品医療機器総合機構
　　　http://www.pmda.go.jp/kenkouhigai.html
　　　電話　0120-149-931（フリーダイヤル）
　（2）この薬に関するお問い合わせ先
　　　○○薬局
　　　管理薬剤師：○○○○
　　　受付時間：○○時○○分から○○時○○分まで（但し○○日は除く）
　　　電話：03（○○○○）○○○○
　　　ＦＡＸ：03（○○○○）○○○○

漢方薬

この説明書は本剤とともに保管し、
服用に際しては必ずお読みください。

藿香正気散料

藿香正気散料は、「太平恵民和剤局方」を原典とする、夏の感冒、暑さによる食欲不振・下痢・全身倦怠に用いられる漢方薬です。

⚠ 使用上の注意

⊗ してはいけないこと
（守らないと現在の症状が悪化したり、副作用が起こりやすくなります）
次の人は服用しないでください
　生後3カ月未満の乳児。

相談すること
1．次の人は服用前に医師又は薬剤師に相談してください
　（1）医師の治療を受けている人。
　（2）妊婦又は妊娠していると思われる人。
　（3）高齢者。
　（4）今までに薬などにより発疹・発赤、かゆみ等を起こしたことがある人。
　（5）次の症状のある人。
　　　むくみ
　（6）次の診断を受けた人。
　　　高血圧、心臓病、腎臓病

2．服用後、次の症状があらわれた場合は副作用の可能性があるので、直ちに服用を中止し、この文書を持って医師又は薬剤師に相談してください

関係部位	症　　状
皮膚	発疹・発赤、かゆみ

まれに下記の重篤な症状が起こることがあります。その場合は直ちに医師の診療を受けてください。

症状の名称	症　　状
偽アルドステロン症、ミオパチー	手足のだるさ、しびれ、つっぱり感やこわばりに加えて、脱力感、筋肉痛があらわれ、徐々に強くなる。

3．1カ月位（急性胃腸炎、下痢に服用する場合には5～6回、感冒に服用する場合には5～6日間）服用しても症状がよくならない場合は服用を中止し、この文書を持って医師又は薬剤師に相談してください

4．長期連用する場合には、医師又は薬剤師に相談してください

効能・効果
体力中等度以下のものの次の諸症：感冒、暑さによる食欲不振、急性胃腸炎、下痢、全身倦怠

成分と分量
1包（大人1日量）中に次の成分を含んでいます。

成　分	ビャクジュツ	ブクリョウ	チンピ	ビャクシ	カッコウ	タイソウ	カンゾウ
分　量	3.0g	3.0g	2.0g	1.0g	1.0g	2.0g	1.0g

	ハンゲ	コウボク	キキョウ	ソヨウ	ダイフクヒ	ショウキョウ
	3.0g	2.0g	1.5g	1.0g	1.0g	1.0g

用法・用量
本品1包に、水約500mLを加えて、半量ぐらいまで煎じつめ、煎じかすを除き、煎液を3回に分けて食間に服用してください。
上記は大人の1日量です。

年　　齢	大人(15才以上)	14才～7才	6才～4才	3才～2才	2才未満	3カ月未満
服用量	上記の通り	大人の2/3	大人の1/2	大人の1/3	大人の1/4以下	服用しない
1日服用回数	3回					こと

＜用法・用量に関連する注意＞
（1）用法・用量を厳守してください。
（2）小児に服用させる場合には、保護者の指導監督のもとに服用させてください。
（3）1才未満の乳児には、医師の診療を受けさせることを優先し、やむを得ない場合にのみ服用させてください。
（4）煎じ液は、必ず熱いうちにかすをこしてください。
（5）本剤は必ず1日分ずつ煎じ、数日分をまとめて煎じないでください。

保管及び取扱い上の注意
（1）直射日光の当たらない湿気の少ない涼しい所に保管してください。
（2）小児の手の届かない所に保管してください。
（3）他の容器に入れ替えないでください（誤用の原因になったり品質が変わります。）。
（4）煎じ液は腐敗しやすいので、冷暗所又は冷蔵庫等に保管し、服用時に再加熱して服用してください。
（5）生薬を原料として製造していますので、製品の色や味等に多少の差異を生じることがあります。

■お問い合わせ先

製造販売元

【外部の容器又は外部の被包に記載すべき事項】
注意
1．次の人は服用しないでください
　　生後3カ月未満の乳児。
2．次の人は服用前に医師又は薬剤師に相談してください
　（1）医師の治療を受けている人。
　（2）妊婦又は妊娠していると思われる人。
　（3）高齢者。
　（4）今までに薬などにより発疹・発赤、かゆみ等を起こしたことがある人。
　（5）次の症状のある人。
　　　むくみ
　（6）次の診断を受けた人。
　　　高血圧、心臓病、腎臓病
2′．服用が適さない場合があるので、服用前に医師又は薬剤師に相談してください
　　〔2．の項目の記載に際し、十分な記載スペースがない場合には2′．を記載すること。〕
3．服用に際しては、説明文書をよく読んでください
4．直射日光の当たらない湿気の少ない涼しい所に保管してください
5．小児の手の届かない所に保管してください
6．その他
　（1）医薬品副作用被害救済制度に関するお問い合わせ先
　　　（独）医薬品医療機器総合機構
　　　http://www.pmda.go.jp/kenkouhigai.html
　　　電話　0120-149-931（フリーダイヤル）
　（2）この薬に関するお問い合わせ先
　　　○○薬局
　　　管理薬剤師：○○○○
　　　受付時間：○○時○○分から○○時○○分まで（但し○○日は除く）
　　　電話：03（○○○○）○○○○
　　　ＦＡＸ：03（○○○○）○○○○

漢方薬

> この説明書は本剤とともに保管し、
> 服用に際しては必ずお読みください。

葛根黄連黄芩湯

葛根黄連黄芩湯は、「傷寒論」を原典とする、急性胃腸炎や口内炎、舌炎、肩こり、不眠に用いられる漢方薬です。

⚠️ 使用上の注意

⊗ してはいけないこと
（守らないと現在の症状が悪化したり、副作用が起こりやすくなります）
次の人は服用しないでください
　　生後3カ月未満の乳児。

相談すること
1．次の人は服用前に医師又は薬剤師に相談してください
　（1）医師の治療を受けている人。
　（2）妊婦又は妊娠していると思われる人。
　（3）高齢者。
　（4）次の症状のある人。
　　　　むくみ
　（5）次の診断を受けた人。
　　　　高血圧、心臓病、腎臓病

2．服用後、次の症状があらわれた場合は副作用の可能性があるので、直ちに服用を中止し、この文書を持って医師又は薬剤師に相談してください

まれに下記の重篤な症状が起こることがあります。その場合は直ちに医師の診療を受けてください。

症状の名称	症　　　　状
偽アルドステロン症、ミオパチー	手足のだるさ、しびれ、つっぱり感やこわばりに加えて、脱力感、筋肉痛があらわれ、徐々に強くなる。

3．1週間位（急性胃腸炎に服用する場合には5～6回）服用しても症状がよくならない場合は服用を中止し、この文書を持って医師又は薬剤師に相談してください

4．長期連用する場合には、医師又は薬剤師に相談してください

効能・効果
体力中等度のものの次の諸症：下痢、急性胃腸炎、口内炎、舌炎、肩こり、不眠

成分と分量
　　1包（大人1日量）中に次の成分を含んでいます。

成　分	カッコン	オウレン	オウゴン	カンゾウ
分　量	6.0g	3.0g	3.0g	2.0g

用法・用量
本品1包に、水約500mLを加えて、半量ぐらいまで煎じつめ、煎じかすを除き、煎液を3回に分けて食間に服用してください。
上記は大人の1日量です。

年　齢	大人(15才以上)	14才～7才	6才～4才	3才～2才	2才未満	3カ月未満
服用量	上記の通り	大人の2/3	大人の1/2	大人の1/3	大人の1/4以下	服用しないこと
1日服用回数	3回					

＜用法・用量に関連する注意＞
（1）用法・用量を厳守してください。
（2）小児に服用させる場合には、保護者の指導監督のもとに服用させてください。
（3）1才未満の乳児には、医師の診療を受けさせることを優先し、やむを得ない場合にのみ服用さ

せてください。
（4）煎じ液は、必ず熱いうちにかすをこしてください。
（5）本剤は必ず1日分ずつ煎じ、数日分をまとめて煎じないでください。

保管及び取扱い上の注意
（1）直射日光の当たらない湿気の少ない涼しい所に保管してください
（2）小児の手の届かない所に保管してください。
（3）他の容器に入れ替えないでください（誤用の原因になったり品質が変わります。）。
（4）煎じ液は腐敗しやすいので、冷暗所又は冷蔵庫等に保管し、服用時に再加熱して服用してください。
（5）生薬を原料として製造していますので、製品の色や味等に多少の差異を生じることがあります。

■お問い合わせ先

製造販売元

【外部の容器又は外部の被包に記載すべき事項】
注意
1．次の人は服用しないでください
　　生後3カ月未満の乳児。
2．次の人は服用前に医師又は薬剤師に相談してください
　（1）医師の治療を受けている人。
　（2）妊婦又は妊娠していると思われる人。
　（3）高齢者。
　（4）次の症状のある人。
　　　むくみ
　（5）次の診断を受けた人。
　　　高血圧、心臓病、腎臓病
2′．服用が適さない場合があるので、服用前に医師又は薬剤師に相談してください
　　〔2．の項目の記載に際し、十分な記載スペースがない場合には2′．を記載すること。〕
3．服用に際しては、説明文書をよく読んでください
4．直射日光の当たらない湿気の少ない涼しい所に保管してください
5．小児の手の届かない所に保管してください
6．その他
　（1）医薬品副作用被害救済制度に関するお問い合わせ先
　　　（独）医薬品医療機器総合機構
　　　http://www.pmda.go.jp/kenkouhigai.html
　　　電話　0120-149-931（フリーダイヤル）
　（2）この薬に関するお問い合わせ先
　　　○○薬局
　　　管理薬剤師：○○○○
　　　受付時間：○○時○○分から○○時○○分まで（但し○○日は除く）
　　　電話：03（○○○○）○○○○
　　　ＦＡＸ：03（○○○○）○○○○

漢方薬

この説明書は本剤とともに保管し、
服用に際しては必ずお読みください。

葛根紅花湯

葛根紅花湯は、「校正方輿輗」を原典とする、あかはなや、しみに用いられる漢方薬です。

⚠ 使用上の注意

❌ してはいけないこと
（守らないと現在の症状が悪化したり、副作用が起こりやすくなります）
1．次の人は服用しないでください
    生後3カ月未満の乳児。
2．授乳中の人は本剤を服用しないか、本剤を服用する場合は授乳を避けてください

相談すること
1．次の人は服用前に医師又は薬剤師に相談してください
    （1）医師の治療を受けている人。
    （2）妊婦又は妊娠していると思われる人。
    （3）体の虚弱な人（体力の衰えている人、体の弱い人）。
    （4）胃腸が弱く下痢しやすい人。
    （5）高齢者。
    （6）次の症状のある人。
        むくみ
    （7）次の診断を受けた人。
        高血圧、心臓病、腎臓病
    （8）次の医薬品を服用している人。
        瀉下薬（下剤）

2．服用後、次の症状があらわれた場合は副作用の可能性があるので、直ちに服用を中止し、
   この文書を持って医師又は薬剤師に相談してください

関係部位	症　　状
消化器	食欲不振、胃部不快感、はげしい腹痛を伴う下痢、腹痛

まれに下記の重篤な症状が起こることがあります。その場合は直ちに医師の診療を受けてください。

症状の名称	症　　状
偽アルドステロン症、ミオパチー	手足のだるさ、しびれ、つっぱり感やこわばりに加えて、脱力感、筋肉痛があらわれ、徐々に強くなる。

3．服用後、次の症状があらわれることがあるので、このような症状の持続又は増強が見られ
   た場合には服用を中止し、医師又は薬剤師に相談してください
   軟便、下痢

4．1カ月位服用しても症状がよくならない場合は服用を中止し、この文書を持って医師又は
   薬剤師に相談してください

5．長期連用する場合には、医師又は薬剤師に相談してください

効能・効果
体力中等度以上で、便秘傾向のものの次の諸症：あかはな（酒さ）、しみ

成分と分量
1包（大人1日量）中に次の成分を含んでいます。

成　分	カッコン	ジオウ	シャクヤク	オウレン	サンシシ	コウカ	カンゾウ	ダイオウ
分　量	3.0g	3.0g	3.0g	1.5g	1.5g	1.5g	1.0g	1.0g

用法・用量

本品1包に、水約500 mLを加えて、半量ぐらいまで煎じつめ、煎じかすを除き、煎液を3回に分けて食間に服用してください。
上記は大人の1日量です。

年　齢	大人(15才以上)	14才～7才	6才～4才	3才～2才	2才未満	3カ月未満
服用量	上記の通り	大人の2/3	大人の1/2	大人の1/3	大人の1/4以下	服用しない
1日服用回数	3回					こと

＜用法・用量に関連する注意＞
（1）用法・用量を厳守してください。
（2）小児に服用させる場合には、保護者の指導監督のもとに服用させてください。
（3）1才未満の乳児には、医師の診療を受けさせることを優先し、やむを得ない場合にのみ服用させてください。
（4）煎じ液は、必ず熱いうちにかすをこしてください。
（5）本剤は必ず1日分ずつ煎じ、数日分をまとめて煎じないでください。

保管及び取扱い上の注意

（1）直射日光の当たらない湿気の少ない涼しい所に保管してください。
（2）小児の手の届かない所に保管してください。
（3）他の容器に入れ替えないでください（誤用の原因になったり品質が変わります。）。
（4）煎じ液は腐敗しやすいので、冷暗所又は冷蔵庫等に保管し、服用時に再加熱して服用してください。
（5）生薬を原料として製造していますので、製品の色や味等に多少の差異を生じることがあります。

■お問い合わせ先

製造販売元

【外部の容器又は外部の被包に記載すべき事項】

注意
1．次の人は服用しないでください
　　生後3カ月未満の乳児。
2．授乳中の人は本剤を服用しないか、本剤を服用する場合は授乳を避けてください
3．次の人は服用前に医師又は薬剤師に相談してください
　（1）医師の治療を受けている人。
　（2）妊婦又は妊娠していると思われる人。
　（3）体の虚弱な人（体力の衰えている人、体の弱い人）。
　（4）胃腸が弱く下痢しやすい人。
　（5）高齢者。
　（6）次の症状のある人。
　　　むくみ
　（7）次の診断を受けた人。
　　　高血圧、心臓病、腎臓病
　（8）次の医薬品を服用している人。
　　　瀉下薬（下剤）
3′．服用が適さない場合があるので、服用前に医師又は薬剤師に相談してください
　　〔3．の項目の記載に際し、十分な記載スペースがない場合には3′．を記載すること。〕
4．服用に際しては、説明文書をよく読んでください
5．直射日光の当たらない湿気の少ない涼しい所に保管してください
6．小児の手の届かない所に保管してください
7．その他
　（1）医薬品副作用被害救済制度に関するお問い合わせ先
　　　（独）医薬品医療機器総合機構
　　　http://www.pmda.go.jp/kenkouhigai.html
　　　電話　0120-149-931（フリーダイヤル）
　（2）この薬に関するお問い合わせ先
　　　○○薬局

管理薬剤師：○○○○
受付時間：○○時○○分から○○時○○分まで（但し○○日は除く）
電話：03（○○○○）○○○○
ＦＡＸ：03（○○○○）○○○○

漢方薬

> この説明書は本剤とともに保管し、
> 服用に際しては必ずお読みください。

葛根湯

葛根湯は、「傷寒論」・「金匱要略」を原典とする、感冒や肩こり、筋肉痛等に用いられる漢方薬です。

⚠ 使用上の注意

⊗ してはいけないこと

（守らないと現在の症状が悪化したり、副作用が起こりやすくなります）
次の人は服用しないでください
　　生後3カ月未満の乳児。

相談すること

1．次の人は服用前に医師又は薬剤師に相談してください
　（1）医師の治療を受けている人。
　（2）妊婦又は妊娠していると思われる人。
　（3）体の虚弱な人（体力の衰えている人、体の弱い人）。
　（4）胃腸の弱い人。
　（5）発汗傾向の著しい人。
　（6）高齢者。
　（7）今までに薬などにより発疹・発赤、かゆみ等を起こしたことがある人。
　（8）次の症状のある人。
　　　　むくみ、排尿困難
　（9）次の診断を受けた人。
　　　　高血圧、心臓病、腎臓病、甲状腺機能障害

2．服用後、次の症状があらわれた場合は副作用の可能性があるので、直ちに服用を中止し、この文書を持って医師又は薬剤師に相談してください

関係部位	症　　　状
皮膚	発疹・発赤、かゆみ
消化器	吐き気、食欲不振、胃部不快感

まれに下記の重篤な症状が起こることがあります。その場合は直ちに医師の診療を受けてください。

症状の名称	症　　　状
偽アルドステロン症、ミオパチー	手足のだるさ、しびれ、つっぱり感やこわばりに加えて、脱力感、筋肉痛があらわれ、徐々に強くなる。
肝機能障害	発熱、かゆみ、発疹、黄疸（皮膚や白目が黄色くなる）、褐色尿、全身のだるさ、食欲不振等があらわれる。

3．1カ月位（感冒の初期、鼻かぜ、頭痛に服用する場合には5～6回）服用しても症状がよくならない場合は服用を中止し、この文書を持って医師又は薬剤師に相談してください

4．長期連用する場合には、医師又は薬剤師に相談してください

効能・効果
体力中等度以上のものの次の諸症：感冒の初期（汗をかいていないもの）、鼻かぜ、鼻炎、頭痛、肩こり、筋肉痛、手や肩の痛み

成分と分量

1包（大人1日量）中に次の成分を含んでいます。

成　分	カッコン	マオウ	ショウキョウ	タイソウ	ケイヒ	シャクヤク	カンゾウ
分　量	8.0 g	4.0 g	1.0 g	4.0 g	3.0 g	3.0 g	2.0 g

用法・用量

本品1包に、水約500 mLを加えて、半量ぐらいまで煎じつめ、煎じかすを除き、煎液を3回に分けて食間に服用してください。
上記は大人の1日量です。

年　齢	大人(15才以上)	14才～7才	6才～4才	3才～2才	2才未満	3カ月未満
服用量	上記の通り	大人の2/3	大人の1/2	大人の1/3	大人の1/4以下	服用しないこと
1日服用回数	3回					

＜用法・用量に関連する注意＞

（1）用法・用量を厳守してください。
（2）小児に服用させる場合には、保護者の指導監督のもとに服用させてください。
（3）1才未満の乳児には、医師の診療を受けさせることを優先し、やむを得ない場合にのみ服用させてください。
（4）煎じ液は、必ず熱いうちにかすをこしてください。
（5）本剤は必ず1日分ずつ煎じ、数日分をまとめて煎じないでください。

保管及び取扱い上の注意

（1）直射日光の当たらない湿気の少ない涼しい所に保管してください。
（2）小児の手の届かない所に保管してください。
（3）他の容器に入れ替えないでください（誤用の原因になったり品質が変わります。）。
（4）煎じ液は腐敗しやすいので、冷暗所又は冷蔵庫等に保管し、服用時に再加熱して服用してください。
（5）生薬を原料として製造していますので、製品の色や味等に多少の差異を生じることがあります。

■お問い合わせ先

製造販売元

【外部の容器又は外部の被包に記載すべき事項】

注意
１．次の人は服用しないでください
　　生後3カ月未満の乳児。
２．次の人は服用前に医師又は薬剤師に相談してください
　（1）医師の治療を受けている人。
　（2）妊婦又は妊娠していると思われる人。
　（3）体の虚弱な人（体力の衰えている人、体の弱い人）。
　（4）胃腸の弱い人。
　（5）発汗傾向の著しい人。
　（6）高齢者。
　（7）今までに薬などにより発疹・発赤、かゆみ等を起こしたことがある人。
　（8）次の症状のある人。
　　　むくみ、排尿困難
　（9）次の診断を受けた人。
　　　高血圧、心臓病、腎臓病、甲状腺機能障害
２′．服用が適さない場合があるので、服用前に医師又は薬剤師に相談してください
　　〔２．の項目の記載に際し、十分な記載スペースがない場合には２′．を記載すること。〕
３．服用に際しては、説明文書をよく読んでください
４．直射日光の当たらない湿気の少ない涼しい所に保管してください
５．小児の手の届かない所に保管してください
６．その他
　（1）医薬品副作用被害救済制度に関するお問い合わせ先
　　　（独）医薬品医療機器総合機構
　　　http://www.pmda.go.jp/kenkouhigai.html
　　　電話　0120-149-931（フリーダイヤル）
　（2）この薬に関するお問い合わせ先
　　　○○薬局
　　　管理薬剤師：○○○○

受付時間：○○時○○分から○○時○○分まで（但し○○日は除く）
電話：03（○○○○）○○○○
ＦＡＸ：03（○○○○）○○○○

漢方薬

> この説明書は本剤とともに保管し、
> 服用に際しては必ずお読みください。

葛根湯加川芎辛夷

葛根湯加川芎辛夷は、「本朝経験方」を原典とする、葛根湯に川芎と辛夷を加えた、鼻づまり、蓄膿症、慢性鼻炎に用いられる漢方薬です。

⚠ 使用上の注意

✕ してはいけないこと

（守らないと現在の症状が悪化したり、副作用が起こりやすくなります）
次の人は服用しないでください
　生後3カ月未満の乳児。

相談すること

1．次の人は服用前に医師又は薬剤師に相談してください
　（1）医師の治療を受けている人。
　（2）妊婦又は妊娠していると思われる人。
　（3）体の虚弱な人（体力の衰えている人、体の弱い人）。
　（4）胃腸の弱い人。
　（5）発汗傾向の著しい人。
　（6）高齢者。
　（7）今までに薬などにより発疹・発赤、かゆみ等を起こしたことがある人。
　（8）次の症状のある人。
　　　むくみ、排尿困難
　（9）次の診断を受けた人。
　　　高血圧、心臓病、腎臓病、甲状腺機能障害

2．服用後、次の症状があらわれた場合は副作用の可能性があるので、直ちに服用を中止し、この文書を持って医師又は薬剤師に相談してください

関係部位	症　　状
皮膚	発疹・発赤、かゆみ
消化器	吐き気、食欲不振、胃部不快感

まれに下記の重篤な症状が起こることがあります。その場合は直ちに医師の診療を受けてください。

症状の名称	症　　状
偽アルドステロン症、ミオパチー	手足のだるさ、しびれ、つっぱり感やこわばりに加えて、脱力感、筋肉痛があらわれ、徐々に強くなる。

3．1カ月位服用しても症状がよくならない場合は服用を中止し、この文書を持って医師又は薬剤師に相談してください

4．長期連用する場合には、医師又は薬剤師に相談してください

効能・効果
比較的体力があるものの次の諸症：鼻づまり、蓄膿症（副鼻腔炎）、慢性鼻炎

成分と分量
1包（大人1日量）中に次の成分を含んでいます。

成　分	カッコン	マオウ	ショウキョウ	タイソウ	ケイヒ	シャクヤク
分　量	4.0 g	4.0 g	0.3 g	3.0 g	2.0 g	2.0 g

	カンゾウ	センキュウ	シンイ
	2.0 g	3.0 g	3.0 g

用法・用量
本品1包に、水約500 mLを加えて、半量ぐらいまで煎じつめ、煎じかすを除き、煎液を3回に分

けて食間に服用してください。
上記は大人の1日量です。

年　齢	大人(15才以上)	14才～7才	6才～4才	3才～2才	2才未満	3カ月未満
服用量	上記の通り	大人の2/3	大人の1/2	大人の1/3	大人の1/4以下	服用しないこと
1日服用回数	3回					

＜用法・用量に関連する注意＞
（1）用法・用量を厳守してください。
（2）小児に服用させる場合には、保護者の指導監督のもとに服用させてください。
（3）1才未満の乳児には、医師の診療を受けさせることを優先し、やむを得ない場合にのみ服用させてください。
（4）煎じ液は、必ず熱いうちにかすをこしてください。
（5）本剤は必ず1日分ずつ煎じ、数日分をまとめて煎じないでください。

保管及び取扱い上の注意
（1）直射日光の当たらない湿気の少ない涼しい所に保管してください。
（2）小児の手の届かない所に保管してください。
（3）他の容器に入れ替えないでください（誤用の原因になったり品質が変わります。）。
（4）煎じ液は腐敗しやすいので、冷暗所又は冷蔵庫等に保管し、服用時に再加熱して服用してください。
（5）生薬を原料として製造していますので、製品の色や味等に多少の差異を生じることがあります。

■お問い合わせ先

製造販売元

【外部の容器又は外部の被包に記載すべき事項】
注意
１．次の人は服用しないでください
　　　生後3カ月未満の乳児。
２．次の人は服用前に医師又は薬剤師に相談してください
　（1）医師の治療を受けている人。
　（2）妊婦又は妊娠していると思われる人。
　（3）体の虚弱な人（体力の衰えている人、体の弱い人）。
　（4）胃腸の弱い人。
　（5）発汗傾向の著しい人。
　（6）高齢者。
　（7）今までに薬などにより発疹・発赤、かゆみ等を起こしたことがある人。
　（8）次の症状のある人。
　　　　むくみ、排尿困難
　（9）次の診断を受けた人。
　　　　高血圧、心臓病、腎臓病、甲状腺機能障害
２′．服用が適さない場合があるので、服用前に医師又は薬剤師に相談してください
　　　〔２．の項目の記載に際し、十分な記載スペースがない場合には２′．を記載すること。〕
３．服用に際しては、説明文書をよく読んでください
４．直射日光の当たらない湿気の少ない涼しい所に保管してください
５．小児の手の届かない所に保管してください
６．その他
　（1）医薬品副作用被害救済制度に関するお問い合わせ先
　　　（独）医薬品医療機器総合機構
　　　http://www.pmda.go.jp/kenkouhigai.html
　　　電話　0120-149-931（フリーダイヤル）
　（2）この薬に関するお問い合わせ先
　　　○○薬局
　　　管理薬剤師：○○○○
　　　受付時間：○○時○○分から○○時○○分まで（但し○○日は除く）
　　　電話：03（○○○○）○○○○
　　　ＦＡＸ：03（○○○○）○○○○

漢方薬

> この説明書は本剤とともに保管し、
> 服用に際しては必ずお読みください。

加味温胆湯

　加味温胆湯は、「万病回春」を原典とする、胃腸が虚弱な人の神経症や不眠症に用いられる漢方薬です。

⚠ 使用上の注意

⊗ してはいけないこと
（守らないと現在の症状が悪化したり、副作用が起こりやすくなります）
次の人は服用しないでください
　　生後3カ月未満の乳児。

相談すること
1．次の人は服用前に医師又は薬剤師に相談してください
　（1）医師の治療を受けている人。
　（2）妊婦又は妊娠していると思われる人。
　（3）胃腸が弱く下痢しやすい人。
　（4）高齢者。
　（5）今までに薬などにより発疹・発赤、かゆみ等を起こしたことがある人。
　（6）次の症状のある人。
　　　　むくみ
　（7）次の診断を受けた人。
　　　　高血圧、心臓病、腎臓病

2．服用後、次の症状があらわれた場合は副作用の可能性があるので、直ちに服用を中止し、この文書を持って医師又は薬剤師に相談してください

関係部位	症　　状
皮膚	発疹・発赤、かゆみ
消化器	食欲不振、胃部不快感

まれに下記の重篤な症状が起こることがあります。その場合は直ちに医師の診療を受けてください。

症状の名称	症　　状
偽アルドステロン症、ミオパチー	手足のだるさ、しびれ、つっぱり感やこわばりに加えて、脱力感、筋肉痛があらわれ、徐々に強くなる。

3．1カ月位服用しても症状がよくならない場合は服用を中止し、この文書を持って医師又は薬剤師に相談してください

4．長期連用する場合には、医師又は薬剤師に相談してください

効能・効果
体力中等度以下で、胃腸が虚弱なものの次の諸症：神経症、不眠症

成分と分量
1包（大人1日量）中に次の成分を含んでいます。

成　分	ハンゲ	ブクリョウ	チンピ	チクジョ	サンソウニン	ゲンジン	オンジ
分　量	5.0 g	4.0 g	3.0 g	3.0 g	2.0 g	2.0 g	2.0 g

	ニンジン	ジオウ	タイソウ	キジツ	ショウキョウ	カンゾウ
	2.0 g	2.0 g	2.0 g	2.0 g	2.0 g	2.0 g

＜成分・分量に関連する注意＞
本剤の服用により、糖尿病の検査値に影響を及ぼすことがあります。

用法・用量
本品1包に、水約500 mLを加えて、半量ぐらいまで煎じつめ、煎じかすを除き、煎液を3回に分

けて食間に服用してください。

上記は大人の1日量です。

年　齢	大人(15才以上)	14才～7才	6才～4才	3才～2才	2才未満	3カ月未満
服用量	上記の通り	大人の2/3	大人の1/2	大人の1/3	大人の1/4以下	服用しないこと
1日服用回数	3回					

＜用法・用量に関連する注意＞
（1）用法・用量を厳守してください。
（2）小児に服用させる場合には、保護者の指導監督のもとに服用させてください。
（3）1才未満の乳児には、医師の診療を受けさせることを優先し、やむを得ない場合にのみ服用させてください。
（4）煎じ液は、必ず熱いうちにかすをこしてください。
（5）本剤は必ず1日分ずつ煎じ、数日分をまとめて煎じないでください。

保管及び取扱い上の注意
（1）直射日光の当たらない湿気の少ない涼しい所に保管してください。
（2）小児の手の届かない所に保管してください。
（3）他の容器に入れ替えないでください（誤用の原因になったり品質が変わります。）。
（4）煎じ液は腐敗しやすいので、冷暗所又は冷蔵庫等に保管し、服用時に再加熱して服用してください。
（5）生薬を原料として製造していますので、製品の色や味等に多少の差異を生じることがあります。

■お問い合わせ先

製造販売元

【外部の容器又は外部の被包に記載すべき事項】
注意
１．次の人は服用しないでください
　　生後3カ月未満の乳児。
２．次の人は服用前に医師又は薬剤師に相談してください
　（1）医師の治療を受けている人。
　（2）妊婦又は妊娠していると思われる人。
　（3）胃腸が弱く下痢しやすい人。
　（4）高齢者。
　（5）今までに薬などにより発疹・発赤、かゆみ等を起こしたことがある人。
　（6）次の症状のある人。
　　　むくみ
　（7）次の診断を受けた人。
　　　高血圧、心臓病、腎臓病
２′．服用が適さない場合があるので、服用前に医師又は薬剤師に相談してください
　　〔２．の項目の記載に際し、十分な記載スペースがない場合には２′．を記載すること。〕
３．服用に際しては、説明文書をよく読んでください
４．直射日光の当たらない湿気の少ない涼しい所に保管してください
５．小児の手の届かない所に保管してください
６．その他
　（1）医薬品副作用被害救済制度に関するお問い合わせ先
　　　（独）医薬品医療機器総合機構
　　　http://www.pmda.go.jp/kenkouhigai.html
　　　電話　0120-149-931（フリーダイヤル）
　（2）この薬に関するお問い合わせ先
　　　○○薬局
　　　管理薬剤師：○○○○
　　　受付時間：○○時○○分から○○時○○分まで（但し○○日は除く）
　　　電話：03（○○○○）○○○○
　　　ＦＡＸ：03（○○○○）○○○○

漢方薬

> この説明書は本剤とともに保管し、
> 服用に際しては必ずお読みください。

加味帰脾湯

　加味帰脾湯は、「内科摘要」を原典とする、虚弱体質で血色の悪い人の、貧血、不眠症、精神不安、神経症に用いられる漢方薬です。

⚠️ 使用上の注意

⊗ してはいけないこと

（守らないと現在の症状が悪化したり、副作用が起こりやすくなります）
次の人は服用しないでください
　　生後3カ月未満の乳児。

相談すること

1．次の人は服用前に医師又は薬剤師に相談してください
　（1）医師の治療を受けている人。
　（2）妊婦又は妊娠していると思われる人。
　（3）高齢者。
　（4）今までに薬などにより発疹・発赤、かゆみ等を起こしたことがある人。
　（5）次の症状のある人。
　　　むくみ
　（6）次の診断を受けた人。
　　　高血圧、心臓病、腎臓病

2．服用後、次の症状があらわれた場合は副作用の可能性があるので、直ちに服用を中止し、この文書を持って医師又は薬剤師に相談してください

関係部位	症　　状
皮膚	発疹・発赤、かゆみ

まれに下記の重篤な症状が起こることがあります。その場合は直ちに医師の診療を受けてください。

症状の名称	症　　状
偽アルドステロン症、ミオパチー	手足のだるさ、しびれ、つっぱり感やこわばりに加えて、脱力感、筋肉痛があらわれ、徐々に強くなる。

3．1カ月位服用しても症状がよくならない場合は服用を中止し、この文書を持って医師又は薬剤師に相談してください

4．長期連用する場合には、医師又は薬剤師に相談してください

効能・効果
体力中等度以下で、心身が疲れ、血色が悪く、ときに熱感を伴うものの次の諸症：貧血、不眠症、精神不安、神経症

成分と分量
1包（大人1日量）中に次の成分を含んでいます。

成　分	ニンジン	ブクリョウ	リュウガンニク	トウキ	サイコ	カンゾウ	タイソウ	ショウキョウ
分　量	3.0 g	3.0 g	3.0 g	2.0 g	3.0 g	1.0 g	2.0 g	0.5 g

	ビャクジュツ	サンソウニン	オウギ	オンジ	サンシシ	モッコウ	ボタンピ
	3.0 g	3.0 g	3.0 g	2.0 g	2.0 g	1.0 g	2.0 g

＜成分・分量に関連する注意＞
本剤の服用により、糖尿病の検査値に影響を及ぼすことがあります。

用法・用量
本品1包に、水約500 mLを加えて、半量ぐらいまで煎じつめ、煎じかすを除き、煎液を3回に分けて食間に服用してください。

上記は大人の1日量です。

年　齢	大人(15才以上)	14才〜7才	6才〜4才	3才〜2才	2才未満	3カ月未満
服用量	上記の通り	大人の2/3	大人の1/2	大人の1/3	大人の1/4以下	服用しない
1日服用回数	3回					こと

＜用法・用量に関連する注意＞
（1）用法・用量を厳守してください。
（2）小児に服用させる場合には、保護者の指導監督のもとに服用させてください。
（3）1才未満の乳児には、医師の診療を受けさせることを優先し、やむを得ない場合にのみ服用させてください。
（4）煎じ液は、必ず熱いうちにかすをこしてください。
（5）本剤は必ず1日分ずつ煎じ、数日分をまとめて煎じないでください。

保管及び取扱い上の注意
（1）直射日光の当たらない湿気の少ない涼しい所に保管してください。
（2）小児の手の届かない所に保管してください。
（3）他の容器に入れ替えないでください（誤用の原因になったり品質が変わります。）。
（4）煎じ液は腐敗しやすいので、冷暗所又は冷蔵庫等に保管し、服用時に再加熱して服用してください。
（5）生薬を原料として製造していますので、製品の色や味等に多少の差異を生じることがあります。

■お問い合わせ先

製造販売元

【外部の容器又は外部の被包に記載すべき事項】
注意
1．次の人は服用しないでください
　　生後3カ月未満の乳児。
2．次の人は服用前に医師又は薬剤師に相談してください
　（1）医師の治療を受けている人。
　（2）妊婦又は妊娠していると思われる人。
　（3）高齢者。
　（4）今までに薬などにより発疹・発赤、かゆみ等を起こしたことがある人。
　（5）次の症状のある人。
　　　むくみ
　（6）次の診断を受けた人。
　　　高血圧、心臓病、腎臓病
2′．服用が適さない場合があるので、服用前に医師又は薬剤師に相談してください
　　〔2．の項目の記載に際し、十分な記載スペースがない場合には2′．を記載すること。〕
3．服用に際しては、説明文書をよく読んでください
4．直射日光の当たらない湿気の少ない涼しい所に保管してください
5．小児の手の届かない所に保管してください
6．その他
　（1）医薬品副作用被害救済制度に関するお問い合わせ先
　　　（独）医薬品医療機器総合機構
　　　http://www.pmda.go.jp/kenkouhigai.html
　　　電話　0120-149-931（フリーダイヤル）
　（2）この薬に関するお問い合わせ先
　　　○○薬局
　　　管理薬剤師：○○○○
　　　受付時間：○○時○○分から○○時○○分まで（但し○○日は除く）
　　　電話：03（○○○○）○○○○
　　　ＦＡＸ：03（○○○○）○○○○

漢方薬

加味逍遙散料

この説明書は本剤とともに保管し、服用に際しては必ずお読みください。

加味逍遙散料は、「万病回春」を原典とする、体質虚弱な婦人で、肩こり、疲れやすい、精神不安等があり、ときに便秘傾向がある人の、冷え症や月経不順、更年期障害、血の道症に用いられる漢方薬です。

⚠ 使用上の注意

❌ してはいけないこと
（守らないと現在の症状が悪化したり、副作用が起こりやすくなります）
次の人は服用しないでください
　生後3ヵ月未満の乳児。

相談すること

1．次の人は服用前に医師又は薬剤師に相談してください
　（1）医師の治療を受けている人。
　（2）妊婦又は妊娠していると思われる人。
　（3）胃腸の弱い人。
　（4）高齢者。
　（5）今までに薬などにより発疹・発赤、かゆみ等を起こしたことがある人。
　（6）次の症状のある人。
　　　むくみ
　（7）次の診断を受けた人。
　　　高血圧、心臓病、腎臓病

2．服用後、次の症状があらわれた場合は副作用の可能性があるので、直ちに服用を中止し、この文書を持って医師又は薬剤師に相談してください

関係部位	症　状
皮膚	発疹・発赤、かゆみ
消化器	吐き気・嘔吐、食欲不振、胃部不快感

まれに下記の重篤な症状が起こることがあります。その場合は直ちに医師の診療を受けてください。

症状の名称	症　状
偽アルドステロン症、ミオパチー	手足のだるさ、しびれ、つっぱり感やこわばりに加えて、脱力感、筋肉痛があらわれ、徐々に強くなる。
肝機能障害	発熱、かゆみ、発疹、黄疸（皮膚や白目が黄色くなる）、褐色尿、全身のだるさ、食欲不振等があらわれる。
腸間膜静脈硬化症	長期服用により、腹痛、下痢、便秘、腹部膨満等が繰り返しあらわれる。

3．服用後、次の症状があらわれることがあるので、このような症状の持続又は増強が見られた場合には、服用を中止し、この文書を持って医師又は薬剤師に相談してください
　下痢

4．1カ月位服用しても症状がよくならない場合は服用を中止し、この文書を持って医師又は薬剤師に相談してください

5．長期連用する場合には、医師又は薬剤師に相談してください

効能・効果
体力中等度以下で、のぼせ感があり、肩がこり、疲れやすく、精神不安やいらだちなどの精神神経症状、ときに便秘の傾向のあるものの次の諸症：冷え症、虚弱体質、月経不順、月経困難、更年期障害、血の道症、不眠症

＜効能・効果に関連する注意＞
血の道症とは、月経、妊娠、出産、産後、更年期などの女性ホルモンの変動に伴って現れる精神不

安やいらだちなどの精神神経症状および身体症状のことです。

成分と分量

1包（大人1日量）中に次の成分を含んでいます。

成　分	トウキ	ビャクジュツ	サイコ	サンシシ	ショウキョウ	シャクヤク
分　量	3.0 g	3.0 g	3.0 g	2.0 g	1.0 g	3.0 g

	ブクリョウ	ボタンピ	カンゾウ	ハッカ
	3.0 g	2.0 g	1.5 g	1.0 g

用法・用量

本品1包に、水約500 mLを加えて、半量ぐらいまで煎じつめ、煎じかすを除き、煎液を3回に分けて食間に服用してください。
上記は大人の1日量です。

年　齢	大人(15才以上)	14才〜7才	6才〜4才	3才〜2才	2才未満	3カ月未満
服用量	上記の通り	大人の2/3	大人の1/2	大人の1/3	大人の1/4以下	服用しない
1日服用回数			3回			こと

＜用法・用量に関連する注意＞
（1）用法・用量を厳守してください。
（2）小児に服用させる場合には、保護者の指導監督のもとに服用させてください。
（3）1才未満の乳児には、医師の診療を受けさせることを優先し、やむを得ない場合にのみ服用させてください。
（4）煎じ液は、必ず熱いうちにかすをこしてください。
（5）本剤は必ず1日分ずつ煎じ、数日分をまとめて煎じないでください。

保管及び取扱い上の注意

（1）直射日光の当たらない湿気の少ない涼しい所に保管してください。
（2）小児の手の届かない所に保管してください。
（3）他の容器に入れ替えないでください（誤用の原因になったり品質が変わります。）。
（4）煎じ液は腐敗しやすいので、冷暗所又は冷蔵庫等に保管し、服用時に再加熱して服用してください。
（5）生薬を原料として製造していますので、製品の色や味等に多少の差異を生じることがあります。

■お問い合わせ先

製造販売元

【外部の容器又は外部の被包に記載すべき事項】

注意
1．次の人は服用しないでください
　　生後3カ月未満の乳児。
2．次の人は服用前に医師又は薬剤師に相談してください
　（1）医師の治療を受けている人。
　（2）妊婦又は妊娠していると思われる人。
　（3）胃腸の弱い人。
　（4）高齢者。
　（5）今までに薬などにより発疹・発赤、かゆみ等を起こしたことがある人。
　（6）次の症状のある人。
　　　　むくみ
　（7）次の診断を受けた人。
　　　　高血圧、心臓病、腎臓病
2′．服用が適さない場合があるので、服用前に医師又は薬剤師に相談してください
　　〔2．の項目の記載に際し、十分な記載スペースがない場合には2′．を記載すること。〕
3．服用に際しては、説明文書をよく読んでください
4．直射日光の当たらない湿気の少ない涼しい所に保管してください
5．小児の手の届かない所に保管してください

B—468

６．その他
　（１）医薬品副作用被害救済制度に関するお問い合わせ先
　　　　（独）医薬品医療機器総合機構
　　　　http://www.pmda.go.jp/kenkouhigai.html
　　　　電話　0120-149-931（フリーダイヤル）
　（２）この薬に関するお問い合わせ先
　　　　○○薬局
　　　　管理薬剤師：○○○○
　　　　受付時間：○○時○○分から○○時○○分まで（但し○○日は除く）
　　　　電話：03（○○○○）○○○○
　　　　ＦＡＸ：03（○○○○）○○○○
〔効能・効果に関連する注意として、効能・効果の項目に続けて以下を記載すること。〕
血の道症とは、月経、妊娠、出産、産後、更年期など女性のホルモンの変動に伴って現れる精神不
安やいらだちなどの精神神経症状および身体症状のことです。

漢方薬

> この説明書は本剤とともに保管し、
> 服用に際しては必ずお読みください。

加味逍遙散料加川芎地黄(別名：加味逍遙散合四物湯)

　加味逍遙散料加川芎地黄は、「本朝経験方」を原典とする、肌にうるおいが少なく体質虚弱な婦人で胃腸障害がなく、肩こり、疲れやすく精神不安等があり便秘傾向がある人の、冷え症や月経不順、更年期障害、血の道症、湿疹、しみに用いられる漢方薬です。

⚠ 使用上の注意

⊗ してはいけないこと

（守らないと現在の症状が悪化したり、副作用が起こりやすくなります）
次の人は服用しないでください
　　生後3カ月未満の乳児。

相談すること

1．次の人は服用前に医師又は薬剤師に相談してください
　（1）医師の治療を受けている人。
　（2）妊婦又は妊娠していると思われる人。
　（3）体の虚弱な人（体力の衰えている人、体の弱い人）。
　（4）胃腸が弱く下痢をしやすい人。
　（5）高齢者。
　（6）今までに薬などにより発疹・発赤、かゆみ等を起こしたことがある人。
　（7）次の症状のある人。
　　　むくみ
　（8）次の診断を受けた人。
　　　高血圧、心臓病、腎臓病

2．服用後、次の症状があらわれた場合は副作用の可能性があるので、直ちに服用を中止し、この文書を持って医師又は薬剤師に相談してください

関係部位	症　　状
皮膚	発疹・発赤、かゆみ
消化器	吐き気・嘔吐、食欲不振、胃部不快感、腹痛

まれに下記の重篤な症状が起こることがあります。その場合は直ちに医師の診療を受けてください。

症状の名称	症　　状
偽アルドステロン症、ミオパチー	手足のだるさ、しびれ、つっぱり感やこわばりに加えて、脱力感、筋肉痛があらわれ、徐々に強くなる。
肝機能障害	発熱、かゆみ、発疹、黄疸（皮膚や白目が黄色くなる）、褐色尿、全身のだるさ、食欲不振等があらわれる。
腸間膜静脈硬化症	長期服用により、腹痛、下痢、便秘、腹部膨満等が繰り返しあらわれる。

3．服用後、次の症状があらわれることがあるので、このような症状の持続又は増強が見られた場合には、服用を中止し、この文書を持って医師又は薬剤師に相談してください
　　下痢

4．1カ月位服用しても症状がよくならない場合は服用を中止し、この文書を持って医師又は薬剤師に相談してください

5．長期連用する場合には、医師又は薬剤師に相談してください

効能・効果
体力中等度以下で、皮膚があれてかさかさし、ときに色つやが悪く、胃腸障害はなく、肩がこり、疲れやすく精神不安やいらだちなどの精神神経症状、ときにかゆみ、便秘の傾向のあるものの次の諸症：湿疹・皮膚炎、しみ、冷え症、虚弱体質、月経不順、月経困難、更年期障害、血の道症

<効能・効果に関連する注意>
血の道症とは、月経、妊娠、出産、産後、更年期などの女性ホルモンの変動に伴って現れる精神不安やいらだちなどの精神神経症状および身体症状のことです。

成分と分量

1包（大人1日量）中に次の成分を含んでいます。

成　分	トウキ	ビャクジュツ	サイコ	サンシシ	ショウキョウ	シャクヤク
分　量	3.0 g	3.0 g	3.0 g	2.0 g	1.0 g	3.0 g

	ブクリョウ	ボタンピ	カンゾウ	ハッカ
	3.0 g	2.0 g	1.5 g	1.0 g

用法・用量

本品1包に、水約500 mLを加えて、半量ぐらいまで煎じつめ、煎じかすを除き、煎液を3回に分けて食間に服用してください。
上記は大人の1日量です。

年　齢	大人(15才以上)	14才～7才	6才～4才	3才～2才	2才未満	3カ月未満
服用量	上記の通り	大人の2/3	大人の1/2	大人の1/3	大人の1/4以下	服用しないこと
1日服用回数		3回				

<用法・用量に関連する注意>
（1）用法・用量を厳守してください。
（2）小児に服用させる場合には、保護者の指導監督のもとに服用させてください。
（3）1才未満の乳児には、医師の診療を受けさせることを優先し、やむを得ない場合にのみ服用させてください。
（4）煎じ液は、必ず熱いうちにかすをこしてください。
（5）本剤は必ず1日分ずつ煎じ、数日分をまとめて煎じないでください。

保管及び取扱い上の注意

（1）直射日光の当たらない湿気の少ない涼しい所に保管してください。
（2）小児の手の届かない所に保管してください。
（3）他の容器に入れ替えないでください（誤用の原因になったり品質が変わります。）。
（4）煎じ液は腐敗しやすいので、冷暗所又は冷蔵庫等に保管し、服用時に再加熱して服用してください。
（5）生薬を原料として製造していますので、製品の色や味等に多少の差異を生じることがあります。

■お問い合わせ先

製造販売元

【外部の容器又は外部の被包に記載すべき事項】

注意
1．次の人は服用しないでください
　　生後3カ月未満の乳児。
2．次の人は服用前に医師又は薬剤師に相談してください
　（1）医師の治療を受けている人。
　（2）妊婦又は妊娠していると思われる人。
　（3）体の虚弱な人（体力の衰えている人、体の弱い人）。
　（4）胃腸が弱く下痢しやすい人。
　（5）高齢者。
　（6）今までに薬などにより発疹・発赤、かゆみ等を起こしたことがある人。
　（7）次の症状のある人。
　　　むくみ
　（8）次の診断を受けた人。
　　　高血圧、心臓病、腎臓病
2′．服用が適さない場合があるので、服用前に医師又は薬剤師に相談してください
　　〔2．の項目の記載に際し、十分な記載スペースがない場合には2′．を記載すること。〕

３．服用に際しては、説明文書をよく読んでください

４．直射日光の当たらない湿気の少ない涼しい所に保管してください

５．小児の手の届かない所に保管してください

６．その他

（１）医薬品副作用被害救済制度に関するお問い合わせ先

（独）医薬品医療機器総合機構

http://www.pmda.go.jp/kenkouhigai.html

電話　0120-149-931（フリーダイヤル）

（２）この薬に関するお問い合わせ先

○○薬局

管理薬剤師：○○○○

受付時間：○○時○○分から○○時○○分まで（但し○○日は除く）

電話：03（○○○○）○○○○

ＦＡＸ：03（○○○○）○○○○

〔効能・効果に関連する注意として、効能・効果の項目に続けて以下を記載すること。〕

血の道症とは、月経、妊娠、出産、産後、更年期など女性ホルモンの変動に伴って現れる精神不安やいらだちなどの精神神経症状および身体症状のことです。

漢方薬

この説明書は本剤とともに保管し、
服用に際しては必ずお読みください。

乾姜人参半夏丸料

乾姜人参半夏丸料は、「金匱要略」を原典とする、体力が衰え、嘔気や嘔吐のやまない、つわりや胃炎、胃腸虚弱に用いられる漢方薬です。

⚠ 使用上の注意

❌ してはいけないこと
（守らないと現在の症状が悪化したり、副作用が起こりやすくなります）
次の人は服用しないでください
　生後3カ月未満の乳児。

相談すること
1．次の人は服用前に医師又は薬剤師に相談してください
　（1）医師の治療を受けている人。
　（2）今までに薬などにより発疹・発赤、かゆみ等を起こしたことがある人。

2．服用後、次の症状があらわれた場合は副作用の可能性があるので、直ちに服用を中止し、この文書を持って医師又は薬剤師に相談してください

関係部位	症　　状
皮膚	発疹・発赤、かゆみ

3．1カ月位（つわりに服用する場合には1週間位）服用しても症状がよくならない場合は服用を中止し、この文書を持って医師又は薬剤師に相談してください

効能・効果
体力中等度で、はきけ・嘔気が続きみぞおちのつかえを感じるものの次の諸症：つわり、胃炎、胃腸虚弱

成分と分量
1包（大人1日量）中に次の成分を含んでいます。

成　分	カンキョウ	ニンジン	ハンゲ
分　量	3.0 g	3.0 g	6.0 g

用法・用量
本品1包に、水約500 mLを加えて、半量ぐらいまで煎じつめ、熱いうちに煎じかすを除き、煎液を3回に分けて食間に服用してください。本剤は必ず1日分ずつ煎じ、数日分をまとめて煎じないでください。
上記は大人の1日量です。

年　齢	大人(15才以上)	14才〜7才	6才〜4才	3才〜2才	2才未満	3カ月未満
服用量	上記の通り	大人の2/3	大人の1/2	大人の1/3	大人の1/4以下	服用しない
1日服用回数	3回					こと

＜用法・用量に関連する注意＞
（1）用法・用量を厳守してください。
（2）小児に服用させる場合には、保護者の指導監督のもとに服用させてください。
（3）1才未満の乳児には、医師の診療を受けさせることを優先し、やむを得ない場合にのみ服用させてください。
（4）煎じ液は、必ず熱いうちにかすをこしてください。
（5）本剤は必ず1日分ずつ煎じ、数日分をまとめて煎じないでください。

保管及び取扱い上の注意
（1）直射日光の当たらない湿気の少ない涼しい所に保管してください。
（2）小児の手の届かない所に保管してください。
（3）他の容器に入れ替えないでください（誤用の原因になったり品質が変わります。）。
（4）煎じ液は腐敗しやすいので、冷暗所又は冷蔵庫等に保管し、服用時に再加熱して服用してくだ

さい。
（5）生薬を原料として製造していますので、製品の色や味等に多少の差異を生じることがあります。

■お問い合わせ先

製造販売元

【外部の容器又は外部の被包に記載すべき事項】
注意
1．次の人は服用しないでください
　　生後3カ月未満の乳児。
2．次の人は服用前に医師又は薬剤師に相談してください
　（1）医師の治療を受けている人。
　（2）今までに薬などにより発疹・発赤、かゆみ等を起こしたことがある人。
2′．服用が適さない場合があるので、服用前に医師又は薬剤師に相談してください
　　〔2．の項目の記載に際し、十分な記載スペースがない場合には2′．を記載すること。〕
3．服用に際しては、説明文書をよく読んでください
4．直射日光の当たらない湿気の少ない涼しい所に保管してください
5．小児の手の届かない所に保管してください
6．その他
　（1）医薬品副作用被害救済制度に関するお問い合わせ先
　　　（独）医薬品医療機器総合機構
　　　http://www.pmda.go.jp/kenkouhigai.html
　　　電話　0120-149-931（フリーダイヤル）
　（2）この薬に関するお問い合わせ先
　　　○○薬局
　　　管理薬剤師：○○○○
　　　受付時間：○○時○○分から○○時○○分まで（但し○○日は除く）
　　　電話：03（○○○○）○○○○
　　　ＦＡＸ：03（○○○○）○○○○

B—474

漢方薬

> この説明書は本剤とともに保管し、
> 服用に際しては必ずお読みください。

乾姜人参半夏丸

　乾姜人参半夏丸は、「金匱要略」を原典とする、体力が衰え、嘔気や嘔吐のやまない、つわりや胃炎、胃腸虚弱に用いられる漢方薬です。

⚠ 使用上の注意

⊗ してはいけないこと
（守らないと現在の症状が悪化したり、副作用が起こりやすくなります）
次の人は服用しないでください
　　5才未満の乳幼児。

相談すること
1．次の人は服用前に医師又は薬剤師に相談してください
　　（1）医師の治療を受けている人。
　　（2）今までに薬などにより発疹・発赤、かゆみ等を起こしたことがある人。

2．服用後、次の症状があらわれた場合は副作用の可能性があるので、直ちに服用を中止し、この文書を持って医師又は薬剤師に相談してください

関係部位	症　　　状
皮膚	発疹・発赤、かゆみ

3．1カ月位（つわりに服用する場合には1週間位）服用しても症状がよくならない場合は服用を中止し、この文書を持って医師又は薬剤師に相談してください

効能・効果
体力中等度で、はきけ・嘔気が続きみぞおちのつかえを感じるものの次の諸症：つわり、胃炎、胃腸虚弱

成分と分量
60丸（大人1日量）中に次の成分を含んでいます。

成　分	カンキョウ	ニンジン	ハンゲ
分　量	1.5 g	1.5 g	3.0 g

＊結合剤として生姜汁と米糊を使用

用法・用量
1回量を次のとおりとし、1日3回、食前又は空腹時に服用してください。

年　齢	大人(15才以上)	14才～7才	6才～5才	5才未満
服用量	1包（20丸）	大人の2／3	大人の1／2	服用しないこと
1日服用回数	3回			

<用法・用量に関連する注意>
（1）用法・用量を厳守してください。
（2）小児に服用させる場合には、保護者の指導監督のもとに服用させてください。

保管及び取扱い上の注意
（1）直射日光の当たらない湿気の少ない涼しい所に保管してください。
（2）小児の手の届かない所に保管してください。
（3）他の容器に入れ替えないでください（誤用の原因になったり品質が変わります。）。
（4）生薬を原料として製造していますので、製品の色や味等に多少の差異を生じることがあります。

■お問い合わせ先

製造販売元

【外部の容器又は外部の被包に記載すべき事項】
注意
1．次の人は服用しないでください
　　　5才未満の乳幼児。
2．次の人は服用前に医師又は薬剤師に相談してください
　（1）医師の治療を受けている人。
　（2）今までに薬などにより発疹・発赤、かゆみ等を起こしたことがある人。
2′．服用が適さない場合があるので、服用前に医師又は薬剤師に相談してください
　　〔2．の項目の記載に際し、十分な記載スペースがない場合には2′．を記載すること。〕
3．服用に際しては、説明文書をよく読んでください
4．直射日光の当たらない湿気の少ない涼しい所に保管してください
5．小児の手の届かない所に保管してください
6．その他
　（1）医薬品副作用被害救済制度に関するお問い合わせ先
　　　（独）医薬品医療機器総合機構
　　　http://www.pmda.go.jp/kenkouhigai.html
　　　電話　0120-149-931（フリーダイヤル）
　（2）この薬に関するお問い合わせ先
　　　○○薬局
　　　管理薬剤師：○○○○
　　　受付時間：○○時○○分から○○時○○分まで（但し○○日は除く）
　　　電話：03（○○○○）○○○○
　　　ＦＡＸ：03（○○○○）○○○○

漢方薬

> この説明書は本剤とともに保管し、
> 服用に際しては必ずお読みください。

甘草瀉心湯

　甘草瀉心湯は、「傷寒論」・「金匱要略」を原典とする、みぞおちがつかえた感じのある、胃炎・腸炎、口内炎、口臭、不眠症、神経症に用いられる漢方薬です。

⚠ 使用上の注意

✕ してはいけないこと
（守らないと現在の症状が悪化したり、副作用が起こりやすくなります）
次の人は服用しないでください
　　生後3カ月未満の乳児。

相談すること
1．次の人は服用前に医師又は薬剤師に相談してください
　（1）医師の治療を受けている人。
　（2）妊婦又は妊娠していると思われる人。
　（3）高齢者。
　（4）今までに薬などにより発疹・発赤、かゆみ等を起こしたことがある人。
　（5）次の症状のある人。
　　　　むくみ
　（6）次の診断を受けた人。
　　　　高血圧、心臓病、腎臓病

2．服用後、次の症状があらわれた場合は副作用の可能性があるので、直ちに服用を中止し、この文書を持って医師又は薬剤師に相談してください

関係部位	症　　状
皮膚	発疹・発赤、かゆみ

まれに下記の重篤な症状が起こることがあります。その場合は直ちに医師の診療を受けてください。

症状の名称	症　　状
偽アルドステロン症、ミオパチー	手足のだるさ、しびれ、つっぱり感やこわばりに加えて、脱力感、筋肉痛があらわれ、徐々に強くなる。

3．1カ月位服用しても症状がよくならない場合は服用を中止し、この文書を持って医師又は薬剤師に相談してください

4．長期連用する場合には、医師又は薬剤師に相談してください

効能・効果
体力中等度で、みぞおちがつかえた感じがあり、ときにイライラ感、下痢、はきけ、腹が鳴るものの次の諸症：胃腸炎、口内炎、口臭、不眠症、神経症、下痢

成分と分量
1包（大人1日量）中に次の成分を含んでいます。

成　分	ハンゲ	カンキョウ	ニンジン	タイソウ	オウゴン	カンゾウ	オウレン
分　量	5.0 g	2.5 g	2.5 g	2.5 g	2.5 g	3.5 g	1.0 g

用法・用量
本品1包に、水約500 mLを加えて、半量ぐらいまで煎じつめ、煎じかすを除き、煎液を3回に分けて食間に服用してください。
上記は大人の1日量です。

年　齢	大人(15才以上)	14才〜7才	6才〜4才	3才〜2才	2才未満	3カ月未満
服用量	上記の通り	大人の2/3	大人の1/2	大人の1/3	大人の1/4以下	服用しないこと
1日服用回数	3回					

＜用法・用量に関連する注意＞
（1）用法・用量を厳守してください。
（2）小児に服用させる場合には、保護者の指導監督のもとに服用させてください。
（3）1才未満の乳児には、医師の診療を受けさせることを優先し、やむを得ない場合にのみ服用させてください。
（4）煎じ液は、必ず熱いうちにかすをこしてください。
（5）本剤は必ず1日分ずつ煎じ、数日分をまとめて煎じないでください。

保管及び取扱い上の注意
（1）直射日光の当たらない湿気の少ない涼しい所に保管してください。
（2）小児の手の届かない所に保管してください。
（3）他の容器に入れ替えないでください（誤用の原因になったり品質が変わります。）。
（4）煎じ液は腐敗しやすいので、冷暗所又は冷蔵庫等に保管し、服用時に再加熱して服用してください。
（5）生薬を原料として製造していますので、製品の色や味等に多少の差異を生じることがあります。

■お問い合わせ先

製造販売元

【外部の容器又は外部の被包に記載すべき事項】
注意
1．次の人は服用しないでください
　　生後3カ月未満の乳児。
2．次の人は服用前に医師又は薬剤師に相談してください
　（1）医師の治療を受けている人。
　（2）妊婦又は妊娠していると思われる人。
　（3）高齢者。
　（4）今までに薬などにより発疹・発赤、かゆみ等を起こしたことがある人。
　（5）次の症状のある人。
　　　むくみ
　（6）次の診断を受けた人。
　　　高血圧、心臓病、腎臓病
2′．服用が適さない場合があるので、服用前に医師又は薬剤師に相談してください
　　〔2．の項目の記載に際し、十分な記載スペースがない場合には2′．を記載すること。〕
3．服用に際しては、説明文書をよく読んでください
4．直射日光の当たらない湿気の少ない涼しい所に保管してください
5．小児の手の届かない所に保管してください
6．その他
　（1）医薬品副作用被害救済制度に関するお問い合わせ先
　　　（独）医薬品医療機器総合機構
　　　http://www.pmda.go.jp/kenkouhigai.html
　　　電話　0120-149-931（フリーダイヤル）
　（2）この薬に関するお問い合わせ先
　　　○○薬局
　　　管理薬剤師：○○○○
　　　受付時間：○○時○○分から○○時○○分まで（但し○○日は除く）
　　　電話：03（○○○○）○○○○
　　　ＦＡＸ：03（○○○○）○○○○

漢方薬

この説明書は本剤とともに保管し、使用に際しては必ずお読みください。

甘草湯（外用）

甘草湯は、「傷寒論」を原典とする、痔・脱肛の痛みを緩解する漢方薬です。

⚠ 使用上の注意

⊗ してはいけないこと
（守らないと現在の症状が悪化したり、副作用が起こりやすくなります）
長期連用しないでください

相談すること
1．次の人は使用前に医師又は薬剤師に相談してください
（1）医師の治療を受けている人。
（2）妊婦又は妊娠していると思われる人。
（3）高齢者
（4）薬などによりアレルギー症状を起こしたことがある人。
（5）次の症状のある人。
　　むくみ
（6）次の診断を受けた人。
　　高血圧、心臓病、腎臓病
（7）湿潤・ただれ・やけど・外傷のひどい人。
（8）傷口が化膿している人。
（9）患部が広範囲の人。

2．使用後、次の症状があらわれた場合には直ちに使用を中止し、この文書を持って医師又は薬剤師に相談してください

関係部位	症　状
皮膚	発疹・発赤、かゆみ、はれ

まれに下記の重篤な症状が起こることがあります。その場合は直ちに医師の診療を受けてください。

症状の名称	症　状
偽アルドステロン症、ミオパチー	手足のだるさ、しびれ、つっぱり感やこわばりに加えて、脱力感、筋肉痛があらわれ、徐々に強くなる。

3．10日間位使用しても症状がよくならない場合は使用を中止し、この文書を持って医師又は薬剤師に相談してください

効能・効果
痔・脱肛の痛み
＜効能・効果に関連する注意＞
体力に関わらず、使用できます。

成分と分量
1包（大人1日量）中に次の成分を含んでいます。

成　分	カンゾウ
分　量	5.0 g

用法・用量
本品1包に、水約500 mL を加えて、半量ぐらいまで煎じつめ、煎じかすを除き、煎液で患部を温湿布してください。
＜用法・用量に関連する注意＞
（1）用法・用量を厳守してください。
（2）小児に使用させる場合には、保護者の指導監督のもとに使用させてください。
（3）外用にのみ使用してください。

（４）目に入らないよう注意してください。万一、目に入った場合には、すぐに水又はぬるま湯で洗ってください。なお、症状が重い場合には、眼科医の診療を受けてください。
（５）本剤が軟らかい場合には、しばらく冷やした後に使用してください。また、硬すぎる場合には軟らかくなった後に使用してください。
（６）肛門部にのみ使用してください。
（７）使用前によく振とうしてください。

保管及び取扱い上の注意
（１）直射日光の当たらない湿気の少ない涼しい所に保管してください。
（２）小児の手の届かない所に保管してください。
（３）他の容器に入れ替えないでください（誤用の原因になったり品質が変わります。）。
（４）生薬を原料として製造していますので、製品の色やにおい等に多少の差異を生じることがあります。

■お問い合わせ先

製造販売元

【外部の容器又は外部の被包に記載すべき事項】
注意
１．使用に際しては、説明文書をよく読んでください
２．次の人は使用前に医師又は薬剤師に相談してください
　（１）医師の治療を受けている人。
　（２）妊婦又は妊娠していると思われる人。
　（３）高齢者
　（４）薬などによりアレルギー症状を起こしたことがある人。
　（５）次の症状のある人。
　　　　むくみ
　（６）次の診断を受けた人。
　　　　高血圧、心臓病、腎臓病
　（７）湿潤・ただれ・やけど・外傷のひどい人。
　（８）傷口が化膿している人。
　（９）患部が広範囲の人。
２′．使用が適さない場合があるので、使用前に医師又は薬剤師に相談してください
　　〔２．の項目の記載に際し、十分な記載スペースがない場合には２′．を記載すること。〕
３．直射日光の当たらない湿気の少ない涼しい所に保管してください
４．火気に近づけないでください
５．小児の手の届かない所に保管してください
６．その他
　（１）医薬品副作用被害救済制度に関するお問い合わせ先
　　　　（独）医薬品医療機器総合機構
　　　　http://www.pmda.go.jp/kenkouhigai.html
　　　　電話　0120-149-931（フリーダイヤル）
　（２）この薬に関するお問い合わせ先
　　　　○○薬局
　　　　管理薬剤師：○○○○
　　　　受付時間：○○時○○分から○○時○○分まで（但し○○日は除く）
　　　　電話：03（○○○○）○○○○
　　　　ＦＡＸ：03（○○○○）○○○○
〔効能・効果に関連する注意として、効能・効果の項目に続けて以下を記載すること。〕
体力に関わらず、使用できます。

漢方薬

> この説明書は本剤とともに保管し、
> 服用に際しては必ずお読みください。

甘草湯（内服）

甘草湯は、「傷寒論」を原典とする、激しいせきや咽喉の痛み等を緩解する漢方薬です。また、外用での使用時には痔・脱肛の痛みを緩解します。

⚠ 使用上の注意

⊗ してはいけないこと
（守らないと現在の症状が悪化したり、副作用が起こりやすくなります）

1. 次の人は服用しないでください
   生後3カ月未満の乳児。
2. 短期間の服用にとどめ、連用しないでください

相談すること

1. 次の人は服用前に医師又は薬剤師に相談してください
   （1）医師の治療を受けている人。
   （2）妊婦又は妊娠していると思われる人。
   （3）高齢者。
   （4）次の症状のある人。
   　　むくみ
   （5）次の診断を受けた人。
   　　高血圧、心臓病、腎臓病

2. 服用後、次の症状があらわれた場合は副作用の可能性があるので、直ちに服用を中止し、この文書を持って医師又は薬剤師に相談してください

まれに下記の重篤な症状が起こることがあります。その場合は直ちに医師の診療を受けてください。

症状の名称	症　　状
偽アルドステロン症、ミオパチー	手足のだるさ、しびれ、つっぱり感やこわばりに加えて、脱力感、筋肉痛があらわれ、徐々に強くなる。

3. 5〜6回位服用しても症状がよくならない場合は服用を中止し、この文書を持って医師又は薬剤師に相談してください

効能・効果
激しいせき、口内炎、しわがれ声
＜効能又は効果に関連する注意＞
体力に関わらず、使用できます。

成分と分量
1包（大人1日量）中に次の成分を含んでいます。

成　分	カンゾウ
分　量	5.0 g

用法・用量
本品1包に、水約500 mLを加えて、半量ぐらいまで煎じつめ、煎じかすを除き、煎液を3回に分けて食間に服用してください。
上記は大人の1日量です。

年　齢	大人(15才以上)	14才〜7才	6才〜4才	3才〜2才	2才未満	3カ月未満
服用量	上記の通り	大人の2/3	大人の1/2	大人の1/3	大人の1/4以下	服用しないこと
1日服用回数	3回					

＜用法・用量に関連する注意＞
（1）用法・用量を厳守してください。
（2）小児に服用させる場合には、保護者の指導監督のもとに服用させてください。

（3）1才未満の乳児には、医師の診療を受けさせることを優先し、やむを得ない場合にのみ服用させてください。
（4）煎じ液は、必ず熱いうちにかすをこしてください。
（5）本剤は必ず1日分ずつ煎じ、数日分をまとめて煎じないでください。

保管及び取扱い上の注意
（1）直射日光の当たらない湿気の少ない涼しい所に保管してください。
（2）小児の手の届かない所に保管してください。
（3）他の容器に入れ替えないでください（誤用の原因になったり品質が変わります。）。
（4）煎じ液は腐敗しやすいので、冷暗所又は冷蔵庫等に保管し、服用時に再加熱して服用してください。
（5）生薬を原料として製造していますので、製品の色や味等に多少の差異を生じることがあります。

■お問い合わせ先

製造販売元

【外部の容器又は外部の被包に記載すべき事項】
注意
1．次の人は服用しないでください
　　生後3カ月未満の乳児。
2．次の人は服用前に医師又は薬剤師に相談してください
　（1）医師の治療を受けている人。
　（2）妊婦又は妊娠していると思われる人。
　（3）高齢者。
　（4）次の症状のある人。
　　　むくみ
　（5）次の診断を受けた人。
　　　高血圧、心臓病、腎臓病
2′．服用が適さない場合があるので、服用前に医師又は薬剤師に相談してください
　　〔2．の項目の記載に際し、十分な記載スペースがない場合には2′．を記載すること。〕
3．服用に際しては、説明文書をよく読んでください
4．直射日光の当たらない湿気の少ない涼しい所に保管してください
5．小児の手の届かない所に保管してください
6．その他
　（1）医薬品副作用被害救済制度に関するお問い合わせ先
　　　（独）医薬品医療機器総合機構
　　　http://www.pmda.go.jp/kenkouhigai.html
　　　電話　0120-149-931（フリーダイヤル）
　（2）この薬に関するお問い合わせ先
　　　○○薬局
　　　管理薬剤師：○○○○
　　　受付時間：○○時○○分から○○時○○分まで（但し○○日は除く）
　　　電話：03（○○○○）○○○○
　　　ＦＡＸ：03（○○○○）○○○○
〔効能・効果に関連する注意として、効能・効果の項目に続けて以下を記載すること。〕
体力に関わらず、使用できます。

B—482

【221】

漢方薬

> この説明書は本剤とともに保管し、
> 服用に際しては必ずお読みください。

甘麦大棗湯

甘麦大棗湯は、「金匱要略」を原典とする、夜なきや、ひきつけに用いられる漢方薬です。

⚠ 使用上の注意

⊗ してはいけないこと

（守らないと現在の症状が悪化したり、副作用が起こりやすくなります）
次の人は服用しないでください
　　生後3カ月未満の乳児。

相談すること

1．次の人は服用前に医師又は薬剤師に相談してください
　（1）医師の治療を受けている人。
　（2）妊婦又は妊娠していると思われる人。
　（3）高齢者。
　（4）次の症状のある人。
　　　むくみ
　（5）次の診断を受けた人。
　　　高血圧、心臓病、腎臓病

2．服用後、次の症状があらわれた場合は副作用の可能性があるので、直ちに服用を中止し、この文書を持って医師又は薬剤師に相談してください

まれに下記の重篤な症状が起こることがあります。その場合は直ちに医師の診療を受けてください。

症状の名称	症　　　　　状
偽アルドステロン症、ミオパチー	手足のだるさ、しびれ、つっぱり感やこわばりに加えて、脱力感、筋肉痛があらわれ、徐々に強くなる。

3．1週間位服用しても症状がよくならない場合は服用を中止し、この文書を持って医師又は薬剤師に相談してください

4．長期連用する場合には、医師又は薬剤師に相談してください

効能・効果

体力中等度以下で、神経が過敏で、驚きやすく、ときにあくびが出るものの次の諸症：不眠症、小児の夜泣き、ひきつけ

成分と分量

1包（大人1日量）中に次の成分を含んでいます。

成　分	カンゾウ	タイソウ	小麦
分　量	5.0 g	6.0 g	20.0 g

用法・用量

本品1包に、水約500 mL を加えて、半量ぐらいまで煎じつめ、煎じかすを除き、煎液を3回に分けて食間に服用してください。（小児に限る）
上記は大人の1日量です。

年　齢	大人(15才以上)	14才～7才	6才～4才	3才～2才	2才未満	3カ月未満
服用量	上記の通り	大人の2/3	大人の1/2	大人の1/3	大人の1/4以下	服用しないこと
1日服用回数	3回					

＜用法・用量に関連する注意＞
（1）用法・用量を厳守してください。
（2）小児に服用させる場合には、保護者の指導監督のもとに服用させてください。
（3）1才未満の乳児には、医師の診療を受けさせることを優先し、やむを得ない場合にのみ服用さ

せてください。
（４）煎じ液は、必ず熱いうちにかすをこしてください。
（５）本剤は必ず１日分ずつ煎じ、数日分をまとめて煎じないでください。

保管及び取扱い上の注意
（１）直射日光の当たらない湿気の少ない涼しい所に保管してください。
（２）小児の手の届かない所に保管してください。
（３）他の容器に入れ替えないでください（誤用の原因になったり品質が変わります。）。
（４）煎じ液は腐敗しやすいので、冷暗所又は冷蔵庫等に保管し、服用時に再加熱して服用してください。
（５）生薬を原料として製造していますので、製品の色や味等に多少の差異を生じることがあります。

■お問い合わせ先

製造販売元

【外部の容器又は外部の被包に記載すべき事項】
注意
１．次の人は服用しないでください
　　生後３カ月未満の乳児。
２．次の人は服用前に医師又は薬剤師に相談してください
　（１）医師の治療を受けている人。
　（２）妊婦又は妊娠していると思われる人。
　（３）高齢者。
　（４）次の症状のある人。
　　　　むくみ
　（５）次の診断を受けた人。
　　　　高血圧、心臓病、腎臓病
２′．服用が適さない場合があるので、服用前に医師又は薬剤師に相談してください
　　〔２．の項目の記載に際し、十分な記載スペースがない場合には２′．を記載すること。〕
３．服用に際しては、説明文書をよく読んでください
４．直射日光の当たらない湿気の少ない涼しい所に保管してください
５．小児の手の届かない所に保管してください
６．その他
　（１）医薬品副作用被害救済制度に関するお問い合わせ先
　　　　（独）医薬品医療機器総合機構
　　　　http://www.pmda.go.jp/kenkouhigai.html
　　　　電話　0120-149-931（フリーダイヤル）
　（２）この薬に関するお問い合わせ先
　　　　○○薬局
　　　　管理薬剤師：○○○○
　　　　受付時間：○○時○○分から○○時○○分まで（但し○○日は除く）
　　　　電話：03（○○○○）○○○○
　　　　ＦＡＸ：03（○○○○）○○○○

漢方薬

この説明書は本剤とともに保管し、
服用に際しては必ずお読みください。

桔梗湯

桔梗湯は、「傷寒論」・「金匱要略」を原典とする、咽頭がはれて痛む人の、扁桃炎や扁桃周囲炎を緩解する漢方薬です。

⚠ 使用上の注意

⊗ してはいけないこと
（守らないと現在の症状が悪化したり、副作用が起こりやすくなります）
次の人は服用しないでください
　生後3カ月未満の乳児。

相談すること
1．次の人は服用前に医師又は薬剤師に相談してください
　（1）医師の治療を受けている人。
　（2）妊婦又は妊娠していると思われる人。
　（3）胃腸が弱く下痢しやすい人。
　（4）高齢者。
　（5）次の症状のある人。
　　　むくみ
　（6）次の診断を受けた人。
　　　高血圧、心臓病、腎臓病

2．服用後、次の症状があらわれた場合は副作用の可能性があるので、直ちに服用を中止し、この文書を持って医師又は薬剤師に相談してください

関係部位	症　　　状
消化器	食欲不振、胃部不快感

まれに下記の重篤な症状が起こることがあります。その場合は直ちに医師の診療を受けてください。

症状の名称	症　　　状
偽アルドステロン症、ミオパチー	手足のだるさ、しびれ、つっぱり感やこわばりに加えて、脱力感、筋肉痛があらわれ、徐々に強くなる。

3．5～6回位服用しても症状がよくならない場合は服用を中止し、この文書を持って医師又は薬剤師に相談してください

4．長期連用する場合には、医師又は薬剤師に相談してください

効能・効果
体力に関わらず使用でき、のどがはれて痛み、ときにせきがでるものの次の諸症：扁桃炎、扁桃周囲炎

成分と分量
1包（大人1日量）中に次の成分を含んでいます。

成　分	キキョウ	カンゾウ
分　量	2.0g	3.0g

用法・用量
本品1包に、水約500mLを加えて、半量ぐらいまで煎じつめ、煎じかすを除き、煎液を3回に分けて食間に服用してください。
上記は大人の1日量です。

年　齢	大人（15才以上）	14才～7才	6才～4才	3才～2才	2才未満	3カ月未満
服用量	上記の通り	大人の2/3	大人の1/2	大人の1/3	大人の1/4以下	服用しないこと
1日服用回数	3回					

＜用法・用量に関連する注意＞
（1）用法・用量を厳守してください。
（2）小児に服用させる場合には、保護者の指導監督のもとに服用させてください。
（3）1才未満の乳児には、医師の診療を受けさせることを優先し、やむを得ない場合にのみ服用させてください。
（4）煎じ液は、必ず熱いうちにかすをこしてください。
（5）本剤は必ず1日分ずつ煎じ、数日分をまとめて煎じないでください。

保管及び取扱い上の注意
（1）直射日光の当たらない湿気の少ない涼しい所に保管してください。
（2）小児の手の届かない所に保管してください。
（3）他の容器に入れ替えないでください（誤用の原因になったり品質が変わります。）。
（4）煎じ液は腐敗しやすいので、冷暗所又は冷蔵庫等に保管し、服用時に再加熱して服用してください。
（5）生薬を原料として製造していますので、製品の色や味等に多少の差異を生じることがあります。

■お問い合わせ先

製造販売元

【外部の容器又は外部の被包に記載すべき事項】
注意
1．次の人は服用しないでください
　　生後3ヵ月未満の乳児。
2．次の人は服用前に医師又は薬剤師に相談してください
　（1）医師の治療を受けている人。
　（2）妊婦又は妊娠していると思われる人。
　（3）胃腸が弱く下痢しやすい人。
　（4）高齢者。
　（5）次の症状のある人。
　　　むくみ
　（6）次の診断を受けた人。
　　　高血圧、心臓病、腎臓病
2′．服用が適さない場合があるので、服用前に医師又は薬剤師に相談してください
　　〔2．の項目の記載に際し、十分な記載スペースがない場合には2′．を記載すること。〕
3．服用に際しては、説明文書をよく読んでください
4．直射日光の当たらない湿気の少ない涼しい所に保管してください
5．小児の手の届かない所に保管してください
6．その他
　（1）医薬品副作用被害救済制度に関するお問い合わせ先
　　　（独）医薬品医療機器総合機構
　　http：//www.pmda.go.jp/kenkouhigai.html
　　　電話　0120-149-931（フリーダイヤル）
　（2）この薬に関するお問い合わせ先
　　　○○薬局
　　管理薬剤師：○○○○
　　受付時間：○○時○○分から○○時○○分まで（但し○○日は除く）
　　電話：03（○○○○）○○○○
　　ＦＡＸ：03（○○○○）○○○○

漢方薬

この説明書は本剤とともに保管し、
服用に際しては必ずお読みください。

帰耆建中湯

　帰耆建中湯は、「普済本事方」を原典とする、黄耆建中湯に当帰を加えた、身体虚弱で疲労しやすい人の、虚弱体質、病後の衰弱、ねあせに用いられる漢方薬です。

⚠ 使用上の注意

⊗ してはいけないこと
（守らないと現在の症状が悪化したり、副作用が起こりやすくなります）
次の人は服用しないでください
　　生後3カ月未満の乳児。

相談すること
1．次の人は服用前に医師又は薬剤師に相談してください
　（1）医師の治療を受けている人。
　（2）妊婦又は妊娠していると思われる人。
　（3）胃腸の弱い人。
　（4）高齢者。
　（5）今までに薬などにより発疹・発赤、かゆみ等を起こしたことがある人。
　（6）次の症状のある人。
　　　むくみ
　（7）次の診断を受けた人。
　　　高血圧、心臓病、腎臓病

2．服用後、次の症状があらわれた場合は副作用の可能性があるので、直ちに服用を中止し、この文書を持って医師又は薬剤師に相談してください

関係部位	症　　状
皮膚	発疹・発赤、かゆみ

まれに下記の重篤な症状が起こることがあります。その場合は直ちに医師の診療を受けてください。

症状の名称	症　　状
偽アルドステロン症、ミオパチー	手足のだるさ、しびれ、つっぱり感やこわばりに加えて、脱力感、筋肉痛があらわれ、徐々に強くなる。

3．1カ月位服用しても症状がよくならない場合は服用を中止し、この文書を持って医師又は薬剤師に相談してください

4．長期連用する場合には、医師又は薬剤師に相談してください

効能・効果
体力虚弱で、疲労しやすいものの次の諸症：虚弱体質、病後・術後の衰弱、ねあせ、湿疹・皮膚炎、化膿性皮膚疾患

成分と分量
1包（大人1日量）中に次の成分を含んでいます。

成　分	トウキ	ケイヒ	ショウキョウ	タイソウ	シャクヤク	カンゾウ	オウギ
分　量	4.0g	4.0g	1.0g	4.0g	5.0g	2.0g	2.0g

用法・用量
本品1包に、水500mLを加えて、半量ぐらいまで煎じつめ、煎じかすを除き、煎液を3回に分けて食間に服用してください。
上記は大人の1日量です。

年　齢	大人(15才以上)	14才〜7才	6才〜4才	3才〜2才	2才未満	3カ月未満
服用量	上記の通り	大人の2/3	大人の1/2	大人の1/3	大人の1/4以下	服用しないこと
1日服用回数	3回					

＜用法・用量に関連する注意＞
（1）用法・用量を厳守してください。
（2）小児に服用させる場合には、保護者の指導監督のもとに服用させてください。
（3）1才未満の乳児には、医師の診療を受けさせることを優先し、やむを得ない場合にのみ服用させてください。
（4）煎じ液は、必ず熱いうちにかすをこしてください。
（5）本剤は必ず1日分ずつ煎じ、数日分をまとめて煎じないでください。

保管及び取扱い上の注意
（1）直射日光の当たらない湿気の少ない涼しい所に保管してください。
（2）小児の手の届かない所に保管してください。
（3）他の容器に入れ替えないでください（誤用の原因になったり品質が変わります。）。
（4）煎じ液は腐敗しやすいので、冷暗所又は冷蔵庫等に保管し、服用時に再加熱して服用してください。
（5）生薬を原料として製造していますので、製品の色や味等に多少の差異を生じることがあります。

■お問い合わせ先

製造販売元

【外部の容器又は外部の被包に記載すべき事項】
注意
1．次の人は服用しないでください
　　生後3カ月未満の乳児。
2．次の人は服用前に医師又は薬剤師に相談してください
　（1）医師の治療を受けている人。
　（2）妊婦又は妊娠していると思われる人。
　（3）胃腸の弱い人。
　（4）高齢者。
　（5）今までに薬などにより発疹・発赤、かゆみ等を起こしたことがある人。
　（6）次の症状のある人。
　　　むくみ
　（7）次の診断を受けた人。
　　　高血圧、心臓病、腎臓病
2′．服用が適さない場合があるので、服用前に医師又は薬剤師に相談してください
　　〔2．の項目の記載に際し、十分な記載スペースがない場合には2′．を記載すること。〕
3．服用に際しては、説明文書をよく読んでください
4．直射日光の当たらない湿気の少ない涼しい所に保管してください
5．小児の手の届かない所に保管してください
6．その他
　（1）医薬品副作用被害救済制度に関するお問い合わせ先
　　　（独）医薬品医療機器総合機構
　　　http：//www.pmda.go.jp/kenkouhigai.html
　　　電話　0120-149-931（フリーダイヤル）
　（2）この薬に関するお問い合わせ先
　　　○○薬局
　　　管理薬剤師：○○○○
　　　受付時間：○○時○○分から○○時○○分まで（但し○○日は除く）
　　　電話：03（○○○○）○○○○
　　　ＦＡＸ：03（○○○○）○○○○

漢方薬

> この説明書は本剤とともに保管し、
> 服用に際しては必ずお読みください。

帰脾湯

帰脾湯は、「済生方」を原典とする、虚弱体質で血色が悪い人の、貧血、不眠症に用いられる漢方薬です。

⚠️ 使用上の注意

⊗ してはいけないこと
（守らないと現在の症状が悪化したり、副作用が起こりやすくなります）
次の人は服用しないでください
　生後3カ月未満の乳児。

相談すること
1．次の人は服用前に医師又は薬剤師に相談してください
　（1）医師の治療を受けている人。
　（2）妊婦又は妊娠していると思われる人。
　（3）高齢者。
　（4）今までに薬などにより発疹・発赤、かゆみ等を起こしたことがある人。
　（5）次の症状のある人。
　　　むくみ
　（6）次の診断を受けた人。
　　　高血圧、心臓病、腎臓病

2．服用後、次の症状があらわれた場合は副作用の可能性があるので、直ちに服用を中止し、この文書を持って医師又は薬剤師に相談してください

関係部位	症　　　状
皮膚	発疹・発赤、かゆみ

まれに下記の重篤な症状が起こることがあります。その場合は直ちに医師の診療を受けてください。

症状の名称	症　　　状
偽アルドステロン症、ミオパチー	手足のだるさ、しびれ、つっぱり感やこわばりに加えて、脱力感、筋肉痛があらわれ、徐々に強くなる。

3．1カ月位服用しても症状がよくならない場合は服用を中止し、この文書を持って医師又は薬剤師に相談してください

4．長期連用する場合には、医師又は薬剤師に相談してください

効能・効果
体力中等度以下で、心身が疲れ、血色が悪いものの次の諸症：貧血、不眠症、神経症、精神不安

成分と分量
1包（大人1日量）中に次の成分を含んでいます。

成　分	ニンジン	ブクリョウ	トウキ	カンゾウ	タイソウ	ビャクジュツ
分　量	2.0 g	2.0 g	2.0 g	1.0 g	1.5 g	2.0 g

	オウギ	オンジ	モッコウ	ショウキョウ	リュウガンニク	サンソウニン
	2.0 g	1.0 g	1.0 g	0.5 g	2.0 g	2.0 g

＜成分・分量に関連する注意＞
本剤の服用により、糖尿病の検査値に影響を及ぼすことがあります。

用法・用量
本品1包に、水約500 mLを加えて、半量ぐらいまで煎じつめ、煎じかすを除き、煎液を3回に分けて食間に服用してください。
上記は大人の1日量です。

B—489

年　齢	大人(15才以上)	14才～7才	6才～4才	3才～2才	2才未満	3カ月未満
服用量	上記の通り	大人の2／3	大人の1／2	大人の1／3	大人の1／4以下	服用しない
1日服用回数	3回					こと

＜用法・用量に関連する注意＞
（1）用法・用量を厳守してください。
（2）小児に服用させる場合には、保護者の指導監督のもとに服用させてください。
（3）1才未満の乳児には、医師の診療を受けさせることを優先し、やむを得ない場合にのみ服用させてください。
（4）煎じ液は、必ず熱いうちにかすをこしてください。
（5）本剤は必ず1日分ずつ煎じ、数日分をまとめて煎じないでください。

保管及び取扱い上の注意
（1）直射日光の当たらない湿気の少ない涼しい所に保管してください。
（2）小児の手の届かない所に保管してください。
（3）他の容器に入れ替えないでください（誤用の原因になったり品質が変わります。）。
（4）煎じ液は腐敗しやすいので、冷暗所又は冷蔵庫等に保管し、服用時に再加熱して服用してください。
（5）生薬を原料として製造していますので、製品の色や味等に多少の差異を生じることがあります。

■お問い合わせ先

製造販売元

【外部の容器又は外部の被包に記載すべき事項】
注意
１．次の人は服用しないでください
　　生後3カ月未満の乳児。
２．次の人は服用前に医師又は薬剤師に相談してください
　（1）医師の治療を受けている人。
　（2）妊婦又は妊娠していると思われる人。
　（3）高齢者。
　（4）今までに薬などにより発疹・発赤、かゆみ等を起こしたことがある人。
　（5）次の症状のある人。
　　　むくみ
　（6）次の診断を受けた人。
　　　高血圧、心臓病、腎臓病
２′．服用が適さない場合があるので、服用前に医師又は薬剤師に相談してください
　　〔２．の項目の記載に際し、十分な記載スペースがない場合には２′．を記載すること。〕
３．服用に際しては、説明文書をよく読んでください
４．直射日光の当たらない湿気の少ない涼しい所に保管してください
５．小児の手の届かない所に保管してください
６．その他
　（1）医薬品副作用被害救済制度に関するお問い合わせ先
　　　（独）医薬品医療機器総合機構
　　　http://www.pmda.go.jp/kenkouhigai.html
　　　電話　0120-149-931（フリーダイヤル）
　（2）この薬に関するお問い合わせ先
　　　○○薬局
　　　管理薬剤師：○○○○
　　　受付時間：○○時○○分から○○時○○分まで（但し○○日は除く）
　　　電話：03（○○○○）○○○○
　　　ＦＡＸ：03（○○○○）○○○○

漢方薬

> この説明書は本剤とともに保管し、
> 服用に際しては必ずお読みください。

芎帰膠艾湯

芎帰膠艾湯は、「金匱要略」を原典とする、痔の出血に用いられる漢方薬です。

⚠ 使用上の注意

⊗ してはいけないこと
（守らないと現在の症状が悪化したり、副作用が起こりやすくなります）
次の人は服用しないでください
　生後3カ月未満の乳児。

相談すること
1．次の人は服用前に医師又は薬剤師に相談してください
　（1）医師の治療を受けている人。
　（2）妊婦又は妊娠していると思われる人。
　（3）胃腸が弱く下痢しやすい人。
　（4）高齢者。
　（5）次の症状のある人。
　　　むくみ
　（6）次の診断を受けた人。
　　　高血圧、心臓病、腎臓病

2．服用後、次の症状があらわれた場合は副作用の可能性があるので、直ちに服用を中止し、この文書を持って医師又は薬剤師に相談してください

関係部位	症　　状
皮膚	発疹・発赤、かゆみ
消化器	食欲不振、胃部不快感、腹痛

まれに下記の重篤な症状が起こることがあります。その場合は直ちに医師の診療を受けてください。

症状の名称	症　　状
偽アルドステロン症、ミオパチー	手足のだるさ、しびれ、つっぱり感やこわばりに加えて、脱力感、筋肉痛があらわれ、徐々に強くなる。

3．服用後、次の症状があらわれることがあるので、このような症状の持続又は増強が見られた場合には、服用を中止し、この文書を持って医師又は薬剤師に相談してください
　　下痢

4．1カ月位（痔出血に服用する場合には1週間位）服用しても症状がよくならない場合は服用を中止し、この文書を持って医師又は薬剤師に相談してください

5．長期連用する場合には、医師又は薬剤師に相談してください

効能・効果
体力中等度以下で、冷え症で、出血傾向があり胃腸障害のないものの次の諸症：痔出血、貧血、月経異常・月経過多・不正出血、皮下出血

成分と分量
1包（大人1日量）中に次の成分を含んでいます。

成　分	センキュウ	カンゾウ	トウキ	シャクヤク	ジオウ	ガイヨウ
分　量	3.0g	3.0g	4.0g	4.0g	5.0g	3.0g

別包

成　分	アキョウ
分　量	3.0g

B—491

用法・用量
本品1包に、水約500 mLを加えて、半量ぐらいまで煎じつめ、煎じかすを除き、添付のアキョウを煎液に入れ、再び5分ほど熱して溶かし、煎液を3回に分けて食間に服用してください。
上記は大人の1日量です。

年　齢	大人(15才以上)	14才〜7才	6才〜4才	3才〜2才	2才未満	3カ月未満
服用量	上記の通り	大人の2/3	大人の1/2	大人の1/3	大人の1/4以下	服用しない
1日服用回数	3回					こと

＜用法・用量に関連する注意＞
（1）用法・用量を厳守してください。
（2）小児に服用させる場合には、保護者の指導監督のもとに服用させてください。
（3）1才未満の乳児には、医師の診療を受けさせることを優先し、やむを得ない場合にのみ服用させてください。
（4）煎じ液は、必ず熱いうちにかすをこしてください。
（5）本剤は必ず1日分ずつ煎じ、数日分をまとめて煎じないでください。

保管及び取扱い上の注意
（1）直射日光の当たらない湿気の少ない涼しい所に保管してください。
（2）小児の手の届かない所に保管してください。
（3）他の容器に入れ替えないでください（誤用の原因になったり品質が変わります。）。
（4）煎じ液は腐敗しやすいので、冷暗所又は冷蔵庫等に保管し、服用時に再加熱して服用してください。
（5）生薬を原料として製造していますので、製品の色や味等に多少の差異を生じることがあります。

■お問い合わせ先

製造販売元

【外部の容器又は外部の被包に記載すべき事項】
注意
1．次の人は服用しないでください
　　生後3カ月未満の乳児。
2．次の人は服用前に医師又は薬剤師に相談してください
　（1）医師の治療を受けている人。
　（2）妊婦又は妊娠していると思われる人。
　（3）胃腸が弱く下痢しやすい人。
　（4）高齢者。
　（5）次の症状のある人。
　　　むくみ
　（6）次の診断を受けた人。
　　　高血圧、心臓病、腎臓病
2′．服用が適さない場合があるので、服用前に医師又は薬剤師に相談してください
　　〔2．の項目の記載に際し、十分な記載スペースがない場合には2′．を記載すること。〕
3．服用に際しては、説明文書をよく読んでください
4．直射日光の当たらない湿気の少ない涼しい所に保管してください
5．小児の手の届かない所に保管してください
6．その他
　（1）医薬品副作用被害救済制度に関するお問い合わせ先
　　　（独）医薬品医療機器総合機構
　　　http://www.pmda.go.jp/kenkouhigai.html
　　　電話　0120-149-931（フリーダイヤル）
　（2）この薬に関するお問い合わせ先
　　　○○薬局
　　　管理薬剤師：○○○○
　　　受付時間：○○時○○分から○○時○○分まで（但し○○日は除く）
　　　電話：03（○○○○）○○○○
　　　ＦＡＸ：03（○○○○）○○○○

漢方薬

この説明書は本剤とともに保管し、服用に際しては必ずお読みください。

芎帰調血飲

芎帰調血飲は、「万病回春」を原典とする、産後の神経症・体力低下、月経不順に用いられる漢方薬です。

⚠ 使用上の注意

⊗ してはいけないこと

（守らないと現在の症状が悪化したり、副作用が起こりやすくなります）
次の人は服用しないでください
　生後3カ月未満の乳児。

📛 相談すること

1．次の人は服用前に医師又は薬剤師に相談してください
　（1）医師の治療を受けている人。
　（2）妊婦又は妊娠していると思われる人。
　（3）胃腸が弱く下痢しやすい人。
　（4）高齢者。
　（5）今までに薬などにより発疹・発赤、かゆみ等を起こしたことがある人。
　（6）次の症状のある人。
　　　むくみ
　（7）次の診断を受けた人。
　　　高血圧、心臓病、腎臓病

2．服用後、次の症状があらわれた場合は副作用の可能性があるので、直ちに服用を中止し、この文書を持って医師又は薬剤師に相談してください

関係部位	症　　状
皮膚	発疹・発赤、かゆみ
消化器	吐き気、食欲不振、胃部不快感

まれに下記の重篤な症状が起こることがあります。その場合は直ちに医師の診療を受けてください。

症状の名称	症　　状
偽アルドステロン症、ミオパチー	手足のだるさ、しびれ、つっぱり感やこわばりに加えて、脱力感、筋肉痛があらわれ、徐々に強くなる。

3．1カ月位服用しても症状がよくならない場合は服用を中止し、この文書を持って医師又は薬剤師に相談してください

4．長期連用する場合には、医師又は薬剤師に相談してください

効能・効果

体力中等度以下のものの次の諸症。ただし産後の場合は体力に関わらず使用できる。：月経不順、産後の神経症・体力低下

成分と分量

1包（大人1日量）中に次の成分を含んでいます。

成　分	トウキ	センキュウ	ジオウ	ビャクジュツ	ブクリョウ	チンピ	コウブシ
分　量	2.0 g	2.0 g	2.0 g	2.0 g	2.0 g	2.0 g	2.0 g

	ボタンピ	タイソウ	カンゾウ	ショウキョウ	ウヤク	ヤクモソウ
	2.0 g	1.5 g	1.0 g	1.0 g	2.0 g	1.5 g

用法・用量

本品1包に、水約500 mLを加えて、半量ぐらいまで煎じつめ、煎じかすを除き、煎液を3回に分けて食間に服用してください。

上記は大人の1日量です。

年　齢	大人(15才以上)	14才～7才	6才～4才	3才～2才	2才未満	3カ月未満
服用量	上記の通り	大人の2/3	大人の1/2	大人の1/3	大人の1/4以下	服用しないこと
1日服用回数	3回					

＜用法・用量に関連する注意＞
（1）用法・用量を厳守してください。
（2）小児に服用させる場合には、保護者の指導監督のもとに服用させてください。
（3）1才未満の乳児には、医師の診療を受けさせることを優先し、やむを得ない場合にのみ服用させてください。
（4）煎じ液は、必ず熱いうちにかすをこしてください。
（5）本剤は必ず1日分ずつ煎じ、数日分をまとめて煎じないでください。

保管及び取扱い上の注意
（1）直射日光の当たらない湿気の少ない涼しい所に保管してください。
（2）小児の手の届かない所に保管してください。
（3）他の容器に入れ替えないでください（誤用の原因になったり品質が変わります。）。
（4）煎じ液は腐敗しやすいので、冷暗所又は冷蔵庫等に保管し、服用時に再加熱して服用してください。
（5）生薬を原料として製造していますので、製品の色や味等に多少の差異を生じることがあります。

■お問い合わせ先

製造販売元

【外部の容器又は外部の被包に記載すべき事項】
注意
1．次の人は服用しないでください
　　生後3カ月未満の乳児。
2．次の人は服用前に医師又は薬剤師に相談してください
　（1）医師の治療を受けている人。
　（2）妊婦又は妊娠していると思われる人。
　（3）胃腸が弱く下痢しやすい人。
　（4）高齢者。
　（5）今までに薬などにより発疹・発赤、かゆみ等を起こしたことがある人。
　（6）次の症状のある人。
　　　むくみ
　（7）次の診断を受けた人。
　　　高血圧、心臓病、腎臓病
2'．服用が適さない場合があるので、服用前に医師又は薬剤師に相談してください
　　〔2．の項目の記載に際し、十分な記載スペースがない場合には2'．を記載すること。〕
3．服用に際しては、説明文書をよく読んでください
4．直射日光の当たらない湿気の少ない涼しい所に保管してください
5．小児の手の届かない所に保管してください
6．その他
　（1）医薬品副作用被害救済制度に関するお問い合わせ先
　　　（独）医薬品医療機器総合機構
　　　http://www.pmda.go.jp/kenkouhigai.html
　　　電話　0120-149-931（フリーダイヤル）
　（2）この薬に関するお問い合わせ先
　　　○○薬局
　　　管理薬剤師：○○○○
　　　受付時間：○○時○○分から○○時○○分まで（但し○○日は除く）
　　　電話：03（○○○○）○○○○
　　　ＦＡＸ：03（○○○○）○○○○

B—494

【227】

漢方薬

> この説明書は本剤とともに保管し、
> 服用に際しては必ずお読みください。

芎帰調血飲第一加減

　芎帰調血飲第一加減は、「万病回春」を原典とする、血の道症、産後の体力低下、月経不順に用いられる漢方薬です。

⚠ 使用上の注意

❌ してはいけないこと
（守らないと現在の症状が悪化したり、副作用が起こりやすくなります）
次の人は服用しないでください
　　生後3カ月未満の乳児。

📋 相談すること
1．次の人は服用前に医師又は薬剤師に相談してください
　（1）医師の治療を受けている人。
　（2）妊婦又は妊娠していると思われる人。
　（3）胃腸が弱く下痢しやすい人。
　（4）高齢者。
　（5）今までに薬などにより発疹・発赤、かゆみ等を起こしたことがある人。
　（6）次の症状のある人。
　　　　むくみ
　（7）次の診断を受けた人。
　　　　高血圧、心臓病、腎臓病

2．服用後、次の症状があらわれた場合は副作用の可能性があるので、直ちに服用を中止し、この文書を持って医師又は薬剤師に相談してください

関係部位	症　　　状
皮膚	発疹・発赤、かゆみ
消化器	吐き気、食欲不振、胃部不快感

まれに下記の重篤な症状が起こることがあります。その場合は直ちに医師の診療を受けてください。

症状の名称	症　　　状
偽アルドステロン症、ミオパチー	手足のだるさ、しびれ、つっぱり感やこわばりに加えて、脱力感、筋肉痛があらわれ、徐々に強くなる。

3．1カ月位服用しても症状がよくならない場合は服用を中止し、この文書を持って医師又は薬剤師に相談してください

4．長期連用する場合には、医師又は薬剤師に相談してください

効能・効果
体力中等度以下のものの次の諸症。ただし産後の場合は体力に関わらず使用できる。：血の道症、月経不順、産後の体力低下
＜効能・効果に関連する注意＞
血の道症とは、月経、妊娠、出産、産後、更年期など女性のホルモンの変動に伴って現れる精神不安やいらだちなどの精神神経症状および身体症状のことです。

成分と分量
1包（大人1日量）中に次の成分を含んでいます。

成　分	トウキ	ジオウ	ブクリョウ	ウヤク	ボタンピ	タイソウ	ショウキョウ
分　量	2.0g	2.0g	2.0g	2.0g	2.0g	1.5g	1.0g

	センキュウ	ビャクジュツ	チンピ	コウブシ	ヤクモソウ	カンゾウ	トウニン
	2.0g	2.0g	2.0g	2.0g	1.5g	1.0g	1.5g

コウカ	キジツ	ケイヒ	ゴシツ	モッコウ	エンゴサク	シャクヤク
1.5 g	1.5 g	1.5 g	1.5 g	1.5 g	1.5 g	1.5 g

用法・用量

本品1包に、水約500 mL を加えて、半量ぐらいまで煎じつめ、煎じかすを除き、煎液を3回に分けて食間に服用してください。
上記は大人の1日量です。

年　齢	大人(15才以上)	14才～7才	6才～4才	3才～2才	2才未満	3カ月未満
服用量	上記の通り	大人の2/3	大人の1/2	大人の1/3	大人の1/4以下	服用しない
1日服用回数	3回					こと

<用法・用量に関連する注意>
（1）用法・用量を厳守してください。
（2）小児に服用させる場合には、保護者の指導監督のもとに服用させてください。
（3）1才未満の乳児には、医師の診療を受けさせることを優先し、やむを得ない場合にのみ服用させてください。
（4）煎じ液は、必ず熱いうちにかすをこしてください。
（5）本剤は必ず1日分ずつ煎じ、数日分をまとめて煎じないでください。

保管及び取扱い上の注意

（1）直射日光の当たらない湿気の少ない涼しい所に保管してください。
（2）小児の手の届かない所に保管してください。
（3）他の容器に入れ替えないでください（誤用の原因になったり品質が変わります。）。
（4）煎じ液は腐敗しやすいので、冷暗所又は冷蔵庫等に保管し、服用時に再加熱して服用してください。
（5）生薬を原料として製造していますので、製品の色や味等に多少の差異を生じることがあります。

■お問い合わせ先

製造販売元

【外部の容器又は外部の被包に記載すべき事項】

注意
1．次の人は服用しないでください
　　生後3カ月未満の乳児。
2．次の人は服用前に医師又は薬剤師に相談してください
　（1）医師の治療を受けている人。
　（2）妊婦又は妊娠していると思われる人。
　（3）胃腸が弱く下痢しやすい人。
　（4）高齢者。
　（5）今までに薬などにより発疹・発赤、かゆみ等を起こしたことがある人。
　（6）次の症状のある人。
　　　むくみ
　（7）次の診断を受けた人。
　　　高血圧、心臓病、腎臓病
2′．服用が適さない場合があるので、服用前に医師又は薬剤師に相談してください
　　〔2．の項目の記載に際し、十分な記載スペースがない場合には2′．を記載すること。〕
3．服用に際しては、説明文書をよく読んでください
4．直射日光の当たらない湿気の少ない涼しい所に保管してください
5．小児の手の届かない所に保管してください
6．その他
　（1）医薬品副作用被害救済制度に関するお問い合わせ先
　　　（独）医薬品医療機器総合機構
　　　http://www.pmda.go.jp/kenkouhigai.html
　　　電話　0120-149-931（フリーダイヤル）
　（2）この薬に関するお問い合わせ先
　　　○○薬局

B—496

管理薬剤師：○○○○
受付時間：○○時○○分から○○時○○分まで（但し○○日は除く）
電話：03（○○○○）○○○○
ＦＡＸ：03（○○○○）○○○○
〔効能・効果に関連する注意として、効能・効果の項目に続けて以下を記載すること。〕
血の道症とは、月経、妊娠、出産、産後、更年期など女性のホルモンの変動に伴って現れる精神不
安やいらだちなどの精神神経症状および身体症状のことです。

漢方薬

> この説明書は本剤とともに保管し、
> 服用に際しては必ずお読みください。

響声破笛丸料

響声破笛丸料は、「万病回春」を原典とする、しわがれ声、咽喉不快に用いられる漢方薬です。

⚠ 使用上の注意

❌ してはいけないこと
（守らないと現在の症状が悪化したり、副作用が起こりやすくなります）
1. 次の人は服用しないでください
   生後3カ月未満の乳児。
2. 授乳中の人は本剤を服用しないか、本剤を服用する場合は授乳を避けてください

相談すること
1. 次の人は服用前に医師又は薬剤師に相談してください
   （1）医師の治療を受けている人。
   （2）妊婦又は妊娠していると思われる人。
   （3）体の虚弱な人（体力の衰えている人、体の弱い人）。
   （4）胃腸が弱く下痢しやすい人。
   （5）高齢者。
   （6）今までに薬などにより発疹・発赤、かゆみ等を起こしたことがある人。
   （7）次の症状がある人。
      むくみ
   （8）次の診断を受けた人。
      高血圧、心臓病、腎臓病

2. 服用後、次の症状があらわれた場合は副作用の可能性があるので、直ちに服用を中止し、この文書を持って医師又は薬剤師に相談してください

関係部位	症　　状
皮膚	発疹・発赤、かゆみ
消化器	食欲不振、胃部不快感、はげしい腹痛を伴う下痢、腹痛

まれに下記の重篤な症状が起こることがあります。その場合は直ちに医師の診療を受けてください。

症状の名称	症　　状
偽アルドステロン症、ミオパチー	手足のだるさ、しびれ、つっぱり感やこわばりに加えて、脱力感、筋肉痛があらわれ、徐々に強くなる。

3. 服用後、次の症状があらわれることがあるので、このような症状の持続又は増強が見られた場合には、服用を中止し、この文書を持って医師又は薬剤師に相談してください
   軟便、下痢

4. 5～6日間服用しても症状がよくならない場合は服用を中止し、この文書を持って医師又は薬剤師に相談してください

5. 長期連用する場合には、医師又は薬剤師に相談してください

効能・効果
しわがれ声、咽喉不快
＜効能・効果に関連する注意＞
体力に関わらず、使用できます。

成分と分量
1包（大人1日量）中に次の成分を含んでいます。

成　分	レンギョウ	カンゾウ	キキョウ	ハッカ	アセンヤク	シュクシャ	センキュウ
分　量	2.5g	2.5g	2.5g	4.0g	2.0g	1.0g	1.0g

ダイオウ	カシ
1.0 g	1.0 g

用法・用量

本品1包に、水約500mLを加えて、半量ぐらいまで煎じつめ、煎じかすを除き、煎液を3回に分けて食間に服用してください。
上記は大人の1日量です。

年　齢	大人(15才以上)	14才～7才	6才～4才	3才～2才	2才未満	3カ月未満
服用量	上記の通り	大人の2/3	大人の1/2	大人の1/3	大人の1/4以下	服用しないこと
1日服用回数	3回					

＜用法・用量に関連する注意＞
（1）用法・用量を厳守してください。
（2）小児に服用させる場合には、保護者の指導監督のもとに服用させてください。
（3）1才未満の乳児には、医師の診療を受けさせることを優先し、やむを得ない場合にのみ服用させてください。
（4）煎じ液は、必ず熱いうちにかすをこしてください。
（5）本剤は必ず1日分ずつ煎じ、数日分をまとめて煎じないでください。

保管及び取扱い上の注意

（1）直射日光の当たらない湿気の少ない涼しい所に保管してください。
（2）小児の手の届かない所に保管してください。
（3）他の容器に入れ替えないでください（誤用の原因になったり品質が変わります。）。
（4）煎じ液は腐敗しやすいので、冷暗所又は冷蔵庫等に保管し、服用時に再加熱して服用してください。
（5）生薬を原料として製造していますので、製品の色や味等に多少の差異を生じることがあります。

■お問い合わせ先

製造販売元

【外部の容器又は外部の被包に記載すべき事項】

注意
1．次の人は服用しないでください
　　生後3カ月未満の乳児。
2．授乳中の人は本剤を服用しないか、本剤を服用する場合は授乳を避けてください
3．次の人は服用前に医師又は薬剤師に相談してください
　（1）医師の治療を受けている人。
　（2）妊婦又は妊娠していると思われる人。
　（3）体の虚弱な人（体力の衰えている人、体の弱い人）。
　（4）胃腸が弱く下痢しやすい人。
　（5）高齢者。
　（6）今までに薬などにより発疹・発赤、かゆみ等を起こしたことがある人。
　（7）次の症状のある人。
　　　むくみ
　（8）次の診断を受けた人。
　　　高血圧、心臓病、腎臓病
3'．服用が適さない場合があるので、服用前に医師又は薬剤師に相談してください
　　〔3．の項目の記載に際し、十分な記載スペースがない場合には3'．を記載すること。〕
4．服用に際しては、説明文書をよく読んでください
5．直射日光の当たらない湿気の少ない涼しい所に保管してください
6．小児の手の届かない所に保管してください
7．その他
　（1）医薬品副作用被害救済制度に関するお問い合わせ先
　　　（独）医薬品医療機器総合機構
　　　http://www.pmda.go.jp/kenkouhigai.html
　　　電話　0120-149-931（フリーダイヤル）

（2）この薬に関するお問い合わせ先
　　　○○薬局
　　　管理薬剤師：○○○○
　　　受付時間：○○時○○分から○○時○○分まで（但し○○日は除く）
　　　電話：03（○○○○）○○○○
　　　ＦＡＸ：03（○○○○）○○○○
〔効能・効果に関連する注意として、効能・効果の項目に続けて以下を記載すること。〕
体力に関わらず、使用できます。

漢方薬

> この説明書は本剤とともに保管し、
> 服用に際しては必ずお読みください。

響声破笛丸

響声破笛丸は、「万病回春」を原典とする、しわがれ声、咽喉不快に用いられる漢方薬です。

⚠ 使用上の注意

⊗ してはいけないこと
（守らないと現在の症状が悪化したり、副作用が起こりやすくなります）
1. 次の人は服用しないでください
   5才未満の乳幼児。
2. 授乳中の人は本剤を服用しないか、本剤を服用する場合は授乳を避けてください

相談すること
1. 次の人は服用前に医師又は薬剤師に相談してください
   （1）医師の治療を受けている人。
   （2）妊婦又は妊娠していると思われる人。
   （3）体の虚弱な人（体力の衰えている人、体の弱い人）。
   （4）胃腸が弱く下痢しやすい人。
   （5）高齢者。
   （6）今までに薬などにより発疹・発赤、かゆみ等を起こしたことがある人。
   （7）次の症状がある人。
      むくみ
   （8）次の診断を受けた人。
      高血圧、心臓病、腎臓病

2. 服用後、次の症状があらわれた場合は副作用の可能性があるので、直ちに服用を中止し、この文書を持って医師又は薬剤師に相談してください

関係部位	症　　状
皮膚	発疹・発赤、かゆみ
消化器	食欲不振、胃部不快感、はげしい腹痛を伴う下痢、腹痛

まれに下記の重篤な症状が起こることがあります。その場合は直ちに医師の診療を受けてください。

症状の名称	症　　状
偽アルドステロン症、ミオパチー	手足のだるさ、しびれ、つっぱり感やこわばりに加えて、脱力感、筋肉痛があらわれ、徐々に強くなる。

3. 服用後、次の症状があらわれることがあるので、このような症状の持続又は増強が見られた場合には、服用を中止し、この文書を持って医師又は薬剤師に相談してください
   軟便、下痢

4. 5〜6日間服用しても症状がよくならない場合は服用を中止し、この文書を持って医師又は薬剤師に相談してください

5. 長期連用する場合には、医師又は薬剤師に相談してください

効能・効果
しわがれ声、咽喉不快
＜効能・効果に関連する注意＞
体力に関わらず、使用できます。

成分と分量
175個中に次の成分を含んでいます。

成　分	レンギョウ	カンゾウ	キキョウ	ハッカ	アセンヤク	シュクシャ
分　量	2.5g	2.5g	2.5g	4.0g	2.0g	1.0g

センキュウ	ダイオウ	カシ
1.0 g	1.0 g	1.0 g

＊結合剤としてハチミツを使用

用法・用量

大人は１日数回、１回20個を口に含み、徐々に溶かして服用してください。
上記は大人の１日量です。

年　齢	大人(15才以上)	14才〜7才	6才〜5才	5才未満
１回服用量	20個	大人の2／3	大人の1／2	服用しないこと
１日服用回数	数回			

＜用法・用量に関連する注意＞
（１）用法・用量を厳守してください。
（２）小児に服用させる場合には、保護者の指導監督のもとに服用させてください。

保管及び取扱い上の注意

（１）直射日光の当たらない湿気の少ない涼しい所に保管してください。
（２）小児の手の届かない所に保管してください。
（３）他の容器に入れ替えないでください（誤用の原因になったり品質が変わります。）。
（４）生薬を原料として製造していますので、製品の色や味等に多少の差異を生じることがあります。

■お問い合わせ先

製造販売元

【外部の容器又は外部の被包に記載すべき事項】

注意
１．次の人は服用しないでください
　　５才未満の乳幼児。
２．授乳中の人は本剤を服用しないか、本剤を服用する場合は授乳を避けてください
３．次の人は服用前に医師又は薬剤師に相談してください
　（１）医師の治療を受けている人。
　（２）妊婦又は妊娠していると思われる人。
　（３）体の虚弱な人（体力の衰えている人、体の弱い人）。
　（４）胃腸が弱く下痢しやすい人。
　（５）高齢者。
　（６）今までに薬などにより発疹・発赤、かゆみ等を起こしたことがある人。
　（７）次の症状のある人。
　　　むくみ
　（８）次の診断を受けた人。
　　　高血圧、心臓病、腎臓病
３′．服用が適さない場合があるので、服用前に医師又は薬剤師に相談してください
　　〔３．の項目の記載に際し、十分な記載スペースがない場合には３′．を記載すること。〕
４．服用に際しては、説明文書をよく読んでください
５．直射日光の当たらない湿気の少ない涼しい所に保管してください
６．小児の手の届かない所に保管してください
７．その他
　（１）医薬品副作用被害救済制度に関するお問い合わせ先
　　　（独）医薬品医療機器総合機構
　　　http://www.pmda.go.jp/kenkouhigai.html
　　　電話　0120-149-931（フリーダイヤル）
　（２）この薬に関するお問い合わせ先
　　　○○薬局
　　　管理薬剤師：○○○○
　　　受付時間：○○時○○分から○○時○○分まで（但し○○日は除く）
　　　電話：03（○○○○）○○○○
　　　ＦＡＸ：03（○○○○）○○○○
〔効能・効果に関連する注意として、効能・効果の項目に続けて以下を記載すること。〕
体力に関わらず、使用できます。

漢方薬

この説明書は本剤とともに保管し、
服用に際しては必ずお読みください。

杏蘇散料

杏蘇散料は、「直指方」を原典とする、せきやたんに用いられる漢方薬です。

⚠ 使用上の注意

⊗ してはいけないこと
（守らないと現在の症状が悪化したり、副作用が起こりやすくなります）
次の人は服用しないでください
　生後3カ月未満の乳児。

相談すること
1．次の人は服用前に医師又は薬剤師に相談してください
　（1）医師の治療を受けている人。
　（2）妊婦又は妊娠していると思われる人。
　（3）体の虚弱な人（体力の衰えている人、体の弱い人）。
　（4）胃腸の弱い人。
　（5）発汗傾向の著しい人。
　（6）高齢者。
　（7）次の症状のある人。
　　　むくみ、排尿困難
　（8）次の診断を受けた人。
　　　高血圧、心臓病、腎臓病、甲状腺機能障害

2．服用後、次の症状があらわれた場合は副作用の可能性があるので、直ちに服用を中止し、
　　この文書を持って医師又は薬剤師に相談してください

まれに下記の重篤な症状が起こることがあります。その場合は直ちに医師の診療を受けてください。

症状の名称	症　状
偽アルドステロン症、ミオパチー	手足のだるさ、しびれ、つっぱり感やこわばりに加えて、脱力感、筋肉痛があらわれ、徐々に強くなる。

3．1カ月位服用しても症状がよくならない場合は服用を中止し、この文書を持って医師又は
　　薬剤師に相談してください

4．長期連用する場合には、医師又は薬剤師に相談してください

効能・効果
体力中等度以下で、気分がすぐれず、汗がなく、ときに顔がむくむものの次の諸症：せき、たん、
気管支炎

成分と分量
1包（大人1日量）中に次の成分を含んでいます。

成　分	ソヨウ	ゴミシ	キョウニン	ダイフクヒ	ウバイ	シオン
分　量	3.0 g	2.0 g	2.0 g	2.0 g	2.0 g	1.0 g

	キキョウ	ソウハクヒ	カンゾウ	チンピ	マオウ
	1.0 g	1.0 g	1.0 g	1.0 g	1.0 g

別包

成　分	アキョウ
分　量	1.0 g

用法・用量
本品1包に、水約500 mLを加えて、半量ぐらいまで煎じつめ、煎じかすを除き、添付のアキョウ
を煎液に入れ、再び5分ほど熱して溶かし、煎液を3回に分けて食間に服用してください。

上記は大人の１日量です。

年　　齢	大人(15才以上)	14才〜7才	6才〜4才	3才〜2才	2才未満	3カ月未満
服用量	上記の通り	大人の2/3	大人の1/2	大人の1/3	大人の1/4以下	服用しない
1日服用回数	3回					こと

＜用法・用量に関連する注意＞
（１）用法・用量を厳守してください。
（２）小児に服用させる場合には、保護者の指導監督のもとに服用させてください。
（３）１才未満の乳児には、医師の診療を受けさせることを優先し、やむを得ない場合にのみ服用させてください。
（４）煎じ液は、必ず熱いうちにかすをこしてください。
（５）本剤は必ず１日分ずつ煎じ、数日分をまとめて煎じないでください。

保管及び取扱い上の注意
（１）直射日光の当たらない湿気の少ない涼しい所に保管してください。
（２）小児の手の届かない所に保管してください。
（３）他の容器に入れ替えないでください（誤用の原因になったり品質が変わります。）。
（４）煎じ液は腐敗しやすいので、冷暗所又は冷蔵庫等に保管し、服用時に再加熱して服用してください。
（５）生薬を原料として製造していますので、製品の色や味等に多少の差異を生じることがあります。

■お問い合わせ先

製造販売元

【外部の容器又は外部の被包に記載すべき事項】
注意
１．次の人は服用しないでください
　　生後３カ月未満の乳児。
２．次の人は服用前に医師又は薬剤師に相談してください
　（１）医師の治療を受けている人。
　（２）妊婦又は妊娠していると思われる人。
　（３）体の虚弱な人（体力の衰えている人、体の弱い人）。
　（４）胃腸の弱い人。
　（５）発汗傾向の著しい人。
　（６）高齢者。
　（７）次の症状のある人。
　　　むくみ、排尿困難
　（８）次の診断を受けた人。
　　　高血圧、心臓病、腎臓病、甲状腺機能障害
２′．服用が適さない場合があるので、服用前に医師又は薬剤師に相談してください
　〔２．の項目の記載に際し、十分な記載スペースがない場合には２′．を記載すること。〕
３．服用に際しては、説明文書をよく読んでください
４．直射日光の当たらない湿気の少ない涼しい所に保管してください
５．小児の手の届かない所に保管してください
６．その他
　（１）医薬品副作用被害救済制度に関するお問い合わせ先
　　　（独）医薬品医療機器総合機構
　　　http://www.pmda.go.jp/kenkouhigai.html
　　　電話　0120-149-931（フリーダイヤル）
　（２）この薬に関するお問い合わせ先
　　　○○薬局
　　　管理薬剤師：○○○○
　　　受付時間：○○時○○分から○○時○○分まで（但し○○日は除く）
　　　電話：03（○○○○）○○○○
　　　ＦＡＸ：03（○○○○）○○○○

漢方薬

> この説明書は本剤とともに保管し、
> 使用に際しては必ずお読みください。

苦参湯

苦参湯は、「金匱要略」を原典とする、たむし、ただれ、あせも、かゆみに用いられる外用の漢方薬です。

⚠ 使用上の注意

🔲 相談すること

1. 次の人は使用前に医師又は薬剤師に相談してください
   （1）医師の治療を受けている人。
   （2）薬などによりアレルギー症状を起こしたことがある人。
   （3）湿潤やただれのひどい人。

2. 服用後、次の症状があらわれた場合は副作用の可能性があるので、直ちに使用を中止し、この文書を持って医師又は薬剤師に相談してください

関係部位	症　　　状
皮膚	発疹・発赤、かゆみ

3. 5～6日間使用しても症状がよくならない場合は使用を中止し、この文書を持って医師又は薬剤師に相談してください

効能・効果
ただれ、あせも、かゆみ

成分と分量
1包（10.0 g）中に次の成分を含んでいます。

成　分	クジン
分　量	10.0 g

用法・用量
本品1包につき 500 mL の水で煮て、250 mL に煮詰め、かすをこして取り去り、適宜、患部に塗布してください。

＜用法・用量に関連する注意＞
（1）用法・用量を厳守してください。
（2）小児に使用させる場合には、保護者の指導監督のもとに使用させてください。
（3）目に入らないように注意してください。万一、目に入った場合には、すぐに水又はぬるま湯で洗ってください。なお、症状が重い場合には、眼科医の診療を受けてください。
（4）外用にのみ使用してください。
（5）使用前によく振とうしてください。
（6）煎じ液は、必ず熱いうちにかすをこしてください。

保管及び取扱い上の注意
（1）直射日光の当たらない湿気の少ない涼しい所に保管してください。
（2）小児の手の届かない所に保管してください。
（3）他の容器に入れ替えないでください（誤用の原因になったり品質が変わります。）。
（4）煎じ液は腐敗しやすいので、冷暗所又は冷蔵庫等に保管し、使用時に再加熱して使用してください。
（5）生薬を原料として製造していますので、製品の色やにおい等に多少の差異を生じることがあります。

■お問い合わせ先

製造販売元

【外部の容器又は外部の被包に記載すべき事項】
注意
1．次の人は使用前に医師又は薬剤師に相談してください
（1）医師の治療を受けている人。
（2）薬などによりアレルギー症状を起こしたことがある人。
（3）湿潤やただれのひどい人。
1′．使用が適さない場合があるので、使用前に医師又は薬剤師に相談してください
〔1．の項目の記載に際し、十分な記載スペースがない場合には1′．を記載すること。〕
2．使用に際しては、説明文書をよく読んでください
3．直射日光の当たらない湿気の少ない涼しい所に保管してください
4．小児の手の届かない所に保管してください
5．その他
（1）医薬品副作用被害救済制度に関するお問い合わせ先
　　（独）医薬品医療機器総合機構
　　http://www.pmda.go.jp/kenkouhigai.html
　　電話　0120-149-931（フリーダイヤル）
（2）この薬に関するお問い合わせ先
　　○○薬局
　　管理薬剤師：○○○○
　　受付時間：○○時○○分から○○時○○分まで（但し○○日は除く）
　　電話：03（○○○○）○○○○
　　ＦＡＸ：03（○○○○）○○○○

B—506

漢方薬

> この説明書は本剤とともに保管し、
> 服用に際しては必ずお読みください。

駆風解毒湯

　駆風解毒湯は、「万病回春」を原典とする、体力に関わらず使用でき、のどがはれて痛む、扁桃炎、扁桃周囲炎に、含嗽しながらゆっくり飲み下す漢方薬です。

⚠ 使用上の注意

⊗ してはいけないこと
（守らないと現在の症状が悪化したり、副作用が起こりやすくなります）
次の人は服用しないでください
　生後3カ月未満の乳児。

相談すること
1．次の人は服用前に医師又は薬剤師に相談してください
　（1）医師の治療を受けている人。
　（2）妊婦又は妊娠していると思われる人。
　（3）体の虚弱な人（体力の衰えている人、体の弱い人）。
　（4）胃腸が弱く下痢しやすい人。
　（5）高齢者。
　（6）今までに薬などにより発疹・発赤、かゆみ等を起こしたことがある人。
　（7）次の症状のある人。
　　　むくみ
　（8）次の診断を受けた人。
　　　高血圧、心臓病、腎臓病

2．服用後、次の症状があらわれた場合は副作用の可能性があるので、直ちに服用を中止し、この文書を持って医師又は薬剤師に相談してください

関係部位	症　　状
皮膚	発疹・発赤、かゆみ
消化器	食欲不振、胃部不快感

まれに下記の重篤な症状が起こることがあります。その場合は直ちに医師の診療を受けてください。

症状の名称	症　　状
偽アルドステロン症、ミオパチー	手足のだるさ、しびれ、つっぱり感やこわばりに加えて、脱力感、筋肉痛があらわれ、徐々に強くなる。

3．5〜6回服用しても症状がよくならない場合は服用を中止し、この文書を持って医師又は薬剤師に相談してください

4．長期連用する場合には、医師又は薬剤師に相談してください

効能・効果
体力に関わらず使用でき、のどがはれて痛むものの次の諸症：扁桃炎、扁桃周囲炎

成分と分量
1包（大人1日量）中に次の成分を含んでいます。

成　分	ボウフウ	ゴボウシ	レンギョウ	ケイガイ	キョウカツ	カンゾウ	キキョウ	セッコウ
分　量	3.0g	3.0g	5.0g	1.5g	1.5g	1.5g	3.0g	5.0g

用法・用量
本品1包に、水約500mLを加えて、半量ぐらいまで煎じつめ、熱いうちに煎じかすを除き、煎液を3回に分けて食間に服用してください。本剤は必ず1日分ずつ煎じ、数日分をまとめて煎じないでください。
上記は大人の1日量です。

B—507

年　齢	大人(15才以上)	14才〜7才	6才〜4才	3才〜2才	2才未満	3カ月未満
服用量	上記の通り	大人の2/3	大人の1/2	大人の1/3	大人の1/4以下	服用しないこと
1日服用回数	3回					

＜用法・用量に関連する注意＞
（1）用法・用量を厳守してください。
（2）本剤は熱ければ冷ましてうがいしながら少しずつゆっくり飲んでください。
（3）小児に服用させる場合には、保護者の指導監督のもとに服用させてください。
（4）1才未満の乳児には、医師の診療を受けさせることを優先し、やむを得ない場合にのみ服用させてください。
（5）煎じ液は、必ず熱いうちにかすをこしてください。
（6）本剤は必ず1日分ずつ煎じ、数日分をまとめて煎じないでください。

保管及び取扱い上の注意
（1）直射日光の当たらない湿気の少ない涼しい所に保管してください。
（2）小児の手の届かない所に保管してください。
（3）他の容器に入れ替えないでください（誤用の原因になったり品質が変わります。）。
（4）煎じ液は腐敗しやすいので、冷暗所又は冷蔵庫等に保管し、服用時に再加熱して服用してください。
（5）生薬を原料として製造していますので、製品の色や味等に多少の差異を生じることがあります。

■お問い合わせ先

製造販売元

【外部の容器又は外部の被包に記載すべき事項】
注意
1．次の人は服用しないでください
　　生後3カ月未満の乳児。
2．次の人は服用前に医師又は薬剤師に相談してください
　（1）医師の治療を受けている人。
　（2）妊婦又は妊娠していると思われる人。
　（3）体の虚弱な人（体力の衰えている人、体の弱い人）。
　（4）胃腸が弱く下痢しやすい人。
　（5）高齢者。
　（6）今までに薬などにより発疹・発赤、かゆみ等を起こしたことがある人。
　（7）次の症状のある人。
　　　むくみ
　（8）次の診断を受けた人。
　　　高血圧、心臓病、腎臓病
2′．服用が適さない場合があるので、服用前に医師又は薬剤師に相談してください
　〔2．の項目の記載に際し、十分な記載スペースがない場合には2′．を記載すること。〕
3．服用に際しては、説明文書をよく読んでください
4．直射日光の当たらない湿気の少ない涼しい所に保管してください
5．小児の手の届かない所に保管してください
6．その他
　（1）医薬品副作用被害救済制度に関するお問い合わせ先
　　　（独）医薬品医療機器総合機構
　　　http://www.pmda.go.jp/kenkouhigai.html
　　　電話　0120-149-931（フリーダイヤル）
　（2）この薬に関するお問い合わせ先
　　　○○薬局
　　　管理薬剤師：○○○○
　　　受付時間：○○時○○分から○○時○○分まで（但し○○日は除く）
　　　電話：03（○○○○）○○○○
　　　ＦＡＸ：03（○○○○）○○○○

漢方薬

> この説明書は本剤とともに保管し、
> 服用に際しては必ずお読みください。

荊芥連翹湯

　荊芥連翹湯は、「一貫堂経験方」を原典とする、蓄膿症、慢性鼻炎、慢性扁桃炎、にきびに用いられる漢方薬です。

⚠️ 使用上の注意

❌ してはいけないこと
（守らないと現在の症状が悪化したり、副作用が起こりやすくなります）
次の人は服用しないでください
　生後3カ月未満の乳児。

📋 相談すること
1．次の人は服用前に医師又は薬剤師に相談してください
　（1）医師の治療を受けている人。
　（2）妊婦又は妊娠していると思われる人。
　（3）胃腸が弱く下痢しやすい人。
　（4）高齢者。
　（5）次の症状がある人。
　　　むくみ
　（6）次の診断を受けた人。
　　　高血圧、心臓病、腎臓病

2．服用後、次の症状があらわれた場合は副作用の可能性があるので、直ちに服用を中止し、この文書を持って医師又は薬剤師に相談してください

関係部位	症　状
皮膚	発疹・発赤、かゆみ
消化器	食欲不振、胃部不快感

まれに下記の重篤な症状が起こることがあります。その場合は直ちに医師の診療を受けてください。

症状の名称	症　状
間質性肺炎	階段を上ったり、少し無理をしたりすると息切れがする・息苦しくなる、空せき、発熱等がみられ、これらが急にあらわれたり、持続したりする。
偽アルドステロン症、ミオパチー	手足のだるさ、しびれ、つっぱり感やこわばりに加えて、脱力感、筋肉痛があらわれ、徐々に強くなる。
肝機能障害	発熱、かゆみ、発疹、黄疸（皮膚や白目が黄色くなる）、褐色尿、全身のだるさ、食欲不振等があらわれる。

3．1カ月位服用しても症状がよくならない場合は服用を中止し、この文書を持って医師又は薬剤師に相談してください

4．長期連用する場合には、医師又は薬剤師に相談してください

効能・効果
体力中等度以上で、皮膚の色が浅黒く、ときに手足の裏に脂汗をかきやすく腹壁が緊張しているものの次の諸症：蓄膿症（副鼻腔炎）、慢性鼻炎、慢性扁桃炎、にきび

成分と分量
1包（大人1日量）中に次の成分を含んでいます。

成　分	トウキ	ケイガイ	シャクヤク	ボウフウ	センキュウ	ハッカ	ジオウ	キジツ	オウレン
分　量	1.5 g	1.5 g	1.5 g	1.5 g	1.5 g	1.5 g	1.5 g	1.5 g	1.5 g

カンゾウ	オウゴン	ビャクシ	オウバク	キキョウ	サンシシ	サイコ	レンギョウ
1.0 g	1.5 g	1.5 g	1.5 g	1.5 g	1.5 g	1.5 g	1.5 g

用法・用量

本品1包に、水約500 mLを加えて、半量ぐらいまで煎じつめ、熱いうちに煎じかすを除き、煎液を3回に分けて食間に服用してください。
上記は大人の1日量です。

年　齢	大人(15才以上)	14才～7才	6才～4才	3才～2才	2才未満	3カ月未満
服用量	上記の通り	大人の2/3	大人の1/2	大人の1/3	大人の1/4以下	服用しないこと
1日服用回数	3回					

＜用法・用量に関連する注意＞

（1）用法・用量を厳守してください。
（2）小児に服用させる場合には、保護者の指導監督のもとに服用させてください。
（3）1才未満の乳児には、医師の診療を受けさせることを優先し、やむを得ない場合にのみ服用させてください。
（4）煎じ液は、必ず熱いうちにかすをこしてください。
（5）本剤は必ず1日分ずつ煎じ、数日分をまとめて煎じないでください。

保管及び取扱い上の注意

（1）直射日光の当たらない湿気の少ない涼しい所に保管してください。
（2）小児の手の届かない所に保管してください。
（3）他の容器に入れ替えないでください（誤用の原因になったり品質が変わります。）。
（4）煎じ液は腐敗しやすいので、冷暗所又は冷蔵庫等に保管し、服用時に再加熱して服用してください。
（5）生薬を原料として製造していますので、製品の色や味等に多少の差異を生じることがあります。

■お問い合わせ先

製造販売元

【外部の容器又は外部の被包に記載すべき事項】

注意
1．次の人は服用しないでください
　　生後3カ月未満の乳児。
2．次の人は服用前に医師又は薬剤師に相談してください
　（1）医師の治療を受けている人。
　（2）妊婦又は妊娠していると思われる人。
　（3）胃腸が弱く下痢しやすい人。
　（4）高齢者。
　（5）次の症状のある人。
　　　　むくみ
　（6）次の診断を受けた人。
　　　　高血圧、心臓病、腎臓病
2′．服用が適さない場合があるので、服用前に医師又は薬剤師に相談してください
　　〔2．の項目の記載に際し、十分な記載スペースがない場合には2′．を記載すること。〕
3．服用に際しては、説明文書をよく読んでください
4．直射日光の当たらない湿気の少ない涼しい所に保管してください
5．小児の手の届かない所に保管してください
6．その他
　（1）医薬品副作用被害救済制度に関するお問い合わせ先
　　　（独）医薬品医療機器総合機構
　　　http://www.pmda.go.jp/kenkouhigai.html
　　　電話　0120-149-931（フリーダイヤル）
　（2）この薬に関するお問い合わせ先
　　　○○薬局
　　　管理薬剤師：○○○○
　　　受付時間：○○時○○分から○○時○○分まで（但し○○日は除く）
　　　電話：03（○○○○）○○○○
　　　ＦＡＸ：03（○○○○）○○○○

漢方薬

> この説明書は本剤とともに保管し、
> 服用に際しては必ずお読みください。

桂枝加黄耆湯

桂枝加黄耆湯は、「金匱要略」を原典とする、体が衰えている人の、ねあせやあせもに用いられる漢方薬です。

⚠ 使用上の注意

⊗ してはいけないこと
（守らないと現在の症状が悪化したり、副作用が起こりやすくなります）
次の人は服用しないでください
　　生後3カ月未満の乳児。

相談すること
1．次の人は服用前に医師又は薬剤師に相談してください
　（1）医師の治療を受けている人。
　（2）妊婦又は妊娠していると思われる人。
　（3）高齢者。
　（4）今までに薬などにより発疹・発赤、かゆみ等を起こしたことがある人。
　（5）次の症状のある人。
　　　むくみ
　（6）次の診断を受けた人。
　　　高血圧、心臓病、腎臓病

2．服用後、次の症状があらわれた場合は副作用の可能性があるので、直ちに服用を中止し、この文書を持って医師又は薬剤師に相談してください

関係部位	症　　　　　状
皮膚	発疹・発赤、かゆみ

まれに下記の重篤な症状が起こることがあります。その場合は直ちに医師の診療を受けてください。

症状の名称	症　　　　状
偽アルドステロン症、ミオパチー	手足のだるさ、しびれ、つっぱり感やこわばりに加えて、脱力感、筋肉痛があらわれ、徐々に強くなる。

3．1カ月位服用しても症状がよくならない場合は服用を中止し、この文書を持って医師又は薬剤師に相談してください

4．長期連用する場合には、医師又は薬剤師に相談してください

効能・効果
体力虚弱なものの次の諸症：ねあせ、あせも、湿疹・皮膚炎

成分と分量
1包（大人1日量）中に次の成分を含んでいます。

成　分	ケイヒ	シャクヤク	タイソウ	ショウキョウ	カンゾウ	オウギ
分　量	3.0 g	3.0 g	4.0 g	1.0 g	2.0 g	3.0 g

用法・用量
本品1包に、水約500 mLを加えて、半量ぐらいまで煎じつめ、熱いうちに煎じかすを除き、煎液を3回に分けて食間に服用してください。
上記は大人の1日量です。

年　齢	大人（15才以上）	14才～7才	6才～4才	3才～2才	2才未満	3カ月未満
服用量	上記の通り	大人の2/3	大人の1/2	大人の1/3	大人の1/4以下	服用しないこと
1日服用回数	3回					

B—511

＜用法・用量に関連する注意＞
（1）用法・用量を厳守してください。
（2）小児に服用させる場合には、保護者の指導監督のもとに服用させてください。
（3）1才未満の乳児には、医師の診療を受けさせることを優先し、やむを得ない場合にのみ服用させてください。
（4）煎じ液は、必ず熱いうちにかすをこしてください。
（5）本剤は必ず1日分ずつ煎じ、数日分をまとめて煎じないでください。

保管及び取扱い上の注意
（1）直射日光の当たらない湿気の少ない涼しい所に保管してください。
（2）小児の手の届かない所に保管してください。
（3）他の容器に入れ替えないでください（誤用の原因になったり品質が変わります。）。
（4）煎じ液は腐敗しやすいので、冷暗所又は冷蔵庫等に保管し、服用時に再加熱して服用してください。
（5）生薬を原料として製造していますので、製品の色や味等に多少の差異を生じることがあります。

■お問い合わせ先

製造販売元

【外部の容器又は外部の被包に記載すべき事項】
注意
1．次の人は服用しないでください。
　　生後3カ月未満の乳児。
2．次の人は服用前に医師又は薬剤師に相談してください
　（1）医師の治療を受けている人。
　（2）妊婦又は妊娠していると思われる人。
　（3）高齢者。
　（4）今までに薬などにより発疹・発赤、かゆみ等を起こしたことがある人。
　（5）次の症状のある人。
　　　　むくみ
　（6）次の診断を受けた人。
　　　　高血圧、心臓病、腎臓病
2′．服用が適さない場合があるので、服用前に医師又は薬剤師に相談してください
　　　〔2．の項目の記載に際し、十分な記載スペースがない場合には2′．を記載すること。〕
3．服用に際しては、説明文書をよく読んでください
4．直射日光の当たらない湿気の少ない涼しい所に保管してください
5．小児の手の届かない所に保管してください
6．その他
　（1）医薬品副作用被害救済制度に関するお問い合わせ先
　　　　（独）医薬品医療機器総合機構
　　　http://www.pmda.go.jp/kenkouhigai.html
　　　電話　0120-149-931（フリーダイヤル）
　（2）この薬に関するお問い合わせ先
　　　　○○薬局
　　　管理薬剤師：○○○○
　　　受付時間：○○時○○分から○○時○○分まで（但し○○日は除く）
　　　電話：03（○○○○）○○○○
　　　ＦＡＸ：03（○○○○）○○○○

漢方薬

> この説明書は本剤とともに保管し、
> 服用に際しては必ずお読みください。

桂枝加葛根湯

桂枝加葛根湯は、「傷寒論」を原典とする、身体虚弱な人のかぜの初期で、肩こりや頭痛のある場合に用いられる漢方薬です。

⚠ 使用上の注意

❌ してはいけないこと

（守らないと現在の症状が悪化したり、副作用が起こりやすくなります）
1．次の人は服用しないでください
　　生後3カ月未満の乳児。
2．短期間の服用にとどめ、連用しないでください

相談すること

1．次の人は服用前に医師又は薬剤師に相談してください
　（1）医師の治療を受けている人。
　（2）妊婦又は妊娠していると思われる人。
　（3）高齢者。
　（4）今までに薬などにより発疹・発赤、かゆみ等を起こしたことがある人。
　（5）次の症状のある人。
　　　むくみ
　（6）次の診断を受けた人。
　　　高血圧、心臓病、腎臓病

2．服用後、次の症状があらわれた場合は副作用の可能性があるので、直ちに服用を中止し、この文書を持って医師又は薬剤師に相談してください

関係部位	症　　状
皮膚	発疹・発赤、かゆみ

まれに下記の重篤な症状が起こることがあります。その場合は直ちに医師の診療を受けてください。

症状の名称	症　　状
偽アルドステロン症、ミオパチー	手足のだるさ、しびれ、つっぱり感やこわばりに加えて、脱力感、筋肉痛があらわれ、徐々に強くなる。

3．5～6回服用しても症状がよくならない場合は服用を中止し、この文書を持って医師又は薬剤師に相談してください

効能・効果

体力中等度以下で、汗が出て、肩こりや頭痛のあるものの次の症状；かぜの初期

成分と分量

1包（大人1日量）中に次の成分を含んでいます。

成　分	ケイヒ	シャクヤク	タイソウ	ショウキョウ	カンゾウ	カッコン
分　量	3.0g	3.0g	3.0g	1.0g	2.0g	6.0g

用法・用量

本品1包に、水約500mLを加えて、半量ぐらいまで煎じつめ、煎じかすを除き、煎液を3回に分けて食間に服用してください。
上記は大人の1日量です。

年　齢	大人(15才以上)	14才～7才	6才～4才	3才～2才	2才未満	3カ月未満
服用量	上記の通り	大人の2/3	大人の1/2	大人の1/3	大人の1/4以下	服用しないこと
1日服用回数	3回					

＜用法・用量に関連する注意＞
（1）用法・用量を厳守してください。

（2）小児に服用させる場合には、保護者の指導監督のもとに服用させてください。
（3）1才未満の乳児には、医師の診療を受けさせることを優先し、やむを得ない場合にのみ服用させてください。
（4）煎じ液は、必ず熱いうちにかすをこしてください。
（5）本剤は必ず1日分ずつ煎じ、数日分をまとめて煎じないでください。

保管及び取扱い上の注意
（1）直射日光の当たらない湿気の少ない涼しい所に保管してください。
（2）小児の手の届かない所に保管してください。
（3）他の容器に入れ替えないでください（誤用の原因になったり品質が変わります。）。
（4）煎じ液は腐敗しやすいので、冷暗所又は冷蔵庫等に保管し、服用時に再加熱して服用してください。
（5）生薬を原料として製造していますので、製品の色や味等に多少の差異を生じることがあります。

■お問い合わせ先

製造販売元

【外部の容器又は外部の被包に記載すべき事項】
注意
1．次の人は服用しないでください
　　生後3カ月未満の乳児。
2．次の人は服用前に医師又は薬剤師に相談してください
　（1）医師の治療を受けている人。
　（2）妊婦又は妊娠していると思われる人。
　（3）高齢者。
　（4）今までに薬などにより発疹・発赤、かゆみ等を起こしたことがある人。
　（5）次の症状のある人。
　　　むくみ
　（6）次の診断を受けた人。
　　　高血圧、心臓病、腎臓病
2′．服用が適さない場合があるので、服用前に医師又は薬剤師に相談してください
　　〔2．の項目の記載に際し、十分な記載スペースがない場合には2′．を記載すること。〕
3．服用に際しては、説明文書をよく読んでください
4．直射日光の当たらない湿気の少ない涼しい所に保管してください
5．小児の手の届かない所に保管してください
6．その他
　（1）医薬品副作用被害救済制度に関するお問い合わせ先
　　　（独）医薬品医療機器総合機構
　　　http：//www.pmda.go.jp/kenkouhigai.html
　　　電話　0120-149-931（フリーダイヤル）
　（2）この薬に関するお問い合わせ先
　　　○○薬局
　　　管理薬剤師：○○○○
　　　受付時間：○○時○○分から○○時○○分まで（但し○○日は除く）
　　　電話：03（○○○○）○○○○
　　　ＦＡＸ：03（○○○○）○○○○

漢方薬

> この説明書は本剤とともに保管し、
> 服用に際しては必ずお読みください。

桂枝加厚朴杏仁湯

桂枝加厚朴杏仁湯は、「傷寒論」を原典とする、身体虚弱な人のせきに用いられる漢方薬です。

⚠ 使用上の注意

⊠ してはいけないこと
（守らないと現在の症状が悪化したり、副作用が起こりやすくなります）
次の人は服用しないでください
　生後3カ月未満の乳児。

相談すること
1．次の人は服用前に医師又は薬剤師に相談してください
　（1）医師の治療を受けている人。
　（2）妊婦又は妊娠していると思われる人。
　（3）高齢者。
　（4）今までに薬などにより発疹・発赤、かゆみ等を起こしたことがある人。
　（5）次の症状のある人。
　　　むくみ
　（6）次の診断を受けた人。
　　　高血圧、心臓病、腎臓病

2．服用後、次の症状があらわれた場合は副作用の可能性があるので、直ちに服用を中止し、この文書を持って医師又は薬剤師に相談してください

関係部位	症　　状
皮膚	発疹・発赤、かゆみ

まれに下記の重篤な症状が起こることがあります。その場合は直ちに医師の診療を受けてください。

症状の名称	症　　状
偽アルドステロン症、ミオパチー	手足のだるさ、しびれ、つっぱり感やこわばりに加えて、脱力感、筋肉痛があらわれ、徐々に強くなる。

3．1カ月位（せきに服用する場合には5～6日間）服用しても症状がよくならない場合は服用を中止し、この文書を持って医師又は薬剤師に相談してください

4．長期連用する場合には、医師又は薬剤師に相談してください

効能・効果
体力虚弱なものの次の諸症：せき、気管支炎、気管支ぜんそく

成分と分量
1包（大人1日量）中に次の成分を含んでいます。

成　分	ケイヒ	シャクヤク	タイソウ	カンゾウ	コウボク	キョウニン	ショウキョウ
分　量	3.0g	3.0g	3.0g	2.0g	3.0g	2.0g	1.0g

用法・用量
本品1包に、水約500mLを加えて、半量ぐらいまで煎じつめ、煎じかすを除き、煎液を3回に分けて食間に服用してください。
上記は大人の1日量です。

年　齢	大人(15才以上)	14才～7才	6才～4才	3才～2才	2才未満	3カ月未満
服用量	上記の通り	大人の2/3	大人の1/2	大人の1/3	大人の1/4以下	服用しないこと
1日服用回数	3回					

<用法・用量に関連する注意>
（1）用法・用量を厳守してください。

（2）小児に服用させる場合には、保護者の指導監督のもとに服用させてください。
（3）1才未満の乳児には、医師の診療を受けさせることを優先し、やむを得ない場合にのみ服用させてください。
（4）煎じ液は、必ず熱いうちにかすをこしてください。
（5）本剤は必ず1日分ずつ煎じ、数日分をまとめて煎じないでください。

保管及び取扱い上の注意
（1）直射日光の当たらない湿気の少ない涼しい所に保管してください。
（2）小児の手の届かない所に保管してください。
（3）他の容器に入れ替えないでください（誤用の原因になったり品質が変わります。）。
（4）煎じ液は腐敗しやすいので、冷暗所又は冷蔵庫等に保管し、服用時に再加熱して服用してください。
（5）生薬を原料として製造していますので、製品の色や味等に多少の差異を生じることがあります。

■お問い合わせ先

製造販売元

【外部の容器又は外部の被包に記載すべき事項】
注意
1．次の人は服用しないでください
　　生後3カ月未満の乳児。
2．次の人は服用前に医師又は薬剤師に相談してください
　（1）医師の治療を受けている人。
　（2）妊婦又は妊娠していると思われる人。
　（3）高齢者。
　（4）今までに薬などにより発疹・発赤、かゆみ等を起こしたことがある人。
　（5）次の症状のある人。
　　　むくみ
　（6）次の診断を受けた人。
　　　高血圧、心臓病、腎臓病
2'．服用が適さない場合があるので、服用前に医師又は薬剤師に相談してください
　　〔2．の項目の記載に際し、十分な記載スペースがない場合には2'．を記載すること。〕
3．服用に際しては、説明文書をよく読んでください
4．直射日光の当たらない湿気の少ない涼しい所に保管してください
5．小児の手の届かない所に保管してください
6．その他
　（1）医薬品副作用被害救済制度に関するお問い合わせ先
　　　（独）医薬品医療機器総合機構
　　　http://www.pmda.go.jp/kenkouhigai.html
　　　電話　0120-149-931（フリーダイヤル）
　（2）この薬に関するお問い合わせ先
　　　○○薬局
　　　管理薬剤師：○○○○
　　　受付時間：○○時○○分から○○時○○分まで（但し○○日は除く）
　　　電話：03（○○○○）○○○○
　　　ＦＡＸ：03（○○○○）○○○○

漢方薬

この説明書は本剤とともに保管し、
服用に際しては必ずお読みください。

桂枝加芍薬生姜人参湯

桂枝加芍薬生姜人参湯は、「傷寒論」を原典とする、みぞおちのつかえ、腹痛、手足の痛みに用いられる漢方薬です。

⚠ 使用上の注意

⊗ してはいけないこと
（守らないと現在の症状が悪化したり、副作用が起こりやすくなります）
次の人は服用しないでください
　生後3カ月未満の乳児。

相談すること
1．次の人は服用前に医師又は薬剤師に相談してください
　（1）医師の治療を受けている人。
　（2）妊婦又は妊娠していると思われる人。
　（3）高齢者。
　（4）今までに薬などにより発疹・発赤、かゆみ等を起こしたことがある人。
　（5）次の症状のある人。
　　　むくみ
　（6）次の診断を受けた人。
　　　高血圧、心臓病、腎臓病

2．服用後、次の症状があらわれた場合は副作用の可能性があるので、直ちに服用を中止し、この文書を持って医師又は薬剤師に相談してください

関係部位	症　　　　状
皮膚	発疹・発赤、かゆみ

まれに下記の重篤な症状が起こることがあります。その場合は直ちに医師の診療を受けてください。

症状の名称	症　　　　状
偽アルドステロン症、ミオパチー	手足のだるさ、しびれ、つっぱり感やこわばりに加えて、脱力感、筋肉痛があらわれ、徐々に強くなる。

3．1週間位服用しても症状がよくならない場合は服用を中止し、この文書を持って医師又は薬剤師に相談してください

4．長期連用する場合には、医師又は薬剤師に相談してください

効能・効果
体力虚弱なものの次の諸症：みぞおちのつかえ、腹痛、手足の痛み

成分と分量
1包（大人1日量）中に次の成分を含んでいます。

成　分	ケイヒ	タイソウ	シャクヤク	ショウキョウ	カンゾウ	ニンジン
分　量	3.0g	3.0g	4.0g	1.5g	2.0g	3.0g

用法・用量
本品1包に、水約500mLを加えて、半量ぐらいまで煎じつめ、煎じかすを除き、煎液を3回に分けて食間に服用してください。
上記は大人の1日量です。

年　齢	大人(15才以上)	14才～7才	6才～4才	3才～2才	2才未満	3カ月未満
服用量	上記の通り	大人の2/3	大人の1/2	大人の1/3	大人の1/4以下	服用しないこと
1日服用回数	3回					

＜用法・用量に関連する注意＞
（1）用法・用量を厳守してください。
（2）小児に服用させる場合には、保護者の指導監督のもとに服用させてください。
（3）1才未満の乳児には、医師の診療を受けさせることを優先し、やむを得ない場合にのみ服用させてください。
（4）煎じ液は、必ず熱いうちにかすをこしてください。
（5）本剤は必ず1日分ずつ煎じ、数日分をまとめて煎じないでください。

保管及び取扱い上の注意
（1）直射日光の当たらない湿気の少ない涼しい所に保管してください。
（2）小児の手の届かない所に保管してください。
（3）他の容器に入れ替えないでください（誤用の原因になったり品質が変わります。）。
（4）煎じ液は腐敗しやすいので、冷暗所又は冷蔵庫等に保管し、服用時に再加熱して服用してください。
（5）生薬を原料として製造していますので、製品の色や味等に多少の差異を生じることがあります。

■お問い合わせ先

製造販売元

【外部の容器又は外部の被包に記載すべき事項】
注意
1．次の人は服用しないでください
　　生後3カ月未満の乳児。
2．次の人は服用前に医師又は薬剤師に相談してください
　（1）医師の治療を受けている人。
　（2）妊婦又は妊娠していると思われる人。
　（3）高齢者。
　（4）今までに薬などにより発疹・発赤、かゆみ等を起こしたことがある人。
　（5）次の症状のある人。
　　　むくみ
　（6）次の診断を受けた人。
　　　高血圧、心臓病、腎臓病
2′．服用が適さない場合があるので、服用前に医師又は薬剤師に相談してください
　　〔2．の項目の記載に際し、十分な記載スペースがない場合には2′．を記載すること。〕
3．服用に際しては、説明文書をよく読んでください
4．直射日光の当たらない湿気の少ない涼しい所に保管してください
5．小児の手の届かない所に保管してください
6．その他
　（1）医薬品副作用被害救済制度に関するお問い合わせ先
　　　（独）医薬品医療機器総合機構
　　　http://www.pmda.go.jp/kenkouhigai.html
　　　電話　0120-149-931（フリーダイヤル）
　（2）この薬に関するお問い合わせ先
　　　○○薬局
　　　管理薬剤師：○○○○
　　　受付時間：○○時○○分から○○時○○分まで（但し○○日は除く）
　　　電話：03（○○○○）○○○○
　　　ＦＡＸ：03（○○○○）○○○○

B—518

漢方薬

> この説明書は本剤とともに保管し、
> 服用に際しては必ずお読みください。

桂枝加芍薬大黄湯

　桂枝加芍薬大黄湯は、「傷寒論」を原典とする、腹がはって、腹部膨満感、腹痛があり、便秘する人の、便秘やしぶり腹に用いられる漢方薬です。

⚠ 使用上の注意

⊗ してはいけないこと
（守らないと現在の症状が悪化したり、副作用が起こりやすくなります）
1．次の人は服用しないでください
　　生後3ヵ月未満の乳児。
2．本剤を服用している間は、次の医薬品を服用しないでください
　　他の瀉下薬（下剤）
3．授乳中の人は本剤を服用しないか、本剤を服用する場合は授乳を避けてください

相談すること
1．次の人は服用前に医師又は薬剤師に相談してください
　（1）医師の治療を受けている人。
　（2）妊婦又は妊娠していると思われる人。
　（3）胃腸が弱く下痢しやすい人。
　（4）高齢者。
　（5）今までに薬などにより発疹・発赤、かゆみ等を起こしたことがある人。
　（6）次の症状のある人。
　　　むくみ
　（7）次の診断を受けた人。
　　　高血圧、心臓病、腎臓病

2．服用後、次の症状があらわれた場合は副作用の可能性があるので、直ちに服用を中止し、この文書を持って医師又は薬剤師に相談してください

関係部位	症　　状
皮膚	発疹・発赤、かゆみ
消化器	はげしい腹痛を伴う下痢、腹痛

まれに下記の重篤な症状が起こることがあります。その場合は直ちに医師の診療を受けてください。

症状の名称	症　　状
偽アルドステロン症、ミオパチー	手足のだるさ、しびれ、つっぱり感やこわばりに加えて、脱力感、筋肉痛があらわれ、徐々に強くなる。

3．服用後、次の症状があらわれることがあるので、このような症状の持続又は増強が見られた場合には、服用を中止し、この文書を持って医師又は薬剤師に相談すること
　　下痢

4．1週間位（しぶり腹に服用する場合には5〜6日間）服用しても症状がよくならない場合は服用を中止し、この文書を持って医師又は薬剤師に相談してください

5．長期連用する場合には、医師又は薬剤師に相談してください

効能・効果
体力中等度以下で、腹部膨満感、腹痛があり、便秘するものの次の諸症：便秘、しぶり腹
<効能・効果に関連する注意>
しぶり腹とは、残便感があり、くり返し腹痛を伴う便意を催すもののことです。

成分と分量

1包（大人1日量）中に次の成分を含んでいます。

成　分	ケイヒ	シャクヤク	タイソウ	ショウキョウ	カンゾウ	ダイオウ
分　量	4.0 g	6.0 g	4.0 g	1.0 g	2.0 g	1.0 g

用法・用量

本品1包に、水約500 mL を加えて、半量ぐらいまで煎じつめ、煎じかすを除き、煎液を3回に分けて食間に服用してください。
上記は大人の1日量です。

年　齢	大人(15才以上)	14才～7才	6才～4才	3才～2才	2才未満	3カ月未満
服用量	上記の通り	大人の2/3	大人の1/2	大人の1/3	大人の1/4以下	服用しない
1日服用回数	3回					こと

＜用法・用量に関連する注意＞
（1）用法・用量を厳守してください。
（2）小児に服用させる場合には、保護者の指導監督のもとに服用させてください。
（3）1才未満の乳児には、医師の診療を受けさせることを優先し、やむを得ない場合にのみ服用させてください。
（4）煎じ液は、必ず熱いうちにかすをこしてください。
（5）本剤は必ず1日分ずつ煎じ、数日分をまとめて煎じないでください。

保管及び取扱い上の注意

（1）直射日光の当たらない湿気の少ない涼しい所に保管してください。
（2）小児の手の届かない所に保管してください。
（3）他の容器に入れ替えないでください（誤用の原因になったり品質が変わります。）。
（4）煎じ液は腐敗しやすいので、冷暗所又は冷蔵庫等に保管し、服用時に再加熱して服用してください。
（5）生薬を原料として製造していますので、製品の色や味等に多少の差異を生じることがあります。

■お問い合わせ先

製造販売元

【外部の容器又は外部の被包に記載すべき事項】

注意
１．次の人は服用しないでください
　　生後3カ月未満の乳児。
２．授乳中の人は本剤を服用しないか、本剤を服用する場合は授乳を避けてください
３．次の人は服用前に医師又は薬剤師に相談してください
　（1）医師の治療を受けている人。
　（2）妊婦又は妊娠していると思われる人。
　（3）胃腸が弱く下痢しやすい人。
　（4）高齢者。
　（5）今までに薬などにより発疹・発赤、かゆみ等を起こしたことがある人。
　（6）次の症状のある人。
　　　むくみ
　（7）次の診断を受けた人。
　　　高血圧、心臓病、腎臓病
３′．服用が適さない場合があるので、服用前に医師又は薬剤師に相談してください
　　〔3．の項目の記載に際し、十分な記載スペースがない場合には3′．を記載すること。〕
４．服用に際しては、説明文書をよく読んでください
５．直射日光の当たらない湿気の少ない涼しい所に保管してください
６．小児の手の届かない所に保管してください
７．その他
　（1）医薬品副作用被害救済制度に関するお問い合わせ先
　　　（独）医薬品医療機器総合機構

B—520

http://www.pmda.go.jp/kenkouhigai.html
電話　0120-149-931（フリーダイヤル）
（2）この薬に関するお問い合わせ先
〇〇薬局
管理薬剤師：〇〇〇〇
受付時間：〇〇時〇〇分から〇〇時〇〇分まで（但し〇〇日は除く）
電話：03（〇〇〇〇）〇〇〇〇
ＦＡＸ：03（〇〇〇〇）〇〇〇〇

〔効能・効果に関連する注意として、効能・効果の項目に続けて以下を記載すること。〕
しぶり腹とは、残便感があり、くり返し腹痛を伴う便意を催すもののことです。

漢方薬

> この説明書は本剤とともに保管し、
> 服用に際しては必ずお読みください。

桂枝加芍薬湯

桂枝加芍薬湯は、「傷寒論」を原典とする、腹痛や腹部膨満感に用いられる漢方薬です。

⚠ 使用上の注意

⊗ してはいけないこと

（守らないと現在の症状が悪化したり、副作用が起こりやすくなります）
次の人は服用しないでください
　生後3ヵ月未満の乳児。

相談すること

1．次の人は服用前に医師又は薬剤師に相談してください
　（1）医師の治療を受けている人。
　（2）妊婦又は妊娠していると思われる人。
　（3）高齢者。
　（4）今までに薬などにより発疹・発赤、かゆみ等を起こしたことがある人。
　（5）次の症状のある人。
　　　むくみ
　（6）次の診断を受けた人。
　　　高血圧、心臓病、腎臓病

2．服用後、次の症状があらわれた場合は副作用の可能性があるので、直ちに服用を中止し、この文書を持って医師又は薬剤師に相談してください

関係部位	症　　状
皮膚	発疹・発赤、かゆみ

まれに下記の重篤な症状が起こることがあります。その場合は直ちに医師の診療を受けてください。

症状の名称	症　　状
偽アルドステロン症、ミオパチー	手足のだるさ、しびれ、つっぱり感やこわばりに加えて、脱力感、筋肉痛があらわれ、徐々に強くなる。

3．1週間位（しぶり腹に服用する場合には5～6日間）服用しても症状がよくならない場合は服用を中止し、この文書を持って医師又は薬剤師に相談してください

4．長期連用する場合には、医師又は薬剤師に相談してください

効能・効果
体力中等度以下で、腹部膨満感のあるものの次の諸症：しぶり腹、腹痛、下痢、便秘
＜効能・効果に関連する注意＞
しぶり腹とは、残便感があり、くり返し腹痛を伴う便意を催すもののことです。

成分と分量
1包（大人1日量）中に次の成分を含んでいます。

成　　分	ケイヒ	タイソウ	ショウキョウ	シャクヤク	カンゾウ
分　　量	3.0g	3.0g	1.0g	6.0g	2.0g

用法・用量
本品1包に、水約500mLを加えて、半量ぐらいまで煎じつめ、煎じかすを除き、煎液を3回に分けて食間に服用してください。
上記は大人の1日量です。

年　　齢	大人(15才以上)	14才～7才	6才～4才	3才～2才	2才未満	3カ月未満
服用量	上記の通り	大人の2/3	大人の1/2	大人の1/3	大人の1/4以下	服用しないこと
1日服用回数	3回					

B—522

<用法・用量に関連する注意>
（1）用法・用量を厳守してください。
（2）小児に服用させる場合には、保護者の指導監督のもとに服用させてください。
（3）1才未満の乳児には、医師の診療を受けさせることを優先し、やむを得ない場合にのみ服用させてください。
（4）煎じ液は、必ず熱いうちにかすをこしてください。
（5）本剤は必ず1日分ずつ煎じ、数日分をまとめて煎じないでください。

保管及び取扱い上の注意
（1）直射日光の当たらない湿気の少ない涼しい所に保管してください。
（2）小児の手の届かない所に保管してください。
（3）他の容器に入れ替えないでください（誤用の原因になったり品質が変わります。）。
（4）煎じ液は腐敗しやすいので、冷暗所又は冷蔵庫等に保管し、服用時に再加熱して服用してください。
（5）生薬を原料として製造していますので、製品の色や味等に多少の差異を生じることがあります。

■お問い合わせ先

製造販売元

【外部の容器又は外部の被包に記載すべき事項】
注意
1．次の人は服用しないでください
　　生後3カ月未満の乳児。
2．次の人は服用前に医師又は薬剤師に相談してください
　（1）医師の治療を受けている人。
　（2）妊婦又は妊娠していると思われる人。
　（3）高齢者。
　（4）今までに薬などにより発疹・発赤、かゆみ等を起こしたことがある人。
　（5）次の症状のある人。
　　　　むくみ
　（6）次の診断を受けた人。
　　　　高血圧、心臓病、腎臓病
2′．服用が適さない場合があるので、服用前に医師又は薬剤師に相談してください
　　〔2．の項目の記載に際し、十分な記載スペースがない場合には2′．を記載すること。〕
3．服用に際しては、説明文書をよく読んでください
4．直射日光の当たらない湿気の少ない涼しい所に保管してください
5．小児の手の届かない所に保管してください
6．その他
　（1）医薬品副作用被害救済制度に関するお問い合わせ先
　　　（独）医薬品医療機器総合機構
　　　http://www.pmda.go.jp/kenkouhigai.html
　　　電話　0120-149-931（フリーダイヤル）
　（2）この薬に関するお問い合わせ先
　　　○○薬局
　　　管理薬剤師：○○○○
　　　受付時間：○○時○○分から○○時○○分まで（但し○○日は除く）
　　　電話：03（○○○○）○○○○
　　　ＦＡＸ：03（○○○○）○○○○
〔効能・効果に関連する注意として、効能・効果の項目に続けて以下を記載すること。〕
しぶり腹とは、残便感があり、くり返し腹痛を伴う便意を催すもののことです。

漢方薬

> この説明書は本剤とともに保管し、
> 服用に際しては必ずお読みください。

桂枝加朮附湯

桂枝加朮附湯は、「方機」を原典とする、関節痛や神経痛に用いられる漢方薬です。

⚠ 使用上の注意

☒ してはいけないこと
（守らないと現在の症状が悪化したり、副作用が起こりやすくなります）
次の人は服用しないでください
　　生後3カ月未満の乳児。

相談すること
1．次の人は服用前に医師又は薬剤師に相談してください
　（1）医師の治療を受けている人。
　（2）妊婦又は妊娠していると思われる人。
　（3）のぼせが強く赤ら顔で体力の充実している人。
　（4）高齢者。
　（5）今までに薬などにより発疹・発赤、かゆみ等を起こしたことがある人。
　（6）次の症状のある人。
　　　　むくみ
　（7）次の診断を受けた人。
　　　　高血圧、心臓病、腎臓病

2．服用後、次の症状があらわれた場合は副作用の可能性があるので、直ちに服用を中止し、この文書を持って医師又は薬剤師に相談してください

関係部位	症　　　状
皮膚	発疹・発赤、かゆみ
その他	動悸、のぼせ、ほてり、口唇・舌のしびれ

まれに下記の重篤な症状が起こることがあります。その場合は直ちに医師の診療を受けてください。

症状の名称	症　　　状
偽アルドステロン症、ミオパチー	手足のだるさ、しびれ、つっぱり感やこわばりに加えて、脱力感、筋肉痛があらわれ、徐々に強くなる。

3．1カ月位服用しても症状がよくならない場合は服用を中止し、この文書を持って医師又は薬剤師に相談してください

4．長期連用する場合には、医師又は薬剤師に相談してください

効能・効果
体力虚弱で、汗が出、手足が冷えてこわばり、ときに尿量が少ないものの次の諸症：関節痛、神経痛

成分と分量
1包（大人1日量）中に次の成分を含んでいます。

成　分	ケイヒ	シャクヤク	タイソウ	ショウキョウ	カンゾウ	ビャクジュツ	ブシ
分　量	4.0g	4.0g	4.0g	1.0g	2.0g	4.0g	0.5g

用法・用量
本品1包に、水約500mLを加えて、半量ぐらいまで煎じつめ、煎じかすを除き、煎液を3回に分けて食間に服用してください。
上記は大人の1日量です。

年　齢	大人(15才以上)	14才〜7才	6才〜4才	3才〜2才	2才未満	3カ月未満
服用量	上記の通り	大人の2/3	大人の1/2	大人の1/3	大人の1/4以下	服用しないこと
1日服用回数	3回					

＜用法・用量に関連する注意＞
（1）用法・用量を厳守してください。
（2）小児に服用させる場合には、保護者の指導監督のもとに服用させてください。
（3）1才未満の乳児には、医師の診療を受けさせることを優先し、やむを得ない場合にのみ服用させてください。
（4）煎じ液は、必ず熱いうちにかすをこしてください。
（5）本剤は必ず1日分ずつ煎じ、数日分をまとめて煎じないでください。

保管及び取扱い上の注意
（1）直射日光の当たらない湿気の少ない涼しい所に保管してください。
（2）小児の手の届かない所に保管してください。
（3）他の容器に入れ替えないでください（誤用の原因になったり品質が変わります。）。
（4）煎じ液は腐敗しやすいので、冷暗所又は冷蔵庫等に保管し、服用時に再加熱して服用してください。
（5）生薬を原料として製造していますので、製品の色や味等に多少の差異を生じることがあります。

■お問い合わせ先

製造販売元

【外部の容器又は外部の被包に記載すべき事項】
注意
1．次の人は服用しないでください
　　生後3カ月未満の乳児。
2．次の人は服用前に医師又は薬剤師に相談してください
　（1）医師の治療を受けている人。
　（2）妊婦又は妊娠していると思われる人。
　（3）のぼせが強く赤ら顔で体力の充実している人。
　（4）高齢者。
　（5）今までに薬などにより発疹・発赤、かゆみ等を起こしたことがある人。
　（6）次の症状のある人。
　　　むくみ
　（7）次の診断を受けた人。
　　　高血圧、心臓病、腎臓病
2′．服用が適さない場合があるので、服用前に医師又は薬剤師に相談してください
　　〔2．の項目の記載に際し、十分な記載スペースがない場合には2′．を記載すること。〕
3．服用に際しては、説明文書をよく読んでください
4．直射日光の当たらない湿気の少ない涼しい所に保管してください
5．小児の手の届かない所に保管してください
6．その他
　（1）医薬品副作用被害救済制度に関するお問い合わせ先
　　　（独）医薬品医療機器総合機構
　　　http://www.pmda.go.jp/kenkouhigai.html
　　　電話　0120-149-931（フリーダイヤル）
　（2）この薬に関するお問い合わせ先
　　　○○薬局
　　　管理薬剤師：○○○○
　　　受付時間：○○時○○分から○○時○○分まで（但し○○日は除く）
　　　電話：03（○○○○）○○○○
　　　ＦＡＸ：03（○○○○）○○○○

漢方薬

> この説明書は本剤とともに保管し、
> 服用に際しては必ずお読みください。

桂枝加竜骨牡蛎湯

桂枝加竜骨牡蛎湯は、「金匱要略」を原典とする、体質が虚弱で疲れやすく興奮しやすい人の、神経質、不眠症、小児夜泣き、夜尿症、眼精疲労に用いられる漢方薬です。

⚠ 使用上の注意

❌ してはいけないこと
（守らないと現在の症状が悪化したり、副作用が起こりやすくなります）
次の人は服用しないでください
　生後3カ月未満の乳児。

相談すること
1．次の人は服用前に医師又は薬剤師に相談してください
　（1）医師の治療を受けている人。
　（2）妊婦又は妊娠していると思われる人。
　（3）高齢者。
　（4）今までに薬などにより発疹・発赤、かゆみ等を起こしたことがある人。
　（5）次の症状のある人。
　　　むくみ
　（6）次の診断を受けた人。
　　　高血圧、心臓病、腎臓病

2．服用後、次の症状があらわれた場合は副作用の可能性があるので、直ちに服用を中止し、この文書を持って医師又は薬剤師に相談してください

関係部位	症　　状
皮膚	発疹・発赤、かゆみ

まれに下記の重篤な症状が起こることがあります。その場合は直ちに医師の診療を受けてください。

症状の名称	症　　状
偽アルドステロン症、ミオパチー	手足のだるさ、しびれ、つっぱり感やこわばりに加えて、脱力感、筋肉痛があらわれ、徐々に強くなる。

3．1カ月位（小児夜泣きに服用する場合には1週間位）服用しても症状がよくならない場合は服用を中止し、この文書を持って医師又は薬剤師に相談してください

4．長期連用する場合には、医師又は薬剤師に相談してください

効能・効果
体力中等度以下で、疲れやすく、神経過敏で、興奮しやすいものの次の諸症：神経質、不眠症、小児夜泣き、夜尿症、眼精疲労、神経症

成分と分量
1包（大人1日量）中に次の成分を含んでいます。

成　分	ケイヒ	シャクヤク	タイソウ	ショウキョウ	カンゾウ	リュウコツ	ボレイ
分　量	3.0g	3.0g	3.0g	1.0g	2.0g	2.0g	3.0g

用法・用量
本品1包に、水約500mLを加えて、半量ぐらいまで煎じつめ、煎じかすを除き、煎液を3回に分けて食間に服用してください。
上記は大人の1日量です。

年　齢	大人(15才以上)	14才〜7才	6才〜4才	3才〜2才	2才未満	3カ月未満
服用量	上記の通り	大人の2/3	大人の1/2	大人の1/3	大人の1/4以下	服用しないこと
1日服用回数	3回					

＜用法・用量に関連する注意＞
（1）用法・用量を厳守してください。
（2）小児に服用させる場合には、保護者の指導監督のもとに服用させてください。
（3）1才未満の乳児には、医師の診療を受けさせることを優先し、やむを得ない場合にのみ服用させてください。
（4）煎じ液は、必ず熱いうちにかすをこしてください。
（5）本剤は必ず1日分ずつ煎じ、数日分をまとめて煎じないでください。

保管及び取扱い上の注意
（1）直射日光の当たらない湿気の少ない涼しい所に保管してください。
（2）小児の手の届かない所に保管してください。
（3）他の容器に入れ替えないでください（誤用の原因になったり品質が変わります。）。
（4）煎じ液は腐敗しやすいので、冷暗所又は冷蔵庫等に保管し、服用時に再加熱して服用してください。
（5）生薬を原料として製造していますので、製品の色や味等に多少の差異を生じることがあります。

■お問い合わせ先

製造販売元

【外部の容器又は外部の被包に記載すべき事項】
注意
1．次の人は服用しないでください
　　生後3カ月未満の乳児。
2．次の人は服用前に医師又は薬剤師に相談してください
　（1）医師の治療を受けている人。
　（2）妊婦又は妊娠していると思われる人。
　（3）高齢者。
　（4）今までに薬などにより発疹・発赤、かゆみ等を起こしたことがある人。
　（5）次の症状のある人。
　　　むくみ
　（6）次の診断を受けた人。
　　　高血圧、心臓病、腎臓病
2′．服用が適さない場合があるので、服用前に医師又は薬剤師に相談してください
　〔2．の項目の記載に際し、十分な記載スペースがない場合には2′．を記載すること。〕
3．服用に際しては、説明文書をよく読んでください
4．直射日光の当たらない湿気の少ない涼しい所に保管してください
5．小児の手の届かない所に保管してください
6．その他
　（1）医薬品副作用被害救済制度に関するお問い合わせ先
　　　（独）医薬品医療機器総合機構
　　　http://www.pmda.go.jp/kenkouhigai.html
　　　電話　0120-149-931（フリーダイヤル）
　（2）この薬に関するお問い合わせ先
　　　○○薬局
　　　管理薬剤師：○○○○
　　　受付時間：○○時○○分から○○時○○分まで（但し○○日は除く）
　　　電話：03（○○○○）○○○○
　　　ＦＡＸ：03（○○○○）○○○○

漢方薬

> この説明書は本剤とともに保管し、
> 服用に際しては必ずお読みください。

桂枝加苓朮附湯

桂枝加苓朮附湯は、「方機」を原典とする、関節痛や神経痛に用いられる漢方薬です。

⚠ 使用上の注意

⊠ してはいけないこと
（守らないと現在の症状が悪化したり、副作用が起こりやすくなります）
次の人は服用しないでください
　生後3カ月未満の乳児。

相談すること
1．次の人は服用前に医師又は薬剤師に相談してください
　（1）医師の治療を受けている人。
　（2）妊婦又は妊娠していると思われる人。
　（3）のぼせが強く赤ら顔で体力の充実している人。
　（4）高齢者。
　（5）今までに薬などにより発疹・発赤、かゆみ等を起こしたことがある人。
　（6）次の症状のある人。
　　　むくみ
　（7）次の診断を受けた人。
　　　高血圧、心臓病、腎臓病

2．服用後、次の症状があらわれた場合は副作用の可能性があるので、直ちに服用を中止し、
　　この文書を持って医師又は薬剤師に相談してください

関係部位	症　　状
皮膚	発疹・発赤、かゆみ
その他	動悸、のぼせ、ほてり、口唇・舌のしびれ

まれに下記の重篤な症状が起こることがあります。その場合は直ちに医師の診療を受けてください。

症状の名称	症　　状
偽アルドステロン症、ミオパチー	手足のだるさ、しびれ、つっぱり感やこわばりに加えて、脱力感、筋肉痛があらわれ、徐々に強くなる。

3．1カ月位服用しても症状がよくならない場合は服用を中止し、この文書を持って医師又は
　　薬剤師に相談してください

4．長期連用する場合には、医師又は薬剤師に相談してください

効能・効果
体力虚弱で、手足が冷えてこわばり、尿量が少なく、ときに、動悸、めまい、筋肉のぴくつきがあるものの次の諸症：関節痛、神経痛

成分と分量
1包（大人1日量）中に次の成分を含んでいます。

成　分	ケイヒ	シャクヤク	タイソウ	ショウキョウ	カンゾウ	ビャクジュツ	ブシ	ブクリョウ
分　量	4.0g	4.0g	4.0g	1.0g	2.0g	4.0g	0.5g	4.0g

用法・用量
本品1包に、水約500mLを加えて、半量ぐらいまで煎じつめ、熱いうちに煎じかすを除き、煎液を3回に分けて食間に服用してください。本剤は必ず1日分ずつ煎じ、数日分をまとめて煎じないでください。
上記は大人の1日量です。

年　齢	大人(15才以上)	14才〜7才	6才〜4才	3才〜2才	2才未満	3カ月未満
服用量	上記の通り	大人の2/3	大人の1/2	大人の1/3	大人の1/4以下	服用しない
1日服用回数	3回					こと

＜用法・用量に関連する注意＞
（1）用法・用量を厳守してください。
（2）小児に服用させる場合には、保護者の指導監督のもとに服用させてください。
（3）1才未満の乳児には、医師の診療を受けさせることを優先し、やむを得ない場合にのみ服用させてください。
（4）煎じ液は、必ず熱いうちにかすをこしてください。
（5）本剤は必ず1日分ずつ煎じ、数日分をまとめて煎じないでください。

保管及び取扱い上の注意
（1）直射日光の当たらない湿気の少ない涼しい所に保管してください。
（2）小児の手の届かない所に保管してください。
（3）他の容器に入れ替えないでください（誤用の原因になったり品質が変わります。）。
（4）煎じ液は腐敗しやすいので、冷暗所又は冷蔵庫等に保管し、服用時に再加熱して服用してください。
（5）生薬を原料として製造していますので、製品の色や味等に多少の差異を生じることがあります。

■お問い合わせ先

製造販売元

【外部の容器又は外部の被包に記載すべき事項】
注意
1．次の人は服用しないでください
　　生後3カ月未満の乳児。
2．次の人は服用前に医師又は薬剤師に相談してください
　（1）医師の治療を受けている人。
　（2）妊婦又は妊娠していると思われる人。
　（3）のぼせが強く赤ら顔で体力の充実している人。
　（4）高齢者。
　（5）今までに薬などにより発疹・発赤、かゆみ等を起こしたことがある人。
　（6）次の症状のある人。
　　　むくみ
　（7）次の診断を受けた人。
　　　高血圧、心臓病、腎臓病
2'．服用が適さない場合があるので、服用前に医師又は薬剤師に相談してください
　　〔2．の項目の記載に際し、十分な記載スペースがない場合には2'．を記載すること。〕
3．服用に際しては、説明文書をよく読んでください
4．直射日光の当たらない湿気の少ない涼しい所に保管してください
5．小児の手の届かない所に保管してください
6．その他
　（1）医薬品副作用被害救済制度に関するお問い合わせ先
　　　（独）医薬品医療機器総合機構
　　　http://www.pmda.go.jp/kenkouhigai.html
　　　電話　0120-149-931（フリーダイヤル）
　（2）この薬に関するお問い合わせ先
　　　○○薬局
　　　管理薬剤師：○○○○
　　　受付時間：○○時○○分から○○時○○分まで（但し○○日は除く）
　　　電話：03（○○○○）○○○○
　　　ＦＡＸ：03（○○○○）○○○○

漢方薬

この説明書は本剤とともに保管し、
服用に際しては必ずお読みください。

桂枝湯

　桂枝湯は、「傷寒論」・「金匱要略」を原典とする、体が衰えたときのかぜの初期に用いられる漢方薬です。

⚠ 使用上の注意

⊗ してはいけないこと
（守らないと現在の症状が悪化したり、副作用が起こりやすくなります）
1．次の人は服用しないでください
　　生後3カ月未満の乳児。
2．短期間の服用にとどめ、連用しないでください

相談すること
1．次の人は服用前に医師又は薬剤師に相談してください
　（1）医師の治療を受けている人。
　（2）妊婦又は妊娠していると思われる人。
　（3）高齢者。
　（4）今までに薬などにより発疹・発赤、かゆみ等を起こしたことがある人。
　（5）次の症状のある人。
　　　むくみ
　（6）次の診断を受けた人。
　　　高血圧、心臓病、腎臓病

2．服用後、次の症状があらわれた場合は副作用の可能性があるので、直ちに服用を中止し、この文書を持って医師又は薬剤師に相談してください

関係部位	症　　状
皮膚	発疹・発赤、かゆみ

まれに下記の重篤な症状が起こることがあります。その場合は直ちに医師の診療を受けてください。

症状の名称	症　　状
偽アルドステロン症、ミオパチー	手足のだるさ、しびれ、つっぱり感やこわばりに加えて、脱力感、筋肉痛があらわれ、徐々に強くなる。

3．5～6回服用しても症状がよくならない場合は服用を中止し、この文書を持って医師又は薬剤師に相談してください

効能・効果
体力虚弱で、汗が出るものの次の症状：かぜの初期

成分と分量
1包（大人1日量）中に次の成分を含んでいます。

成　分	ケイヒ	シャクヤク	タイソウ	ショウキョウ	カンゾウ
分　量	3.0 g	3.0 g	4.0 g	1.0 g	2.0 g

用法・用量
本品1包に、水約500 mLを加えて、半量ぐらいまで煎じつめ、煎じかすを除き、煎液を3回に分けて食間に服用してください。
上記は大人の1日量です。

年　齢	大人(15才以上)	14才～7才	6才～4才	3才～2才	2才未満	3カ月未満
服用量	上記の通り	大人の2/3	大人の1/2	大人の1/3	大人の1/4以下	服用しないこと
1日服用回数			3回			

＜用法・用量に関連する注意＞
（1）用法・用量を厳守してください。

（2）小児に服用させる場合には、保護者の指導監督のもとに服用させてください。
（3）1才未満の乳児には、医師の診療を受けさせることを優先し、やむを得ない場合にのみ服用させてください。
（4）煎じ液は、必ず熱いうちにかすをこしてください。
（5）本剤は必ず1日分ずつ煎じ、数日分をまとめて煎じないでください。

保管及び取扱い上の注意
（1）直射日光の当たらない湿気の少ない涼しい所に保管してください。
（2）小児の手の届かない所に保管してください。
（3）他の容器に入れ替えないでください（誤用の原因になったり品質が変わります。）。
（4）煎じ液は腐敗しやすいので、冷暗所又は冷蔵庫等に保管し、服用時に再加熱して服用してください。
（5）生薬を原料として製造していますので、製品の色や味等に多少の差異を生じることがあります。

■お問い合わせ先

製造販売元

【外部の容器又は外部の被包に記載すべき事項】
注意
1．次の人は服用しないでください
　　生後3カ月未満の乳児。
2．次の人は服用前に医師又は薬剤師に相談してください
　（1）医師の治療を受けている人。
　（2）妊婦又は妊娠していると思われる人。
　（3）高齢者。
　（4）今までに薬などにより発疹・発赤、かゆみ等を起こしたことがある人。
　（5）次の症状のある人。
　　　むくみ
　（6）次の診断を受けた人。
　　　高血圧、心臓病、腎臓病
2′．服用が適さない場合があるので、服用前に医師又は薬剤師に相談してください
　　〔2．の項目の記載に際し、十分な記載スペースがない場合には2′．を記載すること。〕
3．服用に際しては、説明文書をよく読んでください
4．直射日光の当たらない湿気の少ない涼しい所に保管してください
5．小児の手の届かない所に保管してください
6．その他
　（1）医薬品副作用被害救済制度に関するお問い合わせ先
　　　（独）医薬品医療機器総合機構
　　　http://www.pmda.go.jp/kenkouhigai.html
　　　電話　0120-149-931（フリーダイヤル）
　（2）この薬に関するお問い合わせ先
　　　○○薬局
　　　管理薬剤師：○○○○
　　　受付時間：○○時○○分から○○時○○分まで（但し○○日は除く）
　　　電話：03（○○○○）○○○○
　　　ＦＡＸ：03（○○○○）○○○○

漢方薬

> この説明書は本剤とともに保管し、
> 服用に際しては必ずお読みください。

桂枝人参湯

　桂枝人参湯は、「傷寒論」を原典とする、胃腸が弱い人の、頭痛、動悸、慢性胃腸炎、胃腸虚弱、消化器症状を伴う感冒に用いられる漢方薬です。

⚠ 使用上の注意

⊗ してはいけないこと

（守らないと現在の症状が悪化したり、副作用が起こりやすくなります）
次の人は服用しないでください
　　生後3カ月未満の乳児。

相談すること

1．次の人は服用前に医師又は薬剤師に相談してください
　（1）医師の治療を受けている人。
　（2）妊婦又は妊娠していると思われる人。
　（3）高齢者。
　（4）今までに薬などにより発疹・発赤、かゆみ等を起こしたことがある人。
　（5）次の症状のある人。
　　　　むくみ
　（6）次の診断を受けた人。
　　　　高血圧、心臓病、腎臓病

2．服用後、次の症状があらわれた場合は副作用の可能性があるので、直ちに服用を中止し、この文書を持って医師又は薬剤師に相談してください

関係部位	症　状
皮膚	発疹・発赤、かゆみ

　まれに下記の重篤な症状が起こることがあります。その場合は直ちに医師の診療を受けてください。

症状の名称	症　状
偽アルドステロン症、ミオパチー	手足のだるさ、しびれ、つっぱり感やこわばりに加えて、脱力感、筋肉痛があらわれ、徐々に強くなる。

3．1カ月位（頭痛、動悸、消化器症状を伴う感冒に服用する場合には1週間位）服用しても症状がよくならない場合は服用を中止し、この文書を持って医師又は薬剤師に相談してください

4．長期連用する場合には、医師又は薬剤師に相談してください

効能・効果
体力虚弱で、胃腸が弱く、ときに発熱・悪寒を伴うものの次の諸症：頭痛、動悸、慢性胃腸炎、胃腸虚弱、下痢、消化器症状を伴う感冒

成分と分量
　　　　　　1包（大人1日量）中に次の成分を含んでいます。

成　分	ケイヒ	ニンジン	ビャクジュツ	カンゾウ	カンキョウ
分　量	4.0g	3.0g	3.0g	3.0g	2.0g

用法・用量
本品1包に、水約500mLを加えて、半量ぐらいまで煎じつめ、煎じかすを除き、煎液を3回に分けて食間に服用してください。
上記は大人の1日量です。

年　　齢	大人(15才以上)	14才～7才	6才～4才	3才～2才	2才未満	3カ月未満
服用量	上記の通り	大人の2/3	大人の1/2	大人の1/3	大人の1/4以下	服用しないこと
1日服用回数	3回					

<用法・用量に関連する注意>
（1）用法・用量を厳守してください。
（2）小児に服用させる場合には、保護者の指導監督のもとに服用させてください。
（3）1才未満の乳児には、医師の診療を受けさせることを優先し、やむを得ない場合にのみ服用させてください。
（4）煎じ液は、必ず熱いうちにかすをこしてください。
（5）本剤は必ず1日分ずつ煎じ、数日分をまとめて煎じないでください。

保管及び取扱い上の注意
（1）直射日光の当たらない湿気の少ない涼しい所に保管してください。
（2）小児の手の届かない所に保管してください。
（3）他の容器に入れ替えないでください（誤用の原因になったり品質が変わります。）。
（4）煎じ液は腐敗しやすいので、冷暗所又は冷蔵庫等に保管し、服用時に再加熱して服用してください。
（5）生薬を原料として製造していますので、製品の色や味等に多少の差異を生じることがあります。

■お問い合わせ先

製造販売元

【外部の容器又は外部の被包に記載すべき事項】
注意
1．次の人は服用しないでください
　　生後3カ月未満の乳児。
2．次の人は服用前に医師又は薬剤師に相談してください
　　（1）医師の治療を受けている人。
　　（2）妊婦又は妊娠していると思われる人。
　　（3）高齢者。
　　（4）今までに薬などにより発疹・発赤、かゆみ等を起こしたことがある人。
　　（5）次の症状のある人。
　　　　むくみ
　　（6）次の診断を受けた人。
　　　　高血圧、心臓病、腎臓病
2′．服用が適さない場合があるので、服用前に医師又は薬剤師に相談してください
　　〔2．の項目の記載に際し、十分な記載スペースがない場合には2′．を記載すること。〕
3．服用に際しては、説明文書をよく読んでください
4．直射日光の当たらない湿気の少ない涼しい所に保管してください
5．小児の手の届かない所に保管してください
6．その他
　　（1）医薬品副作用被害救済制度に関するお問い合わせ先
　　　　（独）医薬品医療機器総合機構
　　　　http://www.pmda.go.jp/kenkouhigai.html
　　　　電話　0120-149-931（フリーダイヤル）
　　（2）この薬に関するお問い合わせ先
　　　　○○薬局
　　　　管理薬剤師：○○○○
　　　　受付時間：○○時○○分から○○時○○分まで（但し○○日は除く）
　　　　電話：03（○○○○）○○○○
　　　　ＦＡＸ：03（○○○○）○○○○

漢方薬

> この説明書は本剤とともに保管し、
> 服用に際しては必ずお読みください。

桂枝茯苓丸料

　桂枝茯苓丸料は、「金匱要略」を原典とする、のぼせ症で、血色よく、頭痛、肩こり、めまい、下腹部痛、足腰の冷えやうっ血等を伴う、月経不順、月経困難症、打撲傷、婦人更年期障害に用いられる漢方薬です。

⚠ 使用上の注意

⊗ してはいけないこと
（守らないと現在の症状が悪化したり、副作用が起こりやすくなります）
次の人は服用しないでください
　　生後3ヵ月未満の乳児。

相談すること
1．次の人は服用前に医師又は薬剤師に相談してください
　（1）医師の治療を受けている人。
　（2）妊婦又は妊娠していると思われる人。
　（3）体の虚弱な人（体力の衰えている人、体の弱い人）。
　（4）今までに薬などにより発疹・発赤、かゆみ等を起こしたことがある人。

2．服用後、次の症状があらわれた場合は副作用の可能性があるので、直ちに服用を中止し、この文書を持って医師又は薬剤師に相談してください

関係部位	症　　状
皮膚	発疹・発赤、かゆみ
消化器	食欲不振

まれに下記の重篤な症状が起こることがあります。その場合は直ちに医師の診療を受けてください。

症状の名称	症　　状
肝機能障害	発熱、かゆみ、発疹、黄疸（皮膚や白目が黄色くなる）、褐色尿、全身のだるさ、食欲不振等があらわれる。

3．服用後、次の症状があらわれることがあるので、このような症状の持続又は増強が見られた場合には、服用を中止し、この文書を持って医師又は薬剤師に相談してください
　　下痢

4．1カ月位服用しても症状がよくならない場合は服用を中止し、この文書を持って医師又は薬剤師に相談してください

効能・効果
比較的体力があり、ときに下腹部痛、肩こり、頭重、めまい、のぼせて足冷えなどを訴えるものの次の諸症：月経不順、月経異常、月経痛、更年期障害、血の道症、肩こり、めまい、頭重、打ち身（打撲症）、しもやけ、しみ、湿疹・皮膚炎、にきび
＜効能・効果に関連する注意＞
血の道症とは、月経、妊娠、出産、産後、更年期など女性のホルモンの変動に伴って現れる精神不安やいらだちなどの精神神経症状および身体症状のことです。

成分と分量
　　　　　　1包（大人1日量）中に次の成分を含んでいます。

成　分	ケイヒ	ブクリョウ	ボタンピ	トウニン	シャクヤク
分　量	4.0 g	4.0 g	4.0 g	4.0 g	4.0 g

用法・用量
本品1包に、水約500 mLを加えて、半量ぐらいまで煎じつめ、煎じかすを除き、煎液を3回に分けて食間に服用してください。

上記は大人の1日量です。

年　齢	大人(15才以上)	14才～7才	6才～4才	3才～2才	2才未満	3カ月未満
服用量	上記の通り	大人の2/3	大人の1/2	大人の1/3	大人の1/4以下	服用しないこと
1日服用回数	3回					

＜用法・用量に関連する注意＞
（1）用法・用量を厳守してください。
（2）小児に服用させる場合には、保護者の指導監督のもとに服用させてください。
（3）1才未満の乳児には、医師の診療を受けさせることを優先し、やむを得ない場合にのみ服用させてください。
（4）煎じ液は、必ず熱いうちにかすをこしてください。
（5）本剤は必ず1日分ずつ煎じ、数日分をまとめて煎じないでください。

保管及び取扱い上の注意
（1）直射日光の当たらない湿気の少ない涼しい所に保管してください。
（2）小児の手の届かない所に保管してください。
（3）他の容器に入れ替えないでください（誤用の原因になったり品質が変わります。）。
（4）煎じ液は腐敗しやすいので、冷暗所又は冷蔵庫等に保管し、服用時に再加熱して服用してください。
（5）生薬を原料として製造していますので、製品の色や味等に多少の差異を生じることがあります。

■お問い合わせ先

製造販売元

【外部の容器又は外部の被包に記載すべき事項】
注意
1．次の人は服用しないでください
　　生後3カ月未満の乳児。
2．次の人は服用前に医師又は薬剤師に相談してください
　（1）医師の治療を受けている人。
　（2）妊婦又は妊娠していると思われる人。
　（3）体の虚弱な人（体力の衰えている人、体の弱い人）。
　（4）今までに薬などにより発疹・発赤、かゆみ等を起こしたことがある人。
2′．服用が適さない場合があるので、服用前に医師又は薬剤師に相談してください
　　〔2．の項目の記載に際し、十分な記載スペースがない場合には2′．を記載すること。〕
3．服用に際しては、説明文書をよく読んでください
4．直射日光の当たらない湿気の少ない涼しい所に保管してください
5．小児の手の届かない所に保管してください
6．その他
　（1）医薬品副作用被害救済制度に関するお問い合わせ先
　　　（独）医薬品医療機器総合機構
　　　http://www.pmda.go.jp/kenkouhigai.html
　　　電話　0120-149-931（フリーダイヤル）
　（2）この薬に関するお問い合わせ先
　　　○○薬局
　　　管理薬剤師：○○○○
　　　受付時間：○○時○○分から○○時○○分まで（但し○○日は除く）
　　　電話：03（○○○○）○○○○
　　　ＦＡＸ：03（○○○○）○○○○
　〔効能・効果に関連する注意として、効能・効果の項目に続けて以下を記載すること。〕
血の道症とは、月経、妊娠、出産、産後、更年期など女性のホルモンの変動に伴って現れる精神不安やいらだちなどの精神神経症状および身体症状のことです。

漢方薬

> この説明書は本剤とともに保管し、
> 服用に際しては必ずお読みください。

桂枝茯苓丸

桂枝茯苓丸は、「金匱要略」を原典とする、のぼせ症で、血色よく、頭痛、肩こり、めまい、下腹部痛、足腰の冷えやうっ血等を伴う、月経不順、月経困難症、打撲傷、婦人更年期障害に用いられる漢方薬です。

⚠ 使用上の注意

🧑‍⚕️ 相談すること

1．次の人は服用前に医師又は薬剤師に相談してください
　（1）医師の治療を受けている人。
　（2）妊婦又は妊娠していると思われる人。
　（3）体の虚弱な人（体力の衰えている人、体の弱い人）。
　（4）今までに薬などにより発疹・発赤、かゆみ等を起こしたことがある人。

2．服用後、次の症状があらわれた場合は副作用の可能性があるので、直ちに服用を中止し、この文書を持って医師又は薬剤師に相談してください

関係部位	症　　状
皮膚	発疹・発赤、かゆみ
消化器	食欲不振

まれに下記の重篤な症状が起こることがあります。その場合は直ちに医師の診療を受けてください。

症状の名称	症　　状
肝機能障害	発熱、かゆみ、発疹、黄疸（皮膚や白目が黄色くなる）、褐色尿、全身のだるさ、食欲不振等があらわれる。

3．服用後、次の症状があらわれることがあるので、このような症状の持続又は増強が見られた場合には、服用を中止し、この文書を持って医師又は薬剤師に相談してください
　下痢

4．1カ月位服用しても症状がよくならない場合は服用を中止し、この文書を持って医師又は薬剤師に相談してください

効能・効果
比較的体力があり、ときに下腹部痛、肩こり、頭重、めまい、のぼせて足冷えなどを訴えるものの次の諸症：月経不順、月経異常、月経痛、更年期障害、血の道症、肩こり、めまい、頭重、打ち身（打撲症）、しもやけ、しみ、湿疹・皮膚炎、にきび
<効能・効果に関連する注意>
血の道症とは、月経、妊娠、出産、産後、更年期など女性のホルモンの変動に伴って現れる精神不安やいらだちなどの精神神経症状および身体症状のことです。

成分と分量
200個中に次の成分を含んでいます。

成　分	ケイヒ	ブクリョウ	ボタンピ	トウニン	シャクヤク
分　量	4.0 g	4.0 g	4.0 g	4.0 g	4.0 g

＊結合剤としてハチミツを使用

用法・用量
大人は1日3回、1回20～30個宛、食前又は空腹時に服用してください。

年　齢	大人(15才以上)	14才～7才	6才～5才	5才未満
1回服用量	20～30個	大人の2/3	大人の1/2	服用しないこと
1日服用回数	3回			

<用法・用量に関連する注意>
（1）用法・用量を厳守してください。
（2）小児に服用させる場合には、保護者の指導監督のもとに服用させてください。

保管及び取扱い上の注意
（1）直射日光の当たらない湿気の少ない涼しい所に保管してください。
（2）小児の手の届かない所に保管してください。
（3）他の容器に入れ替えないでください（誤用の原因になったり品質が変わります。）。
（4）生薬を原料として製造していますので、製品の色や味等に多少の差異を生じることがあります。

■お問い合わせ先

製造販売元

【外部の容器又は外部の被包に記載すべき事項】
注意
1．次の人は服用前に医師又は薬剤師に相談してください
　（1）医師の治療を受けている人。
　（2）妊婦又は妊娠していると思われる人。
　（3）体の虚弱な人（体力の衰えている人、体の弱い人）。
　（4）今までに薬などにより発疹・発赤、かゆみ等を起こしたことがある人。
1′．服用が適さない場合があるので、服用前に医師又は薬剤師に相談してください
　　〔1．の項目の記載に際し、十分な記載スペースがない場合には1′．を記載すること。〕
2．服用に際しては、説明文書をよく読んでください
3．直射日光の当たらない湿気の少ない涼しい所に保管してください
4．小児の手の届かない所に保管してください
5．その他
　（1）医薬品副作用被害救済制度に関するお問い合わせ先
　　　（独）医薬品医療機器総合機構
　　　http://www.pmda.go.jp/kenkouhigai.html
　　　電話　0120-149-931（フリーダイヤル）
　（2）この薬に関するお問い合わせ先
　　　○○薬局
　　　管理薬剤師：○○○○
　　　受付時間：○○時○○分から○○時○○分まで（但し○○日は除く）
　　　電話：03（○○○○）○○○○
　　　ＦＡＸ：03（○○○○）○○○○
〔効能・効果に関連する注意として、効能・効果の項目に続けて以下を記載すること。〕
血の道症とは、月経、妊娠、出産、産後、更年期など女性のホルモンの変動に伴って現れる精神不安やいらだちなどの精神神経症状および身体症状のことです。

漢方薬

> この説明書は本剤とともに保管し、
> 服用に際しては必ずお読みください。

桂枝茯苓丸料加薏苡仁

　桂枝茯苓丸料加薏苡仁は、「本朝経験方」を原典とする、桂枝茯苓丸料に薏苡仁を加えた、比較的体力があり、ときに下腹部痛、肩こり、頭重、めまい、のぼせて足冷え等を訴える人の、月経不順、血の道症、にきび、しみ、手足のあれに用いられる漢方薬です。

⚠ 使用上の注意

⊗ してはいけないこと
（守らないと現在の症状が悪化したり、副作用が起こりやすくなります）
次の人は服用しないでください
　生後3カ月未満の乳児。

相談すること
1．次の人は服用前に医師又は薬剤師に相談してください
　（1）医師の治療を受けている人。
　（2）妊婦又は妊娠していると思われる人。
　（3）体の虚弱な人（体力の衰えている人、体の弱い人）。
　（4）今までに薬などにより発疹・発赤、かゆみ等を起こしたことがある人。

2．服用後、次の症状があらわれた場合は副作用の可能性があるので、直ちに服用を中止し、この文書を持って医師又は薬剤師に相談してください

関係部位	症　　状
皮膚	発疹・発赤、かゆみ
消化器	食欲不振

3．服用後、次の症状があらわれることがあるので、このような症状の持続又は増強が見られた場合には、服用を中止し、この文書を持って医師又は薬剤師に相談してください
　下痢

4．1カ月位服用しても症状がよくならない場合は服用を中止し、この文書を持って医師又は薬剤師に相談してください

効能・効果
比較的体力があり、ときに下腹部痛、肩こり、頭重、めまい、のぼせて足冷え等を訴えるものの次の諸症：にきび、しみ、手足のあれ（手足の湿疹・皮膚炎）、月経不順、血の道症
＜効能・効果に関連する注意＞
血の道症とは、月経、妊娠、出産、産後、更年期など女性のホルモンの変動に伴って現れる精神不安やいらだちなどの精神神経症状および身体症状のことです。

成分と分量
1包（大人1日量）中に次の成分を含んでいます。

成　分	ケイヒ	ブクリョウ	ボタンピ	トウニン	シャクヤク	ヨクイニン
分　量	4.0 g	4.0 g	4.0 g	4.0 g	4.0 g	10.0 g

用法・用量
本品1包に、水約500 mLを加えて、半量ぐらいまで煎じつめ、煎じかすを除き、煎液を3回に分けて食間に服用してください。
上記は大人の1日量です。

年　齢	大人（15才以上）	14才〜7才	6才〜4才	3才〜2才	2才未満	3カ月未満
服用量	上記の通り	大人の2/3	大人の1/2	大人の1/3	大人の1/4以下	服用しないこと
1日服用回数	3回					

＜用法・用量に関連する注意＞
（1）用法・用量を厳守してください。
（2）小児に服用させる場合には、保護者の指導監督のもとに服用させてください。

（3）1才未満の乳児には、医師の診療を受けさせることを優先し、やむを得ない場合にのみ服用させてください。
（4）煎じ液は、必ず熱いうちにかすをこしてください。
（5）本剤は必ず1日分ずつ煎じ、数日分をまとめて煎じないでください。

保管及び取扱い上の注意
（1）直射日光の当たらない湿気の少ない涼しい所に保管してください。
（2）小児の手の届かない所に保管してください。
（3）他の容器に入れ替えないでください（誤用の原因になったり品質が変わります。）。
（4）煎じ液は腐敗しやすいので、冷暗所又は冷蔵庫等に保管し、服用時に再加熱して服用してください。
（5）生薬を原料として製造していますので、製品の色や味等に多少の差異を生じることがあります。

■お問い合わせ先

製造販売元

【外部の容器又は外部の被包に記載すべき事項】
注意
1．次の人は服用しないでください
　　生後3カ月未満の乳児。
2．次の人は服用前に医師又は薬剤師に相談してください
　（1）医師の治療を受けている人。
　（2）妊婦又は妊娠していると思われる人。
　（3）体の虚弱な人（体力の衰えている人、体の弱い人）。
　（4）今までに薬などにより発疹・発赤、かゆみ等を起こしたことがある人。
2′．服用が適さない場合があるので、服用前に医師又は薬剤師に相談してください
　〔2．の項目の記載に際し、十分な記載スペースがない場合には2′．を記載すること。〕
3．服用に際しては、説明文書をよく読んでください
4．直射日光の当たらない湿気の少ない涼しい所に保管してください
5．小児の手の届かない所に保管してください
6．その他
　（1）医薬品副作用被害救済制度に関するお問い合わせ先
　　　（独）医薬品医療機器総合機構
　　　http://www.pmda.go.jp/kenkouhigai.html
　　　電話　0120-149-931（フリーダイヤル）
　（2）この薬に関するお問い合わせ先
　　　○○薬局
　　　管理薬剤師：○○○○
　　　受付時間：○○時○○分から○○時○○分まで（但し○○日は除く）
　　　電話：03（○○○○）○○○○
　　　ＦＡＸ：03（○○○○）○○○○
〔効能・効果に関連する注意として、効能・効果の項目に続けて以下を記載すること。〕
血の道症とは、月経、妊娠、出産、産後、更年期など女性のホルモンの変動に伴って現れる精神不安やいらだちなどの精神神経症状および身体症状のことです。

漢方薬

> この説明書は本剤とともに保管し、
> 服用に際しては必ずお読みください。

啓脾湯

啓脾湯は、「万病回春」を原典とする、やせて顔色が悪く、食欲がなく、下痢の傾向がある人の、胃腸虚弱、消化不良、下痢に用いられる漢方薬です。

⚠ 使用上の注意

⊠ してはいけないこと
（守らないと現在の症状が悪化したり、副作用が起こりやすくなります）
次の人は服用しないでください
　　生後3カ月未満の乳児。

相談すること
1．次の人は服用前に医師又は薬剤師に相談してください
　（1）医師の治療を受けている人。
　（2）妊婦又は妊娠していると思われる人。
　（3）高齢者。
　（4）今までに薬などにより発疹・発赤、かゆみ等を起こしたことがある人。
　（5）次の症状のある人。
　　　　むくみ
　（6）次の診断を受けた人。
　　　　高血圧、心臓病、腎臓病

2．服用後、次の症状があらわれた場合は副作用の可能性があるので、直ちに服用を中止し、この文書を持って医師又は薬剤師に相談してください

関係部位	症　　状
皮膚	発疹・発赤、かゆみ

まれに下記の重篤な症状が起こることがあります。その場合は直ちに医師の診療を受けてください。

症状の名称	症　　状
偽アルドステロン症、ミオパチー	手足のだるさ、しびれ、つっぱり感やこわばりに加えて、脱力感、筋肉痛があらわれ、徐々に強くなる。

3．1カ月位（消化不良、下痢に服用する場合には1週間位）服用しても症状がよくならない場合は服用を中止し、この文書を持って医師又は薬剤師に相談してください

4．長期連用する場合には、医師又は薬剤師に相談してください

効能・効果
体力虚弱で、痩せて顔色が悪く、食欲がなく、下痢の傾向があるものの次の諸症：胃腸虚弱、慢性胃腸炎、消化不良、下痢

成分と分量
1包（大人1日量）中に次の成分を含んでいます。

成　分	ニンジン	ビャクジュツ	ブクリョウ	レンニク	サンヤク
分　量	3.0 g	4.0 g	4.0 g	3.0 g	3.0 g

	サンザシ	チンピ	タクシャ	カンゾウ
	2.0 g	2.0 g	2.0 g	1.0 g

用法・用量
本品1包に、水約500 mLを加えて、半量ぐらいまで煎じつめ、煎じかすを除き、煎液を3回に分けて食間に服用してください。
上記は大人の1日量です。

年　齢	大人(15才以上)	14才〜7才	6才〜4才	3才〜2才	2才未満	3カ月未満
服用量	上記の通り	大人の2/3	大人の1/2	大人の1/3	大人の1/4以下	服用しないこと
1日服用回数	3回					

＜用法・用量に関連する注意＞
（1）用法・用量を厳守してください。
（2）小児に服用させる場合には、保護者の指導監督のもとに服用させてください。
（3）1才未満の乳児には、医師の診療を受けさせることを優先し、やむを得ない場合にのみ服用させてください。
（4）煎じ液は、必ず熱いうちにかすをこしてください。
（5）本剤は必ず1日分ずつ煎じ、数日分をまとめて煎じないでください。

保管及び取扱い上の注意
（1）直射日光の当たらない湿気の少ない涼しい所に保管してください。
（2）小児の手の届かない所に保管してください。
（3）他の容器に入れ替えないでください（誤用の原因になったり品質が変わります。）。
（4）煎じ液は腐敗しやすいので、冷暗所又は冷蔵庫等に保管し、服用時に再加熱して服用してください。
（5）生薬を原料として製造していますので、製品の色や味等に多少の差異を生じることがあります。

■お問い合わせ先

製造販売元

【外部の容器又は外部の被包に記載すべき事項】
注意
1．次の人は服用しないでください
　　生後3カ月未満の乳児。
2．次の人は服用前に医師又は薬剤師に相談してください
　（1）医師の治療を受けている人。
　（2）妊婦又は妊娠していると思われる人。
　（3）高齢者。
　（4）今までに薬などにより発疹・発赤、かゆみ等を起こしたことがある人。
　（5）次の症状のある人。
　　　　むくみ
　（6）次の診断を受けた人。
　　　　高血圧、心臓病、腎臓病
2′．服用が適さない場合があるので、服用前に医師又は薬剤師に相談してください
　　〔2．の項目の記載に際し、十分な記載スペースがない場合には2′．を記載すること。〕
3．服用に際しては、説明文書をよく読んでください
4．直射日光の当たらない湿気の少ない涼しい所に保管してください
5．小児の手の届かない所に保管してください
6．その他
　（1）医薬品副作用被害救済制度に関するお問い合わせ先
　　　（独）医薬品医療機器総合機構
　　　http://www.pmda.go.jp/kenkouhigai.html
　　　電話　0120-149-931（フリーダイヤル）
　（2）この薬に関するお問い合わせ先
　　　○○薬局
　　　管理薬剤師：○○○○
　　　受付時間：○○時○○分から○○時○○分まで（但し○○日は除く）
　　　電話：03（○○○○）○○○○
　　　ＦＡＸ：03（○○○○）○○○○

漢方薬

この説明書は本剤とともに保管し、
服用に際しては必ずお読みください。

荊防敗毒散料

　荊防敗毒散料は、「万病回春」を原典とする、やせて顔色が悪く、食欲がなく、下痢の傾向がある人の、胃腸虚弱、消化不良、下痢に用いられる漢方薬です。

⚠ 使用上の注意

⊗ してはいけないこと
（守らないと現在の症状が悪化したり、副作用が起こりやすくなります）
次の人は服用しないでください
　生後3カ月未満の乳児。

相談すること
1．次の人は服用前に医師又は薬剤師に相談してください
　（1）医師の治療を受けている人。
　（2）妊婦又は妊娠していると思われる人。
　（3）胃腸が弱く下痢しやすい人。
　（4）高齢者。
　（5）今までに薬などにより発疹・発赤、かゆみ等を起こしたことがある人。
　（6）次の症状のある人。
　　　むくみ
　（7）次の診断を受けた人。
　　　高血圧、心臓病、腎臓病

2．服用後、次の症状があらわれた場合は副作用の可能性があるので、直ちに服用を中止し、この文書を持って医師又は薬剤師に相談してください

関係部位	症　　　状
皮膚	発疹・発赤、かゆみ
消化器	食欲不振、胃部不快感

まれに下記の重篤な症状が起こることがあります。その場合は直ちに医師の診療を受けてください。

症状の名称	症　　　状
偽アルドステロン症、ミオパチー	手足のだるさ、しびれ、つっぱり感やこわばりに加えて、脱力感、筋肉痛があらわれ、徐々に強くなる。

3．1週間位服用しても症状がよくならない場合は服用を中止し、この文書を持って医師又は薬剤師に相談してください

4．長期連用する場合には、医師又は薬剤師に相談してください

5．本剤の服用により、まれに症状が進行することもあるので、このような場合には、服用を中止し、この文書を持って医師又は薬剤師に相談してください

効能・効果
比較的体力があるものの次の諸症：急性化膿性皮膚疾患の初期、湿疹・皮膚炎

成分と分量
1包（大人1日量）中に次の成分を含んでいます。

成　分	ブクリョウ	ニンジン	ケイガイ	ボウフウ	サイコ	レンギョウ	キキョウ	キジツ
分　量	1.5g	1.5g	1.5g	1.5g	1.5g	1.5g	1.5g	1.5g

	センキュウ	カンゾウ	ショウキョウ	キョウカツ	ドクカツ	ゼンコ	キンギンカ
	1.5g	1.5g	1.0g	1.5g	1.5g	1.5g	1.5g

用法・用量

本品1包に、水約500mLを加えて、半量ぐらいまで煎じつめ、煎じかすを除き、煎液を3回に分けて食間に服用してください。
上記は大人の1日量です。

年　齢	大人(15才以上)	14才〜7才	6才〜4才	3才〜2才	2才未満	3カ月未満
服用量	上記の通り	大人の2/3	大人の1/2	大人の1/3	大人の1/4以下	服用しないこと
1日服用回数	3回					

＜用法・用量に関連する注意＞
（1）用法・用量を厳守してください。
（2）小児に服用させる場合には、保護者の指導監督のもとに服用させてください。
（3）1才未満の乳児には、医師の診療を受けさせることを優先し、やむを得ない場合にのみ服用させてください。
（4）煎じ液は、必ず熱いうちにかすをこしてください。
（5）本剤は必ず1日分ずつ煎じ、数日分をまとめて煎じないでください。

保管及び取扱い上の注意

（1）直射日光の当たらない湿気の少ない涼しい所に保管してください。
（2）小児の手の届かない所に保管してください。
（3）他の容器に入れ替えないでください（誤用の原因になったり品質が変わります。）。
（4）煎じ液は腐敗しやすいので、冷暗所又は冷蔵庫等に保管し、服用時に再加熱して服用してください。
（5）生薬を原料として製造していますので、製品の色や味等に多少の差異を生じることがあります。

■お問い合わせ先

製造販売元

【外部の容器又は外部の被包に記載すべき事項】

注意
1．次の人は服用しないでください
　　生後3カ月未満の乳児。
2．次の人は服用前に医師又は薬剤師に相談してください
　（1）医師の治療を受けている人。
　（2）妊婦又は妊娠していると思われる人。
　（3）胃腸が弱く下痢しやすい人。
　（4）高齢者。
　（5）今までに薬などにより発疹・発赤、かゆみ等を起こしたことがある人。
　（6）次の症状のある人。
　　　むくみ
　（7）次の診断を受けた人。
　　　高血圧、心臓病、腎臓病
2′．服用が適さない場合があるので、服用前に医師又は薬剤師に相談してください
　　〔2．の項目の記載に際し、十分な記載スペースがない場合には2′．を記載すること。〕
3．服用に際しては、説明文書をよく読んでください
4．直射日光の当たらない湿気の少ない涼しい所に保管してください
5．小児の手の届かない所に保管してください
6．その他
　（1）医薬品副作用被害救済制度に関するお問い合わせ先
　　　（独）医薬品医療機器総合機構
　　　http://www.pmda.go.jp/kenkouhigai.html
　　　電話　0120-149-931（フリーダイヤル）
　（2）この薬に関するお問い合わせ先
　　　○○薬局
　　　管理薬剤師：○○○○
　　　受付時間：○○時○○分から○○時○○分まで（但し○○日は除く）
　　　電話：03（○○○○）○○○○
　　　ＦＡＸ：03（○○○○）○○○○

漢方薬

> この説明書は本剤とともに保管し、
> 服用に際しては必ずお読みください。

桂麻各半湯

桂麻各半湯は、「傷寒論」を原典とする、感冒やせき、かゆみに用いられる漢方薬です。

⚠ 使用上の注意

⊗ してはいけないこと
（守らないと現在の症状が悪化したり、副作用が起こりやすくなります）
次の人は服用しないでください
　　生後3カ月未満の乳児。

相談すること
1．次の人は服用前に医師又は薬剤師に相談してください
　（1）医師の治療を受けている人。
　（2）妊婦又は妊娠していると思われる人。
　（3）体の虚弱な人（体力の衰えている人、体の弱い人）。
　（4）胃腸の弱い人。
　（5）発汗傾向の著しい人。
　（6）高齢者。
　（7）今までに薬などにより発疹・発赤、かゆみ等を起こしたことがある人。
　（8）次の症状のある人。
　　　　むくみ、排尿困難
　（9）次の診断を受けた人。
　　　　高血圧、心臓病、腎臓病、甲状腺機能障害

2．服用後、次の症状があらわれた場合は副作用の可能性があるので、直ちに服用を中止し、
　　この文書を持って医師又は薬剤師に相談してください

関係部位	症　状
皮膚	発疹・発赤、かゆみ

まれに下記の重篤な症状が起こることがあります。その場合は直ちに医師の診療を受けてください。

症状の名称	症　状
偽アルドステロン症、ミオパチー	手足のだるさ、しびれ、つっぱり感やこわばりに加えて、脱力感、筋肉痛があらわれ、徐々に強くなる。

3．5〜6日間服用しても症状がよくならない場合は服用を中止し、この文書を持って医師又
　　は薬剤師に相談してください

4．長期連用する場合には、医師又は薬剤師に相談してください

5．本剤の服用により、まれに症状が進行することもあるので、このような場合には、服用を
　　中止し、この文書を持って医師又は薬剤師に相談してください

効能・効果
体力中等度又はやや虚弱なものの次の諸症：感冒、せき、かゆみ

成分と分量
1包（大人1日量）中に次の成分を含んでいます。

成　分	ケイヒ	シャクヤク	ショウキョウ	カンゾウ	マオウ	タイソウ	キョウニン
分　量	3.5 g	2.0 g	1.0 g	2.0 g	2.0 g	2.0 g	2.5 g

用法・用量
本品1包に、水約500 mLを加えて、半量ぐらいまで煎じつめ、煎じかすを除き、煎液を3回に分けて食間に服用してください。

上記は大人の1日量です。

年　齢	大人（15才以上）	14才～7才	6才～4才	3才～2才	2才未満	3カ月未満
服用量	上記の通り	大人の2/3	大人の1/2	大人の1/3	大人の1/4以下	服用しないこと
1日服用回数			3回			

＜用法・用量に関連する注意＞
（1）用法・用量を厳守してください。
（2）小児に服用させる場合には、保護者の指導監督のもとに服用させてください。
（3）1才未満の乳児には、医師の診療を受けさせることを優先し、やむを得ない場合にのみ服用させてください。
（4）煎じ液は、必ず熱いうちにかすをこしてください。
（5）本剤は必ず1日分ずつ煎じ、数日分をまとめて煎じないでください。

保管及び取扱い上の注意
（1）直射日光の当たらない湿気の少ない涼しい所に保管してください。
（2）小児の手の届かない所に保管してください。
（3）他の容器に入れ替えないでください（誤用の原因になったり品質が変わります。）。
（4）煎じ液は腐敗しやすいので、冷暗所又は冷蔵庫等に保管し、服用時に再加熱して服用してください。
（5）生薬を原料として製造していますので、製品の色や味等に多少の差異を生じることがあります。

■お問い合わせ先

製造販売元

【外部の容器又は外部の被包に記載すべき事項】
注意
1．次の人は服用しないでください
　　生後3カ月未満の乳児。
2．次の人は服用前に医師又は薬剤師に相談してください
　（1）医師の治療を受けている人。
　（2）妊婦又は妊娠していると思われる人。
　（3）体の虚弱な人（体力の衰えている人、体の弱い人）。
　（4）胃腸の弱い人。
　（5）発汗傾向の著しい人。
　（6）高齢者。
　（7）今までに薬などにより発疹・発赤、かゆみ等を起こしたことがある人。
　（8）次の症状のある人。
　　　むくみ、排尿困難
　（9）次の診断を受けた人。
　　　高血圧、心臓病、腎臓病、甲状腺機能障害
2′．服用が適さない場合があるので、服用前に医師又は薬剤師に相談してください
　〔2．の項目の記載に際し、十分な記載スペースがない場合には2′．を記載すること。〕
3．服用に際しては、説明文書をよく読んでください
4．直射日光の当たらない湿気の少ない涼しい所に保管してください
5．小児の手の届かない所に保管してください
6．その他
　（1）医薬品副作用被害救済制度に関するお問い合わせ先
　　　（独）医薬品医療機器総合機構
　　　http://www.pmda.go.jp/kenkouhigai.html
　　　電話　0120-149-931（フリーダイヤル）
　（2）この薬に関するお問い合わせ先
　　　○○薬局
　　　管理薬剤師：○○○○
　　　受付時間：○○時○○分から○○時○○分まで（但し○○日は除く）
　　　電話：03（○○○○）○○○○
　　　ＦＡＸ：03（○○○○）○○○○

漢方薬

この説明書は本剤とともに保管し、服用に際しては必ずお読みください。

鶏鳴散料加茯苓

　鶏鳴散料加茯苓は、「外台秘要方」を原典とする、「唐侍中一方」にキキョウを加えた、下肢がだるく、知覚がにぶり、ふくらはぎの緊張を覚え、圧痛があり下肢が腫れ、心悸亢進、脚気ようの症状を呈する人に用いられる漢方薬です。

―― ⚠ 使用上の注意 ――

❌ してはいけないこと
（守らないと現在の症状が悪化したり、副作用が起こりやすくなります）
次の人は服用しないでください
　生後3カ月未満の乳児。

 相談すること
1．次の人は服用前に医師又は薬剤師に相談してください
　（1）医師の治療を受けている人。
　（2）妊婦又は妊娠していると思われる人。
　（3）今までに薬などにより発疹・発赤、かゆみ等を起こしたことがある人。

2．5～6回服用しても症状がよくならない場合は服用を中止し、この文書を持って医師又は薬剤師に相談してください

効能・効果
体力中等度のものの次の諸症：下肢の倦怠感、ふくらはぎの緊張・圧痛

成分と分量
1包（大人1日量）中に次の成分を含んでいます。

成　分	ビンロウジ	ブクリョウ	モッカ	キッピ	キキョウ	ゴシュユ	ソヨウ	ショウキョウ
分　量	4.0 g	4.0 g	3.0 g	2.0 g	2.0 g	1.0 g	1.0 g	1.0 g

用法・用量
本品1包に、水約500 mLを加えて、半量ぐらいまで煎じつめ、煎じかすを除き、煎液を3回に分けて食間に服用してください。
上記は大人の1日量です。

年　齢	大人(15才以上)	14才～7才	6才～4才	3才～2才	2才未満	3カ月未満
服用量	上記の通り	大人の2/3	大人の1/2	大人の1/3	大人の1/4以下	服用しないこと
1日服用回数	3回					

＜用法・用量に関連する注意＞
（1）用法・用量を厳守してください。
（2）小児に服用させる場合には、保護者の指導監督のもとに服用させてください。
（3）1才未満の乳児には、医師の診療を受けさせることを優先し、やむを得ない場合にのみ服用させてください。
（4）煎じ液は、必ず熱いうちにかすをこしてください。
（5）本剤は必ず1日分ずつ煎じ、数日分をまとめて煎じないでください。

保管及び取扱い上の注意
（1）直射日光の当たらない湿気の少ない涼しい所に保管してください。
（2）小児の手の届かない所に保管してください。
（3）他の容器に入れ替えないでください（誤用の原因になったり品質が変わります。）。
（4）煎じ液は腐敗しやすいので、冷暗所又は冷蔵庫等に保管し、服用時に再加熱して服用してください。
（5）生薬を原料として製造していますので、製品の色や味等に多少の差異を生じることがあります。

■お問い合わせ先

B—546

製造販売元

【外部の容器又は外部の被包に記載すべき事項】
注意
1．次の人は服用しないでください
　　生後3カ月未満の乳児。
2．次の人は服用前に医師又は薬剤師に相談してください
　（1）医師の治療を受けている人。
　（2）妊婦又は妊娠していると思われる人。
　（3）今までに薬などにより発疹・発赤、かゆみ等を起こしたことがある人。
2′．服用が適さない場合があるので、服用前に医師又は薬剤師に相談してください
　　〔2．の項目の記載に際し、十分な記載スペースがない場合には2′．を記載すること。〕
3．服用に際しては、説明文書をよく読んでください
4．直射日光の当たらない湿気の少ない涼しい所に保管してください
5．小児の手の届かない所に保管してください
6．その他
　（1）医薬品副作用被害救済制度に関するお問い合わせ先
　　　（独）医薬品医療機器総合機構
　　　http://www.pmda.go.jp/kenkouhigai.html
　　　電話　0120-149-931（フリーダイヤル）
　（2）この薬に関するお問い合わせ先
　　　○○薬局
　　　管理薬剤師：○○○○
　　　受付時間：○○時○○分から○○時○○分まで（但し○○日は除く）
　　　電話：03（○○○○）○○○○
　　　ＦＡＸ：03（○○○○）○○○○

漢方薬

> この説明書は本剤とともに保管し、服用に際しては必ずお読みください。

堅中湯

　堅中湯は、「備急千金要方」を原典とする、身体虚弱な人の、慢性胃炎、腹痛に用いられる漢方薬です。

⚠ 使用上の注意

⊗ してはいけないこと

（守らないと現在の症状が悪化したり、副作用が起こりやすくなります）
次の人は服用しないでください
　生後3カ月未満の乳児。

相談すること

1．次の人は服用前に医師又は薬剤師に相談してください
　（1）医師の治療を受けている人。
　（2）妊婦又は妊娠していると思われる人。
　（3）高齢者。
　（4）今までに薬などにより発疹・発赤、かゆみ等を起こしたことがある人。
　（5）次の症状のある人。
　　　むくみ
　（6）次の診断を受けた人。
　　　高血圧、心臓病、腎臓病

2．服用後、次の症状があらわれた場合は副作用の可能性があるので、直ちに服用を中止し、この文書を持って医師又は薬剤師に相談してください

関係部位	症　　状
皮膚	発疹・発赤、かゆみ

まれに下記の重篤な症状が起こることがあります。その場合は直ちに医師の診療を受けてください。

症状の名称	症　　状
偽アルドステロン症、ミオパチー	手足のだるさ、しびれ、つっぱり感やこわばりに加えて、脱力感、筋肉痛があらわれ、徐々に強くなる。

3．1カ月位（腹痛に服用する場合には1週間位）服用しても症状がよくならない場合は服用を中止し、この文書を持って医師又は薬剤師に相談してください

4．長期連用する場合には、医師又は薬剤師に相談してください

効能・効果
体力虚弱で、ときに胃部に水がたまる感じのするものの次の諸症：慢性胃炎、腹痛

成分と分量
1包（大人1日量）中に次の成分を含んでいます。

成　分	ハンゲ	ブクリョウ	ケイヒ	タイソウ	シャクヤク	カンゾウ	乾姜
分　量	5.0 g	5.0 g	4.0 g	3.0 g	3.0 g	1.5 g	1.0 g

用法・用量
本品1包に、水約500 mLを加えて、半量ぐらいまで煎じつめ、煎じかすを除き、煎液を3回に分けて食間に服用してください。
上記は大人の1日量です。

年　齢	大人(15才以上)	14才〜7才	6才〜4才	3才〜2才	2才未満	3カ月未満
服用量	上記の通り	大人の2/3	大人の1/2	大人の1/3	大人の1/4以下	服用しないこと
1日服用回数	3回					

＜用法・用量に関連する注意＞
（1）用法・用量を厳守してください。
（2）小児に服用させる場合には、保護者の指導監督のもとに服用させてください。
（3）1才未満の乳児には、医師の診療を受けさせることを優先し、やむを得ない場合にのみ服用させてください。
（4）煎じ液は、必ず熱いうちにかすをこしてください。
（5）本剤は必ず1日分ずつ煎じ、数日分をまとめて煎じないでください。

保管及び取扱い上の注意
（1）直射日光の当たらない湿気の少ない涼しい所に保管してください。
（2）小児の手の届かない所に保管してください。
（3）他の容器に入れ替えないでください（誤用の原因になったり品質が変わります。）。
（4）煎じ液は腐敗しやすいので、冷暗所又は冷蔵庫等に保管し、服用時に再加熱して服用してください。
（5）生薬を原料として製造していますので、製品の色や味等に多少の差異を生じることがあります。

■お問い合わせ先

製造販売元

【外部の容器又は外部の被包に記載すべき事項】
注意
1．次の人は服用しないでください
　　生後3カ月未満の乳児。
2．次の人は服用前に医師又は薬剤師に相談してください
　（1）医師の治療を受けている人。
　（2）妊婦又は妊娠していると思われる人。
　（3）高齢者。
　（4）今までに薬などにより発疹・発赤、かゆみ等を起こしたことがある人。
　（5）次の症状のある人。
　　　　むくみ
　（6）次の診断を受けた人。
　　　　高血圧、心臓病、腎臓病
2′．服用が適さない場合があるので、服用前に医師又は薬剤師に相談してください
　　〔2．の項目の記載に際し、十分な記載スペースがない場合には2′．を記載すること。〕
3．服用に際しては、説明文書をよく読んでください
4．直射日光の当たらない湿気の少ない涼しい所に保管してください
5．小児の手の届かない所に保管してください
6．その他
　（1）医薬品副作用被害救済制度に関するお問い合わせ先
　　　（独）医薬品医療機器総合機構
　　　http://www.pmda.go.jp/kenkouhigai.html
　　　電話　0120-149-931（フリーダイヤル）
　（2）この薬に関するお問い合わせ先
　　　○○薬局
　　　管理薬剤師：○○○○
　　　受付時間：○○時○○分から○○時○○分まで（但し○○日は除く）
　　　電話：03（○○○○）○○○○
　　　ＦＡＸ：03（○○○○）○○○○

漢方薬

この説明書は本剤とともに保管し、服用に際しては必ずお読みください。

甲字湯

　甲字湯は、「叢桂亭医事小言」を原典とする、比較的体力のある人で、ときに下腹部痛、肩こり、頭重、めまい、のぼせて足が冷える等を訴える人の、月経不順、月経痛、更年期障害、血の道症、肩こり、めまい、頭重、打ち身（打撲傷）、しもやけ、しみ等に用いられる漢方薬です。

⚠ 使用上の注意

してはいけないこと
（守らないと現在の症状が悪化したり、副作用が起こりやすくなります）
次の人は服用しないでください
　生後3カ月未満の乳児。

相談すること
1．次の人は服用前に医師又は薬剤師に相談してください
　（1）医師の治療を受けている人。
　（2）妊婦又は妊娠していると思われる人。
　（3）体の虚弱な人（体力の衰えている人、体の弱い人）。
　（4）高齢者。
　（5）今までに薬などにより発疹・発赤、かゆみ等を起こしたことがある人。
　（6）次の症状のある人。
　　むくみ
　（7）次の診断を受けた人。
　　高血圧、心臓病、腎臓病

2．服用後、次の症状があらわれた場合は副作用の可能性があるので、直ちに服用を中止し、この文書を持って医師又は薬剤師に相談してください

関係部位	症　　状
皮膚	発疹・発赤、かゆみ
消化器	食欲不振

まれに下記の重篤な症状が起こることがあります。その場合は直ちに医師の診療を受けてください。

症状の名称	症　　状
偽アルドステロン症、ミオパチー	手足のだるさ、しびれ、つっぱり感やこわばりに加えて、脱力感、筋肉痛があらわれ、徐々に強くなる。

3．服用後、次の症状があらわれることがあるので、このような症状の持続又は増強が見られた場合には、服用を中止し、医師又は薬剤師に相談してください
　下痢

4．1カ月位服用しても症状がよくならない場合は服用を中止し、この文書を持って医師又は薬剤師に相談してください

5．長期連用する場合には、医師又は薬剤師に相談してください

効能・効果
比較的体力があり、ときに下腹部痛、肩こり、頭重、めまい、のぼせて足冷え等を訴えるものの次の諸症：月経不順、月経異常、月経痛、更年期障害、血の道症、肩こり、めまい、頭重、打ち身（打撲症）、しもやけ、しみ

＜効能・効果に関連する注意＞
血の道症とは、月経、妊娠、出産、産後、更年期など女性のホルモンの変動に伴って現れる精神不安やいらだちなどの精神神経症状および身体症状のことです。

成分と分量

1包（大人1日量）中に次の成分を含んでいます。

成　分	ケイヒ	ブクリョウ	ボタンピ	トウニン	シャクヤク	カンゾウ	ショウキョウ
分　量	4.0 g	4.0 g	4.0 g	4.0 g	4.0 g	1.5 g	1.0 g

用法・用量

本品1包に、水約500 mLを加えて、半量ぐらいまで煎じつめ、煎じかすを除き、煎液を3回に分けて食間に服用してください。
上記は大人の1日量です。

年　齢	大人(15才以上)	14才～7才	6才～4才	3才～2才	2才未満	3カ月未満
服用量	上記の通り	大人の2/3	大人の1/2	大人の1/3	大人の1/4以下	服用しないこと
1日服用回数	3回					

＜用法・用量に関連する注意＞
（1）用法・用量を厳守してください。
（2）小児に服用させる場合には、保護者の指導監督のもとに服用させてください。
（3）1才未満の乳児には、医師の診療を受けさせることを優先し、やむを得ない場合にのみ服用させてください。
（4）煎じ液は、必ず熱いうちにかすをこしてください。
（5）本剤は必ず1日分ずつ煎じ、数日分をまとめて煎じないでください。

保管及び取扱い上の注意

（1）直射日光の当たらない湿気の少ない涼しい所に保管してください。
（2）小児の手の届かない所に保管してください。
（3）他の容器に入れ替えないでください（誤用の原因になったり品質が変わります。）。
（4）煎じ液は腐敗しやすいので、冷暗所又は冷蔵庫等に保管し、服用時に再加熱して服用してください。
（5）生薬を原料として製造していますので、製品の色や味等に多少の差異を生じることがあります。

■お問い合わせ先

製造販売元

【外部の容器又は外部の被包に記載すべき事項】

注意
1．次の人は服用しないでください
　　生後3カ月未満の乳児。
2．次の人は服用前に医師又は薬剤師に相談してください
　（1）医師の治療を受けている人。
　（2）妊婦又は妊娠していると思われる人。
　（3）体の虚弱な人（体力の衰えている人、体の弱い人）
　（4）高齢者。
　（5）今までに薬などにより発疹・発赤、かゆみ等を起こしたことがある人。
　（6）次の症状のある人。
　　　むくみ
　（7）次の診断を受けた人。
　　　高血圧、心臓病、腎臓病
2′．服用が適さない場合があるので、服用前に医師又は薬剤師に相談してください
　　〔2．の項目の記載に際し、十分な記載スペースがない場合には2′．を記載すること。〕
3．服用に際しては、説明文書をよく読んでください
4．直射日光の当たらない湿気の少ない涼しい所に保管してください
5．小児の手の届かない所に保管してください
6．その他
　（1）医薬品副作用被害救済制度に関するお問い合わせ先
　　　（独）医薬品医療機器総合機構
　　　http://www.pmda.go.jp/kenkouhigai.html

電話　0120-149-931（フリーダイヤル）
（2）この薬に関するお問い合わせ先
　　　○○薬局
　　　管理薬剤師：○○○○
　　　受付時間：○○時○○分から○○時○○分まで（但し○○日は除く）
　　　電話：03（○○○○）○○○○
　　　ＦＡＸ：03（○○○○）○○○○
〔効能・効果に関連する注意として、効能・効果の項目に続けて以下を記載すること。〕
血の道症とは、月経、妊娠、出産、産後、更年期など女性のホルモンの変動に伴って現れる精神不
安やいらだちなどの精神神経症状および身体症状のことです。

漢方薬

> この説明書は本剤とともに保管し、
> 服用に際しては必ずお読みください。

香砂平胃散料

香砂平胃散料は、「万病回春」を原典とする、胃がもたれる傾向のある人の、食欲不振、急・慢性胃炎に用いられる漢方薬です。

⚠ 使用上の注意

⊗ してはいけないこと
（守らないと現在の症状が悪化したり、副作用が起こりやすくなります）
次の人は服用しないでください
　生後3カ月未満の乳児。

相談すること
1．次の人は服用前に医師又は薬剤師に相談してください
　（1）医師の治療を受けている人。
　（2）妊婦又は妊娠していると思われる人。
　（3）高齢者。
　（4）今までに薬などにより発疹・発赤、かゆみ等を起こしたことがある人。
　（5）次の症状のある人。
　　　むくみ
　（6）次の診断を受けた人。
　　　高血圧、心臓病、腎臓病

2．服用後、次の症状があらわれた場合は副作用の可能性があるので、直ちに服用を中止し、この文書を持って医師又は薬剤師に相談してください

まれに下記の重篤な症状が起こることがあります。その場合は直ちに医師の診療を受けてください。

症状の名称	症　　状
偽アルドステロン症、ミオパチー	手足のだるさ、しびれ、つっぱり感やこわばりに加えて、脱力感、筋肉痛があらわれ、徐々に強くなる。

3．1カ月位（急性胃炎に服用する場合には5～6回）服用しても症状がよくならない場合は服用を中止し、この文書を持って医師又は薬剤師に相談してください

4．長期連用する場合には、医師又は薬剤師に相談してください

効能・効果
体力中等度で、食べ過ぎて胃がもたれる傾向のあるものの次の諸症：食欲異常、食欲不振、急・慢性胃炎、消化不良

成分と分量
1包（大人1日量）中に次の成分を含んでいます。

成　分	ソウジュツ	コウボク	チンピ	コウブシ	タイソウ	ショウキョウ
分　量	4.0 g	3.0 g	3.0 g	4.0 g	2.0 g	0.5 g

カンゾウ	シュクシャ	カッコウ
1.0 g	1.5 g	1.0 g

用法・用量
本品1包に、水約500 mLを加えて、半量ぐらいまで煎じつめ、煎じかすを除き、煎液を3回に分けて食間に服用してください。
上記は大人の1日量です。

年　齢	大人(15才以上)	14才～7才	6才～4才	3才～2才	2才未満	3カ月未満
服用量	上記の通り	大人の2/3	大人の1/2	大人の1/3	大人の1/4以下	服用しないこと
1日服用回数	3回					

<用法・用量に関連する注意>
（1）用法・用量を厳守してください。
（2）小児に服用させる場合には、保護者の指導監督のもとに服用させてください。
（3）1才未満の乳児には、医師の診療を受けさせることを優先し、やむを得ない場合にのみ服用させてください。
（4）煎じ液は、必ず熱いうちにかすをこしてください。
（5）本剤は必ず1日分ずつ煎じ、数日分をまとめて煎じないでください。

保管及び取扱い上の注意
（1）直射日光の当たらない湿気の少ない涼しい所に保管してください。
（2）小児の手の届かない所に保管してください。
（3）他の容器に入れ替えないでください（誤用の原因になったり品質が変わります。）。
（4）煎じ液は腐敗しやすいので、冷暗所又は冷蔵庫等に保管し、服用時に再加熱して服用してください。
（5）生薬を原料として製造していますので、製品の色や味等に多少の差異を生じることがあります。

■お問い合わせ先

製造販売元

【外部の容器又は外部の被包に記載すべき事項】
注意
1．次の人は服用しないでください
　　生後3カ月未満の乳児。
2．次の人は服用前に医師又は薬剤師に相談してください
　（1）医師の治療を受けている人。
　（2）妊婦又は妊娠していると思われる人。
　（3）高齢者。
　（4）今までに薬などにより発疹・発赤、かゆみ等を起こしたことがある人。
　（5）次の症状のある人。
　　　　むくみ
　（6）次の診断を受けた人。
　　　　高血圧、心臓病、腎臓病
2′．服用が適さない場合があるので、服用前に医師又は薬剤師に相談してください
　　〔2．の項目の記載に際し、十分な記載スペースがない場合には2′．を記載すること。〕
3．服用に際しては、説明文書をよく読んでください
4．直射日光の当たらない湿気の少ない涼しい所に保管してください
5．小児の手の届かない所に保管してください
6．その他
　（1）医薬品副作用被害救済制度に関するお問い合わせ先
　　　（独）医薬品医療機器総合機構
　　　http://www.pmda.go.jp/kenkouhigai.html
　　　電話　0120-149-931（フリーダイヤル）
　（2）この薬に関するお問い合わせ先
　　　○○薬局
　　　管理薬剤師：○○○○
　　　受付時間：○○時○○分から○○時○○分まで（但し○○日は除く）
　　　電話：03（○○○○）○○○○
　　　ＦＡＸ：03（○○○○）○○○○

漢方薬

この説明書は本剤とともに保管し、
服用に際しては必ずお読みください。

香砂養胃湯

香砂養胃湯は、「万病回春」を原典とする、胃弱、食欲不振、慢性胃腸炎に用いられる漢方薬です。

⚠ 使用上の注意

❌ してはいけないこと
（守らないと現在の症状が悪化したり、副作用が起こりやすくなります）
次の人は服用しないでください
　生後3カ月未満の乳児。

相談すること
1．次の人は服用前に医師又は薬剤師に相談してください
　（1）医師の治療を受けている人。
　（2）妊婦又は妊娠していると思われる人。
　（3）高齢者。
　（4）今までに薬などにより発疹・発赤、かゆみ等を起こしたことがある人。
　（5）次の症状のある人。
　　　むくみ
　（6）次の診断を受けた人。
　　　高血圧、心臓病、腎臓病

2．服用後、次の症状があらわれた場合は副作用の可能性があるので、直ちに服用を中止し、
　　この文書を持って医師又は薬剤師に相談してください

関係部位	症　　　状
皮膚	発疹・発赤、かゆみ

　まれに下記の重篤な症状が起こることがあります。その場合は直ちに医師の診療を受けてください。

症状の名称	症　　　状
偽アルドステロン症、ミオパチー	手足のだるさ、しびれ、つっぱり感やこわばりに加えて、脱力感、筋肉痛があらわれ、徐々に強くなる。

3．1カ月位服用しても症状がよくならない場合は服用を中止し、この文書を持って医師又は
　　薬剤師に相談してください

4．長期連用する場合には、医師又は薬剤師に相談してください

効能・効果
体力虚弱なものの次の諸症：胃弱、胃腸虚弱、慢性胃腸炎、食欲不振

成分と分量
1包（大人1日量）中に次の成分を含んでいます。

成　分	ビャクジュツ	ブクリョウ	ソウジュツ	コウボク	チンピ	コウブシ	ショウズク
分　量	3.0g	3.0g	2.0g	2.0g	2.0g	2.0g	2.0g

	ニンジン	モッコウ	シュクシャ	カンゾウ	タイソウ	ショウキョウ
	2.0g	1.5g	1.5g	1.5g	1.5g	1.0g

用法・用量
本品1包に、水約500mLを加えて、半量ぐらいまで煎じつめ、煎じかすを除き、煎液を3回に分けて食間に服用してください。
上記は大人の1日量です。

年　齢	大人(15才以上)	14才〜7才	6才〜4才	3才〜2才	2才未満	3カ月未満
服用量	上記の通り	大人の2/3	大人の1/2	大人の1/3	大人の1/4以下	服用しないこと
1日服用回数			3回			

＜用法・用量に関連する注意＞
（1）用法・用量を厳守してください。
（2）小児に服用させる場合には、保護者の指導監督のもとに服用させてください。
（3）1才未満の乳児には、医師の診療を受けさせることを優先し、やむを得ない場合にのみ服用させてください。
（4）煎じ液は、必ず熱いうちにかすをこしてください。
（5）本剤は必ず1日分ずつ煎じ、数日分をまとめて煎じないでください。

保管及び取扱い上の注意
（1）直射日光の当たらない湿気の少ない涼しい所に保管してください。
（2）小児の手の届かない所に保管してください。
（3）他の容器に入れ替えないでください（誤用の原因になったり品質が変わります。）。
（4）煎じ液は腐敗しやすいので、冷暗所又は冷蔵庫等に保管し、服用時に再加熱して服用してください。
（5）生薬を原料として製造していますので、製品の色や味等に多少の差異を生じることがあります。

■お問い合わせ先

製造販売元

【外部の容器又は外部の被包に記載すべき事項】
注意
1．次の人は服用しないでください
　　生後3カ月未満の乳児。
2．次の人は服用前に医師又は薬剤師に相談してください
　（1）医師の治療を受けている人。
　（2）妊婦又は妊娠していると思われる人。
　（3）高齢者。
　（4）今までに薬などにより発疹・発赤、かゆみ等を起こしたことがある人。
　（5）次の症状のある人。
　　　むくみ
　（6）次の診断を受けた人。
　　　高血圧、心臓病、腎臓病
2′．服用が適さない場合があるので、服用前に医師又は薬剤師に相談してください
　　〔2．の項目の記載に際し、十分な記載スペースがない場合には2′．を記載すること。〕
3．服用に際しては、説明文書をよく読んでください
4．直射日光の当たらない湿気の少ない涼しい所に保管してください
5．小児の手の届かない所に保管してください
6．その他
　（1）医薬品副作用被害救済制度に関するお問い合わせ先
　　　（独）医薬品医療機器総合機構
　　　http://www.pmda.go.jp/kenkouhigai.html
　　　電話　0120-149-931（フリーダイヤル）
　（2）この薬に関するお問い合わせ先
　　　○○薬局
　　　管理薬剤師：○○○○
　　　受付時間：○○時○○分から○○時○○分まで（但し○○日は除く）
　　　電話：03（○○○○）○○○○
　　　ＦＡＸ：03（○○○○）○○○○

漢方薬

> この説明書は本剤とともに保管し、
> 服用に際しては必ずお読みください。

香砂六君子湯

　香砂六君子湯は、「内科摘要」を原典とする、胃腸が弱くて食欲がなく、みぞおちがつかえ疲れやすく、貧血症で手足が冷えやすい人の、胃炎、胃腸虚弱、胃下垂、消化不良、食欲不振、胃痛、嘔吐に用いられる漢方薬です。

⚠ 使用上の注意

❌ してはいけないこと

（守らないと現在の症状が悪化したり、副作用が起こりやすくなります）
次の人は服用しないでください
　生後3カ月未満の乳児。

📋 相談すること

1．次の人は服用前に医師又は薬剤師に相談してください
　（1）医師の治療を受けている人。
　（2）妊婦又は妊娠していると思われる人。
　（3）高齢者。
　（4）今までに薬などにより発疹・発赤、かゆみ等を起こしたことがある人。
　（5）次の症状のある人。
　　　むくみ
　（6）次の診断を受けた人。
　　　高血圧、心臓病、腎臓病

2．服用後、次の症状があらわれた場合は副作用の可能性があるので、直ちに服用を中止し、この文書を持って医師又は薬剤師に相談してください

関係部位	症　　　状
皮膚	発疹・発赤、かゆみ

まれに下記の重篤な症状が起こることがあります。その場合は直ちに医師の診療を受けてください。

症状の名称	症　　　状
偽アルドステロン症、ミオパチー	手足のだるさ、しびれ、つっぱり感やこわばりに加えて、脱力感、筋肉痛があらわれ、徐々に強くなる。

3．1カ月位（消化不良、胃痛、嘔吐に服用する場合には1週間位）服用しても症状がよくならない場合は服用を中止し、この文書を持って医師又は薬剤師に相談してください

4．長期連用する場合には、医師又は薬剤師に相談してください

効能・効果

体力中等度以下で、気分が沈みがちで頭が重く、胃腸が弱く、食欲がなく、みぞおちがつかえて疲れやすく、貧血性で手足が冷えやすいものの次の諸症：胃炎、胃腸虚弱、胃下垂、消化不良、食欲不振、胃痛、嘔吐

成分と分量

1包（大人1日量）中に次の成分を含んでいます。

成　分	ニンジン	ビャクジュツ	ブクリョウ	ハンゲ	チンピ	コウブシ
分　量	3.0 g	3.0 g	3.0 g	3.0 g	2.0 g	2.0 g

	タイソウ	ショウキョウ	カンゾウ	シュクシャ	カッコウ
	1.5 g	0.5 g	1.0 g	1.0 g	1.0 g

用法・用量

本品1包に、水約500 mLを加えて、半量ぐらいまで煎じつめ、煎じかすを除き、煎液を3回に分けて食間に服用してください。

上記は大人の1日量です。

年　齢	大人(15才以上)	14才～7才	6才～4才	3才～2才	2才未満	3カ月未満
服用量	上記の通り	大人の2/3	大人の1/2	大人の1/3	大人の1/4以下	服用しないこと
1日服用回数	3回					

＜用法・用量に関連する注意＞
（1）用法・用量を厳守してください。
（2）小児に服用させる場合には、保護者の指導監督のもとに服用させてください。
（3）1才未満の乳児には、医師の診療を受けさせることを優先し、やむを得ない場合にのみ服用させてください。
（4）煎じ液は、必ず熱いうちにかすをこしてください。
（5）本剤は必ず1日分ずつ煎じ、数日分をまとめて煎じないでください。

保管及び取扱い上の注意
（1）直射日光の当たらない湿気の少ない涼しい所に保管してください。
（2）小児の手の届かない所に保管してください。
（3）他の容器に入れ替えないでください（誤用の原因になったり品質が変わります。）。
（4）煎じ液は腐敗しやすいので、冷暗所又は冷蔵庫等に保管し、服用時に再加熱して服用してください。
（5）生薬を原料として製造していますので、製品の色や味等に多少の差異を生じることがあります。

■お問い合わせ先

製造販売元

【外部の容器又は外部の被包に記載すべき事項】
注意
1．次の人は服用しないでください
　　生後3カ月未満の乳児。
2．次の人は服用前に医師又は薬剤師に相談してください
　（1）医師の治療を受けている人。
　（2）妊婦又は妊娠していると思われる人。
　（3）高齢者。
　（4）今までに薬などにより発疹・発赤、かゆみ等を起こしたことがある人。
　（5）次の症状のある人。
　　　むくみ
　（6）次の診断を受けた人。
　　　高血圧、心臓病、腎臓病
2'．服用が適さない場合があるので、服用前に医師又は薬剤師に相談してください
　　〔2．の項目の記載に際し、十分な記載スペースがない場合には2'．を記載すること。〕
3．服用に際しては、説明文書をよく読んでください
4．直射日光の当たらない湿気の少ない涼しい所に保管してください
5．小児の手の届かない所に保管してください
6．その他
　（1）医薬品副作用被害救済制度に関するお問い合わせ先
　　　（独）医薬品医療機器総合機構
　　　http://www.pmda.go.jp/kenkouhigai.html
　　　電話　0120-149-931（フリーダイヤル）
　（2）この薬に関するお問い合わせ先
　　　○○薬局
　　　管理薬剤師：○○○○
　　　受付時間：○○時○○分から○○時○○分まで（但し○○日は除く）
　　　電話：03（○○○○）○○○○
　　　ＦＡＸ：03（○○○○）○○○○

漢方薬

> この説明書は本剤とともに保管し、
> 服用に際しては必ずお読みください。

香蘇散料

香蘇散料は、「太平恵民和剤局方」を原典とする、胃腸虚弱で神経質な人の風邪の初期に用いられる漢方薬です。

⚠ 使用上の注意

⊠ してはいけないこと
（守らないと現在の症状が悪化したり、副作用が起こりやすくなります）
次の人は服用しないでください
　生後3カ月未満の乳児。

相談すること
1．次の人は服用前に医師又は薬剤師に相談してください
　（1）医師の治療を受けている人。
　（2）妊婦又は妊娠していると思われる人。
　（3）高齢者。
　（4）今までに薬などにより発疹・発赤、かゆみ等を起こしたことがある人。
　（5）次の症状のある人。
　　　むくみ
　（6）次の診断を受けた人。
　　　高血圧、心臓病、腎臓病

2．服用後、次の症状があらわれた場合は副作用の可能性があるので、直ちに服用を中止し、
　　この文書を持って医師又は薬剤師に相談してください

関係部位	症　　　状
皮膚	発疹・発赤、かゆみ

まれに下記の重篤な症状が起こることがあります。その場合は直ちに医師の診療を受けてください。

症状の名称	症　　　状
偽アルドステロン症、ミオパチー	手足のだるさ、しびれ、つっぱり感やこわばりに加えて、脱力感、筋肉痛があらわれ、徐々に強くなる。

3．1カ月位（かぜの初期に服用する場合には5～6回）服用しても症状がよくならない場合
　　は服用を中止し、この文書を持って医師又は薬剤師に相談してください

4．長期連用する場合には、医師又は薬剤師に相談してください

効能・効果
体力虚弱で、神経過敏で気分がすぐれず胃腸の弱いものの次の諸症：かぜの初期、血の道症
＜効能・効果に関連する注意＞
血の道症とは、月経、妊娠、出産、産後、更年期など女性のホルモンの変動に伴って現れる精神不安やいらだちなどの精神神経症状および身体症状のことです。

成分と分量
1包（大人1日量）中に次の成分を含んでいます。

成　分	コウブシ	ソヨウ	チンピ	カンゾウ	ショウキョウ
分　量	3.5g	1.5g	3.0g	1.0g	1.0g

用法・用量
本品1包に、水約500mLを加えて、半量ぐらいまで煎じつめ、煎じかすを除き、煎液を3回に分けて食間に服用してください。
上記は大人の1日量です。

年　齢	大人(15才以上)	14才〜7才	6才〜4才	3才〜2才	2才未満	3カ月未満
服用量	上記の通り	大人の2/3	大人の1/2	大人の1/3	大人の1/4以下	服用しない
1日服用回数	3回					こと

＜用法・用量に関連する注意＞
（1）用法・用量を厳守してください。
（2）小児に服用させる場合には、保護者の指導監督のもとに服用させてください。
（3）1才未満の乳児には、医師の診療を受けさせることを優先し、やむを得ない場合にのみ服用させてください。
（4）煎じ液は、必ず熱いうちにかすをこしてください。
（5）本剤は必ず1日分ずつ煎じ、数日分をまとめて煎じないでください。

保管及び取扱い上の注意
（1）直射日光の当たらない湿気の少ない涼しい所に保管してください。
（2）小児の手の届かない所に保管してください。
（3）他の容器に入れ替えないでください（誤用の原因になったり品質が変わります。）。
（4）煎じ液は腐敗しやすいので、冷暗所又は冷蔵庫等に保管し、服用時に再加熱して服用してください。
（5）生薬を原料として製造していますので、製品の色や味等に多少の差異を生じることがあります。

■お問い合わせ先

製造販売元

【外部の容器又は外部の被包に記載すべき事項】
注意
1．次の人は服用しないでください
　　生後3カ月未満の乳児。
2．次の人は服用前に医師又は薬剤師に相談してください
　（1）医師の治療を受けている人。
　（2）妊婦又は妊娠していると思われる人。
　（3）高齢者。
　（4）今までに薬などにより発疹・発赤、かゆみ等を起こしたことがある人。
　（5）次の症状のある人。
　　　むくみ
　（6）次の診断を受けた人。
　　　高血圧、心臓病、腎臓病
2′．服用が適さない場合があるので、服用前に医師又は薬剤師に相談してください
　　〔2．の項目の記載に際し、十分な記載スペースがない場合には2′．を記載すること。〕
3．服用に際しては、説明文書をよく読んでください
4．直射日光の当たらない湿気の少ない涼しい所に保管してください
5．小児の手の届かない所に保管してください
6．その他
　（1）医薬品副作用被害救済制度に関するお問い合わせ先
　　　（独）医薬品医療機器総合機構
　　　http://www.pmda.go.jp/kenkouhigai.html
　　　電話　0120-149-931（フリーダイヤル）
　（2）この薬に関するお問い合わせ先
　　　○○薬局
　　　管理薬剤師：○○○○
　　　受付時間：○○時○○分から○○時○○分まで（但し○○日は除く）
　　　電話：03（○○○○）○○○○
　　　ＦＡＸ：03（○○○○）○○○○
〔効能・効果に関連する注意として、効能・効果の項目に続けて以下を記載すること。〕
血の道症とは、月経、妊娠、出産、産後、更年期など女性のホルモンの変動に伴って現れる精神不安やいらだちなどの精神神経症状および身体症状のことです。

漢方薬

> この説明書は本剤とともに保管し、
> 服用に際しては必ずお読みください。

香蘇散

香蘇散は、「太平恵民和剤局方」を原典とする、胃腸虚弱で神経質な人のかぜの初期に用いられる漢方薬です。

⚠ 使用上の注意

⊗ してはいけないこと
（守らないと現在の症状が悪化したり、副作用が起こりやすくなります）
次の人は服用しないでください
　生後3カ月未満の乳児。

相談すること
1．次の人は服用前に医師又は薬剤師に相談してください
　（1）医師の治療を受けている人。
　（2）妊婦又は妊娠していると思われる人。
　（3）今までに薬などにより発疹・発赤、かゆみ等を起こしたことがある人。

2．服用後、次の症状があらわれた場合は副作用の可能性があるので、直ちに服用を中止し、この文書を持って医師又は薬剤師に相談してください

関係部位	症　　　　　状
皮膚	発疹・発赤、かゆみ

3．1カ月位（かぜの初期に服用する場合には5〜6回）服用しても症状がよくならない場合は服用を中止し、この文書を持って医師又は薬剤師に相談してください

効能・効果
体力虚弱で、神経過敏で気分がすぐれず胃腸の弱いものの次の諸症：かぜの初期、血の道症
<効能・効果に関連する注意>
血の道症とは、月経、妊娠、出産、産後、更年期など女性のホルモンの変動に伴って現れる精神不安やいらだちなどの精神神経症状および身体症状のことです。

成分と分量
6.0g（大人1日量）中に次の成分を含んでいます。

成　分	コウブシ	ソヨウ	チンピ	カンゾウ	ショウキョウ
分　量	2.1g	0.9g	1.8g	0.6g	0.6g

用法・用量
1回量を次のとおりとし、1日3回、食前又は空腹時に服用してください。

年　齢	大人(15才以上)	14才〜7才	6才〜4才	3才〜2才	2才未満	3カ月未満
1回服用量	1包（2.0g）	2/3包	1/2包	1/3包	1/4包	服用しないこと
1日服用回数	3回					

<用法・用量に関連する注意>
（1）用法・用量を厳守してください。
（2）小児に服用させる場合には、保護者の指導監督のもとに服用させてください。
（3）1才未満の乳児には、医師の診療を受けさせることを優先し、やむを得ない場合にのみ服用させてください。

保管及び取扱い上の注意
（1）直射日光の当たらない湿気の少ない涼しい所に保管してください。
（2）小児の手の届かない所に保管してください。
（3）他の容器に入れ替えないでください（誤用の原因になったり品質が変わります。）。
（4）1包を分割して服用した後、残りを保管し、続けて服用するような場合には、袋の口を折り返して保管し、2日以内に服用してください。
（5）生薬を原料として製造していますので、製品の色や味等に多少の差異を生じることがあります。

■お問い合わせ先

製造販売元

【外部の容器又は外部の被包に記載すべき事項】
注意
1．次の人は服用しないでください
　　生後3カ月未満の乳児。
2．次の人は服用前に医師又は薬剤師に相談してください
　（1）医師の治療を受けている人。
　（2）妊婦又は妊娠していると思われる人。
　（3）今までに薬などにより発疹・発赤、かゆみ等を起こしたことがある人。
2′．服用が適さない場合があるので、服用前に医師又は薬剤師に相談してください
　　〔2．の項目の記載に際し、十分な記載スペースがない場合には2′．を記載すること。〕
3．服用に際しては、説明文書をよく読んでください
4．直射日光の当たらない湿気の少ない涼しい所に保管してください
5．小児の手の届かない所に保管してください
6．その他
　（1）医薬品副作用被害救済制度に関するお問い合わせ先
　　　（独）医薬品医療機器総合機構
　　　http://www.pmda.go.jp/kenkouhigai.html
　　　電話　0120-149-931（フリーダイヤル）
　（2）この薬に関するお問い合わせ先
　　　○○薬局
　　　管理薬剤師：○○○○
　　　受付時間：○○時○○分から○○時○○分まで（但し○○日は除く）
　　　電話：03（○○○○）○○○○
　　　ＦＡＸ：03（○○○○）○○○○
〔効能・効果に関連する注意として、効能・効果の項目に続けて以下を記載すること。〕
血の道症とは、月経、妊娠、出産、産後、更年期など女性のホルモンの変動に伴って現れる精神不安やいらだちなどの精神神経症状および身体症状のことです。

漢方薬

この説明書は本剤とともに保管し、
服用に際しては必ずお読みください。

厚朴生姜半夏人参甘草湯

厚朴生姜半夏人参甘草湯は、「傷寒論」を原典とする、胃腸虚弱、嘔吐に用いられる漢方薬です。

⚠ 使用上の注意

✕ してはいけないこと
（守らないと現在の症状が悪化したり、副作用が起こりやすくなります）
次の人は服用しないでください
　生後3カ月未満の乳児。

相談すること
1．次の人は服用前に医師又は薬剤師に相談してください
　（1）医師の治療を受けている人。
　（2）妊婦又は妊娠していると思われる人。
　（3）高齢者。
　（4）今までに薬などにより発疹・発赤、かゆみ等を起こしたことがある人。
　（5）次の症状のある人。
　　　むくみ
　（6）次の診断を受けた人。
　　　高血圧、心臓病、腎臓病

2．服用後、次の症状があらわれた場合は副作用の可能性があるので、直ちに服用を中止し、この文書を持って医師又は薬剤師に相談してください

関係部位	症　　　状
皮膚	発疹・発赤、かゆみ

まれに下記の重篤な症状が起こることがあります。その場合は直ちに医師の診療を受けてください。

症状の名称	症　　　状
偽アルドステロン症、ミオパチー	手足のだるさ、しびれ、つっぱり感やこわばりに加えて、脱力感、筋肉痛があらわれ、徐々に強くなる。

3．1週間位服用しても症状がよくならない場合は服用を中止し、この文書を持って医師又は薬剤師に相談してください

4．長期連用する場合には、医師又は薬剤師に相談してください

効能・効果
体力虚弱で、腹部膨満感のあるものの次の諸症：胃腸虚弱、嘔吐

成分と分量
1包（大人1日量）中に次の成分を含んでいます。

成　分	コウボク	ショウキョウ	ハンゲ	ニンジン	カンゾウ
分　量	3.0 g	0.5 g	4.0 g	2.0 g	2.0 g

用法・用量
本品1包に、水約500 mLを加えて、半量ぐらいまで煎じつめ、煎じかすを除き、煎液を3回に分けて食間に服用してください。
上記は大人の1日量です。

年　齢	大人（15才以上）	14才～7才	6才～4才	3才～2才	2才未満	3カ月未満
服用量	上記の通り	大人の2/3	大人の1/2	大人の1/3	大人の1/4以下	服用しないこと
1日服用回数	3回					

＜用法・用量に関連する注意＞
（1）用法・用量を厳守してください。

（2）小児に服用させる場合には、保護者の指導監督のもとに服用させてください。
（3）1才未満の乳児には、医師の診療を受けさせることを優先し、やむを得ない場合にのみ服用させてください。
（4）煎じ液は、必ず熱いうちにかすをこしてください。
（5）本剤は必ず1日分ずつ煎じ、数日分をまとめて煎じないでください。

保管及び取扱い上の注意
（1）直射日光の当たらない湿気の少ない涼しい所に保管してください。
（2）小児の手の届かない所に保管してください。
（3）他の容器に入れ替えないでください（誤用の原因になったり品質が変わります。）。
（4）煎じ液は腐敗しやすいので、冷暗所又は冷蔵庫等に保管し、服用時に再加熱して服用してください。
（5）生薬を原料として製造していますので、製品の色や味等に多少の差異を生じることがあります。

■お問い合わせ先

製造販売元

【外部の容器又は外部の被包に記載すべき事項】
注意
1．次の人は服用しないでください
　　生後3カ月未満の乳児。
2．次の人は服用前に医師又は薬剤師に相談してください
　（1）医師の治療を受けている人。
　（2）妊婦又は妊娠していると思われる人。
　（3）高齢者。
　（4）今までに薬などにより発疹・発赤、かゆみ等を起こしたことがある人。
　（5）次の症状のある人。
　　　　むくみ
　（6）次の診断を受けた人。
　　　　高血圧、心臓病、腎臓病
2′．服用が適さない場合があるので、服用前に医師又は薬剤師に相談してください
　　〔2．の項目の記載に際し、十分な記載スペースがない場合には2′．を記載すること。〕
3．服用に際しては、説明文書をよく読んでください
4．直射日光の当たらない湿気の少ない涼しい所に保管してください
5．小児の手の届かない所に保管してください
6．その他
　（1）医薬品副作用被害救済制度に関するお問い合わせ先
　　　（独）医薬品医療機器総合機構
　　　http://www.pmda.go.jp/kenkouhigai.html
　　　電話　0120-149-931（フリーダイヤル）
　（2）この薬に関するお問い合わせ先
　　　○○薬局
　　　管理薬剤師：○○○○
　　　受付時間：○○時○○分から○○時○○分まで（但し○○日は除く）
　　　電話：03（○○○○）○○○○
　　　ＦＡＸ：03（○○○○）○○○○

漢方薬

> この説明書は本剤とともに保管し、
> 服用に際しては必ずお読みください。

五虎湯

五虎湯は、「万病回春」を原典とする、せき、気管支ぜんそくに用いられる漢方薬です。

⚠ 使用上の注意

⊗ してはいけないこと
（守らないと現在の症状が悪化したり、副作用が起こりやすくなります）
次の人は服用しないでください
　生後3カ月未満の乳児。

📋 相談すること
1．次の人は服用前に医師又は薬剤師に相談してください
　（1）医師の治療を受けている人。
　（2）妊婦又は妊娠していると思われる人。
　（3）体の虚弱な人（体力の衰えている人、体の弱い人）で軟便下痢になりやすい人。
　（4）胃腸の弱い人。
　（5）発汗傾向の著しい人。
　（6）高齢者。
　（7）次の症状のある人。
　　　むくみ、排尿困難
　（8）次の診断を受けた人。
　　　高血圧、心臓病、腎臓病、甲状腺機能障害

2．服用後、次の症状があらわれた場合は副作用の可能性があるので、直ちに服用を中止し、
　　この文書を持って医師又は薬剤師に相談してください

関係部位	症　　状
皮膚	発疹・発赤、かゆみ
消化器	吐き気、食欲不振、胃部不快感

まれに下記の重篤な症状が起こることがあります。その場合は直ちに医師の診療を受けてください。

症状の名称	症　　状
偽アルドステロン症、ミオパチー	手足のだるさ、しびれ、つっぱり感やこわばりに加えて、脱力感、筋肉痛があらわれ、徐々に強くなる。

3．1カ月位（感冒に服用する場合には5〜6日間）服用しても症状がよくならない場合は服
　　用を中止し、この文書を持って医師又は薬剤師に相談してください

4．長期連用する場合には、医師又は薬剤師に相談してください

効能・効果
体力中等度以上で、せきが強くでるものの次の諸症：せき、気管支ぜんそく、気管支炎、小児ぜん
そく、感冒、痔の痛み

成分と分量
1包（大人1日量）中に次の成分を含んでいます。

成　分	マオウ	キョウニン	セッコウ	カンゾウ	ソウハクヒ
分　量	4.0 g	4.0 g	10.0 g	2.0 g	3.0 g

用法・用量
本品1包に、水約500 mLを加えて、半量ぐらいまで煎じつめ、煎じかすを除き、煎液を3回に分
けて食間に服用してください。
上記は大人の1日量です。

年　齢	大人(15才以上)	14才～7才	6才～4才	3才～2才	2才未満	3カ月未満
服用量	上記の通り	大人の2/3	大人の1/2	大人の1/3	大人の1/4以下	服用しない
1日服用回数	3回					こと

＜用法・用量に関連する注意＞
（1）用法・用量を厳守してください。
（2）小児に服用させる場合には、保護者の指導監督のもとに服用させてください。
（3）1才未満の乳児には、医師の診療を受けさせることを優先し、やむを得ない場合にのみ服用させてください。
（4）煎じ液は、必ず熱いうちにかすをこしてください。
（5）本剤は必ず1日分ずつ煎じ、数日分をまとめて煎じないでください。

保管及び取扱い上の注意
（1）直射日光の当たらない湿気の少ない涼しい所に保管してください。
（2）小児の手の届かない所に保管してください。
（3）他の容器に入れ替えないでください（誤用の原因になったり品質が変わります。）。
（4）煎じ液は腐敗しやすいので、冷暗所又は冷蔵庫等に保管し、服用時に再加熱して服用してください。
（5）生薬を原料として製造していますので、製品の色や味等に多少の差異を生じることがあります。

■お問い合わせ先

製造販売元

【外部の容器又は外部の被包に記載すべき事項】
注意
1．次の人は服用しないでください
　　生後3カ月未満の乳児。
2．次の人は服用前に医師又は薬剤師に相談してください
　（1）医師の治療を受けている人。
　（2）妊婦又は妊娠していると思われる人。
　（3）体の虚弱な人（体力の衰えている人、体の弱い人）で軟便下痢になりやすい人。
　（4）胃腸の弱い人。
　（5）発汗傾向の著しい人。
　（6）高齢者。
　（7）次の症状のある人。
　　　むくみ、排尿困難
　（8）次の診断を受けた人。
　　　高血圧、心臓病、腎臓病、甲状腺機能障害
2′．服用が適さない場合があるので、服用前に医師又は薬剤師に相談してください
　　〔2．の項目の記載に際し、十分な記載スペースがない場合には2′．を記載すること。〕
3．服用に際しては、説明文書をよく読んでください
4．直射日光の当たらない湿気の少ない涼しい所に保管してください
5．小児の手の届かない所に保管してください
6．その他
　（1）医薬品副作用被害救済制度に関するお問い合わせ先
　　　（独）医薬品医療機器総合機構
　　　http://www.pmda.go.jp/kenkouhigai.html
　　　電話　0120-149-931（フリーダイヤル）
　（2）この薬に関するお問い合わせ先
　　　○○薬局
　　　管理薬剤師：○○○○
　　　受付時間：○○時○○分から○○時○○分まで（但し○○日は除く）
　　　電話：03（○○○○）○○○○
　　　ＦＡＸ：03（○○○○）○○○○

漢方薬

> この説明書は本剤とともに保管し、
> 服用に際しては必ずお読みください。

牛膝散料

牛膝散料は、「婦人良方」を原典とする、比較的体力がある人の、月経困難、月経不順、月経痛に用いられる漢方薬です。

⚠ 使用上の注意

⊗ してはいけないこと

（守らないと現在の症状が悪化したり、副作用が起こりやすくなります）
次の人は服用しないでください
　生後3カ月未満の乳児。

相談すること

1．次の人は服用前に医師又は薬剤師に相談してください
（1）医師の治療を受けている人。
（2）妊婦又は妊娠していると思われる人。
（3）胃腸の弱い人。
（4）今までに薬などにより発疹・発赤、かゆみ等を起こしたことがある人。

2．服用後、次の症状があらわれた場合は副作用の可能性があるので、直ちに服用を中止し、この文書を持って医師又は薬剤師に相談してください

関係部位	症　　　状
皮膚	発疹・発赤、かゆみ

3．1カ月位服用しても症状がよくならない場合は服用を中止し、この文書を持って医師又は薬剤師に相談してください

効能・効果
比較的体力のあるものの次の諸症：月経困難、月経不順、月経痛

成分と分量
1包（大人1日量）中に次の成分を含んでいます。

成　分	ゴシツ	ケイヒ	シャクヤク	トウニン	トウキ	ボタンピ	エンゴサク	モッコウ
分　量	3.0 g	3.0 g	3.0 g	3.0 g	3.0 g	3.0 g	3.0 g	1.0 g

用法・用量
本品1包に、水約500 mLを加えて、半量ぐらいまで煎じつめ、煎じかすを除き、煎液を3回に分けて食間に服用してください。
上記は大人の1日量です。

年　齢	大人(15才以上)	14才〜7才	6才〜4才	3才〜2才	2才未満	3カ月未満
服用量	上記の通り	大人の2/3	大人の1/2	大人の1/3	大人の1/4以下	服用しないこと
1日服用回数			3回			

＜用法・用量に関連する注意＞
（1）用法・用量を厳守してください。
（2）小児に服用させる場合には、保護者の指導監督のもとに服用させてください。
（3）1才未満の乳児には、医師の診療を受けさせることを優先し、やむを得ない場合にのみ服用させてください。
（4）煎じ液は、必ず熱いうちにかすをこしてください。
（5）本剤は必ず1日分ずつ煎じ、数日分をまとめて煎じないでください。

保管及び取扱い上の注意
（1）直射日光の当たらない湿気の少ない涼しい所に保管してください。
（2）小児の手の届かない所に保管してください。
（3）他の容器に入れ替えないでください（誤用の原因になったり品質が変わります。）。
（4）煎じ液は腐敗しやすいので、冷暗所又は冷蔵庫等に保管し、服用時に再加熱して服用してくだ

さい。
（5）生薬を原料として製造していますので、製品の色や味等に多少の差異を生じることがあります。

■お問い合わせ先

製造販売元

【外部の容器又は外部の被包に記載すべき事項】
注意
1．次の人は服用しないでください
　　生後3カ月未満の乳児。
2．次の人は服用前に医師又は薬剤師に相談してください
　（1）医師の治療を受けている人。
　（2）妊婦又は妊娠していると思われる人。
　（3）胃腸の弱い人。
　（4）今までに薬などにより発疹・発赤、かゆみ等を起こしたことがある人。
2′．服用が適さない場合があるので、服用前に医師又は薬剤師に相談してください
　　〔2．の項目の記載に際し、十分な記載スペースがない場合には2′．を記載すること。〕
3．服用に際しては、説明文書をよく読んでください
4．直射日光の当たらない湿気の少ない涼しい所に保管してください
5．小児の手の届かない所に保管してください
6．その他
　（1）医薬品副作用被害救済制度に関するお問い合わせ先
　　　（独）医薬品医療機器総合機構
　　　http://www.pmda.go.jp/kenkouhigai.html
　　　電話　0120-149-931（フリーダイヤル）
　（2）この薬に関するお問い合わせ先
　　　○○薬局
　　　管理薬剤師：○○○○
　　　受付時間：○○時○○分から○○時○○分まで（但し○○日は除く）
　　　電話：03（○○○○）○○○○
　　　ＦＡＸ：03（○○○○）○○○○

漢方薬

この説明書は本剤とともに保管し、
服用に際しては必ずお読みください。

五積散料

五積散料は、「太平恵民和剤局方」を原典とする、慢性に経過し、症状の激しくない人の、胃腸炎、
腰痛、神経痛、関節痛、月経痛、頭痛、冷え症、更年期障害、感冒に用いられる漢方薬です。

⚠ 使用上の注意

❌ してはいけないこと

（守らないと現在の症状が悪化したり、副作用が起こりやすくなります）
次の人は服用しないでください
　　生後3カ月未満の乳児。

👤 相談すること

1．次の人は服用前に医師又は薬剤師に相談してください
　（1）医師の治療を受けている人。
　（2）妊婦又は妊娠していると思われる人。
　（3）体の虚弱な人（体力の衰えている人、体の弱い人）。
　（4）胃腸の弱い人。
　（5）発汗傾向の著しい人。
　（6）高齢者。
　（7）今までに薬などにより発疹・発赤、かゆみ等を起こしたことがある人。
　（8）次の症状のある人。
　　　むくみ、排尿困難
　（9）次の診断を受けた人。
　　　高血圧、心臓病、腎臓病、甲状腺機能障害

2．服用後、次の症状があらわれた場合は副作用の可能性があるので、直ちに服用を中止し、
　　この文書を持って医師又は薬剤師に相談してください

関係部位	症　　状
皮膚	発疹・発赤、かゆみ

まれに下記の重篤な症状が起こることがあります。その場合は直ちに医師の診療を受けてください。

症状の名称	症　　状
偽アルドステロン症、ミオパチー	手足のだるさ、しびれ、つっぱり感やこわばりに加えて、脱力感、筋肉痛があらわれ、徐々に強くなる。

3．1カ月位（感冒に服用する場合には1週間位）服用しても症状がよくならない場合は服用
　　を中止し、この文書を持って医師又は薬剤師に相談してください

4．長期連用する場合には、医師又は薬剤師に相談してください

効能・効果
体力中等度又はやや虚弱で、冷えがあるものの次の諸症：胃腸炎、腰痛、神経痛、関節痛、月経痛、
頭痛、更年期障害、感冒

成分と分量
1包（大人1日量）中に次の成分を含んでいます。

成　分	ブクリョウ	ビャクジュツ	チンピ	ハンゲ	トウキ	シャクヤク	センキュウ	コウボク
分　量	2.0 g	3.0 g	2.0 g	2.0 g	2.0 g	1.0 g	1.0 g	1.0 g

	ビャクシ	キジツ	キキョウ	ショウキョウ	ケイヒ	マオウ	タイソウ	カンゾウ
	1.0 g	1.0 g	1.0 g	1.3 g	1.0 g	1.0 g	1.0 g	1.0 g

用法・用量
本品1包に、水約500 mLを加えて、半量ぐらいまで煎じつめ、煎じかすを除き、煎液を3回に分

けて食間に服用してください。
上記は大人の1日量です。

年　齢	大人(15才以上)	14才～7才	6才～4才	3才～2才	2才未満	3カ月未満
服用量	上記の通り	大人の2/3	大人の1/2	大人の1/3	大人の1/4以下	服用しない
1日服用回数	3回					こと

＜用法・用量に関連する注意＞
（1）用法・用量を厳守してください。
（2）小児に服用させる場合には、保護者の指導監督のもとに服用させてください。
（3）1才未満の乳児には、医師の診療を受けさせることを優先し、やむを得ない場合にのみ服用させてください。
（4）煎じ液は、必ず熱いうちにかすをこしてください。
（5）本剤は必ず1日分ずつ煎じ、数日分をまとめて煎じないでください。

保管及び取扱い上の注意
（1）直射日光の当たらない湿気の少ない涼しい所に保管してください。
（2）小児の手の届かない所に保管してください。
（3）他の容器に入れ替えないでください（誤用の原因になったり品質が変わります。）。
（4）煎じ液は腐敗しやすいので、冷暗所又は冷蔵庫等に保管し、服用時に再加熱して服用してください。
（5）生薬を原料として製造していますので、製品の色や味等に多少の差異を生じることがあります。

■お問い合わせ先

製造販売元

【外部の容器又は外部の被包に記載すべき事項】
注意
１．次の人は服用しないでください
　　生後3カ月未満の乳児。
２．次の人は服用前に医師又は薬剤師に相談してください
　（1）医師の治療を受けている人。
　（2）妊婦又は妊娠していると思われる人。
　（3）体の虚弱な人（体力の衰えている人、体の弱い人）。
　（4）胃腸の弱い人。
　（5）発汗傾向の著しい人。
　（6）高齢者。
　（7）今までに薬などにより発疹・発赤、かゆみ等を起こしたことがある人。
　（8）次の症状のある人。
　　　むくみ、排尿困難
　（9）次の診断を受けた人。
　　　高血圧、心臓病、腎臓病、甲状腺機能障害
２′．服用が適さない場合があるので、服用前に医師又は薬剤師に相談してください
　〔２．の項目の記載に際し、十分な記載スペースがない場合には２′．を記載すること。〕
３．服用に際しては、説明文書をよく読んでください
４．直射日光の当たらない湿気の少ない涼しい所に保管してください
５．小児の手の届かない所に保管してください
６．その他
　（1）医薬品副作用被害救済制度に関するお問い合わせ先
　　　（独）医薬品医療機器総合機構
　　　http://www.pmda.go.jp/kenkouhigai.html
　　　電話　0120-149-931（フリーダイヤル）
　（2）この薬に関するお問い合わせ先
　　　○○薬局
　　　管理薬剤師：○○○○
　　　受付時間：○○時○○分から○○時○○分まで（但し○○日は除く）
　　　電話：03（○○○○）○○○○
　　　ＦＡＸ：03（○○○○）○○○○

漢方薬

この説明書は本剤とともに保管し、
服用に際しては必ずお読みください。

牛車腎気丸料

牛車腎気丸料は、「済生方」を原典とする、疲れやすくて、四肢が冷えやすく尿量減少又は多尿で時に口渇がある人の、下肢痛、腰痛、しびれ、老人のかすみ目、かゆみ、排尿困難、頻尿、むくみに用いられる漢方薬です。

⚠ 使用上の注意

❎ してはいけないこと
（守らないと現在の症状が悪化したり、副作用が起こりやすくなります）
次の人は服用しないでください
　生後3カ月未満の乳児。

📋 相談すること
1．次の人は服用前に医師又は薬剤師に相談してください
　（1）医師の治療を受けている人。
　（2）妊婦又は妊娠していると思われる人。
　（3）胃腸が弱く下痢しやすい人。
　（4）のぼせが強く赤ら顔で体力の充実している人。
　（5）今までに薬などにより発疹・発赤、かゆみ等を起こしたことがある人。

2．服用後、次の症状があらわれた場合は副作用の可能性があるので、直ちに服用を中止し、この文書を持って医師又は薬剤師に相談してください

関係部位	症　　状
皮膚	発疹・発赤、かゆみ
消化器	食欲不振、胃部不快感、腹痛
その他	動悸、のぼせ、口唇・舌のしびれ

まれに下記の重篤な症状が起こることがあります。その場合は直ちに医師の診療を受けてください。

症状の名称	症　　状
間質性肺炎	階段を上ったり、少し無理をしたりすると息切れがする・息苦しくなる、空せき、発熱等がみられ、これらが急にあらわれたり、持続したりする。
肝機能障害	発熱、かゆみ、発疹、黄疸（皮膚や白目が黄色くなる）、褐色尿、全身のだるさ、食欲不振等があらわれる。

3．服用後、次の症状があらわれることがあるので、このような症状の持続又は増強が見られた場合には、服用を中止し、この文書を持って医師又は薬剤師に相談してください
　　下痢

4．1カ月位服用しても症状がよくならない場合は服用を中止し、この文書を持って医師又は薬剤師に相談してください

効能・効果
体力中等度以下で、疲れやすくて、四肢が冷えやすく尿量が減少し、むくみがあり、ときに口渇があるものの次の諸症：下肢痛、腰痛、しびれ、高齢者のかすみ目、かゆみ、排尿困難、頻尿、むくみ、高血圧に伴う随伴症状の改善（肩こり、頭重、耳鳴り）

成分と分量
1包（大人1日量）中に次の成分を含んでいます。

成　分	ジオウ	サンシュユ	サンヤク	タクシャ	ブクリョウ
分　量	6.0 g	3.0 g	3.0 g	3.0 g	3.0 g

	ボタンピ	ケイヒ	ゴシツ	シャゼンシ	ブシ
	3.0 g	1.0 g	3.0 g	3.0 g	0.5 g

用法・用量

本品1包に、水約500 mLを加えて、半量ぐらいまで煎じつめ、煎じかすを除き、煎液を3回に分けて食間に服用してください。
上記は大人の1日量です。

年　齢	大人(15才以上)	14才〜7才	6才〜4才	3才〜2才	2才未満	3カ月未満
服用量	上記の通り	大人の2/3	大人の1/2	大人の1/3	大人の1/4以下	服用しない
1日服用回数	3回					こと

＜用法・用量に関連する注意＞
（1）用法・用量を厳守してください。
（2）小児に服用させる場合には、保護者の指導監督のもとに服用させてください。
（3）1才未満の乳児には、医師の診療を受けさせることを優先し、やむを得ない場合にのみ服用させてください。
（4）煎じ液は必ず熱いうちにかすをこしてください。
（5）本剤は必ず1日分ずつ煎じ、数回分をまとめて煎じないでください。

保管及び取扱い上の注意

（1）直射日光の当たらない湿気の少ない涼しい所に保管してください。
（2）小児の手の届かない所に保管してください。
（3）他の容器に入れ替えないでください（誤用の原因になったり品質が変わります。）。
（4）煎じ液は腐敗しやすいので、冷暗所又は冷蔵庫等に保管し、服用時に再加熱して服用してください。
（5）生薬を原料として製造していますので、製品の色や味等に多少の差異を生じることがあります。

■お問い合わせ先

製造販売元

【外部の容器又は外部の被包に記載すべき事項】

注意
1．次の人は服用しないでください
　　生後3カ月未満の乳児。
2．次の人は服用前に医師又は薬剤師に相談してください
　（1）医師の治療を受けている人。
　（2）妊婦又は妊娠していると思われる人。
　（3）胃腸が弱く下痢しやすい人。
　（4）のぼせが強く赤ら顔で体力の充実している人。
　（5）今までに薬などにより発疹・発赤、かゆみ等を起こしたことがある人。
2′．服用が適さない場合があるので、服用前に医師又は薬剤師に相談してください
　　〔2．の項目の記載に際し、十分な記載スペースがない場合には2′．を記載すること。〕
3．服用に際しては、説明文書をよく読んでください
4．直射日光の当たらない湿気の少ない涼しい所に保管してください
5．小児の手の届かない所に保管してください
6．その他
　（1）医薬品副作用被害救済制度に関するお問い合わせ先
　　　（独）医薬品医療機器総合機構
　　　http://www.pmda.go.jp/kenkouhigai.html
　　　電話　0120-149-931（フリーダイヤル）
　（2）この薬に関するお問い合わせ先
　　　○○薬局
　　　管理薬剤師：○○○○
　　　受付時間：○○時○○分から○○時○○分まで（但し○○日は除く）
　　　電話：03（○○○○）○○○○
　　　ＦＡＸ：03（○○○○）○○○○

漢方薬

> この説明書は本剤とともに保管し、
> 服用に際しては必ずお読みください。

呉茱萸湯

呉茱萸湯は、「傷寒論」・「金匱要略」を原典とする、みぞおちが膨満して手足が冷える人の、頭痛、頭痛に伴うはきけ、しゃっくりに用いられる漢方薬です。

⚠ 使用上の注意

⊗ してはいけないこと
（守らないと現在の症状が悪化したり、副作用が起こりやすくなります）
次の人は服用しないでください
　　生後3カ月未満の乳児。

相談すること
1．次の人は服用前に医師又は薬剤師に相談してください
　（1）医師の治療を受けている人。
　（2）妊婦又は妊娠していると思われる人。
　（3）今までに薬などにより発疹・発赤、かゆみ等を起こしたことがある人。

2．服用後、次の症状があらわれた場合は副作用の可能性があるので、直ちに服用を中止し、この文書を持って医師又は薬剤師に相談してください

関係部位	症　　　　　状
皮膚	発疹・発赤、かゆみ

3．1カ月位（しゃっくりに服用する場合には5～6回）服用しても症状がよくならない場合は服用を中止し、この文書を持って医師又は薬剤師に相談してください

効能・効果
体力中等度以下で、手足が冷えて肩がこり、ときにみぞおちが膨満するものの次の諸症：頭痛、頭痛に伴うはきけ・嘔吐、しゃっくり

成分と分量
　　　　　　1包（大人1日量）中に次の成分を含んでいます。

成　分	ゴシュユ	ニンジン	タイソウ	ショウキョウ
分　量	4.0g	3.0g	3.0g	2.0g

用法・用量
本品1包に、水約500mLを加えて、半量ぐらいまで煎じつめ、煎じかすを除き、煎液を3回に分けて食間に服用してください。
上記は大人の1日量です。

年　齢	大人（15才以上）	14才～7才	6才～4才	3才～2才	2才未満	3カ月未満
服用量	上記の通り	大人の2/3	大人の1/2	大人の1/3	大人の1/4以下	服用しないこと
1日服用回数			3回			

＜用法・用量に関連する注意＞
（1）用法・用量を厳守してください。
（2）小児に服用させる場合には、保護者の指導監督のもとに服用させてください。
（3）1才未満の乳児には、医師の診療を受けさせることを優先し、やむを得ない場合にのみ服用させてください。
（4）煎じ液は、必ず熱いうちにかすをこしてください。
（5）本剤は必ず1日分ずつ煎じ、数日分をまとめて煎じないでください。

保管及び取扱い上の注意
（1）直射日光の当たらない湿気の少ない涼しい所に保管してください。
（2）小児の手の届かない所に保管してください。
（3）他の容器に入れ替えないでください（誤用の原因になったり品質が変わります。）。
（4）煎じ液は腐敗しやすいので、冷暗所又は冷蔵庫等に保管し、服用時に再加熱して服用してくだ

さい。
（5）生薬を原料として製造していますので、製品の色や味等に多少の差異を生じることがあります。

■お問い合わせ先

製造販売元

【外部の容器又は外部の被包に記載すべき事項】
注意
1．次の人は服用しないでください
　　生後3カ月未満の乳児。
2．次の人は服用前に医師又は薬剤師に相談してください
　（1）医師の治療を受けている人。
　（2）妊婦又は妊娠していると思われる人。
　（3）今までに薬などにより発疹・発赤、かゆみ等を起こしたことがある人。
2′．服用が適さない場合があるので、服用前に医師又は薬剤師に相談してください
　　〔2．の項目の記載に際し、十分な記載スペースがない場合には2′．を記載すること。〕
3．服用に際しては、説明文書をよく読んでください
4．直射日光の当たらない湿気の少ない涼しい所に保管してください
5．小児の手の届かない所に保管してください
6．その他
　（1）医薬品副作用被害救済制度に関するお問い合わせ先
　　　（独）医薬品医療機器総合機構
　　　http://www.pmda.go.jp/kenkouhigai.html
　　　電話　0120-149-931（フリーダイヤル）
　（2）この薬に関するお問い合わせ先
　　　○○薬局
　　　管理薬剤師：○○○○
　　　受付時間：○○時○○分から○○時○○分まで（但し○○日は除く）
　　　電話：03（○○○○）○○○○
　　　ＦＡＸ：03（○○○○）○○○○

漢方薬

この説明書は本剤とともに保管し、
服用に際しては必ずお読みください。

五物解毒散料

五物解毒散料は、「校正方輿輗」を原典とする、どくだみ（十薬）を用いた、かゆみや湿疹に用いられる漢方薬です。

⚠ 使用上の注意

⊗ してはいけないこと
（守らないと現在の症状が悪化したり、副作用が起こりやすくなります）
1. 次の人は服用しないでください
   生後3カ月未満の乳児。
2. 授乳中の人は本剤を服用しないか、本剤を服用する場合は授乳を避けてください

相談すること
1. 次の人は服用前に医師又は薬剤師に相談してください
   （1）医師の治療を受けている人。
   （2）妊婦又は妊娠していると思われる人。
   （3）体の虚弱な人（体力の衰えている人、体の弱い人）。
   （4）胃腸が弱く下痢しやすい人。
   （5）今までに薬などにより発疹・発赤、かゆみ等を起こしたことがある人。
   （6）次の医薬品を服用している人。
      瀉下薬（下剤）

2. 服用後、次の症状があらわれた場合は副作用の可能性があるので、直ちに服用を中止し、この文書を持って医師又は薬剤師に相談してください

関係部位	症　　　状
皮膚	発疹・発赤、かゆみ
消化器	食欲不振、胃部不快感、はげしい腹痛を伴う下痢、腹痛

3. 服用後、次の症状があらわれることがあるので、このような症状の持続又は増強が見られた場合には、服用を中止し、この文書を持って医師又は薬剤師に相談してください
   軟便、下痢

4. 1カ月位服用しても症状がよくならない場合は服用を中止し、この文書を持って医師又は薬剤師に相談してください

5. 本剤の服用により、まれに症状が進行することもあるので、このような場合には、服用を中止し、この文書を持って医師又は薬剤師に相談してください

効能・効果
体力中等度以上のものの次の諸症：かゆみ、湿疹・皮膚炎

成分と分量
1包（大人1日量）中に次の成分を含んでいます。

成　分	センキュウ	ジュウヤク	ケイガイ	ダイオウ	キンギンカ
分　量	5.0 g	2.0 g	1.5 g	1.0 g	2.0 g

用法・用量
本品1包に、水約500 mLを加えて、半量ぐらいまで煎じつめ、煎じかすを除き、煎液を3回に分けて食間に服用してください。
上記は大人の1日量です。

年　齢	大人(15才以上)	14才～7才	6才～4才	3才～2才	2才未満	3カ月未満
服用量	上記の通り	大人の2/3	大人の1/2	大人の1/3	大人の1/4以下	服用しないこと
1日服用回数	3回					

＜用法・用量に関連する注意＞
（1）用法・用量を厳守してください。
（2）小児に服用させる場合には、保護者の指導監督のもとに服用させてください。
（3）1才未満の乳児には、医師の診療を受けさせることを優先し、やむを得ない場合にのみ服用させてください。
（4）煎じ液は、必ず熱いうちにかすをこしてください。
（5）本剤は必ず1日分ずつ煎じ、数日分をまとめて煎じないでください。

保管及び取扱い上の注意
（1）直射日光の当たらない湿気の少ない涼しい所に保管してください。
（2）小児の手の届かない所に保管してください。
（3）他の容器に入れ替えないでください（誤用の原因になったり品質が変わります。）。
（4）煎じ液は腐敗しやすいので、冷暗所又は冷蔵庫等に保管し、服用時に再加熱して服用してください。
（5）生薬を原料として製造していますので、製品の色や味等に多少の差異を生じることがあります。

■お問い合わせ先

製造販売元

【外部の容器又は外部の被包に記載すべき事項】
注意
1．次の人は服用しないでください
　　生後3カ月未満の乳児。
2．授乳中の人は本剤を服用しないか、本剤を服用する場合は授乳を避けてください
3．次の人は服用前に医師又は薬剤師に相談してください
　（1）医師の治療を受けている人。
　（2）妊婦又は妊娠していると思われる人。
　（3）体の虚弱な人（体力の衰えている人、体の弱い人）。
　（4）胃腸が弱く下痢しやすい人。
　（5）今までに薬などにより発疹・発赤、かゆみ等を起こしたことがある人。
　（6）次の医薬品を服用している人。
　　　瀉下薬（下剤）
3′．服用が適さない場合があるので、服用前に医師又は薬剤師に相談してください
　　〔3．の項目の記載に際し、十分な記載スペースがない場合には3′．を記載すること。〕
4．服用に際しては、説明文書をよく読んでください
5．直射日光の当たらない湿気の少ない涼しい所に保管してください
6．小児の手の届かない所に保管してください
7．その他
　（1）医薬品副作用被害救済制度に関するお問い合わせ先
　　　（独）医薬品医療機器総合機構
　　　http://www.pmda.go.jp/kenkouhigai.html
　　　電話　0120-149-931（フリーダイヤル）
　（2）この薬に関するお問い合わせ先
　　　○○薬局
　　　管理薬剤師：○○○○
　　　受付時間：○○時○○分から○○時○○分まで（但し○○日は除く）
　　　電話：03（○○○○）○○○○
　　　ＦＡＸ：03（○○○○）○○○○

漢方薬

> この説明書は本剤とともに保管し、
> 服用に際しては必ずお読みください。

五淋散料

五淋散料は、「太平恵民和剤局方」を原典とする、頻尿、排尿痛、残尿感に用いられる漢方薬です。

⚠ 使用上の注意

⊗ してはいけないこと

（守らないと現在の症状が悪化したり、副作用が起こりやすくなります）
次の人は服用しないでください
　生後３カ月未満の乳児。

相談すること

１．次の人は服用前に医師又は薬剤師に相談してください
　（１）医師の治療を受けている人。
　（２）妊婦又は妊娠していると思われる人。
　（３）胃腸の弱い人。
　（４）高齢者。
　（５）次の症状のある人。
　　　　むくみ
　（６）次の診断を受けた人。
　　　　高血圧、心臓病、腎臓病

２．服用後、次の症状があらわれた場合は副作用の可能性があるので、直ちに服用を中止し、
　　この文書を持って医師又は薬剤師に相談してください

関係部位	症　　　状
消化器	食欲不振、胃部不快感

まれに下記の重篤な症状が起こることがあります。その場合は直ちに医師の診療を受けてください。

症状の名称	症　　　状
間質性肺炎	階段を上ったり、少し無理をしたりすると息切れがする・息苦しくなる、空せき、発熱等がみられ、これらが急にあらわれたり、持続したりする。
偽アルドステロン症、ミオパチー	手足のだるさ、しびれ、つっぱり感やこわばりに加えて、脱力感、筋肉痛があらわれ、徐々に強くなる。

３．服用後、次の症状があらわれることがあるので、このような症状の持続又は増強が見られた場合には、服用を中止し、この文書を持って医師又は薬剤師に相談してください
　　下痢

４．１カ月位服用しても症状がよくならない場合は服用を中止し、この文書を持って医師又は薬剤師に相談してください

５．長期連用する場合には、医師又は薬剤師に相談してください

効能・効果
体力中等度のものの次の諸症：頻尿、排尿痛、残尿感、尿のにごり

成分と分量
１包（大人１日量）中に次の成分を含んでいます。

成　分	ブクリョウ	トウキ	オウゴン	カンゾウ	シャクヤク	サンシシ
分　量	5.0 g	3.0 g	3.0 g	2.0 g	2.0 g	2.0 g

用法・用量
本品１包に、水約 500 mL を加えて、半量ぐらいまで煎じつめ、煎じかすを除き、煎液を３回に分

けて食間に服用してください。
上記は大人の1日量です。

年　齢	大人(15才以上)	14才〜7才	6才〜4才	3才〜2才	2才未満	3カ月未満
服用量	上記の通り	大人の2／3	大人の1／2	大人の1／3	大人の1／4以下	服用しないこと
1日服用回数	3回					

＜用法・用量に関連する注意＞
（1）用法・用量を厳守してください。
（2）小児に服用させる場合には、保護者の指導監督のもとに服用させてください。
（3）1才未満の乳児には、医師の診療を受けさせることを優先し、やむを得ない場合にのみ服用させてください。
（4）煎じ液は、必ず熱いうちにかすをこしてください。
（5）本剤は必ず1日分ずつ煎じ、数日分をまとめて煎じないでください。

保管及び取扱い上の注意
（1）直射日光の当たらない湿気の少ない涼しい所に保管してください。
（2）小児の手の届かない所に保管してください。
（3）他の容器に入れ替えないでください（誤用の原因になったり品質が変わります。）。
（4）煎じ液は腐敗しやすいので、冷暗所又は冷蔵庫等に保管し、服用時に再加熱して服用してください。
（5）生薬を原料として製造していますので、製品の色や味等に多少の差異を生じることがあります。

■お問い合わせ先

製造販売元

【外部の容器又は外部の被包に記載すべき事項】
注意
1．次の人は服用しないでください
　　生後3カ月未満の乳児。
2．次の人は服用前に医師又は薬剤師に相談してください
　（1）医師の治療を受けている人。
　（2）妊婦又は妊娠していると思われる人。
　（3）胃腸の弱い人。
　（4）高齢者。
　（5）次の症状のある人。
　　　むくみ
　（6）次の診断を受けた人。
　　　高血圧、心臓病、腎臓病
2′．服用が適さない場合があるので、服用前に医師又は薬剤師に相談してください
　　〔2．の項目の記載に際し、十分な記載スペースがない場合には2′．を記載すること。〕
3．服用に際しては、説明文書をよく読んでください
4．直射日光の当たらない湿気の少ない涼しい所に保管してください
5．小児の手の届かない所に保管してください
6．その他
　（1）医薬品副作用被害救済制度に関するお問い合わせ先
　　　（独）医薬品医療機器総合機構
　　　http://www.pmda.go.jp/kenkouhigai.html
　　　電話　0120-149-931（フリーダイヤル）
　（2）この薬に関するお問い合わせ先
　　　○○薬局
　　　管理薬剤師：○○○○
　　　受付時間：○○時○○分から○○時○○分まで（但し○○日は除く）
　　　電話：03（○○○○）○○○○
　　　ＦＡＸ：03（○○○○）○○○○

漢方薬

この説明書は本剤とともに保管し、服用に際しては必ずお読みください。

五苓散料

　五苓散料は、「傷寒論」・「金匱要略」を原典とする、のどが渇いて、尿量が少なく、はき気、嘔吐、腹痛、頭痛、むくみ等のいずれかの症状を伴う、水のような下痢、しぶり腹でない急性胃腸炎、暑気あたり、頭痛、むくみに用いられる漢方薬です。

⚠ 使用上の注意

してはいけないこと
（守らないと現在の症状が悪化したり、副作用が起こりやすくなります）
次の人は服用しないでください
　生後3カ月未満の乳児。

相談すること
1．次の人は服用前に医師又は薬剤師に相談してください
　（1）医師の治療を受けている人。
　（2）妊婦又は妊娠していると思われる人。
　（3）今までに薬などにより発疹・発赤、かゆみ等を起こしたことがある人。

2．服用後、次の症状があらわれた場合は副作用の可能性があるので、直ちに服用を中止し、この文書を持って医師又は薬剤師に相談してください

関係部位	症　　状
皮膚	発疹・発赤、かゆみ

3．1カ月位（急性胃腸炎、二日酔に服用する場合には5～6回、水様性下痢、暑気あたりに服用する場合には5～6日間）服用しても症状がよくならない場合は服用を中止し、この文書を持って医師又は薬剤師に相談してください

効能・効果
体力に関わらず使用でき、のどが渇いて尿量が少ないもので、めまい、はきけ、嘔吐、腹痛、頭痛、むくみなどのいずれかを伴う次の諸症：水様性下痢、急性胃腸炎（しぶり腹のものには使用しないこと）、暑気あたり、頭痛、むくみ、二日酔

＜効能・効果に関連する注意＞
しぶり腹とは、残便感があり、くり返し腹痛を伴う便意を催すもののことです。

成分と分量
1包（大人1日量）中に次の成分を含んでいます。

成　分	チョレイ	ブクリョウ	タクシャ	ケイヒ	ビャクジュツ
分　量	3.0g	4.0g	4.0g	2.5g	3.0g

用法・用量
本品1包に、水約500mLを加えて、半量ぐらいまで煎じつめ、煎じかすを除き、煎液を3回に分けて食間に服用してください。
上記は大人の1日量です。

年　齢	大人(15才以上)	14才～7才	6才～4才	3才～2才	2才未満	3カ月未満
服用量	上記の通り	大人の2/3	大人の1/2	大人の1/3	大人の1/4以下	服用しないこと
1日服用回数	3回					

＜用法・用量に関連する注意＞
（1）用法・用量を厳守してください。
（2）小児に服用させる場合には、保護者の指導監督のもとに服用させてください。
（3）1才未満の乳児には、医師の診療を受けさせることを優先し、やむを得ない場合にのみ服用させてください。
（4）煎じ液は、必ず熱いうちにかすをこしてください。
（5）本剤は必ず1日分ずつ煎じ、数日分をまとめて煎じないでください。

保管及び取扱い上の注意
（1）直射日光の当たらない湿気の少ない涼しい所に保管してください。
（2）小児の手の届かない所に保管してください。
（3）他の容器に入れ替えないでください（誤用の原因になったり品質が変わります。）。
（4）煎じ液は腐敗しやすいので、冷暗所又は冷蔵庫等に保管し、服用時に再加熱して服用してください。
（5）生薬を原料として製造していますので、製品の色や味等に多少の差異を生じることがあります。

■お問い合わせ先

製造販売元

【外部の容器又は外部の被包に記載すべき事項】
注意
1．次の人は服用しないでください
　　　生後3カ月未満の乳児。
2．次の人は服用前に医師又は薬剤師に相談してください
　（1）医師の治療を受けている人。
　（2）妊婦又は妊娠していると思われる人。
　（3）今までに薬などにより発疹・発赤、かゆみ等を起こしたことがある人。
2′．服用が適さない場合があるので、服用前に医師又は薬剤師に相談してください
　　　〔2．の項目の記載に際し、十分な記載スペースがない場合には2′．を記載すること。〕
3．服用に際しては、説明文書をよく読んでください
4．直射日光の当たらない湿気の少ない涼しい所に保管してください
5．小児の手の届かない所に保管してください
6．その他
　（1）医薬品副作用被害救済制度に関するお問い合わせ先
　　　　（独）医薬品医療機器総合機構
　　　http://www.pmda.go.jp/kenkouhigai.html
　　　電話　0120-149-931（フリーダイヤル）
　（2）この薬に関するお問い合わせ先
　　　　○○薬局
　　　管理薬剤師：○○○○
　　　受付時間：○○時○○分から○○時○○分まで（但し○○日は除く）
　　　電話：03（○○○○）○○○○
　　　ＦＡＸ：03（○○○○）○○○○
　〔効能・効果に関連する注意として、効能・効果の項目に続けて以下を記載すること。〕
しぶり腹とは、残便感があり、くり返し腹痛を伴う便意を催すもののことです。

漢方薬

> この説明書は本剤とともに保管し、
> 服用に際しては必ずお読みください。

五苓散

　五苓散は、「傷寒論」・「金匱要略」を原典とする、のどが渇いて、尿量が少なく、はき気、嘔吐、腹痛、頭痛、むくみ等のいずれかの症状を伴う、水のような下痢、しぶり腹でない急性胃腸炎、暑気あたり、頭痛、むくみに用いられる漢方薬です。

⚠ 使用上の注意

⊗ してはいけないこと

（守らないと現在の症状が悪化したり、副作用が起こりやすくなります）
次の人は服用しないでください
　生後3カ月未満の乳児。

相談すること

1．次の人は服用前に医師又は薬剤師に相談してください
　（1）医師の治療を受けている人。
　（2）妊婦又は妊娠していると思われる人。
　（3）今までに薬などにより発疹・発赤、かゆみ等を起こしたことがある人。

2．服用後、次の症状があらわれた場合は副作用の可能性があるので、直ちに服用を中止し、この文書を持って医師又は薬剤師に相談してください

関係部位	症　　状
皮膚	発疹・発赤、かゆみ

3．1カ月位（急性胃腸炎、二日酔に服用する場合には5～6回、水様性下痢、暑気あたりに服用する場合には5～6日間）服用しても症状がよくならない場合は服用を中止し、この文書を持って医師又は薬剤師に相談してください

効能・効果

体力に関わらず使用でき、のどが渇いて尿量が少ないもので、めまい、はきけ、嘔吐、腹痛、頭痛、むくみなどのいずれかを伴う次の諸症：水様性下痢、急性胃腸炎（しぶり腹のものには使用しないこと）、暑気あたり、頭痛、むくみ、二日酔
＜効能・効果に関連する注意＞
しぶり腹とは、残便感があり、くり返し腹痛を伴う便意を催すもののことです。

成分と分量

6.0g（大人1日量）中に次の成分を含んでいます。

成　分	チョレイ末	ブクリョウ末	タクシャ末	ケイヒ末	ビャクジュツ末
分　量	1.1g	1.1g	1.9g	0.8g	1.1g

用法・用量

大人1日3回、1回1包、食前又は空腹時に服用してください。
上記は大人の1日量です。

年　齢	大人(15才以上)	14才～7才	6才～4才	3才～2才	2才未満	3カ月未満
1回服用量	1包（2.0g）	2/3包	1/2包	1/3包	1/4包以下	服用しないこと
1日服用回数	3回					

＜用法・用量に関連する注意＞
（1）用法・用量を厳守してください。
（2）小児に服用させる場合には、保護者の指導監督のもとに服用させてください。
（3）1才未満の乳児には、医師の診療を受けさせることを優先し、やむを得ない場合にのみ服用させてください。

保管及び取扱い上の注意

（1）直射日光の当たらない湿気の少ない涼しい所に保管してください。
（2）小児の手の届かない所に保管してください。

（3）他の容器に入れ替えないでください（誤用の原因になったり品質が変わります。）。
（4）生薬を原料として製造していますので、製品の色や味等に多少の差異を生じることがあります。

■お問い合わせ先

製造販売元

【外部の容器又は外部の被包に記載すべき事項】
注意
1．次の人は服用しないでください
　　生後3ヵ月未満の乳児。
2．次の人は服用前に医師又は薬剤師に相談してください
　（1）医師の治療を受けている人。
　（2）妊婦又は妊娠していると思われる人。
　（3）今までに薬などにより発疹・発赤、かゆみ等を起こしたことがある人。
2′．服用が適さない場合があるので、服用前に医師又は薬剤師に相談してください
　　〔2．の項目の記載に際し、十分な記載スペースがない場合には2′．を記載すること。〕
3．服用に際しては、説明文書をよく読んでください
4．直射日光の当たらない湿気の少ない涼しい所に保管してください
5．小児の手の届かない所に保管してください
6．その他
　（1）医薬品副作用被害救済制度に関するお問い合わせ先
　　　（独）医薬品医療機器総合機構
　　　http://www.pmda.go.jp/kenkouhigai.html
　　　電話　0120-149-931（フリーダイヤル）
　（2）この薬に関するお問い合わせ先
　　　○○薬局
　　　管理薬剤師：○○○○
　　　受付時間：○○時○○分から○○時○○分まで（但し○○日は除く）
　　　電話：03（○○○○）○○○○
　　　ＦＡＸ：03（○○○○）○○○○
〔効能・効果に関連する注意として、効能・効果の項目に続けて以下を記載すること。〕
しぶり腹とは、残便感があり、くり返し腹痛を伴う便意を催すもののことです。

漢方薬

> この説明書は本剤とともに保管し、
> 服用に際しては必ずお読みください。

柴陥湯

柴陥湯は、「医学入門」を原典とする、咳、咳による胸痛に用いられる漢方薬です。

⚠ 使用上の注意

⊗ してはいけないこと

（守らないと現在の症状が悪化したり、副作用が起こりやすくなります）
次の人は服用しないでください
　　生後3カ月未満の乳児。

相談すること

1．次の人は服用前に医師又は薬剤師に相談してください
　　（1）医師の治療を受けている人。
　　（2）妊婦又は妊娠していると思われる人。
　　（3）体の虚弱な人（体力の衰えている人、体の弱い人）。
　　（4）高齢者。
　　（5）今までに薬などにより発疹・発赤、かゆみ等を起こしたことがある人。
　　（6）次の症状のある人。
　　　　むくみ
　　（7）次の診断を受けた人。
　　　　高血圧、心臓病、腎臓病

2．服用後、次の症状があらわれた場合は副作用の可能性があるので、直ちに服用を中止し、
　　この文書を持って医師又は薬剤師に相談してください

関係部位	症　　状
皮膚	発疹・発赤、かゆみ

まれに下記の重篤な症状が起こることがあります。その場合は直ちに医師の診療を受けてください。

症状の名称	症　　状
偽アルドステロン症、ミオパチー	手足のだるさ、しびれ、つっぱり感やこわばりに加えて、脱力感、筋肉痛があらわれ、徐々に強くなる。

3．1カ月位（せき、胸痛に服用する場合には5〜6日間）服用しても症状がよくならない場合は服用を中止し、この文書を持って医師又は薬剤師に相談してください

4．長期連用する場合には、医師又は薬剤師に相談してください

効能・効果
体力中等度以上で、ときに脇腹（腹）からみぞおちにかけて苦しく、食欲不振で口が苦く、舌に白苔がつき、強いせきが出てたんが切れにくく、ときに胸痛があるものの次の諸症：せき、胸痛、気管支炎

成分と分量
1包（大人1日量）中に次の成分を含んでいます。

成　分	サイコ	ハンゲ	オウゴン	タイソウ	ニンジン	カンゾウ	ショウキョウ
分　量	7.0 g	5.0 g	3.0 g	3.0 g	3.0 g	2.0 g	1.0 g

オウレン	カロニン
1.5 g	3.0 g

用法・用量
本品1包に、水約500 mLを加えて、半量ぐらいまで煎じつめ、煎じかすを除き、煎液を3回に分けて食間に服用してください。
上記は大人の1日量です。

年　齢	大人(15才以上)	14才～7才	6才～4才	3才～2才	2才未満	3カ月未満
服用量	上記の通り	大人の2/3	大人の1/2	大人の1/3	大人の1/4以下	服用しない
1日服用回数	3回					こと

＜用法・用量に関連する注意＞
（1）用法・用量を厳守してください。
（2）小児に服用させる場合には、保護者の指導監督のもとに服用させてください。
（3）1才未満の乳児には、医師の診療を受けさせることを優先し、やむを得ない場合にのみ服用させてください。
（4）煎じ液は、必ず熱いうちにかすをこしてください。
（5）本剤は必ず1日分ずつ煎じ、数日分をまとめて煎じないでください。

保管及び取扱い上の注意
（1）直射日光の当たらない湿気の少ない涼しい所に保管してください。
（2）小児の手の届かない所に保管してください。
（3）他の容器に入れ替えないでください（誤用の原因になったり品質が変わります。）。
（4）煎じ液は腐敗しやすいので、冷暗所又は冷蔵庫等に保管し、服用時に再加熱して服用してください。
（5）生薬を原料として製造していますので、製品の色や味等に多少の差異を生じることがあります。

■お問い合わせ先

製造販売元

【外部の容器又は外部の被包に記載すべき事項】
注意
1．次の人は服用しないでください
　　生後3カ月未満の乳児。
2．次の人は服用前に医師又は薬剤師に相談してください
　（1）医師の治療を受けている人。
　（2）妊婦又は妊娠していると思われる人。
　（3）体の虚弱な人（体力の衰えている人、体の弱い人）。
　（4）高齢者。
　（5）今までに薬などにより発疹・発赤、かゆみ等を起こしたことがある人。
　（6）次の症状のある人。
　　　むくみ
　（7）次の診断を受けた人。
　　　高血圧、心臓病、腎臓病
2′．服用が適さない場合があるので、服用前に医師又は薬剤師に相談してください
　　〔2．の項目の記載に際し、十分な記載スペースがない場合には2′．を記載すること。〕
3．服用に際しては、説明文書をよく読んでください
4．直射日光の当たらない湿気の少ない涼しい所に保管してください
5．小児の手の届かない所に保管してください
6．その他
　（1）医薬品副作用被害救済制度に関するお問い合わせ先
　　　（独）医薬品医療機器総合機構
　　　http://www.pmda.go.jp/kenkouhigai.html
　　　電話　0120-149-931（フリーダイヤル）
　（2）この薬に関するお問い合わせ先
　　　○○薬局
　　　管理薬剤師：○○○○
　　　受付時間：○○時○○分から○○時○○分まで（但し○○日は除く）
　　　電話：03（○○○○）○○○○
　　　ＦＡＸ：03（○○○○）○○○○

漢方薬

> この説明書は本剤とともに保管し、
> 服用に際しては必ずお読みください。

柴胡加竜骨牡蛎湯

柴胡加竜骨牡蛎湯は、「傷寒論」を原典とする、精神不安があって、動悸、不眠等を伴う、高血圧の随伴症状（動悸、不安、不眠）、神経症、更年期神経症、小児夜泣きに用いられる漢方薬です。

⚠ 使用上の注意

⊗ してはいけないこと
（守らないと現在の症状が悪化したり、副作用が起こりやすくなります）
1. 次の人は服用しないでください
   生後3カ月未満の乳児。
2. 本剤を服用している間は、次の医薬品を服用しないでください
   他の瀉下薬（下剤）
3. 授乳中の人は本剤を服用しないか、本剤を服用する場合は授乳を避けてください

相談すること
1. 次の人は服用前に医師又は薬剤師に相談してください
   （1）医師の治療を受けている人。
   （2）妊婦又は妊娠していると思われる人。
   （3）体の虚弱な人（体力の衰えている人、体の弱い人）。
   （4）胃腸が弱く下痢しやすい人。
   （5）今までに薬などにより発疹・発赤、かゆみ等を起こしたことがある人。

2. 服用後、次の症状があらわれた場合は副作用の可能性があるので、直ちに服用を中止し、この文書を持って医師又は薬剤師に相談してください

関係部位	症　　　状
皮膚	発疹・発赤、かゆみ
消化器	はげしい腹痛を伴う下痢、腹痛

まれに下記の重篤な症状が起こることがあります。その場合は直ちに医師の診療を受けてください。

症状の名称	症　　　状
間質性肺炎	階段を上ったり、少し無理をしたりすると息切れがする・息苦しくなる、空せき、発熱等がみられ、これらが急にあらわれたり、持続したりする。
肝機能障害	発熱、かゆみ、発疹、黄疸（皮膚や白目が黄色くなる）、褐色尿、全身のだるさ、食欲不振等があらわれる。

3. 服用後、次の症状があらわれることがあるので、このような症状の持続又は増強が見られた場合には、服用を中止し、この文書を持って医師又は薬剤師に相談してください
   軟便、下痢

4. 1カ月位（小児夜泣き、便秘に服用する場合には1週間位）服用しても症状がよくならない場合は服用を中止し、この文書を持って医師又は薬剤師に相談してください

効能・効果
体力中等度以上で、精神不安があって、動悸、不眠、便秘などを伴う次の諸症：高血圧の随伴症状（動悸、不安、不眠）、神経症、更年神経症、小児夜泣き、便秘

成分と分量
1包（大人1日量）中に次の成分を含んでいます。

成　分	サイコ	ハンゲ	ブクリョウ	ケイヒ	タイソウ
分　量	5.0g	4.0g	3.0g	3.0g	2.5g

	ニンジン	リュウコツ	ボレイ	ショウキョウ	ダイオウ
	2.5g	2.5g	2.5g	0.5g	1.0g

用法・用量

本品1包に、水約500 mL を加えて、半量ぐらいまで煎じつめ、煎じかすを除き、煎液を3回に分けて食間に服用してください。
上記は大人の1日量です。

年　齢	大人(15才以上)	14才～7才	6才～4才	3才～2才	2才未満	3カ月未満
服用量	上記の通り	大人の2/3	大人の1/2	大人の1/3	大人の1/4以下	服用しない
1日服用回数			3回			こと

＜用法・用量に関連する注意＞
（1）用法・用量を厳守してください。
（2）小児に服用させる場合には、保護者の指導監督のもとに服用させてください。
（3）1才未満の乳児には、医師の診療を受けさせることを優先し、やむを得ない場合にのみ服用させてください。
（4）煎じ液は、必ず熱いうちにかすをこしてください。
（5）本剤は必ず1日分ずつ煎じ、数日分をまとめて煎じないでください。

保管及び取扱い上の注意

（1）直射日光の当たらない湿気の少ない涼しい所に保管してください。
（2）小児の手の届かない所に保管してください。
（3）他の容器に入れ替えないでください（誤用の原因になったり品質が変わります。）。
（4）煎じ液は腐敗しやすいので、冷暗所又は冷蔵庫等に保管し、服用時に再加熱して服用してください。
（5）生薬を原料として製造していますので、製品の色や味等に多少の差異を生じることがあります。

■お問い合わせ先

製造販売元

【外部の容器又は外部の被包に記載すべき事項】

注意
１．次の人は服用しないでください
　　生後3カ月未満の乳児。
２．授乳中の人は本剤を服用しないか、本剤を服用する場合は授乳を避けてください
３．次の人は服用前に医師又は薬剤師に相談してください
　（1）医師の治療を受けている人。
　（2）妊婦又は妊娠していると思われる人。
　（3）体の虚弱な人（体力の衰えている人、体の弱い人）。
　（4）胃腸が弱く下痢しやすい人。
　（5）今までに薬などにより発疹・発赤、かゆみ等を起こしたことがある人。
３′．服用が適さない場合があるので、服用前に医師又は薬剤師に相談してください
　　〔3．の項目の記載に際し、十分な記載スペースがない場合には3′．を記載すること。〕
４．服用に際しては、説明文書をよく読んでください
５．直射日光の当たらない湿気の少ない涼しい所に保管してください
６．小児の手の届かない所に保管してください
７．その他
　（1）医薬品副作用被害救済制度に関するお問い合わせ先
　　　（独）医薬品医療機器総合機構
　　　http://www.pmda.go.jp/kenkouhigai.html
　　　電話　0120-149-931（フリーダイヤル）
　（2）この薬に関するお問い合わせ先
　　　○○薬局
　　　管理薬剤師：○○○○
　　　受付時間：○○時○○分から○○時○○分まで（但し○○日は除く）
　　　電話：03（○○○○）○○○○
　　　ＦＡＸ：03（○○○○）○○○○

漢方薬

この説明書は本剤とともに保管し、
服用に際しては必ずお読みください。

柴胡加竜骨牡蛎湯（黄芩）

柴胡加竜骨牡蛎湯（黄芩）は、「傷寒論」を原典とする、精神不安があって、動悸、不眠等を伴う、高血圧の随伴症状（動悸、不安、不眠）、神経症、更年期神経症、小児夜泣きに用いられる漢方薬です。

⚠ 使用上の注意

⊗ してはいけないこと
（守らないと現在の症状が悪化したり、副作用が起こりやすくなります）
1．次の人は服用しないでください
　　生後3カ月未満の乳児。
2．本剤を服用している間は、次の医薬品を服用しないでください
　　他の瀉下薬（下剤）
3．授乳中の人は本剤を服用しないか、本剤を服用する場合は授乳を避けてください

相談すること
1．次の人は服用前に医師又は薬剤師に相談してください
　（1）医師の治療を受けている人。
　（2）妊婦又は妊娠していると思われる人。
　（3）体の虚弱な人（体力の衰えている人、体の弱い人）。
　（4）胃腸が弱く下痢しやすい人。
　（5）今までに薬などにより発疹・発赤、かゆみ等を起こしたことがある人。

2．服用後、次の症状があらわれた場合は副作用の可能性があるので、直ちに服用を中止し、この文書を持って医師又は薬剤師に相談してください

関係部位	症　　　　状
皮膚	発疹・発赤、かゆみ
消化器	はげしい腹痛を伴う下痢、腹痛

まれに下記の重篤な症状が起こることがあります。その場合は直ちに医師の診療を受けてください。

症状の名称	症　　　　状
間質性肺炎	階段を上ったり、少し無理をしたりすると息切れがする・息苦しくなる、空せき、発熱等がみられ、これらが急にあらわれたり、持続したりする。
肝機能障害	発熱、かゆみ、発疹、黄疸（皮膚や白目が黄色くなる）、褐色尿、全身のだるさ、食欲不振等があらわれる。

3．服用後、次の症状があらわれることがあるので、このような症状の持続又は増強が見られた場合には、服用を中止し、この文書を持って医師又は薬剤師に相談してください
　　軟便、下痢

4．1カ月位（小児夜泣き、便秘に服用する場合には1週間位）服用しても症状がよくならない場合は服用を中止し、この文書を持って医師又は薬剤師に相談してください

効能・効果
体力中等度以上で、精神不安があって、動悸、不眠、便秘などを伴う次の諸症：高血圧の随伴症状（動悸、不安、不眠）、神経症、更年期障害、小児夜泣き、便秘

成分と分量
1包（大人1日量）中に次の成分を含んでいます。

成　分	サイコ	ハンゲ	ブクリョウ	ケイヒ	オウゴン	タイソウ
分　量	5.0 g	4.0 g	3.0 g	3.0 g	2.5 g	2.5 g

	ニンジン	リュウコツ	ボレイ	ショウキョウ	ダイオウ
	2.5 g	2.5 g	2.5 g	0.5 g	1.0 g

用法・用量

本品1包に、水約500 mLを加えて、半量ぐらいまで煎じつめ、煎じかすを除き、煎液を3回に分けて食間に服用してください。
上記は大人の1日量です。

年　齢	大人(15才以上)	14才～7才	6才～4才	3才～2才	2才未満	3カ月未満
服用量	上記の通り	大人の2／3	大人の1／2	大人の1／3	大人の1／4以下	服用しないこと
1日服用回数	3回					

＜用法・用量に関連する注意＞
（1）用法・用量を厳守してください。
（2）小児に服用させる場合には、保護者の指導監督のもとに服用させてください。
（3）1才未満の乳児には、医師の診療を受けさせることを優先し、やむを得ない場合にのみ服用させてください。
（4）煎じ液は、必ず熱いうちにかすをこしてください。
（5）本剤は必ず1日分ずつ煎じ、数日分をまとめて煎じないでください。

保管及び取扱い上の注意

（1）直射日光の当たらない湿気の少ない涼しい所に保管してください。
（2）小児の手の届かない所に保管してください。
（3）他の容器に入れ替えないでください（誤用の原因になったり品質が変わります。）。
（4）煎じ液は腐敗しやすいので、冷暗所又は冷蔵庫等に保管し、服用時に再加熱して服用してください。
（5）生薬を原料として製造していますので、製品の色や味等に多少の差異を生じることがあります。

■お問い合わせ先

製造販売元

【外部の容器又は外部の被包に記載すべき事項】

注意
1．次の人は服用しないでください
　　生後3カ月未満の乳児。
2．授乳中の人は本剤を服用しないか、本剤を服用する場合は授乳を避けてください
3．次の人は服用前に医師又は薬剤師に相談してください
　（1）医師の治療を受けている人。
　（2）妊婦又は妊娠していると思われる人。
　（3）体の虚弱な人（体力の衰えている人、体の弱い人）。
　（4）胃腸が弱く下痢しやすい人。
　（5）今までに薬などにより発疹・発赤、かゆみ等を起こしたことがある人。
3′．服用が適さない場合があるので、服用前に医師又は薬剤師に相談してください
　　〔3．の項目の記載に際し、十分な記載スペースがない場合には3′．を記載すること。〕
4．服用に際しては、説明文書をよく読んでください
5．直射日光の当たらない湿気の少ない涼しい所に保管してください
6．小児の手の届かない所に保管してください
7．その他
　（1）医薬品副作用被害救済制度に関するお問い合わせ先
　　　（独）医薬品医療機器総合機構
　　　http://www.pmda.go.jp/kenkouhigai.html
　　　電話　0120-149-931（フリーダイヤル）
　（2）この薬に関するお問い合わせ先
　　　○○薬局
　　　管理薬剤師：○○○○
　　　受付時間：○○時○○分から○○時○○分まで（但し○○日は除く）
　　　電話：03（○○○○）○○○○
　　　ＦＡＸ：03（○○○○）○○○○

漢方薬

> この説明書は本剤とともに保管し、
> 服用に際しては必ずお読みください。

柴胡桂枝乾姜湯

　柴胡桂枝乾姜湯は、「傷寒論」を原典とする、体力が弱く、冷え症、貧血気味で、動悸、息切れがあり、神経過敏な人の、更年期障害、血の道症、不眠症、神経症に用いられる漢方薬です。

⚠ 使用上の注意

⊗ してはいけないこと

（守らないと現在の症状が悪化したり、副作用が起こりやすくなります）
次の人は服用しないでください
　　生後3カ月未満の乳児。

相談すること

1．次の人は服用前に医師又は薬剤師に相談してください
　（1）医師の治療を受けている人。
　（2）妊婦又は妊娠していると思われる人。
　（3）高齢者。
　（4）今までに薬などにより発疹・発赤、かゆみ等を起こしたことがある人。
　（5）次の症状のある人。
　　　むくみ
　（6）次の診断を受けた人。
　　　高血圧、心臓病、腎臓病

2．服用後、次の症状があらわれた場合は副作用の可能性があるので、直ちに服用を中止し、
　　この文書を持って医師又は薬剤師に相談してください

関係部位	症　　状
皮膚	発疹・発赤、かゆみ
消化器	吐き気・嘔吐

まれに下記の重篤な症状が起こることがあります。その場合は直ちに医師の診療を受けてください。

症状の名称	症　　状
間質性肺炎	階段を上ったり、少し無理をしたりすると息切れがする・息苦しくなる、空せき、発熱等がみられ、これらが急にあらわれたり、持続したりする。
偽アルドステロン症、ミオパチー	手足のだるさ、しびれ、つっぱり感やこわばりに加えて、脱力感、筋肉痛があらわれ、徐々に強くなる。
肝機能障害	発熱、かゆみ、発疹、黄疸（皮膚や白目が黄色くなる）、褐色尿、全身のだるさ、食欲不振等があらわれる。

3．1カ月位（かぜの後期の症状に服用する場合には5～6日間）服用しても症状がよくならない場合は服用を中止し、この文書を持って医師又は薬剤師に相談してください

4．長期連用する場合には、医師又は薬剤師に相談してください

効能・効果
体力中等度以下で、冷え症、貧血気味、神経過敏で、動悸、息切れ、ときにねあせ、頭部の発汗、口の渇きがあるものの次の諸症：更年期障害、血の道症、不眠症、神経症、動悸、息切れ、かぜの後期の症状、気管支炎
＜効能・効果に関連する注意＞
血の道症とは、月経、妊娠、出産、産後、更年期など女性のホルモンの変動に伴って現れる精神不安やいらだちなどの精神神経症状および身体症状のことです。

成分と分量

1包（大人1日量）中に次の成分を含んでいます。

成　分	サイコ	ケイヒ	カロコン	オウゴン	ボレイ	カンキョウ	カンゾウ
分　量	6.0 g	3.0 g	4.0 g	3.0 g	3.0 g	2.0 g	2.0 g

用法・用量

本品1包に、水約500 mLを加えて、半量ぐらいまで煎じつめ、煎じかすを除き、煎液を3回に分けて食間に服用してください。
上記は大人の1日量です。

年　齢	大人(15才以上)	14才～7才	6才～4才	3才～2才	2才未満	3カ月未満
服用量	上記の通り	大人の2/3	大人の1/2	大人の1/3	大人の1/4以下	服用しない
1日服用回数			3回			こと

＜用法・用量に関連する注意＞
（1）用法・用量を厳守してください。
（2）小児に服用させる場合には、保護者の指導監督のもとに服用させてください。
（3）1才未満の乳児には、医師の診療を受けさせることを優先し、やむを得ない場合にのみ服用させてください。
（4）煎じ液は、必ず熱いうちにかすをこしてください。
（5）本剤は必ず1日分ずつ煎じ、数日分をまとめて煎じないでください。

保管及び取扱い上の注意

（1）直射日光の当たらない湿気の少ない涼しい所に保管してください。
（2）小児の手の届かない所に保管してください。
（3）他の容器に入れ替えないでください（誤用の原因になったり品質が変わります。）。
（4）煎じ液は腐敗しやすいので、冷暗所又は冷蔵庫等に保管し、服用時に再加熱して服用してください。
（5）生薬を原料として製造していますので、製品の色や味等に多少の差異を生じることがあります。

■お問い合わせ先

製造販売元

【外部の容器又は外部の被包に記載すべき事項】

注意
1．次の人は服用しないでください
　　生後3カ月未満の乳児。
2．次の人は服用前に医師又は薬剤師に相談してください
　（1）医師の治療を受けている人。
　（2）妊婦又は妊娠していると思われる人。
　（3）高齢者。
　（4）今までに薬などにより発疹・発赤、かゆみ等を起こしたことがある人。
　（5）次の症状のある人。
　　　むくみ
　（6）次の診断を受けた人。
　　　高血圧、心臓病、腎臓病
2′．服用が適さない場合があるので、服用前に医師又は薬剤師に相談してください
　　〔2．の項目の記載に際し、十分な記載スペースがない場合には2′．を記載すること。〕
3．服用に際しては、説明文書をよく読んでください
4．直射日光の当たらない湿気の少ない涼しい所に保管してください
5．小児の手の届かない所に保管してください
6．その他
　（1）医薬品副作用被害救済制度に関するお問い合わせ先
　　　（独）医薬品医療機器総合機構
　　　http：//www.pmda.go.jp/kenkouhigai.html
　　　電話　0120-149-931（フリーダイヤル）

B—590

（2）この薬に関するお問い合わせ先
　　　○○薬局
　　　管理薬剤師：○○○○
　　　受付時間：○○時○○分から○○時○○分まで（但し○○日は除く）
　　　電話：03（○○○○）○○○○
　　　ＦＡＸ：03（○○○○）○○○○
〔効能・効果に関連する注意として、効能・効果の項目に続けて以下を記載すること。〕
血の道症とは、月経、妊娠、出産、産後、更年期など女性のホルモンの変動に伴って現れる精神不安やいらだちなどの精神神経症状および身体症状のことです。

漢方薬

この説明書は本剤とともに保管し、
服用に際しては必ずお読みください。

柴胡桂枝湯

柴胡桂枝湯は、「傷寒論」・「金匱要略」を原典とする、多くは腹痛を伴う胃腸炎、微熱・さむけ・頭痛・はきけ等のある感冒、かぜの後期の症状に用いられる漢方薬です。

⚠ 使用上の注意

⊗ してはいけないこと

（守らないと現在の症状が悪化したり、副作用が起こりやすくなります）
次の人は服用しないでください
　　生後3カ月未満の乳児。

相談すること

1．次の人は服用前に医師又は薬剤師に相談してください
　（1）医師の治療を受けている人。
　（2）妊婦又は妊娠していると思われる人。
　（3）高齢者。
　（4）今までに薬などにより発疹・発赤、かゆみ等を起こしたことがある人。
　（5）次の症状のある人。
　　　　むくみ
　（6）次の診断を受けた人。
　　　　高血圧、心臓病、腎臓病

2．服用後、次の症状があらわれた場合は副作用の可能性があるので、直ちに服用を中止し、この文書を持って医師又は薬剤師に相談してください

関係部位	症　　状
皮膚	発疹・発赤、かゆみ
その他	頻尿、排尿痛、血尿、残尿感

まれに下記の重篤な症状が起こることがあります。その場合は直ちに医師の診療を受けてください。

症状の名称	症　　状
間質性肺炎	階段を上ったり、少し無理をしたりすると息切れがする・息苦しくなる、空せき、発熱等がみられ、これらが急にあらわれたり、持続したりする。
偽アルドステロン症、ミオパチー	手足のだるさ、しびれ、つっぱり感やこわばりに加えて、脱力感、筋肉痛があらわれ、徐々に強くなる。
肝機能障害	発熱、かゆみ、発疹、黄疸（皮膚や白目が黄色くなる）、褐色尿、全身のだるさ、食欲不振等があらわれる。

3．1カ月位（かぜの中期から後期の症状の場合には1週間位）服用しても症状がよくならない場合は服用を中止し、この文書を持って医師又は薬剤師に相談してください

4．長期連用する場合には、医師又は薬剤師に相談してください

効能・効果
体力中等度又はやや虚弱で、多くは腹痛を伴い、ときに微熱・寒気・頭痛・はきけなどのあるものの次の諸症：胃腸炎、かぜの中期から後期の症状

成分と分量
1包（大人1日量）中に次の成分を含んでいます。

成　分	サイコ	ハンゲ	ケイヒ	シャクヤク	オウゴン	ニンジン	タイソウ	カンゾウ	ショウキョウ
分　量	5.0g	4.0g	2.0g	2.0g	2.0g	2.0g	2.0g	1.5g	1.0g

用法・用量

本品1包に、水約 500 mL を加えて、半量ぐらいまで煎じつめ、煎じかすを除き、煎液を3回に分けて食間に服用してください。

上記は大人の1日量です。

年　齢	大人(15才以上)	14才～7才	6才～4才	3才～2才	2才未満	3カ月未満
服用量	上記の通り	大人の2/3	大人の1/2	大人の1/3	大人の1/4以下	服用しないこと
1日服用回数	3回					

＜用法・用量に関連する注意＞

（1）用法・用量を厳守してください。
（2）小児に服用させる場合には、保護者の指導監督のもとに服用させてください。
（3）1才未満の乳児には、医師の診療を受けさせることを優先し、やむを得ない場合にのみ服用させてください。
（4）煎じ液は、必ず熱いうちにかすをこしてください。
（5）本剤は必ず1日分ずつ煎じ、数日分をまとめて煎じないでください。

保管及び取扱い上の注意

（1）直射日光の当たらない湿気の少ない涼しい所に保管してください。
（2）小児の手の届かない所に保管してください。
（3）他の容器に入れ替えないでください（誤用の原因になったり品質が変わります。）。
（4）煎じ液は腐敗しやすいので、冷暗所又は冷蔵庫等に保管し、服用時に再加熱して服用してください。
（5）生薬を原料として製造していますので、製品の色や味等に多少の差異を生じることがあります。

■お問い合わせ先

製造販売元

【外部の容器又は外部の被包に記載すべき事項】

注意
1．次の人は服用しないでください
　　生後3カ月未満の乳児。
2．次の人は服用前に医師又は薬剤師に相談してください
　（1）医師の治療を受けている人。
　（2）妊婦又は妊娠していると思われる人。
　（3）高齢者。
　（4）今までに薬などにより発疹・発赤、かゆみ等を起こしたことがある人。
　（5）次の症状のある人。
　　　むくみ
　（6）次の診断を受けた人。
　　　高血圧、心臓病、腎臓病
2'．服用が適さない場合があるので、服用前に医師又は薬剤師に相談してください
　　〔2．の項目の記載に際し、十分な記載スペースがない場合には2'．を記載すること。〕
3．服用に際しては、説明文書をよく読んでください
4．直射日光の当たらない湿気の少ない涼しい所に保管してください
5．小児の手の届かない所に保管してください
6．その他
　（1）医薬品副作用被害救済制度に関するお問い合わせ先
　　　（独）医薬品医療機器総合機構
　　　http://www.pmda.go.jp/kenkouhigai.html
　　　電話　0120-149-931（フリーダイヤル）
　（2）この薬に関するお問い合わせ先
　　　○○薬局
　　　管理薬剤師：○○○○
　　　受付時間：○○時○○分から○○時○○分まで（但し○○日は除く）
　　　電話：03（○○○○）○○○○
　　　ＦＡＸ：03（○○○○）○○○○

漢方薬

> この説明書は本剤とともに保管し、服用に際しては必ずお読みください。

柴胡清肝湯

柴胡清肝湯は、「外台秘要方」を原典とする、かんの強い傾向のある小児の、神経症、慢性扁桃炎、湿疹に用いられる漢方薬です。

⚠ 使用上の注意

❌ してはいけないこと
（守らないと現在の症状が悪化したり、副作用が起こりやすくなります）

次の人は服用しないでください
　生後3カ月未満の乳児。

相談すること

1. 次の人は服用前に医師又は薬剤師に相談してください
   （1）医師の治療を受けている人。
   （2）妊婦又は妊娠していると思われる人。
   （3）胃腸が弱く下痢しやすい人。
   （4）高齢者。
   （5）今までに薬などにより発疹・発赤、かゆみ等を起こしたことがある人。
   （6）次の症状のある人。
   　　むくみ
   （7）次の診断を受けた人。
   　　高血圧、心臓病、腎臓病

2. 服用後、次の症状があらわれた場合は副作用の可能性があるので、直ちに服用を中止し、この文書を持って医師又は薬剤師に相談してください

関係部位	症　　状
皮膚	発疹・発赤、かゆみ
消化器	食欲不振、胃部不快感

   まれに下記の重篤な症状が起こることがあります。その場合は直ちに医師の診療を受けてください。

症状の名称	症　　状
偽アルドステロン症、ミオパチー	手足のだるさ、しびれ、つっぱり感やこわばりに加えて、脱力感、筋肉痛があらわれ、徐々に強くなる。

3. 服用後、次の症状があらわれることがあるので、このような症状の持続又は増強が見られた場合には、服用を中止し、この文書を持って医師又は薬剤師に相談してください
   　下痢

4. 1カ月位服用しても症状がよくならない場合は服用を中止し、この文書を持って医師又は薬剤師に相談してください

5. 長期連用する場合には、医師又は薬剤師に相談してください

6. 本剤の服用により、まれに症状が進行することもあるので、このような場合には、服用を中止し、この文書を持って医師又は薬剤師に相談してください

効能・効果
体力中等度で、疳の強い傾向（神経過敏）にあるものの次の諸症：神経症、慢性扁桃炎、湿疹・皮膚炎、虚弱児の体質改善

成分と分量

1包（大人1日量）中に次の成分を含んでいます。

成　分	サイコ	トウキ	シャクヤク	センキュウ	ジオウ	オウレン	オウゴン	オウバク
分　量	2.0 g	1.5 g	1.5 g	1.5 g	1.5 g	1.5 g	1.5 g	1.5 g

	サンシシ	カロコン	ハッカ	カンゾウ	レンギョウ	キキョウ	ゴボウシ
	1.5 g	1.5 g	1.5 g	1.5 g	1.5 g	1.5 g	1.5 g

用法・用量

本品1包に、水約 500 mL を加えて、半量ぐらいまで煎じつめ、煎じかすを除き、煎液を3回に分けて食間に服用してください。
上記は大人の1日量です。

年　齢	大人(15才以上)	14才～7才	6才～4才	3才～2才	2才未満	3カ月未満
服用量	上記の通り	大人の2/3	大人の1/2	大人の1/3	大人の1/4以下	服用しない
1日服用回数	3回					こと

＜用法・用量に関連する注意＞
（1）用法・用量を厳守してください。
（2）小児に服用させる場合には、保護者の指導監督のもとに服用させてください。
（3）1才未満の乳児には、医師の診療を受けさせることを優先し、やむを得ない場合にのみ服用させてください。
（4）煎じ液は、必ず熱いうちにかすをこしてください。
（5）本剤は必ず1日分ずつ煎じ、数日分をまとめて煎じないでください。

保管及び取扱い上の注意

（1）直射日光の当たらない湿気の少ない涼しい所に保管してください。
（2）小児の手の届かない所に保管してください。
（3）他の容器に入れ替えないでください（誤用の原因になったり品質が変わります。）。
（4）煎じ液は腐敗しやすいので、冷暗所又は冷蔵庫等に保管し、服用時に再加熱して服用してください。
（5）生薬を原料として製造していますので、製品の色や味等に多少の差異を生じることがあります。

■お問い合わせ先

製造販売元

【外部の容器又は外部の被包に記載すべき事項】

注意
1．次の人は服用しないでください
　　生後3カ月未満の乳児。
2．次の人は服用前に医師又は薬剤師に相談してください
　（1）医師の治療を受けている人。
　（2）妊婦又は妊娠していると思われる人。
　（3）胃腸が弱く下痢しやすい人。
　（4）高齢者。
　（5）今までに薬などにより発疹・発赤、かゆみ等を起こしたことがある人。
　（6）次の症状のある人。
　　　むくみ
　（7）次の診断を受けた人。
　　　高血圧、心臓病、腎臓病
2′．服用が適さない場合があるので、服用前に医師又は薬剤師に相談してください
　　〔2．の項目の記載に際し、十分な記載スペースがない場合には2′．を記載すること。〕
3．服用に際しては、説明文書をよく読んでください
4．直射日光の当たらない湿気の少ない涼しい所に保管してください
5．小児の手の届かない所に保管してください
6．その他
　（1）医薬品副作用被害救済制度に関するお問い合わせ先

（独）医薬品医療機器総合機構
http://www.pmda.go.jp/kenkouhigai.html
電話　0120-149-931（フリーダイヤル）
（２）この薬に関するお問い合わせ先
　　　○○薬局
　　　管理薬剤師：○○○○
　　　受付時間：○○時○○分から○○時○○分まで（但し○○日は除く）
　　　電話：03（○○○○）○○○○
　　　ＦＡＸ：03（○○○○）○○○○

漢方薬

> この説明書は本剤とともに保管し、
> 服用に際しては必ずお読みください。

柴芍六君子湯

　柴芍六君子湯は、「勿誤薬室方函」を原典とする、胃腸の弱いもので、みぞおちがつかえ、食欲不振、貧血、冷え症の傾向がある人の、胃炎、胃アトニー、胃下垂、消化不良、食欲不振、胃痛、嘔吐に用いられる漢方薬です。

⚠ 使用上の注意

✖ してはいけないこと
（守らないと現在の症状が悪化したり、副作用が起こりやすくなります）
次の人は服用しないでください
　生後3カ月未満の乳児。

相談すること
1．次の人は服用前に医師又は薬剤師に相談してください
　（1）医師の治療を受けている人。
　（2）妊婦又は妊娠していると思われる人。
　（3）高齢者。
　（4）今までに薬などにより発疹・発赤、かゆみ等を起こしたことがある人。
　（5）次の症状のある人。
　　　むくみ
　（6）次の診断を受けた人。
　　　高血圧、心臓病、腎臓病

2．服用後、次の症状があらわれた場合は副作用の可能性があるので、直ちに服用を中止し、この文書を持って医師又は薬剤師に相談してください

関係部位	症　　状
皮膚	発疹・発赤、かゆみ

まれに下記の重篤な症状が起こることがあります。その場合は直ちに医師の診療を受けてください。

症状の名称	症　　状
偽アルドステロン症、ミオパチー	手足のだるさ、しびれ、つっぱり感やこわばりに加えて、脱力感、筋肉痛があらわれ、徐々に強くなる。

3．1カ月位（消化不良、胃痛、嘔吐に服用する場合には1週間位）服用しても症状がよくならない場合は服用を中止し、この文書を持って医師又は薬剤師に相談してください

4．長期連用する場合には、医師又は薬剤師に相談してください

効能・効果
体力中等度以下で、神経質であり、胃腸が弱くみぞおちがつかえ、食欲不振、腹痛、貧血、冷え症の傾向のあるものの次の諸症：胃炎、胃腸虚弱、胃下垂、消化不良、食欲不振、胃痛、嘔吐、神経性胃炎

成分と分量
　　　　　1包（大人1日量）中に次の成分を含んでいます。

成　分	ニンジン	ビャクジュツ	ブクリョウ	ハンゲ	チンピ
分　量	4.0 g	4.0 g	4.0 g	4.0 g	2.0 g

	タイソウ	カンゾウ	ショウキョウ	サイコ	シャクヤク
	2.0 g	1.0 g	0.5 g	3.0 g	3.0 g

用法・用量
本品1包に、水約500 mLを加えて、半量ぐらいまで煎じつめ、煎じかすを除き、煎液を3回に分けて食間に服用してください。

上記は大人の1日量です。

年　齢	大人(15才以上)	14才～7才	6才～4才	3才～2才	2才未満	3カ月未満
服用量	上記の通り	大人の2/3	大人の1/2	大人の1/3	大人の1/4以下	服用しないこと
1日服用回数	3回					

＜用法・用量に関連する注意＞
（1）用法・用量を厳守してください。
（2）小児に服用させる場合には、保護者の指導監督のもとに服用させてください。
（3）1才未満の乳児には、医師の診療を受けさせることを優先し、やむを得ない場合にのみ服用させてください。
（4）煎じ液は、必ず熱いうちにかすをこしてください。
（5）本剤は必ず1日分ずつ煎じ、数日分をまとめて煎じないでください。

保管及び取扱い上の注意
（1）直射日光の当たらない湿気の少ない涼しい所に保管してください。
（2）小児の手の届かない所に保管してください。
（3）他の容器に入れ替えないでください（誤用の原因になったり品質が変わります。）。
（4）煎じ液は腐敗しやすいので、冷暗所又は冷蔵庫等に保管し、服用時に再加熱して服用してください。
（5）生薬を原料として製造していますので、製品の色や味等に多少の差異を生じることがあります。

■お問い合わせ先

製造販売元

【外部の容器又は外部の被包に記載すべき事項】
注意
1．次の人は服用しないでください
　　生後3カ月未満の乳児。
2．次の人は服用前に医師又は薬剤師に相談してください
　（1）医師の治療を受けている人。
　（2）妊婦又は妊娠していると思われる人。
　（3）高齢者。
　（4）今までに薬などにより発疹・発赤、かゆみ等を起こしたことがある人。
　（5）次の症状のある人。
　　　むくみ
　（6）次の診断を受けた人。
　　　高血圧、心臓病、腎臓病
2′．服用が適さない場合があるので、服用前に医師又は薬剤師に相談してください
　　〔2．の項目の記載に際し、十分な記載スペースがない場合には2′．を記載すること。〕
3．服用に際しては、説明文書をよく読んでください
4．直射日光の当たらない湿気の少ない涼しい所に保管してください
5．小児の手の届かない所に保管してください
6．その他
　（1）医薬品副作用被害救済制度に関するお問い合わせ先
　　　（独）医薬品医療機器総合機構
　　　http://www.pmda.go.jp/kenkouhigai.html
　　　電話　0120-149-931（フリーダイヤル）
　（2）この薬に関するお問い合わせ先
　　　〇〇薬局
　　　管理薬剤師：〇〇〇〇
　　　受付時間：〇〇時〇〇分から〇〇時〇〇分まで（但し〇〇日は除く）
　　　電話：03（〇〇〇〇）〇〇〇〇
　　　ＦＡＸ：03（〇〇〇〇）〇〇〇〇

漢方薬

この説明書は本剤とともに保管し、
服用に際しては必ずお読みください。

柴朴湯

柴朴湯は、「本朝経験方」を原典とする、気分がふさいで、咽喉、食道部に異常感があり、ときに動悸、めまい、吐き気等を伴う人の、小児ぜんそく、気管支ぜんそく、気管支炎、せき、不安神経症に用いられる漢方薬です。

⚠ 使用上の注意

⊗ してはいけないこと
（守らないと現在の症状が悪化したり、副作用が起こりやすくなります）
次の人は服用しないでください
　生後3カ月未満の乳児。

相談すること

1. 次の人は服用前に医師又は薬剤師に相談してください
　（1）医師の治療を受けている人。
　（2）妊婦又は妊娠していると思われる人。
　（3）体の虚弱な人（体力の衰えている人、体の弱い人）。
　（4）高齢者。
　（5）今までに薬などにより発疹・発赤、かゆみ等を起こしたことがある人。
　（6）次の症状のある人。
　　　むくみ
　（7）次の診断を受けた人。
　　　高血圧、心臓病、腎臓病

2. 服用後、次の症状があらわれた場合は副作用の可能性があるので、直ちに服用を中止し、この文書を持って医師又は薬剤師に相談してください

関係部位	症　　状
皮膚	発疹・発赤、かゆみ
その他	頻尿、排尿痛、血尿、残尿感

まれに下記の重篤な症状が起こることがあります。その場合は直ちに医師の診療を受けてください。

症状の名称	症　　状
間質性肺炎	階段を上ったり、少し無理をしたりすると息切れがする・息苦しくなる、空せき、発熱等がみられ、これらが急にあらわれたり、持続したりする。
偽アルドステロン症、ミオパチー	手足のだるさ、しびれ、つっぱり感やこわばりに加えて、脱力感、筋肉痛があらわれ、徐々に強くなる。
肝機能障害	発熱、かゆみ、発疹、黄疸（皮膚や白目が黄色くなる）、褐色尿、全身のだるさ、食欲不振等があらわれる。

3. 1カ月位服用しても症状がよくならない場合は服用を中止し、この文書を持って医師又は薬剤師に相談してください

4. 長期連用する場合には、医師又は薬剤師に相談してください

効能・効果
体力中等度で、気分がふさいで、咽喉、食道部に異物感があり、かぜをひきやすく、ときに動悸、めまい、嘔気などを伴うものの次の諸症：小児ぜんそく、気管支ぜんそく、気管支炎、せき、不安神経症、虚弱体質

成分と分量

1包（大人1日量）中に次の成分を含んでいます。

成　分	サイコ	ハンゲ	ショウキョウ	オウゴン	タイソウ
分　量	7.0 g	5.0 g	1.0 g	3.0 g	3.0 g

	ニンジン	カンゾウ	ブクリョウ	コウボク	ソヨウ
	3.0 g	2.0 g	5.0 g	3.0 g	2.0 g

用法・用量

本品1包に、水約500 mLを加えて、半量ぐらいまで煎じつめ、煎じかすを除き、煎液を3回に分けて食間に服用してください。
上記は大人の1日量です。

年　齢	大人(15才以上)	14才〜7才	6才〜4才	3才〜2才	2才未満	3カ月未満
服用量	上記の通り	大人の2/3	大人の1/2	大人の1/3	大人の1/4以下	服用しない
1日服用回数			3回			こと

＜用法・用量に関連する注意＞
（1）用法・用量を厳守してください。
（2）小児に服用させる場合には、保護者の指導監督のもとに服用させてください。
（3）1才未満の乳児には、医師の診療を受けさせることを優先し、やむを得ない場合にのみ服用させてください。
（4）煎じ液は、必ず熱いうちにかすをこしてください。
（5）本剤は必ず1日分ずつ煎じ、数日分をまとめて煎じないでください。

保管及び取扱い上の注意

（1）直射日光の当たらない湿気の少ない涼しい所に保管してください。
（2）小児の手の届かない所に保管してください。
（3）他の容器に入れ替えないでください（誤用の原因になったり品質が変わります。）。
（4）煎じ液は腐敗しやすいので、冷暗所又は冷蔵庫等に保管し、服用時に再加熱して服用してください。
（5）生薬を原料として製造していますので、製品の色や味等に多少の差異を生じることがあります。

■お問い合わせ先

製造販売元

【外部の容器又は外部の被包に記載すべき事項】

注意
1．次の人は服用しないでください
　　生後3カ月未満の乳児。
2．次の人は服用前に医師又は薬剤師に相談してください
　（1）医師の治療を受けている人。
　（2）妊婦又は妊娠していると思われる人。
　（3）体の虚弱な人（体力の衰えている人、体の弱い人）。
　（4）高齢者。
　（5）今までに薬などにより発疹・発赤、かゆみ等を起こしたことがある人。
　（6）次の症状のある人。
　　　　むくみ
　（7）次の診断を受けた人。
　　　　高血圧、心臓病、腎臓病
2′．服用が適さない場合があるので、服用前に医師又は薬剤師に相談してください
　　　〔2．の項目の記載に際し、十分な記載スペースがない場合には2′．を記載すること。〕
3．服用に際しては、説明文書をよく読んでください
4．直射日光の当たらない湿気の少ない涼しい所に保管してください
5．小児の手の届かない所に保管してください
6．その他
　（1）医薬品副作用被害救済制度に関するお問い合わせ先

（独）医薬品医療機器総合機構
http://www.pmda.go.jp/kenkouhigai.html
電話　0120-149-931（フリーダイヤル）
（2）この薬に関するお問い合わせ先
〇〇薬局
管理薬剤師：〇〇〇〇
受付時間：〇〇時〇〇分から〇〇時〇〇分まで（但し〇〇日は除く）
電話：03（〇〇〇〇）〇〇〇〇
ＦＡＸ：03（〇〇〇〇）〇〇〇〇

漢方薬

> この説明書は本剤とともに保管し、
> 服用に際しては必ずお読みください。

柴苓湯

　柴苓湯は、「世医得効方」を原典とする、はきけ、食欲不振、のどのかわき、排尿が少ない等の、水瀉状下痢、急性胃腸炎、暑気あたり、むくみに用いられる漢方薬です。

⚠ 使用上の注意

⊗ してはいけないこと
（守らないと現在の症状が悪化したり、副作用・事故が起こりやすくなります）
次の人は服用しないでください
　生後3カ月未満の乳児。

相談すること
1．次の人は服用前に医師又は薬剤師に相談してください
　（1）医師の治療を受けている人。
　（2）妊婦又は妊娠していると思われる人。
　（3）体の虚弱な人（体力の衰えている人、体の弱い人）。
　（4）高齢者。
　（5）今までに薬などにより発疹・発赤、かゆみ等を起こしたことがある人。
　（6）次の症状のある人。
　　　むくみ
　（7）次の診断を受けた人。
　　　高血圧、心臓病、腎臓病

2．服用後、次の症状があらわれた場合は副作用の可能性があるので、直ちに服用を中止し、この文書を持って医師又は薬剤師に相談してください

関係部位	症　　状
皮膚	発疹・発赤、かゆみ
その他	頻尿、排尿痛、血尿、残尿感

まれに下記の重篤な症状が起こることがあります。その場合は直ちに医師の診療を受けてください。

症状の名称	症　　状
間質性肺炎	階段を上ったり、少し無理をしたりすると息切れがする・息苦しくなる、空せき、発熱等がみられ、これらが急にあらわれたり、持続したりする。
偽アルドステロン症、ミオパチー	手足のだるさ、しびれ、つっぱり感やこわばりに加えて、脱力感、筋肉痛があらわれ、徐々に強くなる。
肝機能障害	発熱、かゆみ、発疹、黄疸（皮膚や白目が黄色くなる）、褐色尿、全身のだるさ、食欲不振等があらわれる。

3．1カ月位（急性胃腸炎に服用する場合には5～6回、水様性下痢、暑気あたりに服用する場合には5～6日間）服用しても症状がよくならない場合は服用を中止し、この文書を持って医師又は薬剤師に相談してください

4．長期連用する場合には、医師又は薬剤師に相談してください

効能・効果
体力中等度で、のどが渇いて尿量が少なく、ときにはきけ、食欲不振、むくみなどを伴うものの次の諸症：水様性下痢、急性胃腸炎、暑気あたり、むくみ

成分と分量
1包（大人1日量）中に次の成分を含んでいます。

成　分	サイコ	ハンゲ	ショウキョウ	オウゴン	タイソウ	ニンジン
分　量	5.0 g	4.0 g	1.0 g	3.0 g	2.5 g	2.5 g

カンゾウ	タクシャ	チョレイ	ブクリョウ	ビャクジュツ	ケイヒ
2.0 g	5.0 g	3.0 g	3.0 g	3.0 g	2.5 g

用法・用量

本品1包に、水約500 mLを加えて、半量ぐらいまで煎じつめ、煎じかすを除き、煎液を3回に分けて食間に服用してください。
上記は大人の1日量です。

年 齢	大人(15才以上)	14才〜7才	6才〜4才	3才〜2才	2才未満	3カ月未満
服用量	上記の通り	大人の2/3	大人の1/2	大人の1/3	大人の1/4以下	服用しないこと
1日服用回数	3回					

＜用法・用量に関連する注意＞
（1）用法・用量を厳守してください。
（2）小児に服用させる場合には、保護者の指導監督のもとに服用させてください。
（3）1才未満の乳児には、医師の診療を受けさせることを優先し、やむを得ない場合にのみ服用させてください。
（4）煎じ液は、必ず熱いうちにかすをこしてください。
（5）本剤は必ず1日分ずつ煎じ、数日分をまとめて煎じないでください。

保管及び取扱い上の注意
（1）直射日光の当たらない湿気の少ない涼しい所に保管してください。
（2）小児の手の届かない所に保管してください。
（3）他の容器に入れ替えないでください（誤用の原因になったり品質が変わります。）。
（4）煎じ液は腐敗しやすいので、冷暗所又は冷蔵庫等に保管し、服用時に再加熱して服用してください。
（5）生薬を原料として製造していますので、製品の色や味等に多少の差異を生じることがあります。

■お問い合わせ先

製造販売元

【外部の容器又は外部の被包に記載すべき事項】
注意
１．次の人は服用しないでください
　　生後3カ月未満の乳児。
２．次の人は服用前に医師又は薬剤師に相談してください
　（1）医師の治療を受けている人。
　（2）妊婦又は妊娠していると思われる人。
　（3）体の虚弱な人（体力の衰えている人、体の弱い人）。
　（4）高齢者。
　（5）今までに薬などにより発疹・発赤、かゆみ等を起こしたことがある人。
　（6）次の症状のある人。
　　　むくみ
　（7）次の診断を受けた人。
　　　高血圧、心臓病、腎臓病
２'．服用が適さない場合があるので、服用前に医師又は薬剤師に相談してください
　　〔２．の項目の記載に際し、十分な記載スペースがない場合には２'．を記載すること。〕
３．服用に際しては、説明文書をよく読んでください
４．直射日光の当たらない湿気の少ない涼しい所に保管してください
５．小児の手の届かない所に保管してください
６．その他
　（1）医薬品副作用被害救済制度に関するお問い合わせ先
　　　（独）医薬品医療機器総合機構
　　　http://www.pmda.go.jp/kenkouhigai.html
　　　電話　0120-149-931（フリーダイヤル）
　（2）この薬に関するお問い合わせ先
　　　○○薬局
　　　管理薬剤師：○○○○
　　　受付時間：○○時○○分から○○時○○分まで（但し○○日は除く）
　　　電話：03（○○○○）○○○○
　　　ＦＡＸ：03（○○○○）○○○○

漢方薬

> この説明書は本剤とともに保管し、服用に際しては必ずお読みください。

三黄散

三黄散は、「金匱要略」を原典とする、比較的体力があり、のぼせ気味で顔面紅潮し、精神不安で、便秘の傾向がある人の、高血圧の随伴症状（のぼせ、肩こり、耳なり、頭重、不眠、不安）、鼻血、痔出血、便秘、更年期障害、血の道症に使われる漢方薬です。

⚠ 使用上の注意

❌ してはいけないこと
（守らないと現在の症状が悪化したり、副作用が起こりやすくなります）

1. 次の人は服用しないでください
    生後3カ月未満の乳児。
2. 本剤を服用している間は、次の医薬品を服用しないでください
    他の瀉下薬（下剤）
3. 授乳中の人は本剤を服用しないか、本剤を服用する場合は授乳を避けてください

相談すること

1. 次の人は服用前に医師又は薬剤師に相談してください
    (1) 医師の治療を受けている人。
    (2) 妊婦又は妊娠していると思われる人。
    (3) 体の虚弱な人（体力の衰えている人、体の弱い人）。
    (4) 胃腸が弱く下痢しやすい人。
    (5) だらだら出血が長びいている人。
    (6) 今までに薬などにより発疹・発赤、かゆみ等を起こしたことがある人。

2. 服用後、次の症状があらわれた場合は副作用の可能性があるので、直ちに服用を中止し、この文書を持って医師又は薬剤師に相談してください

関係部位	症　　状
皮膚	発疹・発赤、かゆみ
消化器	吐き気・嘔吐、食欲不振、胃部不快感、はげしい腹痛を伴う下痢、腹痛

3. 服用後、次の症状があらわれることがあるので、このような症状の持続又は増強が見られた場合には、服用を中止し、この文書を持って医師又は薬剤師に相談してください
    下痢

4. 1カ月位（鼻血に服用する場合には5～6回、痔出血、便秘に服用する場合には1週間位）服用しても症状がよくならない場合は服用を中止し、この文書を持って医師又は薬剤師に相談してください

効能・効果
体力中等度以上で、のぼせ気味で顔面紅潮し、精神不安、みぞおちのつかえ、便秘傾向のあるものの次の諸症：高血圧の随伴症状（のぼせ、肩こり、耳なり、頭重、不眠、不安）、鼻血、痔出血、便秘、更年期障害、血の道症

＜効能・効果に関連する注意＞
血の道症とは、月経、妊娠、出産、産後、更年期など女性のホルモンの変動に伴って現れる精神不安やいらだちなどの精神神経症状および身体症状のことです。

成分と分量
1包（大人1日量）中に次の成分を含んでいます。

成　分	ダイオウ末	オウゴン末	オウレン末
分　量	4.0 g	4.0 g	2.0 g

用法・用量
1回量を次のとおりとし、1日3回食間に服用してください。

B—604

年　齢	大人(15才以上)	14才～7才	6才～4才	3才～2才	2才未満	3カ月未満
1回服用量	1包（0.8ｇ）	2/3包	1/2包	1/3包	1/4	服用しないこと
1日服用回数	3回					

＜用法・用量に関連する注意＞
（1）用法・用量を厳守してください。
（2）小児に服用させる場合には、保護者の指導監督のもとに服用させてください。
（3）1才未満の乳児には、医師の診療を受けさせることを優先し、やむを得ない場合にのみ服用させてください。

保管及び取扱い上の注意
（1）直射日光の当たらない、湿気の少ない涼しい所に保管してください。
（2）小児の手の届かない所に保管してください。
（3）他の容器に入れ替えないでください（誤用の原因になったり品質が変わります。）。
（4）1包を分割して服用した後、残りを保管し、続けて服用するような場合には、袋の口を折り返して保管し、2日以内に服用してください。
（5）生薬を原料として製造していますので、製品の色や味等に多少の差異を生じることがあります。

■お問い合わせ先

製造販売元

【外部の容器又は外部の被包に記載すべき事項】
注意
1．次の人は服用しないでください
　　　生後3カ月未満の乳児。
2．授乳中の人は本剤を服用しないか、本剤を服用する場合は授乳を避けてください
3．次の人は服用前に医師又は薬剤師に相談してください
　（1）医師の治療を受けている人。
　（2）妊婦又は妊娠していると思われる人。
　（3）体の虚弱な人（体力の衰えている人、体の弱い人）。
　（4）胃腸が弱く下痢しやすい人。
　（5）だらだら出血が長びいている人。
　（6）今までに薬などにより発疹・発赤、かゆみ等を起こしたことがある人。
3′．服用が適さない場合があるので、服用前に医師又は薬剤師に相談してください
　　〔3．の項目の記載に際し、十分な記載スペースがない場合には3′．を記載すること。〕
4．服用に際しては、説明文書をよく読んでください
5．直射日光の当たらない、湿気の少ない涼しい所に保管してください
6．小児の手の届かない所に保管してください
7．その他
　（1）医薬品副作用被害救済制度に関するお問い合わせ先
　　　（独）医薬品医療機器総合機構
　　　http://www.pmda.go.jp/kenkouhigai.html
　　　電話　0120-149-931（フリーダイヤル）
　（2）この薬に関するお問い合わせ先
　　　○○薬局
　　　管理薬剤師：○○○○
　　　受付時間：○○時○○分から○○時○○分まで（但し○○日は除く）
　　　電話：03（○○○○）○○○○
　　　ＦＡＸ：03（○○○○）○○○○
　〔効能・効果に関連する注意として、効能・効果の項目に続けて以下を記載すること。〕
血の道症とは、月経、妊娠、出産、産後、更年期など女性のホルモンの変動に伴って現れる精神不安やいらだちなどの精神神経症状および身体症状のことです。

漢方薬

B—605

この説明書は本剤とともに保管し、
服用に際しては必ずお読みください。

三黄瀉心湯

三黄瀉心湯は、「金匱要略」を原典とする、高血圧の随伴症状等に用いられる漢方薬です。

⚠ 使用上の注意

⊗ してはいけないこと
（守らないと現在の症状が悪化したり、副作用が起こりやすくなります）
1. 次の人は服用しないでください
   生後3カ月未満の乳児。
2. 本剤を服用している間は、次の医薬品を服用しないでください
   他の瀉下薬（下剤）
3. 授乳中の人は本剤を服用しないか、本剤を服用する場合は授乳を避けてください

相談すること
1. 次の人は服用前に医師又は薬剤師に相談してください
   （1）医師の治療を受けている人。
   （2）妊婦又は妊娠していると思われる人。
   （3）体の虚弱な人（体力の衰えている人、体の弱い人）。
   （4）胃腸が弱く下痢しやすい人。
   （5）だらだら出血が長びいている人。
   （6）今までに薬などにより発疹、発赤、かゆみ等を起こしたことがある人。

2. 服用後、次の症状があらわれた場合は副作用の可能性があるので、直ちに服用を中止し、この文書を持って医師又は薬剤師に相談してください

関係部位	症　　状
皮膚	発疹・発赤、かゆみ
消化器	吐き気・嘔吐、食欲不振、胃部不快感、はげしい腹痛を伴う下痢、腹痛

まれに下記の重篤な症状が起こることがあります。その場合は直ちに医師の診療を受けてください。

症状の名称	症　　状
間質性肺炎	階段を上ったり、少し無理をしたりすると息切れがする・息苦しくなる、空せき、発熱等がみられ、これらが急にあらわれたり、持続したりする。
肝機能障害	発熱、かゆみ、発疹、黄疸（皮膚や白目が黄色くなる）、褐色尿、全身のだるさ、食欲不振等があらわれる。

3. 服用後、次の症状があらわれることがあるので、このような症状の持続又は増強が見られた場合には、服用を中止し、この文書を持って医師又は薬剤師に相談してください
   軟便、下痢

4. 1カ月位（鼻血に服用する場合には5～6回、痔出血、便秘に服用する場合には1週間位）服用しても症状がよくならない場合は服用を中止し、この文書を持って医師又は薬剤師に相談してください

効能・効果
体力中等度以上で、のぼせ気味で顔面紅潮し、精神不安、みぞおちのつかえ、便秘傾向などのあるものの次の諸症：高血圧の随伴症状（のぼせ、肩こり、耳なり、頭重、不眠、不安）、鼻血、痔出血、便秘、更年期障害、血の道症
＜効能・効果に関連する注意＞
血の道症とは、月経、妊娠、出産、産後、更年期など女性のホルモンの変動に伴って現れる精神不安やいらだちなどの精神神経症状および身体症状のことです。

成分と分量

1包（大人1日量）中に次の成分を含んでいます。

成　分	ダイオウ	オウゴン	オウレン
分　量	2.0g	1.0g	1.0g

用法・用量

本品1包に、水約500mLを加えて、半量ぐらいまで煎じつめ、煎じかすを除き、煎液を3回に分けて食間に服用してください。
上記は大人の1日量です。

年　齢	大人(15才以上)	14才〜7才	6才〜4才	3才〜2才	2才未満	3カ月未満
服用量	上記の通り	大人の2/3	大人の1/2	大人の1/3	大人の1/4以下	服用しない
1日服用回数	3回					こと

＜用法・用量に関連する注意＞
（1）用法・用量を厳守してください。
（2）小児に服用させる場合には、保護者の指導監督のもとに服用させてください。
（3）1才未満の乳児には、医師の診療を受けさせることを優先し、やむを得ない場合にのみ服用させてください。
（4）煎じ液は、必ず熱いうちにかすをこしてください。
（5）本剤は必ず1日分ずつ煎じ、数日分をまとめて煎じないでください。

保管及び取扱い上の注意

（1）直射日光の当たらない、湿気の少ない涼しい所に保管してください。
（2）小児の手の届かない所に保管してください。
（3）他の容器に入れ替えないでください（誤用の原因になったり品質が変わります。）。
（4）煎じ液は腐敗しやすいので、冷暗所又は冷蔵庫等に保管し、服用時に再加熱して服用してください。
（5）生薬を原料として製造していますので、製品の色や味等に多少の差異を生じることがあります。

■お問い合わせ先

製造販売元

【外部の容器又は外部の被包に記載すべき事項】

注意
1．次の人は服用しないでください
　　生後3カ月未満の乳児。
2．授乳中の人は本剤を服用しないか、本剤を服用する場合は授乳を避けてください
3．次の人は服用前に医師又は薬剤師に相談してください
　（1）医師の治療を受けている人。
　（2）妊婦又は妊娠していると思われる人。
　（3）体の虚弱な人（体力の衰えている人、体の弱い人）。
　（4）胃腸が弱く下痢しやすい人。
　（5）だらだら出血が長びいている人。
　（6）今までに薬などにより発疹・発赤、かゆみ等を起こしたことがある人。
3′．服用が適さない場合があるので、服用前に医師又は薬剤師に相談してください
　　〔3．の項目の記載に際し、十分な記載スペースがない場合には3′．を記載すること。〕
4．服用に際しては、説明文書をよく読んでください
5．直射日光の当たらない、湿気の少ない涼しい所に保管してください
6．小児の手の届かない所に保管してください
7．その他
　（1）医薬品副作用被害救済制度に関するお問い合わせ先
　　　（独）医薬品医療機器総合機構
　　　http://www.pmda.go.jp/kenkouhigai.html
　　　電話　0120-149-931（フリーダイヤル）
　（2）この薬に関するお問い合わせ先

○○薬局
管理薬剤師：○○○○
受付時間：○○時○○分から○○時○○分まで（但し○○日は除く）
電話：03（○○○○）○○○○
ＦＡＸ：03（○○○○）○○○○
〔効能・効果に関連する注意として、効能・効果の項目に続けて以下を記載すること。〕
血の道症とは、月経、妊娠、出産、産後、更年期など女性のホルモンの変動に伴って現れる精神不
安やいらだちなどの精神神経症状および身体症状のことです。

B—608

【280】

漢方薬

> この説明書は本剤とともに保管し、
> 服用に際しては必ずお読みください。

酸棗仁湯

酸棗仁湯は、「金匱要略」を原典とする、不眠に用いられる漢方薬です。

⚠ 使用上の注意

⊗ してはいけないこと
（守らないと現在の症状が悪化したり、副作用が起こりやすくなります）
次の人は服用しないでください
　生後3カ月未満の乳児。

相談すること
1．次の人は服用前に医師又は薬剤師に相談してください
　（1）医師の治療を受けている人。
　（2）妊婦又は妊娠していると思われる人。
　（3）胃腸の弱い人。
　（4）下痢又は下痢傾向のある人。
　（5）高齢者。
　（6）次の症状のある人。
　　　むくみ
　（7）次の診断を受けた人。
　　　高血圧、心臓病、腎臓病

2．服用後、次の症状があらわれた場合は副作用の可能性があるので、直ちに服用を中止し、この文書を持って医師又は薬剤師に相談してください

関係部位	症　　状
消化器	吐き気、食欲不振、胃部不快感

まれに下記の重篤な症状が起こることがあります。その場合は直ちに医師の診療を受けてください。

症状の名称	症　　状
偽アルドステロン症、ミオパチー	手足のだるさ、しびれ、つっぱり感やこわばりに加えて、脱力感、筋肉痛があらわれ、徐々に強くなる。

3．服用後、次の症状があらわれることがあるので、このような症状の持続または増強が見られた場合には、服用を中止し、この文書を持って医師又は薬剤師に相談してください
　下痢

4．1週間位服用しても症状がよくならない場合は服用を中止し、この文書を持って医師又は薬剤師に相談してください

5．長期連用する場合には、医師又は薬剤師に相談してください

効能・効果
体力中等度以下で、心身が疲れ、精神不安、不眠などがあるものの次の諸症：不眠症、神経症

成分と分量
1包（大人1日量）中に次の成分を含んでいます。

成　分	サンソウニン	チモ	センキュウ	ブクリョウ	カンゾウ
分　量	15.0 g	3.0 g	3.0 g	5.0 g	1.0 g

用法・用量
本品1包に、水約500 mLを加えて、半量ぐらいまで煎じつめ、煎じかすを除き、煎液を3回に分けて食間に服用してください。
上記は大人の1日量です。

年　齢	大人(15才以上)	14才～7才	6才～4才	3才～2才	2才未満	3カ月未満
服用量	上記の通り	大人の2/3	大人の1/2	大人の1/3	大人の1/4以下	服用しない
1日服用回数	3回					こと

＜用法・用量に関連する注意＞
（1）用法・用量を厳守してください。
（2）小児に服用させる場合には、保護者の指導監督のもとに服用させてください。
（3）1才未満の乳児には、医師の診療を受けさせることを優先し、やむを得ない場合にのみ服用させてください。
（4）煎じ液は、必ず熱いうちにかすをこしてください。
（5）本剤は必ず1日分ずつ煎じ、数日分をまとめて煎じないでください。

保管及び取扱い上の注意
（1）直射日光の当たらない、湿気の少ない涼しい所に保管してください。
（2）小児の手の届かない所に保管してください。
（3）他の容器に入れ替えないでください（誤用の原因になったり品質が変わります。）。
（4）煎じ液は腐敗しやすいので、冷暗所又は冷蔵庫等に保管し、服用時に再加熱して服用してください。
（5）生薬を原料として製造していますので、製品の色や味等に多少の差異を生じることがあります。

■お問い合わせ先

製造販売元

【外部の容器又は外部の被包に記載すべき事項】
注意
１．次の人は服用しないでください
　　生後3カ月未満の乳児。
２．次の人は服用前に医師又は薬剤師に相談してください
　（1）医師の治療を受けている人。
　（2）妊婦又は妊娠していると思われる人。
　（3）胃腸の弱い人。
　（4）下痢又は下痢傾向のある人。
　（5）高齢者。
　（6）次の症状のある人。
　　　むくみ
　（7）次の診断を受けた人。
　　　高血圧、心臓病、腎臓病
２′．服用が適さない場合があるので、服用前に医師又は薬剤師に相談してください
　　〔2．の項目の記載に際し、十分な記載スペースがない場合には2′．を記載すること。〕
３．服用に際しては、説明文書をよく読んでください
４．直射日光の当たらない、湿気の少ない涼しい所に保管してください
５．小児の手の届かない所に保管してください
６．その他
　（1）医薬品副作用被害救済制度に関するお問い合わせ先
　　　（独）医薬品医療機器総合機構
　　　http://www.pmda.go.jp/kenkouhigai.html
　　　電話　0120-149-931（フリーダイヤル）
　（2）この薬に関するお問い合わせ先
　　　○○薬局
　　　管理薬剤師：○○○○
　　　受付時間：○○時○○分から○○時○○分まで（但し○○日は除く）
　　　電話：03（○○○○）○○○○
　　　ＦＡＸ：03（○○○○）○○○○

漢方薬

> この説明書は本剤とともに保管し、
> 服用に際しては必ずお読みください。

三物黄芩湯

　三物黄芩湯は、「金匱要略」を原典とする、手足のほてりがある人の湿疹・皮膚炎、手足のあれ、不眠に用いられる漢方薬です。

⚠ 使用上の注意

✖ してはいけないこと
（守らないと現在の症状が悪化したり、副作用が起こりやすくなります）
次の人は服用しないでください
　生後3カ月未満の乳児。

相談すること
1．次の人は服用前に医師又は薬剤師に相談してください
　（1）医師の治療を受けている人。
　（2）妊婦又は妊娠していると思われる人。
　（3）胃腸が弱く下痢しやすい人。

2．服用後、次の症状があらわれた場合は副作用の可能性があるので、直ちに服用を中止し、この文書を持って医師又は薬剤師に相談してください

関係部位	症　　状
皮膚	発疹・発赤、かゆみ
消化器	食欲不振、胃部不快感

まれに下記の重篤な症状が起こることがあります。その場合は直ちに医師の診療を受けてください。

症状の名称	症　　状
間質性肺炎	階段を上ったり、少し無理をしたりすると息切れがする・息苦しくなる、空せき、発熱等がみられ、これらが急にあらわれたり、持続したりする。
肝機能障害	発熱、かゆみ、発疹、黄疸（皮膚や白目が黄色くなる）、褐色尿、全身のだるさ、食欲不振等があらわれる。

3．1カ月位服用しても症状がよくならない場合は服用を中止し、この文書を持って医師又は薬剤師に相談してください

効能・効果
体力中等度又はやや虚弱で、手足のほてりがあるものの次の諸症：湿疹・皮膚炎、手足のあれ（手足の湿疹・皮膚炎）、不眠

成分と分量
1包（大人1日量）中に次の成分を含んでいます。

成　分	オウゴン	クジン	ジオウ
分　量	3.0g	3.0g	6.0g

用法・用量
本品1包に、水約500mLを加えて、半量ぐらいまで煎じつめ、煎じかすを除き、煎液を3回に分けて食間に服用してください。
上記は大人の1日量です。

年　齢	大人（15才以上）	14才〜7才	6才〜4才	3才〜2才	2才未満	3カ月未満
服用量	上記の通り	大人の2/3	大人の1/2	大人の1/3	大人の1/4以下	服用しないこと
1日服用回数	3回					

＜用法・用量に関連する注意＞
（1）用法・用量を厳守してください。
（2）小児に服用させる場合には、保護者の指導監督のもとに服用させてください。

（3）1才未満の乳児には、医師の診療を受けさせることを優先し、やむを得ない場合にのみ服用させてください。
（4）煎じ液は、必ず熱いうちにかすをこしてください。
（5）本剤は必ず1日分ずつ煎じ、数日分をまとめて煎じないでください。

保管及び取扱い上の注意
（1）直射日光の当たらない、湿気の少ない涼しい所に保管してください。
（2）小児の手の届かない所に保管してください。
（3）他の容器に入れ替えないでください（誤用の原因になったり品質が変わります。）。
（4）煎じ液は腐敗しやすいので、冷暗所又は冷蔵庫等に保管し、服用時に再加熱して服用してください。
（5）生薬を原料として製造していますので、製品の色や味等に多少の差異を生じることがあります。

■お問い合わせ先

製造販売元

【外部の容器又は外部の被包に記載すべき事項】
注意
1．次の人は服用しないでください
　　生後3カ月未満の乳児。
2．次の人は服用前に医師又は薬剤師に相談してください
　（1）医師の治療を受けている人。
　（2）妊婦又は妊娠していると思われる人。
　（3）胃腸が弱く下痢しやすい人。
2′．服用が適さない場合があるので、服用前に医師又は薬剤師に相談してください
　　〔2．の項目の記載に際し、十分な記載スペースがない場合には2′．を記載すること。〕
3．服用に際しては、説明文書をよく読んでください
4．直射日光の当たらない、湿気の少ない涼しい所に保管してください
5．小児の手の届かない所に保管してください
6．その他
　（1）医薬品副作用被害救済制度に関するお問い合わせ先
　　　（独）医薬品医療機器総合機構
　　　http://www.pmda.go.jp/kenkouhigai.html
　　　電話　0120-149-931（フリーダイヤル）
　（2）この薬に関するお問い合わせ先
　　　○○薬局
　　　管理薬剤師：○○○○
　　　受付時間：○○時○○分から○○時○○分まで（但し○○日は除く）
　　　電話：03（○○○○）○○○○
　　　ＦＡＸ：03（○○○○）○○○○

漢方薬

滋陰降火湯

この説明書は本剤とともに保管し、
服用に際しては必ずお読みください。

滋陰降火湯は、「万病回春」を原典とする、気管支炎、せきに用いられる漢方薬です。

⚠ 使用上の注意

⊗ してはいけないこと
（守らないと現在の症状が悪化したり、副作用が起こりやすくなります）
次の人は服用しないでください
　生後3カ月未満の乳児。

相談すること
1．次の人は服用前に医師又は薬剤師に相談してください
　（1）医師の治療を受けている人。
　（2）妊婦又は妊娠していると思われる人。
　（3）胃腸の弱い人。
　（4）高齢者。
　（5）今までに薬などにより発疹・発赤、かゆみ等を起こしたことがある人。
　（6）次の症状のある人。
　　　むくみ
　（7）次の診断を受けた人。
　　　高血圧、心臓病、腎臓病

2．服用後、次の症状があらわれた場合は副作用の可能性があるので、直ちに服用を中止し、
　　この文書を持って医師又は薬剤師に相談してください

関係部位	症　　状
皮膚	発疹・発赤、かゆみ
消化器	胃部不快感

まれに下記の重篤な症状が起こることがあります。その場合は直ちに医師の診療を受けてください。

症状の名称	症　　状
偽アルドステロン症、ミオパチー	手足のだるさ、しびれ、つっぱり感やこわばりに加えて、脱力感、筋肉痛があらわれ、徐々に強くなる。

3．服用後、次の症状があらわれることがあるので、このような症状の持続又は増強が見られた場合には、服用を中止し、この文書を持って医師又は薬剤師に相談してください
　　下痢

4．1カ月位服用しても症状がよくならない場合は服用を中止し、この文書を持って医師又は薬剤師に相談してください

5．長期連用する場合には、医師又は薬剤師に相談してください

効能・効果
体力虚弱で、のどにうるおいがなく、たんが切れにくくてせきこみ、皮膚が浅黒く乾燥し、便秘傾向のあるものの次の諸症：気管支炎、せき

成分と分量
1包（大人1日量）中に次の成分を含んでいます。

成　分	トウキ	シャクヤク	ジオウ	テンモンドウ	バクモンドウ	チンピ
分　量	2.5 g	2.5 g	2.5 g	2.5 g	2.5 g	2.5 g

	ビャクジュツ	チモ	オウバク	カンゾウ
	3.0 g	1.5 g	1.5 g	1.5 g

用法・用量

本品1包に、水約500 mLを加えて、半量ぐらいまで煎じつめ、煎じかすを除き、煎液を3回に分けて食間に服用してください。
上記は大人の1日量です。

年　齢	大人(15才以上)	14才〜7才	6才〜4才	3才〜2才	2才未満	3カ月未満
服用量	上記の通り	大人の2/3	大人の1/2	大人の1/3	大人の1/4以下	服用しない
1日服用回数	3回					こと

＜用法・用量に関連する注意＞
（1）用法・用量を厳守してください。
（2）小児に服用させる場合には、保護者の指導監督のもとに服用させてください。
（3）1才未満の乳児には、医師の診療を受けさせることを優先し、やむを得ない場合にのみ服用させてください。
（4）煎じ液は、必ず熱いうちにかすをこしてください。
（5）本剤は必ず1日分ずつ煎じ、数日分をまとめて煎じないでください。

保管及び取扱い上の注意

（1）直射日光の当たらない、湿気の少ない涼しい所に保管してください。
（2）小児の手の届かない所に保管してください。
（3）他の容器に入れ替えないでください（誤用の原因になったり品質が変わります。）。
（4）煎じ液は腐敗しやすいので、冷暗所又は冷蔵庫等に保管し、服用時に再加熱して服用してください。
（5）生薬を原料として製造していますので、製品の色や味等に多少の差異を生じることがあります。

■お問い合わせ先

製造販売元

【外部の容器又は外部の被包に記載すべき事項】

注意
1．次の人は服用しないでください
　　生後3カ月未満の乳児。
2．次の人は服用前に医師又は薬剤師に相談してください
　（1）医師の治療を受けている人。
　（2）妊婦又は妊娠していると思われる人。
　（3）胃腸が弱い人。
　（4）高齢者。
　（5）今までに薬などにより発疹・発赤、かゆみ等を起こしたことがある人。
　（6）次の症状のある人。
　　　むくみ
　（7）次の診断を受けた人。
　　　高血圧、心臓病、腎臓病
2′．服用が適さない場合があるので、服用前に医師又は薬剤師に相談してください
　　〔2．の項目の記載に際し、十分な記載スペースがない場合には2′．を記載すること。〕
3．服用に際しては、説明文書をよく読んでください
4．直射日光の当たらない、湿気の少ない涼しい所に保管してください
5．小児の手の届かない所に保管してください
6．その他
　（1）医薬品副作用被害救済制度に関するお問い合わせ先
　　　（独）医薬品医療機器総合機構
　　　http://www.pmda.go.jp/kenkouhigai.html
　　　電話　0120-149-931（フリーダイヤル）
　（2）この薬に関するお問い合わせ先
　　　○○薬局
　　　管理薬剤師：○○○○
　　　受付時間：○○時○○分から○○時○○分まで（但し○○日は除く）
　　　電話：03（○○○○）○○○○
　　　ＦＡＸ：03（○○○○）○○○○

B—614

【283】

漢方薬

> この説明書は本剤とともに保管し、
> 服用に際しては必ずお読みください。

滋陰至宝湯

滋陰至宝湯は、「万病回春」を原典とする、慢性のせき、たん、気管支炎に用いられる漢方薬です。

⚠ 使用上の注意

⊗ してはいけないこと

（守らないと現在の症状が悪化したり、副作用が起こりやすくなります）
次の人は服用しないでください
　生後3カ月未満の乳児。

相談すること

1．次の人は服用前に医師又は薬剤師に相談してください
　（1）医師の治療を受けている人。
　（2）妊婦又は妊娠していると思われる人。
　（3）胃腸の弱い人。
　（4）高齢者。
　（5）今までに薬などにより発疹・発赤、かゆみ等を起こしたことがある人。
　（6）次の症状のある人。
　　　むくみ
　（7）次の診断を受けた人。
　　　高血圧、心臓病、腎臓病

2．服用後、次の症状があらわれた場合は副作用の可能性があるので、直ちに服用を中止し、
　この文書を持って医師又は薬剤師に相談してください

関係部位	症　　状
皮膚	発疹・発赤、かゆみ
消化器	胃部不快感

まれに下記の重篤な症状が起こることがあります。その場合は直ちに医師の診療を受けてください。

症状の名称	症　　状
偽アルドステロン症、ミオパチー	手足のだるさ、しびれ、つっぱり感やこわばりに加えて、脱力感、筋肉痛があらわれ、徐々に強くなる。

3．服用後、次の症状があらわれることがあるので、このような症状の持続又は増強が見られた場合には、服用を中止し、この文書を持って医師又は薬剤師に相談してください
　下痢

4．1カ月位服用しても症状がよくならない場合は服用を中止し、この文書を持って医師又は薬剤師に相談してください

5．長期連用する場合には、医師又は薬剤師に相談してください

効能・効果
体力虚弱なものの次の諸症：慢性のせき、たん、気管支炎

成分と分量
1包（大人1日量）中に次の成分を含んでいます。

成　分	トウキ	シャクヤク	ビャクジュツ	ブクリョウ	チンピ	サイコ	チモ
分　量	3.0g	3.0g	3.0g	3.0g	3.0g	3.0g	3.0g

	コウブシ	ジコッピ	バクモンドウ	バイモ	ハッカ	カンゾウ
	3.0g	3.0g	3.0g	2.0g	1.0g	1.0g

用法・用量

本品1包に、水約500 mLを加えて、半量ぐらいまで煎じつめ、熱いうちに煎じかすを除き、煎液を3回に分けて食間に服用してください。
上記は大人の1日量です。

年　齢	大人(15才以上)	14才～7才	6才～4才	3才～2才	2才未満	3カ月未満
服用量	上記の通り	大人の2/3	大人の1/2	大人の1/3	大人の1/4以下	服用しない
1日服用回数	3回					こと

＜用法・用量に関連する注意＞

（1）用法・用量を厳守してください。
（2）小児に服用させる場合には、保護者の指導監督のもとに服用させてください。
（3）1才未満の乳児には、医師の診療を受けさせることを優先し、やむを得ない場合にのみ服用させてください。
（4）煎じ液は、必ず熱いうちにかすをこしてください。
（5）本剤は必ず1日分ずつ煎じ、数日分をまとめて煎じないでください。

保管及び取扱い上の注意

（1）直射日光の当たらない湿気の少ない涼しい所に保管してください。
（2）小児の手の届かない所に保管してください。
（3）他の容器に入れ替えないでください（誤用の原因になったり品質が変わります。）。
（4）煎じ液は腐敗しやすいので、冷暗所又は冷蔵庫等に保管し、服用時に再加熱して服用してください。
（5）生薬を原料として製造していますので、製品の色や味等に多少の差異を生じることがあります。

■お問い合わせ先

製造販売元

【外部の容器又は外部の被包に記載すべき事項】

注意
1．次の人は服用しないでください
　　生後3カ月未満の乳児。
2．次の人は服用前に医師又は薬剤師に相談してください
　（1）医師の治療を受けている人。
　（2）妊婦又は妊娠していると思われる人。
　（3）胃腸の弱い人。
　（4）高齢者。
　（5）今までに薬などにより発疹・発赤、かゆみ等を起こしたことがある人。
　（6）次の症状のある人。
　　　むくみ
　（7）次の診断を受けた人。
　　　高血圧、心臓病、腎臓病
2′．服用が適さない場合があるので、服用前に医師又は薬剤師に相談してください
　　〔2．の項目の記載に際し、十分な記載スペースがない場合には2′．を記載すること。〕
3．服用に際しては、説明文書をよく読んでください
4．直射日光の当たらない、湿気の少ない涼しい所に保管してください
5．小児の手の届かない所に保管してください
6．その他
　（1）医薬品副作用被害救済制度に関するお問い合わせ先
　　　（独）医薬品医療機器総合機構
　　　http://www.pmda.go.jp/kenkouhigai.html
　　　電話　0120-149-931（フリーダイヤル）
　（2）この薬に関するお問い合わせ先
　　　○○薬局
　　　管理薬剤師：○○○○
　　　受付時間：○○時○○分から○○時○○分まで（但し○○日は除く）
　　　電話：03（○○○○）○○○○
　　　ＦＡＸ：03（○○○○）○○○○

漢方薬

> この説明書は本剤とともに保管し、
> 使用に際しては必ずお読みください。

紫雲膏

紫雲膏は、江戸時代の名医・華岡青洲が創薬した漢方の外用薬です。

⚠ 使用上の注意

⊗ してはいけないこと

（守らないと現在の症状が悪化したり、副作用が起こりやすくなります）
次の人は使用しないでください
- （1）本剤又は本剤の成分によるアレルギー症状を起こしたことがある人。
- （2）湿潤・ただれ・やけど・外傷のひどい人。
- （3）傷口が化膿している人。
- （4）患部が広範囲の人。

相談すること

1. 次の人は使用前に医師又は薬剤師に相談してください
   医師の治療を受けている人。

2. 使用後、次の症状があらわれた場合は副作用の可能性があるので、直ちに使用を中止し、この文書を持って医師又は薬剤師に相談してください

関係部位	症　　状
皮膚	発疹・発赤、かゆみ

効能・効果
ひび、あかぎれ、しもやけ、魚の目、あせも、ただれ、外傷、火傷、痔核による疼痛、肛門裂傷、湿疹・皮膚炎

成分と分量
1540 g 中に次の成分を含んでいます。

成　分	シコン	トウキ	ゴマ油	ミツロウ	豚脂
分　量	120 g	60 g	1000 g	340 g	20 g

用法・用量
適量を皮膚に塗布してください。
＜用法・用量に関連する注意＞
- （1）用法・用量を厳守してください。
- （2）小児に使用させる場合には、保護者の指導監督のもとに使用させてください。
- （3）外用にのみ使用してください。
- （4）目に入らないよう注意してください。

保管及び取扱い上の注意
- （1）直射日光の当たらない湿気の少ない涼しい所に保管してください。
- （2）小児の手の届かない所に保管してください。
- （3）他の容器に入れ替えないでください（誤用の原因になったり品質が変わります。）。
- （4）生薬を原料として製造していますので、製品の色やにおい等に多少の差異を生じることがあります。

■お問い合わせ先

製造販売元

【外部の容器又は外部の被包に記載すべき事項】
注意
1．使用に際しては、説明文書をよく読んでください
2．次の人は使用しないでください
　（1）本剤又は本剤の成分によるアレルギー症状を起こしたことがある人。
　（2）湿潤・ただれ・やけど・外傷のひどい人。
　（3）傷口が化膿している人。
　（4）患部が広範囲の人。
3．次の人は使用前に医師又は薬剤師に相談してください
　　医師の治療を受けている人。
3'．使用が適さない場合があるので、使用前に医師又は薬剤師に相談してください
　〔3．の項目の記載に際し、十分な記載スペースがない場合には3'．を記載すること。〕
4．直射日光の当たらない、湿気の少ない涼しい所に密栓して保管してください
5．その他
　（1）医薬品副作用被害救済制度に関するお問い合わせ先
　　　（独）医薬品医療機器総合機構
　　　http://www.pmda.go.jp/kenkouhigai.html
　　　電話　0120-149-931（フリーダイヤル）
　（2）この薬に関するお問い合わせ先
　　　○○薬局
　　　管理薬剤師：○○○○
　　　受付時間：○○時○○分から○○時○○分まで（但し○○日は除く）
　　　電話：03（○○○○）○○○○
　　　ＦＡＸ：03（○○○○）○○○○

漢方薬

> この説明書は本剤とともに保管し、
> 服用に際しては必ずお読みください。

四逆散料

四逆散料は、「傷寒論」を原典とする、消化器疾患に用いられる漢方薬です。

⚠ 使用上の注意

⊗ してはいけないこと
（守らないと現在の症状が悪化したり、副作用が起こりやすくなります）
次の人は服用しないでください
　生後3カ月未満の乳児。

相談すること
1．次の人は服用前に医師又は薬剤師に相談してください
　（1）医師の治療を受けている人。
　（2）妊婦又は妊娠していると思われる人。
　（3）体の虚弱な人（体力の衰えている人、体の弱い人）。
　（4）高齢者。
　（5）次の症状のある人。
　　　むくみ
　（6）次の診断を受けた人。
　　　高血圧、心臓病、腎臓病

2．服用後、次の症状があらわれた場合は副作用の可能性があるので、直ちに服用を中止し、この文書を持って医師又は薬剤師に相談してください

まれに下記の重篤な症状が起こることがあります。その場合は直ちに医師の診療を受けてください。

症状の名称	症　　　状
偽アルドステロン症、ミオパチー	手足のだるさ、しびれ、つっぱり感やこわばりに加えて、脱力感、筋肉痛があらわれ、徐々に強くなる。

3．1カ月位（胃炎、胃痛、腹痛に服用する場合には1週間位）服用しても症状がよくならない場合は服用を中止し、この文書を持って医師又は薬剤師に相談してください

4．長期連用する場合には、医師又は薬剤師に相談してください

効能・効果
体力中等度以上で、胸腹部に重苦しさがあり、ときに不安、不眠などがあるものの次の諸症：胃炎、胃痛、腹痛、神経症

成分と分量
　　　1包（大人1日量）中に次の成分を含んでいます。

成　分	サイコ	シャクヤク	キジツ	カンゾウ
分　量	2.0 g	2.0 g	2.0 g	1.0 g

用法・用量
本品1包に、水約500 mLを加えて、半量ぐらいまで煎じつめ、熱いうちに煎じかすを除き、煎液を3回に分けて食間に服用してください。
上記は大人の1日量です。

年　齢	大人（15才以上）	14才～7才	6才～4才	3才～2才	2才未満	3カ月未満
服用量	上記の通り	大人の2/3	大人の1/2	大人の1/3	大人の1/4以下	服用しないこと
1日服用回数	3回					

\<用法・用量に関連する注意\>
（1）用法・用量を厳守してください。
（2）小児に服用させる場合には、保護者の指導監督のもとに服用させてください。

（3）1才未満の乳児には、医師の診療を受けさせることを優先し、やむを得ない場合にのみ服用させてください。
（4）煎じ液は、必ず熱いうちにかすをこしてください。
（5）本剤は必ず1日分ずつ煎じ、数日分をまとめて煎じないでください。

保管及び取扱い上の注意
（1）直射日光の当たらない湿気の少ない涼しい所に保管してください。
（2）小児の手の届かない所に保管してください。
（3）他の容器に入れ替えないでください（誤用の原因になったり品質が変わります。）。
（4）煎じ液は腐敗しやすいので、冷暗所又は冷蔵庫等に保管し、服用時に再加熱して服用してください。
（5）生薬を原料として製造していますので、製品の色や味等に多少の差異を生じることがあります。

■お問い合わせ先

製造販売元

【外部の容器又は外部の被包に記載すべき事項】
注意
1．次の人は服用しないでください
　　生後3カ月未満の乳児。
2．次の人は服用前に医師又は薬剤師に相談してください
　（1）医師の治療を受けている人。
　（2）妊婦又は妊娠していると思われる人。
　（3）体の虚弱な人（体力の衰えている人、体の弱い人）。
　（4）高齢者。
　（5）次の症状のある人。
　　　むくみ
　（6）次の診断を受けた人。
　　　高血圧、心臓病、腎臓病
2′．服用が適さない場合があるので、服用前に医師又は薬剤師に相談してください
　　〔2．の項目の記載に際し、十分な記載スペースがない場合には2′．を記載すること。〕
3．服用に際しては、説明文書をよく読んでください
4．直射日光の当たらない湿気の少ない涼しい所に保管してください
5．小児の手の届かない所に保管してください
6．その他
　（1）医薬品副作用被害救済制度に関するお問い合わせ先
　　　（独）医薬品医療機器総合機構
　　　http://www.pmda.go.jp/kenkouhigai.html
　　　電話　0120-149-931（フリーダイヤル）
　（2）この薬に関するお問い合わせ先
　　　○○薬局
　　　管理薬剤師：○○○○
　　　受付時間：○○時○○分から○○時○○分まで（但し○○日は除く）
　　　電話：03（○○○○）○○○○
　　　ＦＡＸ：03（○○○○）○○○○

漢方薬

この説明書は本剤とともに保管し、
服用に際しては必ずお読みください。

四逆散

四逆散は、「傷寒論」を原典とする、消化器疾患に用いられる漢方薬です。

⚠ 使用上の注意

⊗ してはいけないこと

（守らないと現在の症状が悪化したり、副作用が起こりやすくなります）
次の人は服用しないでください
　　生後3カ月未満の乳児。

相談すること

1．次の人は服用前に医師又は薬剤師に相談してください
　（1）医師の治療を受けている人。
　（2）妊婦又は妊娠していると思われる人。
　（3）体の虚弱な人（体力の衰えている人、体の弱い人）。
　（4）高齢者。
　（5）次の症状のある人。
　　　　むくみ
　（6）次の診断を受けた人。
　　　　高血圧、心臓病、腎臓病

2．次の場合は、直ちに服用を中止し、この文書を持って医師又は薬剤師に相談してください

まれに下記の重篤な症状が起こることがあります。その場合は直ちに医師の診療を受けてください。

症状の名称	症　　　状
偽アルドステロン症	尿量が減少する、顔や手足がむくむ、まぶたが重くなる、手がこわばる、血圧が高くなる、頭痛等があらわれる。

3．1カ月位（胃炎、胃痛、腹痛に服用する場合には1週間位）服用しても症状がよくならない場合は服用を中止し、この文書を持って医師又は薬剤師に相談してください

4．長期連用する場合には、医師又は薬剤師に相談してください

効能・効果
体力中等度以上で、胸腹部に重苦しさがあり、ときに不安、不眠などがあるものの次の諸症：胃炎、胃痛、腹痛、神経症

成分と分量
　　　　　　6.3g中に次の成分を含んでいます。

成　分	サイコ	シャクヤク	キジツ	カンゾウ
分　量	1.8g	1.8g	1.8g	0.9g

用法・用量
1回量を次のとおりとし、1日3回、食前又は空腹時に服用してください。

年　齢	大人(15才以上)	14才〜7才	6才〜4才	3才〜2才	2才未満	3カ月未満
1回服用量	1包（2.0g）	2/3包	1/2包	1/3包	1/4包	服用しないこと
1日服用回数	3回					

<用法・用量に関連する注意>
（1）用法・用量を厳守してください。
（2）小児に服用させる場合には、保護者の指導監督のもとに服用させてください。
（3）1才未満の乳児には、医師の診療を受けさせることを優先し、やむを得ない場合にのみ服用させてください。

保管及び取扱い上の注意
（1）直射日光の当たらない湿気の少ない涼しい所に保管してください。
（2）小児の手の届かない所に保管してください。
（3）他の容器に入れ替えないでください（誤用の原因になったり品質が変わります。）。
（4）1包を分割して服用した後、残りを保管し、続けて服用するような場合には、袋の口を折り返
　　して保管し、2日以内に服用してください。
（5）生薬を原料として製造していますので、製品の色や味等に多少の差異を生じることがあります。

■お問い合わせ先

製造販売元

【外部の容器又は外部の被包に記載すべき事項】
注意
1．次の人は服用しないでください
　　生後3カ月未満の乳児。
2．次の人は服用前に医師又は薬剤師に相談してください
　（1）医師の治療を受けている人。
　（2）妊婦又は妊娠していると思われる人。
　（3）体の虚弱な人（体力の衰えている人、体の弱い人）。
　（4）高齢者。
　（5）次の症状のある人。
　　　むくみ
　（6）次の診断を受けた人。
　　　高血圧、心臓病、腎臓病
2′．服用が適さない場合があるので、服用前に医師又は薬剤師に相談してください
　　〔2．の項目の記載に際し、十分な記載スペースがない場合には2′．を記載すること。〕
3．服用に際しては、説明文書をよく読んでください
4．直射日光の当たらない、湿気の少ない涼しい所に保管してください
5．小児の手の届かない所に保管してください
6．その他
　（1）医薬品副作用被害救済制度に関するお問い合わせ先
　　　（独）医薬品医療機器総合機構
　　　http：//www.pmda.go.jp/kenkouhigai.html
　　　電話　0120-149-931（フリーダイヤル）
　（2）この薬に関するお問い合わせ先
　　　○○薬局
　　　管理薬剤師：○○○○
　　　受付時間：○○時○○分から○○時○○分まで（但し○○日は除く）
　　　電話：03（○○○○）○○○○
　　　ＦＡＸ：03（○○○○）○○○○

漢方薬

> この説明書は本剤とともに保管し、
> 服用に際しては必ずお読みください。

四君子湯

四君子湯は、「太平恵民和剤局方」を原典とする、胃腸疾患に用いられる漢方薬です。

⚠ 使用上の注意

⊗ してはいけないこと

（守らないと現在の症状が悪化したり、副作用が起こりやすくなります）
次の人は服用しないでください
　　生後３カ月未満の乳児。

相談すること

１．次の人は服用前に医師又は薬剤師に相談してください
　（１）医師の治療を受けている人。
　（２）妊婦又は妊娠していると思われる人。
　（３）高齢者。
　（４）今までに薬などにより発疹・発赤、かゆみ等を起こしたことがある人。
　（５）次の症状のある人。
　　　　むくみ
　（６）次の診断を受けた人。
　　　　高血圧、心臓病、腎臓病

２．服用後、次の症状があらわれた場合は副作用の可能性があるので、直ちに服用を中止し、
　　この文書を持って医師又は薬剤師に相談してください

関係部位	症　　　状
皮膚	発疹・発赤、かゆみ

まれに下記の重篤な症状が起こることがあります。その場合は直ちに医師の診療を受けてください。

症状の名称	症　　　状
偽アルドステロン症、ミオパチー	手足のだるさ、しびれ、つっぱり感やこわばりに加えて、脱力感、筋肉痛があらわれ、徐々に強くなる。

３．１カ月位（嘔吐、下痢に服用する場合には１週間位）服用しても症状がよくならない場合
　　は服用を中止し、この文書を持って医師又は薬剤師に相談してください

４．長期連用する場合には、医師又は薬剤師に相談してください

効能・効果
体力虚弱で、痩せて顔色が悪くて、食欲がなく、疲れやすいものの次の諸症：胃腸虚弱、慢性胃腸
炎、胃のもたれ、嘔吐、下痢、夜尿症

成分と分量
１包（大人１日量）中に次の成分を含んでいます。

成　分	ニンジン	ビャクジュツ	ブクリョウ	カンゾウ	ショウキョウ	タイソウ
分　量	4.0 g	4.0 g	4.0 g	1.0 g	0.3 g	1.0 g

用法・用量
本品１包に、水約 500 mL を加えて、半量ぐらいまで煎じつめ、煎じかすを除き、煎液を３回に分
けて食間に服用してください。
上記は大人の１日量です。

年　齢	大人(15才以上)	14才〜7才	6才〜4才	3才〜2才	2才未満	3カ月未満
服用量	上記の通り	大人の2/3	大人の1/2	大人の1/3	大人の1/4以下	服用しないこと
1日服用回数	3回					

<用法・用量に関連する注意>
（1）用法・用量を厳守してください。
（2）小児に服用させる場合には、保護者の指導監督のもとに服用させてください。
（3）1才未満の乳児には、医師の診療を受けさせることを優先し、やむを得ない場合にのみ服用させてください。
（4）煎じ液は、必ず熱いうちにかすをこしてください。
（5）本剤は必ず1日分ずつ煎じ、数日分をまとめて煎じないでください。

保管及び取扱い上の注意
（1）直射日光の当たらない湿気の少ない涼しい所に保管してください。
（2）小児の手の届かない所に保管してください。
（3）他の容器に入れ替えないでください（誤用の原因になったり品質が変わります。）。
（4）煎じ液は腐敗しやすいので、冷暗所又は冷蔵庫等に保管し、服用時に再加熱して服用してください。
（5）生薬を原料として製造していますので、製品の色や味等に多少の差異を生じることがあります。

■お問い合わせ先

製造販売元

【外部の容器又は外部の被包に記載すべき事項】
注意
1．次の人は服用しないでください
　　生後3カ月未満の乳児。
2．次の人は服用前に医師又は薬剤師に相談してください
　（1）医師の治療を受けている人。
　（2）妊婦又は妊娠していると思われる人。
　（3）高齢者。
　（4）今までに薬などにより発疹・発赤、かゆみ等を起こしたことがある人。
　（5）次の症状のある人。
　　　むくみ
　（6）次の診断を受けた人。
　　　高血圧、心臓病、腎臓病
2′．服用が適さない場合があるので、服用前に医師又は薬剤師に相談してください
　　〔2．の項目の記載に際し、十分な記載スペースがない場合には2′．を記載すること。〕
3．服用に際しては、説明文書をよく読んでください
4．直射日光の当たらない湿気の少ない涼しい所に保管してください
5．小児の手の届かない所に保管してください
6．その他
　（1）医薬品副作用被害救済制度に関するお問い合わせ先
　　　（独）医薬品医療機器総合機構
　　　http://www.pmda.go.jp/kenkouhigai.html
　　　電話　0120-149-931（フリーダイヤル）
　（2）この薬に関するお問い合わせ先
　　　○○薬局
　　　管理薬剤師：○○○○
　　　受付時間：○○時○○分から○○時○○分まで（但し○○日は除く）
　　　電話：03（○○○○）○○○○
　　　ＦＡＸ：03（○○○○）○○○○

漢方薬

この説明書は本剤とともに保管し、
服用に際しては必ずお読みください。

七物降下湯

七物降下湯は、昭和の名医・大塚敬節の創薬による、高血圧に伴う随伴症状に用いられる漢方薬
です。

⚠ 使用上の注意

⊗ してはいけないこと

（守らないと現在の症状が悪化したり、副作用が起こりやすくなります）
次の人は服用しないでください
　生後3カ月未満の乳児。

相談すること

1．次の人は服用前に医師又は薬剤師に相談してください
　（1）医師の治療を受けている人。
　（2）妊婦又は妊娠していると思われる人。
　（3）胃腸が弱く下痢しやすい人。

2．服用後、次の症状があらわれた場合は副作用の可能性があるので、直ちに服用を中止し、
　この文書を持って医師又は薬剤師に相談してください

関係部位	症　　　状
皮膚	発疹・発赤、かゆみ
消化器	食欲不振、胃部不快感

3．服用後、次の症状があらわれることがあるので、このような症状の持続又は増強が見られ
　た場合には、服用を中止し、この文書を持って医師又は薬剤師に相談してください
　下痢

4．1カ月位服用しても症状がよくならない場合は服用を中止し、この文書を持って医師又は
　薬剤師に相談してください

効能・効果
体力中等度以下で、顔色が悪くて疲れやすく、胃腸障害のないものの次の諸症：高血圧に伴う随伴
症状（のぼせ、肩こり、耳なり、頭重）

成分と分量
1包（大人1日量）中に次の成分を含んでいます。

成　分	トウキ	シャクヤク	センキュウ	ジオウ	オウギ	オウバク
分　量	3.0g	3.0g	3.0g	3.0g	3.0g	2.0g

チョウトウコウ
4.0g

用法・用量
本品1包に、水約500mLを加えて、半量ぐらいまで煎じつめ、煎じかすを除き、煎液を3回に分
けて食間に服用してください。
上記は大人の1日量です。

年　齢	大人(15才以上)	14才〜7才	6才〜4才	3才〜2才	2才未満	3カ月未満
服用量	上記の通り	大人の2/3	大人の1/2	大人の1/3	大人の1/4以下	服用しないこと
1日服用回数	3回					

<用法・用量に関連する注意>
（1）用法・用量を厳守してください。
（2）小児に服用させる場合には、保護者の指導監督のもとに服用させてください。
（3）1才未満の乳児には、医師の診療を受けさせることを優先し、やむを得ない場合にのみ服用さ
　　せてください。
（4）煎じ液は、必ず熱いうちにかすをこしてください。

（5）本剤は必ず1日分ずつ煎じ、数日分をまとめて煎じないでください。

保管及び取扱い上の注意
（1）直射日光の当たらない湿気の少ない涼しい所に保管してください。
（2）小児の手の届かない所に保管してください。
（3）他の容器に入れ替えないでください（誤用の原因になったり品質が変わります。）。
（4）煎じ液は腐敗しやすいので、冷暗所又は冷蔵庫等に保管し、服用時に再加熱して服用してください。
（5）生薬を原料として製造していますので、製品の色や味等に多少の差異を生じることがあります。

■お問い合わせ先

製造販売元

【外部の容器又は外部の被包に記載すべき事項】
注意
1．次の人は服用しないでください
　　生後3ヵ月未満の乳児。
2．次の人は服用前に医師又は薬剤師に相談してください
　（1）医師の治療を受けている人。
　（2）妊婦又は妊娠していると思われる人。
　（3）胃腸が弱く下痢しやすい人。
2′．服用が適さない場合があるので、服用前に医師又は薬剤師に相談してください
　　〔2．の項目の記載に際し、十分な記載スペースがない場合には2′．を記載すること。〕
3．服用に際しては、説明文書をよく読んでください
4．直射日光の当たらない湿気の少ない涼しい所に保管してください
5．小児の手の届かない所に保管してください
6．その他
　（1）医薬品副作用被害救済制度に関するお問い合わせ先
　　　（独）医薬品医療機器総合機構
　　　http：//www.pmda.go.jp/kenkouhigai.html
　　　電話　0120-149-931（フリーダイヤル）
　（2）この薬に関するお問い合わせ先
　　　○○薬局
　　　管理薬剤師：○○○○
　　　受付時間：○○時○○分から○○時○○分まで（但し○○日は除く）
　　　電話：03（○○○○）○○○○
　　　ＦＡＸ：03（○○○○）○○○○

漢方薬

> この説明書は本剤とともに保管し、
> 服用に際しては必ずお読みください。

柿蒂湯

柿蒂湯は、「済生方」を原典とする、しゃっくりに用いられる漢方薬です。

⚠ 使用上の注意

⊗ してはいけないこと
（守らないと現在の症状が悪化したり、副作用が起こりやすくなります）
次の人は服用しないでください
　生後3カ月未満の乳児。

相談すること
1．次の人は服用前に医師又は薬剤師に相談してください
　（1）医師の治療を受けている人。
　（2）妊婦又は妊娠していると思われる人。
　（3）今までに薬などにより発疹・発赤、かゆみ等を起こしたことがある人。

2．服用後、次の症状があらわれた場合は副作用の可能性があるので、直ちに服用を中止し、この文書を持って医師又は薬剤師に相談してください

関係部位	症　　　　状
皮膚	発疹・発赤、かゆみ

3．5～6回服用しても症状がよくならない場合は服用を中止し、この文書を持って医師又は薬剤師に相談してください

効能・効果
しゃっくり
＜効能・効果に関連する注意＞
体力に関わらず、使用できます。

成分と分量
1包（大人1日量）中に次の成分を含んでいます。

成　分	チョウジ	ショウキョウ	シテイ
分　量	1.5g	1.0g	5.0g

用法・用量
本品1包に、水約500mLを加えて、半量ぐらいまで煎じつめ、煎じかすを除き、煎液を3回に分けて食間に服用してください。
上記は大人の1日量です。

年　齢	大人（15才以上）	14才～7才	6才～4才	3才～2才	2才未満	3カ月未満
服用量	上記の通り	大人の2/3	大人の1/2	大人の1/3	大人の1/4以下	服用しないこと
1日服用回数			3回			

＜用法・用量に関連する注意＞
（1）用法・用量を厳守してください。
（2）小児に服用させる場合には、保護者の指導監督のもとに服用させてください。
（3）1才未満の乳児には、医師の診療を受けさせることを優先し、やむを得ない場合にのみ服用させてください。
（4）煎じ液は、必ず熱いうちにかすをこしてください。
（5）本剤は必ず1日分ずつ煎じ、数日分をまとめて煎じないでください。

保管及び取扱い上の注意
（1）直射日光の当たらない湿気の少ない涼しい所に保管してください。
（2）小児の手の届かない所に保管してください。
（3）他の容器に入れ替えないでください（誤用の原因になったり品質が変わります。）。
（4）煎じ液は腐敗しやすいので、冷暗所又は冷蔵庫等に保管し、服用時に再加熱して服用してくだ

さい。
（5）生薬を原料として製造していますので、製品の色や味等に多少の差異を生じることがあります。

■お問い合わせ先

製造販売元

【外部の容器又は外部の被包に記載すべき事項】
注意
1．次の人は服用しないでください
　　生後3カ月未満の乳児。
2．次の人は服用前に医師又は薬剤師に相談してください
　（1）医師の治療を受けている人。
　（2）妊婦又は妊娠していると思われる人。
　（3）今までに薬などにより発疹・発赤、かゆみ等を起こしたことがある人。
2′．服用が適さない場合があるので、服用前に医師又は薬剤師に相談してください
　　〔2．の項目の記載に際し、十分な記載スペースがない場合には2′．を記載すること。〕
3．服用に際しては、説明文書をよく読んでください
4．直射日光の当たらない湿気の少ない涼しい所に保管してください
5．小児の手の届かない所に保管してください
6．その他
　（1）医薬品副作用被害救済制度に関するお問い合わせ先
　　　（独）医薬品医療機器総合機構
　　　http://www.pmda.go.jp/kenkouhigai.html
　　　電話　0120-149-931（フリーダイヤル）
　（2）この薬に関するお問い合わせ先
　　　○○薬局
　　　管理薬剤師：○○○○
　　　受付時間：○○時○○分から○○時○○分まで（但し○○日は除く）
　　　電話：03（○○○○）○○○○
　　　ＦＡＸ：03（○○○○）○○○○
〔効能・効果に関連する注意として、効能・効果の項目に続けて以下を記載すること。〕
体力に関わらず、使用できます。

漢方薬

> この説明書は本剤とともに保管し、
> 服用に際しては必ずお読みください。

四物湯

四物湯は、「太平恵民和剤局方」を原典とする、血の道症に用いられる漢方薬です。

⚠ 使用上の注意

⊗ してはいけないこと
（守らないと現在の症状が悪化したり、副作用が起こりやすくなります）
次の人は服用しないでください
　　生後3カ月未満の乳児。

相談すること
1．次の人は服用前に医師又は薬剤師に相談してください
　　（1）医師の治療を受けている人。
　　（2）妊婦又は妊娠していると思われる人。
　　（3）体の虚弱な人（体力の衰えている人、体の弱い人）。
　　（4）胃腸の弱い人。
　　（5）下痢しやすい人。
　　（6）今までに薬などにより発疹・発赤、かゆみ等を起こしたことがある人。

2．服用後、次の症状があらわれた場合は副作用の可能性があるので、直ちに服用を中止し、
　　この文書を持って医師又は薬剤師に相談してください

関係部位	症　　　状
皮膚	発疹・発赤、かゆみ
消化器	胃部不快感、食欲不振、腹痛

3．服用後、次の症状があらわれることがあるので、このような症状の持続又は増強が見られ
　　た場合には、服用を中止し、この文書を持って医師又は薬剤師に相談してください
　　下痢

4．1カ月位服用しても症状がよくならない場合は服用を中止し、この文書を持って医師又は
　　薬剤師に相談してください

効能・効果
体力虚弱で、冷え症で皮膚が乾燥、色つやの悪い体質で胃腸障害のないものの次の諸症：月経不順、
月経異常、更年期障害、血の道症、冷え症、しもやけ、しみ、貧血、産後あるいは流産後の疲労回
復
＜効能・効果に関連する注意＞
血の道症とは、月経、妊娠、出産、産後、更年期など女性のホルモンの変動に伴って現れる精神不
安やいらだちなどの精神神経症状および身体症状のことです。

成分と分量
　　1包（大人1日量）中に次の成分を含んでいます。

成　分	トウキ	シャクヤク	センキュウ	ジオウ
分　量	3.0g	3.0g	3.0g	3.0g

用法・用量
本品1包に、水約500mLを加えて、半量ぐらいまで煎じつめ、煎じかすを除き、煎液を3回に分
けて食間に服用してください。
上記は大人の1日量です。

年　齢	大人(15才以上)	14才〜7才	6才〜4才	3才〜2才	2才未満	3カ月未満
服用量	上記の通り	大人の2/3	大人の1/2	大人の1/3	大人の1/4以下	服用しない
1日服用回数		3回				こと

＜用法・用量に関連する注意＞
（1）用法・用量を厳守してください。

（２）小児に服用させる場合には、保護者の指導監督のもとに服用させてください。
（３）１才未満の乳児には、医師の診療を受けさせることを優先し、やむを得ない場合にのみ服用させてください。
（４）煎じ液は、必ず熱いうちにかすをこしてください。
（５）本剤は必ず１日分ずつ煎じ、数日分をまとめて煎じないでください。

保管及び取扱い上の注意
（１）直射日光の当たらない湿気の少ない涼しい所に保管してください。
（２）小児の手の届かない所に保管してください。
（３）他の容器に入れ替えないでください（誤用の原因になったり品質が変わります。）。
（４）煎じ液は腐敗しやすいので、冷暗所又は冷蔵庫等に保管し、服用時に再加熱して服用してください。
（５）生薬を原料として製造していますので、製品の色や味等に多少の差異を生じることがあります。

■お問い合わせ先

製造販売元

【外部の容器又は外部の被包に記載すべき事項】
注意
１．次の人は服用しないでください
　　生後３カ月未満の乳児。
２．次の人は服用前に医師又は薬剤師に相談してください
　（１）医師の治療を受けている人。
　（２）妊婦又は妊娠していると思われる人。
　（３）体の虚弱な人（体力の衰えている人、体の弱い人）。
　（４）胃腸の弱い人。
　（５）下痢しやすい人。
　（６）今までに薬などにより発疹・発赤、かゆみ等を起こしたことがある人。
２′．服用が適さない場合があるので、服用前に医師又は薬剤師に相談してください
　　〔２．の項目の記載に際し、十分な記載スペースがない場合には２′．を記載すること。〕
３．服用に際しては、説明文書をよく読んでください
４．直射日光の当たらない湿気の少ない涼しい所に保管してください
５．小児の手の届かない所に保管してください
６．その他
　（１）医薬品副作用被害救済制度に関するお問い合わせ先
　　　（独）医薬品医療機器総合機構
　　　http://www.pmda.go.jp/kenkouhigai.html
　　　電話　0120-149-931（フリーダイヤル）
　（２）この薬に関するお問い合わせ先
　　　○○薬局
　　　管理薬剤師：○○○○
　　　受付時間：○○時○○分から○○時○○分まで（但し○○日は除く）
　　　電話：03（○○○○）○○○○
　　　ＦＡＸ：03（○○○○）○○○○
〔効能・効果に関連する注意として、効能・効果の項目に続けて以下を記載すること。〕
血の道症とは、月経、妊娠、出産、産後、更年期など女性のホルモンの変動に伴って現れる精神不安やいらだちなどの精神神経症状および身体症状のことです。

漢方薬

> この説明書は本剤とともに保管し、
> 服用に際しては必ずお読みください。

炙甘草湯

炙甘草湯は、「傷寒論」・「金匱要略」を原典とする、動悸、息切れに用いられる漢方薬です。

⚠ 使用上の注意

⊗ してはいけないこと
（守らないと現在の症状が悪化したり、副作用が起こりやすくなります）
次の人は服用しないでください
　生後3カ月未満の乳児。

相談すること
1．次の人は服用前に医師又は薬剤師に相談してください
　（1）医師の治療を受けている人。
　（2）妊婦又は妊娠していると思われる人。
　（3）胃腸が弱く下痢しやすい人。
　（4）高齢者。
　（5）今までに薬などにより発疹・発赤、かゆみ等を起こしたことがある人。
　（6）次の症状のある人。
　　　むくみ
　（7）次の診断を受けた人。
　　　高血圧、心臓病、腎臓病

2．服用後、次の症状があらわれた場合は副作用の可能性があるので、直ちに服用を中止し、この文書を持って医師又は薬剤師に相談してください

関係部位	症　　状
皮膚	発疹・発赤、かゆみ
消化器	食欲不振　胃部不快感

まれに下記の重篤な症状が起こることがあります。その場合は直ちに医師の診療を受けてください。

症状の名称	症　　状
偽アルドステロン症、ミオパチー	手足のだるさ、しびれ、つっぱり感やこわばりに加えて、脱力感、筋肉痛があらわれ、徐々に強くなる。

3．服用後、次の症状があらわれることがあるので、このような症状の持続又は増強が見られた場合には、服用を中止し、この文書を持って医師又は薬剤師に相談してください
　下痢

4．1カ月位服用しても症状がよくならない場合は服用を中止し、この文書を持って医師又は薬剤師に相談してください

5．長期連用する場合には、医師又は薬剤師に相談してください

効能・効果
体力中等度以下で、疲れやすく、ときに手足のほてりなどがあるものの次の諸症：動悸、息切れ、脈のみだれ

成分と分量
1包（大人1日量）中に次の成分を含んでいます。

成　分	カンゾウ	ショウキョウ	ケイヒ	タイソウ	ニンジン	ジオウ	バクモンドウ
分　量	4.0 g	1.0 g	3.0 g	5.0 g	2.0 g	4.0 g	6.0 g

マシニン
3.0 g

別包

成　分	アキョウ
分　量	2.0 g

用法・用量

本品1包に、水約500 mLを加えて、半量ぐらいまで煎じつめ、煎じかすを除き、添付のアキョウを煎液に入れ、再び5分ほど熱して溶かし、煎液を3回に分けて食間に服用してください。
上記は大人の1日量です。

年　　齢	大人(15才以上)	14才～7才	6才～4才	3才～2才	2才未満	3カ月未満
服用量	上記の通り	大人の2/3	大人の1/2	大人の1/3	大人の1/4以下	服用しないこと
1日服用回数	3回					

＜用法・用量に関連する注意＞
（1）用法・用量を厳守してください。
（2）小児に服用させる場合には、保護者の指導監督のもとに服用させてください。
（3）1才未満の乳児には、医師の診療を受けさせることを優先し、やむを得ない場合にのみ服用させてください。
（4）煎じ液は、必ず熱いうちにかすをこしてください。
（5）本剤は必ず1日分ずつ煎じ、数日分をまとめて煎じないでください。

保管及び取扱い上の注意

（1）直射日光の当たらない湿気の少ない涼しい所に保管してください。
（2）小児の手の届かない所に保管してください。
（3）他の容器に入れ替えないでください（誤用の原因になったり品質が変わります。）。
（4）煎じ液は腐敗しやすいので、冷暗所又は冷蔵庫等に保管し、服用時に再加熱して服用してください。
（5）生薬を原料として製造していますので、製品の色や味等に多少の差異を生じることがあります。

■お問い合わせ先

製造販売元

【外部の容器又は外部の被包に記載すべき事項】

注意
1．次の人は服用しないでください
　　生後3カ月未満の乳児。
2．次の人は服用前に医師又は薬剤師に相談してください
　（1）医師の治療を受けている人。
　（2）妊婦又は妊娠していると思われる人。
　（3）胃腸が弱く下痢しやすい人。
　（4）高齢者。
　（5）今までに薬などにより発疹・発赤、かゆみ等を起こしたことがある人。
　（6）次の症状のある人。
　　　むくみ
　（7）次の診断を受けた人。
　　　高血圧、心臓病、腎臓病
2′．服用が適さない場合があるので、服用前に医師又は薬剤師に相談してください
　　〔2．の項目の記載に際し、十分な記載スペースがない場合には2′．を記載すること。〕
3．服用に際しては、説明文書をよく読んでください
4．直射日光の当たらない、湿気の少ない涼しい所に保管してください
5．小児の手の届かない所に保管してください
6．その他
　（1）医薬品副作用被害救済制度に関するお問い合わせ先
　　　（独）医薬品医療機器総合機構
　　　http：//www.pmda.go.jp/kenkouhigai.html
　　　電話　0120-149-931（フリーダイヤル）

B—632

（2）この薬に関するお問い合わせ先
　　○○薬局
　　管理薬剤師：○○○○
　　受付時間：○○時○○分から○○時○○分まで（但し○○日は除く）
　　電話：03（○○○○）○○○○
　　ＦＡＸ：03（○○○○）○○○○

漢方薬

> この説明書は本剤とともに保管し、
> 服用に際しては必ずお読みください。

芍薬甘草湯

芍薬甘草湯は、「傷寒論」を原典とする、急激に起こる筋肉のけいれんと痛みに用いられる漢方薬です。

⚠ 使用上の注意

⊗ してはいけないこと
（守らないと現在の症状が悪化したり、副作用が起こりやすくなります）
1．次の人は服用しないでください
　（1）生後3カ月未満の乳児。
　（2）次の診断を受けた人。
　　　心臓病
2．症状があるときのみの服用にとどめ、連用しないでください

相談すること
1．次の人は服用前に医師又は薬剤師に相談してください
　（1）医師の治療を受けている人。
　（2）妊婦又は妊娠していると思われる人。
　（3）高齢者。
　（4）次の症状のある人。
　　　むくみ
　（5）次の診断を受けた人。
　　　高血圧、腎臓病

2．服用後、次の症状があらわれた場合は副作用の可能性があるので、直ちに服用を中止し、この文書を持って医師又は薬剤師に相談してください

まれに下記の重篤な症状が起こることがあります。その場合は直ちに医師の診療を受けてください。

症状の名称	症　　状
間質性肺炎	階段を上ったり、少し無理をしたりすると息切れがする・息苦しくなる、空せき、発熱等がみられ、これらが急にあらわれたり、持続したりする。
偽アルドステロン症、ミオパチー	手足のだるさ、しびれ、つっぱり感やこわばりに加えて、脱力感、筋肉痛があらわれ、徐々に強くなる。
うっ血性心不全、心室頻拍	全身のだるさ、動悸、息切れ、胸部の不快感、胸が痛む、めまい、失神等があらわれる。
肝機能障害	発熱、かゆみ、発疹、黄疸（皮膚や白目が黄色くなる）、褐色尿、全身のだるさ、食欲不振等があらわれる。

3．5～6回服用しても症状がよくならない場合は服用を中止し、この文書を持って医師又は薬剤師に相談してください

効能・効果
体力に関わらず使用でき、筋肉の急激なけいれんを伴う痛みのあるものの次の諸症：こむらがえり、筋肉のけいれん、腹痛、腰痛

成分と分量
1包（大人1日量）中に次の成分を含んでいます。

成　分	シャクヤク	カンゾウ
分　量	4.0 g	4.0 g

用法・用量
本品1包に、水約500 mLを加えて、半量ぐらいまで煎じつめ、煎じかすを除き、煎液を3回に分

けて食間に服用してください。
上記は大人の1日量です。

年　齢	大人（15才以上）	14才～7才	6才～4才	3才～2才	2才未満	3カ月未満
服用量	上記の通り	大人の2/3	大人の1/2	大人の1/3	大人の1/4以下	服用しない
1日服用回数	3回					こと

＜用法・用量に関連する注意＞
（1）用法・用量を厳守してください。
（2）小児に服用させる場合には、保護者の指導監督のもとに服用させてください。
（3）1才未満の乳児には、医師の診療を受けさせることを優先し、やむを得ない場合にのみ服用させてください。
（4）煎じ液は、必ず熱いうちにかすをこしてください。
（5）本剤は必ず1日分ずつ煎じ、数日分をまとめて煎じないでください。

保管及び取扱い上の注意
（1）直射日光の当たらない湿気の少ない涼しい所に保管してください。
（2）小児の手の届かない所に保管してください。
（3）他の容器に入れ替えないでください（誤用の原因になったり品質が変わります。）。
（4）煎じ液は腐敗しやすいので、冷暗所又は冷蔵庫等に保管し、服用時に再加熱して服用してください。
（5）生薬を原料として製造していますので、製品の色や味等に多少の差異を生じることがあります。

■お問い合わせ先

製造販売元

【外部の容器又は外部の被包に記載すべき事項】
注意
１．次の人は服用しないでください
　（1）生後3カ月未満の乳児。
　（2）次の診断を受けた人。
　　　心臓病
２．次の人は服用前に医師又は薬剤師に相談してください
　（1）医師の治療を受けている人。
　（2）妊婦又は妊娠していると思われる人。
　（3）高齢者。
　（4）次の症状のある人。
　　　むくみ
　（5）次の診断を受けた人。
　　　高血圧、腎臓病
２′．服用が適さない場合があるので、服用前に医師又は薬剤師に相談してください
　　〔２．の項目の記載に際し、十分な記載スペースがない場合には２′．を記載すること。〕
３．服用に際しては、説明文書をよく読んでください
４．直射日光の当たらない湿気の少ない涼しい所に保管してください
５．小児の手の届かない所に保管してください
６．その他
　（1）医薬品副作用被害救済制度に関するお問い合わせ先
　　　（独）医薬品医療機器総合機構
　　　http://www.pmda.go.jp/kenkouhigai.html
　　　電話　0120-149-931（フリーダイヤル）
　（2）この薬に関するお問い合わせ先
　　　○○薬局
　　　管理薬剤師：○○○○
　　　受付時間：○○時○○分から○○時○○分まで（但し○○日は除く）
　　　電話：03（○○○○）○○○○
　　　ＦＡＸ：03（○○○○）○○○○

漢方薬

この説明書は本剤とともに保管し、
服用に際しては必ずお読みください。

鷓鴣菜湯

鷓鴣菜湯は、「撮要方函」を原典とする、回虫駆除に用いられる漢方薬です。

⚠ 使用上の注意

⊗ してはいけないこと
（守らないと現在の症状が悪化したり、副作用が起こりやすくなります）
1．次の人は服用しないでください
　　生後3カ月未満の乳児。
2．授乳中の人は本剤を服用しないか、本剤を服用する場合は授乳を避けてください

相談すること
1．次の人は服用前に医師又は薬剤師に相談してください
　（1）医師の治療を受けている人。
　（2）妊婦又は妊娠していると思われる人。
　（3）体の虚弱な人（体力の衰えている人、体の弱い人）。
　（4）胃腸が弱く下痢しやすい人。
　（5）高齢者。
　（6）次の症状のある人。
　　　むくみ
　（7）次の診断を受けた人。
　　　高血圧、心臓病、腎臓病
　（8）次の医薬品を服用している人。
　　　瀉下薬（下剤）

2．服用後、次の症状があらわれた場合は副作用の可能性があるので、直ちに服用を中止し、
　　この文書を持って医師又は薬剤師に相談してください

関係部位	症　　　状
消化器	はげしい腹痛を伴う下痢、腹痛

まれに下記の重篤な症状が起こることがあります。その場合は直ちに医師の診療を受けてください。

症状の名称	症　　　状
偽アルドステロン症、ミオパチー	手足のだるさ、しびれ、つっぱり感やこわばりに加えて、脱力感、筋肉痛があらわれ、徐々に強くなる。

3．服用後、次の症状があらわれることがあるので、このような症状の持続又は増強が見られた場合には、服用を中止し、この文書を持って医師又は薬剤師に相談してください
　　軟便、下痢

4．5～6回服用しても症状がよくならない場合は服用を中止し、この文書を持って医師又は薬剤師に相談してください

5．長期連用する場合には、医師又は薬剤師に相談してください

効能・効果
回虫の駆除
＜効能・効果に関連する注意＞
体力に関わらず、使用できます。

成分と分量
1包（大人1日量）中に次の成分を含んでいます。

成　分	マクリ	ダイオウ	カンゾウ
分　量	5.0 g	1.5 g	1.5 g

用法・用量

本品1包に、水約500 mLを加えて、半量ぐらいまで煎じつめ、煎じかすを除き、煎液を3回に分けて食間に服用してください。
上記は大人の1日量です。

年　齢	大人(15才以上)	14才〜7才	6才〜4才	3才〜2才	2才未満	3カ月未満
服用量	上記の通り	大人の2/3	大人の1/2	大人の1/3	大人の1/4以下	服用しないこと
1日服用回数	3回					

＜用法・用量に関連する注意＞
（1）用法・用量を厳守してください。
（2）小児に服用させる場合には、保護者の指導監督のもとに服用させてください。
（3）1才未満の乳児には、医師の診療を受けさせることを優先し、やむを得ない場合にのみ服用させてください。
（4）煎じ液は、必ず熱いうちにかすをこしてください。
（5）本剤は必ず1日分ずつ煎じ、数日分をまとめて煎じないでください。

保管及び取扱い上の注意

（1）直射日光の当たらない湿気の少ない涼しい所に保管してください。
（2）小児の手の届かない所に保管してください。
（3）他の容器に入れ替えないでください（誤用の原因になったり品質が変わります。）。
（4）煎じ液は腐敗しやすいので、冷暗所又は冷蔵庫等に保管し、服用時に再加熱して服用してください。
（5）生薬を原料として製造していますので、製品の色や味等に多少の差異を生じることがあります。

■お問い合わせ先

製造販売元

【外部の容器又は外部の被包に記載すべき事項】

注意
1．次の人は服用しないでください
　　生後3カ月未満の乳児。
2．授乳中の人は本剤を服用しないか、本剤を服用する場合は授乳を避けてください
3．次の人は服用前に医師又は薬剤師に相談してください
　（1）医師の治療を受けている人。
　（2）妊婦又は妊娠していると思われる人。
　（3）体の虚弱な人（体力の衰えている人、体の弱い人）。
　（4）胃腸が弱く下痢しやすい人。
　（5）高齢者。
　（6）次の症状のある人。
　　　　むくみ
　（7）次の診断を受けた人。
　　　　高血圧、心臓病、腎臓病
　（8）次の医薬品を服用している人。
　　　　瀉下薬（下剤）
3′．服用が適さない場合があるので、服用前に医師又は薬剤師に相談してください
　　〔3．の項目の記載に際し、十分な記載スペースがない場合には3′．を記載すること。〕
4．服用に際しては、説明文書をよく読んでください
5．直射日光の当たらない湿気の少ない涼しい所に保管してください
6．小児の手の届かない所に保管してください
7．その他
　（1）医薬品副作用被害救済制度に関するお問い合わせ先
　　　（独）医薬品医療機器総合機構
　　　http://www.pmda.go.jp/kenkouhigai.html
　　　電話　0120-149-931（フリーダイヤル）
　（2）この薬に関するお問い合わせ先
　　　○○薬局

管理薬剤師：○○○○
受付時間：○○時○○分から○○時○○分まで（但し○○日は除く）
電話：03（○○○○）○○○○
ＦＡＸ：03（○○○○）○○○○
〔効能・効果に関連する注意として、効能・効果の項目に続けて以下を記載すること。〕
体力に関わらず、使用できます。

漢方薬

この説明書は本剤とともに保管し、
服用に際しては必ずお読みください。

十全大補湯

　十全大補湯は、「太平恵民和剤局方」を原典とする、体力低下、疲労、貧血の改善に用いられる漢方薬です。

⚠ 使用上の注意

⊗ してはいけないこと
（守らないと現在の症状が悪化したり、副作用が起こりやすくなります）
次の人は服用しないでください
　　生後3カ月未満の乳児。

相談すること
1．次の人は服用前に医師又は薬剤師に相談してください
　（1）医師の治療を受けている人。
　（2）妊婦又は妊娠していると思われる人。
　（3）胃腸の弱い人。
　（4）高齢者。
　（5）今までに薬などにより発疹・発赤、かゆみ等を起こしたことがある人。
　（6）次の症状のある人。
　　　　むくみ
　（7）次の診断を受けた人。
　　　　高血圧、心臓病、腎臓病

2．服用後、次の症状があらわれた場合は副作用の可能性があるので、直ちに服用を中止し、この文書を持って医師又は薬剤師に相談してください

関係部位	症　　状
皮膚	発疹・発赤、かゆみ
消化器	胃部不快感

まれに下記の重篤な症状が起こることがあります。その場合は直ちに医師の診療を受けてください。

症状の名称	症　　状
偽アルドステロン症、ミオパチー	手足のだるさ、しびれ、つっぱり感やこわばりに加えて、脱力感、筋肉痛があらわれ、徐々に強くなる。
肝機能障害	発熱、かゆみ、発疹、黄疸（皮膚や白目が黄色くなる）、褐色尿、全身のだるさ、食欲不振等があらわれる。

3．服用後、次の症状があらわれることがあるので、このような症状の持続又は増強が見られた場合には、服用を中止し、この文書を持って医師又は薬剤師に相談してください
　　下痢

4．1カ月位服用しても症状がよくならない場合は服用を中止し、この文書を持って医師又は薬剤師に相談してください

5．長期連用する場合には、医師又は薬剤師に相談してください

効能・効果
体力虚弱なものの次の諸症：病後・術後の体力低下、疲労倦怠、食欲不振、ねあせ、手足の冷え、貧血

成分と分量
1包（大人1日量）中に次の成分を含んでいます。

成　分	ニンジン	オウギ	ビャクジュツ	ブクリョウ	トウキ	シャクヤク	ジオウ
分　量	3.0g	3.0g	3.0g	3.0g	3.0g	3.0g	3.0g

センキュウ	ケイヒ	カンゾウ
3.0 g	3.0 g	1.5 g

用法・用量

本品1包に、水約500 mLを加えて、半量ぐらいまで煎じつめ、煎じかすを除き、煎液を3回に分けて食間に服用してください。
上記は大人の1日量です。

年　齢	大人(15才以上)	14才～7才	6才～4才	3才～2才	2才未満	3カ月未満
服用量	上記の通り	大人の2/3	大人の1/2	大人の1/3	大人の1/4以下	服用しない
1日服用回数	3回					こと

＜用法・用量に関連する注意＞

（1）用法・用量を厳守してください。
（2）小児に服用させる場合には、保護者の指導監督のもとに服用させてください。
（3）1才未満の乳児には、医師の診療を受けさせることを優先し、やむを得ない場合にのみ服用させてください。
（4）煎じ液は、必ず熱いうちにかすをこしてください。
（5）本剤は必ず1日分ずつ煎じ、数日分をまとめて煎じないでください。

保管及び取扱い上の注意

（1）直射日光の当たらない湿気の少ない涼しい所に保管してください。
（2）小児の手の届かない所に保管してください。
（3）他の容器に入れ替えないでください（誤用の原因になったり品質が変わります。）。
（4）煎じ液は腐敗しやすいので、冷暗所又は冷蔵庫等に保管し、服用時に再加熱して服用してください。
（5）生薬を原料として製造していますので、製品の色や味等に多少の差異を生じることがあります。

■お問い合わせ先

製造販売元

【外部の容器又は外部の被包に記載すべき事項】

注意
1．次の人は服用しないでください
　　生後3カ月未満の乳児。
2．次の人は服用前に医師又は薬剤師に相談してください
　（1）医師の治療を受けている人。
　（2）妊婦又は妊娠していると思われる人。
　（3）胃腸の弱い人。
　（4）高齢者。
　（5）今までに薬などにより発疹・発赤、かゆみ等を起こしたことがある人。
　（6）次の症状のある人。
　　　むくみ
　（7）次の診断を受けた人。
　　　高血圧、心臓病、腎臓病
2′．服用が適さない場合があるので、服用前に医師又は薬剤師に相談してください
　　〔2．の項目の記載に際し、十分な記載スペースがない場合には2′．を記載すること。〕
3．服用に際しては、説明文書をよく読んでください
4．直射日光の当たらない湿気の少ない涼しい所に保管してください
5．小児の手の届かない所に保管してください
6．その他
　（1）医薬品副作用被害救済制度に関するお問い合わせ先
　　　（独）医薬品医療機器総合機構
　　　http://www.pmda.go.jp/kenkouhigai.html
　　　電話　0120-149-931（フリーダイヤル）
　（2）この薬に関するお問い合わせ先
　　　○○薬局

B—640

管理薬剤師：○○○○
受付時間：○○時○○分から○○時○○分まで（但し○○日は除く）
電話：03（○○○○）○○○○
ＦＡＸ：03（○○○○）○○○○

漢方薬

この説明書は本剤とともに保管し、
服用に際しては必ずお読みください。

十味敗毒湯

十味敗毒湯は、江戸時代の名医・華岡青洲が考案した、皮膚疾患に広く用いられる漢方薬です。

⚠ 使用上の注意

⊗ してはいけないこと

（守らないと現在の症状が悪化したり、副作用が起こりやすくなります）
次の人は服用しないでください
　　生後3カ月未満の乳児。

相談すること

1．次の人は服用前に医師又は薬剤師に相談してください
　（1）医師の治療を受けている人。
　（2）妊婦又は妊娠していると思われる人。
　（3）体の虚弱な人（体力の衰えている人、体の弱い人）。
　（4）胃腸の弱い人。
　（5）高齢者。
　（6）今までに薬などにより発疹・発赤、かゆみ等を起こしたことがある人。
　（7）次の症状のある人。
　　　　むくみ
　（8）次の診断を受けた人。
　　　　高血圧、心臓病、腎臓病

2．服用後、次の症状があらわれた場合は副作用の可能性があるので、直ちに服用を中止し、
　　この文書を持って医師又は薬剤師に相談してください

まれに下記の重篤な症状が起こることがあります。その場合は直ちに医師の診療を受けてください。

症状の名称	症　　状
偽アルドステロン症、ミオパチー	手足のだるさ、しびれ、つっぱり感やこわばりに加えて、脱力感、筋肉痛があらわれ、徐々に強くなる。

3．1カ月位（化膿性皮膚疾患・急性皮膚疾患の初期に服用する場合には1週間位）服用しても症状がよくならない場合は服用を中止し、この文書を持って医師又は薬剤師に相談してください

4．長期連用する場合には、医師又は薬剤師に相談してください

5．本剤の服用により、まれに症状が進行することもあるので、このような場合には、服用を中止し、この文書を持って医師又は薬剤師に相談してください

効能・効果
体力中等度なものの皮膚疾患で、発赤があり、ときに化膿するものの次の諸症：化膿性皮膚疾患・急性皮膚疾患の初期、じんましん、湿疹・皮膚炎、水虫

成分と分量
1包（大人1日量）中に次の成分を含んでいます。

成　分	サイコ	オウヒ	キキョウ	センキュウ	ブクリョウ	ドクカツ	ボウフウ
分　量	3.0 g	3.0 g	3.0 g	3.0 g	3.0 g	2.0 g	3.0 g

カンゾウ	ショウキョウ	ケイガイ
2.0 g	1.0 g	2.0 g

用法・用量
本品1包に、水約500 mLを加えて、半量ぐらいまで煎じつめ、煎じかすを除き、煎液を3回に分

けて食間に服用してください。
上記は大人の１日量です。

年　齢	大人(15才以上)	14才～7才	6才～4才	3才～2才	2才未満	3カ月未満
服用量	上記の通り	大人の2/3	大人の1/2	大人の1/3	大人の1/4以下	服用しないこと
1日服用回数	3回					

＜用法・用量に関連する注意＞
（１）用法・用量を厳守してください。
（２）小児に服用させる場合には、保護者の指導監督のもとに服用させてください。
（３）１才未満の乳児には、医師の診療を受けさせることを優先し、やむを得ない場合にのみ服用させてください。
（４）煎じ液は、必ず熱いうちにかすをこしてください。
（５）本剤は必ず１日分ずつ煎じ、数日分をまとめて煎じないでください。

保管及び取扱い上の注意
（１）直射日光の当たらない湿気の少ない涼しい所に保管してください。
（２）小児の手の届かない所に保管してください。
（３）他の容器に入れ替えないでください（誤用の原因になったり品質が変わります。）。
（４）煎じ液は腐敗しやすいので、冷暗所又は冷蔵庫等に保管し、服用時に再加熱して服用してください。
（５）生薬を原料として製造していますので、製品の色や味等に多少の差異を生じることがあります。

■お問い合わせ先

製造販売元

【外部の容器又は外部の被包に記載すべき事項】
注意
１．次の人は服用しないでください
　　生後３カ月未満の乳児。
２．次の人は服用前に医師又は薬剤師に相談してください
　（１）医師の治療を受けている人。
　（２）妊婦又は妊娠していると思われる人。
　（３）体の虚弱な人（体力の衰えている人、体の弱い人）。
　（４）胃腸の弱い人。
　（５）高齢者。
　（６）今までに薬などにより発疹・発赤、かゆみ等を起こしたことがある人。
　（７）次の症状のある人。
　　　　むくみ
　（８）次の診断を受けた人。
　　　　高血圧、心臓病、腎臓病
２′．服用が適さない場合があるので、服用前に医師又は薬剤師に相談してください
　　〔２．の項目の記載に際し、十分な記載スペースがない場合には２′．を記載すること。〕
３．服用に際しては、説明文書をよく読んでください
４．直射日光の当たらない湿気の少ない涼しい所に保管してください
５．小児の手の届かない所に保管してください
６．その他
　（１）医薬品副作用被害救済制度に関するお問い合わせ先
　　　　（独）医薬品医療機器総合機構
　　　　http://www.pmda.go.jp/kenkouhigai.html
　　　　電話　0120-149-931（フリーダイヤル）
　（２）この薬に関するお問い合わせ先
　　　　○○薬局
　　　　管理薬剤師：○○○○
　　　　受付時間：○○時○○分から○○時○○分まで（但し○○日は除く）
　　　　電話：03（○○○○）○○○○
　　　　ＦＡＸ：03（○○○○）○○○○

漢方薬

> この説明書は本剤とともに保管し、
> 服用に際しては必ずお読みください。

潤腸湯

潤腸湯は、「万病回春」を原典とする、便秘に用いられる漢方薬です。

⚠ 使用上の注意

⊗ してはいけないこと
（守らないと現在の症状が悪化したり、副作用が起こりやすくなります）
1. 次の人は服用しないでください
   生後3カ月未満の乳児。
2. 本剤を服用しいている間は、次の医薬品を服用しないでください
   他の瀉下薬（下剤）
3. 授乳中の人は本剤を服用しないか、本剤を服用する場合は授乳を避けてください

相談すること
1. 次の人は服用前に医師又は薬剤師に相談してください
   （1）医師の治療を受けている人。
   （2）妊婦又は妊娠していると思われる人。
   （3）体の虚弱な人（体力の衰えている人、体の弱い人）。
   （4）胃腸が弱く下痢しやすい人。
   （5）高齢者。
   （6）次の症状のある人。
       むくみ
   （7）次の診断を受けた人。
       高血圧、心臓病、腎臓病

2. 服用後、次の症状があらわれた場合は副作用の可能性があるので、直ちに服用を中止し、
   この文書を持って医師又は薬剤師に相談してください

関係部位	症　　　状
消化器	食欲不振、胃部不快感、はげしい腹痛を伴う下痢、腹痛

まれに下記の重篤な症状が起こることがあります。その場合は直ちに医師の診療を受けてください。

症状の名称	症　　　状
間質性肺炎	階段を上ったり、少し無理をしたりすると息切れがする・息苦しくなる、空せき、発熱等がみられ、これらが急にあらわれたり、持続したりする。
偽アルドステロン症、ミオパチー	手足のだるさ、しびれ、つっぱり感やこわばりに加えて、脱力感、筋肉痛があらわれ、徐々に強くなる。
肝機能障害	発熱、かゆみ、発疹、黄疸（皮膚や白目が黄色くなる）、褐色尿、全身のだるさ、食欲不振等があらわれる。

3. 服用後、次の症状があらわれることがあるので、このような症状の持続又は増強が見られた場合には、服用を中止し、この文書を持って医師又は薬剤師に相談してください
   下痢

4. 1週間位服用しても症状がよくならない場合は服用を中止し、この文書を持って医師又は薬剤師に相談してください

5. 長期連用する場合には、医師又は薬剤師に相談してください

効能・効果
体力中等度又はやや虚弱で、ときに皮膚乾燥などがあるものの次の症状：便秘

成分と分量

1包（大人1日量）中に次の成分を含んでいます。

成　分	トウキ	ジオウ	トウニン	キョウニン	キジツ	オウゴン	コウボク
分　量	3.0 g	6.0 g	2.0 g	2.0 g	2.0 g	2.0 g	2.0 g

	ダイオウ	カンゾウ	マシニン
	2.0 g	1.5 g	2.0 g

用法・用量

本品1包に、水約500 mLを加えて、半量ぐらいまで煎じつめ、煎じかすを除き、煎液を3回に分けて食間に服用してください。
上記は大人の1日量です。

年　齢	大人(15才以上)	14才～7才	6才～4才	3才～2才	2才未満	3カ月未満
服用量	上記の通り	大人の2/3	大人の1/2	大人の1/3	大人の1/4以下	服用しないこと
1日服用回数	3回					

＜用法・用量に関連する注意＞

（1）用法・用量を厳守してください。
（2）小児に服用させる場合には、保護者の指導監督のもとに服用させてください。
（3）1才未満の乳児には、医師の診療を受けさせることを優先し、やむを得ない場合にのみ服用させてください。
（4）煎じ液は、必ず熱いうちにかすをこしてください。
（5）本剤は必ず1日分ずつ煎じ、数日分をまとめて煎じないでください。

保管及び取扱い上の注意

（1）直射日光の当たらない湿気の少ない涼しい所に保管してください。
（2）小児の手の届かない所に保管してください。
（3）他の容器に入れ替えないでください（誤用の原因になったり品質が変わります。）。
（4）煎じ液は腐敗しやすいので、冷暗所又は冷蔵庫等に保管し、服用時に再加熱して服用してください。
（5）生薬を原料として製造していますので、製品の色や味等に多少の差異を生じることがあります。

■お問い合わせ先

製造販売元

【外部の容器又は外部の被包に記載すべき事項】

注意
1．次の人は服用しないでください
　　生後3カ月未満の乳児。
2．授乳中の人は本剤を服用しないか、本剤を服用する場合は授乳を避けてください
3．次の人は服用前に医師又は薬剤師に相談してください
　（1）医師の治療を受けている人。
　（2）妊婦又は妊娠していると思われる人。
　（3）体の虚弱な人（体力の衰えている人、体の弱い人）。
　（4）胃腸が弱く下痢しやすい人。
　（5）高齢者。
　（6）次の症状のある人。
　　　　むくみ
　（7）次の診断を受けた人。
　　　　高血圧、心臓病、腎臓病
3′．服用が適さない場合があるので、服用前に医師又は薬剤師に相談してください
　　〔3．の項目の記載に際し、十分な記載スペースがない場合には3′．を記載すること。〕
4．服用に際しては、説明文書をよく読んでください
5．直射日光の当たらない湿気の少ない涼しい所に保管してください
6．小児の手の届かない所に保管してください
7．その他

（1）医薬品副作用被害救済制度に関するお問い合わせ先
　　（独）医薬品医療機器総合機構
　　http://www.pmda.go.jp/kenkouhigai.html
　　電話　0120-149-931（フリーダイヤル）
（2）この薬に関するお問い合わせ先
　　○○薬局
　　管理薬剤師：○○○○
　　受付時間：○○時○○分から○○時○○分まで（但し○○日は除く）
　　電話：03（○○○○）○○○○
　　ＦＡＸ：03（○○○○）○○○○

漢方薬

> この説明書は本剤とともに保管し、
> 服用に際しては必ずお読みください。

生姜瀉心湯

生姜瀉心湯は、「傷寒論」を原典とする、胃腸疾患に用いられる漢方薬です。

⚠ 使用上の注意

⊗ してはいけないこと

（守らないと現在の症状が悪化したり、副作用が起こりやすくなります）
次の人は服用しないでください
　　生後3カ月未満の乳児。

相談すること

1．次の人は服用前に医師又は薬剤師に相談してください
　（1）医師の治療を受けている人。
　（2）妊婦又は妊娠していると思われる人。
　（3）高齢者。
　（4）今までに薬などにより発疹・発赤、かゆみ等を起こしたことがある人。
　（5）次の症状のある人。
　　　　むくみ
　（6）次の診断を受けた人。
　　　　高血圧、心臓病、腎臓病

2．服用後、次の症状があらわれた場合は副作用の可能性があるので、直ちに服用を中止し、
　　この文書を持って医師又は薬剤師に相談してください

関係部位	症　　状
皮膚	発疹・発赤、かゆみ

まれに下記の重篤な症状が起こることがあります。その場合は直ちに医師の診療を受けてください。

症状の名称	症　　状
偽アルドステロン症、ミオパチー	手足のだるさ、しびれ、つっぱり感やこわばりに加えて、脱力感、筋肉痛があらわれ、徐々に強くなる。

3．1カ月位（胸やけ、はきけ、嘔吐、下痢に服用する場合には5～6回）服用しても症状が
　　よくならない場合は服用を中止し、この文書を持って医師又は薬剤師に相談してください

4．長期連用する場合には、医師又は薬剤師に相談してください

効能・効果
体力中等度で、みぞおちがつかえた感じがあり、はきけやげっぷを伴うものの次の諸症：食欲不振、
胸やけ、はきけ、嘔吐、下痢、胃腸炎、口臭

成分と分量
1包（大人1日量）中に次の成分を含んでいます。

成　分	ハンゲ	ニンジン	オウゴン	カンゾウ	タイソウ	オウレン	カンキョウ
分　量	5.0 g	2.5 g	2.5 g	2.5 g	2.5 g	1.0 g	1.5 g

	ショウキョウ
	2.0 g

用法・用量
本品1包に、水約500 mLを加えて、半量ぐらいまで煎じつめ、煎じかすを除き、煎液を3回に分
けて食間に服用してください。
上記は大人の1日量です。

年　　齢	大人(15才以上)	14才〜7才	6才〜4才	3才〜2才	2才未満	3カ月未満
服用量	上記の通り	大人の2/3	大人の1/2	大人の1/3	大人の1/4以下	服用しない
1日服用回数	3回					こと

＜用法・用量に関連する注意＞
（1）用法・用量を厳守してください。
（2）小児に服用させる場合には、保護者の指導監督のもとに服用させてください。
（3）1才未満の乳児には、医師の診療を受けさせることを優先し、やむを得ない場合にのみ服用させてください。
（4）煎じ液は、必ず熱いうちにかすをこしてください。
（5）本剤は必ず1日分ずつ煎じ、数日分をまとめて煎じないでください。

保管及び取扱い上の注意
（1）直射日光の当たらない湿気の少ない涼しい所に保管してください。
（2）小児の手の届かない所に保管してください。
（3）他の容器に入れ替えないでください（誤用の原因になったり品質が変わります。）。
（4）煎じ液は腐敗しやすいので、冷暗所又は冷蔵庫等に保管し、服用時に再加熱して服用してください。
（5）生薬を原料として製造していますので、製品の色や味等に多少の差異を生じることがあります。

■お問い合わせ先

製造販売元

【外部の容器又は外部の被包に記載すべき事項】
注意
1．次の人は服用しないでください
　　生後3カ月未満の乳児。
2．次の人は服用前に医師又は薬剤師に相談してください
　（1）医師の治療を受けている人。
　（2）妊婦又は妊娠していると思われる人。
　（3）高齢者。
　（4）今までに薬などにより発疹・発赤、かゆみ等を起こしたことがある人。
　（5）次の症状のある人。
　　　　むくみ
　（6）次の診断を受けた人。
　　　　高血圧、心臓病、腎臓病
2′．服用が適さない場合があるので、服用前に医師又は薬剤師に相談してください
　　〔2．の項目の記載に際し、十分な記載スペースがない場合には2′．を記載すること。〕
3．服用に際しては、説明文書をよく読んでください
4．直射日光の当たらない湿気の少ない涼しい所に保管してください
5．小児の手の届かない所に保管してください
6．その他
　（1）医薬品副作用被害救済制度に関するお問い合わせ先
　　　（独）医薬品医療機器総合機構
　　　http://www.pmda.go.jp/kenkouhigai.html
　　　電話　0120-149-931（フリーダイヤル）
　（2）この薬に関するお問い合わせ先
　　　○○薬局
　　　管理薬剤師：○○○○
　　　受付時間：○○時○○分から○○時○○分まで（但し○○日は除く）
　　　電話：03（○○○○）○○○○
　　　ＦＡＸ：03（○○○○）○○○○

漢方薬

この説明書は本剤とともに保管し、
服用に際しては必ずお読みください。

小建中湯

小建中湯は、「傷寒論」・「金匱要略」を原典とする、虚弱体質の改善に用いられる漢方薬です。

⚠ 使用上の注意

❌ してはいけないこと
（守らないと現在の症状が悪化したり、副作用が起こりやすくなります）
次の人は服用しないでください
　生後3カ月未満の乳児。

相談すること
1．次の人は服用前に医師又は薬剤師に相談してください
　（1）医師の治療を受けている人。
　（2）妊婦又は妊娠していると思われる人。
　（3）吐き気・嘔吐のある人。
　（4）高齢者。
　（5）今までに薬などにより発疹・発赤、かゆみ等を起こしたことがある人。
　（6）次の症状のある人。
　　　むくみ
　（7）次の診断を受けた人。
　　　高血圧、心臓病、腎臓病

2．服用後、次の症状があらわれた場合は副作用の可能性があるので、直ちに服用を中止し、
　この文書を持って医師又は薬剤師に相談してください

関係部位	症　　　状
皮膚	発疹・発赤、かゆみ

まれに下記の重篤な症状が起こることがあります。その場合は直ちに医師の診療を受けてください。

症状の名称	症　　　状
偽アルドステロン症、ミオパチー	手足のだるさ、しびれ、つっぱり感やこわばりに加えて、脱力感、筋肉痛があらわれ、徐々に強くなる。

3．1カ月位服用しても症状がよくならない場合は服用を中止し、この文書を持って医師又は
　薬剤師に相談してください

4．長期連用する場合には、医師又は薬剤師に相談してください

効能・効果
体力虚弱で、疲労しやすく腹痛があり、血色がすぐれず、ときに動悸、手足のほてり、冷え、ねあせ、鼻血、頻尿および多尿などを伴うものの次の諸症：小児虚弱体質、疲労倦怠、慢性胃腸炎、腹痛、神経質、小児夜尿症、夜泣き

成分と分量
1包（大人1日量）中に次の成分を含んでいます。

成　　分	ケイヒ	ショウキョウ	タイソウ	シャクヤク	カンゾウ
分　　量	4.0 g	1.0 g	4.0 g	6.0 g	2.0 g

別包

成　　分	コウイ
分　　量	20.0 g

用法・用量
本品1包に、水約500 mLを加えて、半量ぐらいまで煎じつめ、熱いうちに煎じかすを除き、添付のコウイを煎液に入れ、かきまぜながら5分ほど熱してコウイを溶かし、3回に分けて食間に服用

してください。
上記は大人の1日量です。

年　齢	大人(15才以上)	14才〜7才	6才〜4才	3才〜2才	2才未満	3カ月未満
服用量	上記の通り	大人の2/3	大人の1/2	大人の1/3	大人の1/4以下	服用しない
1日服用回数	3回					こと

＜用法・用量に関連する注意＞
（1）用法・用量を厳守してください。
（2）小児に服用させる場合には、保護者の指導監督のもとに服用させてください。
（3）1才未満の乳児には、医師の診療を受けさせることを優先し、やむを得ない場合にのみ服用させてください。
（4）煎じ液は、必ず熱いうちにかすをこしてください。
（5）本剤は必ず1日分ずつ煎じ、数日分をまとめて煎じないでください。

保管及び取扱い上の注意
（1）直射日光の当たらない湿気の少ない涼しい所に保管してください。
（2）小児の手の届かない所に保管してください。
（3）他の容器に入れ替えないでください（誤用の原因になったり品質が変わります。）。
（4）煎じ液は腐敗しやすいので、冷暗所又は冷蔵庫等に保管し、服用時に再加熱して服用してください。
（5）生薬を原料として製造していますので、製品の色や味等に多少の差異を生じることがあります。

■お問い合わせ先

製造販売元

【外部の容器又は外部の被包に記載すべき事項】
注意
1．次の人は服用しないでください
　　生後3カ月未満の乳児。
2．次の人は服用前に医師又は薬剤師に相談してください
　（1）医師の治療を受けている人。
　（2）妊婦又は妊娠していると思われる人。
　（3）吐き気・嘔吐のある人。
　（4）高齢者。
　（5）今までに薬などにより発疹・発赤、かゆみ等を起こしたことがある人。
　（6）次の症状のある人。
　　　むくみ
　（7）次の診断を受けた人。
　　　高血圧、心臓病、腎臓病
2'．服用が適さない場合があるので、服用前に医師又は薬剤師に相談してください
　　〔2．の項目の記載に際し、十分な記載スペースがない場合には2'．を記載すること。〕
3．服用に際しては、説明文書をよく読んでください
4．直射日光の当たらない湿気の少ない涼しい所に保管してください
5．小児の手の届かない所に保管してください
6．その他
　（1）医薬品副作用被害救済制度に関するお問い合わせ先
　　　（独）医薬品医療機器総合機構
　　　http://www.pmda.go.jp/kenkouhigai.html
　　　電話　0120-149-931（フリーダイヤル）
　（2）この薬に関するお問い合わせ先
　　　○○薬局
　　　管理薬剤師：○○○○
　　　受付時間：○○時○○分から○○時○○分まで（但し○○日は除く）
　　　電話：03（○○○○）○○○○
　　　ＦＡＸ：03（○○○○）○○○○

漢方薬

> この説明書は本剤とともに保管し、
> 服用に際しては必ずお読みください。

小柴胡湯

　小柴胡湯は、「傷寒論」・「金匱要略」を原典とする、はきけ、食欲不振、かぜの後期の諸症状等に用いられる漢方薬です。

⚠ 使用上の注意

⊗ してはいけないこと
（守らないと現在の症状が悪化したり、副作用が起こりやすくなります）
次の人は服用しないでください
　生後３カ月未満の乳児。

相談すること
１．次の人は服用前に医師又は薬剤師に相談してください
　（１）医師の治療を受けている人。
　（２）妊婦又は妊娠していると思われる人。
　（３）体の虚弱な人（体力の衰えている人、体の弱い人）。
　（４）高齢者。
　（５）今までに薬などにより発疹・発赤、かゆみ等を起こしたことがある人。
　（６）次の症状のある人。
　　　むくみ
　（７）次の診断を受けた人。
　　　肝臓病、高血圧、心臓病、腎臓病
　（８）インターフェロン製剤で治療を受けている人。

２．服用後、次の症状があらわれた場合は副作用の可能性があるので、直ちに服用を中止し、この文書を持って医師又は薬剤師に相談してください

関係部位	症　　状
皮膚	発疹・発赤、かゆみ
その他	頻尿、排尿痛、血尿、残尿感

まれに下記の重篤な症状が起こることがあります。その場合は直ちに医師の診療を受けてください。

症状の名称	症　　状
間質性肺炎	階段を上ったり、少し無理をしたりすると息切れがする・息苦しくなる、空せき、発熱等がみられ、これらが急にあらわれたり、持続したりする。
偽アルドステロン症、ミオパチー	手足のだるさ、しびれ、つっぱり感やこわばりに加えて、脱力感、筋肉痛があらわれ、徐々に強くなる。
肝機能障害	発熱、かゆみ、発疹、黄疸（皮膚や白目が黄色くなる）、褐色尿、全身のだるさ、食欲不振等があらわれる。

３．１カ月位（かぜの後期の諸症状に服用する場合には１週間位）服用しても症状がよくならない場合は服用を中止し、この文書を持って医師又は薬剤師に相談してください

４．長期連用する場合には、医師又は薬剤師に相談してください

効能・効果
体力中等度で、ときに脇腹（腹）からみぞおちあたりにかけて苦しく、食欲不振や口の苦みがあり、舌に白苔がつくものの次の諸症：食欲不振、はきけ、胃炎、胃痛、胃腸虚弱、疲労感、かぜの後期の諸症状

成分と分量
１包（大人１日量）中に次の成分を含んでいます。

成　分	サイコ	ハンゲ	オウゴン	ニンジン	タイソウ	ショウキョウ	カンゾウ
分　量	6.0 g	5.0 g	3.0 g	3.0 g	3.0 g	1.0 g	2.0 g

用法・用量

本品1包に、水約500 mLを加えて、半量ぐらいまで煎じつめ、煎じかすを除き、煎液を3回に分けて食間に服用してください。
上記は大人の1日量です。

年　齢	大人(15才以上)	14才～7才	6才～4才	3才～2才	2才未満	3カ月未満
服用量	上記の通り	大人の2/3	大人の1/2	大人の1/3	大人の1/4以下	服用しないこと
1日服用回数	3回					

＜用法・用量に関連する注意＞
（1）用法・用量を厳守してください。
（2）小児に服用させる場合には、保護者の指導監督のもとに服用させてください。
（3）1才未満の乳児には、医師の診療を受けさせることを優先し、やむを得ない場合にのみ服用させてください。
（4）煎じ液は、必ず熱いうちにかすをこしてください。
（5）本剤は必ず1日分ずつ煎じ、数日分をまとめて煎じないでください。

保管及び取扱い上の注意

（1）直射日光の当たらない湿気の少ない涼しい所に保管してください。
（2）小児の手の届かない所に保管してください。
（3）他の容器に入れ替えないでください（誤用の原因になったり品質が変わります。）。
（4）煎じ液は腐敗しやすいので、冷暗所又は冷蔵庫等に保管し、服用時に再加熱して服用してください。
（5）生薬を原料として製造していますので、製品の色や味等に多少の差異を生じることがあります。

■お問い合わせ先

製造販売元

【外部の容器又は外部の被包に記載すべき事項】

注意
1．次の人は服用しないでください
　　生後3カ月未満の乳児。
2．次の人は服用前に医師又は薬剤師に相談してください
　（1）医師の治療を受けている人。
　（2）妊婦又は妊娠していると思われる人。
　（3）体の虚弱な人（体力の衰えている人、体の弱い人）。
　（4）高齢者。
　（5）今までに薬などにより発疹・発赤、かゆみ等を起こしたことがある人。
　（6）次の症状のある人。
　　　むくみ
　（7）次の診断を受けた人。
　　　肝臓病、高血圧、心臓病、腎臓病
　（8）インターフェロン製剤で治療を受けている人。
2′．服用が適さない場合があるので、服用前に医師又は薬剤師に相談してください
　　〔2．の項目の記載に際し、十分な記載スペースがない場合には2′．を記載すること。〕
3．服用に際しては、説明文書をよく読んでください
4．直射日光の当たらない湿気の少ない涼しい所に保管してください
5．小児の手の届かない所に保管してください
6．その他
　（1）医薬品副作用被害救済制度に関するお問い合わせ先
　　　（独）医薬品医療機器総合機構
　　　http://www.pmda.go.jp/kenkouhigai.html
　　　電話　0120-149-931（フリーダイヤル）
　（2）この薬に関するお問い合わせ先
　　　○○薬局
　　　管理薬剤師：○○○○
　　　受付時間：○○時○○分から○○時○○分まで（但し○○日は除く）
　　　電話：03（○○○○）○○○○
　　　ＦＡＸ：03（○○○○）○○○○

漢方薬

> この説明書は本剤とともに保管し、
> 服用に際しては必ずお読みください。

小柴胡湯（竹参）

　小柴胡湯（竹参）は、「傷寒論」・「金匱要略」を原典とする、はきけ、食欲不振、かぜの後期の諸症状等に用いられる漢方薬です。

⚠ 使用上の注意

⊗ してはいけないこと
（守らないと現在の症状が悪化したり、副作用が起こりやすくなります）
次の人は服用しないでください
　　生後3カ月未満の乳児。

相談すること
1．次の人は服用前に医師又は薬剤師に相談してください
　（1）医師の治療を受けている人。
　（2）妊婦又は妊娠していると思われる人。
　（3）体の虚弱な人（体力の衰えている人、体の弱い人）。
　（4）高齢者。
　（5）今までに薬などにより発疹・発赤、かゆみ等を起こしたことがある人。
　（6）次の症状のある人。
　　　　むくみ
　（7）次の診断を受けた人。
　　　　肝臓病、高血圧、心臓病、腎臓病
　（8）インターフェロン製剤で治療を受けている人。

2．服用後、次の症状があらわれた場合は副作用の可能性があるので、直ちに服用を中止し、この文書を持って医師又は薬剤師に相談してください

関係部位	症　　状
皮膚	発疹・発赤、かゆみ
その他	頻尿、排尿痛、血尿、残尿感

まれに下記の重篤な症状が起こることがあります。その場合は直ちに医師の診療を受けてください。

症状の名称	症　　状
間質性肺炎	階段を上ったり、少し無理をしたりすると息切れがする・息苦しくなる、空せき、発熱等がみられ、これらが急にあらわれたり、持続したりする。
偽アルドステロン症、ミオパチー	手足のだるさ、しびれ、つっぱり感やこわばりに加えて、脱力感、筋肉痛があらわれ、徐々に強くなる。
肝機能障害	発熱、かゆみ、発疹、黄疸（皮膚や白目が黄色くなる）、褐色尿、全身のだるさ、食欲不振等があらわれる。

3．1カ月位（かぜの後期の諸症状に服用する場合には1週間位）服用しても症状がよくならない場合は服用を中止し、この文書を持って医師又は薬剤師に相談してください

4．長期連用する場合には、医師又は薬剤師に相談してください

効能・効果
体力中等度で、ときに脇腹（腹）からみぞおちあたりにかけて苦しく、食欲不振や口の苦みがあり、舌に白苔がつくものの次の諸症：食欲不振、はきけ、胃炎、胃痛、胃腸虚弱、疲労感、かぜの後期の諸症状

成分と分量
1包（大人1日量）中に次の成分を含んでいます。

成　分	サイコ	ハンゲ	オウゴン	チクセツニンジン	タイソウ	ショウキョウ	カンゾウ
分　量	6.0 g	6.0 g	3.0 g	3.0 g	3.0 g	1.0 g	2.0 g

用法・用量

本品1包に、水約 500 mL を加えて、半量ぐらいまで煎じつめ、熱いうちに煎じかすを除き、煎液を3回に分けて食間に服用してください。
上記は大人の1日量です。

年　齢	大人(15才以上)	14才～7才	6才～4才	3才～2才	2才未満	3カ月未満
服用量	上記の通り	大人の2/3	大人の1/2	大人の1/3	大人の1/4以下	服用しないこと
1日服用回数	3回					

＜用法・用量に関連する注意＞

（1）用法・用量を厳守してください。
（2）小児に服用させる場合には、保護者の指導監督のもとに服用させてください。
（3）1才未満の乳児には、医師の診療を受けさせることを優先し、やむを得ない場合にのみ服用させてください。
（4）煎じ液は、必ず熱いうちにかすをこしてください。
（5）本剤は必ず1日分ずつ煎じ、数日分をまとめて煎じないでください。

保管及び取扱い上の注意

（1）直射日光の当たらない湿気の少ない涼しい所に保管してください。
（2）小児の手の届かない所に保管してください。
（3）他の容器に入れ替えないでください（誤用の原因になったり品質が変わります。）。
（4）煎じ液は腐敗しやすいので、冷暗所又は冷蔵庫等に保管し、服用時に再加熱して服用してください。
（5）生薬を原料として製造していますので、製品の色や味等に多少の差異を生じることがあります。

■お問い合わせ先

製造販売元

【外部の容器又は外部の被包に記載すべき事項】

注意
１．次の人は服用しないでください
　　生後3カ月未満の乳児。
２．次の人は服用前に医師又は薬剤師に相談してください
　（1）医師の治療を受けている人。
　（2）妊婦又は妊娠していると思われる人。
　（3）体の虚弱な人（体力の衰えている人、体の弱い人）。
　（4）高齢者。
　（5）今までに薬などにより発疹・発赤、かゆみ等を起こしたことがある人。
　（6）次の症状のある人。
　　　むくみ
　（7）次の診断を受けた人。
　　　肝臓病、高血圧、心臓病、腎臓病
　（8）インターフェロン製剤で治療を受けている人。
２′．服用が適さない場合があるので、服用前に医師又は薬剤師に相談してください
　　〔２．の項目の記載に際し、十分な記載スペースがない場合には２′．を記載すること。〕
３．服用に際しては、説明文書をよく読んでください
４．直射日光の当たらない湿気の少ない涼しい所に保管してください
５．小児の手の届かない所に保管してください
６．その他
　（1）医薬品副作用被害救済制度に関するお問い合わせ先
　　　（独）医薬品医療機器総合機構
　　　http://www.pmda.go.jp/kenkouhigai.html
　　　電話　0120-149-931（フリーダイヤル）
　（2）この薬に関するお問い合わせ先
　　　○○薬局
　　　管理薬剤師：○○○○
　　　受付時間：○○時○○分から○○時○○分まで（但し○○日は除く）
　　　電話：03（○○○○）○○○○
　　　ＦＡＸ：03（○○○○）○○○○

漢方薬

| この説明書は本剤とともに保管し、服用に際しては必ずお読みください。 |

小柴胡湯加桔梗石膏

　小柴胡湯加桔梗石膏は、「皇漢医学」を原典とする、小柴胡湯に桔梗と石膏を加えたのどの痛み等に用いられる漢方薬です。

⚠ 使用上の注意

⊗ してはいけないこと

（守らないと現在の症状が悪化したり、副作用が起こりやすくなります）
次の人は服用しないでください
　生後3カ月未満の乳児。

相談すること

1．次の人は服用前に医師又は薬剤師に相談してください
　（1）医師の治療を受けている人。
　（2）妊婦又は妊娠していると思われる人。
　（3）体の虚弱な人（体力の衰えている人、体の弱い人）。
　（4）胃腸の弱い人。
　（5）高齢者。
　（6）今までに薬などにより発疹・発赤、かゆみ等を起こしたことがある人。
　（7）次の症状のある人。
　　　むくみ
　（8）次の診断を受けた人。
　　　高血圧、心臓病、腎臓病

2．服用後、次の症状があらわれた場合は副作用の可能性があるので、直ちに服用を中止し、この文書を持って医師又は薬剤師に相談してください

関係部位	症　　状
皮膚	発疹・発赤、かゆみ

まれに下記の重篤な症状が起こることがあります。その場合は直ちに医師の診療を受けてください。

症状の名称	症　　状
偽アルドステロン症、ミオパチー	手足のだるさ、しびれ、つっぱり感やこわばりに加えて、脱力感、筋肉痛があらわれ、徐々に強くなる。
肝機能障害	発熱、かゆみ、発疹、黄疸（皮膚や白目が黄色くなる）、褐色尿、全身のだるさ、食欲不振等があらわれる。

3．1週間位服用しても症状がよくならない場合は服用を中止し、この文書を持って医師又は薬剤師に相談してください

4．長期連用する場合には、医師又は薬剤師に相談してください

効能・効果
比較的体力があり、ときに脇腹（腹）からみぞおちにあたりにかけて苦しく、食欲不振や口の苦みがあり、舌に白苔がつき、のどがはれて痛むものの次の諸症：のどの痛み、扁桃炎、扁桃周囲炎

成分と分量
1包（大人1日量）中に次の成分を含んでいます。

成　分	サイコ	ハンゲ	オウゴン	タイソウ	ニンジン	ショウキョウ	カンゾウ
分　量	7.0 g	5.0 g	3.0 g	3.0 g	3.0 g	1.0 g	2.0 g

キキョウ	セッコウ
3.0 g	10.0 g

用法・用量

本品1包に、水約500mLを加えて、半量ぐらいまで煎じつめ、煎じかすを除き、煎液を3回に分けて食間に服用してください。

上記は大人の1日量です。

年　齢	大人(15才以上)	14才～7才	6才～4才	3才～2才	2才未満	3ヵ月未満
服用量	上記の通り	大人の2/3	大人の1/2	大人の1/3	大人の1/4以下	服用しないこと
1日服用回数	3回					

＜用法・用量に関連する注意＞

（1）用法・用量を厳守してください。
（2）小児に服用させる場合には、保護者の指導監督のもとに服用させてください。
（3）1才未満の乳児には、医師の診療を受けさせることを優先し、やむを得ない場合にのみ服用させてください。
（4）煎じ液は、必ず熱いうちにかすをこしてください。
（5）本剤は必ず1日分ずつ煎じ、数日分をまとめて煎じないでください。

保管及び取扱い上の注意

（1）直射日光の当たらない湿気の少ない涼しい所に保管してください。
（2）小児の手の届かない所に保管してください。
（3）他の容器に入れ替えないでください（誤用の原因になったり品質が変わります。）。
（4）煎じ液は腐敗しやすいので、冷暗所又は冷蔵庫等に保管し、服用時に再加熱して服用してください。
（5）生薬を原料として製造していますので、製品の色や味等に多少の差異を生じることがあります。

■お問い合わせ先

製造販売元

【外部の容器又は外部の被包に記載すべき事項】

注意
1．次の人は服用しないでください
　　生後3カ月未満の乳児。
2．次の人は服用前に医師又は薬剤師に相談してください
　（1）医師の治療を受けている人。
　（2）妊婦又は妊娠していると思われる人。
　（3）体の虚弱な人（体力の衰えている人、体の弱い人）。
　（4）胃腸の弱い人。
　（5）高齢者。
　（6）今までに薬などにより発疹・発赤、かゆみ等を起こしたことがある人。
　（7）次の症状のある人。
　　　むくみ
　（8）次の診断を受けた人。
　　　高血圧、心臓病、腎臓病
2′．服用が適さない場合があるので、服用前に医師又は薬剤師に相談してください
　　〔2．の項目の記載に際し、十分な記載スペースがない場合には2′．を記載すること。〕
3．服用に際しては、説明文書をよく読んでください
4．直射日光の当たらない湿気の少ない涼しい所に保管してください
5．小児の手の届かない所に保管してください
6．その他
　（1）医薬品副作用被害救済制度に関するお問い合わせ先
　　　（独）医薬品医療機器総合機構
　　　http://www.pmda.go.jp/kenkouhigai.html
　　　電話　0120-149-931（フリーダイヤル）
　（2）この薬に関するお問い合わせ先
　　　○○薬局
　　　管理薬剤師：○○○○
　　　受付時間：○○時○○分から○○時○○分まで（但し○○日は除く）
　　　電話：03（○○○○）○○○○
　　　ＦＡＸ：03（○○○○）○○○○

漢方薬

この説明書は本剤とともに保管し、
服用に際しては必ずお読みください。

小承気湯

小承気湯は、「傷寒論」・「金匱要略」を原典とする、便秘に用いられる漢方薬です。

⚠ 使用上の注意

⊗ してはいけないこと
（守らないと現在の症状が悪化したり、副作用が起こりやすくなります）
1．次の人は服用しないでください
　　生後３カ月未満の乳児。
2．本剤を服用している間は、次の医薬品を服用しないでください
　　他の瀉下薬（下剤）
3．授乳中の人は本剤を服用しないか、本剤を服用する場合は授乳を避けてください

相談すること
1．次の人は服用前に医師又は薬剤師に相談してください
　（1）医師の治療を受けている人。
　（2）妊婦又は妊娠していると思われる人。
　（3）体の虚弱な人（体力の衰えている人、体の弱い人）。
　（4）胃腸が弱く下痢しやすい人。

2．服用後、次の症状があらわれた場合は副作用の可能性があるので、直ちに服用を中止し、
　　この文書を持って医師又は薬剤師に相談してください

関係部位	症　　状
消化器	はげしい腹痛を伴う下痢、腹痛

3．服用後、次の症状があらわれることがあるので、このような症状の持続又は増強が見られ
　　た場合には、服用を中止し、この文書を持って医師又は薬剤師に相談してください
　　下痢

4．1週間位服用しても症状がよくならない場合は服用を中止し、この文書を持って医師又は
　　薬剤師に相談してください

効能・効果
比較的体力があり、腹部が張って膨満し、ときに発熱するものの次の諸症：便秘

成分と分量
1包（大人1日量）中に次の成分を含んでいます。

成　分	ダイオウ	キジツ	コウボク
分　量	2.0g	2.0g	3.0g

用法・用量
本品1包に、水約500mLを加えて、半量ぐらいまで煎じつめ、煎じかすを除き、煎液を3回に分
けて食間に服用してください。
上記は大人の1日量です。

年　齢	大人(15才以上)	14才〜7才	6才〜4才	3才〜2才	2才未満	3カ月未満
服用量	上記の通り	大人の2/3	大人の1/2	大人の1/3	大人の1/4以下	服用しない
1日服用回数		3回				こと

<用法・用量に関連する注意>
（1）用法・用量を厳守してください。
（2）小児に服用させる場合には、保護者の指導監督のもとに服用させてください。
（3）1才未満の乳児には、医師の診療を受けさせることを優先し、やむを得ない場合にのみ服用さ
　　せてください。
（4）煎じ液は、必ず熱いうちにかすをこしてください。
（5）本剤は必ず1日分ずつ煎じ、数日分をまとめて煎じないでください。

保管及び取扱い上の注意
（1）直射日光の当たらない湿気の少ない涼しい所に保管してください。
（2）小児の手の届かない所に保管してください。
（3）他の容器に入れ替えないでください（誤用の原因になったり品質が変わります。）。
（4）煎じ液は腐敗しやすいので、冷暗所又は冷蔵庫等に保管し、服用時に再加熱して服用してください。
（5）生薬を原料として製造していますので、製品の色や味等に多少の差異を生じることがあります。

■お問い合わせ先

製造販売元

【外部の容器又は外部の被包に記載すべき事項】
注意
1．次の人は服用しないでください
　　生後3カ月未満の乳児。
2．授乳中の人は本剤を服用しないか、本剤を服用する場合は授乳を避けてください
3．次の人は服用前に医師又は薬剤師に相談してください
　（1）医師の治療を受けている人。
　（2）妊婦又は妊娠していると思われる人。
　（3）体の虚弱な人（体力の衰えている人、体の弱い人）。
　（4）胃腸が弱く下痢しやすい人。
3′．服用が適さない場合があるので、服用前に医師又は薬剤師に相談してください
　　〔3．の項目の記載に際し、十分な記載スペースがない場合には3′．を記載すること。〕
4．服用に際しては、説明文書をよく読んでください
5．直射日光の当たらない湿気の少ない涼しい所に保管してください
6．小児の手の届かない所に保管してください
7．その他
　（1）医薬品副作用被害救済制度に関するお問い合わせ先
　　　（独）医薬品医療機器総合機構
　　　http://www.pmda.go.jp/kenkouhigai.html
　　　電話　0120-149-931（フリーダイヤル）
　（2）この薬に関するお問い合わせ先
　　　○○薬局
　　　管理薬剤師：○○○○
　　　受付時間：○○時○○分から○○時○○分まで（但し○○日は除く）
　　　電話：03（○○○○）○○○○
　　　ＦＡＸ：03（○○○○）○○○○

漢方薬

> この説明書は本剤とともに保管し、
> 服用に際しては必ずお読みください。

小青竜湯

　小青竜湯は、「傷寒論」・「金匱要略」を原典とする、ぜんそく・鼻炎・せき等に用いられる漢方薬です。

⚠ 使用上の注意

❌ してはいけないこと
（守らないと現在の症状が悪化したり、副作用が起こりやすくなります）
次の人は服用しないでください
　　生後3カ月未満の乳児。

相談すること
1．次の人は服用前に医師又は薬剤師に相談してください
　（1）医師の治療を受けている人。
　（2）妊婦又は妊娠していると思われる人。
　（3）体の虚弱な人（体力の衰えている人、体の弱い人）。
　（4）胃腸の弱い人。
　（5）発汗傾向の著しい人。
　（6）高齢者。
　（7）今までに薬などにより発疹・発赤、かゆみ等を起こしたことがある人。
　（8）次の症状のある人。
　　　　むくみ、排尿困難
　（9）次の診断を受けた人。
　　　　高血圧、心臓病、腎臓病、甲状腺機能障害

2．服用後、次の症状があらわれた場合は副作用の可能性があるので、直ちに服用を中止し、この文書を持って医師又は薬剤師に相談してください

関係部位	症　　状
皮膚	発疹・発赤、かゆみ
消化器	吐き気、食欲不振、胃部不快感

まれに下記の重篤な症状が起こることがあります。その場合は直ちに医師の診療を受けてください。

症状の名称	症　　状
間質性肺炎	階段を上ったり、少し無理をしたりすると息切れがする・息苦しくなる、空せき、発熱等がみられ、これらが急にあらわれたり、持続したりする。
偽アルドステロン症、ミオパチー	手足のだるさ、しびれ、つっぱり感やこわばりに加えて、脱力感、筋肉痛があらわれ、徐々に強くなる。
肝機能障害	発熱、かゆみ、発疹、黄疸（皮膚や白目が黄色くなる）、褐色尿、全身のだるさ、食欲不振等があらわれる。

3．1カ月位（感冒に服用する場合には5～6日間）服用しても症状がよくならない場合は服用を中止し、この文書を持って医師又は薬剤師に相談してください

4．長期連用する場合には、医師又は薬剤師に相談してください

効能・効果
体力中等度又はやや虚弱で、うすい水様のたんを伴うせきや鼻水が出るものの次の諸症：気管支炎、気管支ぜんそく、鼻炎、アレルギー性鼻炎、むくみ、感冒、花粉症

成分と分量
1包（大人1日量）中に次の成分を含んでいます。

成　分	マオウ	シャクヤク	カンキョウ	カンゾウ	ケイヒ	サイシン	ゴミシ
分　量	3.0g	3.0g	3.0g	3.0g	3.0g	3.0g	3.0g

ハンゲ
6.0 g

用法・用量

本品1包に、水約500 mLを加えて、半量ぐらいまで煎じつめ、煎じかすを除き、煎液を3回に分けて食間に服用してください。
上記は大人の1日量です。

年　齢	大人(15才以上)	14才～7才	6才～4才	3才～2才	2才未満	3カ月未満
服用量	上記の通り	大人の2/3	大人の1/2	大人の1/3	大人の1/4以下	服用しないこと
1日服用回数	3回					

＜用法・用量に関連する注意＞

（1）用法・用量を厳守してください。
（2）小児に服用させる場合には、保護者の指導監督のもとに服用させてください。
（3）1才未満の乳児には、医師の診療を受けさせることを優先し、やむを得ない場合にのみ服用させてください。
（4）煎じ液は、必ず熱いうちにかすをこしてください。
（5）本剤は必ず1日分ずつ煎じ、数日分をまとめて煎じないでください。

保管及び取扱い上の注意

（1）直射日光の当たらない湿気の少ない涼しい所に保管してください。
（2）小児の手の届かない所に保管してください。
（3）他の容器に入れ替えないでください（誤用の原因になったり品質が変わります。）。
（4）煎じ液は腐敗しやすいので、冷暗所又は冷蔵庫等に保管し、服用時に再加熱して服用してください。
（5）生薬を原料として製造していますので、製品の色や味等に多少の差異を生じることがあります。

■お問い合わせ先

製造販売元

【外部の容器又は外部の被包に記載すべき事項】

注意
1．次の人は服用しないでください
　　生後3カ月未満の乳児。
2．次の人は服用前に医師又は薬剤師に相談してください
　（1）医師の治療を受けている人。
　（2）妊婦又は妊娠していると思われる人。
　（3）体の虚弱な人（体力の衰えている人、体の弱い人）。
　（4）胃腸の弱い人。
　（5）発汗傾向の著しい人。
　（6）高齢者。
　（7）今までに薬などにより発疹・発赤、かゆみ等を起こしたことがある人。
　（8）次の症状のある人。
　　　むくみ、排尿困難
　（9）次の診断を受けた人。
　　　高血圧、心臓病、腎臓病、甲状腺機能障害
2′．服用が適さない場合があるので、服用前に医師又は薬剤師に相談してください
　　〔2．の項目の記載に際し、十分な記載スペースがない場合には2′．を記載すること。〕
3．服用に際しては、説明文書をよく読んでください
4．直射日光の当たらない湿気の少ない涼しい所に保管してください
5．小児の手の届かない所に保管してください
6．その他
　（1）医薬品副作用被害救済制度に関するお問い合わせ先
　　　（独）医薬品医療機器総合機構
　　　http://www.pmda.go.jp/kenkouhigai.html
　　　電話　0120-149-931（フリーダイヤル）

B—660

（2）この薬に関するお問い合わせ先
　　○○薬局
　　管理薬剤師：○○○○
　　受付時間：○○時○○分から○○時○○分まで（但し○○日は除く）
　　電話：03（○○○○）○○○○
　　ＦＡＸ：03（○○○○）○○○○

漢方薬

> この説明書は本剤とともに保管し、
> 服用に際しては必ずお読みください。

小青竜湯加石膏

　小青竜湯加石膏は、「金匱要略」を原典とする、小青竜湯に石膏を加えたのどの渇きがあるものの、ぜんそく・鼻炎・せき等に用いられる漢方薬です。

⚠ 使用上の注意

⊗ してはいけないこと
（守らないと現在の症状が悪化したり、副作用が起こりやすくなります）
次の人は服用しないでください
　生後3カ月未満の乳児。

相談すること
1．次の人は服用前に医師又は薬剤師に相談してください
　（1）医師の治療を受けている人。
　（2）妊婦又は妊娠していると思われる人。
　（3）体の虚弱な人（体力の衰えている人、体の弱い人）。
　（4）胃腸の弱い人。
　（5）発汗傾向の著しい人。
　（6）高齢者。
　（7）今までに薬などにより発疹・発赤、かゆみ等を起こしたことがある人。
　（8）次の症状のある人。
　　　むくみ、排尿困難
　（9）次の診断を受けた人。
　　　高血圧、心臓病、腎臓病、甲状腺機能障害

2．服用後、次の症状があらわれた場合は副作用の可能性があるので、直ちに服用を中止し、この文書を持って医師又は薬剤師に相談してください

関係部位	症　　状
皮膚	発疹・発赤、かゆみ
消化器	吐き気、食欲不振、胃部不快感

まれに下記の重篤な症状が起こることがあります。その場合は直ちに医師の診療を受けてください。

症状の名称	症　　状
偽アルドステロン症、ミオパチー	手足のだるさ、しびれ、つっぱり感やこわばりに加えて、脱力感、筋肉痛があらわれ、徐々に強くなる。

3．1カ月位（感冒に服用する場合には5〜6日間）服用しても症状がよくならない場合は服用を中止し、この文書を持って医師又は薬剤師に相談してください

4．長期連用する場合には、医師又は薬剤師に相談してください

効能・効果
体力中等度で、うすい水様のたんを伴うせきや鼻水が出て、のどの渇きがあるものの次の諸症：気管支炎、気管支ぜんそく、鼻炎、アレルギー性鼻炎、むくみ、感冒

成分と分量
1包（大人1日量）中に次の成分を含んでいます。

成　分	マオウ	シャクヤク	カンキョウ	カンゾウ	ケイヒ	サイシン	ゴミシ
分　量	3.0 g	3.0 g	3.0 g	3.0 g	3.0 g	3.0 g	3.0 g

	ハンゲ	セッコウ
	6.0 g	5.0 g

用法・用量

本品１包に、水約 500 mL を加えて、半量ぐらいまで煎じつめ、煎じかすを除き、煎液を３回に分けて食間に服用してください。
上記は大人の１日量です。

年　齢	大人(15才以上)	14才～7才	6才～4才	3才～2才	2才未満	3カ月未満
服用量	上記の通り	大人の2/3	大人の1/2	大人の1/3	大人の1/4以下	服用しないこと
1日服用回数	3回					

＜用法・用量に関連する注意＞

（１）用法・用量を厳守してください。
（２）小児に服用させる場合には、保護者の指導監督のもとに服用させてください。
（３）１才未満の乳児には、医師の診療を受けさせることを優先し、やむを得ない場合にのみ服用させてください。
（４）煎じ液は、必ず熱いうちにかすをこしてください。
（５）本剤は必ず１日分ずつ煎じ、数日分をまとめて煎じないでください。

保管及び取扱い上の注意

（１）直射日光の当たらない湿気の少ない涼しい所に保管してください。
（２）小児の手の届かない所に保管してください。
（３）他の容器に入れ替えないでください（誤用の原因になったり品質が変わります。）。
（４）煎じ液は腐敗しやすいので、冷暗所又は冷蔵庫等に保管し、服用時に再加熱して服用してください。
（５）生薬を原料として製造していますので、製品の色や味等に多少の差異を生じることがあります。

■お問い合わせ先

製造販売元

【外部の容器又は外部の被包に記載すべき事項】

注意
１．次の人は服用しないでください
　　生後３カ月未満の乳児。
２．次の人は服用前に医師又は薬剤師に相談してください
　（１）医師の治療を受けている人。
　（２）妊婦又は妊娠していると思われる人。
　（３）体の虚弱な人（体力の衰えている人、体の弱い人）。
　（４）胃腸の弱い人。
　（５）発汗傾向の著しい人。
　（６）高齢者。
　（７）今までに薬などにより発疹・発赤、かゆみ等を起こしたことがある人。
　（８）次の症状のある人。
　　　　むくみ、排尿困難
　（９）次の診断を受けた人。
　　　　高血圧、心臓病、腎臓病、甲状腺機能障害
２′．服用が適さない場合があるので、服用前に医師又は薬剤師に相談してください
　　〔２．の項目の記載に際し、十分な記載スペースがない場合には２′．を記載すること。〕
３．服用に際しては、説明文書をよく読んでください
４．直射日光の当たらない湿気の少ない涼しい所に保管してください
５．小児の手の届かない所に保管してください
６．その他
　（１）医薬品副作用被害救済制度に関するお問い合わせ先
　　　（独）医薬品医療機器総合機構
　　　http://www.pmda.go.jp/kenkouhigai.html
　　　電話　0120-149-931（フリーダイヤル）
　（２）この薬に関するお問い合わせ先
　　　○○薬局
　　　管理薬剤師：○○○○
　　　受付時間：○○時○○分から○○時○○分まで（但し○○日は除く）
　　　電話：03（○○○○）○○○○
　　　ＦＡＸ：03（○○○○）○○○○

漢方薬

この説明書は本剤とともに保管し、服用に際しては必ずお読みください。

小青竜湯加杏仁石膏（別名：小青竜湯合麻杏甘石湯）

小青竜湯加杏仁石膏（小青竜湯合麻杏甘石湯）は、「傷寒論」を原典とする、小青竜湯と麻杏甘石湯を合わせた、ぜんそくやせきに用いられる漢方薬です。

⚠ 使用上の注意

❌ してはいけないこと
（守らないと現在の症状が悪化したり、副作用が起こりやすくなります）
次の人は服用しないでください
　生後3カ月未満の乳児。

相談すること

1. 次の人は服用前に医師又は薬剤師に相談してください
   (1) 医師の治療を受けている人。
   (2) 妊婦又は妊娠していると思われる人。
   (3) 体の虚弱な人（体力の衰えている人、体の弱い人）。
   (4) 胃腸の弱い人。
   (5) 発汗傾向の著しい人。
   (6) 高齢者。
   (7) 今までに薬などにより発疹・発赤、かゆみ等を起こしたことがある人。
   (8) 次の症状のある人。
       むくみ、排尿困難
   (9) 次の診断を受けた人。
       高血圧、心臓病、腎臓病、甲状腺機能障害

2. 服用後、次の症状があらわれた場合は副作用の可能性があるので、直ちに服用を中止し、この文書を持って医師又は薬剤師に相談してください

関係部位	症　　状
皮膚	発疹・発赤、かゆみ
消化器	吐き気、食欲不振、胃部不快感

まれに下記の重篤な症状が起こることがあります。その場合は直ちに医師の診療を受けてください。

症状の名称	症　　状
偽アルドステロン症、ミオパチー	手足のだるさ、しびれ、つっぱり感やこわばりに加えて、脱力感、筋肉痛があらわれ、徐々に強くなる。

3. 1カ月位服用しても症状がよくならない場合は服用を中止し、この文書を持って医師又は薬剤師に相談してください

4. 長期連用する場合には、医師又は薬剤師に相談してください

効能・効果
体力中等度で、せきが出て、のどの渇きがあるものの次の諸症：気管支ぜんそく、小児ぜんそく、せき

成分と分量
1包（大人1日量）中に次の成分を含んでいます。

成　分	マオウ	シャクヤク	カンキョウ	カンゾウ	ケイヒ	サイシン	ゴミシ
分　量	4.0g	3.0g	3.0g	3.0g	3.0g	3.0g	3.0g

ハンゲ	キョウニン	セッコウ
6.0g	4.0g	10.0g

用法・用量

本品1包に、水約 500 mL を加えて、半量ぐらいまで煎じつめ、煎じかすを除き、煎液を3回に分けて食間に服用してください。
上記は大人の1日量です。

年　齢	大人(15才以上)	14才〜7才	6才〜4才	3才〜2才	2才未満	3カ月未満
服用量	上記の通り	大人の2/3	大人の1/2	大人の1/3	大人の1/4以下	服用しないこと
1日服用回数	3回					

＜用法・用量に関連する注意＞
（1）用法・用量を厳守してください。
（2）小児に服用させる場合には、保護者の指導監督のもとに服用させてください。
（3）1才未満の乳児には、医師の診療を受けさせることを優先し、やむを得ない場合にのみ服用させてください。
（4）煎じ液は、必ず熱いうちにかすをこしてください。
（5）本剤は必ず1日分ずつ煎じ、数日分をまとめて煎じないでください。

保管及び取扱い上の注意

（1）直射日光の当たらない湿気の少ない涼しい所に保管してください。
（2）小児の手の届かない所に保管してください。
（3）他の容器に入れ替えないでください（誤用の原因になったり品質が変わります。）。
（4）煎じ液は腐敗しやすいので、冷暗所又は冷蔵庫等に保管し、服用時に再加熱して服用してください。
（5）生薬を原料として製造していますので、製品の色や味等に多少の差異を生じることがあります。

■お問い合わせ先

製造販売元

【外部の容器又は外部の被包に記載すべき事項】

注意
１．次の人は服用しないでください
　　　生後3カ月未満の乳児。
２．次の人は服用前に医師又は薬剤師に相談してください
　　（1）医師の治療を受けている人。
　　（2）妊婦又は妊娠していると思われる人。
　　（3）体の虚弱な人（体力の衰えている人、体の弱い人）。
　　（4）胃腸の弱い人。
　　（5）発汗傾向の著しい人。
　　（6）高齢者。
　　（7）今までに薬などにより発疹・発赤、かゆみ等を起こしたことがある人。
　　（8）次の症状のある人。
　　　　むくみ、排尿困難
　　（9）次の診断を受けた人。
　　　　高血圧、心臓病、腎臓病、甲状腺機能障害
２′．服用が適さない場合があるので、服用前に医師又は薬剤師に相談してください
　　〔２．の項目の記載に際し、十分な記載スペースがない場合には２′．を記載すること。〕
３．服用に際しては、説明文書をよく読んでください
４．直射日光の当たらない湿気の少ない涼しい所に保管してください
５．小児の手の届かない所に保管してください
６．その他
　　（1）医薬品副作用被害救済制度に関するお問い合わせ先
　　　　（独）医薬品医療機器総合機構
　　　　http://www.pmda.go.jp/kenkouhigai.html
　　　　電話　0120-149-931（フリーダイヤル）
　　（2）この薬に関するお問い合わせ先
　　　　○○薬局
　　　　管理薬剤師：○○○○

受付時間：○○時○○分から○○時○○分まで（但し○○日は除く）
電話：03（○○○○）○○○○
ＦＡＸ：03（○○○○）○○○○

漢方薬

> この説明書は本剤とともに保管し、
> 服用に際しては必ずお読みください。

小半夏加茯苓湯

小半夏加茯苓湯は、「金匱要略」を原典とする、はきけ等に用いられる漢方薬です。

⚠ 使用上の注意

⊗ してはいけないこと
（守らないと現在の症状が悪化したり、副作用が起こりやすくなります）
次の人は服用しないでください
　生後3カ月未満の乳児。

相談すること
1．次の人は服用前に医師又は薬剤師に相談してください
　（1）医師の治療を受けている人。
　（2）今までに薬などにより発疹・発赤、かゆみ等を起こしたことがある人。

2．服用後、次の症状があらわれた場合は副作用の可能性があるので、直ちに服用を中止し、この文書を持って医師又は薬剤師に相談してください

関係部位	症　　状
皮膚	発疹・発赤、かゆみ

3．5～6日間服用しても症状がよくならない場合は服用を中止し、この文書を持って医師又は薬剤師に相談してください

効能・効果
体力に関わらず使用でき、悪心があり、ときに嘔吐するものの次の諸症：つわり、嘔吐、悪心、胃炎

成分と分量
　1包（大人1日量）中に次の成分を含んでいます。

成　分	ハンゲ	ブクリョウ	ショウキョウ
分　量	8.0 g	3.0 g	2.0 g

用法・用量
本品1包に、水約500 mLを加えて、半量ぐらいまで煎じつめ、煎じかすを除き、煎液を3回に分けて食間に服用してください。
上記は大人の1日量です。

年　齢	大人（15才以上）	14才～7才	6才～4才	3才～2才	2才未満	3カ月未満
服用量	上記の通り	大人の2/3	大人の1/2	大人の1/3	大人の1/4以下	服用しないこと
1日服用回数	3回					

＜用法・用量に関連する注意＞
（1）用法・用量を厳守してください。
（2）小児に服用させる場合には、保護者の指導監督のもとに服用させてください。
（3）1才未満の乳児には、医師の診療を受けさせることを優先し、やむを得ない場合にのみ服用させてください。
（4）煎じ液は、必ず熱いうちにかすをこしてください。
（5）本剤は必ず1日分ずつ煎じ、数日分をまとめて煎じないでください。

保管及び取扱い上の注意
（1）直射日光の当たらない湿気の少ない涼しい所に保管してください。
（2）小児の手の届かない所に保管してください。
（3）他の容器に入れ替えないでください（誤用の原因になったり品質が変わります。）。
（4）煎じ液は腐敗しやすいので、冷暗所又は冷蔵庫等に保管し、服用時に再加熱して服用してください。
（5）生薬を原料として製造していますので、製品の色や味等に多少の差異を生じることがあります。

■お問い合わせ先

製造販売元

【外部の容器又は外部の被包に記載すべき事項】
注意
１．次の人は服用しないでください
　　　生後３カ月未満の乳児。
２．次の人は服用前に医師又は薬剤師に相談してください
　（１）医師の治療を受けている人。
　（２）今までに薬などにより発疹・発赤、かゆみ等を起こしたことがある人。
２′．服用が適さない場合があるので、服用前に医師又は薬剤師に相談してください
　　〔２．の項目の記載に際し、十分な記載スペースがない場合には２′．を記載すること。〕
３．服用に際しては、説明文書をよく読んでください
４．直射日光の当たらない湿気の少ない涼しい所に保管してください
５．小児の手の届かない所に保管してください
６．その他
　（１）医薬品副作用被害救済制度に関するお問い合わせ先
　　　　（独）医薬品医療機器総合機構
　　　　http://www.pmda.go.jp/kenkouhigai.html
　　　　電話　0120-149-931（フリーダイヤル）
　（２）この薬に関するお問い合わせ先
　　　　○○薬局
　　　　管理薬剤師：○○○○
　　　　受付時間：○○時○○分から○○時○○分まで（但し○○日は除く）
　　　　電話：03（○○○○）○○○○
　　　　ＦＡＸ：03（○○○○）○○○○

漢方薬

> この説明書は本剤とともに保管し、
> 服用に際しては必ずお読みください。

消風散料

消風散料は、「外科正宗」を原典とする、皮膚疾患に用いられる漢方薬です。

⚠️ 使用上の注意

❌ してはいけないこと
（守らないと現在の症状が悪化したり、副作用が起こりやすくなります）
次の人は服用しないでください
　生後3カ月未満の乳児。

相談すること
1．次の人は服用前に医師又は薬剤師に相談してください
　（1）医師の治療を受けている人。
　（2）妊婦又は妊娠していると思われる人。
　（3）体の虚弱な人（体力の衰えている人、体の弱い人）。
　（4）胃腸が弱く下痢しやすい人。
　（5）高齢者。
　（6）次の症状のある人。
　　　むくみ
　（7）次の診断を受けた人。
　　　高血圧、心臓病、腎臓病

2．服用後、次の症状があらわれた場合は副作用の可能性があるので、直ちに服用を中止し、この文書を持って医師又は薬剤師に相談してください

関係部位	症　　状
消化器	食欲不振、胃部不快感、腹痛

まれに下記の重篤な症状が起こることがあります。その場合は直ちに医師の診療を受けてください。

症状の名称	症　　状
偽アルドステロン症、ミオパチー	手足のだるさ、しびれ、つっぱり感やこわばりに加えて、脱力感、筋肉痛があらわれ、徐々に強くなる。

3．服用後、次の症状があらわれることがあるので、このような症状の持続又は増強が見られた場合には、服用を中止し、この文書を持って医師又は薬剤師に相談してください
　　下痢

4．1カ月位服用しても症状がよくならない場合は服用を中止し、この文書を持って医師又は薬剤師に相談してください

5．長期連用する場合には、医師又は薬剤師に相談してください

6．本剤の服用により、まれに症状が進行することもあるので、このような場合には、服用を中止し、この文書を持って医師又は薬剤師に相談してください

効能・効果
体力中等度以上の人の皮膚疾患で、かゆみが強くて分泌物が多く、ときに局所の熱感があるものの次の諸症：湿疹・皮膚炎、じんましん、水虫、あせも

成分と分量
1包（大人1日量）中に次の成分を含んでいます。

成　分	トウキ	ジオウ	セッコウ	ボウフウ	ソウジュツ	モクツウ	ゴボウシ
分　量	3.0g	3.0g	3.0g	2.0g	2.0g	2.0g	2.0g

チモ	ゴマ	センタイ	クジン	ケイガイ	カンゾウ
1.5 g	1.5 g	1.0 g	1.0 g	1.0 g	1.0 g

用法・用量

本品1包に、水約500 mL を加えて、半量ぐらいまで煎じつめ、煎じかすを除き、煎液を3回に分けて食間に服用してください。
上記は大人の1日量です。

年　齢	大人(15才以上)	14才〜7才	6才〜4才	3才〜2才	2才未満	3カ月未満
服用量	上記の通り	大人の2/3	大人の1/2	大人の1/3	大人の1/4以下	服用しない
1日服用回数			3回			こと

＜用法・用量に関連する注意＞
（1）用法・用量を厳守してください。
（2）小児に服用させる場合には、保護者の指導監督のもとに服用させてください。
（3）1才未満の乳児には、医師の診療を受けさせることを優先し、やむを得ない場合にのみ服用させてください。
（4）煎じ液は、必ず熱いうちにかすをこしてください。
（5）本剤は必ず1日分ずつ煎じ、数日分をまとめて煎じないでください。

保管及び取扱い上の注意

（1）直射日光の当たらない湿気の少ない涼しい所に保管してください。
（2）小児の手の届かない所に保管してください。
（3）他の容器に入れ替えないでください（誤用の原因になったり品質が変わります。）。
（4）煎じ液は腐敗しやすいので、冷暗所又は冷蔵庫等に保管し、服用時に再加熱して服用してください。
（5）生薬を原料として製造していますので、製品の色や味等に多少の差異を生じることがあります。

■お問い合わせ先

製造販売元

【外部の容器又は外部の被包に記載すべき事項】

注意
1．次の人は服用しないでください
　　生後3カ月未満の乳児。
2．次の人は服用前に医師又は薬剤師に相談してください
　（1）医師の治療を受けている人。
　（2）妊婦又は妊娠していると思われる人。
　（3）体の虚弱な人（体力の衰えている人、体の弱い人）。
　（4）胃腸が弱く下痢しやすい人。
　（5）高齢者。
　（6）次の症状のある人。
　　　むくみ
　（7）次の診断を受けた人。
　　　高血圧、心臓病、腎臓病
2′．服用が適さない場合があるので、服用前に医師又は薬剤師に相談してください
　　〔2．の項目の記載に際し、十分な記載スペースがない場合には2′．を記載すること。〕
3．服用に際しては、説明文書をよく読んでください
4．直射日光の当たらない湿気の少ない涼しい所に保管してください
5．小児の手の届かない所に保管してください
6．その他
　（1）医薬品副作用被害救済制度に関するお問い合わせ先
　　　（独）医薬品医療機器総合機構
　　　http://www.pmda.go.jp/kenkouhigai.html
　　　電話　0120-149-931（フリーダイヤル）
　（2）この薬に関するお問い合わせ先
　　　○○薬局

B—670

管理薬剤師：○○○○
受付時間：○○時○○分から○○時○○分まで（但し○○日は除く）
電話：03（○○○○）○○○○
ＦＡＸ：03（○○○○）○○○○

漢方薬

> この説明書は本剤とともに保管し、
> 服用に際しては必ずお読みください。

升麻葛根湯

升麻葛根湯は、「太平恵民和剤局方」を原典とする、感冒の初期・皮膚炎に用いられる漢方薬です。

⚠ 使用上の注意

⊗ してはいけないこと
（守らないと現在の症状が悪化したり、副作用が起こりやすくなります）
次の人は服用しないでください
　生後3カ月未満の乳児。

■ 相談すること
1．次の人は服用前に医師又は薬剤師に相談してください
　（1）医師の治療を受けている人。
　（2）妊婦又は妊娠していると思われる人。
　（3）高齢者。
　（4）今までに薬などにより発疹・発赤、かゆみ等を起こしたことがある人。
　（5）次の症状のある人。
　　　むくみ
　（6）次の診断を受けた人。
　　　高血圧、心臓病、腎臓病

2．服用後、次の症状があらわれた場合は副作用の可能性があるので、直ちに服用を中止し、この文書を持って医師又は薬剤師に相談してください

関係部位	症　　状
皮膚	発疹・発赤、かゆみ

まれに下記の重篤な症状が起こることがあります。その場合は直ちに医師の診療を受けてください。
3．1カ月位（感冒の初期に服用する場合には5～6回）服用しても症状がよくならない場合は服用を中止し、この文書を持って医師又は薬剤師に相談してください

4．長期連用する場合には、医師又は薬剤師に相談してください

5．本剤の服用により、まれに症状が進行することもあるので、このような場合には、服用を中止し、この文書を持って医師又は薬剤師に相談してください

効能・効果
体力中等度で、頭痛、発熱、悪寒などがあるものの次の諸症：感冒の初期、湿疹・皮膚炎

成分と分量
1包（大人1日量）中に次の成分を含んでいます。

成　分	カッコン	シャクヤク	ショウマ	ショウキョウ	カンゾウ
分　量	5.0g	3.0g	1.0g	1.0g	1.5g

用法・用量
本品1包に、水約500mLを加えて、半量ぐらいまで煎じつめ、煎じかすを除き、煎液を3回に分けて食間に服用してください。
上記は大人の1日量です。

年　齢	大人(15才以上)	14才～7才	6才～4才	3才～2才	2才未満	3カ月未満
服用量	上記の通り	大人の2/3	大人の1/2	大人の1/3	大人の1/4以下	服用しないこと
1日服用回数	3回					

<用法・用量に関連する注意>
（1）用法・用量を厳守してください。
（2）小児に服用させる場合には、保護者の指導監督のもとに服用させてください。

（3）1才未満の乳児には、医師の診療を受けさせることを優先し、やむを得ない場合にのみ服用させてください。
（4）煎じ液は、必ず熱いうちにかすをこしてください。
（5）本剤は必ず1日分ずつ煎じ、数日分をまとめて煎じないでください。

保管及び取扱い上の注意
（1）直射日光の当たらない湿気の少ない涼しい所に保管してください。
（2）小児の手の届かない所に保管してください。
（3）他の容器に入れ替えないでください（誤用の原因になったり品質が変わります。）。
（4）煎じ液は腐敗しやすいので、冷暗所又は冷蔵庫等に保管し、服用時に再加熱して服用してください。
（5）生薬を原料として製造していますので、製品の色や味等に多少の差異を生じることがあります。

■お問い合わせ先

製造販売元

【外部の容器又は外部の被包に記載すべき事項】
注意
1．次の人は服用しないでください
　　生後3カ月未満の乳児。
2．次の人は服用前に医師又は薬剤師に相談してください
　（1）医師の治療を受けている人。
　（2）妊婦又は妊娠していると思われる人。
　（3）高齢者。
　（4）今までに薬などにより発疹・発赤、かゆみ等を起こしたことがある人。
　（5）次の症状のある人。
　　　　むくみ
　（6）次の診断を受けた人。
　　　　高血圧、心臓病、腎臓病
2′．服用が適さない場合があるので、服用前に医師又は薬剤師に相談してください
　　〔2．の項目の記載に際し、十分な記載スペースがない場合には2′．を記載すること。〕
3．服用に際しては、説明文書をよく読んでください
4．直射日光の当たらない湿気の少ない涼しい所に保管してください
5．小児の手の届かない所に保管してください
6．その他
　（1）医薬品副作用被害救済制度に関するお問い合わせ先
　　　（独）医薬品医療機器総合機構
　　　http://www.pmda.go.jp/kenkouhigai.html
　　　電話　0120-149-931（フリーダイヤル）
　（2）この薬に関するお問い合わせ先
　　　○○薬局
　　　管理薬剤師：○○○○
　　　受付時間：○○時○○分から○○時○○分まで（但し○○日は除く）
　　　電話：03（○○○○）○○○○
　　　ＦＡＸ：03（○○○○）○○○○

漢方薬

この説明書は本剤とともに保管し、
服用に際しては必ずお読みください。

逍遙散料

逍遙散料は、「太平恵民和剤局方」を原典とする、主に婦人科疾患に用いられる漢方薬です。

⚠ 使用上の注意

⊗ してはいけないこと
（守らないと現在の症状が悪化したり、副作用が起こりやすくなります）
次の人は服用しないでください
　　生後3カ月未満の乳児。

相談すること
1．次の人は服用前に医師又は薬剤師に相談してください
　（1）医師の治療を受けている人。
　（2）妊婦又は妊娠していると思われる人。
　（3）胃腸の弱い人。
　（4）高齢者。
　（5）今までに薬などにより発疹・発赤、かゆみ等を起こしたことがある人。
　（6）次の症状のある人。
　　　　むくみ
　（7）次の診断を受けた人。
　　　　高血圧、心臓病、腎臓病

2．服用後、次の症状があらわれた場合は副作用の可能性があるので、直ちに服用を中止し、
　　この文書を持って医師又は薬剤師に相談してください

関係部位	症　　状
皮膚	発疹・発赤、かゆみ
消化器	吐き気・嘔吐、食欲不振

まれに下記の重篤な症状が起こることがあります。その場合は直ちに医師の診療を受けてください。

症状の名称	症　　状
偽アルドステロン症、ミオパチー	手足のだるさ、しびれ、つっぱり感やこわばりに加えて、脱力感、筋肉痛があらわれ、徐々に強くなる。

3．1カ月位服用しても症状がよくならない場合は服用を中止し、この文書を持って医師又は
　　薬剤師に相談してください

4．長期連用する場合には、医師又は薬剤師に相談してください

効能・効果
体力中等度以下で、肩がこり、疲れやすく精神不安などの精神神経症状、ときに便秘の傾向のある
ものの次の諸症：冷え症、虚弱体質、月経不順、月経困難、更年期障害、血の道症※、不眠症、神
経症
＜効能・効果に関連する注意＞
血の道症とは、月経、妊娠、出産、産後、更年期など女性のホルモンの変動に伴って現れる精神不
安やいらだちなどの精神神経症状および身体症状のことです。

成分と分量
1包（大人1日量）中に次の成分を含んでいます。

成　分	トウキ	シャクヤク	サイコ	ビャクジュツ	ブクリョウ	カンゾウ	ショウキョウ
分　量	3.0 g	3.0 g	3.0 g	3.0 g	3.0 g	1.5 g	1.0 g

ハッカ
1.0 g

用法・用量

本品1包に、水約500 mLを加えて、半量ぐらいまで煎じつめ、熱いうちに煎じかすを除き、煎液を3回に分けて食間に服用してください。
上記は大人の1日量です。

年　齢	大人(15才以上)	14才〜7才	6才〜4才	3才〜2才	2才未満	3カ月未満
服用量	上記の通り	大人の2/3	大人の1/2	大人の1/3	大人の1/4以下	服用しないこと
1日服用回数	3回					

＜用法・用量に関連する注意＞
（1）用法・用量を厳守してください。
（2）小児に服用させる場合には、保護者の指導監督のもとに服用させてください。
（3）1歳未満の乳児には、医師の診療を受けさせることを優先し、やむを得ない場合にのみ服用させてください。
（4）煎じ液は、必ず熱いうちにかすをこしてください。
（5）本剤は必ず1日分ずつ煎じ、数日分をまとめて煎じないでください。

保管及び取扱い上の注意
（1）直射日光の当たらない湿気の少ない涼しい所に保管してください。
（2）小児の手の届かない所に保管してください。
（3）他の容器に入れ替えないでください（誤用の原因になったり品質が変わります。）。
（4）煎じ液は腐敗しやすいので、冷暗所又は冷蔵庫等に保管し、服用時に再加熱して服用してください。
（5）生薬を原料として製造していますので、製品の色や味等に多少の差異を生じることがあります。

■お問い合わせ先

製造販売元

【外部の容器又は外部の被包に記載すべき事項】
注意
1．次の人は服用しないでください
　　生後3カ月未満の乳児。
2．次の人は服用前に医師又は薬剤師に相談してください
　（1）医師の治療を受けている人。
　（2）妊婦又は妊娠していると思われる人。
　（3）胃腸の弱い人。
　（4）高齢者。
　（5）今までに薬などにより発疹・発赤、かゆみ等を起こしたことがある人。
　（6）次の症状のある人。
　　　むくみ
　（7）次の診断を受けた人。
　　　高血圧、心臓病、腎臓病
2′．服用が適さない場合があるので、服用前に医師又は薬剤師に相談してください
　　〔2．の項目の記載に際し、十分な記載スペースがない場合には2′．を記載すること。〕
3．服用に際しては、説明文書をよく読んでください
4．直射日光の当たらない湿気の少ない涼しい所に保管してください
5．小児の手の届かない所に保管してください
6．その他
　（1）医薬品副作用被害救済制度に関するお問い合わせ先
　　　（独）医薬品医療機器総合機構
　　　http://www.pmda.go.jp/kenkouhigai.html
　　　電話　0120-149-931（フリーダイヤル）
　（2）この薬に関するお問い合わせ先
　　　○○薬局
　　　管理薬剤師：○○○○
　　　受付時間：○○時○○分から○○時○○分まで（但し○○日は除く）
　　　電話：03（○○○○）○○○○

ＦＡＸ：03（○○○○）○○○○
〔効能・効果に関連する注意として、効能・効果の項目に続けて以下を記載すること。〕
血の道症とは、月経、妊娠、出産、産後、更年期など女性のホルモンの変動に伴って現れる精神不
安やいらだちなどの精神神経症状および身体症状のことです。

漢方薬

> この説明書は本剤とともに保管し、
> 服用に際しては必ずお読みください。

四苓湯

四苓湯は、「牛山方考」を原典とする、暑気あたり、急性胃腸炎、むくみに用いられる漢方薬です。

⚠ 使用上の注意

⊗ してはいけないこと
（守らないと現在の症状が悪化したり、副作用が起こりやすくなります）
次の人は服用しないでください
　生後3カ月未満の乳児。

相談すること
1. 次の人は服用前に医師又は薬剤師に相談してください
　（1）医師の治療を受けている人。
　（2）妊婦又は妊娠していると思われる人。

2. 1カ月位（急性胃腸炎に服用する場合には5～6回、暑気あたりに服用する場合には5～
　　6日間）服用しても症状がよくならない場合は服用を中止し、この文書を持って医師又は
　　薬剤師に相談してください

効能・効果
体力に関わらず使用でき、のどが渇いて水を飲んでも尿量が少なく、はきけ、嘔吐、腹痛、むくみ
などのいずれかを伴うものの次の諸症：暑気あたり、急性胃腸炎、むくみ

成分と分量
1包（大人1日量）中に次の成分を含んでいます。

成　分	タクシャ	ブクリョウ	ビャクジュツ	チョレイ
分　量	4.0g	4.0g	4.0g	4.0g

用法・用量
本品1包に、水約500mLを加えて、半量ぐらいまで煎じつめ、煎じかすを除き、煎液を3回に分
けて食間に服用してください。
上記は大人の1日量です。

年　齢	大人(15才以上)	14才～7才	6才～4才	3才～2才	2才未満	3カ月未満
服用量	上記の通り	大人の2/3	大人の1/2	大人の1/3	大人の1/4以下	服用しない
1日服用回数	3回					こと

<用法・用量に関連する注意>
（1）用法・用量を厳守してください。
（2）小児に服用させる場合には、保護者の指導監督のもとに服用させてください。
（3）1才未満の乳児には、医師の診療を受けさせることを優先し、やむを得ない場合にのみ服用さ
　　せてください。
（4）煎じ液は、必ず熱いうちにかすをこしてください。
（5）本剤は必ず1日分ずつ煎じ、数日分をまとめて煎じないでください。

保管及び取扱い上の注意
（1）直射日光の当たらない湿気の少ない涼しい所に保管してください。
（2）小児の手の届かない所に保管してください。
（3）他の容器に入れ替えないでください（誤用の原因になったり品質が変わります。）。
（4）煎じ液は腐敗しやすいので、冷暗所又は冷蔵庫等に保管し、服用時に再加熱して服用してくだ
　　さい。
（5）生薬を原料として製造していますので、製品の色や味等に多少の差異を生じることがあります。

■お問い合わせ先

製造販売元

【外部の容器又は外部の被包に記載すべき事項】

注意
1．次の人は服用しないでください
　　生後3ヵ月未満の乳児。
2．次の人は服用前に医師又は薬剤師に相談してください
　（1）医師の治療を受けている人。
　（2）妊婦又は妊娠していると思われる人。
2′．服用が適さない場合があるので、服用前に医師又は薬剤師に相談してください
　　〔2．の項目の記載に際し、十分な記載スペースがない場合には2′．を記載すること。〕
3．服用に際しては、説明文書をよく読んでください
4．直射日光の当たらない湿気の少ない涼しい所に保管してください
5．小児の手の届かない所に保管してください
6．その他
　（1）医薬品副作用被害救済制度に関するお問い合わせ先
　　　（独）医薬品医療機器総合機構
　　　http://www.pmda.go.jp/kenkouhigai.html
　　　電話　0120-149-931（フリーダイヤル）
　（2）この薬に関するお問い合わせ先
　　　○○薬局
　　　管理薬剤師：○○○○
　　　受付時間：○○時○○分から○○時○○分まで（但し○○日は除く）
　　　電話：03（○○○○）○○○○
　　　ＦＡＸ：03（○○○○）○○○○

漢方薬

> この説明書は本剤とともに保管し、
> 服用に際しては必ずお読みください。

辛夷清肺湯

辛夷清肺湯は、「外科正宗」を原典とする、鼻炎に用いられる漢方薬です。

⚠ 使用上の注意

⊗ してはいけないこと
（守らないと現在の症状が悪化したり、副作用が起こりやすくなります）
次の人は服用しないでください
　　生後3カ月未満の乳児。

相談すること
1．次の人は服用前に医師又は薬剤師に相談してください
　（1）医師の治療を受けている人。
　（2）妊婦又は妊娠していると思われる人。
　（3）体の虚弱な人（体力の衰えている人、体の弱い人）。
　（4）胃腸虚弱で冷え症の人。

2．服用後、次の症状があらわれた場合は副作用の可能性があるので、直ちに服用を中止し、この文書を持って医師又は薬剤師に相談してください

関係部位	症　　　状
消化器	食欲不振、胃部不快感

まれに下記の重篤な症状が起こることがあります。その場合は直ちに医師の診療を受けてください。

症状の名称	症　　　状
間質性肺炎	階段を上ったり、少し無理をしたりすると息切れがする・息苦しくなる、空せき、発熱等がみられ、これらが急にあらわれたり、持続したりする。
肝機能障害	発熱、かゆみ、発疹、黄疸（皮膚や白目が黄色くなる）、褐色尿、全身のだるさ、食欲不振等があらわれる。
腸間膜静脈硬化症	長期服用により、腹痛、下痢、便秘、腹部膨満等が繰り返しあらわれる。

3．1カ月位服用しても症状がよくならない場合は服用を中止し、この文書を持って医師又は薬剤師に相談してください

効能・効果
体力中等度以上で、濃い鼻汁が出て、ときに熱感を伴うものの次の諸症：鼻づまり、慢性鼻炎、蓄膿症（副鼻腔炎）

成分と分量
1包（大人1日量）中に次の成分を含んでいます。

成　分	チモ	オウゴン	サンシシ	バクモンドウ	セッコウ	ショウマ	シンイ
分　量	3.0 g	3.0 g	1.5 g	6.0 g	6.0 g	1.5 g	3.0 g

成分	ビャクゴウ	ビワヨウ
分量	3.0 g	1.0 g

用法・用量
本品1包に、水約500 mLを加えて、半量ぐらいまで煎じつめ、煎じかすを除き、煎液を3回に分けて食間に服用してください。
上記は大人の1日量です。

年　齢	大人(15才以上)	14才〜7才	6才〜4才	3才〜2才	2才未満	3カ月未満
服用量	上記の通り	大人の2/3	大人の1/2	大人の1/3	大人の1/4以下	服用しないこと
1日服用回数	3回					

＜用法・用量に関連する注意＞
（1）用法・用量を厳守してください。
（2）小児に服用させる場合には、保護者の指導監督のもとに服用させてください。
（3）1才未満の乳児には、医師の診療を受けさせることを優先し、やむを得ない場合にのみ服用させてください。
（4）煎じ液は、必ず熱いうちにかすをこしてください。
（5）本剤は必ず1日分ずつ煎じ、数日分をまとめて煎じないでください。

保管及び取扱い上の注意
（1）直射日光の当たらない湿気の少ない涼しい所に保管してください。
（2）小児の手の届かない所に保管してください。
（3）他の容器に入れ替えないでください（誤用の原因になったり品質が変わります。）。
（4）煎じ液は腐敗しやすいので、冷暗所又は冷蔵庫等に保管し、服用時に再加熱して服用してください。
（5）生薬を原料として製造していますので、製品の色や味等に多少の差異を生じることがあります。

■お問い合わせ先

製造販売元

【外部の容器又は外部の被包に記載すべき事項】
注意
1．次の人は服用しないでください
　　生後3カ月未満の乳児。
2．次の人は服用前に医師又は薬剤師に相談してください
　（1）医師の治療を受けている人。
　（2）妊婦又は妊娠していると思われる人。
　（3）体の虚弱な人（体力の衰えている人、体の弱い人）。
　（4）胃腸虚弱で冷え症の人。
2'．服用が適さない場合があるので、服用前に医師又は薬剤師に相談してください
　　〔2．の項目の記載に際し、十分な記載スペースがない場合には2'．を記載すること。〕
3．服用に際しては、説明文書をよく読んでください
4．直射日光の当たらない湿気の少ない涼しい所に保管してください
5．小児の手の届かない所に保管してください
6．その他
　（1）医薬品副作用被害救済制度に関するお問い合わせ先
　　　（独）医薬品医療機器総合機構
　　　http://www.pmda.go.jp/kenkouhigai.html
　　　電話　0120-149-931（フリーダイヤル）
　（2）この薬に関するお問い合わせ先
　　　○○薬局
　　　管理薬剤師：○○○○
　　　受付時間：○○時○○分から○○時○○分まで（但し○○日は除く）
　　　電話：03（○○○○）○○○○
　　　ＦＡＸ：03（○○○○）○○○○

漢方薬

この説明書は本剤とともに保管し、
服用に際しては必ずお読みください。

参蘇飲

参蘇飲は、「太平恵民和剤局方」を原典とする、かぜに用いられる漢方薬です。

⚠ 使用上の注意

⊗ してはいけないこと
（守らないと現在の症状が悪化したり、副作用が起こりやすくなります）
次の人は服用しないでください
　生後3カ月未満の乳児。

相談すること
1．次の人は服用前に医師又は薬剤師に相談してください
　（1）医師の治療を受けている人。
　（2）妊婦又は妊娠していると思われる人。
　（3）高齢者。
　（4）今までに薬などにより発疹・発赤、かゆみ等を起こしたことがある人。
　（5）次の症状のある人。
　　　むくみ
　（6）次の診断を受けた人。
　　　高血圧、心臓病、腎臓病

2．服用後、次の症状があらわれた場合は副作用の可能性があるので、直ちに服用を中止し、この文書を持って医師又は薬剤師に相談してください

関係部位	症　　状
皮膚	発疹・発赤、かゆみ

まれに下記の重篤な症状が起こることがあります。その場合は直ちに医師の診療を受けてください。

症状の名称	症　　状
偽アルドステロン症、ミオパチー	手足のだるさ、しびれ、つっぱり感やこわばりに加えて、脱力感、筋肉痛があらわれ、徐々に強くなる。

3．1週間位服用しても症状がよくならない場合は服用を中止し、この文書をもって医師又は薬剤師に相談してください

4．長期連用する場合には、医師又は薬剤師に相談してください

効能・効果
体力虚弱で、胃腸が弱いものの次の諸症：感冒、せき

成分と分量
1包（大人1日量）中に次の成分を含んでいます。

成　分	ソヨウ	キジツ	チンピ	カッコン	ハンゲ	ブクリョウ	ニンジン
分　量	1.5 g	1.5 g	2.0 g	2.0 g	3.0 g	3.0 g	1.5 g

	タイソウ	カンキョウ	モッコウ	カンゾウ	キキョウ	ゼンコ
	1.5 g	1.0 g	1.5 g	1.0 g	2.0 g	2.0 g

用法・用量
本品1包に、水約500 mLを加えて、半量ぐらいまで煎じつめ、煎じかすを除き、煎液を3回に分けて食間に服用してください。
上記は大人の1日量です。

年　齢	大人(15才以上)	14才～7才	6才～4才	3才～2才	2才未満	3カ月未満
服用量	上記の通り	大人の2/3	大人の1/2	大人の1/3	大人の1/4以下	服用しないこと
1日服用回数	3回					

＜用法・用量に関連する注意＞
（1）用法・用量を厳守してください。
（2）小児に服用させる場合には、保護者の指導監督のもとに服用させてください。
（3）1才未満の乳児には、医師の診療を受けさせることを優先し、やむを得ない場合にのみ服用させてください。
（4）煎じ液は、必ず熱いうちにかすをこしてください。
（5）本剤は必ず1日分ずつ煎じ、数日分をまとめて煎じないでください。

保管及び取扱い上の注意
（1）直射日光の当たらない湿気の少ない涼しい所に保管してください。
（2）小児の手の届かない所に保管してください。
（3）他の容器に入れ替えないでください（誤用の原因になったり品質が変わります。）。
（4）煎じ液は腐敗しやすいので、冷暗所又は冷蔵庫等に保管し、服用時に再加熱して服用してください。
（5）生薬を原料として製造していますので、製品の色や味等に多少の差異を生じることがあります。

■お問い合わせ先

製造販売元

【外部の容器又は外部の被包に記載すべき事項】
注意
1．次の人は服用しないでください
　　生後3カ月未満の乳児。
2．次の人は服用前に医師又は薬剤師に相談してください
　（1）医師の治療を受けている人。
　（2）妊婦又は妊娠していると思われる人。
　（3）高齢者。
　（4）今までに薬などにより発疹・発赤、かゆみ等を起こしたことがある人。
　（5）次の症状のある人。
　　　むくみ
　（6）次の診断を受けた人。
　　　高血圧、心臓病、腎臓病
2′．服用が適さない場合があるので、服用前に医師又は薬剤師に相談してください
　　〔2．の項目の記載に際し、十分な記載スペースがない場合には2′．を記載すること。〕
3．服用に際しては、説明文書をよく読んでください
4．直射日光の当たらない湿気の少ない涼しい所に保管してください
5．小児の手の届かない所に保管してください
6．その他
　（1）医薬品副作用被害救済制度に関するお問い合わせ先
　　　（独）医薬品医療機器総合機構
　　　http：//www.pmda.go.jp/kenkouhigai.html
　　　電話　0120-149-931（フリーダイヤル）
　（2）この薬に関するお問い合わせ先
　　　○○薬局
　　　管理薬剤師：○○○○
　　　受付時間：○○時○○分から○○時○○分まで（但し○○日は除く）
　　　電話：03（○○○○）○○○○
　　　ＦＡＸ：03（○○○○）○○○○

漢方薬

この説明書は本剤とともに保管し、
服用に際しては必ずお読みください。

神秘湯

神秘湯は、「外台秘要方」を原典とする、呼吸困難に用いられる漢方薬です。

⚠ 使用上の注意

⊗ してはいけないこと
（守らないと現在の症状が悪化したり、副作用が起こりやすくなります）
次の人は服用しないでください
　生後3カ月未満の乳児。

相談すること
1．次の人は服用前に医師又は薬剤師に相談してください
　（1）医師の治療を受けている人。
　（2）妊婦又は妊娠していると思われる人。
　（3）体の虚弱な人（体力の衰えている人。体の弱い人）。
　（4）胃腸の弱い人。
　（5）発汗傾向の著しい人。
　（6）高齢者。
　（7）次の症状のある人。
　　　むくみ、排尿困難
　（8）次の診断を受けた人。
　　　高血圧、心臓病、腎臓病、甲状腺機能障害

2．服用後、次の症状があらわれた場合は副作用の可能性があるので、直ちに服用を中止し、
　　この文書を持って医師又は薬剤師に相談してください

関係部位	症　　状
皮膚	発疹・発赤、かゆみ
消化器	吐き気、食欲不振、胃部不快感

まれに下記の重篤な症状が起こることがあります。その場合は直ちに医師の診療を受けてください。

症状の名称	症　　状
偽アルドステロン症、ミオパチー	手足のだるさ、しびれ、つっぱり感やこわばりに加えて、脱力感、筋肉痛があらわれ、徐々に強くなる。

3．1カ月位服用しても症状がよくならない場合は服用を中止し、この文書を持って医師又は
　　薬剤師に相談してください

4．長期連用する場合には、医師又は薬剤師に相談してください

効能・効果
体力中等度で、せき、喘鳴、息苦しさがあり、たんが少ないものの次の諸症：小児ぜんそく、気管
支ぜんそく、気管支炎

成分と分量
1包（大人1日量）中に次の成分を含んでいます。

成　分	マオウ	キョウニン	コウボク	チンピ	カンゾウ	サイコ	ソヨウ
分　量	5.0g	4.0g	3.0g	2.5g	2.0g	2.0g	1.5g

用法・用量
本品1包に、水約500mLを加えて、半量ぐらいまで煎じつめ、煎じかすを除き、煎液を3回に分
けて食間に服用してください。
上記は大人の1日量です。

年　齢	大人(15才以上)	14才～7才	6才～4才	3才～2才	2才未満	3カ月未満
服用量	上記の通り	大人の2/3	大人の1/2	大人の1/3	大人の1/4以下	服用しない
1日服用回数	3回					こと

<用法・用量に関連する注意>
（1）用法・用量を厳守してください。
（2）小児に服用させる場合には、保護者の指導監督のもとに服用させてください。
（3）1才未満の乳児には、医師の診療を受けさせることを優先し、やむを得ない場合にのみ服用させてください。
（4）煎じ液は、必ず熱いうちにかすをこしてください。
（5）本剤は必ず1日分ずつ煎じ、数日分をまとめて煎じないでください。

保管及び取扱い上の注意
（1）直射日光の当たらない湿気の少ない涼しい所に保管してください。
（2）小児の手の届かない所に保管してください。
（3）他の容器に入れ替えないでください（誤用の原因になったり品質が変わります。）。
（4）煎じ液は腐敗しやすいので、冷暗所又は冷蔵庫等に保管し、服用時に再加熱して服用してください。
（5）生薬を原料として製造していますので、製品の色や味等に多少の差異を生じることがあります。

■お問い合わせ先

製造販売元

【外部の容器又は外部の被包に記載すべき事項】
注意
1．次の人は服用しないでください
　　生後3カ月未満の乳児。
2．次の人は服用前に医師又は薬剤師に相談してください
　（1）医師の治療を受けている人。
　（2）妊婦又は妊娠していると思われる人。
　（3）体の虚弱な人（体力の衰えている人、体の弱い人）。
　（4）胃腸の弱い人。
　（5）発汗傾向の著しい人。
　（6）高齢者。
　（7）次の症状のある人。
　　　むくみ、排尿困難
　（8）次の診断を受けた人。
　　　高血圧、心臓病、腎臓病、甲状腺機能障害
2′．服用が適さない場合があるので、服用前に医師又は薬剤師に相談してください
　　〔2．の項目の記載に際し、十分な記載スペースがない場合には2′．を記載すること。〕
3．服用に際しては、説明文書をよく読んでください
4．直射日光の当たらない湿気の少ない涼しい所に保管してください
5．小児の手の届かない所に保管してください
6．その他
　（1）医薬品副作用被害救済制度に関するお問い合わせ先
　　　（独）医薬品医療機器総合機構
　　　http://www.pmda.go.jp/kenkouhigai.html
　　　電話　0120-149-931（フリーダイヤル）
　（2）この薬に関するお問い合わせ先
　　　○○薬局
　　　管理薬剤師：○○○○
　　　受付時間：○○時○○分から○○時○○分まで（但し○○日は除く）
　　　電話：03（○○○○）○○○○
　　　ＦＡＸ：03（○○○○）○○○○

漢方薬

> この説明書は本剤とともに保管し、
> 服用に際しては必ずお読みください。

参苓白朮散料

参苓白朮散料は、「太平恵民和剤局方」を原典とする、胃腸疾患に用いられる漢方薬です。

⚠️ 使用上の注意

❌ してはいけないこと

（守らないと現在の症状が悪化したり、副作用が起こりやすくなります）

次の人は服用しないでください

　　生後3カ月未満の乳児。

相談すること

1. 次の人は服用前に医師又は薬剤師に相談してください
　（1）医師の治療を受けている人。
　（2）妊婦又は妊娠していると思われる人。
　（3）高齢者。
　（4）次の症状のある人。
　　　　むくみ
　（5）次の診断を受けた人。
　　　　高血圧、心臓病、腎臓病

2. 服用後、次の症状があらわれた場合は副作用の可能性があるので、直ちに服用を中止し、この文書を持って医師又は薬剤師に相談してください

まれに下記の重篤な症状が起こることがあります。その場合は直ちに医師の診療を受けてください。

症状の名称	症　　状
偽アルドステロン症、ミオパチー	手足のだるさ、しびれ、つっぱり感やこわばりに加えて、脱力感、筋肉痛があらわれ、徐々に強くなる。

3. 1カ月位服用しても症状がよくならない場合は服用を中止し、この文書を持って医師又は薬剤師に相談してください

4. 長期連用する場合には、医師又は薬剤師に相談してください

効能・効果

体力虚弱で、胃腸が弱く、痩せて顔色が悪く、食欲がなく下痢が続く傾向があるものの次の諸症：
食欲不振、慢性下痢、病後の体力低下、疲労倦怠、消化不良、慢性胃腸炎

成分と分量

1包（大人1日量）中に次の成分を含んでいます。

成　分	ニンジン	サンヤク	ビャクジュツ	ブクリョウ	ヨクイニン	ヘンズ	レンニク
分　量	3.0 g	3.0 g	4.0 g	4.0 g	8.0 g	3.0 g	3.0 g

キキョウ	シュクシャ	カンゾウ
2.5 g	2.0 g	1.5 g

用法・用量

本品1包に、水約500 mLを加えて、半量ぐらいまで煎じつめ、熱いうちに煎じかすを除き、煎液を3回に分けて食間に服用してください。
上記は大人の1日量です。

年　齢	大人(15才以上)	14才〜7才	6才〜4才	3才〜2才	2才未満	3カ月未満
服用量	上記の通り	大人の2/3	大人の1/2	大人の1/3	大人の1/4以下	服用しないこと
1日服用回数	3回					

＜用法・用量に関連する注意＞

（1）用法・用量を厳守してください。

（2）小児に服用させる場合には、保護者の指導監督のもとに服用させてください。
（3）1才未満の乳児には、医師の診療を受けさせることを優先し、やむを得ない場合にのみ服用させてください。
（4）煎じ液は、必ず熱いうちにかすをこしてください。
（5）本剤は必ず1日分ずつ煎じ、数日分をまとめて煎じないでください。

保管及び取扱い上の注意
（1）直射日光の当たらない湿気の少ない涼しい所に保管してください。
（2）小児の手の届かない所に保管してください。
（3）他の容器に入れ替えないでください（誤用の原因になったり品質が変わります。）。
（4）煎じ液は腐敗しやすいので、冷暗所又は冷蔵庫等に保管し、服用時に再加熱して服用してください。
（5）生薬を原料として製造していますので、製品の色や味等に多少の差異を生じることがあります。

■お問い合わせ先

製造販売元

【外部の容器又は外部の被包に記載すべき事項】
注意
1．次の人は服用しないでください
　　生後3カ月未満の乳児。
2．次の人は服用前に医師又は薬剤師に相談してください
　（1）医師の治療を受けている人。
　（2）妊婦又は妊娠していると思われる人。
　（3）高齢者。
　（4）次の症状のある人。
　　　むくみ
　（5）次の診断を受けた人。
　　　高血圧、心臓病、腎臓病
2′．服用が適さない場合があるので、服用前に医師又は薬剤師に相談してください
　　〔2．の項目の記載に際し、十分な記載スペースがない場合には2′．を記載すること。〕
3．服用に際しては、説明文書をよく読んでください
4．直射日光の当たらない湿気の少ない涼しい所に保管してください
5．小児の手の届かない所に保管してください
6．その他
　（1）医薬品副作用被害救済制度に関するお問い合わせ先
　　　（独）医薬品医療機器総合機構
　　　http://www.pmda.go.jp/kenkouhigai.html
　　　電話　0120-149-931（フリーダイヤル）
　（2）この薬に関するお問い合わせ先
　　　○○薬局
　　　管理薬剤師：○○○○
　　　受付時間：○○時○○分から○○時○○分まで（但し○○日は除く）
　　　電話：03（○○○○）○○○○
　　　ＦＡＸ：03（○○○○）○○○○

漢方薬

> この説明書は本剤とともに保管し、
> 服用に際しては必ずお読みください。

参苓白朮散

参苓白朮散は、「太平恵民和剤局方」を原典とする、胃腸疾患に用いられる漢方薬です。

⚠ 使用上の注意

❌ してはいけないこと
（守らないと現在の症状が悪化したり、副作用が起こりやすくなります）
次の人は服用しないでください
　生後3カ月未満の乳児。

相談すること
1．次の人は服用前に医師又は薬剤師に相談してください
　（1）医師の治療を受けている人。
　（2）妊婦又は妊娠していると思われる人。
　（3）高齢者。
　（4）次の症状のある人。
　　　むくみ
　（5）次の診断を受けた人。
　　　高血圧、心臓病、腎臓病

2．服用後、次の症状があらわれた場合は副作用の可能性があるので、直ちに服用を中止し、この文書を持って医師又は薬剤師に相談してください

まれに下記の重篤な症状が起こることがあります。その場合は直ちに医師の診療を受けてください。

症状の名称	症　　　状
偽アルドステロン症、ミオパチー	手足のだるさ、しびれ、つっぱり感やこわばりに加えて、脱力感、筋肉痛があらわれ、徐々に強くなる。

3．1カ月位服用しても症状がよくならない場合は服用を中止し、この文書を持って医師又は薬剤師に相談してください

4．長期連用する場合には、医師又は薬剤師に相談してください

効能・効果
体力虚弱で、胃腸が弱く、痩せて顔色が悪く、食欲がなく下痢が続く傾向があるものの次の諸症：
食欲不振、慢性下痢、病後の体力低下、疲労倦怠、消化不良、慢性胃腸炎

成分と分量
6.0g（大人1日量）中に次の成分を含んでいます。

成　分	ニンジン	サンヤク	ビャクジュツ	ブクリョウ	ヨクイニン	ヘンズ	レンニク
分　量	0.53 g	0.53 g	0.71 g	0.71 g	1.41 g	0.53 g	0.53 g

キキョウ	シュクシャ	カンゾウ
0.44 g	0.35 g	0.26 g

用法・用量
1回量を次のとおりとし、1日3回、食前又は空腹時に服用してください。

年　齢	大人(15才以上)	14才～7才	6才～4才	3才～2才	2才未満	3カ月未満
1回服用量	1包（2.0 g）	2/3包	1/2包	1/3包	1/4包	服用しないこと
1日服用回数	3回					

＜用法・用量に関連する注意＞
（1）用法・用量を厳守してください。
（2）小児に服用させる場合には、保護者の指導監督のもとに服用させてください。
（3）1才未満の乳児には、医師の診療を受けさせることを優先し、やむを得ない場合にのみ服用さ

せてください。

保管及び取扱い上の注意
（1）直射日光の当たらない湿気の少ない涼しい所に保管してください。
（2）小児の手の届かない所に保管してください。
（3）他の容器に入れ替えないでください（誤用の原因になったり品質が変わります。）。
（4）1包を分割して服用した後、残りを保管し、続けて服用するような場合には、袋の口を折り返
　　して保管し、2日以内に服用してください。
（5）生薬を原料として製造していますので、製品の色や味等に多少の差異を生じることがあります。

■お問い合わせ先

製造販売元

【外部の容器又は外部の被包に記載すべき事項】
注意
1．次の人は服用しないでください
　　生後3カ月未満の乳児。
2．次の人は服用前に医師又は薬剤師に相談してください
　（1）医師の治療を受けている人。
　（2）妊婦又は妊娠していると思われる人。
　（3）高齢者。
　（4）次の症状のある人。
　　　むくみ
　（5）次の診断を受けた人。
　　　高血圧、心臓病、腎臓病
2′．服用が適さない場合があるので、服用前に医師又は薬剤師に相談してください
　　〔2．の項目の記載に際し、十分な記載スペースがない場合には2′．を記載すること。〕
3．服用に際しては、説明文書をよく読んでください
4．直射日光の当たらない湿気の少ない涼しい所に保管してください
5．小児の手の届かない所に保管してください
6．その他
　（1）医薬品副作用被害救済制度に関するお問い合わせ先
　　　（独）医薬品医療機器総合機構
　　　http://www.pmda.go.jp/kenkouhigai.html
　　　電話　0120-149-931（フリーダイヤル）
　（2）この薬に関するお問い合わせ先
　　　○○薬局
　　　管理薬剤師：○○○○
　　　受付時間：○○時○○分から○○時○○分まで（但し○○日は除く）
　　　電話：03（○○○○）○○○○
　　　ＦＡＸ：03（○○○○）○○○○

漢方薬

この説明書は本剤とともに保管し、服用に際しては必ずお読みください。

清肌安蛔湯

　清肌安蛔湯は、江戸時代の柘植彰常による「蔓難録」を原典とする、回虫駆除に用いられる漢方薬です。

⚠️ 使用上の注意

❌ してはいけないこと

（守らないと現在の症状が悪化したり、副作用が起こりやすくなります）
次の人は服用しないでください
　生後3カ月未満の乳児。

相談すること

1．次の人は服用前に医師又は薬剤師に相談してください
　（1）医師の治療を受けている人。
　（2）妊婦又は妊娠していると思われる人。
　（3）体の虚弱な人（体力の衰えている人、体の弱い人）。
　（4）高齢者。
　（5）今までに薬などにより発疹・発赤、かゆみ等を起こしたことがある人。
　（6）次の症状のある人。
　　　むくみ
　（7）次の診断を受けた人。
　　　高血圧、心臓病、腎臓病

2．服用後、次の症状があらわれた場合は副作用の可能性があるので、直ちに服用を中止し、この文書を持って医師又は薬剤師に相談してください

まれに下記の重篤な症状が起こることがあります。その場合は直ちに医師の診療を受けてください。

症状の名称	症　　　状
偽アルドステロン症、ミオパチー	手足のだるさ、しびれ、つっぱり感やこわばりに加えて、脱力感、筋肉痛があらわれ、徐々に強くなる。

3．5～6回服用しても症状がよくならない場合は服用を中止し、この文書を持って医師又は薬剤師に相談してください

4．長期連用する場合には、医師又は薬剤師に相談してください

効能・効果
体力中等度で、ときに脇腹（腹）からみぞおちあたりにかけて苦しく、食欲不振や口の苦みがあり、舌に白苔がつくものの次の症状：回虫の駆除

成分と分量
1包（大人1日量）中に次の成分を含んでいます。

成　分	サイコ	ハンゲ	オウゴン	マクリ	バクモンドウ	ニンジン	カンゾウ
分　量	6.0 g	6.0 g	3.0 g	3.0 g	3.0 g	3.0 g	2.0 g

成　分	ショウキョウ
分　量	1.0 g

用法・用量
本品1包に、水約500 mLを加えて、半量ぐらいまで煎じつめ、煎じかすを除き、煎液を3回に分けて食間に服用してください。
上記は大人の1日量です。

年　　齢	大人(15才以上)	14才〜7才	6才〜4才	3才〜2才	2才未満	3カ月未満
服用量	上記の通り	大人の2/3	大人の1/2	大人の1/3	大人の1/4以下	服用しない
1日服用回数	3回					こと

<用法・用量に関連する注意>
（1）用法・用量を厳守してください。
（2）小児に服用させる場合には、保護者の指導監督のもとに服用させてください。
（3）1才未満の乳児には、医師の診療を受けさせることを優先し、やむを得ない場合にのみ服用させてください。
（4）煎じ液は、必ず熱いうちにかすをこしてください。
（5）本剤は必ず1日分ずつ煎じ、数日分をまとめて煎じないでください。

保管及び取扱い上の注意
（1）直射日光の当たらない湿気の少ない涼しい所に保管してください。
（2）小児の手の届かない所に保管してください。
（3）他の容器に入れ替えないでください（誤用の原因になったり品質が変わります。）。
（4）煎じ液は腐敗しやすいので、冷暗所又は冷蔵庫等に保管し、服用時に再加熱して服用してください。
（5）生薬を原料として製造していますので、製品の色や味等に多少の差異を生じることがあります。

■お問い合わせ先

製造販売元

【外部の容器又は外部の被包に記載すべき事項】
注意
1．次の人は服用しないでください
　　生後3カ月未満の乳児。
2．次の人は服用前に医師又は薬剤師に相談してください
　（1）医師の治療を受けている人。
　（2）妊婦又は妊娠していると思われる人。
　（3）体の虚弱な人（体力の衰えている人、体の弱い人）。
　（4）高齢者。
　（5）今までに薬などにより発疹・発赤、かゆみ等を起こしたことがある人。
　（6）次の症状のある人。
　　　むくみ
　（7）次の診断を受けた人。
　　　高血圧、心臓病、腎臓病
2′．服用が適さない場合があるので、服用前に医師又は薬剤師に相談してください
　　〔2．の項目の記載に際し、十分な記載スペースがない場合には2′．を記載すること。〕
3．服用に際しては、説明文書をよく読んでください
4．直射日光の当たらない湿気の少ない涼しい所に保管してください
5．小児の手の届かない所に保管してください
6．その他
　（1）医薬品副作用被害救済制度に関するお問い合わせ先
　　　（独）医薬品医療機器総合機構
　　　http://www.pmda.go.jp/kenkouhigai.html
　　　電話　0120-149-931（フリーダイヤル）
　（2）この薬に関するお問い合わせ先
　　　○○薬局
　　　管理薬剤師：○○○○
　　　受付時間：○○時○○分から○○時○○分まで（但し○○日は除く）
　　　電話：03（○○○○）○○○○
　　　ＦＡＸ：03（○○○○）○○○○

漢方薬

> この説明書は本剤とともに保管し、
> 服用に際しては必ずお読みください。

清暑益気湯

　清暑益気湯は、「医学六要」を原典とする、暑気あたり、暑さによる食欲不振・下痢・全身倦怠・夏痩せ等に用いられる漢方薬です。

⚠ 使用上の注意

⊗ してはいけないこと

（守らないと現在の症状が悪化したり、副作用が起こりやすくなります）
次の人は服用しないでください
　　生後３カ月未満の乳児。

相談すること

１．次の人は服用前に医師又は薬剤師に相談してください
　　（１）医師の治療を受けている人。
　　（２）妊婦又は妊娠していると思われる人。
　　（３）高齢者。
　　（４）今までに薬などにより発疹・発赤、かゆみ等を起こしたことがある人。
　　（５）次の症状のある人。
　　　　むくみ
　　（６）次の診断を受けた人。
　　　　高血圧、心臓病、腎臓病

２．服用後、次の症状があらわれた場合は副作用の可能性があるので、直ちに服用を中止し、この文書を持って医師又は薬剤師に相談してください

関係部位	症　　状
皮膚	発疹・発赤、かゆみ

まれに下記の重篤な症状が起こることがあります。その場合は直ちに医師の診療を受けてください。

症状の名称	症　　状
偽アルドステロン症、ミオパチー	手足のだるさ、しびれ、つっぱり感やこわばりに加えて、脱力感、筋肉痛があらわれ、徐々に強くなる。

３．１カ月位（暑気あたり、暑さによる下痢に服用する場合には５〜６回）服用しても症状がよくならない場合は服用を中止し、この文書を持って医師又は薬剤師に相談してください

４．長期連用する場合には、医師又は薬剤師に相談してください

効能・効果
体力虚弱で、疲れやすく、食欲不振、ときに口渇などがあるものの次の諸症：暑気あたり、暑さによる食欲不振・下痢、夏痩せ、全身倦怠、慢性疾患による体力低下・食欲不振

成分と分量
１包（大人１日量）中に次の成分を含んでいます。

成　分	ニンジン	ビャクジュツ	バクモンドウ	トウキ	オウギ	チンピ	ゴミシ
分　量	3.0 g	3.0 g	3.0 g	3.0 g	3.0 g	2.0 g	2.0 g

	オウバク	カンゾウ
	2.0 g	2.0 g

用法・用量
本品１包に、水約 500 mL を加えて、半量ぐらいまで煎じつめ、煎じかすを除き、煎液を３回に分けて食間に服用してください。
上記は大人の１日量です。

年　齢	大人(15才以上)	14才〜7才	6才〜4才	3才〜2才	2才未満	3カ月未満
服用量	上記の通り	大人の2/3	大人の1/2	大人の1/3	大人の1/4以下	服用しないこと
1日服用回数	3回					

＜用法・用量に関連する注意＞
（1）用法・用量を厳守してください。
（2）小児に服用させる場合には、保護者の指導監督のもとに服用させてください。
（3）1才未満の乳児には、医師の診療を受けさせることを優先し、やむを得ない場合にのみ服用させてください。
（4）煎じ液は、必ず熱いうちにかすをこしてください。
（5）本剤は必ず1日分ずつ煎じ、数日分をまとめて煎じないでください。

保管及び取扱い上の注意
（1）直射日光の当たらない湿気の少ない涼しい所に保管してください。
（2）小児の手の届かない所に保管してください。
（3）他の容器に入れ替えないでください（誤用の原因になったり品質が変わります。）。
（4）煎じ液は腐敗しやすいので、冷暗所又は冷蔵庫等に保管し、服用時に再加熱して服用してください。
（5）生薬を原料として製造していますので、製品の色や味等に多少の差異を生じることがあります。

■お問い合わせ先

製造販売元

【外部の容器又は外部の被包に記載すべき事項】
注意
1．次の人は服用しないでください
　　生後3カ月未満の乳児。
2．次の人は服用前に医師又は薬剤師に相談してください
　（1）医師の治療を受けている人。
　（2）妊婦又は妊娠していると思われる人。
　（3）高齢者。
　（4）今までに薬などにより発疹・発赤、かゆみ等を起こしたことがある人。
　（5）次の症状のある人。
　　　　むくみ
　（6）次の診断を受けた人。
　　　　高血圧、心臓病、腎臓病
2′．服用が適さない場合があるので、服用前に医師又は薬剤師に相談してください
　　　〔2．の項目の記載に際し、十分な記載スペースがない場合には2′．を記載すること。〕
3．服用に際しては、説明文書をよく読んでください
4．直射日光の当たらない湿気の少ない涼しい所に保管してください
5．小児の手の届かない所に保管してください
6．その他
　（1）医薬品副作用被害救済制度に関するお問い合わせ先
　　　（独）医薬品医療機器総合機構
　　　http://www.pmda.go.jp/kenkouhigai.html
　　　電話　0120-149-931（フリーダイヤル）
　（2）この薬に関するお問い合わせ先
　　　○○薬局
　　　管理薬剤師：○○○○
　　　受付時間：○○時○○分から○○時○○分まで（但し○○日は除く）
　　　電話：03（○○○○）○○○○
　　　ＦＡＸ：03（○○○○）○○○○

漢方薬

この説明書は本剤とともに保管し、
服用に際しては必ずお読みください。

清上蠲痛湯

清上蠲痛湯は、「寿世保元」を原典とする、顔面痛、頭痛に用いられる漢方薬です。

⚠️ 使用上の注意

⊗ してはいけないこと
（守らないと現在の症状が悪化したり、副作用が起こりやすくなります）
次の人は服用しないでください
　　生後3カ月未満の乳児。

相談すること
1．次の人は服用前に医師又は薬剤師に相談してください
　（1）医師の治療を受けている人。
　（2）妊婦又は妊娠していると思われる人。
　（3）胃腸の弱い人。
　（4）高齢者。
　（5）今までに薬などにより発疹・発赤、かゆみ等を起こしたことがある人。
　（6）次の症状のある人。
　　　　むくみ
　（7）次の診断を受けた人。
　　　　高血圧、心臓病、腎臓病

2．服用後、次の症状があらわれた場合は副作用の可能性があるので、直ちに服用を中止し、
　　この文書を持って医師又は薬剤師に相談してください

関係部位	症　　　　状
皮膚	発疹・発赤、かゆみ

まれに下記の重篤な症状が起こることがあります。その場合は直ちに医師の診療を受けてください。

症状の名称	症　　　　状
偽アルドステロン症、ミオパチー	手足のだるさ、しびれ、つっぱり感やこわばりに加えて、脱力感、筋肉痛があらわれ、徐々に強くなる。

3．1カ月位服用しても症状がよくならない場合は服用を中止し、この文書を持って医師又は
　　薬剤師に相談してください

4．長期連用する場合には、医師又は薬剤師に相談してください

効能・効果
体力に関わらず使用でき、慢性化した痛みのあるものの次の諸症：顔面痛、頭痛

成分と分量
1包（大人1日量）中に次の成分を含んでいます。

成　分	オウゴン	バクモンドウ	ビャクシ	ボウフウ	ソウジュツ	トウキ	センキュウ
分　量	3.0 g	2.5 g	2.5 g	2.5 g	2.5 g	2.5 g	2.5 g

	キョウカツ	ドクカツ	マンケイシ	キクカ	サイシン	ショウキョウ	カンゾウ
	2.5 g	2.5 g	1.5 g	1.5 g	1.0 g	1.0 g	1.0 g

用法・用量
本品1包に、水約500 mLを加えて、半量ぐらいまで煎じつめ、煎じかすを除き、煎液を3回に分
けて食間に服用してください。
上記は大人の1日量です。

年　齢	大人(15才以上)	14才〜7才	6才〜4才	3才〜2才	2才未満	3カ月未満
服用量	上記の通り	大人の2/3	大人の1/2	大人の1/3	大人の1/4以下	服用しない
1日服用回数	3回					こと

<用法・用量に関連する注意>
（1）用法・用量を厳守してください。
（2）小児に服用させる場合には、保護者の指導監督のもとに服用させてください。
（3）1才未満の乳児には、医師の診療を受けさせることを優先し、やむを得ない場合にのみ服用させてください。
（4）煎じ液は、必ず熱いうちにかすをこしてください。
（5）本剤は必ず1日分ずつ煎じ、数日分をまとめて煎じないでください。

保管及び取扱い上の注意
（1）直射日光の当たらない湿気の少ない涼しい所に保管してください。
（2）小児の手の届かない所に保管してください。
（3）他の容器に入れ替えないでください（誤用の原因になったり品質が変わります。）。
（4）煎じ液は腐敗しやすいので、冷暗所又は冷蔵庫等に保管し、服用時に再加熱して服用してください。
（5）生薬を原料として製造していますので、製品の色や味等に多少の差異を生じることがあります。

■お問い合わせ先

製造販売元

【外部の容器又は外部の被包に記載すべき事項】
注意
１．次の人は服用しないでください
　　生後3カ月未満の乳児。
２．次の人は服用前に医師又は薬剤師に相談してください
　（1）医師の治療を受けている人。
　（2）妊婦又は妊娠していると思われる人。
　（3）胃腸の弱い人。
　（4）高齢者。
　（5）今までに薬などにより発疹・発赤、かゆみ等を起こしたことがある人。
　（6）次の症状のある人。
　　　むくみ
　（7）次の診断を受けた人。
　　　高血圧、心臓病、腎臓病
２′．服用が適さない場合があるので、服用前に医師又は薬剤師に相談してください
　　〔2．の項目の記載に際し、十分な記載スペースがない場合には2′．を記載すること。〕
３．服用に際しては、説明文書をよく読んでください
４．直射日光の当たらない湿気の少ない涼しい所に保管してください
５．小児の手の届かない所に保管してください
６．その他
　（1）医薬品副作用被害救済制度に関するお問い合わせ先
　　　（独）医薬品医療機器総合機構
　　　http://www.pmda.go.jp/kenkouhigai.html
　　　電話　0120-149-931（フリーダイヤル）
　（2）この薬に関するお問い合わせ先
　　　○○薬局
　　　管理薬剤師：○○○○
　　　受付時間：○○時○○分から○○時○○分まで（但し○○日は除く）
　　　電話：03（○○○○）○○○○
　　　ＦＡＸ：03（○○○○）○○○○

漢方薬

> この説明書は本剤とともに保管し、
> 服用に際しては必ずお読みください。

清上防風湯

清上防風湯は、「万病回春」を原典とする、にきびに用いられる漢方薬です。

⚠ 使用上の注意

❌ してはいけないこと
（守らないと現在の症状が悪化したり、副作用が起こりやすくなります）

次の人は服用しないでください
　　生後3カ月未満の乳児。

相談すること

1．次の人は服用前に医師又は薬剤師に相談してください
　　（1）医師の治療を受けている人。
　　（2）妊婦又は妊娠していると思われる人。
　　（3）胃腸の弱い人。
　　（4）高齢者。
　　（5）次の症状のある人。
　　　　むくみ
　　（6）次の診断を受けた人。
　　　　高血圧、心臓病、腎臓病

2．服用後、次の症状があらわれた場合は副作用の可能性があるので、直ちに服用を中止し、この文書を持って医師又は薬剤師に相談してください

関係部位	症　　状
消化器	食欲不振、胃部不快感

まれに下記の重篤な症状が起こることがあります。その場合は直ちに医師の診療を受けてください。

症状の名称	症　　状
偽アルドステロン症、ミオパチー	手足のだるさ、しびれ、つっぱり感やこわばりに加えて、脱力感、筋肉痛があらわれ、徐々に強くなる。
肝機能障害	発熱、かゆみ、発疹、黄疸（皮膚や白目が黄色くなる）、褐色尿、全身のだるさ、食欲不振等があらわれる。

3．1カ月位服用しても症状がよくならない場合は服用を中止し、この文書を持って医師又は薬剤師に相談してください

4．長期連用する場合には、医師又は薬剤師に相談してください

5．本剤の服用により、まれに症状が進行することもあるので、このような場合には、服用を中止し、この文書を持って医師又は薬剤師に相談してください

効能・効果
体力中等度以上で、赤ら顔でときにのぼせがあるものの次の諸症：にきび、顔面・頭部の湿疹・皮膚炎、あかはな（酒さ）

成分と分量
1包（大人1日量）中に次の成分を含んでいます。

成　分	ケイガイ	オウレン	ハッカ	キジツ	カンゾウ	サンシシ	センキュウ
分　量	1.0 g	1.0 g	1.0 g	1.0 g	1.0 g	2.5 g	2.5 g

オウゴン	レンギョウ	ビャクシ	キキョウ	ボウフウ
2.5 g	2.5 g	2.5 g	2.5 g	2.5 g

用法・用量

本品1包に、水約500 mLを加えて、半量ぐらいまで煎じつめ、煎じかすを除き、煎液を3回に分けて食間に服用してください。
上記は大人の1日量です。

年　齢	大人(15才以上)	14才～7才	6才～4才	3才～2才	2才未満	3カ月未満
服用量	上記の通り	大人の2/3	大人の1/2	大人の1/3	大人の1/4以下	服用しない
1日服用回数		3回				こと

＜用法・用量に関連する注意＞
（1）用法・用量を厳守してください。
（2）小児に服用させる場合には、保護者の指導監督のもとに服用させてください。
（3）1才未満の乳児には、医師の診療を受けさせることを優先し、やむを得ない場合にのみ服用させてください。
（4）煎じ液は、必ず熱いうちにかすをこしてください。
（5）本剤は必ず1日分ずつ煎じ、数日分をまとめて煎じないでください。

保管及び取扱い上の注意

（1）直射日光の当たらない湿気の少ない涼しい所に保管してください。
（2）小児の手の届かない所に保管してください。
（3）他の容器に入れ替えないでください（誤用の原因になったり品質が変わります。）。
（4）煎じ液は腐敗しやすいので、冷暗所又は冷蔵庫等に保管し、服用時に再加熱して服用してください。
（5）生薬を原料として製造していますので、製品の色や味等に多少の差異を生じることがあります。

■お問い合わせ先

製造販売元

【外部の容器又は外部の被包に記載すべき事項】

注意
１．次の人は服用しないでください
　　生後3カ月未満の乳児。
２．次の人は服用前に医師又は薬剤師に相談してください
　（1）医師の治療を受けている人。
　（2）妊婦又は妊娠していると思われる人。
　（3）胃腸の弱い人。
　（4）高齢者。
　（5）次の症状のある人。
　　　むくみ
　（6）次の診断を受けた人。
　　　高血圧、心臓病、腎臓病
２′．服用が適さない場合があるので、服用前に医師又は薬剤師に相談してください
　　　〔２．の項目の記載に際し、十分な記載スペースがない場合には２′．を記載すること。〕
３．服用に際しては、説明文書をよく読んでください
４．直射日光の当たらない湿気の少ない涼しい所に保管してください
５．小児の手の届かない所に保管してください
６．その他
　（1）医薬品副作用被害救済制度に関するお問い合わせ先
　　　（独）医薬品医療機器総合機構
　　　http://www.pmda.go.jp/kenkouhigai.html
　　　電話　0120-149-931（フリーダイヤル）
　（2）この薬に関するお問い合わせ先
　　　○○薬局
　　　管理薬剤師：○○○○
　　　受付時間：○○時○○分から○○時○○分まで（但し○○日は除く）
　　　電話：03（○○○○）○○○○
　　　ＦＡＸ：03（○○○○）○○○○

漢方薬

この説明書は本剤とともに保管し、
服用に際しては必ずお読みください。

清心蓮子飲

清心蓮子飲は、「太平恵民和剤局方」を原典とする、全身倦怠感があり、口や舌が乾き、尿が出しぶる人の、残尿感、頻尿、排尿痛に用いられる漢方薬です。

⚠️ 使用上の注意

⊗ してはいけないこと
（守らないと現在の症状が悪化したり、副作用が起こりやすくなります）
次の人は服用しないでください
　　生後3カ月未満の乳児。

相談すること
1．次の人は服用前に医師又は薬剤師に相談してください
　　（1）医師の治療を受けている人。
　　（2）妊婦又は妊娠していると思われる人。
　　（3）高齢者。
　　（4）次の症状のある人。
　　　　むくみ
　　（5）次の診断を受けた人。
　　　　高血圧、心臓病、腎臓病

2．服用後、次の症状があらわれた場合は副作用の可能性があるので、直ちに服用を中止し、この文書を持って医師又は薬剤師に相談してください

まれに下記の重篤な症状が起こることがあります。その場合は直ちに医師の診療を受けてください。

症状の名称	症　　　　状
間質性肺炎	階段を上ったり、少し無理をしたりすると息切れがする・息苦しくなる、空せき、発熱等がみられ、これらが急にあらわれたり、持続したりする。
偽アルドステロン症、ミオパチー	手足のだるさ、しびれ、つっぱり感やこわばりに加えて、脱力感、筋肉痛があらわれ、徐々に強くなる。
肝機能障害	発熱、かゆみ、発疹、黄疸（皮膚や白目が黄色くなる）、褐色尿、全身のだるさ、食欲不振等があらわれる。

3．1カ月位服用しても症状がよくならない場合は服用を中止し、この文書を持って医師又は薬剤師に相談してください

4．長期連用する場合には、医師又は薬剤師に相談してください

効能・効果
体力中等度以下で、胃腸が弱く、全身倦怠感があり、口や舌が乾き、尿が出しぶるものの次の諸症：
残尿感、頻尿、排尿痛、尿のにごり、排尿困難、こしけ（おりもの）

成分と分量
1包（大人1日量）中に次の成分を含んでいます。

成　分	バクモンドウ	ブクリョウ	ニンジン	シャゼンシ	オウゴン	オウギ	カンゾウ
分　量	4.0 g	4.0 g	3.0 g	3.0 g	3.0 g	2.0 g	1.5 g

レンニク	ジコッピ
4.0 g	2.0 g

用法・用量
本品1包に、水約500 mLを加えて、半量ぐらいまで煎じつめ、煎じかすを除き、煎液を3回に分けて食間に服用してください。

上記は大人の1日量です。

年　齢	大人(15才以上)	14才〜7才	6才〜4才	3才〜2才	2才未満	3カ月未満
服用量	上記の通り	大人の2/3	大人の1/2	大人の1/3	大人の1/4以下	服用しないこと
1日服用回数	3回					

＜用法・用量に関連する注意＞
（1）用法・用量を厳守してください。
（2）小児に服用させる場合には、保護者の指導監督のもとに服用させてください。
（3）1才未満の乳児には、医師の診療を受けさせることを優先し、やむを得ない場合にのみ服用させてください。
（4）煎じ液は、必ず熱いうちにかすをこしてください。
（5）本剤は必ず1日分ずつ煎じ、数日分をまとめて煎じないでください。

保管及び取扱い上の注意
（1）直射日光の当たらない湿気の少ない涼しい所に保管してください。
（2）小児の手の届かない所に保管してください。
（3）他の容器に入れ替えないでください（誤用の原因になったり品質が変わります。）。
（4）煎じ液は腐敗しやすいので、冷暗所又は冷蔵庫等に保管し、服用時に再加熱して服用してください。
（5）生薬を原料として製造していますので、製品の色や味等に多少の差異を生じることがあります。

■お問い合わせ先

製造販売元

【外部の容器又は外部の被包に記載すべき事項】
注意
1．次の人は服用しないでください
　　生後3カ月未満の乳児。
2．次の人は服用前に医師又は薬剤師に相談してください
　（1）医師の治療を受けている人。
　（2）妊婦又は妊娠していると思われる人。
　（3）高齢者。
　（4）次の症状のある人。
　　　むくみ
　（5）次の診断を受けた人。
　　　高血圧、心臓病、腎臓病
2'．服用が適さない場合があるので、服用前に医師又は薬剤師に相談してください
　　〔2．の項目の記載に際し、十分な記載スペースがない場合には2'．を記載すること。〕
3．服用に際しては、説明文書をよく読んでください
4．直射日光の当たらない湿気の少ない涼しい所に保管してください
5．小児の手の届かない所に保管してください
6．その他
　（1）医薬品副作用被害救済制度に関するお問い合わせ先
　　　（独）医薬品医療機器総合機構
　　　http://www.pmda.go.jp/kenkouhigai.html
　　　電話　0120-149-931（フリーダイヤル）
　（2）この薬に関するお問い合わせ先
　　　○○薬局
　　　管理薬剤師：○○○○
　　　受付時間：○○時○○分から○○時○○分まで（但し○○日は除く）
　　　電話：03（○○○○）○○○○
　　　ＦＡＸ：03（○○○○）○○○○

漢方薬

この説明書は本剤とともに保管し、
服用に際しては必ずお読みください。

清肺湯

清肺湯は、「万病回春」を原典とする、痰の多く出るせき等に用いられる漢方薬です。

⚠ 使用上の注意

⊗ してはいけないこと
（守らないと現在の症状が悪化したり、副作用が起こりやすくなります）
次の人は服用しないでください
　生後3カ月未満の乳児。

相談すること
1. 次の人は服用前に医師又は薬剤師に相談してください
　（1）医師の治療を受けている人。
　（2）妊婦又は妊娠していると思われる人。
　（3）胃腸の弱い人。
　（4）高齢者。
　（5）今までに薬などにより発疹・発赤、かゆみ等を起こしたことがある人。
　（6）次の症状のある人。
　　　むくみ
　（7）次の診断を受けた人。
　　　高血圧、心臓病、腎臓病

2. 服用後、次の症状があらわれた場合は副作用の可能性があるので、直ちに服用を中止し、
　この文書を持って医師又は薬剤師に相談してください

関係部位	症　　　状
皮膚	発疹・発赤、かゆみ

まれに下記の重篤な症状が起こることがあります。その場合は直ちに医師の診療を受けてください。

症状の名称	症　　　状
間質性肺炎	階段を上ったり、少し無理をしたりすると息切れがする・息苦しくなる、空せき、発熱等がみられ、これらが急にあらわれたり、持続したりする。
偽アルドステロン症、ミオパチー	手足のだるさ、しびれ、つっぱり感やこわばりに加えて、脱力感、筋肉痛があらわれ、徐々に強くなる。
肝機能障害	発熱、かゆみ、発疹、黄疸（皮膚や白目が黄色くなる）、褐色尿、全身のだるさ、食欲不振等があらわれる。

3. 1カ月位服用しても症状がよくならない場合は服用を中止し、この文書を持って医師又は
　薬剤師に相談してください

4. 長期連用する場合には、医師又は薬剤師に相談してください

効能・効果
体力中等度で、せきが続き、たんが多くて切れにくいものの次の諸症：たんの多く出るせき、気管支炎

成分と分量
1包（大人1日量）中に次の成分を含んでいます。

成　分	オウゴン	キキョウ	ソウハクヒ	キョウニン	サンシシ	テンモンドウ
分　量	2.0g	2.0g	2.0g	2.0g	2.0g	2.0g

	バイモ	チンピ	タイソウ	チクジョ	ブクリョウ	トウキ
	2.0g	2.0g	2.0g	2.0g	3.0g	3.0g

バクモンドウ	ゴミシ	ショウキョウ	カンゾウ
3.0 g	1.0 g	1.0 g	1.0 g

用法・用量

本品1包に、水約500 mLを加えて、半量ぐらいまで煎じつめ、煎じかすを除き、煎液を3回に分けて食間に服用してください。
上記は大人の1日量です。

年　齢	大人(15才以上)	14才〜7才	6才〜4才	3才〜2才	2才未満	3カ月未満
服用量	上記の通り	大人の2/3	大人の1/2	大人の1/3	大人の1/4以下	服用しない
1日服用回数	3回					こと

＜用法・用量に関連する注意＞
（1）用法・用量を厳守してください。
（2）小児に服用させる場合には、保護者の指導監督のもとに服用させてください。
（3）1才未満の乳児には、医師の診療を受けさせることを優先し、やむを得ない場合にのみ服用させてください。
（4）煎じ液は、必ず熱いうちにかすをこしてください。
（5）本剤は必ず1日分ずつ煎じ、数日分をまとめて煎じないでください。

保管及び取扱い上の注意

（1）直射日光の当たらない湿気の少ない涼しい所に保管してください。
（2）小児の手の届かない所に保管してください。
（3）他の容器に入れ替えないでください（誤用の原因になったり品質が変わります。）。
（4）煎じ液は腐敗しやすいので、冷暗所又は冷蔵庫等に保管し、服用時に再加熱して服用してください。
（5）生薬を原料として製造していますので、製品の色や味等に多少の差異を生じることがあります。

■お問い合わせ先

製造販売元

【外部の容器又は外部の被包に記載すべき事項】

注意
１．次の人は服用しないでください
　　生後3カ月未満の乳児。
２．次の人は服用前に医師又は薬剤師に相談してください
　（1）医師の治療を受けている人。
　（2）妊婦又は妊娠していると思われる人。
　（3）胃腸の弱い人。
　（4）高齢者。
　（5）今までに薬などにより発疹・発赤、かゆみ等を起こしたことがある人。
　（6）次の症状のある人。
　　　むくみ
　（7）次の診断を受けた人。
　　　高血圧、心臓病、腎臓病
２′．服用が適さない場合があるので、服用前に医師又は薬剤師に相談してください
　　〔2．の項目の記載に際し、十分な記載スペースがない場合には2′．を記載すること。〕
３．服用に際しては、説明文書をよく読んでください
４．直射日光の当たらない湿気の少ない涼しい所に保管してください
５．小児の手の届かない所に保管してください
６．その他
　（1）医薬品副作用被害救済制度に関するお問い合わせ先
　　　（独）医薬品医療機器総合機構
　　　http://www.pmda.go.jp/kenkouhigai.html
　　　電話　0120-149-931（フリーダイヤル）
　（2）この薬に関するお問い合わせ先
　　　○○薬局

管理薬剤師：○○○○
受付時間：○○時○○分から○○時○○分まで（但し○○日は除く）
電話：03（○○○○）○○○○
ＦＡＸ：03（○○○○）○○○○

漢方薬

> この説明書は本剤とともに保管し、
> 服用に際しては必ずお読みください。

折衝飲

折衝飲は、「産論」を原典とする、月経痛や月経不順に用いられる漢方薬です。

⚠ 使用上の注意

⊠ してはいけないこと

（守らないと現在の症状が悪化したり、副作用が起こりやすくなります）
次の人は服用しないでください
　生後3カ月未満の乳児。

相談すること

1．次の人は服用前に医師又は薬剤師に相談してください
　（1）医師の治療を受けている人。
　（2）妊婦又は妊娠していると思われる人。
　（3）胃腸が弱く下痢しやすい人。
　（4）今までに薬などにより発疹・発赤、かゆみ等を起こしたことがある人。

2．服用後、次の症状があらわれた場合は副作用の可能性があるので、直ちに服用を中止し、この文書を持って医師又は薬剤師に相談してください

関係部位	症　　　状
皮膚	発疹・発赤、かゆみ
消化器	食欲不振、胃部不快感

3．1カ月位服用しても症状がよくならない場合は服用を中止し、この文書を持って医師又は薬剤師に相談してください

効能・効果

体力中等度以上で、下腹部痛があるものの次の諸症：月経不順、月経痛、月経困難、神経痛、腰痛、肩こり

成分と分量

1包（大人1日量）中に次の成分を含んでいます。

成　分	ボタンピ	センキュウ	シャクヤク	ケイヒ	トウニン	トウキ
分　量	3.0g	3.0g	3.0g	3.0g	4.0g	4.0g

エンゴサク	ゴシツ	コウカ
2.0g	2.0g	1.0g

用法・用量

本品1包に、水約500mLを加えて、半量ぐらいまで煎じつめ、煎じかすを除き、煎液を3回に分けて食間に服用してください。
上記は大人の1日量です。

年　齢	大人（15才以上）	14才～7才	6才～4才	3才～2才	2才未満	3カ月未満
服用量	上記の通り	大人の2/3	大人の1/2	大人の1/3	大人の1/4以下	服用しないこと
1日服用回数	3回					

＜用法・用量に関連する注意＞

（1）用法・用量を厳守してください。
（2）小児に服用させる場合には、保護者の指導監督のもとに服用させてください。
（3）1歳未満の乳児には、医師の診療を受けさせることを優先し、やむを得ない場合にのみ服用させてください。
（4）煎じ液は、必ず熱いうちにかすをこしてください。
（5）本剤は必ず1日分ずつ煎じ、数日分をまとめて煎じないでください。

B—702

保管及び取扱い上の注意
（1）直射日光の当たらない湿気の少ない涼しい所に保管してください。
（2）小児の手の届かない所に保管してください。
（3）他の容器に入れ替えないでください（誤用の原因になったり品質が変わります。）。
（4）煎じ液は腐敗しやすいので、冷暗所又は冷蔵庫等に保管し、服用時に再加熱して服用してください。
（5）生薬を原料として製造していますので、製品の色や味等に多少の差異を生じることがあります。

■お問い合わせ先

製造販売元

【外部の容器又は外部の被包に記載すべき事項】
注意
1．次の人は服用しないでください
　　生後3カ月未満の乳児。
2．次の人は服用前に医師又は薬剤師に相談してください
　（1）医師の治療を受けている人。
　（2）妊婦又は妊娠していると思われる人。
　（3）胃腸が弱く下痢しやすい人。
　（4）今までに薬などにより発疹・発赤、かゆみ等を起こしたことがある人。
2′．服用が適さない場合があるので、服用前に医師又は薬剤師に相談してください
　　〔2．の項目の記載に際し、十分な記載スペースがない場合には2′．を記載すること。〕
3．服用に際しては、説明文書をよく読んでください
4．直射日光の当たらない湿気の少ない涼しい所に保管してください
5．小児の手の届かない所に保管してください
6．その他
　（1）医薬品副作用被害救済制度に関するお問い合わせ先
　　　（独）医薬品医療機器総合機構
　　　http://www.pmda.go.jp/kenkouhigai.html
　　　電話　0120-149-931（フリーダイヤル）
　（2）この薬に関するお問い合わせ先
　　　○○薬局
　　　管理薬剤師：○○○○
　　　受付時間：○○時○○分から○○時○○分まで（但し○○日は除く）
　　　電話：03（○○○○）○○○○
　　　ＦＡＸ：03（○○○○）○○○○

漢方薬

この説明書は本剤とともに保管し、
服用に際しては必ずお読みください。

千金鶏鳴散料

千金鶏鳴散料は、「丹渓心法」を原典とする、打撲の腫れと痛みに用いられる漢方薬です。

⚠ 使用上の注意

⊗ してはいけないこと
（守らないと現在の症状が悪化したり、副作用が起こりやすくなります）
1．次の人は服用しないでください
　　生後3カ月未満の乳児。
2．授乳中の人は本剤を服用しないか、本剤を服用する場合は授乳を避けてください

相談すること
1．次の人は服用前に医師又は薬剤師に相談してください
　（1）医師の治療を受けている人。
　（2）妊婦又は妊娠していると思われる人。
　（3）体の虚弱な人（体力の衰えている人、体の弱い人）。
　（4）胃腸が弱く下痢しやすい人。
　（5）今までに薬などにより発疹・発赤、かゆみ等を起こしたことがある人。
　（6）次の医薬品を服用している人。
　　　瀉下薬（下剤）

2．服用後、次の症状があらわれた場合は副作用の可能性があるので、直ちに服用を中止し、この文書を持って医師又は薬剤師に相談してください

関係部位	症　　　　　状
皮膚	発疹・発赤、かゆみ
消化器	はげしい腹痛を伴う下痢、腹痛

3．服用後、次の症状があらわれることがあるので、このような症状の持続又は増強が見られた場合には、服用を中止し、この文書を持って医師又は薬剤師に相談してください
　　軟便、下痢

4．1週間位服用しても症状がよくならない場合は服用を中止し、この文書を持って医師又は薬剤師に相談してください

効能・効果
打撲のはれと痛み
＜効能・効果に関連する注意＞
体力に関わらず、使用できます。

成分と分量
1包（大人1日量）中に次の成分を含んでいます。

成　分	ダイオウ	トウニン	トウキ
分　量	2.0g	5.0g	5.0g

用法・用量
本品1包に、水約500mLを加えて、半量ぐらいまで煎じつめ、煎じかすを除き、煎液を3回に分けて食間に服用してください。
上記は大人の1日量です。

年　齢	大人(15才以上)	14才〜7才	6才〜4才	3才〜2才	2才未満	3カ月未満
服用量	上記の通り	大人の2/3	大人の1/2	大人の1/3	大人の1/4以下	服用しないこと
1日服用回数	3回					

＜用法・用量に関連する注意＞
（1）用法・用量を厳守してください。
（2）小児に服用させる場合には、保護者の指導監督のもとに服用させてください。

（3）1才未満の乳児には、医師の診療を受けさせることを優先し、やむを得ない場合にのみ服用させてください。
（4）煎じ液は、必ず熱いうちにかすをこしてください。
（5）本剤は必ず1日分ずつ煎じ、数日分をまとめて煎じないでください。

保管及び取扱い上の注意
（1）直射日光の当たらない湿気の少ない涼しい所に保管してください。
（2）小児の手の届かない所に保管してください。
（3）他の容器に入れ替えないでください（誤用の原因になったり品質が変わります。）。
（4）煎じ液は腐敗しやすいので、冷暗所又は冷蔵庫等に保管し、服用時に再加熱して服用してください。
（5）生薬を原料として製造していますので、製品の色や味等に多少の差異を生じることがあります。

■お問い合わせ先

製造販売元

【外部の容器又は外部の被包に記載すべき事項】
注意
1．次の人は服用しないでください
　　生後3カ月未満の乳児。
2．授乳中の人は本剤を服用しないか、本剤を服用する場合は授乳を避けてください
3．次の人は服用前に医師又は薬剤師に相談してください
　（1）医師の治療を受けている人。
　（2）妊婦又は妊娠していると思われる人。
　（3）体の虚弱な人（体力の衰えている人、体の弱い人）。
　（4）胃腸が弱く下痢しやすい人。
　（5）今までに薬などにより発疹・発赤、かゆみ等を起こしたことがある人。
　（6）次の医薬品を服用している人。
　　　瀉下薬（下剤）
3′．服用が適さない場合があるので、服用前に医師又は薬剤師に相談してください
　　〔3．の項目の記載に際し、十分な記載スペースがない場合には3′．を記載すること。〕
4．服用に際しては、説明文書をよく読んでください
5．直射日光の当たらない湿気の少ない涼しい所に保管してください
6．小児の手の届かない所に保管してください
7．その他
　（1）医薬品副作用被害救済制度に関するお問い合わせ先
　　　（独）医薬品医療機器総合機構
　　　http://www.pmda.go.jp/kenkouhigai.html
　　　電話　0120-149-931（フリーダイヤル）
　（2）この薬に関するお問い合わせ先
　　　○○薬局
　　　管理薬剤師：○○○○
　　　受付時間：○○時○○分から○○時○○分まで（但し○○日は除く）
　　　電話：03（○○○○）○○○○
　　　ＦＡＸ：03（○○○○）○○○○
〔効能・効果に関連する注意として、効能・効果の項目に続けて以下を記載すること。〕
体力に関わらず、使用できます。

漢方薬

この説明書は本剤とともに保管し、服用に際しては必ずお読みください。

銭氏白朮散料

銭氏白朮散料は、「小児薬証直訣」を原典とする、小児の消化不良、感冒時の嘔吐・下痢に用いられる漢方薬です。

⚠ 使用上の注意

❌ してはいけないこと
（守らないと現在の症状が悪化したり、副作用が起こりやすくなります）

次の人は服用しないでください
　生後3カ月未満の乳児。

相談すること

1．次の人は服用前に医師又は薬剤師に相談してください
　（1）医師の治療を受けている人。
　（2）妊婦又は妊娠していると思われる人。
　（3）高齢者。
　（4）次の症状のある人。
　　　むくみ
　（5）次の診断を受けた人。
　　　高血圧、心臓病、腎臓病

2．服用後、次の症状があらわれた場合は副作用の可能性があるので、直ちに服用を中止し、この文書を持って医師又は薬剤師に相談してください

まれに下記の重篤な症状が起こることがあります。その場合は直ちに医師の診療を受けてください。

症状の名称	症　　状
偽アルドステロン症、ミオパチー	手足のだるさ、しびれ、つっぱり感やこわばりに加えて、脱力感、筋肉痛があらわれ、徐々に強くなる。

3．5〜6日間服用しても症状がよくならない場合は服用を中止し、この文書を持って医師又は薬剤師に相談してください

4．長期連用する場合には、医師又は薬剤師に相談してください

効能・効果
体力虚弱で、嘔吐や下痢があり、ときに口渇や発熱があるものの次の諸症：感冒時の嘔吐・下痢、小児の消化不良

成分と分量
1包（大人1日量）中に次の成分を含んでいます。

成　分	ビャクジュツ	ブクリョウ	カッコン	ニンジン	モッコウ	カンゾウ
分　量	4.0 g	4.0 g	4.0 g	3.0 g	1.0 g	1.0 g

カッコウ
1.0 g

用法・用量
本品1包に、水約500 mLを加えて、半量ぐらいまで煎じつめ、煎じかすを除き、煎液を3回に分けて食間に服用してください。
上記は大人の1日量です。

年　齢	大人(15才以上)	14才〜7才	6才〜4才	3才〜2才	2才未満	3カ月未満
服用量	上記の通り	大人の2/3	大人の1/2	大人の1/3	大人の1/4以下	服用しないこと
1日服用回数	3回					

B—706

＜用法・用量に関連する注意＞
（1）用法・用量を厳守してください。
（2）小児に服用させる場合には、保護者の指導監督のもとに服用させてください。
（3）1才未満の乳児には、医師の診療を受けさせることを優先し、やむを得ない場合にのみ服用させてください。
（4）煎じ液は、必ず熱いうちにかすをこしてください。
（5）本剤は必ず1日分ずつ煎じ、数日分をまとめて煎じないでください。

保管及び取扱い上の注意
（1）直射日光の当たらない湿気の少ない涼しい所に保管してください。
（2）小児の手の届かない所に保管してください。
（3）他の容器に入れ替えないでください（誤用の原因になったり品質が変わります。）。
（4）煎じ液は腐敗しやすいので、冷暗所又は冷蔵庫等に保管し、服用時に再加熱して服用してください。
（5）生薬を原料として製造していますので、製品の色や味等に多少の差異を生じることがあります。

■お問い合わせ先

製造販売元

【外部の容器又は外部の被包に記載すべき事項】
注意
1．次の人は服用しないでください
　　生後3カ月未満の乳児。
2．次の人は服用前に医師又は薬剤師に相談してください
　（1）医師の治療を受けている人。
　（2）妊婦又は妊娠していると思われる人。
　（3）高齢者。
　（4）次の症状のある人。
　　　むくみ
　（5）次の診断を受けた人。
　　　高血圧、心臓病、腎臓病
2′．服用が適さない場合があるので、服用前に医師又は薬剤師に相談してください
　　〔2．の項目の記載に際し、十分な記載スペースがない場合には2′．を記載すること。〕
3．服用に際しては、説明文書をよく読んでください
4．直射日光の当たらない湿気の少ない涼しい所に保管してください
5．小児の手の届かない所に保管してください
6．その他
　（1）医薬品副作用被害救済制度に関するお問い合わせ先
　　　（独）医薬品医療機器総合機構
　　http://www.pmda.go.jp/kenkouhigai.html
　　　電話　0120-149-931（フリーダイヤル）
　（2）この薬に関するお問い合わせ先
　　　○○薬局
　　　管理薬剤師：○○○○
　　　受付時間：○○時○○分から○○時○○分まで（但し○○日は除く）
　　　電話：03（○○○○）○○○○
　　　ＦＡＸ：03（○○○○）○○○○

漢方薬

> この説明書は本剤とともに保管し、
> 服用に際しては必ずお読みください。

疎経活血湯

疎経活血湯は、「万病回春」を原典とする、関節痛、神経痛、腰痛、筋肉痛に用いられる漢方薬です。

⚠ 使用上の注意

⊗ してはいけないこと

（守らないと現在の症状が悪化したり、副作用が起こりやすくなります）
次の人は服用しないでください
　生後3カ月未満の乳児。

相談すること

1．次の人は服用前に医師又は薬剤師に相談してください
　（1）医師の治療を受けている人。
　（2）妊婦又は妊娠していると思われる人。
　（3）胃腸が弱く下痢しやすい人。
　（4）高齢者。
　（5）今までに薬などにより発疹・発赤、かゆみ等を起こしたことがある人。
　（6）次の症状のある人。
　　　むくみ
　（7）次の診断を受けた人。
　　　高血圧、心臓病、腎臓病

2．服用後、次の症状があらわれた場合は副作用の可能性があるので、直ちに服用を中止し、この文書を持って医師又は薬剤師に相談してください

関係部位	症　　状
皮膚	発疹・発赤、かゆみ
消化器	食欲不振、胃部不快感

まれに下記の重篤な症状が起こることがあります。その場合は直ちに医師の診療を受けてください。

症状の名称	症　　状
偽アルドステロン症、ミオパチー	手足のだるさ、しびれ、つっぱり感やこわばりに加えて、脱力感、筋肉痛があらわれ、徐々に強くなる。

3．1カ月位服用しても症状がよくならない場合は服用を中止し、この文書を持って医師又は薬剤師に相談してください

4．長期連用する場合には、医師又は薬剤師に相談してください

効能・効果
体力中等度で、痛みがあり、ときにしびれがあるものの次の諸症：関節痛、神経痛、腰痛、筋肉痛

成分と分量
1包（大人1日量）中に次の成分を含んでいます。

成　分	トウキ	ジオウ	センキュウ	ビャクジュツ	ブクリョウ	トウニン
分　量	2.0g	2.0g	2.0g	2.0g	2.0g	2.0g

	シャクヤク	ゴシツ	ボウイ	ボウフウ	リュウタン	ショウキョウ
	2.5g	1.5g	1.5g	1.5g	1.5g	0.5g

	チンピ	ビャクシ	カンゾウ	イレイセン	キョウカツ
	1.5g	1.0g	1.0g	1.5g	1.5g

用法・用量

本品1包に、水約500 mLを加えて、半量ぐらいまで煎じつめ、煎じかすを除き、煎液を3回に分けて食間に服用してください。
上記は大人の1日量です。

年　齢	大人(15才以上)	14才～7才	6才～4才	3才～2才	2才未満	3カ月未満
服用量	上記の通り	大人の2/3	大人の1/2	大人の1/3	大人の1/4以下	服用しないこと
1日服用回数	3回					

＜用法・用量に関連する注意＞

（1）用法・用量を厳守してください。
（2）小児に服用させる場合には、保護者の指導監督のもとに服用させてください。
（3）1才未満の乳児には、医師の診療を受けさせることを優先し、やむを得ない場合にのみ服用させてください。
（4）煎じ液は、必ず熱いうちにかすをこしてください。
（5）本剤は必ず1日分ずつ煎じ、数日分をまとめて煎じないでください。

保管及び取扱い上の注意

（1）直射日光の当たらない湿気の少ない涼しい所に保管してください。
（2）小児の手の届かない所に保管してください。
（3）他の容器に入れ替えないでください（誤用の原因になったり品質が変わります。）。
（4）煎じ液は腐敗しやすいので、冷暗所又は冷蔵庫等に保管し、服用時に再加熱して服用してください。
（5）生薬を原料として製造していますので、製品の色や味等に多少の差異を生じることがあります。

■お問い合わせ先

製造販売元

【外部の容器又は外部の被包に記載すべき事項】

注意
1．次の人は服用しないでください
　　生後3カ月未満の乳児。
2．次の人は服用前に医師又は薬剤師に相談してください
　（1）医師の治療を受けている人。
　（2）妊婦又は妊娠していると思われる人。
　（3）胃腸が弱く下痢しやすい人。
　（4）高齢者。
　（5）今までに薬などにより発疹・発赤、かゆみ等を起こしたことがある人。
　（6）次の症状のある人。
　　　むくみ
　（7）次の診断を受けた人。
　　　高血圧、心臓病、腎臓病
2′．服用が適さない場合があるので、服用前に医師又は薬剤師に相談してください
　〔2．の項目の記載に際し、十分な記載スペースがない場合には2′．を記載すること。〕
3．服用に際しては、説明文書をよく読んでください
4．直射日光の当たらない湿気の少ない涼しい所に保管してください
5．小児の手の届かない所に保管してください
6．その他
　（1）医薬品副作用被害救済制度に関するお問い合わせ先
　　（独）医薬品医療機器総合機構
　　http://www.pmda.go.jp/kenkouhigai.html
　　電話　0120-149-931（フリーダイヤル）
　（2）この薬に関するお問い合わせ先
　　　○○薬局
　　　管理薬剤師：○○○○
　　　受付時間：○○時○○分から○○時○○分まで（但し○○日は除く）
　　　電話：03（○○○○）○○○○
　　　ＦＡＸ：03（○○○○）○○○○

漢方薬

この説明書は本剤とともに保管し、
服用に際しては必ずお読みください。

蘇子降気湯

　蘇子降気湯は、「太平恵民和剤局方」を原典とする、足冷えのある人の慢性気管支炎で多少の呼吸困難の傾向のある人に用いられる漢方薬です。

⚠ 使用上の注意

⊗ してはいけないこと
（守らないと現在の症状が悪化したり、副作用が起こりやすくなります）
次の人は服用しないでください
　生後3カ月未満の乳児。

相談すること
1．次の人は服用前に医師又は薬剤師に相談してください
　（1）医師の治療を受けている人。
　（2）妊婦又は妊娠していると思われる人。
　（3）胃腸の弱い人。
　（4）高齢者。
　（5）今までに薬などにより発疹・発赤、かゆみ等を起こしたことがある人。
　（6）次の症状のある人。
　　　むくみ
　（7）次の診断を受けた人。
　　　高血圧、心臓病、腎臓病

2．服用後、次の症状があらわれた場合は副作用の可能性があるので、直ちに服用を中止し、この文書を持って医師又は薬剤師に相談してください

関係部位	症　状
皮膚	発疹・発赤、かゆみ

まれに下記の重篤な症状が起こることがあります。その場合は直ちに医師の診療を受けてください。

症状の名称	症　状
偽アルドステロン症、ミオパチー	手足のだるさ、しびれ、つっぱり感やこわばりに加えて、脱力感、筋肉痛があらわれ、徐々に強くなる。

3．1カ月位服用しても症状がよくならない場合は服用を中止し、この文書を持って医師又は薬剤師に相談してください

4．長期連用する場合には、医師又は薬剤師に相談してください

効能・効果
体力虚弱で、足冷えや顔ののぼせがあり、息苦しさのあるものの次の諸症：慢性気管支炎、気管支ぜんそく

成分と分量
1包（大人1日量）中に次の成分を含んでいます。

成　分	シソシ	コウボク	タイソウ	ショウキョウ	カンゾウ	トウキ
分　量	3.0g	2.5g	1.5g	0.5g	1.0g	2.5g

	ハンゲ	チンピ	ゼンコ	ケイヒ
	4.0g	2.5g	2.5g	2.5g

用法・用量
本品1包に、水約500mLを加えて、半量ぐらいまで煎じつめ、煎じかすを除き、煎液を3回に分けて食間に服用してください。
上記は大人の1日量です。

B—710

年　齢	大人(15才以上)	14才～7才	6才～4才	3才～2才	2才未満	3カ月未満
服用量	上記の通り	大人の2／3	大人の1／2	大人の1／3	大人の1／4以下	服用しないこと
1日服用回数			3回			

＜用法・用量に関連する注意＞
（1）用法・用量を厳守してください。
（2）小児に服用させる場合には、保護者の指導監督のもとに服用させてください。
（3）1才未満の乳児には、医師の診療を受けさせることを優先し、やむを得ない場合にのみ服用させてください。
（4）煎じ液は、必ず熱いうちにかすをこしてください。
（5）本剤は必ず1日分ずつ煎じ、数日分をまとめて煎じないでください。

保管及び取扱い上の注意
（1）直射日光の当たらない湿気の少ない涼しい所に保管してください。
（2）小児の手の届かない所に保管してください。
（3）他の容器に入れ替えないでください（誤用の原因になったり品質が変わります。）。
（4）煎じ液は腐敗しやすいので、冷暗所又は冷蔵庫等に保管し、服用時に再加熱して服用してください。
（5）生薬を原料として製造していますので、製品の色や味等に多少の差異を生じることがあります。

■お問い合わせ先

製造販売元

【外部の容器又は外部の被包に記載すべき事項】
注意
1．次の人は服用しないでください
　　生後3カ月未満の乳児。
2．次の人は服用前に医師又は薬剤師に相談してください
　（1）医師の治療を受けている人。
　（2）妊婦又は妊娠していると思われる人。
　（3）胃腸の弱い人。
　（4）高齢者。
　（5）今までに薬などにより発疹・発赤、かゆみ等を起こしたことがある人。
　（6）次の症状のある人。
　　　むくみ
　（7）次の診断を受けた人。
　　　高血圧、心臓病、腎臓病
2′．服用が適さない場合があるので、服用前に医師又は薬剤師に相談してください
　　〔2．の項目の記載に際し、十分な記載スペースがない場合には2′．を記載すること。〕
3．服用に際しては、説明文書をよく読んでください
4．直射日光の当たらない湿気の少ない涼しい所に保管してください
5．小児の手の届かない所に保管してください
6．その他
　（1）医薬品副作用被害救済制度に関するお問い合わせ先
　　　（独）医薬品医療機器総合機構
　　　http://www.pmda.go.jp/kenkouhigai.html
　　　電話　0120-149-931（フリーダイヤル）
　（2）この薬に関するお問い合わせ先
　　　○○薬局
　　　管理薬剤師：○○○○
　　　受付時間：○○時○○分から○○時○○分まで（但し○○日は除く）
　　　電話：03（○○○○）○○○○
　　　ＦＡＸ：03（○○○○）○○○○

漢方薬

> この説明書は本剤とともに保管し、
> 服用に際しては必ずお読みください。

大黄甘草湯

大黄甘草湯は、「金匱要略」を原典とする、便秘に用いられる漢方薬です。

⚠ 使用上の注意

⊗ してはいけないこと
（守らないと現在の症状が悪化したり、副作用が起こりやすくなります）
1. 次の人は服用しないでください
   生後3カ月未満の乳児。
2. 本剤を服用している間は、次の医薬品を服用しないでください
   他の瀉下薬（下剤）
3. 授乳中の人は本剤を服用しないか、本剤を服用する場合は授乳を避けてください

相談すること
1. 次の人は服用前に医師又は薬剤師に相談してください
   （1）医師の治療を受けている人。
   （2）妊婦又は妊娠していると思われる人。
   （3）体の虚弱な人（体力の衰えている人、体の弱い人）。
   （4）胃腸が弱く下痢しやすい人。
   （5）高齢者。
   （6）次の症状のある人。
       むくみ
   （7）次の診断を受けた人。
       高血圧、心臓病、腎臓病

2. 服用後、次の症状があらわれた場合は副作用の可能性があるので、直ちに服用を中止し、
   この文書を持って医師又は薬剤師に相談してください

関係部位	症　　状
消化器	はげしい腹痛を伴う下痢、腹痛

まれに下記の重篤な症状が起こることがあります。その場合は直ちに医師の診療を受けてください。

症状の名称	症　　状
偽アルドステロン症、ミオパチー	手足のだるさ、しびれ、つっぱり感やこわばりに加えて、脱力感、筋肉痛があらわれ、徐々に強くなる。

3. 服用後、次の症状があらわれることがあるので、このような症状の持続又は増強が見られ
   た場合には、服用を中止し、この文書を持って医師又は薬剤師に相談してください
   下痢

4. 5～6日間位服用しても症状がよくならない場合は服用を中止し、この文書を持って医師
   又は薬剤師に相談してください

5. 長期連用する場合には、医師又は薬剤師に相談してください

効能・効果
便秘、便秘に伴う頭重・のぼせ・湿疹・皮膚炎・ふきでもの（にきび）・食欲不振（食欲減退）・腹部膨満・腸内異常醗酵・痔などの症状の緩和
＜効能・効果に関連する注意＞
体力に関わらず、使用できます。

成分と分量
1包（大人1日量）中に次の成分を含んでいます。

成　分	ダイオウ	カンゾウ
分　量	4.0 g	1.0 g

用法・用量
本品1包に、水約500 mLを加えて、半量ぐらいまで煎じつめ、煎じかすを除き、煎液を3回に分けて食間に服用してください。
上記は大人の1日量です。

年　齢	大人（15才以上）	14才～7才	6才～4才	3才～2才	2才未満	3カ月未満
服用量	上記の通り	大人の2/3	大人の1/2	大人の1/3	大人の1/4以下	服用しないこと
1日服用回数	3回					

＜用法・用量に関連する注意＞
（1）用法・用量を厳守してください。
（2）小児に服用させる場合には、保護者の指導監督のもとに服用させてください。
（3）1才未満の乳児には、医師の診療を受けさせることを優先し、やむを得ない場合にのみ服用させてください。
（4）煎じ液は、必ず熱いうちにかすをこしてください。
（5）本剤は必ず1日分ずつ煎じ、数日分をまとめて煎じないでください。

保管及び取扱い上の注意
（1）直射日光の当たらない湿気の少ない涼しい所に保管してください。
（2）小児の手の届かない所に保管してください。
（3）他の容器に入れ替えないでください（誤用の原因になったり品質が変わります。）。
（4）煎じ液は腐敗しやすいので、冷暗所又は冷蔵庫等に保管し、服用時に再加熱して服用してください。
（5）生薬を原料として製造していますので、製品の色や味等に多少の差異を生じることがあります。

■お問い合わせ先

製造販売元

【外部の容器又は外部の被包に記載すべき事項】
注意
1．次の人は服用しないでください
　　生後3カ月未満の乳児。
2．授乳中の人は本剤を服用しないか、本剤を服用する場合は授乳を避けてください
3．次の人は服用前に医師又は薬剤師に相談してください
　（1）医師の治療を受けている人。
　（2）妊婦又は妊娠していると思われる人。
　（3）体の虚弱な人（体力の衰えている人、体の弱い人）。
　（4）胃腸が弱く下痢しやすい人。
　（5）高齢者。
　（6）次の症状のある人。
　　　　むくみ
　（7）次の診断を受けた人。
　　　　高血圧、心臓病、腎臓病
3′．服用が適さない場合があるので、服用前に医師又は薬剤師に相談してください
　　　〔3．の項目の記載に際し、十分な記載スペースがない場合には3′．を記載すること。〕
4．服用に際しては、説明文書をよく読んでください
5．直射日光の当たらない湿気の少ない涼しい所に保管してください
6．小児の手の届かない所に保管してください
7．その他
　（1）医薬品副作用被害救済制度に関するお問い合わせ先
　　　　（独）医薬品医療機器総合機構

http://www.pmda.go.jp/kenkouhigai.html
電話　0120-149-931（フリーダイヤル）
（2）この薬に関するお問い合わせ先
〇〇薬局
管理薬剤師：〇〇〇〇
受付時間：〇〇時〇〇分から〇〇時〇〇分まで（但し〇〇日は除く）
電話：03（〇〇〇〇）〇〇〇〇
ＦＡＸ：03（〇〇〇〇）〇〇〇〇
〔効能・効果に関連する注意として、効能・効果の項目に続けて以下を記載すること。〕
体力に関わらず、使用できます。

漢方薬

> この説明書は本剤とともに保管し、
> 服用に際しては必ずお読みください。

大黄牡丹皮湯

　大黄牡丹皮湯は、「金匱要略」を原典とする、比較的体力があり、下腹部痛があって、便秘しがちな人の、月経不順、月経困難、便秘、痔疾に用いられる漢方薬です。

⚠ 使用上の注意

⊗ してはいけないこと

（守らないと現在の症状が悪化したり、副作用が起こりやすくなります）

1．次の人は服用しないでください
　　生後3ヵ月未満の乳児。
2．本剤を服用している間は、次の医薬品を服用しないでください
　　他の瀉下薬（下剤）
3．授乳中の人は本剤を服用しないか、本剤を服用する場合は授乳を避けてください

相談すること

1．次の人は服用前に医師又は薬剤師に相談してください
　（1）医師の治療を受けている人。
　（2）妊婦又は妊娠していると思われる人。
　（3）体の虚弱な人（体力の衰えている人、体の弱い人）。
　（4）胃腸が弱く下痢しやすい人。

2．服用後、次の症状があらわれた場合は副作用の可能性があるので、直ちに服用を中止し、この文書を持って医師又は薬剤師に相談してください

関係部位	症　　状
消化器	はげしい腹痛を伴う下痢、腹痛

3．服用後、次の症状があらわれることがあるので、このような症状の持続又は増強が見られた場合には、服用を中止し、この文書を持って医師又は薬剤師に相談してください
　　下痢

4．1カ月位（便秘、痔疾に服用する場合には1週間位）服用しても症状がよくならない場合は服用を中止し、この文書を持って医師又は薬剤師に相談してください

効能・効果
体力中等度以上で、下腹部痛があって、便秘しがちなものの次の諸症：月経不順、月経困難、月経痛、便秘、痔疾

成分と分量
1包（大人1日量）中に次の成分を含んでいます。

成　分	ダイオウ	ボタンピ	トウニン	乾燥硫酸ナトリウム	トウガシ
分　量	2.0g	4.0g	4.0g	1.7g	4.0g

用法・用量
本品1包に、水約500mLを加えて、半量ぐらいまで煎じつめ、煎じかすを除き、煎液を3回に分けて食間に服用してください。
上記は大人の1日量です。

年　齢	大人(15才以上)	14才〜7才	6才〜4才	3才〜2才	2才未満	3カ月未満
服用量	上記の通り	大人の2/3	大人の1/2	大人の1/3	大人の1/4以下	服用しないこと
1日服用回数	3回					

＜用法・用量に関連する注意＞
（1）用法・用量を厳守してください。
（2）小児に服用させる場合には、保護者の指導監督のもとに服用させてください。
（3）1歳未満の乳児には、医師の診療を受けさせることを優先し、やむを得ない場合にのみ服用させてください。

（4）煎じ液は、必ず熱いうちにかすをこしてください。
（5）本剤は必ず1日分ずつ煎じ、数日分をまとめて煎じないでください。

保管及び取扱い上の注意
（1）直射日光の当たらない湿気の少ない涼しい所に保管してください。
（2）小児の手の届かない所に保管してください。
（3）他の容器に入れ替えないでください（誤用の原因になったり品質が変わります。）。
（4）煎じ液は腐敗しやすいので、冷暗所又は冷蔵庫等に保管し、服用時に再加熱して服用してください。
（5）生薬を原料として製造していますので、製品の色や味等に多少の差異を生じることがあります。

■お問い合わせ先

製造販売元

【外部の容器又は外部の被包に記載すべき事項】
注意
1．次の人は服用しないでください
　　　生後3カ月未満の乳児。
2．授乳中の人は本剤を服用しないか、本剤を服用する場合は授乳を避けてください
3．次の人は服用前に医師又は薬剤師に相談してください
　（1）医師の治療を受けている人。
　（2）妊婦又は妊娠していると思われる人。
　（3）体の虚弱な人（体力の衰えている人、体の弱い人）。
　（4）胃腸が弱く下痢しやすい人。
3′．服用が適さない場合があるので、服用前に医師又は薬剤師に相談してください
　　　〔3．の項目の記載に際し、十分な記載スペースがない場合には3′．を記載すること。〕
4．服用に際しては、説明文書をよく読んでください
5．直射日光の当たらない湿気の少ない涼しい所に保管してください
6．小児の手の届かない所に保管してください
7．その他
　（1）医薬品副作用被害救済制度に関するお問い合わせ先
　　　　（独）医薬品医療機器総合機構
　　　http://www.pmda.go.jp/kenkouhigai.html
　　　電話　0120-149-931（フリーダイヤル）
　（2）この薬に関するお問い合わせ先
　　　　○○薬局
　　　管理薬剤師：○○○○
　　　受付時間：○○時○○分から○○時○○分まで（但し○○日は除く）
　　　電話：03（○○○○）○○○○
　　　ＦＡＸ：03（○○○○）○○○○

漢方薬

この説明書は本剤とともに保管し、
服用に際しては必ずお読みください。

大建中湯

　大建中湯は、「金匱要略」を原典とする、腹が冷えて痛み、腹部膨満感のある人に用いられる漢方薬です。

⚠ 使用上の注意

⊗ してはいけないこと
（守らないと現在の症状が悪化したり、副作用が起こりやすくなります）
次の人は服用しないでください
　生後3ヵ月未満の乳児。

相談すること
1．次の人は服用前に医師又は薬剤師に相談してください
　（1）医師の治療を受けている人。
　（2）妊婦又は妊娠していると思われる人。
　（3）今までに薬などにより発疹・発赤、かゆみ等を起こしたことがある人。
　（4）次の診断を受けた人。
　　　肝臓病

2．服用後、次の症状があらわれた場合は副作用の可能性があるので、直ちに服用を中止し、この文書を持って医師又は薬剤師に相談してください

関係部位	症　状
皮膚	発疹・発赤、かゆみ

まれに下記の重篤な症状が起こることがあります。その場合は直ちに医師の診療を受けてください。

症状の名称	症　状
間質性肺炎	階段を上ったり、少し無理をしたりすると息切れがする・息苦しくなる、空せき、発熱等がみられ、これらが急にあらわれたり、持続したりする。
肝機能障害	発熱、かゆみ、発疹、黄疸（皮膚や白目が黄色くなる）、褐色尿、全身のだるさ、食欲不振等があらわれる。

3．1週間位服用しても症状がよくならない場合は服用を中止し、この文書を持って医師又は薬剤師に相談してください

効能・効果
体力虚弱で、腹が冷えて痛むものの次の諸症：下腹部痛、腹部膨満感

成分と分量
1包（大人1日量）中に次の成分を含んでいます。

成　分	サンショウ	ニンジン	カンキョウ
分　量	1.0g	2.0g	4.0g

別包

成　分	コウイ
分　量	20.0g

用法・用量
本品1包に、水約500mLを加えて、半量ぐらいまで煎じつめ、熱いうちに煎じかすを除き、添付のコウイを煎液に入れ、かきまぜながら5分ほど熱してコウイを溶かし、3回に分けて食間に服用してください。本剤は必ず1日分ずつ煎じ、数日分をまとめて煎じないでください。
上記は大人の1日量です。

年　齢	大人(15才以上)	14才〜7才	6才〜4才	3才〜2才	2才未満	3カ月未満
服用量	上記の通り	大人の2/3	大人の1/2	大人の1/3	大人の1/4以下	服用しない
1日服用回数	3回					こと

<用法・用量に関連する注意>
（1）用法・用量を厳守してください。
（2）小児に服用させる場合には、保護者の指導監督のもとに服用させてください。
（3）1才未満の乳児には、医師の診療を受けさせることを優先し、やむを得ない場合にのみ服用させてください。
（4）煎じ液は、必ず熱いうちにかすをこしてください。
（5）本剤は必ず1日分ずつ煎じ、数日分をまとめて煎じないでください。

保管及び取扱い上の注意
（1）直射日光の当たらない湿気の少ない涼しい所に保管してください。
（2）小児の手の届かない所に保管してください。
（3）他の容器に入れ替えないでください（誤用の原因になったり品質が変わります。）。
（4）煎じ薬は腐敗しやすいので、冷暗所又は冷蔵庫等に保管し、服用時に再加熱して服用してください。
（5）生薬を原料として製造していますので、製品の色や味等に多少の差異を生じることがあります。

■お問い合わせ先

製造販売元

【外部の容器又は外部の被包に記載すべき事項】
注意
１．次の人は服用しないでください
　　生後3カ月未満の乳児。
２．次の人は服用前に医師又は薬剤師に相談してください
　（1）医師の治療を受けている人。
　（2）妊婦又は妊娠していると思われる人。
　（3）今までに薬などにより発疹・発赤、かゆみ等を起こしたことがある人。
　（4）次の診断を受けた人。
　　　肝臓病
２'．服用が適さない場合があるので、服用前に医師又は薬剤師に相談してください
　　〔２．の項目の記載に際し、十分な記載スペースがない場合には２'．を記載すること。〕
３．服用に際しては、説明文書をよく読んでください
４．直射日光の当たらない湿気の少ない涼しい所に保管してください
５．小児の手の届かない所に保管してください
６．その他
　（1）医薬品副作用被害救済制度に関するお問い合わせ先
　　　（独）医薬品医療機器総合機構
　　　http://www.pmda.go.jp/kenkouhigai.html
　　　電話　0120-149-931（フリーダイヤル）
　（2）この薬に関するお問い合わせ先
　　　○○薬局
　　　管理薬剤師：○○○○
　　　受付時間：○○時○○分から○○時○○分まで（但し○○日は除く）
　　　電話：03（○○○○）○○○○
　　　ＦＡＸ：03（○○○○）○○○○

漢方薬

> この説明書は本剤とともに保管し、
> 服用に際しては必ずお読みください。

大柴胡湯

大柴胡湯は、「傷寒論」・「金匱要略」を原典とする、胃部が硬くつかえて便秘し、胸や脇腹に圧迫感や痛みがあり、肩こり、耳なり、食欲減退などを伴う人の、高血圧症、常習便秘、胃炎に用いられる漢方薬です。

⚠ 使用上の注意

⊗ してはいけないこと
（守らないと現在の症状が悪化したり、副作用が起こりやすくなります）

1. 次の人は服用しないでください
   生後3カ月未満の乳児。
2. 本剤を服用している間は、次の医薬品を服用しないでください
   他の瀉下薬（下剤）
3. 授乳中の人は本剤を服用しないか、本剤を服用する場合は授乳を避けてください

相談すること

1. 次の人は服用前に医師又は薬剤師に相談してください
   （1）医師の治療を受けている人。
   （2）妊婦又は妊娠していると思われる人。
   （3）体の虚弱な人（体力の衰えている人、体の弱い人）。
   （4）胃腸が弱く下痢しやすい人。
   （5）今までに薬などにより発疹・発赤、かゆみ等を起こしたことがある人。

2. 服用後、次の症状があらわれた場合は副作用の可能性があるので、直ちに服用を中止し、この文書を持って医師又は薬剤師に相談してください

関係部位	症　　状
皮膚	発疹・発赤、かゆみ
消化器	はげしい腹痛を伴う下痢、腹痛

まれに下記の重篤な症状が起こることがあります。その場合は直ちに医師の診療を受けてください。

症状の名称	症　　状
間質性肺炎	階段を上ったり、少し無理をしたりすると息切れがする・息苦しくなる、空せき、発熱等がみられ、これらが急にあらわれたり、持続したりする。
肝機能障害	発熱、かゆみ、発疹、黄疸（皮膚や白目が黄色くなる）、褐色尿、全身のだるさ、食欲不振等があらわれる。

3. 服用後、次の症状があらわれることがあるので、このような症状の持続又は増強が見られた場合には、服用を中止し、この文書を持って医師又は薬剤師に相談してください
   下痢

4. 1カ月位（常習便秘、高血圧や肥満に伴う便秘に服用する場合には5～6日間）服用しても症状がよくならない場合は服用を中止し、この文書を持って医師又は薬剤師に相談してください

効能・効果
体力が充実して、脇腹からみぞおちあたりにかけて苦しく、便秘の傾向があるものの次の諸症：胃炎、常習便秘、高血圧や肥満に伴う肩こり・頭痛・便秘、神経症、肥満症

成分と分量
1包（大人1日量）中に次の成分を含んでいます。

成　分	サイコ	ハンゲ	オウゴン	シャクヤク	タイソウ	キジツ
分　量	6.0g	6.0g	3.0g	3.0g	3.0g	3.0g

ショウキョウ	ダイオウ
1.5 g	0.5 g

用法・用量

本品1包に、水約500 mLを加えて、半量ぐらいまで煎じつめ、煎じかすを除き、煎液を3回に分けて食間に服用してください。
上記は大人の1日量です。

年　齢	大人(15才以上)	14才〜7才	6才〜4才	3才〜2才	2才未満	3カ月未満
服用量	上記の通り	大人の2/3	大人の1/2	大人の1/3	大人の1/4以下	服用しないこと
1日服用回数			3回			

＜用法・用量に関連する注意＞

（1）用法・用量を厳守してください。
（2）小児に服用させる場合には、保護者の指導監督のもとに服用させてください。
（3）1才未満の乳児には、医師の診療を受けさせることを優先し、やむを得ない場合にのみ服用させてください。
（4）煎じ液は、必ず熱いうちにかすをこしてください。
（5）本剤は必ず1日分ずつ煎じ、数日分をまとめて煎じないでください。

保管及び取扱い上の注意

（1）直射日光の当たらない湿気の少ない涼しい所に保管してください。
（2）小児の手の届かない所に保管してください。
（3）他の容器に入れ替えないでください（誤用の原因になったり品質が変わります。）。
（4）煎じ薬は腐敗しやすいので、冷暗所又は冷蔵庫等に保管し、服用時に再加熱して服用してください。
（5）生薬を原料として製造していますので、製品の色や味等に多少の差異を生じることがあります。

■お問い合わせ先

製造販売元

【外部の容器又は外部の被包に記載すべき事項】

注意
1．次の人は服用しないでください
　　生後3カ月未満の乳児。
2．授乳中の人は本剤を服用しないか、本剤を服用する場合は授乳を避けてください
3．次の人は服用前に医師又は薬剤師に相談してください
　（1）医師の治療を受けている人。
　（2）妊婦又は妊娠していると思われる人。
　（3）体の虚弱な人（体力の衰えている人、体の弱い人）。
　（4）胃腸が弱く下痢しやすい人。
　（5）今までに薬などにより発疹・発赤、かゆみ等を起こしたことがある人。
3′．服用が適さない場合があるので、服用前に医師又は薬剤師に相談してください
　　〔3．の項目の記載に際し、十分な記載スペースがない場合には3′．を記載すること。〕
4．服用に際しては、説明文書をよく読んでください
5．直射日光の当たらない湿気の少ない涼しい所に保管してください
6．小児の手の届かない所に保管してください
7．その他
　（1）医薬品副作用被害救済制度に関するお問い合わせ先
　　　（独）医薬品医療機器総合機構
　　　http://www.pmda.go.jp/kenkouhigai.html
　　　電話　0120-149-931（フリーダイヤル）
　（2）この薬に関するお問い合わせ先
　　　○○薬局
　　　管理薬剤師：○○○○
　　　受付時間：○○時○○分から○○時○○分まで（但し○○日は除く）
　　　電話：03（○○○○）○○○○
　　　ＦＡＸ：03（○○○○）○○○○

漢方薬

> この説明書は本剤とともに保管し、
> 服用に際しては必ずお読みください。

大半夏湯

大半夏湯は、「金匱要略」を原典とする、嘔吐に用いられる漢方薬です。

⚠ 使用上の注意

⊗ してはいけないこと
（守らないと現在の症状が悪化したり、副作用が起こりやすくなります）
次の人は服用しないでください
　　1才未満の乳児。

相談すること
1．次の人は服用前に医師又は薬剤師に相談してください
　（1）医師の治療を受けている人。
　（2）妊婦又は妊娠していると思われる人。

2．5〜6日間服用しても症状がよくならない場合は服用を中止し、この文書を持って医師又
　　は薬剤師に相談してください

効能・効果
体力中等度以下で、みぞおちがつかえた感じがあるものの次の諸症：嘔吐、むかつき、はきけ、悪
心

成分と分量
1包（大人1日量）中に次の成分を含んでいます。

成　分	ハンゲ	ニンジン
分　量	7.0 g	3.0 g

別包

成　分	ハチミツ
分　量	20.0 g

用法・用量
本品1包に、水約 500 mL を加えて、半量ぐらいまで煎じつめ、煎じかすを除き、添付のハチミツ
を煎液に加えて、よくかきまぜ、3回に分けて食間に服用してください。
上記は大人の1日量です。

年　齢	大人（15才以上）	14才〜7才	6才〜4才	3才〜2才	2才未満	1才未満
服用量	上記の通り	大人の2/3	大人の1/2	大人の1/3	大人の1/4以下	服用しない
1日服用回数			3回			こと

＜用法・用量に関連する注意＞
（1）用法・用量を厳守してください。
（2）小児に服用させる場合には、保護者の指導監督のもとに服用させてください。
（3）煎じ液は、必ず熱いうちにかすをこしてください。
（4）本剤は必ず1日分ずつ煎じ、数日分をまとめて煎じないでください。

保管及び取扱い上の注意
（1）直射日光の当たらない湿気の少ない涼しい所に保管してください。
（2）小児の手の届かない所に保管してください。
（3）他の容器に入れ替えないでください（誤用の原因になったり品質が変わります。）。
（4）煎じ液は腐敗しやすいので、冷暗所又は冷蔵庫等に保管し、服用時に再加熱して服用してくだ
　　さい。
（5）生薬を原料として製造していますので、製品の色や味等に多少の差異を生じることがあります。

■お問い合わせ先

製造販売元

【外部の容器又は外部の被包に記載すべき事項】
注意
1．次の人は服用しないでください
　　　１才未満の乳児。
2．次の人は服用前に医師又は薬剤師に相談してください
　（1）医師の治療を受けている人。
　（2）妊婦又は妊娠していると思われる人。
2′．服用が適さない場合があるので、服用前に医師又は薬剤師に相談してください
　　〔2．の項目の記載に際し、十分な記載スペースがない場合には2′．を記載すること。〕
3．服用に際しては、説明文書をよく読んでください
4．直射日光の当たらない湿気の少ない涼しい所に保管してください
5．小児の手の届かない所に保管してください
6．その他
　（1）医薬品副作用被害救済制度に関するお問い合わせ先
　　　（独）医薬品医療機器総合機構
　　　http：//www.pmda.go.jp/kenkouhigai.html
　　　電話　0120-149-931（フリーダイヤル）
　（2）この薬に関するお問い合わせ先
　　　○○薬局
　　　管理薬剤師：○○○○
　　　受付時間：○○時○○分から○○時○○分まで（但し○○日は除く）
　　　電話：03（○○○○）○○○○
　　　ＦＡＸ：03（○○○○）○○○○

漢方薬

この説明書は本剤とともに保管し、
服用に際しては必ずお読みください。

竹茹温胆湯

竹茹温胆湯は、「万病回春」を原典とする、インフルエンザ、風邪、肺炎などの回復期に熱が長びいたり、また平熱になっても気分がさっぱりせず、せきや痰が多くて安眠できない人に用いられる漢方薬です。

⚠ 使用上の注意

✕ してはいけないこと

（守らないと現在の症状が悪化したり、副作用が起こりやすくなります）
次の人は服用しないでください
　生後３カ月未満の乳児。

相談すること

１．次の人は服用前に医師又は薬剤師に相談してください
　（１）医師の治療を受けている人。
　（２）妊婦又は妊娠していると思われる人。
　（３）高齢者。
　（４）今までに薬などにより発疹・発赤、かゆみ等を起こしたことがある人。
　（５）次の症状のある人。
　　　むくみ
　（６）次の診断を受けた人。
　　　高血圧、心臓病、腎臓病

２．服用後、次の症状があらわれた場合は副作用の可能性があるので、直ちに服用を中止し、この文書を持って医師又は薬剤師に相談してください

関係部位	症　　　状
皮膚	発疹・発赤、かゆみ

まれに下記の重篤な症状が起こることがあります。その場合は直ちに医師の診療を受けてください。

症状の名称	症　　　状
偽アルドステロン症、ミオパチー	手足のだるさ、しびれ、つっぱり感やこわばりに加えて、脱力感、筋肉痛があらわれ、徐々に強くなる。

３．１週間位服用しても症状がよくならない場合は服用を中止し、この文書を持って医師又は薬剤師に相談してください

４．長期連用する場合には、医師又は薬剤師に相談してください

効能・効果
体力中等度のものの次の諸症：かぜ、インフルエンザ、肺炎などの回復期に熱が長びいたり、また平熱になっても、気分がさっぱりせず、せきやたんが多くて安眠できないもの

成分と分量
１包（大人１日量）中に次の成分を含んでいます。

成　分	サイコ	チクジョ	ブクリョウ	バクモンドウ	ショウキョウ	ハンゲ	コウブシ
分　量	3.0 g	3.0 g	3.0 g	3.0 g	1.0 g	5.0 g	2.0 g

	キキョウ	チンピ	キジツ	オウレン	カンゾウ	ニンジン
	2.0 g	2.0 g	2.0 g	1.0 g	1.0 g	1.0 g

用法・用量
本品１包に、水約 500 mL を加えて、半量ぐらいまで煎じつめ、煎じかすを除き、煎液を３回に分けて食間に服用してください。
上記は大人の１日量です。

年　齢	大人(15才以上)	14才～7才	6才～4才	3才～2才	2才未満	3カ月未満
服用量	上記の通り	大人の2/3	大人の1/2	大人の1/3	大人の1/4以下	服用しないこと
1日服用回数	3回					

<用法・用量に関連する注意>
（1）用法・用量を厳守してください。
（2）小児に服用させる場合には、保護者の指導監督のもとに服用させてください。
（3）1才未満の乳児には、医師の診療を受けさせることを優先し、やむを得ない場合にのみ服用させてください。
（4）煎じ液は、必ず熱いうちにかすをこしてください。
（5）本剤は必ず1日分ずつ煎じ、数日分をまとめて煎じないでください。

保管及び取扱い上の注意
（1）直射日光の当たらない湿気の少ない涼しい所に保管してください。
（2）小児の手の届かない所に保管してください。
（3）他の容器に入れ替えないでください（誤用の原因になったり品質が変わります。）。
（4）煎じ液は腐敗しやすいので、冷暗所又は冷蔵庫等に保管し、服用時に再加熱して服用してください。
（5）生薬を原料として製造していますので、製品の色や味等に多少の差異を生じることがあります。

■お問い合わせ先

製造販売元

【外部の容器又は外部の被包に記載すべき事項】
注意
１．次の人は服用しないでください
　　生後3カ月未満の乳児。
２．次の人は服用前に医師又は薬剤師に相談してください
　（1）医師の治療を受けている人。
　（2）妊婦又は妊娠していると思われる人。
　（3）高齢者。
　（4）今までに薬などにより発疹・発赤、かゆみ等を起こしたことがある人。
　（5）次の症状のある人。
　　　むくみ
　（6）次の診断を受けた人。
　　　高血圧、心臓病、腎臓病
２′．服用が適さない場合があるので、服用前に医師又は薬剤師に相談してください
　　〔２．の項目の記載に際し、十分な記載スペースがない場合には２′．を記載すること。〕
３．服用に際しては、説明文書をよく読んでください
４．直射日光の当たらない湿気の少ない涼しい所に保管してください
５．小児の手の届かない所に保管してください
６．その他
　（1）医薬品副作用被害救済制度に関するお問い合わせ先
　　　（独）医薬品医療機器総合機構
　　　http://www.pmda.go.jp/kenkouhigai.html
　　　電話　0120-149-931（フリーダイヤル）
　（2）この薬に関するお問い合わせ先
　　　○○薬局
　　　管理薬剤師：○○○○
　　　受付時間：○○時○○分から○○時○○分まで（但し○○日は除く）
　　　電話：03（○○○○）○○○○
　　　ＦＡＸ：03（○○○○）○○○○

B—724

漢方薬

> この説明書は本剤とともに保管し、
> 服用に際しては必ずお読みください。

治打撲一方

治打撲一方は、「一本堂医事説約」を原典とする、打撲によるはれ及び痛みに用いられる漢方薬です。

⚠ 使用上の注意

✗ してはいけないこと

（守らないと現在の症状が悪化したり、副作用が起こりやすくなります）
1. 次の人は服用しないでください
   生後3カ月未満の乳児。
2. 授乳中の人は本剤を服用しないか、本剤を服用する場合は授乳を避けてください

相談すること

1. 次の人は服用前に医師又は薬剤師に相談してください
   （1）医師の治療を受けている人。
   （2）妊婦又は妊娠していると思われる人。
   （3）体の虚弱な人（体力の衰えている人、体の弱い人）。
   （4）胃腸が弱く下痢しやすい人。
   （5）高齢者。
   （6）今までに薬などにより発疹・発赤、かゆみ等を起こしたことがある人。
   （7）次の症状のある人。
      むくみ
   （8）次の診断を受けた人。
      高血圧、心臓病、腎臓病
   （9）次の医薬品を服用している人。
      瀉下薬（下剤）

2. 服用後、次の症状があらわれた場合は副作用の可能性があるので、直ちに服用を中止し、この文書を持って医師又は薬剤師に相談してください

関係部位	症　　状
皮膚	発疹・発赤、かゆみ
消化器	はげしい腹痛を伴う下痢、腹痛

まれに下記の重篤な症状が起こることがあります。その場合は直ちに医師の診療を受けてください。

症状の名称	症　　状
偽アルドステロン症、ミオパチー	手足のだるさ、しびれ、つっぱり感やこわばりに加えて、脱力感、筋肉痛があらわれ、徐々に強くなる。

3. 服用後、次の症状があらわれることがあるので、このような症状の持続又は増強が見られた場合には、服用を中止し、この文書を持って医師又は薬剤師に相談してください
   軟便、下痢

4. 1週間位服用しても症状がよくならない場合は服用を中止し、この文書を持って医師又は薬剤師に相談してください

5. 長期連用する場合には、医師又は薬剤師に相談してください

効能・効果
体力に関わらず使用でき、はれ、痛みがあるものの次の諸症：打撲、捻挫

成分と分量

1包（大人1日量）中に次の成分を含んでいます。

成　分	センキュウ	ボクソク	センコツ	ケイヒ	カンゾウ	チョウジ	ダイオウ
分　量	3.0g	3.0g	3.0g	3.0g	1.5g	1.0g	1.0g

用法・用量

本品1包に、水約500mLを加えて、半量ぐらいまで煎じつめ、煎じかすを除き、煎液を3回に分けて食間に服用してください。
上記は大人の1日量です。

年　齢	大人(15才以上)	14才〜7才	6才〜4才	3才〜2才	2才未満	3カ月未満
服用量	上記の通り	大人の2/3	大人の1/2	大人の1/3	大人の1/4以下	服用しないこと
1日服用回数	3回					

＜用法・用量に関連する注意＞
（1）用法・用量を厳守してください。
（2）小児に服用させる場合には、保護者の指導監督のもとに服用させてください。
（3）1才未満の乳児には、医師の診療を受けさせることを優先し、やむを得ない場合にのみ服用させてください。
（4）煎じ液は、必ず熱いうちにかすをこしてください。
（5）本剤は必ず1日分ずつ煎じ、数日分をまとめて煎じないでください。

保管及び取扱い上の注意

（1）直射日光の当たらない湿気の少ない涼しい所に保管してください。
（2）小児の手の届かない所に保管してください。
（3）他の容器に入れ替えないでください（誤用の原因になったり品質が変わります。）。
（4）煎じ液は腐敗しやすいので、冷暗所又は冷蔵庫等に保管し、服用時に再加熱して服用してください。
（5）生薬を原料として製造していますので、製品の色や味等に多少の差異を生じることがあります。

■お問い合わせ先

製造販売元

【外部の容器又は外部の被包に記載すべき事項】

注意
1．次の人は服用しないでください
　　生後3カ月未満の乳児。
2．授乳中の人は本剤を服用しないか、本剤を服用する場合は授乳を避けてください
3．次の人は服用前に医師又は薬剤師に相談してください
　（1）医師の治療を受けている人。
　（2）妊婦又は妊娠していると思われる人。
　（3）体の虚弱な人（体力の衰えている人、体の弱い人）。
　（4）胃腸が弱く下痢しやすい人。
　（5）高齢者。
　（6）今までに薬などにより発疹・発赤、かゆみ等を起こしたことがある人。
　（7）次の症状のある人。
　　　むくみ
　（8）次の診断を受けた人。
　　　高血圧、心臓病、腎臓病
　（9）次の医薬品を服用している人。
　　　瀉下薬（下剤）
3′．服用が適さない場合があるので、服用前に医師又は薬剤師に相談してください
　　〔3．の項目の記載に際し、十分な記載スペースがない場合には3′．を記載すること。〕
4．服用に際しては、説明文書をよく読んでください
5．直射日光の当たらない湿気の少ない涼しい所に保管してください
6．小児の手の届かない所に保管してください

B—726

7．その他
（1）医薬品副作用被害救済制度に関するお問い合わせ先
　　（独）医薬品医療機器総合機構
　　http：//www.pmda.go.jp/kenkouhigai.html
　　電話　0120-149-931（フリーダイヤル）
（2）この薬に関するお問い合わせ先
　　○○薬局
　　管理薬剤師：○○○○
　　受付時間：○○時○○分から○○時○○分まで（但し○○日は除く）
　　電話：03（○○○○）○○○○
　　ＦＡＸ：03（○○○○）○○○○

漢方薬

> この説明書は本剤とともに保管し、
> 服用に際しては必ずお読みください。

治頭瘡一方

　治頭瘡一方は、「勿誤薬室方函」を原典とする、湿疹、くさ、乳幼児の湿疹に用いられる漢方薬です。

⚠ 使用上の注意

✕ してはいけないこと
（守らないと現在の症状が悪化したり、副作用が起こりやすくなります）
1．次の人は服用しないでください
　　生後3カ月未満の乳児。
2．授乳中の人は本剤を服用しないか、本剤を服用する場合は授乳を避けてください

相談すること
1．次の人は服用前に医師又は薬剤師に相談してください
　（1）医師の治療を受けている人。
　（2）妊婦又は妊娠していると思われる人。
　（3）体の虚弱な人（体力の衰えている人、体の弱い人）。
　（4）胃腸が弱く下痢しやすい人。
　（5）高齢者。
　（6）今までに薬などにより発疹・発赤、かゆみ等を起こしたことがある人。
　（7）次の症状のある人。
　　　むくみ
　（8）次の診断を受けた人。
　　　高血圧、心臓病、腎臓病
　（9）次の医薬品を服用している人。
　　　瀉下薬（下剤）

2．服用後、次の症状があらわれた場合は副作用の可能性があるので、直ちに服用を中止し、この文書を持って医師又は薬剤師に相談してください

関係部位	症　　状
皮膚	発疹・発赤、かゆみ
消化器	食欲不振、胃部不快感、はげしい腹痛を伴う下痢、腹痛

まれに下記の重篤な症状が起こることがあります。その場合は直ちに医師の診療を受けてください。

症状の名称	症　　状
偽アルドステロン症、ミオパチー	手足のだるさ、しびれ、つっぱり感やこわばりに加えて、脱力感、筋肉痛があらわれ、徐々に強くなる。

3．服用後、次の症状があらわれることがあるので、このような症状の持続又は増強が見られた場合には、服用を中止し、この文書を持って医師又は薬剤師に相談してください
　　軟便、下痢

4．1カ月位服用しても症状がよくならない場合は服用を中止し、この文書を持って医師又は薬剤師に相談してください

5．長期連用する場合には、医師又は薬剤師に相談してください

6．本剤の服用により、まれに症状が進行することもあるので、このような場合には、服用を中止し、この文書を持って医師又は薬剤師に相談してください

効能・効果
体力中等度以上のものの顔面、頭部などの皮膚疾患で、ときにかゆみ、分泌物などがあるものの次の諸症：湿疹・皮膚炎、乳幼児の湿疹・皮膚炎

成分と分量

1包（大人1日量）中に次の成分を含んでいます。

成　分	レンギョウ	ソウジュツ	センキュウ	ボウフウ	ニンドウ	ケイガイ	カンゾウ
分　量	3.0 g	3.0 g	3.0 g	2.0 g	2.0 g	1.0 g	1.0 g

	コウカ	ダイオウ
	1.0 g	0.5 g

用法・用量

本品1包に、水約500 mLを加えて、半量ぐらいまで煎じつめ、煎じかすを除き、煎液を3回に分けて食間に服用してください。
上記は大人の1日量です。

年　齢	大人（15才以上）	14才～7才	6才～4才	3才～2才	2才未満	3カ月未満
服用量	上記の通り	大人の2/3	大人の1/2	大人の1/3	大人の1/4以下	服用しないこと
1日服用回数		3回				

<用法・用量に関連する注意>
（1）用法・用量を厳守してください。
（2）小児に服用させる場合には、保護者の指導監督のもとに服用させてください。
（3）1才未満の乳児には、医師の診療を受けさせることを優先し、やむを得ない場合にのみ服用させてください。
（4）煎じ液は、必ず熱いうちにかすをこしてください。
（5）本剤は必ず1日分ずつ煎じ、数日分をまとめて煎じないでください。

保管及び取扱い上の注意

（1）直射日光の当たらない湿気の少ない涼しい所に保管してください。
（2）小児の手の届かない所に保管してください。
（3）他の容器に入れ替えないでください（誤用の原因になったり品質が変わります。）。
（4）煎じ液は腐敗しやすいので、冷暗所又は冷蔵庫等に保管し、服用時に再加熱して服用してください。
（5）生薬を原料として製造していますので、製品の色や味等に多少の差異を生じることがあります。

■お問い合わせ先

製造販売元

【外部の容器又は外部の被包に記載すべき事項】

注意
1．次の人は服用しないでください
　　生後3カ月未満の乳児。
2．授乳中の人は本剤を服用しないか、本剤を服用する場合は授乳を避けてください
3．次の人は服用前に医師又は薬剤師に相談してください
　（1）医師の治療を受けている人。
　（2）妊婦又は妊娠していると思われる人。
　（3）体の虚弱な人（体力の衰えている人、体の弱い人）。
　（4）胃腸が弱く下痢しやすい人。
　（5）高齢者。
　（6）今までに薬などにより発疹・発赤、かゆみ等を起こしたことがある人。
　（7）次の症状のある人。
　　　むくみ
　（8）次の診断を受けた人。
　　　高血圧、心臓病、腎臓病
　（9）次の医薬品を服用している人。
　　　瀉下薬（下剤）
3′．服用が適さない場合があるので、服用前に医師又は薬剤師に相談してください
　　〔3．の項目の記載に際し、十分な記載スペースがない場合には3′．を記載すること。〕
4．服用に際しては、説明文書をよく読んでください

５．直射日光の当たらない湿気の少ない涼しい所に保管してください

６．小児の手の届かない所に保管してください

７．その他

（１）医薬品副作用被害救済制度に関するお問い合わせ先

（独）医薬品医療機器総合機構

http://www.pmda.go.jp/kenkouhigai.html

電話　0120-149-931（フリーダイヤル）

（２）この薬に関するお問い合わせ先

○○薬局

管理薬剤師：○○○○

受付時間：○○時○○分から○○時○○分まで（但し○○日は除く）

電話：03（○○○○）○○○○

ＦＡＸ：03（○○○○）○○○○

B—730

【335】

漢方薬

> この説明書は本剤とともに保管し、
> 使用に際しては必ずお読みください。

中黄膏

　中黄膏は、「春林軒膏方」を原典とする、急性化膿性皮膚疾患（はれもの）の初期、うち身、捻挫に用いられる漢方薬です。

⚠ 使用上の注意

相談すること

１．次の人は使用前に医師又は薬剤師に相談してください
　（１）医師の治療を受けている人。
　（２）薬などによりアレルギー症状を起こしたことがある人。
　（３）湿潤・ただれ・やけどのひどい人。
　（４）傷口が化膿している人。
　（５）患部が広範囲の人。

２．使用後、次の症状があらわれた場合は副作用の可能性があるので、直ちに使用を中止し、
　　この文書を持って医師又は薬剤師に相談してください

関係部位	症　　状
皮膚	発疹・発赤、かゆみ

効能・効果
急性化膿性皮膚疾患（はれもの）の初期、うち身、捻挫

成分と分量
　　　　　1440 g 中に次の成分を含んでいます。

成　分	ゴマ油	ミツロウ	ウコン	オウバク
分　量	1000 g	380 g	40 g	20 g

用法・用量
適量を皮膚に塗布してください。
<用法・用量に関連する注意>
（１）用法・用量を厳守してください。
（２）小児に使用させる場合には、保護者の指導監督のもとに使用させてください。
（３）外用にのみ使用してください。
（４）目に入らないよう注意してください。

保管及び取扱い上の注意
（１）直射日光の当たらない湿気の少ない涼しい所に密栓して保管してください。
（２）小児の手の届かない所に保管してください。
（３）他の容器に入れ替えないでください（誤用の原因になったり品質が変わります。）。
（４）生薬を原料として製造していますので、製品の色やにおい等に多少の差異を生じることがあります。

■お問い合わせ先

製造販売元

【外部の容器又は外部の被包に記載すべき事項】
注意
１．次の人は使用前に医師又は薬剤師に相談してください

（1）医師の治療を受けている人。
（2）薬などによりアレルギー症状を起こしたことがある人。
（3）湿潤・ただれ・やけどのひどい人。
（4）傷口が化膿している人。
（5）患部が広範囲の人。
1′．使用が適さない場合があるので、使用前に医師又は薬剤師に相談してください
　　〔1．の項目の記載に際し、十分な記載スペースがない場合には1′．を記載すること。〕
2．使用に際しては、説明文書をよく読んでください
3．直射日光の当たらない湿気の少ない涼しい所に密栓して保管してください
4．小児の手の届かない所に保管してください
5．その他
　（1）医薬品副作用被害救済制度に関するお問い合わせ先
　　　（独）医薬品医療機器総合機構
　　　http://www.pmda.go.jp/kenkouhigai.html
　　　電話　0120-149-931（フリーダイヤル）
　（2）この薬に関するお問い合わせ先
　　　○○薬局
　　　管理薬剤師：○○○○
　　　受付時間：○○時○○分から○○時○○分まで（但し○○日は除く）
　　　電話：03（○○○○）○○○○
　　　ＦＡＸ：03（○○○○）○○○○

B—732

漢方薬

> この説明書は本剤とともに保管し、
> 服用に際しては必ずお読みください。

調胃承気湯

調胃承気湯は、「傷寒論」を原典とする、便秘に用いられる漢方薬です。

⚠ 使用上の注意

✗ してはいけないこと
（守らないと現在の症状が悪化したり、副作用が起こりやすくなります）

1．次の人は服用しないでください
   生後3カ月未満の乳児。
2．本剤を服用している間は、次の医薬品を服用しないでください
   他の瀉下薬（下剤）
3．授乳中の人は本剤を服用しないか、本剤を服用する場合は授乳を避けてください

相談すること

1．次の人は服用前に医師又は薬剤師に相談してください
   （1）医師の治療を受けている人。
   （2）妊婦又は妊娠していると思われる人。
   （3）体の虚弱な人（体力の衰えている人、体の弱い人）。
   （4）胃腸が弱く下痢しやすい人。
   （5）高齢者。
   （6）次の症状のある人。
      むくみ
   （7）次の診断を受けた人。
      高血圧、心臓病、腎臓病

2．服用後、次の症状があらわれた場合は副作用の可能性があるので、直ちに服用を中止し、この文書を持って医師又は薬剤師に相談してください

関係部位	症　　状
消化器	はげしい腹痛を伴う下痢、腹痛

まれに下記の重篤な症状が起こることがあります。その場合は直ちに医師の診療を受けてください。

症状の名称	症　　状
偽アルドステロン症、ミオパチー	手足のだるさ、しびれ、つっぱり感やこわばりに加えて、脱力感、筋肉痛があらわれ、徐々に強くなる。

3．服用後、次の症状があらわれることがあるので、このような症状の持続又は増強が見られた場合には、服用を中止し、この文書を持って医師又は薬剤師に相談してください
   下痢

4．1週間位服用しても症状がよくならない場合は服用を中止し、この文書を持って医師又は薬剤師に相談してください

5．長期連用する場合には、医師又は薬剤師に相談してください

効能・効果
体力中等度なものの次の諸症：便秘、便秘に伴う頭重・のぼせ・湿疹・皮膚炎・ふきでもの（にきび）・食欲不振（食欲減退）・腹部膨満、腸内異常醗酵・痔などの症状の緩和

成分と分量
1包（大人1日量）中に次の成分を含んでいます。

成　分	ダイオウ	乾燥硫酸ナトリウム	カンゾウ
分　量	2.0g	0.4g	1.0g

用法・用量

本品1包に、水約 500 mL を加えて、半量ぐらいまで煎じつめ、煎じかすを除き、煎液を3回に分けて食間に服用してください。
上記は大人の1日量です。

年　齢	大人(15才以上)	14才～7才	6才～4才	3才～2才	2才未満	3カ月未満
服用量	上記の通り	大人の2/3	大人の1/2	大人の1/3	大人の1/4以下	服用しないこと
1日服用回数	3回					

＜用法・用量に関連する注意＞
（1）用法・用量を厳守してください。
（2）小児に服用させる場合には、保護者の指導監督のもとに服用させてください。
（3）1才未満の乳児には、医師の診療を受けさせることを優先し、やむを得ない場合にのみ服用させてください。
（4）煎じ液は、必ず熱いうちにかすをこしてください。
（5）本剤は必ず1日分ずつ煎じ、数日分をまとめて煎じないでください。

保管及び取扱い上の注意

（1）直射日光の当たらない湿気の少ない涼しい所に保管してください。
（2）小児の手の届かない所に保管してください。
（3）他の容器に入れ替えないでください（誤用の原因になったり品質が変わります。）。
（4）煎じ液は腐敗しやすいので、冷暗所又は冷蔵庫等に保管し、服用時に再加熱して服用してください。
（5）生薬を原料として製造していますので、製品の色や味等に多少の差異を生じることがあります。

■お問い合わせ先

製造販売元

【外部の容器又は外部の被包に記載すべき事項】

注意
１．次の人は服用しないでください
　　生後3カ月未満の乳児。
２．授乳中の人は本剤を服用しないか、本剤を服用する場合は授乳を避けてください
３．次の人は服用前に医師又は薬剤師に相談してください
　（1）医師の治療を受けている人。
　（2）妊婦又は妊娠していると思われる人。
　（3）体の虚弱な人（体力の衰えている人、体の弱い人）。
　（4）胃腸が弱く下痢しやすい人。
　（5）高齢者。
　（6）次の症状のある人。
　　　　むくみ
　（7）次の診断を受けた人。
　　　　高血圧、心臓病、腎臓病
３′．服用が適さない場合があるので、服用前に医師又は薬剤師に相談してください
　　　〔３．の項目の記載に際し、十分な記載スペースがない場合には３′．を記載すること。〕
４．服用に際しては、説明文書をよく読んでください
５．直射日光の当たらない湿気の少ない涼しい所に保管してください
６．小児の手の届かない所に保管してください
７．その他
　（1）医薬品副作用被害救済制度に関するお問い合わせ先
　　　（独）医薬品医療機器総合機構
　　　http://www.pmda.go.jp/kenkouhigai.html
　　　電話　0120-149-931（フリーダイヤル）
　（2）この薬に関するお問い合わせ先
　　　○○薬局
　　　管理薬剤師：○○○○
　　　受付時間：○○時○○分から○○時○○分まで（但し○○日は除く）
　　　電話：03（○○○○）○○○○
　　　ＦＡＸ：03（○○○○）○○○○

漢方薬

> この説明書は本剤とともに保管し、
> 服用に際しては必ずお読みください。

釣藤散料

　釣藤散料は、「普済本事方」を原典とする、慢性に続く頭痛で、中年以降又は高血圧の傾向のある人に用いられる漢方薬です。

⚠ 使用上の注意

❌ してはいけないこと

（守らないと現在の症状が悪化したり、副作用が起こりやすくなります）
次の人は服用しないでください
　生後３カ月未満の乳児。

相談すること

1．次の人は服用前に医師又は薬剤師に相談してください
　（1）医師の治療を受けている人。
　（2）妊婦又は妊娠していると思われる人。
　（3）胃腸虚弱で冷え症の人。
　（4）高齢者。
　（5）今までに薬などにより発疹・発赤、かゆみ等を起こしたことがある人。
　（6）次の症状のある人。
　　　むくみ
　（7）次の診断を受けた人。
　　　高血圧、心臓病、腎臓病

2．服用後、次の症状があらわれた場合は副作用の可能性があるので、直ちに服用を中止し、この文書を持って医師又は薬剤師に相談してください

関係部位	症　　　状
皮膚	発疹・発赤、かゆみ
消化器	食欲不振、胃部不快感

まれに下記の重篤な症状が起こることがあります。その場合は直ちに医師の診療を受けてください。

症状の名称	症　　　状
偽アルドステロン症、ミオパチー	手足のだるさ、しびれ、つっぱり感やこわばりに加えて、脱力感、筋肉痛があらわれ、徐々に強くなる。

3．１カ月位服用しても症状がよくならない場合は服用を中止し、この文書を持って医師又は薬剤師に相談してください

4．長期連用する場合には、医師又は薬剤師に相談してください

効能・効果
体力中等度で、慢性に経過する頭痛、めまい、肩こりなどがあるものの次の諸症：慢性頭痛、神経症、高血圧の傾向のあるもの

成分と分量
１包（大人１日量）中に次の成分を含んでいます。

成　分	チョウトウコウ	キッピ	キクカ	ボウフウ	ハンゲ	バクモンドウ	ブクリョウ
分　量	3.0 g	3.0 g	2.0 g	2.0 g	3.0 g	3.0 g	3.0 g

	ニンジン	ショウキョウ	カンゾウ	セッコウ
	2.0 g	1.0 g	1.0 g	5.0 g

用法・用量
本品１包に、水約 500 mL を加えて、半量ぐらいまで煎じつめ、煎じかすを除き、煎液を３回に分けて食間に服用してください。

上記は大人の1日量です。

年　齢	大人(15才以上)	14才～7才	6才～4才	3才～2才	2才未満	3カ月未満
服用量	上記の通り	大人の2/3	大人の1/2	大人の1/3	大人の1/4以下	服用しないこと
1日服用回数	3回					

＜用法・用量に関連する注意＞
（1）用法・用量を厳守してください。
（2）小児に服用させる場合には、保護者の指導監督のもとに服用させてください。
（3）1歳未満の乳児には、医師の診療を受けさせることを優先し、やむを得ない場合にのみ服用させてください。
（4）煎じ液は、必ず熱いうちにかすをこしてください。
（5）本剤は必ず1日分ずつ煎じ、数日分をまとめて煎じないでください。

保管及び取扱い上の注意
（1）直射日光の当たらない湿気の少ない涼しい所に保管してください。
（2）小児の手の届かない所に保管してください。
（3）他の容器に入れ替えないでください（誤用の原因になったり品質が変わります。）。
（4）煎じ液は腐敗しやすいので、冷暗所又は冷蔵庫等に保管し、服用時に再加熱して服用してください。
（5）生薬を原料として製造していますので、製品の色や味等に多少の差異を生じることがあります。

■お問い合わせ先

製造販売元

【外部の容器又は外部の被包に記載すべき事項】
注意
1．次の人は服用しないでください
　　生後3カ月未満の乳児。
2．次の人は服用前に医師又は薬剤師に相談してください
　（1）医師の治療を受けている人。
　（2）妊婦又は妊娠していると思われる人。
　（3）胃腸虚弱で冷え症の人。
　（4）高齢者。
　（5）今までに薬などにより発疹・発赤、かゆみ等を起こしたことがある人。
　（6）次の症状のある人。
　　　むくみ
　（7）次の診断を受けた人。
　　　高血圧、心臓病、腎臓病
2′．服用が適さない場合があるので、服用前に医師又は薬剤師に相談してください
　　〔2．の項目の記載に際し、十分な記載スペースがない場合には2′．を記載すること。〕
3．服用に際しては、説明文書をよく読んでください
4．直射日光の当たらない湿気の少ない涼しい所に保管してください
5．小児の手の届かない所に保管してください
6．その他
　（1）医薬品副作用被害救済制度に関するお問い合わせ先
　　　（独）医薬品医療機器総合機構
　　　http://www.pmda.go.jp/kenkouhigai.html
　　　電話　0120-149-931（フリーダイヤル）
　（2）この薬に関するお問い合わせ先
　　　○○薬局
　　　管理薬剤師：○○○○
　　　受付時間：○○時○○分から○○時○○分まで（但し○○日は除く）
　　　電話：03（○○○○）○○○○
　　　ＦＡＸ：03（○○○○）○○○○

漢方薬

この説明書は本剤とともに保管し、
服用に際しては必ずお読みください。

猪苓湯

　猪苓湯は、「傷寒論」・「金匱要略」を原典とする、尿量が減少し、尿が出にくく、排尿痛あるいは残尿感のある人に用いられる漢方薬です。

⚠ 使用上の注意

✖ してはいけないこと
（守らないと現在の症状が悪化したり、副作用が起こりやすくなります）
次の人は服用しないでください
　　生後3カ月未満の乳児。

相談すること
１．次の人は服用前に医師又は薬剤師に相談してください
　（１）医師の治療を受けている人。
　（２）妊婦又は妊娠していると思われる人。

２．服用後、次の症状があらわれた場合は副作用の可能性があるので、直ちに服用を中止し、この文書を持って医師又は薬剤師に相談してください

関係部位	症　　　　状
皮膚	発疹・発赤、かゆみ

３．１カ月位服用しても症状がよくならない場合は服用を中止し、この文書を持って医師又は薬剤師に相談してください

効能・効果
体力に関わらず使用でき、排尿異常があり、ときに口が渇くものの次の諸症：排尿困難、排尿痛、残尿感、頻尿、むくみ

成分と分量
　　１包（大人１日量）中に次の成分を含んでいます。

成　分	チョレイ	ブクリョウ	タクシャ	カッセキ
分　量	3.0 g	3.0 g	3.0 g	3.0 g

別包

成　分	アキョウ
分　量	3.0 g

用法・用量
本品１包に、水約500 mLを加えて、半量ぐらいまで煎じつめ、煎じかすを除き、添付のアキョウを煎液に入れ、再び５分程熱して溶かし、煎液を３回に分けて食間に服用してください。
上記は大人の１日量です。

年　齢	大人（15才以上）	14才〜7才	6才〜4才	3才〜2才	2才未満	3カ月未満
服用量	上記の通り	大人の2/3	大人の1/2	大人の1/3	大人の1/4以下	服用しないこと
１日服用回数	3回					

<用法・用量に関連する注意>
（１）用法・用量を厳守してください。
（２）小児に服用させる場合には、保護者の指導監督のもとに服用させてください。
（３）１才未満の乳児には、医師の診療を受けさせることを優先し、やむを得ない場合にのみ服用させてください。
（４）煎じ液は、必ず熱いうちにかすをこしてください。
（５）本剤は必ず１日分ずつ煎じ、数日分をまとめて煎じないでください。

保管及び取扱い上の注意
（１）直射日光の当たらない湿気の少ない涼しい所に保管してください。

（2）小児の手の届かない所に保管してください。
（3）他の容器に入れ替えないでください（誤用の原因になったり品質が変わります。）。
（4）煎じ液は腐敗しやすいので、冷暗所又は冷蔵庫等に保管し、服用時に再加熱して服用してください。
（5）生薬を原料として製造していますので、製品の色や味等に多少の差異を生じることがあります。

■お問い合わせ先

製造販売元

【外部の容器又は外部の被包に記載すべき事項】
注意
1．次の人は服用しないでください
　　生後3カ月未満の乳児。
2．次の人は服用前に医師又は薬剤師に相談してください
　（1）医師の治療を受けている人。
　（2）妊婦又は妊娠していると思われる人。
2′．服用が適さない場合があるので、服用前に医師又は薬剤師に相談してください
　　〔2．の項目の記載に際し、十分な記載スペースがない場合には2′．を記載すること。〕
3．服用に際しては、説明文書をよく読んでください
4．直射日光の当たらない湿気の少ない涼しい所に保管してください
5．小児の手の届かない所に保管してください
6．その他
　（1）医薬品副作用被害救済制度に関するお問い合わせ先
　　　（独）医薬品医療機器総合機構
　　　http://www.pmda.go.jp/kenkouhigai.html
　　　電話　0120-149-931（フリーダイヤル）
　（2）この薬に関するお問い合わせ先
　　　○○薬局
　　　管理薬剤師：○○○○
　　　受付時間：○○時○○分から○○時○○分まで（但し○○日は除く）
　　　電話：03（○○○○）○○○○
　　　ＦＡＸ：03（○○○○）○○○○

漢方薬

> この説明書は本剤とともに保管し、
> 服用に際しては必ずお読みください。

猪苓湯合四物湯

　猪苓湯合四物湯は、「本朝経験方」を原典とする、皮膚が枯燥し、色つやの悪い体質で胃腸障害のない人の、排尿障害、排尿痛、残尿感、頻尿に用いられる漢方薬です。

⚠ 使用上の注意

⊗ してはいけないこと

（守らないと現在の症状が悪化したり、副作用が起こりやすくなります）
次の人は服用しないでください
　　生後3カ月未満の乳児。

相談すること

1．次の人は服用前に医師又は薬剤師に相談してください
　（1）医師の治療を受けている人。
　（2）妊婦又は妊娠していると思われる人。
　（3）胃腸が弱く下痢しやすい人。
　（4）今までに薬などにより発疹・発赤、かゆみ等を起こしたことがある人。

2．服用後、次の症状があらわれた場合は副作用の可能性があるので、直ちに服用を中止し、この文書を持って医師又は薬剤師に相談してください

関係部位	症　　　状
皮膚	発疹・発赤、かゆみ
消化器	食欲不振、胃部不快感

3．服用後、次の症状があらわれることがあるので、このような症状の持続又は増強が見られた場合には、服用を中止し、この文書を持って医師又は薬剤師に相談してください
　　下痢

4．1カ月位服用しても症状がよくならない場合は服用を中止し、この文書を持って医師又は薬剤師に相談してください

効能・効果

体力に関わらず使用でき、皮膚が乾燥し、色つやが悪く、胃腸障害のない人で、排尿異常があり、口が渇くものの次の諸症：排尿困難、排尿痛、残尿感、頻尿

成分と分量

1包（大人1日量）中に次の成分を含んでいます。

成　分	トウキ	シャクヤク	センキュウ	ジオウ	チョレイ	ブクリョウ	タクシャ	カッセキ
分　量	3.0 g	3.0 g	3.0 g	3.0 g	3.0 g	3.0 g	3.0 g	3.0 g

別包

成　分	アキョウ
分　量	3.0 g

用法・用量

本品1包に、水約500 mLを加えて、半量ぐらいまで煎じつめ、煎じかすを除き、添付のアキョウを煎液に入れ、再び5分程熱して溶かし、煎液を3回に分けて食間に服用してください。
上記は大人の1日量です。

年　齢	大人(15才以上)	14才～7才	6才～4才	3才～2才	2才未満	3カ月未満
服用量	上記の通り	大人の2/3	大人の1/2	大人の1/3	大人の1/4以下	服用しないこと
1日服用回数	3回					

<用法・用量に関連する注意>
（1）用法・用量を厳守してください。
（2）小児に服用させる場合には、保護者の指導監督のもとに服用させてください。
（3）1才未満の乳児には、医師の診療を受けさせることを優先し、やむを得ない場合にのみ服用さ

せてください。

（4）煎じ液は、必ず熱いうちにかすをこしてください。

（5）本剤は必ず1日分ずつ煎じ、数日分をまとめて煎じないでください。

保管及び取扱い上の注意

（1）直射日光の当たらない湿気の少ない涼しい所に保管してください。

（2）小児の手の届かない所に保管してください。

（3）他の容器に入れ替えないでください（誤用の原因になったり品質が変わります。）。

（4）煎じ液は腐敗しやすいので、冷暗所又は冷蔵庫等に保管し、服用時に再加熱して服用してください。

（5）生薬を原料として製造していますので、製品の色や味等に多少の差異を生じることがあります。

■お問い合わせ先

製造販売元

【外部の容器又は外部の被包に記載すべき事項】

注意

1．次の人は服用しないでください

　　生後3カ月未満の乳児。

2．次の人は服用前に医師又は薬剤師に相談してください

　（1）医師の治療を受けている人。

　（2）妊婦又は妊娠していると思われる人。

　（3）胃腸が弱く下痢しやすい人。

　（4）今までに薬などにより発疹・発赤、かゆみ等を起こしたことがある人。

2′．服用が適さない場合があるので、服用前に医師又は薬剤師に相談してください

　　〔2．の項目の記載に際し、十分な記載スペースがない場合には2′．を記載すること。〕

3．服用に際しては、説明文書をよく読んでください

4．直射日光の当たらない湿気の少ない涼しい所に保管してください

5．小児の手の届かない所に保管してください

6．その他

　（1）医薬品副作用被害救済制度に関するお問い合わせ先

　　　（独）医薬品医療機器総合機構

　　　http：//www.pmda.go.jp/kenkouhigai.html

　　　電話　0120-149-931（フリーダイヤル）

　（2）この薬に関するお問い合わせ先

　　　○○薬局

　　　管理薬剤師：○○○○

　　　受付時間：○○時○○分から○○時○○分まで（但し○○日は除く）

　　　電話：03（○○○○）○○○○

　　　ＦＡＸ：03（○○○○）○○○○

漢方薬

この説明書は本剤とともに保管し、
服用に際しては必ずお読みください。

通導散料

通導散料は、「万病回春」を原典とする、月経不順、月経痛、更年期障害、腰痛、便秘、打ち身（打撲）、高血圧の随伴症状（頭痛、めまい、肩こり）に用いられる漢方薬です。

⚠ 使用上の注意

⊗ してはいけないこと

（守らないと現在の症状が悪化したり、副作用が起こりやすくなります）
1．次の人は服用しないでください
　　生後3カ月未満の乳児。
2．本剤を服用している間は、次の医薬品を服用しないでください
　　他の瀉下薬（下剤）
3．授乳中の人は本剤を服用しないか、本剤を服用する場合は授乳を避けてください

相談すること

1．次の人は服用前に医師又は薬剤師に相談してください
　（1）医師の治療を受けている人。
　（2）妊婦又は妊娠していると思われる人。
　（3）体の虚弱な人（体力の衰えている人、体の弱い人）。
　（4）胃腸が弱く下痢しやすい人。
　（5）高齢者。
　（6）次の症状のある人。
　　　むくみ
　（7）次の診断を受けた人。
　　　高血圧、心臓病、腎臓病

2．服用後、次の症状があらわれた場合は副作用の可能性があるので、直ちに服用を中止し、この文書を持って医師又は薬剤師に相談してください

関係部位	症　　状
消化器	はげしい腹痛を伴う下痢、腹痛

まれに下記の重篤な症状が起こることがあります。その場合は直ちに医師の診療を受けてください。

症状の名称	症　　状
偽アルドステロン症、ミオパチー	手足のだるさ、しびれ、つっぱり感やこわばりに加えて、脱力感、筋肉痛があらわれ、徐々に強くなる。

3．服用後、次の症状があらわれることがあるので、このような症状の持続又は増強が見られた場合には、服用を中止し、この文書を持って医師又は薬剤師に相談してください
　　下痢

4．1カ月位（便秘に服用する場合には5〜6日間）服用しても症状がよくならない場合は服用を中止し、この文書を持って医師又は薬剤師に相談してください

5．長期連用する場合には、医師又は薬剤師に相談してください

効能・効果
体力中等度以上で、下腹部に圧痛があって便秘しがちなものの次の諸症：月経不順、月経痛、更年期障害、腰痛、便秘、打ち身（打撲）、高血圧の随伴症状（頭痛、めまい、肩こり）

成分と分量
1包（大人1日量）中に次の成分を含んでいます。

成　分	トウキ	ダイオウ	乾燥硫酸ナトリウム	キジツ	コウボク
分　量	3.0 g	3.0 g	1.7 g	3.0 g	2.0 g

チンピ	モクツウ	コウカ	カンゾウ	ソボク
2.0 g	2.0 g	2.0 g	2.0 g	2.0 g

用法・用量

本品1包に、水約500 mLを加えて、半量ぐらいまで煎じつめ、煎じかすを除き、煎液を3回に分けて食間に服用してください。
上記は大人の1日量です。

年　齢	大人(15才以上)	14才〜7才	6才〜4才	3才〜2才	2才未満	3カ月未満
服用量	上記の通り	大人の2/3	大人の1/2	大人の1/3	大人の1/4以下	服用しない
1日服用回数		3回				こと

＜用法・用量に関連する注意＞
（1）用法・用量を厳守してください。
（2）小児に服用させる場合には、保護者の指導監督のもとに服用させてください。
（3）1歳未満の乳児には、医師の診療を受けさせることを優先し、やむを得ない場合にのみ服用させてください。
（4）煎じ液は、必ず熱いうちにかすをこしてください。
（5）本剤は必ず1日分ずつ煎じ、数日分をまとめて煎じないでください。

保管及び取扱い上の注意

（1）直射日光の当たらない湿気の少ない涼しい所に保管してください。
（2）小児の手の届かない所に保管してください。
（3）他の容器に入れ替えないでください（誤用の原因になったり品質が変わります。）。
（4）煎じ液は腐敗しやすいので、冷暗所又は冷蔵庫等に保管し、服用時に再加熱して服用してください。
（5）生薬を原料として製造していますので、製品の色や味等に多少の差異を生じることがあります。

■お問い合わせ先

製造販売元

【外部の容器又は外部の被包に記載すべき事項】

注意
1．次の人は服用しないでください
　　生後3カ月未満の乳児。
2．授乳中の人は本剤を服用しないか、本剤を服用する場合は授乳を避けてください
3．次の人は服用前に医師又は薬剤師に相談してください
　（1）医師の治療を受けている人。
　（2）妊婦又は妊娠していると思われる人。
　（3）体の虚弱な人（体力の衰えている人、体の弱い人）。
　（4）胃腸が弱く下痢しやすい人。
　（5）高齢者。
　（6）次の症状のある人。
　　　むくみ
　（7）次の診断を受けた人。
　　　高血圧、心臓病、腎臓病
3'．服用が適さない場合があるので、服用前に医師又は薬剤師に相談してください
　　〔3．の項目の記載に際し、十分な記載スペースがない場合には3'．を記載すること。〕
4．服用に際しては、説明文書をよく読んでください
5．直射日光の当たらない湿気の少ない涼しい所に保管してください
6．小児の手の届かない所に保管してください
7．その他
　（1）医薬品副作用被害救済制度に関するお問い合わせ先
　　　（独）医薬品医療機器総合機構
　　　http://www.pmda.go.jp/kenkouhigai.html
　　　電話　0120-149-931（フリーダイヤル）
　（2）この薬に関するお問い合わせ先

〇〇薬局
管理薬剤師：〇〇〇〇
受付時間：〇〇時〇〇分から〇〇時〇〇分まで（但し〇〇日は除く）
電話：03（〇〇〇〇）〇〇〇〇
ＦＡＸ：03（〇〇〇〇）〇〇〇〇

漢方薬

> この説明書は本剤とともに保管し、
> 服用に際しては必ずお読みください。

桃核承気湯

桃核承気湯は、「傷寒論」を原典とする、月経不順、月経困難、常習便秘、高血圧症、更年期障害に用いられる漢方薬です。

⚠ 使用上の注意

❌ してはいけないこと
（守らないと現在の症状が悪化したり、副作用が起こりやすくなります）
1. 次の人は服用しないでください
   生後3カ月未満の乳児。
2. 本剤を服用している間は、次の医薬品を服用しないでください
   他の瀉下薬（下剤）
3. 授乳中の人は本剤を服用しないか、本剤を服用する場合は授乳を避けてください

相談すること
1. 次の人は服用前に医師又は薬剤師に相談してください
   （1）医師の治療を受けている人。
   （2）妊婦又は妊娠していると思われる人。
   （3）体の虚弱な人（体力の衰えている人、体の弱い人)。
   （4）胃腸が弱く下痢しやすい人。
   （5）高齢者。
   （6）今までに薬などにより発疹・発赤、かゆみ等を起こしたことがある人。
   （7）次の症状のある人。
      むくみ
   （8）次の診断を受けた人。
      高血圧、心臓病、腎臓病

2. 服用後、次の症状があらわれた場合は副作用の可能性があるので、直ちに服用を中止し、この文書を持って医師又は薬剤師に相談してください

関係部位	症状
皮膚	発疹・発赤、かゆみ
消化器	はげしい腹痛を伴う下痢、腹痛

まれに下記の重篤な症状が起こることがあります。その場合は直ちに医師の診療を受けてください。

症状の名称	症状
偽アルドステロン症、ミオパチー	手足のだるさ、しびれ、つっぱり感やこわばりに加えて、脱力感、筋肉痛があらわれ、徐々に強くなる。

3. 服用後、次の症状があらわれることがあるので、このような症状の持続又は増強が見られた場合には、服用を中止し、この文書を持って医師又は薬剤師に相談してください
   下痢

4. 1カ月位（便秘に服用する場合には5〜6日間）服用しても症状がよくならない場合は服用を中止し、この文書を持って医師又は薬剤師に相談してください

5. 長期連用する場合には、医師又は薬剤師に相談してください

6. 本剤の服用により、予期しない出血があらわれた場合には、服用を中止し、この文書を持って医師又は薬剤師に相談してください

効能・効果
体力中等度以上で、のぼせて便秘しがちなものの次の諸症：月経不順、月経困難症、月経痛、月経時や産後の精神不安、腰痛、便秘、高血圧の随伴症状（頭痛、めまい、肩こり）、痔疾、打撲症

成分と分量

1包（大人1日量）中に次の成分を含んでいます。

成　分	トウニン	ケイヒ	カンゾウ	硫酸マグネシウム水和物	ダイオウ
分　量	4.0 g	2.0 g	2.0 g	2.0 g	0.5 g

用法・用量

本品1包に、水約500 mLを加えて、半量ぐらいまで煎じつめ、煎じかすを除き、煎液を3回に分けて食間に服用してください。
上記は大人の1日量です。

年　齢	大人（15才以上）	14才〜7才	6才〜4才	3才〜2才	2才未満	3カ月未満
服用量	上記の通り	大人の2/3	大人の1/2	大人の1/3	大人の1/4以下	服用しないこと
1日服用回数		3回				

＜用法・用量に関連する注意＞
（1）用法・用量を厳守してください。
（2）小児に服用させる場合には、保護者の指導監督のもとに服用させてください。
（3）1歳未満の乳児には、医師の診療を受けさせることを優先し、やむを得ない場合にのみ服用させてください。
（4）煎じ液は、必ず熱いうちにかすをこしてください。
（5）本剤は必ず1日分ずつ煎じ、数日分をまとめて煎じないでください。

保管及び取扱い上の注意

（1）直射日光の当たらない湿気の少ない涼しい所に保管してください。
（2）小児の手の届かない所に保管してください。
（3）他の容器に入れ替えないでください（誤用の原因になったり品質が変わります。）。
（4）煎じ液は腐敗しやすいので、冷暗所又は冷蔵庫等に保管し、服用時に再加熱して服用してください。
（5）生薬を原料として製造していますので、製品の色や味等に多少の差異を生じることがあります。

■お問い合わせ先

製造販売元

【外部の容器又は外部の被包に記載すべき事項】

注意
1．次の人は服用しないでください
　　生後3カ月未満の乳児。
2．授乳中の人は本剤を服用しないか、本剤を服用する場合は授乳を避けてください
3．次の人は服用前に医師又は薬剤師に相談してください
　（1）医師の治療を受けている人。
　（2）妊婦又は妊娠していると思われる人。
　（3）体の虚弱な人（体力の衰えている人、体の弱い人）。
　（4）胃腸が弱く下痢しやすい人。
　（5）高齢者。
　（6）今までに薬などにより発疹・発赤、かゆみ等を起こしたことがある人。
　（7）次の症状のある人。
　　　むくみ
　（8）次の診断を受けた人。
　　　高血圧、心臓病、腎臓病
3′．服用が適さない場合があるので、服用前に医師又は薬剤師に相談してください
　　〔3．の項目の記載に際し、十分な記載スペースがない場合には3′．を記載すること。〕
4．服用に際しては、説明文書をよく読んでください
5．直射日光の当たらない湿気の少ない涼しい所に保管してください
6．小児の手の届かない所に保管してください
7．その他
　（1）医薬品副作用被害救済制度に関するお問い合わせ先

（独）医薬品医療機器総合機構
http://www.pmda.go.jp/kenkouhigai.html
電話　0120-149-931（フリーダイヤル）
（2）この薬に関するお問い合わせ先
　　　○○薬局
　　　管理薬剤師：○○○○
　　　受付時間：○○時○○分から○○時○○分まで（但し○○日は除く）
　　　電話：03（○○○○）○○○○
　　　ＦＡＸ：03（○○○○）○○○○

漢方薬

この説明書は本剤とともに保管し、
服用に際しては必ずお読みください。

当帰飲子

当帰飲子は、「済生方」を原典とする、慢性湿疹（分泌物の少ないもの）、かゆみに用いられる漢方薬です。

⚠ 使用上の注意

⊗ してはいけないこと
（守らないと現在の症状が悪化したり、副作用が起こりやすくなります）
次の人は服用しないでください
　生後3カ月未満の乳児。

相談すること
1. 次の人は服用前に医師又は薬剤師に相談してください
　（1）医師の治療を受けている人。
　（2）妊婦又は妊娠していると思われる人。
　（3）胃腸が弱く下痢しやすい人。
　（4）高齢者。
　（5）今までに薬などにより発疹・発赤、かゆみ等を起こしたことがある人。
　（6）次の症状のある人。
　　　むくみ
　（7）次の診断を受けた人。
　　　高血圧、心臓病、腎臓病

2. 服用後、次の症状があらわれた場合は副作用の可能性があるので、直ちに服用を中止し、この文書を持って医師又は薬剤師に相談してください

関係部位	症　　状
皮膚	発疹・発赤、かゆみ
消化器	食欲不振、胃部不快感、腹痛

まれに下記の重篤な症状が起こることがあります。その場合は直ちに医師の診療を受けてください。

症状の名称	症　　状
偽アルドステロン症、ミオパチー	手足のだるさ、しびれ、つっぱり感やこわばりに加えて、脱力感、筋肉痛があらわれ、徐々に強くなる。

3. 服用後、次の症状があらわれることがあるので、このような症状の持続又は増強が見られた場合には、服用を中止し、この文書を持って医師又は薬剤師に相談してください
　下痢

4. 1カ月位服用しても症状がよくならない場合は服用を中止し、この文書を持って医師又は薬剤師に相談してください

5. 長期連用する場合には、医師又は薬剤師に相談してください

効能・効果
体力中等度以下で、冷え症で、皮膚が乾燥するものの次の諸症：湿疹・皮膚炎（分泌物の少ないもの）、かゆみ

成分と分量
1包（大人1日量）中に次の成分を含んでいます。

成　分	トウキ	シャクヤク	センキュウ	ボウフウ	ジオウ	ケイガイ	オウギ
分　量	5.0g	3.0g	3.0g	3.0g	4.0g	1.5g	1.5g

	カンゾウ	シツリシ	カシュウ
	1.0g	3.0g	2.0g

用法・用量

本品1包に、水約500 mLを加えて、半量ぐらいまで煎じつめ、煎じかすを除き、煎液を3回に分けて食間に服用してください。
上記は大人の1日量です。

年　齢	大人(15才以上)	14才〜7才	6才〜4才	3才〜2才	2才未満	3カ月未満
服用量	上記の通り	大人の2/3	大人の1/2	大人の1/3	大人の1/4以下	服用しないこと
1日服用回数	3回					

＜用法・用量に関連する注意＞
（1）用法・用量を厳守してください。
（2）小児に服用させる場合には、保護者の指導監督のもとに服用させてください。
（3）1才未満の乳児には、医師の診療を受けさせることを優先し、やむを得ない場合にのみ服用させてください。
（4）煎じ液は、必ず熱いうちにかすをこしてください。
（5）本剤は必ず1日分ずつ煎じ、数日分をまとめて煎じないでください。

保管及び取扱い上の注意

（1）直射日光の当たらない湿気の少ない涼しい所に保管してください。
（2）小児の手の届かない所に保管してください。
（3）他の容器に入れ替えないでください（誤用の原因になったり品質が変わります。）。
（4）煎じ液は腐敗しやすいので、冷暗所又は冷蔵庫等に保管し、服用時に再加熱して服用してください。
（5）生薬を原料として製造していますので、製品の色や味等に多少の差異を生じることがあります。

■お問い合わせ先

製造販売元

【外部の容器又は外部の被包に記載すべき事項】

注意
1．次の人は服用しないでください
　　生後3カ月未満の乳児。
2．次の人は服用前に医師又は薬剤師に相談してください
　（1）医師の治療を受けている人。
　（2）妊婦又は妊娠していると思われる人。
　（3）胃腸が弱く下痢しやすい人。
　（4）高齢者。
　（5）今までに薬などにより発疹・発赤、かゆみ等を起こしたことがある人。
　（6）次の症状のある人。
　　　むくみ
　（7）次の診断を受けた人。
　　　高血圧、心臓病、腎臓病
2′．服用が適さない場合があるので、服用前に医師又は薬剤師に相談してください
　〔2．の項目の記載に際し、十分な記載スペースがない場合には2′．を記載すること。〕
3．服用に際しては、説明文書をよく読んでください
4．直射日光の当たらない湿気の少ない涼しい所に保管してください
5．小児の手の届かない所に保管してください
6．その他
　（1）医薬品副作用被害救済制度に関するお問い合わせ先
　　　（独）医薬品医療機器総合機構
　　　http://www.pmda.go.jp/kenkouhigai.html
　　　電話　0120-149-931（フリーダイヤル）
　（2）この薬に関するお問い合わせ先
　　　○○薬局
　　　管理薬剤師：○○○○
　　　受付時間：○○時○○分から○○時○○分まで（但し○○日は除く）
　　　電話：03（○○○○）○○○○
　　　ＦＡＸ：03（○○○○）○○○○

漢方薬

この説明書は本剤とともに保管し、服用に際しては必ずお読みください。

当帰建中湯

当帰建中湯は、「金匱要略」を原典とする、月経痛、下腹部痛、痔、脱肛の痛みに用いられる漢方薬です。

⚠ 使用上の注意

⊗ してはいけないこと

（守らないと現在の症状が悪化したり、副作用が起こりやすくなります）
次の人は服用しないでください
　生後3カ月未満の乳児。

相談すること

1．次の人は服用前に医師又は薬剤師に相談してください
　（1）医師の治療を受けている人。
　（2）妊婦又は妊娠していると思われる人。
　（3）胃腸の弱い人。
　（4）高齢者。
　（5）今までに薬などにより発疹・発赤、かゆみ等を起こしたことがある人。
　（6）次の症状のある人。
　　　むくみ
　（7）次の診断を受けた人。
　　　高血圧、心臓病、腎臓病

2．服用後、次の症状があらわれた場合は副作用の可能性があるので、直ちに服用を中止し、この文書を持って医師又は薬剤師に相談してください

関係部位	症　　状
皮膚	発疹・発赤、かゆみ

まれに下記の重篤な症状が起こることがあります。その場合は直ちに医師の診療を受けてください。

症状の名称	症　　状
偽アルドステロン症、ミオパチー	手足のだるさ、しびれ、つっぱり感やこわばりに加えて、脱力感、筋肉痛があらわれ、徐々に強くなる。

3．1カ月位（下腹部痛、痔、脱肛の痛みに服用する場合には1週間位）服用しても症状がよくならない場合は服用を中止し、この文書を持って医師又は薬剤師に相談してください

4．長期連用する場合には、医師又は薬剤師に相談してください

効能・効果
体力虚弱で、疲労しやすく血色のすぐれないものの次の諸症：月経痛、月経困難症、月経不順、腹痛、下腹部痛、腰痛、痔、脱肛の痛み、病後・術後の体力低下

成分と分量
1包（大人1日量）中に次の成分を含んでいます。

成　分	トウキ	ケイヒ	ショウキョウ	タイソウ	シャクヤク	カンゾウ
分　量	4.0g	4.0g	1.0g	4.0g	6.0g	2.0g

用法・用量
本品1包に、水約500 mLを加えて、半量ぐらいまで煎じつめ、煎じかすを除き、煎液を3回に分けて食間に服用してください。
上記は大人の1日量です。

年　齢	大人(15才以上)	14才～7才	6才～4才	3才～2才	2才未満	3カ月未満
服用量	上記の通り	大人の2/3	大人の1/2	大人の1/3	大人の1/4以下	服用しない
1日服用回数			3回			こと

<用法・用量に関連する注意>
（1）用法・用量を厳守してください。
（2）小児に服用させる場合には、保護者の指導監督のもとに服用させてください。
（3）1歳未満の乳児には、医師の診療を受けさせることを優先し、やむを得ない場合にのみ服用させてください。
（4）煎じ液は、必ず熱いうちにかすをこしてください。
（5）本剤は必ず1日分ずつ煎じ、数日分をまとめて煎じないでください。

保管及び取扱い上の注意
（1）直射日光の当たらない湿気の少ない涼しい所に保管してください。
（2）小児の手の届かない所に保管してください。
（3）他の容器に入れ替えないでください（誤用の原因になったり品質が変わります。）。
（4）煎じ液は腐敗しやすいので、冷暗所又は冷蔵庫等に保管し、服用時に再加熱して服用してください。
（5）生薬を原料として製造していますので、製品の色や味等に多少の差異を生じることがあります。

■お問い合わせ先

製造販売元

【外部の容器又は外部の被包に記載すべき事項】
注意
１．次の人は服用しないでください
　　生後3カ月未満の乳児。
２．次の人は服用前に医師又は薬剤師に相談してください
　（1）医師の治療を受けている人。
　（2）妊婦又は妊娠していると思われる人。
　（3）胃腸の弱い人。
　（4）高齢者。
　（5）今までに薬などにより発疹・発赤、かゆみ等を起こしたことがある人。
　（6）次の症状のある人。
　　　むくみ
　（7）次の診断を受けた人。
　　　高血圧、心臓病、腎臓病
２′．服用が適さない場合があるので、服用前に医師又は薬剤師に相談してください
　　〔２．の項目の記載に際し、十分な記載スペースがない場合には２′．を記載すること。〕
３．服用に際しては、説明文書をよく読んでください
４．直射日光の当たらない湿気の少ない涼しい所に保管してください
５．小児の手の届かない所に保管してください
６．その他
　（1）医薬品副作用被害救済制度に関するお問い合わせ先
　　　（独）医薬品医療機器総合機構
　　　http://www.pmda.go.jp/kenkouhigai.html
　　　電話　0120-149-931（フリーダイヤル）
　（2）この薬に関するお問い合わせ先
　　　○○薬局
　　　管理薬剤師：○○○○
　　　受付時間：○○時○○分から○○時○○分まで（但し○○日は除く）
　　　電話：03（○○○○）○○○○
　　　ＦＡＸ：03（○○○○）○○○○

漢方薬

> この説明書は本剤とともに保管し、
> 服用に際しては必ずお読みください。

当帰散料

　当帰散料は、「金匱要略」を原典とする、産前産後の障害（貧血、疲労倦怠、めまい、むくみ）に用いられる漢方薬です。

⚠️ 使用上の注意

⊗ してはいけないこと
（守らないと現在の症状が悪化したり、副作用が起こりやすくなります）
次の人は服用しないでください
　生後3カ月未満の乳児

相談すること
1．次の人は服用前に医師又は薬剤師に相談してください
　（1）医師の治療を受けている人。
　（2）妊婦又は妊娠していると思われる人。
　（3）胃腸が弱く下痢しやすい人。
　（4）今までに薬などにより発疹・発赤、かゆみ等を起こしたことがある人。

2．服用後、次の症状があらわれた場合は副作用の可能性があるので、直ちに服用を中止し、この文書を持って医師又は薬剤師に相談してください

関係部位	症　　状
皮膚	発疹・発赤、かゆみ
消化器	食欲不振、胃部不快感

3．1カ月位服用しても症状がよくならない場合は服用を中止し、この文書を持って医師又は薬剤師に相談してください

効能・効果
体力中等度以下のものの次の諸症：産前産後の障害（貧血、疲労倦怠、めまい、むくみ）

成分と分量
1包（大人1日量）中に次の成分を含んでいます。

成　分	トウキ	シャクヤク	センキュウ	オウゴン	ビャクジュツ
分　量	3.0g	3.0g	3.0g	3.0g	1.5g

用法・用量
本品1包に、水約500mLを加えて、半量ぐらいまで煎じつめ、熱いうちに煎じかすを除き、煎液を3回に分けて食間に服用してください。
上記は大人の1日量です。

年　齢	大人(15才以上)	14才〜7才	6才〜4才	3才〜2才	2才未満	3カ月未満
服用量	上記の通り	大人の2/3	大人の1/2	大人の1/3	大人の1/4以下	服用しないこと
1日服用回数	3回					

<用法・用量に関連する注意>
（1）用法・用量を厳守してください。
（2）小児に服用させる場合には、保護者の指導監督のもとに服用させてください。
（3）1才未満の乳児には、医師の診療を受けさせることを優先し、やむを得ない場合にのみ服用させてください。
（4）煎じ液は、必ず熱いうちにかすをこしてください。
（5）本剤は必ず1日分ずつ煎じ、数日分をまとめて煎じないでください。

保管及び取扱い上の注意
（1）直射日光の当たらない湿気の少ない涼しい所に保管してください。
（2）小児の手の届かない所に保管してください。
（3）他の容器に入れ替えないでください（誤用の原因になったり品質が変わります）。

（4）煎じ液は腐敗しやすいので、冷暗所又は冷蔵庫等に保管し、服用時に再加熱して服用してください。
（5）生薬を原料として製造していますので、製品の色や味等に多少の差異を生じることがあります。

■お問い合わせ先

製造販売元

【外部の容器又は外部の被包に記載すべき事項】
注意
１．次の人は服用しないでください
　　生後３カ月未満の乳児
２．次の人は服用前に医師又は薬剤師に相談してください
　（1）医師の治療を受けている人。
　（2）妊婦又は妊娠していると思われる人。
　（3）胃腸が弱く下痢しやすい人。
　（4）今までに薬などにより発疹・発赤、かゆみ等を起こしたことがある人。
２′．服用が適さない場合があるので、服用前に医師又は薬剤師に相談してください
　　〔２．の項目の記載に際し、十分な記載スペースがない場合には２′．を記載すること。〕
３．服用に際しては、説明文書をよく読んでください
４．直射日光の当たらない湿気の少ない涼しい所に保管してください
５．小児の手の届かない所に保管してください
６．その他
　（1）医薬品副作用被害救済制度に関するお問い合わせ先
　　　（独）医薬品医療機器総合機構
　　　http://www.pmda.go.jp/kenkouhigai.html
　　　電話　0120-149-931（フリーダイヤル）
　（2）この薬に関するお問い合わせ先
　　　○○薬局
　　　管理薬剤師：○○○○
　　　受付時間：○○時○○分から○○時○○分まで（但し○○日は除く）
　　　電話：03（○○○○）○○○○
　　　ＦＡＸ：03（○○○○）○○○○

漢方薬

> この説明書は本剤とともに保管し、
> 服用に際しては必ずお読みください。

当帰散

当帰散は、「金匱要略」を原典とする、産前産後の障害（貧血、疲労倦怠、めまい、むくみ）に用いられる漢方薬です。

⚠ 使用上の注意

⊗ してはいけないこと

（守らないと現在の症状が悪化したり、副作用が起こりやすくなります）
次の人は服用しないでください
　　生後3カ月未満の乳児。

相談すること

1．次の人は服用前に医師又は薬剤師に相談してください
　（1）医師の治療を受けている人。
　（2）妊婦又は妊娠していると思われる人。
　（3）胃腸が弱く下痢しやすい人。
　（4）今までに薬などにより発疹・発赤、かゆみ等を起こしたことがある人。

2．服用後、次の症状があらわれた場合は副作用の可能性があるので、直ちに服用を中止し、この文書を持って医師又は薬剤師に相談してください

関係部位	症　　　　状
皮膚	発疹・発赤、かゆみ
消化器	食欲不振、胃部不快感

3．1カ月位服用しても症状がよくならない場合は服用を中止し、この文書を持って医師又は薬剤師に相談してください

効能・効果
体力中等度以下のものの次の諸症：産前産後の障害（貧血、疲労倦怠、めまい、むくみ）

成分と分量
　　　　　　5.4g（大人1日量）中に次の成分を含んでいます。

成　分	トウキ	シャクヤク	センキュウ	オウゴン	ビャクジュツ
分　量	1.2g	1.2g	1.2g	1.2g	0.6g

用法・用量
大人1回1.8g、1日3回、食前又は空腹時に服用してください。

年　齢	大人(15才以上)	14才～7才	6才～4才	3才～2才	2才未満	3カ月未満
1回服用量	1包（1.8g）	大人の2/3	大人の1/2	大人の1/3	大人の1/4以下	服用しないこと
1日服用回数	3回					

＜用法・用量に関連する注意＞
（1）用法・用量を厳守してください。
（2）小児に服用させる場合には、保護者の指導監督のもとに服用させてください。
（3）1歳未満の乳児には、医師の診療を受けさせることを優先し、やむを得ない場合にのみ服用させてください。

保管及び取扱い上の注意
（1）直射日光の当たらない湿気の少ない涼しい所に保管してください。
（2）小児の手の届かない所に保管してください。
（3）他の容器に入れ替えないでください（誤用の原因になったり品質が変わります。）。
（4）1包を分割して服用した後、残りを保管し、続けて服用するような場合には、袋の口を折り返して保管し、2日以内に服用してください。
（5）生薬を原料として製造していますので、製品の色や味等に多少の差異を生じることがあります。

B—753

■お問い合わせ先

製造販売元

【外部の容器又は外部の被包に記載すべき事項】
注意
１．次の人は服用しないでください
　　　生後３カ月未満の乳児。
２．次の人は服用前に医師又は薬剤師に相談してください
　（１）医師の治療を受けている人。
　（２）妊婦又は妊娠していると思われる人。
　（３）胃腸が弱く下痢しやすい人。
　（４）今までに薬などにより発疹・発赤、かゆみ等を起こしたことがある人。
２′．服用が適さない場合があるので、服用前に医師又は薬剤師に相談してください
　　　〔２．の項目の記載に際し、十分な記載スペースがない場合には２′．を記載すること。〕
３．服用に際しては、説明文書をよく読んでください
４．直射日光の当たらない湿気の少ない涼しい所に保管してください
５．小児の手の届かない所に保管してください
６．その他
　（１）医薬品副作用被害救済制度に関するお問い合わせ先
　　　　（独）医薬品医療機器総合機構
　　　http://www.pmda.go.jp/kenkouhigai.html
　　　電話　0120-149-931（フリーダイヤル）
　（２）この薬に関するお問い合わせ先
　　　　○○薬局
　　　管理薬剤師：○○○○
　　　受付時間：○○時○○分から○○時○○分まで（但し○○日は除く）
　　　電話：03（○○○○）○○○○
　　　ＦＡＸ：03（○○○○）○○○○

漢方薬

> この説明書は本剤とともに保管し、
> 服用に際しては必ずお読みください。

当帰四逆加呉茱萸生姜湯

当帰四逆加呉茱萸生姜湯は、「傷寒論」を原典とする、しもやけ、頭痛、下腹部痛、腰痛に用いられる漢方薬です。

⚠ 使用上の注意

⊗ してはいけないこと
（守らないと現在の症状が悪化したり、副作用が起こりやすくなります）
次の人は服用しないでください
　　生後3カ月未満の乳児。

相談すること
1．次の人は服用前に医師又は薬剤師に相談してください
　（1）医師の治療を受けている人。
　（2）妊婦又は妊娠していると思われる人。
　（3）胃腸の弱い人。
　（4）高齢者。
　（5）今までに薬などにより発疹・発赤、かゆみ等を起こしたことがある人。
　（6）次の症状のある人。
　　　　むくみ
　（7）次の診断を受けた人。
　　　　高血圧、心臓病、腎臓病

2．服用後、次の症状があらわれた場合は副作用の可能性があるので、直ちに服用を中止し、この文書を持って医師又は薬剤師に相談してください

関係部位	症　　状
皮膚	発疹・発赤、かゆみ

まれに下記の重篤な症状が起こることがあります。その場合は直ちに医師の診療を受けてください。

症状の名称	症　　状
偽アルドステロン症、ミオパチー	手足のだるさ、しびれ、つっぱり感やこわばりに加えて、脱力感、筋肉痛があらわれ、徐々に強くなる。

3．1カ月位服用しても症状がよくならない場合は服用を中止し、この文書を持って医師又は薬剤師に相談してください

4．長期連用する場合には、医師又は薬剤師に相談してください

効能・効果
体力中等度以下で、手足の冷えを感じ、下肢の冷えが強く、下肢又は下腹部が痛くなりやすいものの次の諸症：冷え症、しもやけ、頭痛、下腹部痛、腰痛、下痢、月経痛

成分と分量
1包（大人1日量）中に次の成分を含んでいます。

成　分	トウキ	ケイヒ	シャクヤク	モクツウ	サイシン	カンゾウ	タイソウ
分　量	3.0 g	3.0 g	3.0 g	3.0 g	2.0 g	2.0 g	5.0 g

	ゴシュユ	ショウキョウ
	2.0 g	1.0 g

用法・用量
本品1包に、水約500 mLを加えて、半量ぐらいまで煎じつめ、煎じかすを除き、煎液を3回に分けて食間に服用してください。
上記は大人の1日量です。

年　齢	大人(15才以上)	14才～7才	6才～4才	3才～2才	2才未満	3カ月未満
服用量	上記の通り	大人の2/3	大人の1/2	大人の1/3	大人の1/4以下	服用しない
1日服用回数	3回					こと

<用法・用量に関連する注意>
（1）用法・用量を厳守してください。
（2）小児に服用させる場合には、保護者の指導監督のもとに服用させてください。
（3）1歳未満の乳児には、医師の診療を受けさせることを優先し、やむを得ない場合にのみ服用させてください。
（4）煎じ液は、必ず熱いうちにかすをこしてください。
（5）本剤は必ず1日分ずつ煎じ、数日分をまとめて煎じないでください。

保管及び取扱い上の注意
（1）直射日光の当たらない湿気の少ない涼しい所に保管してください。
（2）小児の手の届かない所に保管してください。
（3）他の容器に入れ替えないでください（誤用の原因になったり品質が変わります。）。
（4）煎じ液は腐敗しやすいので、冷暗所又は冷蔵庫等に保管し、服用時に再加熱して服用してください。
（5）生薬を原料として製造していますので、製品の色や味等に多少の差異を生じることがあります。

■お問い合わせ先

製造販売元

【外部の容器又は外部の被包に記載すべき事項】
注意
1．次の人は服用しないでください
　　生後3カ月未満の乳児。
2．次の人は服用前に医師又は薬剤師に相談してください
　（1）医師の治療を受けている人。
　（2）妊婦又は妊娠していると思われる人。
　（3）胃腸の弱い人。
　（4）高齢者。
　（5）今までに薬などにより発疹・発赤、かゆみ等を起こしたことがある人。
　（6）次の症状のある人。
　　　むくみ
　（7）次の診断を受けた人。
　　　高血圧、心臓病、腎臓病
2′．服用が適さない場合があるので、服用前に医師又は薬剤師に相談してください
　　〔2．の項目の記載に際し、十分な記載スペースがない場合には2′．を記載すること。〕
3．服用に際しては、説明文書をよく読んでください
4．直射日光の当たらない湿気の少ない涼しい所に保管してください
5．小児の手の届かない所に保管してください
6．その他
　（1）医薬品副作用被害救済制度に関するお問い合わせ先
　　　（独）医薬品医療機器総合機構
　　　http：//www.pmda.go.jp/kenkouhigai.html
　　　電話　0120-149-931（フリーダイヤル）
　（2）この薬に関するお問い合わせ先
　　　○○薬局
　　　管理薬剤師：○○○○
　　　受付時間：○○時○○分から○○時○○分まで（但し○○日は除く）
　　　電話：03（○○○○）○○○○
　　　ＦＡＸ：03（○○○○）○○○○

漢方薬

この説明書は本剤とともに保管し、
服用に際しては必ずお読みください。

当帰四逆湯

当帰四逆湯は、「傷寒論」を原典とする、しもやけ、下腹部痛、腰痛、下痢、月経痛、冷え症に用いられる漢方薬です。

⚠ 使用上の注意

⊗ してはいけないこと

（守らないと現在の症状が悪化したり、副作用が起こりやすくなります）
次の人は服用しないでください
　　生後3カ月未満の乳児。

相談すること

1．次の人は服用前に医師又は薬剤師に相談してください
　（1）医師の治療を受けている人。
　（2）妊婦又は妊娠していると思われる人。
　（3）胃腸の弱い人。
　（4）高齢者。
　（5）今までに薬などにより発疹・発赤、かゆみ等を起こしたことがある人。
　（6）次の症状のある人。
　　　　むくみ
　（7）次の診断を受けた人。
　　　　高血圧、心臓病、腎臓病

2．服用後、次の症状があらわれた場合は副作用の可能性があるので、直ちに服用を中止し、この文書を持って医師又は薬剤師に相談してください

関係部位	症　状
皮膚	発疹・発赤、かゆみ

まれに下記の重篤な症状が起こることがあります。その場合は直ちに医師の診療を受けてください。

症状の名称	症　状
偽アルドステロン症、ミオパチー	手足のだるさ、しびれ、つっぱり感やこわばりに加えて、脱力感、筋肉痛があらわれ、徐々に強くなる。

3．1カ月位（下腹部痛、下痢に服用する場合には5～6回）服用しても症状がよくならない場合は服用を中止し、この文書を持って医師又は薬剤師に相談してください

4．長期連用する場合には、医師又は薬剤師に相談してください

効能・効果
体力中等度以下で、手足の冷え下腹部が痛くなりやすいものの次の諸症：しもやけ、下腹部痛、腰痛、下痢、月経痛、冷え症

成分と分量
1包（大人1日量）中に次の成分を含んでいます。

成　分	トウキ	ケイヒ	シャクヤク	モクツウ	サイシン	カンゾウ	タイソウ
分　量	3.0 g	3.0 g	3.0 g	3.0 g	2.0 g	2.0 g	5.0 g

用法・用量
本品1包に、水約500 mLを加えて、半量ぐらいまで煎じつめ、煎じかすを除き、煎液を3回に分けて食間に服用してください。
上記は大人の1日量です。

年　齢	大人(15才以上)	14才～7才	6才～4才	3才～2才	2才未満	3カ月未満
服用量	上記の通り	大人の2/3	大人の1/2	大人の1/3	大人の1/4以下	服用しない
1日服用回数	3回					こと

＜用法・用量に関連する注意＞
（1）用法・用量を厳守してください。
（2）小児に服用させる場合には、保護者の指導監督のもとに服用させてください。
（3）1歳未満の乳児には、医師の診療を受けさせることを優先し、やむを得ない場合にのみ服用させてください。
（4）煎じ液は、必ず熱いうちにかすをこしてください。
（5）本剤は必ず1日分ずつ煎じ、数日分をまとめて煎じないでください。

保管及び取扱い上の注意
（1）直射日光の当たらない湿気の少ない涼しい所に保管してください。
（2）小児の手の届かない所に保管してください。
（3）他の容器に入れ替えないでください（誤用の原因になったり品質が変わります。）。
（4）煎じ液は腐敗しやすいので、冷暗所又は冷蔵庫等に保管し、服用時に再加熱して服用してください。
（5）生薬を原料として製造していますので、製品の色や味等に多少の差異を生じることがあります。

■お問い合わせ先

製造販売元

【外部の容器又は外部の被包に記載すべき事項】
注意
１．次の人は服用しないでください
　　生後3カ月未満の乳児。
２．次の人は服用前に医師又は薬剤師に相談してください
　（1）医師の治療を受けている人。
　（2）妊婦又は妊娠していると思われる人。
　（3）胃腸の弱い人。
　（4）高齢者。
　（5）今までに薬などにより発疹・発赤、かゆみ等を起こしたことがある人。
　（6）次の症状のある人。
　　　　むくみ
　（7）次の診断を受けた人。
　　　　高血圧、心臓病、腎臓病
２′．服用が適さない場合があるので、服用前に医師又は薬剤師に相談してください
　　　〔２．の項目の記載に際し、十分な記載スペースがない場合には２′．を記載すること。〕
３．服用に際しては、説明文書をよく読んでください
４．直射日光の当たらない湿気の少ない涼しい所に保管してください
５．小児の手の届かない所に保管してください
６．その他
　（1）医薬品副作用被害救済制度に関するお問い合わせ先
　　　（独）医薬品医療機器総合機構
　　　http://www.pmda.go.jp/kenkouhigai.html
　　　電話　0120-149-931（フリーダイヤル）
　（2）この薬に関するお問い合わせ先
　　　○○薬局
　　　管理薬剤師：○○○○
　　　受付時間：○○時○○分から○○時○○分まで（但し○○日は除く）
　　　電話：03（○○○○）○○○○
　　　ＦＡＸ：03（○○○○）○○○○

漢方薬

> この説明書は本剤とともに保管し、
> 服用に際しては必ずお読みください。

当帰芍薬散料

　当帰芍薬散料は、「金匱要略」を原典とする、月経不順、月経異常、月経痛、更年期障害、産前産後あるいは流産による障害（貧血、疲労倦怠、めまい、むくみ）、めまい、頭痛、肩こり、腰痛、足腰の冷え症、しもやけ、むくみ、しみに用いられる漢方薬です。

⚠ 使用上の注意

⊗ してはいけないこと
（守らないと現在の症状が悪化したり、副作用が起こりやすくなります）
次の人は服用しないでください
　生後3カ月未満の乳児。

相談すること
1．次の人は服用前に医師又は薬剤師に相談してください
　（1）医師の治療を受けている人。
　（2）胃腸の弱い人。
　（3）今までに薬などにより発疹・発赤、かゆみ等を起こしたことがある人。

2．服用後、次の症状があらわれた場合は副作用の可能性があるので、直ちに服用を中止し、この文書を持って医師又は薬剤師に相談してください

関係部位	症　　状
皮膚	発疹・発赤、かゆみ
消化器	食欲不振、胃部不快感

3．1カ月位服用しても症状がよくならない場合は服用を中止し、この文書を持って医師又は薬剤師に相談してください

効能・効果
体力虚弱で、冷え症で貧血の傾向があり疲労しやすく、ときに下腹部痛、頭重、めまい、肩こり、耳鳴り、動悸などを訴えるものの次の諸症：月経不順、月経異常、月経痛、更年期障害、産前産後あるいは流産による障害（貧血、疲労倦怠、めまい、むくみ）、めまい・立ちくらみ、頭重、肩こり、腰痛、足腰の冷え症、しもやけ、むくみ、しみ、耳鳴り

成分と分量
1包（大人1日量）中に次の成分を含んでいます。

成　分	トウキ	シャクヤク	ブクリョウ	タクシャ	センキュウ	ビャクジュツ
分　量	3.0 g	6.0 g	4.0 g	4.0 g	3.0 g	4.0 g

用法・用量
本品1包に、水約500 mLを加えて、半量ぐらいまで煎じつめ、煎じかすを除き、煎液を3回に分けて食間に服用してください。
上記は大人の1日量です。

年　齢	大人(15才以上)	14才～7才	6才～4才	3才～2才	2才未満	3カ月未満
服用量	上記の通り	大人の2/3	大人の1/2	大人の1/3	大人の1/4以下	服用しないこと
1日服用回数	3回					

＜用法・用量に関連する注意＞
（1）用法・用量を厳守してください。
（2）小児に服用させる場合には、保護者の指導監督のもとに服用させてください。
（3）1歳未満の乳児には、医師の診療を受けさせることを優先し、やむを得ない場合にのみ服用させてください。
（4）煎じ液は、必ず熱いうちにかすをこしてください。
（5）本剤は必ず1日分ずつ煎じ、数日分をまとめて煎じないでください。

B—759

保管及び取扱い上の注意
（1）直射日光の当たらない湿気の少ない涼しい所に保管してください。
（2）小児の手の届かない所に保管してください。
（3）他の容器に入れ替えないでください（誤用の原因になったり品質が変わります。）。
（4）煎じ液は腐敗しやすいので、冷暗所又は冷蔵庫等に保管し、服用時に再加熱して服用してください。
（5）生薬を原料として製造していますので、製品の色や味等に多少の差異を生じることがあります。

■お問い合わせ先

製造販売元

【外部の容器又は外部の被包に記載すべき事項】
注意
1．次の人は服用しないでください
　　生後3カ月未満の乳児。
2．次の人は服用前に医師又は薬剤師に相談してください
　（1）医師の治療を受けている人。
　（2）胃腸の弱い人。
　（3）今までに薬などにより発疹・発赤、かゆみ等を起こしたことがある人。
2′．服用が適さない場合があるので、服用前に医師又は薬剤師に相談してください
　　〔2．の項目の記載に際し、十分な記載スペースがない場合には2′．を記載すること。〕
3．服用に際しては、説明文書をよく読んでください
4．直射日光の当たらない湿気の少ない涼しい所に保管してください
5．小児の手の届かない所に保管してください
6．その他
　（1）医薬品副作用被害救済制度に関するお問い合わせ先
　　　（独）医薬品医療機器総合機構
　　　http://www.pmda.go.jp/kenkouhigai.html
　　　電話　0120-149-931（フリーダイヤル）
　（2）この薬に関するお問い合わせ先
　　　○○薬局
　　　管理薬剤師：○○○○
　　　受付時間：○○時○○分から○○時○○分まで（但し○○日は除く）
　　　電話：03（○○○○）○○○○
　　　ＦＡＸ：03（○○○○）○○○○

漢方薬

> この説明書は本剤とともに保管し、
> 服用に際しては必ずお読みください。

当帰芍薬散

当帰芍薬散は、「金匱要略」を原典とする、月経不順、月経異常、月経痛、更年期障害、産前産後あるいは流産による障害（貧血、疲労倦怠、めまい、むくみ）、めまい、頭痛、肩こり、腰痛、足腰の冷え症、しもやけ、むくみ、しみに用いられる漢方薬です。

⚠ 使用上の注意

⊗ してはいけないこと

（守らないと現在の症状が悪化したり、副作用が起こりやすくなります）
次の人は服用しないでください
  生後３カ月未満の乳児。

相談すること

1. 次の人は服用前に医師又は薬剤師に相談してください
   （1）医師の治療を受けている人。
   （2）胃腸の弱い人。
   （3）今までに薬などにより発疹・発赤、かゆみ等を起こしたことがある人。

2. 服用後、次の症状があらわれた場合は副作用の可能性があるので、直ちに服用を中止し、この文書を持って医師又は薬剤師に相談してください

関係部位	症　　状
皮膚	発疹・発赤、かゆみ
消化器	食欲不振、胃部不快感

3. １カ月位服用しても症状がよくならない場合は服用を中止し、この文書を持って医師又は薬剤師に相談してください

効能・効果
体力虚弱で、冷え症で貧血の傾向があり疲労しやすく、ときに下腹部痛、頭重、めまい、肩こり、耳鳴り、動悸などを訴えるものの次の諸症：月経不順、月経異常、月経痛、更年期障害、産前産後あるいは流産による障害（貧血、疲労倦怠、めまい、むくみ）、めまい・立ちくらみ、頭重、肩こり、腰痛、足腰の冷え症、しもやけ、むくみ、しみ、耳鳴り

成分と分量
6.0g（大人１日量）中に次の成分を含んでいます。

成　分	トウキ末	シャクヤク末	ブクリョウ末	タクシャ末	センキュウ末	ビャクジュツ末
分　量	0.4g	2.2g	0.6g	1.1g	1.1g	0.6g

用法・用量
大人１日３回、１回１包、食前又は空腹時に服用してください。

年　齢	大人(15才以上)	14才〜7才	6才〜4才	3才〜2才	2才未満	3カ月未満
1回服用量	1包（2.0g）	大人の2/3	大人の1/2	大人の1/3	大人の1/4以下	服用しないこと
1日服用回数	3回					

<用法・用量に関連する注意>
（1）用法・用量を厳守してください。
（2）小児に服用させる場合には、保護者の指導監督のもとに服用させてください。
（3）1歳未満の乳児には、医師の診療を受けさせることを優先し、やむを得ない場合にのみ服用させてください。

保管及び取扱い上の注意
（1）直射日光の当たらない湿気の少ない涼しい所に保管してください。
（2）小児の手の届かない所に保管してください。
（3）他の容器に入れ替えないでください（誤用の原因になったり品質が変わります。）。
（4）１包を分割して服用した後、残りを保管し、続けて服用するような場合には、袋の口を折り返

B—761

して保管し、２日以内に服用してください。
（５）生薬を原料として製造していますので、製品の色や味等に多少の差異を生じることがあります。

■お問い合わせ先

製造販売元

【外部の容器又は外部の被包に記載すべき事項】
注意
１．次の人は服用しないでください
　　生後３カ月未満の乳児。
２．次の人は服用前に医師又は薬剤師に相談してください
　（１）医師の治療を受けている人。
　（２）胃腸の弱い人。
　（３）今までに薬などにより発疹・発赤、かゆみ等を起こしたことがある人。
２′．服用が適さない場合があるので、服用前に医師又は薬剤師に相談してください
　　〔２．の項目の記載に際し、十分な記載スペースがない場合には２′．を記載すること。〕
３．服用に際しては、説明文書をよく読んでください
４．直射日光の当たらない湿気の少ない涼しい所に保管してください
５．小児の手の届かない所に保管してください
６．その他
　（１）医薬品副作用被害救済制度に関するお問い合わせ先
　　　　（独）医薬品医療機器総合機構
　　　http://www.pmda.go.jp/kenkouhigai.html
　　　電話　0120-149-931（フリーダイヤル）
　（２）この薬に関するお問い合わせ先
　　　　○○薬局
　　　管理薬剤師：○○○○
　　　受付時間：○○時○○分から○○時○○分まで（但し○○日は除く）
　　　電話：03（○○○○）○○○○
　　　ＦＡＸ：03（○○○○）○○○○

漢方薬

この説明書は本剤とともに保管し、
服用に際しては必ずお読みください。

当帰湯

当帰湯は、「備急千金要方」を原典とする、背中に寒冷を覚え、腹部膨満感や腹痛のある人に用いられる漢方薬です。

⚠ 使用上の注意

⊗ してはいけないこと
（守らないと現在の症状が悪化したり、副作用が起こりやすくなります）
次の人は服用しないでください
　　生後3カ月未満の乳児。

相談すること
1．次の人は服用前に医師又は薬剤師に相談してください
　（1）医師の治療を受けている人。
　（2）妊婦又は妊娠していると思われる人。
　（3）胃腸の弱い人。
　（4）高齢者。
　（5）今までに薬などにより発疹・発赤、かゆみ等を起こしたことがある人。
　（6）次の症状のある人。
　　　むくみ
　（7）次の診断を受けた人。
　　　高血圧、心臓病、腎臓病

2．服用後、次の症状があらわれた場合は副作用の可能性があるので、直ちに服用を中止し、この文書を持って医師又は薬剤師に相談してください

関係部位	症　　　状
皮膚	発疹・発赤、かゆみ

まれに下記の重篤な症状が起こることがあります。その場合は直ちに医師の診療を受けてください。

症状の名称	症　　　状
偽アルドステロン症、ミオパチー	手足のだるさ、しびれ、つっぱり感やこわばりに加えて、脱力感、筋肉痛があらわれ、徐々に強くなる。

3．1カ月位服用しても症状がよくならない場合は服用を中止し、この文書を持って医師又は薬剤師に相談してください

4．長期連用する場合には、医師又は薬剤師に相談してください

効能・効果
体力中等度以下で、背中に冷感があり、腹部膨満感や腹痛・胸背部痛のあるものの次の諸症：胸痛、腹痛、胃炎

成分と分量
1包（大人1日量）中に次の成分を含んでいます。

成　分	トウキ	ハンゲ	シャクヤク	コウボク	ケイヒ	ニンジン	カンキョウ
分　量	5.0 g	5.0 g	3.0 g	3.0 g	3.0 g	3.0 g	1.5 g

	オウギ	サンショウ	カンゾウ
	1.5 g	1.5 g	1.0 g

用法・用量
本品1包に、水約500 mLを加えて、半量ぐらいまで煎じつめ、煎じかすを除き、煎液を3回に分けて食間に服用してください。
上記は大人の1日量です。

年　齢	大人(15才以上)	14才～7才	6才～4才	3才～2才	2才未満	3カ月未満
服用量	上記の通り	大人の2/3	大人の1/2	大人の1/3	大人の1/4以下	服用しない
1日服用回数		3回				こと

<用法・用量に関連する注意>
（1）用法・用量を厳守してください。
（2）小児に服用させる場合には、保護者の指導監督のもとに服用させてください。
（3）1歳未満の乳児には、医師の診療を受けさせることを優先し、やむを得ない場合にのみ服用させてください。
（4）煎じ液は、必ず熱いうちにかすをこしてください。
（5）本剤は必ず1日分ずつ煎じ、数日分をまとめて煎じないでください。

保管及び取扱い上の注意
（1）直射日光の当たらない湿気の少ない涼しい所に保管してください。
（2）小児の手の届かない所に保管してください。
（3）他の容器に入れ替えないでください（誤用の原因になったり品質が変わります。）。
（4）煎じ液は腐敗しやすいので、冷暗所又は冷蔵庫等に保管し、服用時に再加熱して服用してください。
（5）生薬を原料として製造していますので、製品の色や味等に多少の差異を生じることがあります。

■お問い合わせ先

製造販売元

【外部の容器又は外部の被包に記載すべき事項】
注意
1．次の人は服用しないでください
　　生後3カ月未満の乳児。
2．次の人は服用前に医師又は薬剤師に相談してください
　（1）医師の治療を受けている人。
　（2）妊婦又は妊娠していると思われる人。
　（3）胃腸の弱い人。
　（4）高齢者。
　（5）今までに薬などにより発疹・発赤、かゆみ等を起こしたことがある人。
　（6）次の症状のある人。
　　　むくみ
　（7）次の診断を受けた人。
　　　高血圧、心臓病、腎臓病
2′．服用が適さない場合があるので、服用前に医師又は薬剤師に相談してください
　　〔2．の項目の記載に際し、十分な記載スペースがない場合には2′．を記載すること。〕
3．服用に際しては、説明文書をよく読んでください
4．直射日光の当たらない湿気の少ない涼しい所に保管してください
5．小児の手の届かない所に保管してください
6．その他
（1）医薬品副作用被害救済制度に関するお問い合わせ先
　　（独）医薬品医療機器総合機構
　　http://www.pmda.go.jp/kenkouhigai.html
　　電話　0120-149-931（フリーダイヤル）
（2）この薬に関するお問い合わせ先
　　○○薬局
　　管理薬剤師：○○○○
　　受付時間：○○時○○分から○○時○○分まで（但し○○日は除く）
　　電話：03（○○○○）○○○○
　　ＦＡＸ：03（○○○○）○○○○

漢方薬

この説明書は本剤とともに保管し、
服用に際しては必ずお読みください。

当帰貝母苦参丸料

当帰貝母苦参丸料は、「金匱要略」を原典とする、小便がしぶって出にくいものや排尿困難に用いられる漢方薬です。

⚠ 使用上の注意

⊗ してはいけないこと

（守らないと現在の症状が悪化したり、副作用が起こりやすくなります）
次の人は服用しないでください
　生後3カ月未満の乳児。

相談すること

1. 次の人は服用前に医師又は薬剤師に相談してください
　（1）医師の治療を受けている人。
　（2）妊婦又は妊娠していると思われる人。
　（3）胃腸の弱い人。

2. 1カ月位服用しても症状がよくならない場合は服用を中止し、この文書を持って医師又は薬剤師に相談してください

効能・効果
体力中等度以下のものの次の諸症：小便がしぶって出にくいもの、排尿困難

成分と分量
1包（大人1日量）中に次の成分を含んでいます。

成　分	トウキ	クジン	バイモ
分　量	3.0 g	3.0 g	3.0 g

用法・用量
本品1包に、水約500 mLを加えて、半量ぐらいまで煎じつめ、煎じかすを除き、煎液を3回に分けて食間に服用してください。
上記は大人の1日量です。

年　齢	大人(15才以上)	14才～7才	6才～4才	3才～2才	2才未満	3カ月未満
服用量	上記の通り	大人の2/3	大人の1/2	大人の1/3	大人の1/4以下	服用しないこと
1日服用回数			3回			

＜用法・用量に関連する注意＞
（1）用法・用量を厳守してください。
（2）小児に服用させる場合には、保護者の指導監督のもとに服用させてください。
（3）1才未満の乳児には、医師の診療を受けさせることを優先し、やむを得ない場合にのみ服用させてください。
（4）煎じ液は、必ず熱いうちにかすをこしてください。
（5）本剤は必ず1日分ずつ煎じ、数日分をまとめて煎じないでください。

保管及び取扱い上の注意
（1）直射日光の当たらない湿気の少ない涼しい所に保管してください。
（2）小児の手の届かない所に保管してください。
（3）他の容器に入れ替えないでください（誤用の原因になったり品質が変わります。）。
（4）煎じ液は腐敗しやすいので、冷暗所又は冷蔵庫等に保管し、服用時に再加熱して服用してください。
（5）生薬を原料として製造していますので、製品の色や味等に多少の差異を生じることがあります。

■お問い合わせ先

製造販売元

【外部の容器又は外部の被包に記載すべき事項】
注意
1．次の人は服用しないでください
　　生後3カ月未満の乳児。
2．次の人は服用前に医師又は薬剤師に相談してください
　（1）医師の治療を受けている人。
　（2）妊婦又は妊娠していると思われる人。
　（3）胃腸の弱い人。
2′．服用が適さない場合があるので、服用前に医師又は薬剤師に相談してください
　　〔2．の項目の記載に際し、十分な記載スペースがない場合には2′．を記載すること。〕
3．服用に際しては、説明文書をよく読んでください
4．直射日光の当たらない湿気の少ない涼しい所に保管してください
5．小児の手の届かない所に保管してください
6．その他
　（1）医薬品副作用被害救済制度に関するお問い合わせ先
　　　（独）医薬品医療機器総合機構
　　　http://www.pmda.go.jp/kenkouhigai.html
　　　電話　0120-149-931（フリーダイヤル）
　（2）この薬に関するお問い合わせ先
　　　○○薬局
　　　管理薬剤師：○○○○
　　　受付時間：○○時○○分から○○時○○分まで（但し○○日は除く）
　　　電話：03（○○○○）○○○○
　　　ＦＡＸ：03（○○○○）○○○○

漢方薬

> この説明書は本剤とともに保管し、
> 服用に際しては必ずお読みください。

独活葛根湯

独活葛根湯は、「外台秘要方」を原典とする、五十肩、肩こりに用いられる漢方薬です。

⚠ 使用上の注意

⊗ してはいけないこと

（守らないと現在の症状が悪化したり、副作用が起こりやすくなります）
次の人は服用しないでください
　生後3カ月未満の乳児。

相談すること

1．次の人は服用前に医師又は薬剤師に相談してください
　（1）医師の治療を受けている人。
　（2）妊婦又は妊娠していると思われる人。
　（3）体の虚弱な人（体力の衰えている人、体の弱い人）。
　（4）胃腸が弱く下痢しやすい人。
　（5）発汗傾向の著しい人。
　（6）高齢者。
　（7）今までに薬などにより発疹・発赤、かゆみ等を起こしたことがある人。
　（8）次の症状のある人。
　　　むくみ、排尿困難
　（9）次の診断を受けた人。
　　　高血圧、心臓病、腎臓病、甲状腺機能障害

2．服用後、次の症状があらわれた場合は副作用の可能性があるので、直ちに服用を中止し、この文書を持って医師又は薬剤師に相談してください

関係部位	症　　状
皮膚	発疹・発赤、かゆみ
消化器	食欲不振、胃部不快感

まれに下記の重篤な症状が起こることがあります。その場合は直ちに医師の診療を受けてください。

症状の名称	症　　状
偽アルドステロン症、ミオパチー	手足のだるさ、しびれ、つっぱり感やこわばりに加えて、脱力感、筋肉痛があらわれ、徐々に強くなる。

3．1カ月位服用しても症状がよくならない場合は服用を中止し、この文書を持って医師又は薬剤師に相談してください

4．長期連用する場合には、医師又は薬剤師に相談してください

効能・効果

体力中等度又はやや虚弱なものの次の諸症：四十肩、五十肩、寝ちがえ、肩こり

成分と分量

1包（大人1日量）中に次の成分を含んでいます。

成　分	カッコン	ケイヒ	シャクヤク	マオウ	ショウキョウ	ジオウ	タイソウ
分　量	5.0 g	3.0 g	3.0 g	2.0 g	0.5 g	4.0 g	1.0 g

	カンゾウ	ドクカツ
	1.0 g	2.0 g

用法・用量

本品1包に、水約500 mLを加えて、半量ぐらいまで煎じつめ、煎じかすを除き、煎液を3回に分けて食間に服用してください。

上記は大人の1日量です。

年　　齢	大人(15才以上)	14才～7才	6才～4才	3才～2才	2才未満	3カ月未満
服用量	上記の通り	大人の2/3	大人の1/2	大人の1/3	大人の1/4以下	服用しないこと
1日服用回数	3回					

＜用法・用量に関連する注意＞
（1）用法・用量を厳守してください。
（2）小児に服用させる場合には、保護者の指導監督のもとに服用させてください。
（3）1才未満の乳児には、医師の診療を受けさせることを優先し、やむを得ない場合にのみ服用させてください。
（4）煎じ液は、必ず熱いうちにかすをこしてください。
（5）本剤は必ず1日分ずつ煎じ、数日分をまとめて煎じないでください。

保管及び取扱い上の注意
（1）直射日光の当たらない湿気の少ない涼しい所に保管してください。
（2）小児の手の届かない所に保管してください。
（3）他の容器に入れ替えないでください（誤用の原因になったり品質が変わります。）。
（4）煎じ液は腐敗しやすいので、冷暗所又は冷蔵庫等に保管し、服用時に再加熱して服用してください。
（5）生薬を原料として製造していますので、製品の色や味等に多少の差異を生じることがあります。

■お問い合わせ先

製造販売元

【外部の容器又は外部の被包に記載すべき事項】
注意
1．次の人は服用しないでください
　　生後3カ月未満の乳児。
2．次の人は服用前に医師又は薬剤師に相談してください
　（1）医師の治療を受けている人。
　（2）妊婦又は妊娠していると思われる人。
　（3）体の虚弱な人（体力の衰えている人、体の弱い人）。
　（4）胃腸が弱く下痢しやすい人。
　（5）発汗傾向の著しい人。
　（6）高齢者。
　（7）今までに薬などにより発疹・発赤、かゆみ等を起こしたことがある人。
　（8）次の症状のある人。
　　　むくみ、排尿困難
　（9）次の診断を受けた人。
　　　高血圧、心臓病、腎臓病、甲状腺機能障害
2′．服用が適さない場合があるので、服用前に医師又は薬剤師に相談してください
　　〔2．の項目の記載に際し、十分な記載スペースがない場合には2′．を記載すること。〕
3．服用に際しては、説明文書をよく読んでください
4．直射日光の当たらない湿気の少ない涼しい所に保管してください
5．小児の手の届かない所に保管してください
6．その他
　（1）医薬品副作用被害救済制度に関するお問い合わせ先
　　　（独）医薬品医療機器総合機構
　　　http://www.pmda.go.jp/kenkouhigai.html
　　　電話　0120-149-931（フリーダイヤル）
　（2）この薬に関するお問い合わせ先
　　　○○薬局
　　　管理薬剤師：○○○○
　　　受付時間：○○時○○分から○○時○○分まで（但し○○日は除く）
　　　電話：03（○○○○）○○○○
　　　ＦＡＸ：03（○○○○）○○○○

漢方薬

> この説明書は本剤とともに保管し、
> 服用に際しては必ずお読みください。

独活湯

独活湯は、「蘭室秘蔵」を原典とする、手足の屈伸痛に用いられる漢方薬です。

⚠ 使用上の注意

⊗ してはいけないこと
（守らないと現在の症状が悪化したり、副作用が起こりやすくなります）
1．次の人は服用しないでください
　　生後3カ月未満の乳児。
2．授乳中の人は本剤を服用しないか、本剤を服用する場合は授乳を避けてください

相談すること
1．次の人は服用前に医師又は薬剤師に相談してください
　（1）医師の治療を受けている人。
　（2）妊婦又は妊娠していると思われる人。
　（3）体の虚弱な人（体力の衰えている人、体の弱い人）。
　（4）胃腸が弱く下痢しやすい人。
　（5）高齢者。
　（6）今までに薬などにより発疹・発赤、かゆみ等を起こしたことがある人。
　（7）次の症状のある人。
　　　むくみ
　（8）次の診断を受けた人。
　　　高血圧、心臓病、腎臓病
　（9）次の医薬品を服用している人。
　　　瀉下薬（下剤）

2．服用後、次の症状があらわれた場合は副作用の可能性があるので、直ちに服用を中止し、この文書を持って医師又は薬剤師に相談してください

関係部位	症　　状
皮膚	発疹・発赤、かゆみ
消化器	食欲不振、胃部不快感、はげしい腹痛を伴う下痢、腹痛

まれに下記の重篤な症状が起こることがあります。その場合は直ちに医師の診療を受けてください。

症状の名称	症　　状
偽アルドステロン症、ミオパチー	手足のだるさ、しびれ、つっぱり感やこわばりに加えて、脱力感、筋肉痛があらわれ、徐々に強くなる。

3．服用後、次の症状があらわれることがあるので、このような症状の持続又は増強が見られた場合には、服用を中止し、この文書を持って医師又は薬剤師に相談してください
　　軟便、下痢

4．1カ月位服用しても症状がよくならない場合は服用を中止し、この文書を持って医師又は薬剤師に相談してください

5．長期連用する場合には、医師又は薬剤師に相談してください

効能・効果
体力中等度なものの次の諸症：腰痛、手足の屈伸痛

成分と分量
1包（大人1日量）中に次の成分を含んでいます。

成　分	ドクカツ	キョウカツ	ボウフウ	ケイヒ	ダイオウ	タクシャ	トウキ
分　量	2.0g	2.0g	2.0g	2.0g	2.0g	2.0g	3.0g

トウニン	レンギョウ	ボウイ	オウバク	カンゾウ
3.0 g	3.0 g	5.0 g	5.0 g	1.5 g

用法・用量

本品1包に、水約500 mLを加えて、半量ぐらいまで煎じつめ、煎じかすを除き、煎液を3回に分けて食間に服用してください。
上記は大人の1日量です。

年　齢	大人(15才以上)	14才～7才	6才～4才	3才～2才	2才未満	3カ月未満
服用量	上記の通り	大人の2/3	大人の1/2	大人の1/3	大人の1/4以下	服用しない
1日服用回数	3回					こと

＜用法・用量に関連する注意＞

（1）用法・用量を厳守してください。
（2）小児に服用させる場合には、保護者の指導監督のもとに服用させてください。
（3）1才未満の乳児には、医師の診療を受けさせることを優先し、やむを得ない場合にのみ服用させてください。
（4）煎じ液は、必ず熱いうちにかすをこしてください。
（5）本剤は必ず1日分ずつ煎じ、数日分をまとめて煎じないでください。

保管及び取扱い上の注意

（1）直射日光の当たらない湿気の少ない涼しい所に保管してください。
（2）小児の手の届かない所に保管してください。
（3）他の容器に入れ替えないでください（誤用の原因になったり品質が変わります。）。
（4）煎じ液は腐敗しやすいので、冷暗所又は冷蔵庫等に保管し、服用時に再加熱して服用してください。
（5）生薬を原料として製造していますので、製品の色や味等に多少の差異を生じることがあります。

■お問い合わせ先

製造販売元

【外部の容器又は外部の被包に記載すべき事項】

注意
1．次の人は服用しないでください
　　生後3カ月未満の乳児。
2．授乳中の人は本剤を服用しないか、本剤を服用する場合は授乳を避けてください
3．次の人は服用前に医師又は薬剤師に相談してください
　（1）医師の治療を受けている人。
　（2）妊婦又は妊娠していると思われる人。
　（3）体の虚弱な人（体力の衰えている人、体の弱い人）。
　（4）胃腸が弱く下痢しやすい人。
　（5）高齢者。
　（6）今までに薬などにより発疹・発赤、かゆみ等を起こしたことがある人。
　（7）次の症状のある人。
　　　むくみ
　（8）次の診断を受けた人。
　　　高血圧、心臓病、腎臓病
　（9）次の医薬品を服用している人。
　　　瀉下薬（下痢）
3′．服用が適さない場合があるので、服用前に医師又は薬剤師に相談してください
　　〔3．の項目の記載に際し、十分な記載スペースがない場合には3′．を記載すること。〕
4．服用に際しては、説明文書をよく読んでください
5．直射日光の当たらない湿気の少ない涼しい所に保管してください
6．小児の手の届かない所に保管してください
7．その他
　（1）医薬品副作用被害救済制度に関するお問い合わせ先
　　　（独）医薬品医療機器総合機構

http://www.pmda.go.jp/kenkouhigai.html
電話　0120-149-931（フリーダイヤル）
（2）この薬に関するお問い合わせ先
〇〇薬局
管理薬剤師：〇〇〇〇
受付時間：〇〇時〇〇分から〇〇時〇〇分まで（但し〇〇日は除く）
電話：03（〇〇〇〇）〇〇〇〇
ＦＡＸ：03（〇〇〇〇）〇〇〇〇

漢方薬

> この説明書は本剤とともに保管し、
> 服用に際しては必ずお読みください。

二朮湯

二朮湯は、「万病回春」を原典とする、五十肩に用いられる漢方薬です。

⚠ 使用上の注意

⊗ してはいけないこと
（守らないと現在の症状が悪化したり、副作用が起こりやすくなります）
次の人は服用しないでください
　生後3カ月未満の乳児。

相談すること
1．次の人は服用前に医師又は薬剤師に相談してください
　（1）医師の治療を受けている人。
　（2）妊婦又は妊娠していると思われる人。
　（3）高齢者。
　（4）今までに薬などにより発疹・発赤、かゆみ等を起こしたことがある人。
　（5）次の症状のある人。
　　　むくみ
　（6）次の診断を受けた人。
　　　高血圧、心臓病、腎臓病

2．服用後、次の症状があらわれた場合は副作用の可能性があるので、直ちに服用を中止し、この文書を持って医師又は薬剤師に相談してください

関係部位	症　　状
皮膚	発疹・発赤、かゆみ

まれに下記の重篤な症状が起こることがあります。その場合は直ちに医師の診療を受けてください。

症状の名称	症　　状
間質性肺炎	階段を上ったり、少し無理をしたりすると息切れがする・息苦しくなる、空せき、発熱等がみられ、これらが急にあらわれたり、持続したりする。
偽アルドステロン症、ミオパチー	手足のだるさ、しびれ、つっぱり感やこわばりに加えて、脱力感、筋肉痛があらわれ、徐々に強くなる。
肝機能障害	発熱、かゆみ、発疹、黄疸（皮膚や白目が黄色くなる）、褐色尿、全身のだるさ、食欲不振等があらわれる。

3．1カ月位服用しても症状がよくならない場合は服用を中止し、この文書を持って医師又は薬剤師に相談してください

4．長期連用する場合には、医師又は薬剤師に相談してください

効能・効果
体力中等度で、肩や上腕などに痛みがあるものの次の諸症：四十肩、五十肩

成分と分量
1包（大人1日量）中に次の成分を含んでいます。

成　分	ビャクジュツ	ブクリョウ	チンピ	コウブシ	オウゴン	ソウジュツ
分　量	1.5 g	1.5 g	1.5 g	1.5 g	1.5 g	1.5 g
	テンナンショウ	イレイセン	キョウカツ	ハンゲ	カンゾウ	ショウキョウ
	1.5 g	1.5 g	1.5 g	2.0 g	1.5 g	0.6 g

用法・用量
本品1包に、水約500 mLを加えて、半量ぐらいまで煎じつめ、煎じかすを除き、煎液を3回に分

けて食間に服用してください。
上記は大人の1日量です。

年　齢	大人(15才以上)	14才～7才	6才～4才	3才～2才	2才未満	3カ月未満
服用量	上記の通り	大人の2/3	大人の1/2	大人の1/3	大人の1/4以下	服用しないこと
1日服用回数	3回					

＜用法・用量に関連する注意＞
（1）用法・用量を厳守してください。
（2）小児に服用させる場合には、保護者の指導監督のもとに服用させてください。
（3）1才未満の乳児には、医師の診療を受けさせることを優先し、やむを得ない場合にのみ服用させてください。
（4）煎じ液は、必ず熱いうちにかすをこしてください。
（5）本剤は必ず1日分ずつ煎じ、数日分をまとめて煎じないでください。

保管及び取扱い上の注意
（1）直射日光の当たらない湿気の少ない涼しい所に保管してください。
（2）小児の手の届かない所に保管してください。
（3）他の容器に入れ替えないでください（誤用の原因になったり品質が変わります。）。
（4）煎じ液は腐敗しやすいので、冷暗所又は冷蔵庫等に保管し、服用時に再加熱して服用してください。
（5）生薬を原料として製造していますので、製品の色や味等に多少の差異を生じることがあります。

■お問い合わせ先

製造販売元

【外部の容器又は外部の被包に記載すべき事項】
注意
1．次の人は服用しないでください
　　生後3カ月未満の乳児。
2．次の人は服用前に医師又は薬剤師に相談してください
　（1）医師の治療を受けている人。
　（2）妊婦又は妊娠していると思われる人。
　（3）高齢者。
　（4）今までに薬などにより発疹・発赤、かゆみ等を起こしたことがある人。
　（5）次の症状のある人。
　　　　むくみ
　（6）次の診断を受けた人。
　　　　高血圧、心臓病、腎臓病
2′．服用が適さない場合があるので、服用前に医師又は薬剤師に相談してください
　　〔2．の項目の記載に際し、十分な記載スペースがない場合には2′．を記載すること。〕
3．服用に際しては、説明文書をよく読んでください
4．直射日光の当たらない湿気の少ない涼しい所に保管してください
5．小児の手の届かない所に保管してください
6．その他
　（1）医薬品副作用被害救済制度に関するお問い合わせ先
　　　（独）医薬品医療機器総合機構
　　　http://www.pmda.go.jp/kenkouhigai.html
　　　電話　0120-149-931（フリーダイヤル）
　（2）この薬に関するお問い合わせ先
　　　○○薬局
　　　管理薬剤師：○○○○
　　　受付時間：○○時○○分から○○時○○分まで（但し○○日は除く）
　　　電話：03（○○○○）○○○○
　　　ＦＡＸ：03（○○○○）○○○○

漢方薬

> この説明書は本剤とともに保管し、
> 服用に際しては必ずお読みください。

二陳湯

二陳湯は、「太平恵民和剤局方」を原典とする、悪心、嘔吐に用いられる漢方薬です。

⚠ 使用上の注意

⊗ してはいけないこと
（守らないと現在の症状が悪化したり、副作用が起こりやすくなります）
次の人は服用しないでください
　　生後3カ月未満の乳児。

相談すること
1．次の人は服用前に医師又は薬剤師に相談してください
　（1）医師の治療を受けている人。
　（2）妊婦又は妊娠していると思われる人。
　（3）高齢者。
　（4）今までに薬などにより発疹・発赤、かゆみ等を起こしたことがある人。
　（5）次の症状のある人。
　　　　むくみ
　（6）次の診断を受けた人。
　　　　高血圧、心臓病、腎臓病

2．服用後、次の症状があらわれた場合は副作用の可能性があるので、直ちに服用を中止し、この文書を持って医師又は薬剤師に相談してください

関係部位	症　　　　状
皮膚	発疹・発赤、かゆみ

まれに下記の重篤な症状が起こることがあります。その場合は直ちに医師の診療を受けてください。

症状の名称	症　　　　状
偽アルドステロン症、ミオパチー	手足のだるさ、しびれ、つっぱり感やこわばりに加えて、脱力感、筋肉痛があらわれ、徐々に強くなる。

3．5～6日間（二日酔に服用する場合には5～6回）服用しても症状がよくならない場合は服用を中止し、この文書を持って医師又は薬剤師に相談してください

4．長期連用する場合には、医師又は薬剤師に相談してください

効能・効果
体力中等度で、悪心、嘔吐があるものの次の諸症：悪心、嘔吐、胃部不快感、慢性胃炎、二日酔

成分と分量
1包（大人1日量）中に次の成分を含んでいます。

成　分	ハンゲ	ブクリョウ	チンピ	ショウキョウ	カンゾウ
分　量	5.0g	5.0g	4.0g	1.0g	1.0g

用法・用量
本品1包に、水約500mLを加えて、半量ぐらいまで煎じつめ、煎じかすを除き、煎液を3回に分けて食間に服用してください。
上記は大人の1日量です。

年　齢	大人(15才以上)	14才～7才	6才～4才	3才～2才	2才未満	3カ月未満
服用量	上記の通り	大人の2/3	大人の1/2	大人の1/3	大人の1/4以下	服用しないこと
1日服用回数	3回					

<用法・用量に関連する注意>
（1）用法・用量を厳守してください。

B—774

（2）小児に服用させる場合には、保護者の指導監督のもとに服用させてください。
（3）1才未満の乳児には、医師の診療を受けさせることを優先し、やむを得ない場合にのみ服用させてください。
（4）煎じ液は、必ず熱いうちにかすをこしてください。
（5）本剤は必ず1日分ずつ煎じ、数日分をまとめて煎じないでください。

保管及び取扱い上の注意
（1）直射日光の当たらない湿気の少ない涼しい所に保管してください。
（2）小児の手の届かない所に保管してください。
（3）他の容器に入れ替えないでください（誤用の原因になったり品質が変わります。）。
（4）煎じ液は腐敗しやすいので、冷暗所又は冷蔵庫等に保管し、服用時に再加熱して服用してください。
（5）生薬を原料として製造していますので、製品の色や味等に多少の差異を生じることがあります。

■お問い合わせ先

製造販売元

【外部の容器又は外部の被包に記載すべき事項】
注意
1．次の人は服用しないでください
　　生後3カ月未満の乳児。
2．次の人は服用前に医師又は薬剤師に相談してください
　（1）医師の治療を受けている人。
　（2）妊婦又は妊娠していると思われる人。
　（3）高齢者。
　（4）今までに薬などにより発疹・発赤、かゆみ等を起こしたことがある人。
　（5）次の症状のある人。
　　　むくみ
　（6）次の診断を受けた人。
　　　高血圧、心臓病、腎臓病
2′．服用が適さない場合があるので、服用前に医師又は薬剤師に相談してください
　　〔2．の項目の記載に際し、十分な記載スペースがない場合には2′．を記載すること。〕
3．服用に際しては、説明文書をよく読んでください
4．直射日光の当たらない湿気の少ない涼しい所に保管してください
5．小児の手の届かない所に保管してください
6．その他
　（1）医薬品副作用被害救済制度に関するお問い合わせ先
　　　（独）医薬品医療機器総合機構
　　　http://www.pmda.go.jp/kenkouhigai.html
　　　電話　0120-149-931（フリーダイヤル）
　（2）この薬に関するお問い合わせ先
　　　○○薬局
　　　管理薬剤師：○○○○
　　　受付時間：○○時○○分から○○時○○分まで（但し○○日は除く）
　　　電話：03（○○○○）○○○○
　　　ＦＡＸ：03（○○○○）○○○○

漢方薬

この説明書は本剤とともに保管し、
服用に際しては必ずお読みください。

女神散料

女神散料は、「勿誤薬室方函」を原典とする、産前産後の神経症、月経不順、血の道症に用いられる漢方薬です。

⚠ 使用上の注意

⊗ してはいけないこと
（守らないと現在の症状が悪化したり、副作用が起こりやすくなります）
1. 次の人は服用しないでください
   生後3カ月未満の乳児。
2. 授乳中の人は本剤を服用しないか、本剤を服用する場合は授乳を避けてください

相談すること
1. 次の人は服用前に医師又は薬剤師に相談してください
   （1）医師の治療を受けている人。
   （2）妊婦又は妊娠していると思われる人。
   （3）体の虚弱な人（体力の衰えている人、体の弱い人）。
   （4）胃腸が弱く下痢しやすい人。
   （5）高齢者。
   （6）今までに薬などにより発疹・発赤、かゆみ等を起こしたことがある人。
   （7）次の症状のある人。
      むくみ
   （8）次の診断を受けた人。
      高血圧、心臓病、腎臓病
   （9）次の医薬品を服用している人。
      瀉下薬（下剤）

2. 服用後、次の症状があらわれた場合は副作用の可能性があるので、直ちに服用を中止し、この文書を持って医師又は薬剤師に相談してください

関係部位	症　状
皮膚	発疹・発赤、かゆみ
消化器	食欲不振、胃部不快感、はげしい腹痛を伴う下痢、腹痛

まれに下記の重篤な症状が起こることがあります。その場合は直ちに医師の診療を受けてください。

症状の名称	症　状
偽アルドステロン症、ミオパチー	手足のだるさ、しびれ、つっぱり感やこわばりに加えて、脱力感、筋肉痛があらわれ、徐々に強くなる。
肝機能障害	発熱、かゆみ、発疹、黄疸（皮膚や白目が黄色くなる）、褐色尿、全身のだるさ、食欲不振等があらわれる。

3. 服用後、次の症状があらわれることがあるので、このような症状の持続又は増強が見られた場合には、服用を中止し、この文書を持って医師又は薬剤師に相談してください
   軟便、下痢

4. 1カ月位服用しても症状がよくならない場合は服用を中止し、この文書を持って医師又は薬剤師に相談してください

5. 長期連用する場合には、医師又は薬剤師に相談してください

効能・効果
体力中等度以上で、のぼせとめまいがあるものの次の諸症：産前産後の神経症、月経不順、血の道症、更年期障害、神経症

<効能・効果に関連する注意>
血の道症とは、月経、妊娠、出産、産後、更年期など女性のホルモンの変動に伴って現れる神経不安やいらだちなどの精神神経症状および身体症状のことです。

成分と分量

1包（大人1日量）中に次の成分を含んでいます。

成　分	トウキ	センキュウ	ビャクジュツ	コウブシ	ケイヒ	オウゴン
分　量	3.0 g	3.0 g	3.0 g	3.0 g	2.0 g	2.0 g

	ニンジン	ビンロウジ	オウレン	モッコウ	チョウジ	カンゾウ	ダイオウ
	2.0 g	2.0 g	1.5 g	1.5 g	0.5 g	1.5 g	0.5 g

用法・用量

本品1包に、水約500 mLを加えて、半量ぐらいまで煎じつめ、煎じかすを除き、煎液を3回に分けて食間に服用してください。
上記は大人の1日量です。

年　齢	大人(15才以上)	14才〜7才	6才〜4才	3才〜2才	2才未満	3カ月未満
服用量	上記の通り	大人の2/3	大人の1/2	大人の1/3	大人の1/4以下	服用しないこと
1日服用回数	3回					

<用法・用量に関連する注意>
（1）用法・用量を厳守してください。
（2）小児に服用させる場合には、保護者の指導監督のもとに服用させてください。
（3）1才未満の乳児には、医師の診療を受けさせることを優先し、やむを得ない場合にのみ服用させてください。
（4）煎じ液は、必ず熱いうちにかすをこしてください。
（5）本剤は必ず1日分ずつ煎じ、数日分をまとめて煎じないでください。

保管及び取扱い上の注意
（1）直射日光の当たらない湿気の少ない涼しい所に保管してください。
（2）小児の手の届かない所に保管してください。
（3）他の容器に入れ替えないでください（誤用の原因になったり品質が変わります。）。
（4）煎じ液は腐敗しやすいので、冷暗所又は冷蔵庫等に保管し、服用時に再加熱して服用してください。
（5）生薬を原料として製造していますので、製品の色や味等に多少の差異を生じることがあります。

■お問い合わせ先

製造販売元

【外部の容器又は外部の被包に記載すべき事項】
注意
1．次の人は服用しないでください
　　生後3カ月未満の乳児。
2．授乳中の人は本剤を服用しないか、本剤を服用する場合は授乳を避けてください
3．次の人は服用前に医師又は薬剤師に相談してください
　（1）医師の治療を受けている人。
　（2）妊婦又は妊娠していると思われる人。
　（3）体の虚弱な人（体力の衰えている人、体の弱い人）。
　（4）胃腸が弱く下痢しやすい人。
　（5）高齢者。
　（6）今までに薬などにより発疹・発赤、かゆみ等を起こしたことがある人。
　（7）次の症状のある人。
　　　むくみ
　（8）次の診断を受けた人。
　　　高血圧、心臓病、腎臓病
　（9）次の医薬品を服用している人。

瀉下薬（下剤）

3′．服用が適さない場合があるので、服用前に医師又は薬剤師に相談してください

〔3．の項目の記載に際し、十分な記載スペースがない場合には3′．を記載すること。〕

4．服用に際しては、説明文書をよく読んでください

5．直射日光の当たらない湿気の少ない涼しい所に保管してください

6．小児の手の届かない所に保管してください

7．その他

（1）医薬品副作用被害救済制度に関するお問い合わせ先

（独）医薬品医療機器総合機構

http://www.pmda.go.jp/kenkouhigai.html

電話　0120-149-931（フリーダイヤル）

（2）この薬に関するお問い合わせ先

○○薬局

管理薬剤師：○○○○

受付時間：○○時○○分から○○時○○分まで（但し○○日は除く）

電話：03（○○○○）○○○○

ＦＡＸ：03（○○○○）○○○○

〔効能・効果に関連する注意として、効能・効果の項目に続けて以下を記載すること。〕

血の道症とは、月経、妊娠、出産、産後、更年期など女性のホルモンの変動に伴って現れる精神不安やいらだちなどの精神神経症状および身体症状のことです。

漢方薬

この説明書は本剤とともに保管し、
服用に際しては必ずお読みください。

人参湯

　人参湯は、「傷寒論」・「金匱要略」を原典とする、胃腸虚弱、急・慢性胃炎、下痢、嘔吐、胃痛に用いられる漢方薬です。

⚠ 使用上の注意

⊗ してはいけないこと
（守らないと現在の症状が悪化したり、副作用が起こりやすくなります）
次の人は服用しないでください
　生後3カ月未満の乳児。

相談すること
1．次の人は服用前に医師又は薬剤師に相談してください
　（1）医師の治療を受けている人。
　（2）妊婦又は妊娠していると思われる人。
　（3）高齢者。
　（4）今までに薬などにより発疹・発赤、かゆみ等を起こしたことがある人。
　（5）次の症状のある人。
　　　むくみ
　（6）次の診断を受けた人。
　　　高血圧、心臓病、腎臓病

2．服用後、次の症状があらわれた場合は副作用の可能性があるので、直ちに服用を中止し、この文書を持って医師又は薬剤師に相談してください

関係部位	症　　状
皮膚	発疹・発赤、かゆみ

まれに下記の重篤な症状が起こることがあります。その場合は直ちに医師の診療を受けてください。

症状の名称	症　　状
偽アルドステロン症、ミオパチー	手足のだるさ、しびれ、つっぱり感やこわばりに加えて、脱力感、筋肉痛があらわれ、徐々に強くなる。

3．1カ月位（急性胃炎に服用する場合には5～6回、下痢、嘔吐に服用する場合には1週間位）服用しても症状がよくならない場合は服用を中止し、この文書を持って医師又は薬剤師に相談してください

4．長期連用する場合には、医師又は薬剤師に相談してください

効能・効果
体力虚弱で、疲れやすくて手足などが冷えやすいものの次の諸症：胃腸虚弱、下痢、嘔吐、胃痛、腹痛、急・慢性胃炎

成分と分量
　　　1包（大人1日量）中に次の成分を含んでいます。

成　分	ニンジン	カンゾウ	ビャクジュツ	カンキョウ
分　量	3.0 g	3.0 g	3.0 g	3.0 g

用法・用量
本品1包に、水約500 mLを加えて、半量ぐらいまで煎じつめ、煎じかすを除き、煎液を3回に分けて食間に服用してください。
上記は大人の1日量です。

年　齢	大人(15才以上)	14才～7才	6才～4才	3才～2才	2才未満	3カ月未満
服用量	上記の通り	大人の2/3	大人の1/2	大人の1/3	大人の1/4以下	服用しない
1日服用回数			3回			こと

＜用法・用量に関連する注意＞
（1）用法・用量を厳守してください。
（2）小児に服用させる場合には、保護者の指導監督のもとに服用させてください。
（3）1才未満の乳児には、医師の診療を受けさせることを優先し、やむを得ない場合にのみ服用させてください。
（4）煎じ液は、必ず熱いうちにかすをこしてください。
（5）本剤は必ず1日分ずつ煎じ、数日分をまとめて煎じないでください。

保管及び取扱い上の注意
（1）直射日光の当たらない湿気の少ない涼しい所に保管してください。
（2）小児の手の届かない所に保管してください。
（3）他の容器に入れ替えないでください（誤用の原因になったり品質が変わります。）。
（4）煎じ液は腐敗しやすいので、冷暗所又は冷蔵庫等に保管し、服用時に再加熱して服用してください。
（5）生薬を原料として製造していますので、製品の色や味等に多少の差異を生じることがあります。

■お問い合わせ先

製造販売元

【外部の容器又は外部の被包に記載すべき事項】
注意
1．次の人は服用しないでください
　　生後3カ月未満の乳児。
2．次の人は服用前に医師又は薬剤師に相談してください
　（1）医師の治療を受けている人。
　（2）妊婦又は妊娠していると思われる人。
　（3）高齢者。
　（4）今までに薬などにより発疹・発赤、かゆみ等を起こしたことがある人。
　（5）次の症状のある人。
　　　むくみ
　（6）次の診断を受けた人。
　　　高血圧、心臓病、腎臓病
2′．服用が適さない場合があるので、服用前に医師又は薬剤師に相談してください
　　〔2．の項目の記載に際し、十分な記載スペースがない場合には2′．を記載すること。〕
3．服用に際しては、説明文書をよく読んでください
4．直射日光の当たらない湿気の少ない涼しい所に保管してください
5．小児の手の届かない所に保管してください
6．その他
　（1）医薬品副作用被害救済制度に関するお問い合わせ先
　　　（独）医薬品医療機器総合機構
　　　http://www.pmda.go.jp/kenkouhigai.html
　　　電話　0120-149-931（フリーダイヤル）
　（2）この薬に関するお問い合わせ先
　　　○○薬局
　　　管理薬剤師：○○○○
　　　受付時間：○○時○○分から○○時○○分まで（但し○○日は除く）
　　　電話：03（○○○○）○○○○
　　　ＦＡＸ：03（○○○○）○○○○

漢方薬

> この説明書は本剤とともに保管し、
> 服用に際しては必ずお読みください。

理中丸

　理中丸は、「傷寒論」・「金匱要略」を原典とする、胃腸虚弱、急・慢性胃炎、下痢、嘔吐、胃痛に用いられる漢方薬です。

⚠ 使用上の注意

相談すること

1. 次の人は服用前に医師又は薬剤師に相談してください
   - （1）医師の治療を受けている人。
   - （2）妊婦又は妊娠していると思われる人。
   - （3）高齢者。
   - （4）今までに薬などにより発疹・発赤、かゆみ等を起こしたことがある人。
   - （5）次の症状のある人。
     - むくみ
   - （6）次の診断を受けた人。
     - 高血圧、心臓病、腎臓病

2. 服用後、次の症状があらわれた場合は副作用の可能性があるので、直ちに服用を中止し、この文書を持って医師又は薬剤師に相談してください

関係部位	症　　状
皮膚	発疹・発赤、かゆみ

　まれに下記の重篤な症状が起こることがあります。その場合は直ちに医師の診療を受けてください。

症状の名称	症　　状
偽アルドステロン症、ミオパチー	手足のだるさ、しびれ、つっぱり感やこわばりに加えて、脱力感、筋肉痛があらわれ、徐々に強くなる。

3. 1カ月位（急性胃炎に服用する場合には5～6回、下痢、嘔吐に服用する場合には1週間位）服用しても症状がよくならない場合は服用を中止し、この文書を持って医師又は薬剤師に相談してください

4. 長期連用する場合には、医師又は薬剤師に相談してください

効能・効果
体力虚弱で、疲れやすくて手足などが冷えやすいものの次の諸症：胃腸虚弱、下痢、嘔吐、胃痛、腹痛、急・慢性胃炎

成分と分量
120個中に次の成分を含んでいます。

成　分	ニンジン	カンゾウ	ビャクジュツ	カンキョウ
分　量	3.0g	3.0g	3.0g	3.0g

用法・用量
大人1日3回、1回20個、食前又は空腹時に服用してください。

年　齢	大人(15才以上)	14才～7才	6才～5才	5才未満
1回服用量	20個	大人の2/3	大人の1/2	服用しないこと
1日服用回数	3回			

＜用法・用量に関連する注意＞
（1）用法・用量を厳守してください。
（2）小児に服用させる場合には、保護者の指導監督のもとに服用させてください。

保管及び取扱い上の注意
（1）直射日光の当たらない湿気の少ない涼しい所に保管してください。
（2）小児の手の届かない所に保管してください。

（3）他の容器に入れ替えないでください（誤用の原因になったり品質が変わります。）。
（4）生薬を原料として製造していますので、製品の色や味等に多少の差異を生じることがあります。

■お問い合わせ先

製造販売元

【外部の容器又は外部の被包に記載すべき事項】

注意
1．次の人は服用前に医師又は薬剤師に相談してください
　（1）医師の治療を受けている人。
　（2）妊婦又は妊娠していると思われる人。
　（3）高齢者。
　（4）今までに薬などにより発疹・発赤、かゆみ等を起こしたことがある人。
　（5）次の症状のある人。
　　　むくみ
　（6）次の診断を受けた人。
　　　高血圧、心臓病、腎臓病
1′．服用が適さない場合があるので、服用前に医師又は薬剤師に相談してください
　〔1．の項目の記載に際し、十分な記載スペースがない場合には1′．を記載すること。〕
2．服用に際しては、説明文書をよく読んでください
3．直射日光の当たらない湿気の少ない涼しい所に保管してください
4．小児の手の届かない所に保管してください
5．その他
　（1）医薬品副作用被害救済制度に関するお問い合わせ先
　　　（独）医薬品医療機器総合機構
　　　http://www.pmda.go.jp/kenkouhigai.html
　　　電話　0120-149-931（フリーダイヤル）
　（2）この薬に関するお問い合わせ先
　　　○○薬局
　　　管理薬剤師：○○○○
　　　受付時間：○○時○○分から○○時○○分まで（但し○○日は除く）
　　　電話：03（○○○○）○○○○
　　　ＦＡＸ：03（○○○○）○○○○

漢方薬

> この説明書は本剤とともに保管し、
> 服用に際しては必ずお読みください。

人参養栄湯

人参養栄湯は、「太平恵民和剤局方」を原典とする、病後・術後などの体力低下、疲労倦怠、食欲不振、ねあせ、手足の冷え、貧血に用いられる漢方薬です。

⚠ 使用上の注意

⊗ してはいけないこと

（守らないと現在の症状が悪化したり、副作用が起こりやすくなります）
次の人は服用しないでください
　生後3カ月未満の乳児。

相談すること

1．次の人は服用前に医師又は薬剤師に相談してください
　（1）医師の治療を受けている人。
　（2）妊婦又は妊娠していると思われる人。
　（3）胃腸の弱く下痢しやすい人。
　（4）高齢者。
　（5）今までに薬などにより発疹・発赤、かゆみ等を起こしたことがある人。
　（6）次の症状のある人。
　　　むくみ
　（7）次の診断を受けた人。
　　　高血圧、心臓病、腎臓病

2．服用後、次の症状があらわれた場合は副作用の可能性があるので、直ちに服用を中止し、この文書を持って医師又は薬剤師に相談してください

関係部位	症　　状
皮膚	発疹・発赤、かゆみ
消化器	胃部不快感

まれに下記の重篤な症状が起こることがあります。その場合は直ちに医師の診療を受けてください。

症状の名称	症　　状
偽アルドステロン症	手足のだるさ、しびれ、つっぱり感やこわばりに加えて、脱力感、筋肉痛があらわれ、徐々に強くなる。
肝機能障害	発熱、かゆみ、発疹、黄疸（皮膚や白目が黄色くなる）、褐色尿、全身のだるさ、食欲不振等があらわれる。

3．1カ月位服用しても症状がよくならない場合は服用を中止し、この文書を持って医師又は薬剤師に相談してください

4．長期連用する場合には、医師又は薬剤師に相談してください

効能・効果

体力虚弱なものの次の諸症：病後・術後などの体力低下、疲労倦怠、食欲不振、ねあせ、手足の冷え、貧血

成分と分量

1包（大人1日量）中に次の成分を含んでいます。

成　分	ニンジン	トウキ	シャクヤク	ジオウ	ビャクジュツ	ブクリョウ	ケイヒ
分　量	3.0g	4.0g	2.0g	4.0g	4.0g	4.0g	2.5g

	オウギ	チンピ	オンジ	ゴミシ	カンゾウ
	1.5g	2.0g	2.0g	1.0g	1.0g

B—783

用法・用量
本品1包に、水約500 mLを加えて、半量ぐらいまで煎じつめ、煎じかすを除き、煎液を3回に分けて食間に服用してください。
上記は大人の1日量です。

年　齢	大人(15才以上)	14才～7才	6才～4才	3才～2才	2才未満	3カ月未満
服用量	上記の通り	大人の2/3	大人の1/2	大人の1/3	大人の1/4以下	服用しない
1日服用回数	3回					こと

＜用法・用量に関連する注意＞
（1）用法・用量を厳守してください。
（2）小児に服用させる場合には、保護者の指導監督のもとに服用させてください。
（3）1才未満の乳児には、医師の診療を受けさせることを優先し、やむを得ない場合にのみ服用させてください。
（4）煎じ液は、必ず熱いうちにかすをこしてください。
（5）本剤は必ず1日分ずつ煎じ、数日分をまとめて煎じないでください。

保管及び取扱い上の注意
（1）直射日光の当たらない湿気の少ない涼しい所に保管してください。
（2）小児の手の届かない所に保管してください。
（3）他の容器に入れ替えないでください（誤用の原因になったり品質が変わります。）。
（4）煎じ液は腐敗しやすいので、冷暗所又は冷蔵庫等に保管し、服用時に再加熱して服用してください。
（5）生薬を原料として製造していますので、製品の色や味等に多少の差異を生じることがあります。

■お問い合わせ先

製造販売元

【外部の容器又は外部の被包に記載すべき事項】
注意
１．次の人は服用しないでください
　　　生後3カ月未満の乳児。
２．次の人は服用前に医師又は薬剤師に相談してください
　（1）医師の治療を受けている人。
　（2）妊婦又は妊娠していると思われる人。
　（3）胃腸が弱く下痢しやすい人。
　（4）高齢者。
　（5）今までに薬などにより発疹・発赤、かゆみ等を起こしたことがある人。
　（6）次の症状のある人。
　　　むくみ
　（7）次の診断を受けた人。
　　　高血圧、心臓病、腎臓病
２′．服用が適さない場合があるので、服用前に医師又は薬剤師に相談してください
　　〔２．の項目の記載に際し、十分な記載スペースがない場合には２′．を記載すること。〕
３．服用に際しては、説明文書をよく読んでください
４．直射日光の当たらない湿気の少ない涼しい所に保管してください
５．小児の手の届かない所に保管してください
６．その他
　（1）医薬品副作用被害救済制度に関するお問い合わせ先
　　　（独）医薬品医療機器総合機構
　　　http://www.pmda.go.jp/kenkouhigai.html
　　　電話　0120-149-931（フリーダイヤル）
　（2）この薬に関するお問い合わせ先
　　　○○薬局
　　　管理薬剤師：○○○○
　　　受付時間：○○時○○分から○○時○○分まで（但し○○日は除く）
　　　電話：03（○○○○）○○○○
　　　ＦＡＸ：03（○○○○）○○○○

漢方薬

> この説明書は本剤とともに保管し、
> 服用に際しては必ずお読みください。

排膿散料

排膿散料は、「金匱要略」を原典とする、化膿性皮膚疾患の初期又は軽いものに用いられる漢方薬です。

⚠️ 使用上の注意

⊗ してはいけないこと
（守らないと現在の症状が悪化したり、副作用が起こりやすくなります）
次の人は服用しないでください
（1）生後3カ月未満の乳児。
（2）本剤又は鶏卵によるアレルギー症状を起こしたことがある人。

相談すること
1．次の人は服用前に医師、歯科医師又は薬剤師に相談してください
（1）医師、歯科医師の治療を受けている人。
（2）妊婦又は妊娠していると思われる人。

2．服用後、次の症状があらわれた場合は副作用の可能性があるので、直ちに服用を中止し、この文書を持って医師又は薬剤師に相談してください

関係部位	症　　　　状
消化器	胃部不快感

3．5〜6日間服用しても症状がよくならない場合は服用を中止し、この文書を持って医師、歯科医師又は薬剤師に相談してください

効能・効果
体力中等度以上で、患部が化膿するものの次の諸症：化膿性皮膚疾患の初期又は軽いもの、歯肉炎、扁桃炎

成分と分量
1包（大人1日量）中に次の成分を含んでいます。

成　分	キジツ	シャクヤク	キキョウ
分　量	3.0g	3.0g	1.5g

用法・用量
本品1包に、水約500mLを加えて、半量ぐらいまで煎じつめ、熱いうちに煎じかすを除き、煎液を3回に分けて食間に服用してください。
上記は大人の1日量です。

年　齢	大人（15才以上）	14才〜7才	6才〜4才	3才〜2才	2才未満	3カ月未満
服用量	上記の通り	大人の2/3	大人の1/2	大人の1/3	大人の1/4以下	服用しないこと
1日服用回数	3回					

＜用法・用量に関連する注意＞
（1）用法・用量を厳守してください。
（2）小児に服用させる場合には、保護者の指導監督のもとに服用させてください。
（3）1才未満の乳児には、医師の診療を受けさせることを優先し、やむを得ない場合にのみ服用させてください。
（4）煎じ液は、必ず熱いうちにかすをこしてください。
（5）本剤は必ず1日分ずつ煎じ、数日分をまとめて煎じないでください。

保管及び取扱い上の注意
（1）直射日光の当たらない湿気の少ない涼しい所に保管してください。
（2）小児の手の届かない所に保管してください。
（3）他の容器に入れ替えないでください（誤用の原因になったり品質が変わります。）。
（4）煎じ液は腐敗しやすいので、冷暗所又は冷蔵庫等に保管し、服用時に再加熱して服用してくだ

さい。

（5）生薬を原料として製造していますので、製品の色や味等に多少の差異を生じることがあります。

■お問い合わせ先

製造販売元

【外部の容器又は外部の被包に記載すべき事項】
注意
1．次の人は服用しないでください
　（1）生後3カ月未満の乳児。
　（2）本剤又は鶏卵によるアレルギー症状を起こしたことがある人。
2．次の人は服用前に医師、歯科医師又は薬剤師に相談してください
　（1）医師、歯科医師の治療を受けている人。
　（2）妊婦又は妊娠していると思われる人。
2′．服用が適さない場合があるので、服用前に医師、歯科医師又は薬剤師に相談してください
　　〔2．の項目の記載に際し、十分な記載スペースがない場合には2′．を記載すること。〕
3．服用に際しては、説明文書をよく読んでください
4．直射日光の当たらない湿気の少ない涼しい所に保管してください
5．小児の手の届かない所に保管してください
6．その他
　（1）医薬品副作用被害救済制度に関するお問い合わせ先
　　　（独）医薬品医療機器総合機構
　　　http://www.pmda.go.jp/kenkouhigai.html
　　　電話　0120-149-931（フリーダイヤル）
　（2）この薬に関するお問い合わせ先
　　　○○薬局
　　　管理薬剤師：○○○○
　　　受付時間：○○時○○分から○○時○○分まで（但し○○日は除く）
　　　電話：03（○○○○）○○○○
　　　ＦＡＸ：03（○○○○）○○○○

漢方薬

> この説明書は本剤とともに保管し、
> 服用に際しては必ずお読みください。

排膿散

　排膿散は、「金匱要略」を原典とする、化膿性皮膚疾患の初期又は軽いものに用いられる漢方薬です。

⚠ 使用上の注意

❌ してはいけないこと

（守らないと現在の症状が悪化したり、副作用が起こりやすくなります）
次の人は服用しないでください
　（1）生後3カ月未満の乳児。
　（2）本剤又は鶏卵によるアレルギー症状を起こしたことがある人。

相談すること

1．次の人は服用前に医師、歯科医師又は薬剤師に相談してください
　（1）医師、歯科医師の治療を受けている人。
　（2）妊婦又は妊娠していると思われる人。

2．服用後、次の症状があらわれた場合は副作用の可能性があるので、直ちに服用を中止し、この文書を持って医師又は薬剤師に相談してください

関係部位	症　　　　　状
消化器	胃部不快感

3．5〜6日間服用しても症状がよくならない場合は服用を中止し、この文書を持って医師、歯科医師又は薬剤師に相談してください

効能・効果
体力中等度以上で、患部が化膿するものの次の諸症：化膿性皮膚疾患の初期又は軽いもの、歯肉炎、扁桃炎

成分と分量
5.4g（大人1日量）中に次の成分を含んでいます。

成　分	キジツ	シャクヤク	キキョウ
分　量	3.0g	1.8g	0.6g

用法・用量
1回量を次のとおりとし、1日2回、食前又は空腹時に服用してください。

年　齢	大人(15才以上)	14才〜7才	6才〜4才	3才〜2才	2才未満	3カ月未満
1回服用量	1包 (2.7g)	2/3包	1/2包	1/3包	1/4包	服用しないこと
1日服用回数	2回					

<用法・用量に関連する注意>
（1）用法・用量を厳守してください。
（2）小児に服用させる場合には、保護者の指導監督のもとに服用させてください。
（3）1才未満の乳児には、医師の診療を受けさせることを優先し、やむを得ない場合にのみ服用させてください。

保管及び取扱い上の注意
（1）直射日光の当たらない湿気の少ない涼しい所に保管してください。
（2）小児の手の届かない所に保管してください。
（3）他の容器に入れ替えないでください（誤用の原因になったり品質が変わります。）。
（4）1包を分割して服用した後、残りを保管し、続けて服用するような場合には、袋の口を折り返して保管し、2日以内に服用してください。
（5）生薬を原料として製造していますので、製品の色や味等に多少の差異を生じることがあります。

■お問い合わせ先

製造販売元

【外部の容器又は外部の被包に記載すべき事項】
注意
1．次の人は服用しないでください
　（1）生後3カ月未満の乳児。
　（2）本剤又は鶏卵によるアレルギー症状を起こしたことがある人。
2．次の人は服用前に医師、歯科医師又は薬剤師に相談してください
　（1）医師、歯科医師の治療を受けている人。
　（2）妊婦又は妊娠していると思われる人。
2′．服用が適さない場合があるので、服用前に医師、歯科医師又は薬剤師に相談してください
　〔2．の項目の記載に際し、十分な記載スペースがない場合には2′．を記載すること。〕
3．服用に際しては、説明文書をよく読んでください
4．直射日光の当たらない湿気の少ない涼しい所に保管してください
5．小児の手の届かない所に保管してください
6．その他
　（1）医薬品副作用被害救済制度に関するお問い合わせ先
　　　（独）医薬品医療機器総合機構
　　　http://www.pmda.go.jp/kenkouhigai.html
　　　電話　0120-149-931（フリーダイヤル）
　（2）この薬に関するお問い合わせ先
　　　○○薬局
　　　管理薬剤師：○○○○
　　　受付時間：○○時○○分から○○時○○分まで（但し○○日は除く）
　　　電話：03（○○○○）○○○○
　　　ＦＡＸ：03（○○○○）○○○○

漢方薬

排膿湯

この説明書は本剤とともに保管し、服用に際しては必ずお読みください。

排膿湯は、「金匱要略」を原典とする、化膿性皮膚疾患の初期又は軽いものに用いられる漢方薬です。

─── ⚠ 使用上の注意 ───

⊗ してはいけないこと
（守らないと現在の症状が悪化したり、副作用が起こりやすくなります）
次の人は服用しないでください
生後3カ月未満の乳児。

相談すること
1. 次の人は服用前に医師、歯科医師又は薬剤師に相談してください
   （1）医師、歯科医師の治療を受けている人。
   （2）妊婦又は妊娠していると思われる人。
   （3）高齢者。
   （4）今までに薬などにより発疹・発赤、かゆみ等を起こしたことがある人。
   （5）次の症状のある人。
      むくみ
   （6）次の診断を受けた人。
      高血圧、心臓病、腎臓病

2. 服用後、次の症状があらわれた場合は副作用の可能性があるので、直ちに服用を中止し、この文書を持って医師又は薬剤師に相談してください

関係部位	症　　状
皮膚	発疹・発赤、かゆみ
消化器	胃部不快感

まれに下記の重篤な症状が起こることがあります。その場合は直ちに医師の診療を受けてください。

症状の名称	症　　状
偽アルドステロン症、ミオパチー	手足のだるさ、しびれ、つっぱり感やこわばりに加えて、脱力感、筋肉痛があらわれ、徐々に強くなる。

3. 5～6日間服用しても症状がよくならない場合は服用を中止し、この文書を持って医師、歯科医師又は薬剤師に相談してください

4. 長期連用する場合には、医師又は薬剤師に相談してください

5. 本剤の服用により、まれに症状が進行することもあるので、このような場合には、服用を中止し、この文書を持って医師又は薬剤師に相談してください

効能・効果
体力中等度以下で、患部が化膿するものの次の諸症：化膿性皮膚疾患・歯肉炎・扁桃炎の初期又は軽いもの

成分と分量
1包（大人1日量）中に次の成分を含んでいます。

成　分	カンゾウ	キキョウ	ショウキョウ	タイソウ
分　量	3.0 g	5.0 g	0.3 g	6.0 g

用法・用量
本品1包に、水約500 mLを加えて、半量ぐらいまで煎じつめ、煎じかすを除き、煎液を3回に分けて食間に服用してください。

上記は大人の1日量です。

年　齢	大人(15才以上)	14才～7才	6才～4才	3才～2才	2才未満	3カ月未満
服用量	上記の通り	大人の2/3	大人の1/2	大人の1/3	大人の1/4以下	服用しないこと
1日服用回数	3回					

＜用法・用量に関連する注意＞
（1）用法・用量を厳守してください。
（2）小児に服用させる場合には、保護者の指導監督のもとに服用させてください。
（3）1才未満の乳児には、医師の診療を受けさせることを優先し、やむを得ない場合にのみ服用させてください。
（4）煎じ液は、必ず熱いうちにかすをこしてください。
（5）本剤は必ず1日分ずつ煎じ、数日分をまとめて煎じないでください。

保管及び取扱い上の注意
（1）直射日光の当たらない湿気の少ない涼しい所に保管してください。
（2）小児の手の届かない所に保管してください。
（3）他の容器に入れ替えないでください（誤用の原因になったり品質が変わります。）。
（4）煎じ液は腐敗しやすいので、冷暗所又は冷蔵庫等に保管し、服用時に再加熱して服用してください。
（5）生薬を原料として製造していますので、製品の色や味等に多少の差異を生じることがあります。

■お問い合わせ先

製造販売元

【外部の容器又は外部の被包に記載すべき事項】
注意
1．次の人は服用しないでください
　　生後3カ月未満の乳児。
2．次の人は服用前に医師又は薬剤師に相談してください
　（1）医師、歯科医師の治療を受けている人。
　（2）妊婦又は妊娠していると思われる人。
　（3）高齢者。
　（4）今までに薬などにより発疹・発赤、かゆみ等を起こしたことがある人。
　（5）次の症状のある人。
　　　むくみ
　（6）次の診断を受けた人。
　　　高血圧、心臓病、腎臓病
2′．服用が適さない場合があるので、服用前に医師又は薬剤師に相談してください
　　〔2．の項目の記載に際し、十分な記載スペースがない場合には2′．を記載すること。〕
3．服用に際しては、説明文書をよく読んでください
4．直射日光の当たらない湿気の少ない涼しい所に保管してください
5．小児の手の届かない所に保管してください
6．その他
　（1）医薬品副作用被害救済制度に関するお問い合わせ先
　　　（独）医薬品医療機器総合機構
　　　http://www.pmda.go.jp/kenkouhigai.html
　　　電話　0120-149-931（フリーダイヤル）
　（2）この薬に関するお問い合わせ先
　　　○○薬局
　　　管理薬剤師：○○○○
　　　受付時間：○○時○○分から○○時○○分まで（但し○○日は除く）
　　　電話：03（○○○○）○○○○
　　　ＦＡＸ：03（○○○○）○○○○

漢方薬

この説明書は本剤とともに保管し、
服用に際しては必ずお読みください。

麦門冬湯

　麦門冬湯は、「金匱要略」を原典とする、痰のきれにくい咳、気管支炎、気管支ぜんそくに用いられる漢方薬です。

⚠ 使用上の注意

⊗ してはいけないこと
（守らないと現在の症状が悪化したり、副作用が起こりやすくなります）
次の人は服用しないでください
　生後３カ月未満の乳児。

相談すること
１．次の人は服用前に医師又は薬剤師に相談してください
　（１）医師の治療を受けている人。
　（２）妊婦又は妊娠していると思われる人。
　（３）水様性の痰の多い人。
　（４）高齢者。
　（５）次の症状のある人。
　　　　むくみ
　（６）次の診断を受けた人。
　　　　高血圧、心臓病、腎臓病

２．服用後、次の症状があらわれた場合は副作用の可能性があるので、直ちに服用を中止し、この文書を持って医師又は薬剤師に相談してください

関係部位	症　　状
消化器	食欲不振、胃部不快感

まれに下記の重篤な症状が起こることがあります。その場合は直ちに医師の診療を受けてください。

症状の名称	症　　状
間質性肺炎	階段を上ったり、少し無理をしたりすると息切れがする・息苦しくなる、空せき、発熱等がみられ、これらが急にあらわれたり、持続したりする。
偽アルドステロン症、ミオパチー	手足のだるさ、しびれ、つっぱり感やこわばりに加えて、脱力感、筋肉痛があらわれ、徐々に強くなる。
肝機能障害	発熱、かゆみ、発疹、黄疸（皮膚や白目が黄色くなる）、褐色尿、全身のだるさ、食欲不振等があらわれる。

３．１カ月位（からぜきに服用する場合には１週間位）服用しても症状がよくならない場合は服用を中止し、この文書を持って医師又は薬剤師に相談してください

４．長期連用する場合には、医師又は薬剤師に相談してください

効能・効果
体力中等度以下で、たんが切れにくく、ときに強くせきこみ、又は咽頭の乾燥感があるものの次の諸症：からぜき、気管支炎、気管支ぜんそく、咽頭炎、しわがれ声

成分と分量
１包（大人１日量）中に次の成分を含んでいます。

成　分	バクモンドウ	ハンゲ	タイソウ	ニンジン	カンゾウ	コウベイ
分　量	10.0 g	5.0 g	3.0 g	2.0 g	2.0 g	5.0 g

用法・用量
本品１包に、水約 500 mL を加えて、半量ぐらいまで煎じつめ、煎じかすを除き、煎液を３回に分

けて食間に服用してください。
上記は大人の１日量です。

年　齢	大人(15才以上)	14才～7才	6才～4才	3才～2才	2才未満	3カ月未満
服用量	上記の通り	大人の2/3	大人の1/2	大人の1/3	大人の1/4以下	服用しないこと
1日服用回数		3回				

＜用法・用量に関連する注意＞
（１）用法・用量を厳守してください。
（２）小児に服用させる場合には、保護者の指導監督のもとに服用させてください。
（３）１才未満の乳児には、医師の診療を受けさせることを優先し、やむを得ない場合にのみ服用させてください。
（４）煎じ液は、必ず熱いうちにかすをこしてください。
（５）本剤は必ず１日分ずつ煎じ、数日分をまとめて煎じないでください。

保管及び取扱い上の注意
（１）直射日光の当たらない湿気の少ない涼しい所に保管してください。
（２）小児の手の届かない所に保管してください。
（３）他の容器に入れ替えないでください（誤用の原因になったり品質が変わります。）。
（４）煎じ液は腐敗しやすいので、冷暗所又は冷蔵庫等に保管し、服用時に再加熱して服用してください。
（５）生薬を原料として製造していますので、製品の色や味等に多少の差異を生じることがあります。

■お問い合わせ先

製造販売元

【外部の容器又は外部の被包に記載すべき事項】
注意
１．次の人は服用しないでください
　　生後３カ月未満の乳児。
２．次の人は服用前に医師又は薬剤師に相談してください
　（１）医師の治療を受けている人。
　（２）妊婦又は妊娠していると思われる人。
　（３）水様性の痰の多い人。
　（４）高齢者。
　（５）次の症状のある人。
　　　　むくみ
　（６）次の診断を受けた人。
　　　　高血圧、心臓病、腎臓病
２′．服用が適さない場合があるので、服用前に医師又は薬剤師に相談してください
　　　〔２．の項目の記載に際し、十分な記載スペースがない場合には２′．を記載すること。〕
３．服用に際しては、説明文書をよく読んでください
４．直射日光の当たらない湿気の少ない涼しい所に保管してください
５．小児の手の届かない所に保管してください
６．その他
　（１）医薬品副作用被害救済制度に関するお問い合わせ先
　　　（独）医薬品医療機器総合機構
　　　http://www.pmda.go.jp/kenkouhigai.html
　　　電話　0120-149-931（フリーダイヤル）
　（２）この薬に関するお問い合わせ先
　　　○○薬局
　　　管理薬剤師：○○○○
　　　受付時間：○○時○○分から○○時○○分まで（但し○○日は除く）
　　　電話：03（○○○○）○○○○
　　　ＦＡＸ：03（○○○○）○○○○

漢方薬

この説明書は本剤とともに保管し、
服用に際しては必ずお読みください。

八味地黄丸料

八味地黄丸料は、「金匱要略」を原典とする、下肢痛、腰痛、しびれ、高齢者のかすみ目、かゆみ、排尿困難、頻尿、むくみに用いられる漢方薬です。

⚠️ 使用上の注意

⊗ してはいけないこと
（守らないと現在の症状が悪化したり、副作用が起こりやすくなります）
次の人は服用しないでください
　（1）生後3カ月未満の乳児。
　（2）胃腸の弱い人。
　（3）下痢しやすい人。

相談すること
1．次の人は服用前に医師又は薬剤師に相談してください
　（1）医師の治療を受けている人。
　（2）妊婦又は妊娠していると思われる人。
　（3）のぼせが強く赤ら顔で体力の充実している人。
　（4）今までに薬などにより発疹・発赤、かゆみ等を起こしたことがある人。

2．服用後、次の症状があらわれた場合は副作用の可能性があるので、直ちに服用を中止し、この文書を持って医師又は薬剤師に相談してください

関係部位	症　　状
皮膚	発疹・発赤、かゆみ
消化器	食欲不振、胃部不快感、腹痛
その他	動悸、のぼせ、口唇・舌のしびれ

3．服用後、次の症状があらわれることがあるので、このような症状の持続又は増強が見られた場合には、服用を中止し、この文書を持って医師又は薬剤師に相談してください
　下痢

4．1カ月位服用しても症状がよくならない場合は服用を中止し、この文書を持って医師又は薬剤師に相談してください

効能・効果
体力中等度以下で、疲れやすくて、四肢が冷えやすく、尿量減少又は多尿でときに口渇があるものの次の諸症：下肢痛、腰痛、しびれ、高齢者のかすみ目、かゆみ、排尿困難、残尿感、夜間尿、頻尿、むくみ、高血圧に伴う随伴症状の改善（肩こり、頭重、耳鳴り）、軽い尿漏れ

成分と分量
1包（大人1日量）中に次の成分を含んでいます。

成　分	ジオウ	サンシュユ	サンヤク	タクシャ	ブクリョウ	ボタンピ	ケイヒ	ブシ
分　量	5.0g	3.0g	3.0g	3.0g	3.0g	3.0g	1.0g	1.0g

用法・用量
本品1包に、水約500mLを加えて、半量ぐらいまで煎じつめ、煎じかすを除き、煎液を3回に分けて食間に服用してください。
上記は大人の1日量です。

年　齢	大人（15才以上）	14才〜7才	6才〜4才	3才〜2才	2才未満	3カ月未満
服用量	上記の通り	大人の2/3	大人の1/2	大人の1/3	大人の1/4以下	服用しないこと
1日服用回数	3回					

＜用法・用量に関連する注意＞
（1）用法・用量を厳守してください。
（2）小児に服用させる場合には、保護者の指導監督のもとに服用させてください。

（3）1才未満の乳児には、医師の診療を受けさせることを優先し、やむを得ない場合にのみ服用させてください。
（4）煎じ液は、必ず熱いうちにかすをこしてください。
（5）本剤は必ず1日分ずつ煎じ、数日分をまとめて煎じないでください。

保管及び取扱い上の注意
（1）直射日光の当たらない湿気の少ない涼しい所に保管してください。
（2）小児の手の届かない所に保管してください。
（3）他の容器に入れ替えないでください（誤用の原因になったり品質が変わります。）。
（4）煎じ液は腐敗しやすいので、冷暗所又は冷蔵庫等に保管し、服用時に再加熱して服用してください。
（5）生薬を原料として製造していますので、製品の色や味等に多少の差異を生じることがあります。

■お問い合わせ先

製造販売元

【外部の容器又は外部の被包に記載すべき事項】
注意
1．次の人は服用しないでください
　（1）生後3カ月未満の乳児。
　（2）胃腸の弱い人。
　（3）下痢しやすい人。
2．次の人は服用前に医師又は薬剤師に相談してください
　（1）医師の治療を受けている人。
　（2）妊婦又は妊娠していると思われる人。
　（3）のぼせが強く赤ら顔で体力の充実している人。
　（4）今までに薬などにより発疹・発赤、かゆみ等を起こしたことがある人。
2′．服用が適さない場合があるので、服用前に医師又は薬剤師に相談してください
　〔2．の項目の記載に際し、十分な記載スペースがない場合には2′．を記載すること。〕
3．服用に際しては、説明文書をよく読んでください
4．直射日光の当たらない湿気の少ない涼しい所に保管してください
5．小児の手の届かない所に保管してください
6．その他
　（1）医薬品副作用被害救済制度に関するお問い合わせ先
　　（独）医薬品医療機器総合機構
　　http://www.pmda.go.jp/kenkouhigai.html
　　電話　0120-149-931（フリーダイヤル）
　（2）この薬に関するお問い合わせ先
　　○○薬局
　　管理薬剤師：○○○○
　　受付時間：○○時○○分から○○時○○分まで（但し○○日は除く）
　　電話：03（○○○○）○○○○
　　ＦＡＸ：03（○○○○）○○○○

漢方薬

この説明書は本剤とともに保管し、
服用に際しては必ずお読みください。

八味地黄丸

八味地黄丸は、「金匱要略」を原典とする、下肢痛、腰痛、しびれ、高齢者のかすみ目、かゆみ、排尿困難、頻尿、むくみに用いられる漢方薬です。

⚠️ 使用上の注意

⊗ してはいけないこと

（守らないと現在の症状が悪化したり、副作用が起こりやすくなります）

次の人は服用しないでください
（1）胃腸の弱い人。
（2）下痢しやすい人。

相談すること

1．次の人は服用前に医師又は薬剤師に相談してください
（1）医師の治療を受けている人。
（2）妊婦又は妊娠していると思われる人。
（3）のぼせが強く赤ら顔で体力の充実している人。
（4）今までに薬などにより発疹・発赤、かゆみ等を起こしたことがある人。

2．服用後、次の症状があらわれた場合は副作用の可能性があるので、直ちに服用を中止し、この文書を持って医師又は薬剤師に相談してください

関係部位	症　　　状
皮膚	発疹・発赤、かゆみ
消化器	食欲不振、胃部不快感、腹痛
その他	動悸、のぼせ、口唇・舌のしびれ

3．服用後、次の症状があらわれることがあるので、このような症状の持続又は増強が見られた場合には、服用を中止し、この文書を持って医師又は薬剤師に相談してください
下痢

4．1カ月位服用しても症状がよくならない場合は服用を中止し、この文書を持って医師又は薬剤師に相談してください

効能・効果

体力中等度以下で、疲れやすくて、四肢が冷えやすく、尿量減少又は多尿でときに口渇があるものの次の諸症：下肢痛、腰痛、しびれ、高齢者のかすみ目、かゆみ、排尿困難、残尿感、夜間尿、頻尿、むくみ、高血圧に伴う随伴症状の改善（肩こり、頭重、耳鳴り）、軽い尿漏れ

成分と分量

100個中に次の成分を含んでいます。

成　分	ジオウ	サンシュユ	サンヤク	タクシャ	ブクリョウ	ボタンピ	ケイヒ	ブシ
分　量	2.97 g	1.48 g	1.48 g	1.11 g	1.11 g	1.11 g	0.37 g	0.37 g

用法・用量

大人1日3回、1回20個、食前又は空腹時に服用してください。

年　齢	大人(15才以上)	14才～7才	6才～5才	5才未満
1回服用量	20個	大人の2/3	大人の1/2	服用しないこと
1日服用回数	3回			

＜用法・用量に関連する注意＞
（1）用法・用量を厳守してください。
（2）小児に服用させる場合には、保護者の指導監督のもとに服用させてください。

保管及び取扱い上の注意
（1）直射日光の当たらない湿気の少ない涼しい所に保管してください。
（2）小児の手の届かない所に保管してください。
（3）他の容器に入れ替えないでください（誤用の原因になったり品質が変わります。）。
（4）生薬を原料として製造していますので、製品の色や味等に多少の差異を生じることがあります。

■お問い合わせ先

製造販売元

【外部の容器又は外部の被包に記載すべき事項】
注意
1．次の人は服用しないでください
　（1）胃腸の弱い人。
　（2）下痢しやすい人。
2．次の人は服用前に医師又は薬剤師に相談してください
　（1）医師の治療を受けている人。
　（2）妊婦又は妊娠していると思われる人。
　（3）のぼせが強く赤ら顔で体力の充実している人。
　（4）今までに薬などにより発疹・発赤、かゆみ等を起こしたことがある人。
2′．服用が適さない場合があるので、服用前に医師又は薬剤師に相談してください
　〔2．の項目の記載に際し、十分な記載スペースがない場合には2′．を記載すること。〕
3．服用に際しては、説明文書をよく読んでください
4．直射日光の当たらない湿気の少ない涼しい所に保管してください
5．小児の手の届かない所に保管してください
6．その他
　（1）医薬品副作用被害救済制度に関するお問い合わせ先
　　　（独）医薬品医療機器総合機構
　　　http://www.pmda.go.jp/kenkouhigai.html
　　　電話　0120-149-931（フリーダイヤル）
　（2）この薬に関するお問い合わせ先
　　　○○薬局
　　　管理薬剤師：○○○○
　　　受付時間：○○時○○分から○○時○○分まで（但し○○日は除く）
　　　電話：03（○○○○）○○○○
　　　ＦＡＸ：03（○○○○）○○○○

漢方薬

> この説明書は本剤とともに保管し、
> 服用に際しては必ずお読みください。

半夏厚朴湯

　半夏厚朴湯は、「金匱要略」を原典とする、気分がふさいで、のどや食道の異物感を伴う不安神経症やせき、つわり等に用いられる漢方薬です。

⚠ 使用上の注意

⊗ してはいけないこと
（守らないと現在の症状が悪化したり、副作用が起こりやすくなります）
次の人は服用しないでください
　　生後3カ月未満の乳児。

相談すること

1．次の人は服用前に医師又は薬剤師に相談してください
　（1）医師の治療を受けている人。
　（2）今までに薬などにより発疹・発赤、かゆみ等を起こしたことがある人。

2．服用後、次の症状があらわれた場合は副作用の可能性があるので、直ちに服用を中止し、この文書を持って医師又は薬剤師に相談してください

関係部位	症　　状
皮膚	発疹・発赤、かゆみ

3．1カ月位（つわりに服用する場合には5〜6日間）服用しても症状がよくならない場合は服用を中止し、この文書を持って医師又は薬剤師に相談してください

効能・効果
体力中等度をめやすとして、気分がふさいで、咽喉・食道部に異物感があり、ときに動悸、めまい、嘔気などを伴う次の諸症：不安神経症、神経性胃炎、つわり、せき、しわがれ声、のどのつかえ感

成分と分量
　　　　　1包（大人1日量）中に次の成分を含んでいます。

成　分	ハンゲ	ブクリョウ	コウボク	ソヨウ	ショウキョウ
分　量	6.0g	5.0g	3.0g	2.0g	1.0g

用法・用量
本品1包に、水約500mLを加えて、半量ぐらいまで煎じつめ、煎じかすを除き、煎液を3回に分けて食間に服用してください。
上記は大人の1日量です。

年　齢	大人(15才以上)	14才〜7才	6才〜4才	3才〜2才	2才未満	3カ月未満
服用量	上記の通り	大人の2/3	大人の1/2	大人の1/3	大人の1/4以下	服用しないこと
1日服用回数		3回				

＜用法・用量に関連する注意＞
（1）用法・用量を厳守してください。
（2）小児に服用させる場合には、保護者の指導監督のもとに服用させてください。
（3）1才未満の乳児には、医師の診療を受けさせることを優先し、やむを得ない場合にのみ服用させてください。
（4）煎じ液は、必ず熱いうちにかすをこしてください。
（5）本剤は必ず1日分ずつ煎じ、数日分をまとめて煎じないでください。

保管及び取扱い上の注意
（1）直射日光の当たらない湿気の少ない涼しい所に保管してください。
（2）小児の手の届かない所に保管してください。
（3）他の容器に入れ替えないでください（誤用の原因になったり品質が変わります。）。
（4）煎じ液は腐敗しやすいので、冷暗所又は冷蔵庫等に保管し、服用時に再加熱して服用してください。

（5）生薬を原料として製造していますので、製品の色や味等に多少の差異を生じることがあります。

■お問い合わせ先

製造販売元

【外部の容器又は外部の被包に記載すべき事項】
注意
1．次の人は服用しないでください
　　生後3カ月未満の乳児。
2．次の人は服用前に医師又は薬剤師に相談してください
　（1）医師の治療を受けている人。
　（2）今までに薬などにより発疹・発赤、かゆみ等を起こしたことがある人。
2′．服用が適さない場合があるので、服用前に医師又は薬剤師に相談してください
　〔2．の項目の記載に際し、十分な記載スペースがない場合には2′．を記載すること〕
3．服用に際しては、説明文書をよく読んでください
4．直射日光の当たらない湿気の少ない涼しい所に保管してください
5．小児の手の届かない所に保管してください
6．その他
　（1）医薬品副作用被害救済制度に関するお問い合わせ先
　　　（独）医薬品医療機器総合機構
　　　http://www.pmda.go.jp/kenkouhigai.html
　　　電話　0120-149-931（フリーダイヤル）
　（2）この薬に関するお問い合わせ先
　　　○○薬局
　　　管理薬剤師：○○○○
　　　受付時間：○○時○○分から○○時○○分まで（但し○○日は除く）
　　　電話：03（○○○○）○○○○
　　　ＦＡＸ：03（○○○○）○○○○

漢方薬

> この説明書は本剤とともに保管し、
> 服用に際しては必ずお読みください。

半夏瀉心湯

半夏瀉心湯は、「傷寒論」を原典とする、みぞおちがつかえ、お腹がゴロゴロして下痢する人等に用いられる漢方薬です。

⚠ 使用上の注意

✕ してはいけないこと
（守らないと現在の症状が悪化したり、副作用が起こりやすくなります）
次の人は服用しないでください
　生後3カ月未満の乳児。

📋 相談すること
1. 次の人は服用前に医師又は薬剤師に相談してください
　（1）医師の治療を受けている人。
　（2）妊婦又は妊娠していると思われる人。
　（3）高齢者。
　（4）今までに薬などにより発疹・発赤、かゆみ等を起こしたことがある人。
　（5）次の症状のある人。
　　　むくみ
　（6）次の診断を受けた人。
　　　高血圧、心臓病、腎臓病

2. 服用後、次の症状があらわれた場合は副作用の可能性があるので、直ちに服用を中止し、この文書を持って医師又は薬剤師に相談してください

関係部位	症　　　状
皮膚	発疹・発赤、かゆみ

まれに下記の重篤な症状が起こることがあります。その場合は直ちに医師の診療を受けてください。

症状の名称	症　　　状
間質性肺炎	階段を上ったり、少し無理をしたりすると息切れがする・息苦しくなる、空せき、発熱等がみられ、これらが急にあらわれたり、持続したりする。
偽アルドステロン症、ミオパチー	手足のだるさ、しびれ、つっぱり感やこわばりに加えて、脱力感、筋肉痛があらわれ、徐々に強くなる。
肝機能障害	発熱、かゆみ、発疹、黄疸（皮膚や白目が黄色くなる）、褐色尿、全身のだるさ、食欲不振等があらわれる。

3. 1カ月位（急性胃腸炎、二日酔い、げっぷ、胸やけに服用する場合には5～6回）服用しても症状がよくならない場合は服用を中止し、この文書を持って医師又は薬剤師に相談してください

4. 長期連用する場合には、医師又は薬剤師に相談してください

効能・効果
体力中等度で、みぞおちがつかえた感じがあり、ときに悪心、嘔吐があり食欲不振で腹が鳴って軟便又は下痢の傾向のあるものの次の諸症：急・慢性胃腸炎、下痢・軟便、消化不良、胃下垂、神経性胃炎、胃弱、二日酔、げっぷ、胸やけ、口内炎、神経症

成分と分量
1包（大人1日量）中に次の成分を含んでいます。

成　分	ハンゲ	オウゴン	カンキョウ	ニンジン	カンゾウ	タイソウ	オウレン
分　量	5.0g	2.5g	2.5g	2.5g	2.5g	2.5g	1.0g

用法・用量
本品1包に、水約500 mLを加えて、半量ぐらいまで煎じつめ、煎じかすを除き、煎液を3回に分けて食間に服用してください。
上記は大人の1日量です。

年　齢	大人(15才以上)	14才～7才	6才～4才	3才～2才	2才未満	3カ月未満
服用量	上記の通り	大人の2/3	大人の1/2	大人の1/3	大人の1/4以下	服用しないこと
1日服用回数	3回					

＜用法・用量に関連する注意＞
（1）用法・用量を厳守してください。
（2）小児に服用させる場合には、保護者の指導監督のもとに服用させてください。
（3）1才未満の乳児には、医師の診療を受けさせることを優先し、やむを得ない場合にのみ服用させてください。
（4）煎じ液は、必ず熱いうちにかすをこしてください。
（5）本剤は必ず1日分ずつ煎じ、数日分をまとめて煎じないでください。

保管及び取扱い上の注意
（1）直射日光の当たらない湿気の少ない涼しい所に保管してください。
（2）小児の手の届かない所に保管してください。
（3）他の容器に入れ替えないでください（誤用の原因になったり品質が変わります。）。
（4）煎じ液は腐敗しやすいので、冷暗所又は冷蔵庫等に保管し、服用時に再加熱して服用してください。
（5）生薬を原料として製造していますので、製品の色や味等に多少の差異を生じることがあります。

■お問い合わせ先

製造販売元

【外部の容器又は外部の被包に記載すべき事項】
注意
１．次の人は服用しないでください
　　　生後3カ月未満の乳児。
２．次の人は服用前に医師又は薬剤師に相談してください
　（1）医師の治療を受けている人。
　（2）妊婦又は妊娠していると思われる人。
　（3）高齢者。
　（4）今までに薬などにより発疹・発赤、かゆみ等を起こしたことがある人。
　（5）次の症状のある人。
　　　　むくみ
　（6）次の診断を受けた人。
　　　　高血圧、心臓病、腎臓病
２′．服用が適さない場合があるので、服用前に医師又は薬剤師に相談してください
　　　〔２．の項目の記載に際し、十分な記載スペースがない場合には２′．を記載すること。〕
３．服用に際しては、説明文書をよく読んでください
４．直射日光の当たらない湿気の少ない涼しい所に保管してください
５．小児の手の届かない所に保管してください
６．その他
　（1）医薬品副作用被害救済制度に関するお問い合わせ先
　　　（独）医薬品医療機器総合機構
　　　http://www.pmda.go.jp/kenkouhigai.html
　　　電話　0120-149-931（フリーダイヤル）
　（2）この薬に関するお問い合わせ先
　　　○○薬局
　　　管理薬剤師：○○○○
　　　受付時間：○○時○○分から○○時○○分まで（但し○○日は除く）
　　　電話：03（○○○○）○○○○
　　　ＦＡＸ：03（○○○○）○○○○

漢方薬

B—800

この説明書は本剤とともに保管し、
服用に際しては必ずお読みください。

半夏白朮天麻湯

　半夏白朮天麻湯は、「脾胃論」を原典とする、胃腸虚弱で下肢が冷え、めまい、頭痛等がある人に用いられる漢方薬です。

⚠ 使用上の注意

❌ してはいけないこと
（守らないと現在の症状が悪化したり、副作用が起こりやすくなります）
次の人は服用しないでください
　生後3カ月未満の乳児。

相談すること
1．次の人は服用前に医師又は薬剤師に相談してください
　（1）医師の治療を受けている人。
　（2）妊婦又は妊娠していると思われる人。
　（3）今までに薬などにより発疹・発赤、かゆみ等を起こしたことがある人。

2．服用後、次の症状があらわれた場合は副作用の可能性があるので、直ちに服用を中止し、この文書を持って医師又は薬剤師に相談してください

関係部位	症　　　状
皮膚	発疹・発赤、かゆみ

3．1カ月位服用しても症状がよくならない場合は服用を中止し、この文書を持って医師又は薬剤師に相談してください

効能・効果
体力中等度以下で、胃腸が弱く下肢が冷えるものの次の諸症：頭痛、頭重、立ちくらみ、めまい、蓄膿症（副鼻腔炎）

成分と分量
1包（大人1日量）中に次の成分を含んでいます。

成　分	ハンゲ	ビャクジュツ	ソウジュツ	チンピ	ブクリョウ	バクガ	テンマ
分　量	3.0 g	3.0 g	3.0 g	3.0 g	3.0 g	2.0 g	2.0 g

	ショウキョウ	シンキク	オウギ	ニンジン	タクシャ	オウバク	カンキョウ
	0.5 g	2.0 g	1.5 g	1.5 g	1.5 g	1.0 g	0.5 g

用法・用量
本品1包に、水約500 mLを加えて、半量ぐらいまで煎じつめ、熱いうちに煎じかすを除き、煎液を3回に分けて食間に服用してください。
上記は大人の1日量です。

年　齢	大人（15才以上）	14才〜7才	6才〜4才	3才〜2才	2才未満	3カ月未満
服用量	上記の通り	大人の2/3	大人の1/2	大人の1/3	大人の1/4以下	服用しないこと
1日服用回数	3回					

＜用法・用量に関連する注意＞
（1）用法・用量を厳守してください。
（2）小児に服用させる場合には、保護者の指導監督のもとに服用させてください。
（3）1才未満の乳児には、医師の診療を受けさせることを優先し、やむを得ない場合にのみ服用させてください。
（4）煎じ液は、必ず熱いうちにかすをこしてください。
（5）本剤は必ず1日分ずつ煎じ、数日分をまとめて煎じないでください。

保管及び取扱い上の注意
（1）直射日光の当たらない湿気の少ない涼しい所に保管してください。

（2）小児の手の届かない所に保管してください。
（3）他の容器に入れ替えないでください（誤用の原因になったり品質が変わります。）。
（4）煎じ液は腐敗しやすいので、冷暗所又は冷蔵庫等に保管し、服用時に再加熱して服用してください。
（5）生薬を原料として製造していますので、製品の色や味等に多少の差異を生じることがあります。

■お問い合わせ先

製造販売元

【外部の容器又は外部の被包に記載すべき事項】
注意
１．次の人は服用しないでください
　　生後３カ月未満の乳児。
２．次の人は服用前に医師又は薬剤師に相談してください
　（1）医師の治療を受けている人。
　（2）妊婦又は妊娠していると思われる人。
　（3）今までに薬などにより発疹・発赤、かゆみ等を起こしたことがある人。
２′．服用が適さない場合があるので、服用前に医師又は薬剤師に相談してください
　　〔２．の項目の記載に際し、十分な記載スペースがない場合には２′．を記載すること。〕
３．服用に際しては、説明文書をよく読んでください
４．直射日光の当たらない湿気の少ない涼しい所に保管してください
５．小児の手の届かない所に保管してください
６．その他
　（1）医薬品副作用被害救済制度に関するお問い合わせ先
　　　（独）医薬品医療機器総合機構
　　　http://www.pmda.go.jp/kenkouhigai.html
　　　電話　0120-149-931（フリーダイヤル）
　（2）この薬に関するお問い合わせ先
　　　○○薬局
　　　管理薬剤師：○○○○
　　　受付時間：○○時○○分から○○時○○分まで（但し○○日は除く）
　　　電話：03（○○○○）○○○○
　　　ＦＡＸ：03（○○○○）○○○○

漢方薬

この説明書は本剤とともに保管し、
服用に際しては必ずお読みください。

白虎加桂枝湯

白虎加桂枝湯は、「金匱要略」を原典とする、のどの渇きとほてりのある人に用いられる漢方薬
です。

⚠ 使用上の注意

⊠ してはいけないこと
（守らないと現在の症状が悪化したり、副作用が起こりやすくなります）
次の人は服用しないでください
　生後3カ月未満の乳児。

相談すること
1．次の人は服用前に医師又は薬剤師に相談してください
　（1）医師の治療を受けている人。
　（2）妊婦又は妊娠していると思われる人。
　（3）体の虚弱な人（体力の衰えている人、体の弱い人）。
　（4）胃腸虚弱で冷え症の人。
　（5）高齢者。
　（6）今までに薬などにより発疹・発赤、かゆみ等を起こしたことがある人。
　（7）次の症状のある人。
　　　むくみ
　（8）次の診断を受けた人。
　　　高血圧、心臓病、腎臓病

2．服用後、次の症状があらわれた場合は副作用の可能性があるので、直ちに服用を中止し、
　　この文書を持って医師又は薬剤師に相談してください

関係部位	症　　状
皮膚	発疹・発赤、かゆみ
消化器	食欲不振、胃部不快感

まれに下記の重篤な症状が起こることがあります。その場合は直ちに医師の診療を受けてくだ
さい。

症状の名称	症　　状
偽アルドステロン症、ミオパチー	手足のだるさ、しびれ、つっぱり感やこわばりに加えて、脱力感、筋肉痛があらわれ、徐々に強くなる。

3．1カ月位服用しても症状がよくならない場合は服用を中止し、この文書を持って医師又は
　　薬剤師に相談してください

4．長期連用する場合には、医師又は薬剤師に相談してください

効能・効果
体力中等度以上で、熱感、口渇、のぼせがあるものの次の諸症：のどの渇き、ほてり、湿疹・皮膚
炎、皮膚のかゆみ

成分と分量
　　　　1包（大人1日量）中に次の成分を含んでいます。

成　分	チモ	セッコウ	カンゾウ	ケイヒ	コウベイ
分　量	5.0 g	15.0 g	2.0 g	3.0 g	8.0 g

用法・用量
本品1包に、水約500 mLを加えて、半量ぐらいまで煎じつめ、煎じかすを除き、煎液を3回に分
けて食間に服用してください。
上記は大人の1日量です。

年　齢	大人(15才以上)	14才～7才	6才～4才	3才～2才	2才未満	3ヵ月未満
服用量	上記の通り	大人の2/3	大人の1/2	大人の1/3	大人の1/4以下	服用しないこと
1日服用回数	3回					

＜用法・用量に関連する注意＞
（1）用法・用量を厳守してください。
（2）小児に服用させる場合には、保護者の指導監督のもとに服用させてください。
（3）1才未満の乳児には、医師の診療を受けさせることを優先し、やむを得ない場合にのみ服用させてください。
（4）煎じ液は、必ず熱いうちにかすをこしてください。
（5）本剤は必ず1日分ずつ煎じ、数日分をまとめて煎じないでください。

保管及び取扱い上の注意
（1）直射日光の当たらない湿気の少ない涼しい所に保管してください。
（2）小児の手の届かない所に保管してください。
（3）他の容器に入れ替えないでください（誤用の原因になったり品質が変わります。）。
（4）煎じ液は腐敗しやすいので、冷暗所又は冷蔵庫等に保管し、服用時に再加熱して服用してください。
（5）生薬を原料として製造していますので、製品の色や味等に多少の差異を生じることがあります。

■お問い合わせ先

製造販売元

【外部の容器又は外部の被包に記載すべき事項】
注意
1．次の人は服用しないでください
　　生後3ヵ月未満の乳児。
2．次の人は服用前に医師又は薬剤師に相談してください
　（1）医師の治療を受けている人。
　（2）妊婦又は妊娠していると思われる人。
　（3）体の虚弱な人（体力の衰えている人、体の弱い人）。
　（4）胃腸虚弱で冷え症の人。
　（5）高齢者。
　（6）今までに薬などにより発疹・発赤、かゆみ等を起こしたことがある人。
　（7）次の症状のある人。
　　　むくみ
　（8）次の診断を受けた人。
　　　高血圧、心臓病、腎臓病
2′．服用が適さない場合があるので、服用前に医師又は薬剤師に相談してください
　　〔2．の項目の記載に際し、十分な記載スペースがない場合には2′．を記載すること。〕
3．服用に際しては、説明文書をよく読んでください
4．直射日光の当たらない湿気の少ない涼しい所に保管してください
5．小児の手の届かない所に保管してください
6．その他
　（1）医薬品副作用被害救済制度に関するお問い合わせ先
　　　（独）医薬品医療機器総合機構
　　　http://www.pmda.go.jp/kenkouhigai.html
　　　電話　0120-149-931（フリーダイヤル）
　（2）この薬に関するお問い合わせ先
　　　○○薬局
　　　管理薬剤師：○○○○
　　　受付時間：○○時○○分から○○時○○分まで（但し○○日は除く）
　　　電話：03（○○○○）○○○○
　　　ＦＡＸ：03（○○○○）○○○○

漢方薬

この説明書は本剤とともに保管し、
服用に際しては必ずお読みください。

白虎加人参湯

　白虎加人参湯は、「傷寒論」・「金匱要略」を原典とする、のどの渇きとほてりのある人に用いられる漢方薬です。

⚠ 使用上の注意

⊗ してはいけないこと

（守らないと現在の症状が悪化したり、副作用が起こりやすくなります）
次の人は服用しないでください
　　生後3カ月未満の乳児。

相談すること

1．次の人は服用前に医師又は薬剤師に相談してください
　（1）医師の治療を受けている人。
　（2）妊婦又は妊娠していると思われる人。
　（3）体の虚弱な人（体力の衰えている人、体の弱い人）。
　（4）胃腸虚弱で冷え症の人。
　（5）高齢者。
　（6）次の症状のある人。
　　　むくみ
　（7）次の診断を受けた人。
　　　高血圧、心臓病、腎臓病

2．服用後、次の症状があらわれた場合は副作用の可能性があるので、直ちに服用を中止し、この文書を持って医師又は薬剤師に相談してください

関係部位	症　状
消化器	食欲不振、胃部不快感

まれに下記の重篤な症状が起こることがあります。その場合は直ちに医師の診療を受けてください。

症状の名称	症　状
偽アルドステロン症、ミオパチー	手足のだるさ、しびれ、つっぱり感やこわばりに加えて、脱力感、筋肉痛があらわれ、徐々に強くなる。

3．1カ月位服用しても症状がよくならない場合は服用を中止し、この文書を持って医師又は薬剤師に相談してください

4．長期連用する場合には、医師又は薬剤師に相談してください

効能・効果
体力中等度以上で、熱感と口渇が強いものの次の諸症：のどの渇き、ほてり、湿疹・皮膚炎、皮膚のかゆみ

成分と分量
　　　　　1包（大人1日量）中に次の成分を含んでいます。

成　分	チモ	セッコウ	カンゾウ	ニンジン	コウベイ
分　量	5.0g	15.0g	2.0g	3.0g	8.0g

用法・用量
本品1包に、水約500mLを加えて、半量ぐらいまで煎じつめ、煎じかすを除き、煎液を3回に分けて食間に服用してください。
上記は大人の1日量です。

B—805

年　齢	大人(15才以上)	14才〜7才	6才〜4才	3才〜2才	2才未満	3カ月未満
服用量	上記の通り	大人の2/3	大人の1/2	大人の1/3	大人の1/4以下	服用しない
1日服用回数	3回					こと

<用法・用量に関連する注意>
（1）用法・用量を厳守してください。
（2）小児に服用させる場合には、保護者の指導監督のもとに服用させてください。
（3）1才未満の乳児には、医師の診療を受けさせることを優先し、やむを得ない場合にのみ服用させてください。
（4）煎じ液は、必ず熱いうちにかすをこしてください。
（5）本剤は必ず1日分ずつ煎じ、数日分をまとめて煎じないでください。

保管及び取扱い上の注意
（1）直射日光の当たらない湿気の少ない涼しい所に保管してください。
（2）小児の手の届かない所に保管してください。
（3）他の容器に入れ替えないでください（誤用の原因になったり品質が変わります。）。
（4）煎じ液は腐敗しやすいので、冷暗所又は冷蔵庫等に保管し、服用時に再加熱して服用してください。
（5）生薬を原料として製造していますので、製品の色や味等に多少の差異を生じることがあります。

■お問い合わせ先

製造販売元

【外部の容器又は外部の被包に記載すべき事項】
注意
１．次の人は服用しないでください
　　生後3カ月未満の乳児。
２．次の人は服用前に医師又は薬剤師に相談してください
　（1）医師の治療を受けている人。
　（2）妊婦又は妊娠していると思われる人。
　（3）体の虚弱な人（体力の衰えている人、体の弱い人）。
　（4）胃腸虚弱で冷え症の人。
　（5）高齢者。
　（6）次の症状のある人。
　　　むくみ
　（7）次の診断を受けた人。
　　　高血圧、心臓病、腎臓病
２′．服用が適さない場合があるので、服用前に医師又は薬剤師に相談してください
　　〔2．の項目の記載に際し、十分な記載スペースがない場合には2′．を記載すること。〕
３．服用に際しては、説明文書をよく読んでください
４．直射日光の当たらない湿気の少ない涼しい所に保管してください
５．小児の手の届かない所に保管してください
６．その他
　（1）医薬品副作用被害救済制度に関するお問い合わせ先
　　　（独）医薬品医療機器総合機構
　　　http://www.pmda.go.jp/kenkouhigai.html
　　　電話　0120-149-931（フリーダイヤル）
　（2）この薬に関するお問い合わせ先
　　　○○薬局
　　　管理薬剤師：○○○○
　　　受付時間：○○時○○分から○○時○○分まで（但し○○日は除く）
　　　電話：03（○○○○）○○○○
　　　ＦＡＸ：03（○○○○）○○○○

漢方薬

> この説明書は本剤とともに保管し、
> 服用に際しては必ずお読みください。

白虎湯

白虎湯は、「傷寒論」を原典とする、のどの渇きとほてりのある人に用いられる漢方薬です。

⚠ 使用上の注意

⊗ してはいけないこと
（守らないと現在の症状が悪化したり、副作用が起こりやすくなります）
次の人は服用しないでください
　　生後3カ月未満の乳児。

相談すること
1．次の人は服用前に医師又は薬剤師に相談してください
　　（1）医師の治療を受けている人。
　　（2）妊婦又は妊娠していると思われる人。
　　（3）体の虚弱な人（体力の衰えている人、体の弱い人）。
　　（4）胃腸が弱く冷え症の人。
　　（5）高齢者。
　　（6）次の症状のある人。
　　　　むくみ
　　（7）次の診断を受けた人。
　　　　高血圧、心臓病、腎臓病

2．服用後、次の症状があらわれた場合は副作用の可能性があるので、直ちに服用を中止し、
　　この文書を持って医師又は薬剤師に相談してください

関係部位	症　　状
消化器	食欲不振、胃部不快感

まれに下記の重篤な症状が起こることがあります。その場合は直ちに医師の診療を受けてください。

症状の名称	症　　状
偽アルドステロン症、ミオパチー	手足のだるさ、しびれ、つっぱり感やこわばりに加えて、脱力感、筋肉痛があらわれ、徐々に強くなる。

3．1カ月位服用しても症状がよくならない場合は服用を中止し、この文書を持って医師又は
　　薬剤師に相談してください

4．長期連用する場合には、医師又は薬剤師に相談してください

効能・効果
体力中等度以上で、熱感、口渇があるものの次の諸症：のどの渇き、ほてり、湿疹・皮膚炎、皮膚のかゆみ

成分と分量
　　1包（大人1日量）中に次の成分を含んでいます。

成　分	チモ	セッコウ	カンゾウ	コウベイ
分　量	5.0 g	15.0 g	2.0 g	8.0 g

用法・用量
本品1包に、水約500 mLを加えて、半量ぐらいまで煎じつめ、煎じかすを除き、煎液を3回に分けて食間に服用してください。
上記は大人の1日量です。

年　齢	大人(15才以上)	14才〜7才	6才〜4才	3才〜2才	2才未満	3カ月未満
服用量	上記の通り	大人の2/3	大人の1/2	大人の1/3	大人の1/4以下	服用しないこと
1日服用回数	3回					

＜用法・用量に関連する注意＞
（1）用法・用量を厳守してください。
（2）小児に服用させる場合には、保護者の指導監督のもとに服用させてください。
（3）1才未満の乳児には、医師の診療を受けさせることを優先し、やむを得ない場合にのみ服用させてください。
（4）煎じ液は、必ず熱いうちにかすをこしてください。
（5）本剤は必ず1日分ずつ煎じ、数日分をまとめて煎じないでください。

保管及び取扱い上の注意
（1）直射日光の当たらない湿気の少ない涼しい所に保管してください。
（2）小児の手の届かない所に保管してください。
（3）他の容器に入れ替えないでください（誤用の原因になったり品質が変わります。）。
（4）煎じ液は腐敗しやすいので、冷暗所又は冷蔵庫等に保管し、服用時に再加熱して服用してください。
（5）生薬を原料として製造していますので、製品の色や味等に多少の差異を生じることがあります。

■お問い合わせ先

製造販売元

【外部の容器又は外部の被包に記載すべき事項】
注意
1．次の人は服用しないでください
　　生後3カ月未満の乳児。
2．次の人は服用前に医師又は薬剤師に相談してください
　（1）医師の治療を受けている人。
　（2）妊婦又は妊娠していると思われる人。
　（3）体の虚弱な人（体力の衰えている人、体の弱い人）。
　（4）胃腸が弱く冷え症の人。
　（5）高齢者。
　（6）次の症状のある人。
　　　むくみ
　（7）次の診断を受けた人。
　　　高血圧、心臓病、腎臓病
2′．服用が適さない場合があるので、服用前に医師又は薬剤師に相談してください
　　〔2．の項目の記載に際し、十分な記載スペースがない場合には2′．を記載すること。〕
3．服用に際しては、説明文書をよく読んでください
4．直射日光の当たらない湿気の少ない涼しい所に保管してください
5．小児の手の届かない所に保管してください
6．その他
　（1）医薬品副作用被害救済制度に関するお問い合わせ先
　　　（独）医薬品医療機器総合機構
　　　http://www.pmda.go.jp/kenkouhigai.html
　　　電話　0120-149-931（フリーダイヤル）
　（2）この薬に関するお問い合わせ先
　　　○○薬局
　　　管理薬剤師：○○○○
　　　受付時間：○○時○○分から○○時○○分まで（但し○○日は除く）
　　　電話：03（○○○○）○○○○
　　　ＦＡＸ：03（○○○○）○○○○

漢方薬

> この説明書は本剤とともに保管し、
> 服用に際しては必ずお読みください。

不換金正気散料

不換金正気散料は、「太平恵民和剤局方」を原典とする、胃腸機能改善に用いられる漢方薬です。

⚠ 使用上の注意

⊠ してはいけないこと
（守らないと現在の症状が悪化したり、副作用が起こりやすくなります）
次の人は服用しないでください
　生後3カ月未満の乳児。

相談すること
1．次の人は服用前に医師又は薬剤師に相談してください
　（1）医師の治療を受けている人。
　（2）妊婦又は妊娠していると思われる人。
　（3）高齢者。
　（4）今までに薬などにより発疹・発赤、かゆみ等を起こしたことがある人。
　（5）次の症状のある人。
　　　むくみ
　（6）次の診断を受けた人。
　　　高血圧、心臓病、腎臓病

2．服用後、次の症状があらわれた場合は副作用の可能性があるので、直ちに服用を中止し、この文書を持って医師又は薬剤師に相談してください

まれに下記の重篤な症状が起こることがあります。その場合は直ちに医師の診療を受けてください。

症状の名称	症　　状
偽アルドステロン症、ミオパチー	手足のだるさ、しびれ、つっぱり感やこわばりに加えて、脱力感、筋肉痛があらわれ、徐々に強くなる。

3．1カ月位（急性胃炎に服用する場合には5～6回、消化器症状のある感冒に服用する場合には5～6日間）服用しても症状がよくならない場合は服用を中止し、この文書を持って医師又は薬剤師に相談してください

4．長期連用する場合には、医師又は薬剤師に相談してください

効能・効果
体力中等度で、胃がもたれて食欲がなく、ときにはきけがあるものの次の諸症：急・慢性胃炎、胃腸虚弱、消化不良、食欲不振、消化器症状のある感冒

成分と分量
1包（大人1日量）中に次の成分を含んでいます。

成　分	ビャクジュツ	コウボク	チンピ	タイソウ	ショウキョウ	ハンゲ	カンゾウ	カッコウ
分　量	4.0g	3.0g	3.0g	3.0g	1.0g	6.0g	1.5g	1.0g

用法・用量
本品1包に、水約500mLを加えて、半量ぐらいまで煎じつめ、煎じかすを除き、煎液を3回に分けて食間に服用してください。
上記は大人の1日量です。

年　齢	大人(15才以上)	14才～7才	6才～4才	3才～2才	2才未満	3カ月未満
服用量	上記の通り	大人の2/3	大人の1/2	大人の1/3	大人の1/4以下	服用しないこと
1日服用回数	3回					

＜用法・用量に関連する注意＞
（1）用法・用量を厳守してください。

（2）小児に服用させる場合には、保護者の指導監督のもとに服用させてください。
（3）1才未満の乳児には、医師の診療を受けさせることを優先し、やむを得ない場合にのみ服用させてください。
（4）煎じ液は、必ず熱いうちにかすをこしてください。
（5）本剤は必ず1日分ずつ煎じ、数日分をまとめて煎じないでください。

保管及び取扱い上の注意
（1）直射日光の当たらない湿気の少ない涼しい所に保管してください。
（2）小児の手の届かない所に保管してください。
（3）他の容器に入れ替えないでください（誤用の原因になったり品質が変わります。）。
（4）煎じ液は腐敗しやすいので、冷暗所又は冷蔵庫等に保管し、服用時に再加熱して服用してください。
（5）生薬を原料として製造していますので、製品の色や味等に多少の差異を生じることがあります。

■お問い合わせ先

製造販売元

【外部の容器又は外部の被包に記載すべき事項】
注意
1．次の人は服用しないでください
　　生後3カ月未満の乳児。
2．次の人は服用前に医師又は薬剤師に相談してください
　（1）医師の治療を受けている人。
　（2）妊婦又は妊娠していると思われる人。
　（3）高齢者。
　（4）今までに薬などにより発疹・発赤、かゆみ等を起こしたことがある人。
　（5）次の症状のある人。
　　　むくみ
　（6）次の診断を受けた人。
　　　高血圧、心臓病、腎臓病
2′．服用が適さない場合があるので、服用前に医師又は薬剤師に相談してください
　　〔2．の項目の記載に際し、十分な記載スペースがない場合には2′．を記載すること。〕
3．服用に際しては、説明文書をよく読んでください
4．直射日光の当たらない湿気の少ない涼しい所に保管してください
5．小児の手の届かない所に保管してください
6．その他
　（1）医薬品副作用被害救済制度に関するお問い合わせ先
　　　（独）医薬品医療機器総合機構
　　　http://www.pmda.go.jp/kenkouhigai.html
　　　電話　0120-149-931（フリーダイヤル）
　（2）この薬に関するお問い合わせ先
　　　○○薬局
　　　管理薬剤師：○○○○
　　　受付時間：○○時○○分から○○時○○分まで（但し○○日は除く）
　　　電話：03（○○○○）○○○○
　　　ＦＡＸ：03（○○○○）○○○○

漢方薬

この説明書は本剤とともに保管し、
服用に際しては必ずお読みください。

茯苓飲

茯苓飲は、「金匱要略」を原典とする、吐き気や胸やけがあり尿量が減少する人の、胃疾患に用いられる漢方薬です。

⚠ 使用上の注意

⊗ してはいけないこと
（守らないと現在の症状が悪化したり、副作用が起こりやすくなります）
次の人は服用しないでください
　　生後3カ月未満の乳児。

相談すること
1．次の人は服用前に医師又は薬剤師に相談してください
　（1）医師の治療を受けている人。
　（2）妊婦又は妊娠していると思われる人。
　（3）今までに薬などにより発疹・発赤、かゆみ等を起こしたことがある人。

2．服用後、次の症状があらわれた場合は副作用の可能性があるので、直ちに服用を中止し、この文書を持って医師又は薬剤師に相談してください

関係部位	症　　状
皮膚	発疹・発赤、かゆみ

3．1カ月位（胃炎、胸やけに服用する場合には1週間位）服用しても症状がよくならない場合は服用を中止し、この文書を持って医師又は薬剤師に相談してください

効能・効果
体力中等度以下で、はきけや胸やけ、上腹部膨満感があり尿量減少するものの次の諸症：胃炎、神経性胃炎、胃腸虚弱、胸やけ

成分と分量
1包（大人1日量）中に次の成分を含んでいます。

成　分	ブクリョウ	ビャクジュツ	ニンジン	ショウキョウ	チンピ	キジツ
分　量	5.0 g	4.0 g	3.0 g	1.0 g	3.0 g	1.5 g

用法・用量
本品1包に、水約500 mLを加えて、半量ぐらいまで煎じつめ、煎じかすを除き、煎液を3回に分けて食間に服用してください。
上記は大人の1日量です。

年　齢	大人(15才以上)	14才～7才	6才～4才	3才～2才	2才未満	3カ月未満
服用量	上記の通り	大人の2/3	大人の1/2	大人の1/3	大人の1/4以下	服用しないこと
1日服用回数	3回					

\<用法・用量に関連する注意\>
（1）用法・用量を厳守してください。
（2）小児に服用させる場合には、保護者の指導監督のもとに服用させてください。
（3）1才未満の乳児には、医師の診療を受けさせることを優先し、やむを得ない場合にのみ服用させてください。
（4）煎じ液は、必ず熱いうちにかすをこしてください。
（5）本剤は必ず1日分ずつ煎じ、数日分をまとめて煎じないでください。

保管及び取扱い上の注意
（1）直射日光の当たらない湿気の少ない涼しい所に保管してください。
（2）小児の手の届かない所に保管してください。
（3）他の容器に入れ替えないでください（誤用の原因になったり品質が変わります。）。
（4）煎じ液は腐敗しやすいので、冷暗所又は冷蔵庫等に保管し、服用時に再加熱して服用してくだ

さい。
（5）生薬を原料として製造していますので、製品の色や味等に多少の差異を生じることがあります。

■お問い合わせ先

製造販売元

【外部の容器又は外部の被包に記載すべき事項】
注意
1．次の人は服用しないでください
　　生後3カ月未満の乳児。
2．次の人は服用前に医師又は薬剤師に相談してください
　（1）医師の治療を受けている人。
　（2）妊婦又は妊娠していると思われる人。
　（3）今までに薬などにより発疹・発赤、かゆみ等を起こしたことがある人。
2′．服用が適さない場合があるので、服用前に医師又は薬剤師に相談してください
　　〔2．の項目の記載に際し、十分な記載スペースがない場合には2′．を記載すること〕
3．服用に際しては、説明文書をよく読んでください
4．直射日光の当たらない湿気の少ない涼しい所に保管してください
5．小児の手の届かない所に保管してください
6．その他
　（1）医薬品副作用被害救済制度に関するお問い合わせ先
　　　（独）医薬品医療機器総合機構
　　　http://www.pmda.go.jp/kenkouhigai.html
　　　電話　0120-149-931（フリーダイヤル）
　（2）この薬に関するお問い合わせ先
　　　○○薬局
　　　管理薬剤師：○○○○
　　　受付時間：○○時○○分から○○時○○分まで（但し○○日は除く）
　　　電話：03（○○○○）○○○○
　　　ＦＡＸ：03（○○○○）○○○○

漢方薬

> この説明書は本剤とともに保管し、
> 服用に際しては必ずお読みください。

茯苓飲加半夏

　茯苓飲加半夏は、「金匱要略」を原典とする、吐き気や胸やけがあり尿量が減少する人の、胃疾患に用いられる漢方薬です。

⚠ 使用上の注意

❌ してはいけないこと
（守らないと現在の症状が悪化したり、副作用が起こりやすくなります）
次の人は服用しないでください
　生後3カ月未満の乳児。

相談すること
1．次の人は服用前に医師又は薬剤師に相談してください
　（1）医師の治療を受けている人。
　（2）妊婦又は妊娠していると思われる人。
　（3）今までに薬などにより発疹・発赤、かゆみ等を起こしたことがある人。

2．1カ月位（胃炎、胸やけに服用する場合には5～6日間）服用しても症状がよくならない場合は服用を中止し、この文書を持って医師又は薬剤師に相談してください

効能・効果
体力中等度以下で、はきけや胸やけが強く、上腹部膨満感があり尿量減少するものの次の諸症：胃炎、神経性胃炎、胃腸虚弱、胸やけ

成分と分量
1包（大人1日量）中に次の成分を含んでいます。

成　分	ブクリョウ	ビャクジュツ	ニンジン	ショウキョウ	チンピ	キジツ	ハンゲ
分　量	5.0 g	4.0 g	3.0 g	1.0 g	3.0 g	1.5 g	4.0 g

用法・用量
本品1包に、水約500 mLを加えて、半量ぐらいまで煎じつめ、煎じかすを除き、煎液を3回に分けて食間に服用してください。
上記は大人の1日量です。

年　齢	大人(15才以上)	14才～7才	6才～4才	3才～2才	2才未満	3カ月未満
服用量	上記の通り	大人の2/3	大人の1/2	大人の1/3	大人の1/4以下	服用しないこと
1日服用回数			3回			

＜用法・用量に関連する注意＞
（1）用法・用量を厳守してください。
（2）小児に服用させる場合には、保護者の指導監督のもとに服用させてください。
（3）1才未満の乳児には、医師の診療を受けさせることを優先し、やむを得ない場合にのみ服用させてください。
（4）煎じ液は、必ず熱いうちにかすをこしてください。
（5）本剤は必ず1日分ずつ煎じ、数日分をまとめて煎じないでください。

保管及び取扱い上の注意
（1）直射日光の当たらない湿気の少ない涼しい所に保管してください。
（2）小児の手の届かない所に保管してください。
（3）他の容器に入れ替えないでください（誤用の原因になったり品質が変わります。）。
（4）煎じ液は腐敗しやすいので、冷暗所又は冷蔵庫等に保管し、服用時に再加熱して服用してください。
（5）生薬を原料として製造していますので、製品の色や味等に多少の差異を生じることがあります。

■お問い合わせ先

製造販売元

【外部の容器又は外部の被包に記載すべき事項】
注意
1．次の人は服用しないでください
　　生後3カ月未満の乳児。
2．次の人は服用前に医師又は薬剤師に相談してください
　（1）医師の治療を受けている人。
　（2）妊婦又は妊娠していると思われる人。
　（3）今までに薬などにより発疹・発赤、かゆみ等を起こしたことがある人。
2′．服用が適さない場合があるので、服用前に医師又は薬剤師に相談してください
　　〔2．の項目の記載に際し、十分な記載スペースがない場合には2′．を記載すること。〕
3．服用に際しては、説明文書をよく読んでください
4．直射日光の当たらない湿気の少ない涼しい所に保管してください
5．小児の手の届かない所に保管してください
6．その他
　（1）医薬品副作用被害救済制度に関するお問い合わせ先
　　　（独）医薬品医療機器総合機構
　　　http://www.pmda.go.jp/kenkouhigai.html
　　　電話　0120-149-931（フリーダイヤル）
　（2）この薬に関するお問い合わせ先
　　　○○薬局
　　　管理薬剤師：○○○○
　　　受付時間：○○時○○分から○○時○○分まで（但し○○日は除く）
　　　電話：03（○○○○）○○○○
　　　ＦＡＸ：03（○○○○）○○○○

漢方薬

> この説明書は本剤とともに保管し、
> 服用に際しては必ずお読みください。

茯苓飲合半夏厚朴湯

　茯苓飲合半夏厚朴湯は、「本朝経験方」を原典とする、気分がふさいで、咽喉や食道部に異物感があり、動悸やめまい・はきけ、胸やけ等を伴う胃の症状に用いられる漢方薬です。

⚠ 使用上の注意

⊗ してはいけないこと
（守らないと現在の症状が悪化したり、副作用が起こりやすくなります）
次の人は服用しないでください
　　生後3カ月未満の乳児。

相談すること
1．次の人は服用前に医師又は薬剤師に相談してください
　（1）医師の治療を受けている人。
　（2）今までに薬などにより発疹・発赤、かゆみ等を起こしたことがある人。

2．服用後、次の症状があらわれた場合は副作用の可能性があるので、直ちに服用を中止し、この文書を持って医師又は薬剤師に相談してください

関係部位	症　　状
皮膚	発疹・発赤、かゆみ

3．1カ月位（つわり、胸やけ、胃炎に服用する場合には5～6日間）服用しても症状がよくならない場合は服用を中止し、この文書を持って医師又は薬剤師に相談してください

効能・効果
体力中等度以下で、気分がふさいで咽喉食道部に異物感があり、ときに動悸、めまい、嘔気、胸やけ、上腹部膨満感などがあり、尿量減少するものの次の諸症：不安神経症、神経性胃炎、つわり、胸やけ、胃炎、しわがれ声、のどのつかえ感

成分と分量
1包（大人1日量）中に次の成分を含んでいます。

成　分	ブクリョウ	ビャクジュツ	ニンジン	ショウキョウ	チンピ	キジツ
分　量	5.0 g	4.0 g	3.0 g	1.0 g	3.0 g	1.5 g

	ハンゲ	コウボク	ソヨウ
	6.0 g	3.0 g	2.0 g

用法・用量
本品1包に、水約500 mLを加えて、半量ぐらいまで煎じつめ、煎じかすを除き、煎液を3回に分けて食間に服用してください。
上記は大人の1日量です。

年　齢	大人(15才以上)	14才～7才	6才～4才	3才～2才	2才未満	3カ月未満
服用量	上記の通り	大人の2/3	大人の1/2	大人の1/3	大人の1/4以下	服用しないこと
1日服用回数	3回					

＜用法・用量に関連する注意＞
（1）用法・用量を厳守してください。
（2）小児に服用させる場合には、保護者の指導監督のもとに服用させてください。
（3）1才未満の乳児には、医師の診療を受けさせることを優先し、やむを得ない場合にのみ服用させてください。
（4）煎じ液は、必ず熱いうちにかすをこしてください。
（5）本剤は必ず1日分ずつ煎じ、数日分をまとめて煎じないでください。

保管及び取扱い上の注意
（1）直射日光の当たらない湿気の少ない涼しい所に保管してください。

（２）小児の手の届かない所に保管してください。
（３）他の容器に入れ替えないでください（誤用の原因になったり品質が変わります。）。
（４）煎じ液は腐敗しやすいので、冷暗所又は冷蔵庫等に保管し、服用時に再加熱して服用してください。
（５）生薬を原料として製造していますので、製品の色や味等に多少の差異を生じることがあります。

■お問い合わせ先

製造販売元

【外部の容器又は外部の被包に記載すべき事項】
注意
１．次の人は服用しないでください
　　生後３カ月未満の乳児。
２．次の人は服用前に医師又は薬剤師に相談してください
　（１）医師の治療を受けている人。
　（２）今までに薬などにより発疹・発赤、かゆみ等を起こしたことがある人。
２′．服用が適さない場合があるので、服用前に医師又は薬剤師に相談してください
　　〔２．の項目の記載に際し、十分な記載スペースがない場合には２′．を記載すること。〕
３．服用に際しては、説明文書をよく読んでください
４．直射日光の当たらない湿気の少ない涼しい所に保管してください
５．小児の手の届かない所に保管してください
６．その他
　（１）医薬品副作用被害救済制度に関するお問い合わせ先
　　　（独）医薬品医療機器総合機構
　　　http://www.pmda.go.jp/kenkouhigai.html
　　　電話　0120-149-931（フリーダイヤル）
　（２）この薬に関するお問い合わせ先
　　　○○薬局
　　　管理薬剤師：○○○○
　　　受付時間：○○時○○分から○○時○○分まで（但し○○日は除く）
　　　電話：03（○○○○）○○○○
　　　ＦＡＸ：03（○○○○）○○○○

漢方薬

> この説明書は本剤とともに保管し、
> 服用に際しては必ずお読みください。

茯苓沢瀉湯

茯苓沢瀉湯は、「金匱要略」を原典とする、吐いてのどの渇きのある胃の症状に用いられる漢方薬です。

⚠ 使用上の注意

⊗ してはいけないこと

（守らないと現在の症状が悪化したり、副作用が起こりやすくなります）
次の人は服用しないでください
　生後3カ月未満の乳児。

相談すること

1．次の人は服用前に医師又は薬剤師に相談してください
　（1）医師の治療を受けている人。
　（2）妊婦又は妊娠していると思われる人。
　（3）高齢者。
　（4）今までに薬などにより発疹・発赤、かゆみ等を起こしたことがある人。
　（5）次の症状のある人。
　　　むくみ
　（6）次の診断を受けた人。
　　　高血圧、心臓病、腎臓病

2．服用後、次の症状があらわれた場合は副作用の可能性があるので、直ちに服用を中止し、この文書を持って医師又は薬剤師に相談してください

関係部位	症　　状
皮膚	発疹・発赤、かゆみ

まれに下記の重篤な症状が起こることがあります。その場合は直ちに医師の診療を受けてください。

症状の名称	症　　状
偽アルドステロン症、ミオパチー	手足のだるさ、しびれ、つっぱり感やこわばりに加えて、脱力感、筋肉痛があらわれ、徐々に強くなる。

3．1カ月位服用しても症状がよくならない場合は服用を中止し、この文書を持って医師又は薬剤師に相談してください

4．長期連用する場合には、医師又は薬剤師に相談してください

効能・効果

体力中等度以下で、胃のもたれ、悪心、嘔吐のいずれかがあり、渇きを覚えるものの次の諸症：胃炎、胃腸虚弱

成分と分量

1包（大人1日量）中に次の成分を含んでいます。

成　分	ブクリョウ	タクシャ	ビャクジュツ	ケイヒ	カンゾウ	ショウキョウ
分　量	4.0g	4.0g	3.0g	2.0g	1.5g	1.5g

用法・用量

本品1包に、水約500mLを加えて、半量ぐらいまで煎じつめ、煎じかすを除き、煎液を3回に分けて食間に服用してください。
上記は大人の1日量です。

年　齢	大人(15才以上)	14才～7才	6才～4才	3才～2才	2才未満	3カ月未満
服用量	上記の通り	大人の2/3	大人の1/2	大人の1/3	大人の1/4以下	服用しないこと
1日服用回数	3回					

＜用法・用量に関連する注意＞
（1）用法・用量を厳守してください。
（2）小児に服用させる場合には、保護者の指導監督のもとに服用させてください。
（3）1才未満の乳児には、医師の診療を受けさせることを優先し、やむを得ない場合にのみ服用させてください。
（4）煎じ液は、必ず熱いうちにかすをこしてください。
（5）本剤は必ず1日分ずつ煎じ、数日分をまとめて煎じないでください。

保管及び取扱い上の注意
（1）直射日光の当たらない湿気の少ない涼しい所に保管してください。
（2）小児の手の届かない所に保管してください。
（3）他の容器に入れ替えないでください（誤用の原因になったり品質が変わります。）。
（4）煎じ液は腐敗しやすいので、冷暗所又は冷蔵庫等に保管し、服用時に再加熱して服用してください。
（5）生薬を原料として製造していますので、製品の色や味等に多少の差異を生じることがあります。

■お問い合わせ先

製造販売元

【外部の容器又は外部の被包に記載すべき事項】
注意
1．次の人は服用しないでください
　　生後3カ月未満の乳児。
2．次の人は服用前に医師又は薬剤師に相談してください
　（1）医師の治療を受けている人。
　（2）妊婦又は妊娠していると思われる人。
　（3）高齢者。
　（4）今までに薬などにより発疹・発赤、かゆみ等を起こしたことがある人。
　（5）次の症状のある人。
　　　　むくみ
　（6）次の診断を受けた人。
　　　　高血圧、心臓病、腎臓病
2′．服用が適さない場合があるので、服用前に医師又は薬剤師に相談してください
　　〔2．の項目の記載に際し、十分な記載スペースがない場合には2′．を記載すること。〕
3．服用に際しては、説明文書をよく読んでください
4．直射日光の当たらない湿気の少ない涼しい所に保管してください
5．小児の手の届かない所に保管してください
6．その他
　（1）医薬品副作用被害救済制度に関するお問い合わせ先
　　　（独）医薬品医療機器総合機構
　　　http://www.pmda.go.jp/kenkouhigai.html
　　　電話　0120-149-931（フリーダイヤル）
　（2）この薬に関するお問い合わせ先
　　　○○薬局
　　　管理薬剤師：○○○○
　　　受付時間：○○時○○分から○○時○○分まで（但し○○日は除く）
　　　電話：03（○○○○）○○○○
　　　ＦＡＸ：03（○○○○）○○○○

漢方薬

> この説明書は本剤とともに保管し、
> 服用に際しては必ずお読みください。

分消湯

分消湯は、「万病回春」を原典とする、むくみがあり尿量の少ない人に用いられる漢方薬です。

⚠ 使用上の注意

⊗ してはいけないこと

（守らないと現在の症状が悪化したり、副作用が起こりやすくなります）
次の人は服用しないでください
　生後3カ月未満の乳児。

相談すること

1. 次の人は服用前に医師又は薬剤師に相談してください
   （1）医師の治療を受けている人。
   （2）妊婦又は妊娠していると思われる人。
   （3）今までに薬などにより発疹・発赤、かゆみ等を起こしたことがある人。

2. 服用後、次の症状があらわれた場合は副作用の可能性があるので、直ちに服用を中止し、この文書を持って医師又は薬剤師に相談してください

関係部位	症　　状
皮膚	発疹・発赤、かゆみ

3. 1カ月位服用しても症状がよくならない場合は服用を中止し、この文書を持って医師又は薬剤師に相談してください

効能・効果
体力中等度以上で、尿量が少なくて、ときにみぞおちがつかえて便秘の傾向のあるものの次の諸症：
むくみ、排尿困難、腹部膨満感

成分と分量
1包（大人1日量）中に次の成分を含んでいます。

成　分	ソウジュツ	ビャクジュツ	ブクリョウ	チンピ	コウボク	コウブシ	チョレイ
分　量	2.5g	2.5g	2.5g	2.0g	2.0g	2.0g	2.0g

	タクシャ	キジツ	ダイフクヒ	シュクシャ	モッコウ	ショウキョウ	トウシンソウ
	2.0g	1.0g	1.0g	1.0g	1.0g	1.0g	1.0g

用法・用量
本品1包に、水約500mLを加えて、半量ぐらいまで煎じつめ、熱いうちに煎じかすを除き、煎液を3回に分けて食間に服用してください。
上記は大人の1日量です。

年　齢	大人(15才以上)	14才〜7才	6才〜4才	3才〜2才	2才未満	3カ月未満
服用量	上記の通り	大人の2/3	大人の1/2	大人の1/3	大人の1/4以下	服用しないこと
1日服用回数			3回			

＜用法・用量に関連する注意＞
（1）用法・用量を厳守してください。
（2）小児に服用させる場合には、保護者の指導監督のもとに服用させてください。
（3）1才未満の乳児には、医師の診療を受けさせることを優先し、やむを得ない場合にのみ服用させてください。
（4）煎じ液は、必ず熱いうちにかすをこしてください。
（5）本剤は必ず1日分ずつ煎じ、数日分をまとめて煎じないでください。

保管及び取扱い上の注意
（1）直射日光の当たらない湿気の少ない涼しい所に保管してください。
（2）小児の手の届かない所に保管してください。

（3）他の容器に入れ替えないでください（誤用の原因になったり品質が変わります。）。
（4）煎じ液は腐敗しやすいので、冷暗所又は冷蔵庫等に保管し、服用時に再加熱して服用してください。
（5）生薬を原料として製造していますので、製品の色や味等に多少の差異を生じることがあります。

■お問い合わせ先

製造販売元

【外部の容器又は外部の被包に記載すべき事項】
注意
1．次の人は服用しないでください
　　生後3カ月未満の乳児。
2．次の人は服用前に医師又は薬剤師に相談してください
　（1）医師の治療を受けている人。
　（2）妊婦又は妊娠していると思われる人。
　（3）今までに薬などにより発疹・発赤、かゆみ等を起こしたことがある人。
2′．服用が適さない場合があるので、服用前に医師又は薬剤師に相談してください
　　〔2．の項目の記載に際し、十分な記載スペースがない場合には2′．を記載すること。〕
3．服用に際しては、説明文書をよく読んでください
4．直射日光の当たらない湿気の少ない涼しい所に保管してください
5．小児の手の届かない所に保管してください
6．その他
　（1）医薬品副作用被害救済制度に関するお問い合わせ先
　　　（独）医薬品医療機器総合機構
　　　http://www.pmda.go.jp/kenkouhigai.html
　　　電話　0120-149-931（フリーダイヤル）
　（2）この薬に関するお問い合わせ先
　　　○○薬局
　　　管理薬剤師：○○○○
　　　受付時間：○○時○○分から○○時○○分まで（但し○○日は除く）
　　　電話：03（○○○○）○○○○
　　　ＦＡＸ：03（○○○○）○○○○

漢方薬

> この説明書は本剤とともに保管し、
> 服用に際しては必ずお読みください。

平胃散料

平胃散料は、「太平恵民和剤局方」を原典とする、胃がもたれて消化不良がある胃腸病に用いられる漢方薬です。

⚠ 使用上の注意

❌ してはいけないこと
（守らないと現在の症状が悪化したり、副作用が起こりやすくなります）
次の人は服用しないでください
　　生後3カ月未満の乳児。

相談すること
1．次の人は服用前に医師又は薬剤師に相談してください
　（1）医師の治療を受けている人。
　（2）妊婦又は妊娠していると思われる人。
　（3）高齢者。
　（4）今までに薬などにより発疹・発赤、かゆみ等を起こしたことがある人。
　（5）次の症状のある人。
　　　むくみ
　（6）次の診断を受けた人。
　　　高血圧、心臓病、腎臓病

2．服用後、次の症状があらわれた場合は副作用の可能性があるので、直ちに服用を中止し、この文書を持って医師又は薬剤師に相談してください

関係部位	症　状
皮膚	発疹・発赤、かゆみ

まれに下記の重篤な症状が起こることがあります。その場合は直ちに医師の診療を受けてください。

症状の名称	症　状
偽アルドステロン症、ミオパチー	手足のだるさ、しびれ、つっぱり感やこわばりに加えて、脱力感、筋肉痛があらわれ、徐々に強くなる。

3．1カ月位（急性胃炎に服用する場合は5〜6回）服用しても症状がよくならない場合は服用を中止し、この文書を持って医師又は薬剤師に相談してください

4．長期連用する場合には、医師又は薬剤師に相談してください

効能・効果
体力中等度以上で、胃がもたれて消化が悪く、ときにはきけ、食後に腹が鳴って下痢の傾向のあるものの次の諸症：食べ過ぎによる胃のもたれ、急・慢性胃炎、消化不良、食欲不振

成分と分量
1包（大人1日量）中に次の成分を含んでいます。

成　分	ビャクジュツ	コウボク	チンピ	タイソウ	カンゾウ	ショウキョウ
分　量	4.0 g	3.0 g	3.0 g	2.0 g	1.0 g	0.5 g

用法・用量
本品1包に、水約500 mLを加えて、半量ぐらいまで煎じつめ、煎じかすを除き、煎液を3回に分けて食間に服用してください。
上記は大人の1日量です。

年　齢	大人(15才以上)	14才〜7才	6才〜4才	3才〜2才	2才未満	3カ月未満
服用量	上記の通り	大人の2/3	大人の1/2	大人の1/3	大人の1/4以下	服用しないこと
1日服用回数	3回					

B—821

＜用法・用量に関連する注意＞
（1）用法・用量を厳守してください。
（2）小児に服用させる場合には、保護者の指導監督のもとに服用させてください。
（3）1才未満の乳児には、医師の診療を受けさせることを優先し、やむを得ない場合にのみ服用させてください。
（4）煎じ液は、必ず熱いうちにかすをこしてください。
（5）本剤は必ず1日分ずつ煎じ、数日分をまとめて煎じないでください。

保管及び取扱い上の注意
（1）直射日光の当たらない湿気の少ない涼しい所に保管してください。
（2）小児の手の届かない所に保管してください。
（3）他の容器に入れ替えないでください（誤用の原因になったり品質が変わります。）。
（4）煎じ液は腐敗しやすいので、冷暗所又は冷蔵庫等に保管し、服用時に再加熱して服用してください。
（5）生薬を原料として製造していますので、製品の色や味等に多少の差異を生じることがあります。

■お問い合わせ先

製造販売元

【外部の容器又は外部の被包に記載すべき事項】
注意
1．次の人は服用しないでください
　　生後3カ月未満の乳児。
2．次の人は服用前に医師又は薬剤師に相談してください
　（1）医師の治療を受けている人。
　（2）妊婦又は妊娠していると思われる人。
　（3）高齢者。
　（4）今までに薬などにより発疹・発赤、かゆみ等を起こしたことがある人。
　（5）次の症状のある人。
　　　　むくみ
　（6）次の診断を受けた人。
　　　　高血圧、心臓病、腎臓病
2′．服用が適さない場合があるので、服用前に医師又は薬剤師に相談してください
　　　〔2．の項目の記載に際し、十分な記載スペースがない場合には2′．を記載すること。〕
3．服用に際しては、説明文書をよく読んでください
4．直射日光の当たらない湿気の少ない涼しい所に保管してください
5．小児の手の届かない所に保管してください
6．その他
　（1）医薬品副作用被害救済制度に関するお問い合わせ先
　　　（独）医薬品医療機器総合機構
　　　http：//www.pmda.go.jp/kenkouhigai.html
　　　電話　0120-149-931（フリーダイヤル）
　（2）この薬に関するお問い合わせ先
　　　○○薬局
　　　管理薬剤師：○○○○
　　　受付時間：○○時○○分から○○時○○分まで（但し○○日は除く）
　　　電話：03（○○○○）○○○○
　　　ＦＡＸ：03（○○○○）○○○○

漢方薬

> この説明書は本剤とともに保管し、
> 服用に際しては必ずお読みください。

防已黄耆湯

防已黄耆湯は、「金匱要略」を原典とする、疲れやすく、汗をかきやすい人の肥満症、関節痛、むくみに用いられる漢方薬です。

⚠ 使用上の注意

⊗ してはいけないこと

（守らないと現在の症状が悪化したり、副作用が起こりやすくなります）
次の人は服用しないでください
　生後３カ月未満の乳児。

相談すること

１．次の人は服用前に医師又は薬剤師に相談してください
　（１）医師の治療を受けている人。
　（２）妊婦又は妊娠していると思われる人。
　（３）高齢者。
　（４）今までに薬などにより発疹・発赤、かゆみ等を起こしたことがある人。
　（５）次の症状のある人。
　　　　むくみ
　（６）次の診断を受けた人。
　　　　高血圧、心臓病、腎臓病

２．服用後、次の症状があらわれた場合は副作用の可能性があるので、直ちに服用を中止し、この文書を持って医師又は薬剤師に相談してください

関係部位	症　状
皮膚	発疹・発赤、かゆみ
消化器	食欲不振、胃部不快感

まれに下記の重篤な症状が起こることがあります。その場合は直ちに医師の診療を受けてください。

症状の名称	症　状
間質性肺炎	階段を上ったり、少し無理をしたりすると息切れがする・息苦しくなる、空せき、発熱等がみられ、これらが急にあらわれたり、持続したりする。
偽アルドステロン症、ミオパチー	手足のだるさ、しびれ、つっぱり感やこわばりに加えて、脱力感、筋肉痛があらわれ、徐々に強くなる。
肝機能障害	発熱、かゆみ、発疹、黄疸（皮膚や白目が黄色くなる）、褐色尿、全身のだるさ、食欲不振等があらわれる。

３．１カ月位服用しても症状がよくならない場合は服用を中止し、この文書を持って医師又は薬剤師に相談してください

４．長期連用する場合には、医師又は薬剤師に相談してください

効能・効果
体力中等度以下で、疲れやすく、汗のかきやすい傾向のあるものの次の諸症：肥満に伴う関節の腫れや痛み、むくみ、多汗症、肥満症（筋肉にしまりのない、いわゆる水ぶとり）

成分と分量
１包（大人１日量）中に次の成分を含んでいます。

成　分	ボウイ	オウギ	ビャクジュツ	ショウキョウ	タイソウ	カンゾウ
分　量	4.0g	5.0g	3.0g	1.0g	4.0g	2.0g

用法・用量

本品1包に、水約 500 mL を加えて、半量ぐらいまで煎じつめ、煎じかすを除き、煎液を3回に分けて食間に服用してください。
上記は大人の1日量です。

年　齢	大人(15才以上)	14才～7才	6才～4才	3才～2才	2才未満	3カ月未満
服用量	上記の通り	大人の2/3	大人の1/2	大人の1/3	大人の1/4以下	服用しないこと
1日服用回数	3回					

＜用法・用量に関連する注意＞

（1）用法・用量を厳守してください。
（2）小児に服用させる場合には、保護者の指導監督のもとに服用させてください。
（3）1才未満の乳児には、医師の診療を受けさせることを優先し、やむを得ない場合にのみ服用させてください。
（4）煎じ液は、必ず熱いうちにかすをこしてください。
（5）本剤は必ず1日分ずつ煎じ、数日分をまとめて煎じないでください。

保管及び取扱い上の注意

（1）直射日光の当たらない湿気の少ない涼しい所に保管してください。
（2）小児の手の届かない所に保管してください。
（3）他の容器に入れ替えないでください（誤用の原因になったり品質が変わります。）。
（4）煎じ液は腐敗しやすいので、冷暗所又は冷蔵庫等に保管し、服用時に再加熱して服用してください。
（5）生薬を原料として製造していますので、製品の色や味等に多少の差異を生じることがあります。

■お問い合わせ先

製造販売元

【外部の容器又は外部の被包に記載すべき事項】

注意
１．次の人は服用しないでください
　　生後3カ月未満の乳児。
２．次の人は服用前に医師又は薬剤師に相談してください
　（1）医師の治療を受けている人。
　（2）妊婦又は妊娠していると思われる人。
　（3）高齢者。
　（4）今までに薬などにより発疹・発赤、かゆみ等を起こしたことがある人。
　（5）次の症状のある人。
　　　むくみ
　（6）次の診断を受けた人。
　　　高血圧、心臓病、腎臓病
２′．服用が適さない場合があるので、服用前に医師又は薬剤師に相談してください
　　〔２．の項目の記載に際し、十分な記載スペースがない場合には２′．を記載すること。〕
３．服用に際しては、説明文書をよく読んでください
４．直射日光の当たらない湿気の少ない涼しい所に保管してください
５．小児の手の届かない所に保管してください
６．その他
　（1）医薬品副作用被害救済制度に関するお問い合わせ先
　　　（独）医薬品医療機器総合機構
　　　http://www.pmda.go.jp/kenkouhigai.html
　　　電話　0120-149-931（フリーダイヤル）
　（2）この薬に関するお問い合わせ先
　　　○○薬局
　　　管理薬剤師：○○○○
　　　受付時間：○○時○○分から○○時○○分まで（但し○○日は除く）
　　　電話：03（○○○○）○○○○
　　　ＦＡＸ：03（○○○○）○○○○

B—824

漢方薬

この説明書は本剤とともに保管し、
服用に際しては必ずお読みください。

防已茯苓湯

防已茯苓湯は、「金匱要略」を原典とする、手足のむくみ、冷え、疼痛、しびれ等に用いられる漢方薬です。

⚠ 使用上の注意

⊗ してはいけないこと

（守らないと現在の症状が悪化したり、副作用が起こりやすくなります）
次の人は服用しないでください
　生後3カ月未満の乳児。

相談すること

1．次の人は服用前に医師又は薬剤師に相談してください
　（1）医師の治療を受けている人。
　（2）妊婦又は妊娠していると思われる人。
　（3）高齢者。
　（4）今までに薬などにより発疹・発赤、かゆみ等を起こしたことがある人。
　（5）次の症状のある人。
　　　むくみ
　（6）次の診断を受けた人。
　　　高血圧、心臓病、腎臓病

2．服用後、次の症状があらわれた場合は副作用の可能性があるので、直ちに服用を中止し、この文書を持って医師又は薬剤師に相談してください

関係部位	症　　状
皮膚	発疹・発赤、かゆみ

まれに下記の重篤な症状が起こることがあります。その場合は直ちに医師の診療を受けてください。

症状の名称	症　　状
偽アルドステロン症、ミオパチー	手足のだるさ、しびれ、つっぱり感やこわばりに加えて、脱力感、筋肉痛があらわれ、徐々に強くなる。

3．1カ月位服用しても症状がよくならない場合は服用を中止し、この文書を持って医師又は薬剤師に相談してください

4．長期連用する場合には、医師又は薬剤師に相談してください

効能・効果
体力中等度以下で、手足のむくみや冷えやすい傾向のあるものの次の諸症：手足の疼痛・しびれ感、むくみ、めまい、慢性下痢

成分と分量
　　　1包（大人1日量）中に次の成分を含んでいます。

成　分	ボウイ	オウギ	ケイヒ	ブクリョウ	カンゾウ
分　量	3.0 g	3.0 g	3.0 g	6.0 g	2.0 g

用法・用量
本品1包に、水約500 mLを加えて、半量ぐらいまで煎じつめ、煎じかすを除き、煎液を3回に分けて食間に服用してください。
上記は大人の1日量です。

年　齢	大人(15才以上)	14才～7才	6才～4才	3才～2才	2才未満	3カ月未満
服用量	上記の通り	大人の2/3	大人の1/2	大人の1/3	大人の1/4以下	服用しないこと
1日服用回数	3回					

＜用法・用量に関連する注意＞
（1）用法・用量を厳守してください。
（2）小児に服用させる場合には、保護者の指導監督のもとに服用させてください。
（3）1才未満の乳児には、医師の診療を受けさせることを優先し、やむを得ない場合にのみ服用させてください。
（4）煎じ液は、必ず熱いうちにかすをこしてください。
（5）本剤は必ず1日分ずつ煎じ、数日分をまとめて煎じないでください。

保管及び取扱い上の注意
（1）直射日光の当たらない湿気の少ない涼しい所に保管してください。
（2）小児の手の届かない所に保管してください。
（3）他の容器に入れ替えないでください（誤用の原因になったり品質が変わります。）。
（4）煎じ液は腐敗しやすいので、冷暗所又は冷蔵庫等に保管し、服用時に再加熱して服用してください。
（5）生薬を原料として製造していますので、製品の色や味等に多少の差異を生じることがあります。

■お問い合わせ先

製造販売元

【外部の容器又は外部の被包に記載すべき事項】
注意
1．次の人は服用しないでください
　　生後3カ月未満の乳児。
2．次の人は服用前に医師又は薬剤師に相談してください
　（1）医師の治療を受けている人。
　（2）妊婦又は妊娠していると思われる人。
　（3）高齢者。
　（4）今までに薬などにより発疹・発赤、かゆみ等を起こしたことがある人。
　（5）次の症状のある人。
　　　むくみ
　（6）次の診断を受けた人。
　　　高血圧、心臓病、腎臓病
2′．服用が適さない場合があるので、服用前に医師又は薬剤師に相談してください
　〔2．の項目の記載に際し、十分な記載スペースがない場合には2′．を記載すること。〕
3．服用に際しては、説明文書をよく読んでください
4．直射日光の当たらない湿気の少ない涼しい所に保管してください
5．小児の手の届かない所に保管してください
6．その他
　（1）医薬品副作用被害救済制度に関するお問い合わせ先
　　　（独）医薬品医療機器総合機構
　　　http://www.pmda.go.jp/kenkouhigai.html
　　　電話　0120-149-931（フリーダイヤル）
　（2）この薬に関するお問い合わせ先
　　　○○薬局
　　　管理薬剤師：○○○○
　　　受付時間：○○時○○分から○○時○○分まで（但し○○日は除く）
　　　電話：03（○○○○）○○○○
　　　ＦＡＸ：03（○○○○）○○○○

漢方薬

> この説明書は本剤とともに保管し、
> 服用に際しては必ずお読みください。

防風通聖散料

　防風通聖散料は、「宣明論」・「中風門」を原典とする、腹部に皮下脂肪が多く、便秘がちの肥満症、高血圧の随伴症状等に用いられる漢方薬です。

⚠ 使用上の注意

⊗ してはいけないこと
（守らないと現在の症状が悪化したり、副作用が起こりやすくなります）
1. 次の人は服用しないでください
　　生後3カ月未満の乳児。
2. 本剤を服用している間は、次の医薬品を服用しないでください
　　他の瀉下薬（下剤）
3. 授乳中の人は本剤を服用しないか、本剤を服用する場合は授乳を避けてください

相談すること
1. 次の人は服用前に医師又は薬剤師に相談してください
　（1）医師の治療を受けている人。
　（2）妊婦又は妊娠していると思われる人。
　（3）体の虚弱な人（体力の衰えている人、体の弱い人）。
　（4）胃腸が弱く下痢しやすい人。
　（5）発汗傾向の著しい人。
　（6）高齢者。
　（7）今までに薬などにより発疹・発赤、かゆみ等を起こしたことがある人。
　（8）次の症状のある人。
　　　むくみ、排尿困難
　（9）次の診断を受けた人。
　　　高血圧、心臓病、腎臓病、甲状腺機能障害

2. 服用後、次の症状があらわれた場合は副作用の可能性があるので、直ちに服用を中止し、この文書を持って医師又は薬剤師に相談してください

関係部位	症　　状
皮膚	発疹・発赤、かゆみ
消化器	胃部不快感、はげしい腹痛を伴う下痢、腹痛

まれに下記の重篤な症状が起こることがあります。その場合は直ちに医師の診療を受けてください。

症状の名称	症　　状
間質性肺炎	階段を上ったり、少し無理をしたりすると息切れがする・息苦しくなる、空せき、発熱等がみられ、これらが急にあらわれたり、持続したりする。
偽アルドステロン症、ミオパチー	手足のだるさ、しびれ、つっぱり感やこわばりに加えて、脱力感、筋肉痛があらわれ、徐々に強くなる。
肝機能障害	発熱、かゆみ、発疹、黄疸（皮膚や白目が黄色くなる）、褐色尿、全身のだるさ、食欲不振等があらわれる。

3. 服用後、次の症状があらわれることがあるので、このような症状の持続又は増強が見られた場合には、服用を中止し、この文書を持って医師又は薬剤師に相談してください
　　下痢

4. 1カ月位（便秘に服用する場合には1週間位）服用しても症状がよくならない場合は服用を中止し、この文書を持って医師又は薬剤師に相談してください

5. 長期連用する場合には、医師又は薬剤師に相談してください

効能・効果
体力充実して、腹部に皮下脂肪が多く、便秘がちなものの次の諸症：高血圧や肥満に伴う動悸・肩こり・のぼせ・むくみ・便秘、蓄膿症（副鼻腔炎）、湿疹・皮膚炎、ふきでもの（にきび）、肥満症

成分と分量
1包（大人1日量）中に次の成分を含んでいます。

成　分	トウキ	シャクヤク	センキュウ	サンシシ	レンギョウ	ハッカ
分　量	1.2 g	1.2 g	1.2 g	1.2 g	1.2 g	1.2 g

	ショウキョウ	ケイガイ	ボウフウ	マオウ	ダイオウ	乾燥硫酸ナトリウム
	0.4 g	1.2 g	1.2 g	1.2 g	1.5 g	0.6 g

	ビャクジュツ	キキョウ	オウゴン	カンゾウ	セッコウ	カッセキ
	2.0 g	2.0 g	2.0 g	2.0 g	2.0 g	3.0 g

用法・用量
本品1包に、水約500 mLを加えて、半量ぐらいまで煎じつめ、煎じかすを除き、煎液を3回に分けて食間に服用してください。
上記は大人の1日量です。

年　齢	大人(15才以上)	14才〜7才	6才〜4才	3才〜2才	2才未満	3カ月未満
服用量	上記の通り	大人の2/3	大人の1/2	大人の1/3	大人の1/4以下	服用しないこと
1日服用回数			3回			

<用法・用量に関連する注意>
（1）用法・用量を厳守してください。
（2）小児に服用させる場合には、保護者の指導監督のもとに服用させてください。
（3）1才未満の乳児には、医師の診療を受けさせることを優先し、やむを得ない場合にのみ服用させてください。
（4）煎じ液は、必ず熱いうちにかすをこしてください。
（5）本剤は必ず1日分ずつ煎じ、数日分をまとめて煎じないでください。

保管及び取扱い上の注意
（1）直射日光の当たらない湿気の少ない涼しい所に保管してください。
（2）小児の手の届かない所に保管してください。
（3）他の容器に入れ替えないでください（誤用の原因になったり品質が変わります。）。
（4）煎じ液は腐敗しやすいので、冷暗所又は冷蔵庫等に保管し、服用時に再加熱して服用してください。
（5）生薬を原料として製造していますので、製品の色や味等に多少の差異を生じることがあります。

■お問い合わせ先

製造販売元

【外部の容器又は外部の被包に記載すべき事項】
注意
1．次の人は服用しないでください
　　生後3カ月未満の乳児。
2．授乳中の人は本剤を服用しないか、本剤を服用する場合は授乳を避けてください
3．次の人は服用前に医師又は薬剤師に相談してください
　（1）医師の治療を受けている人。
　（2）妊婦又は妊娠していると思われる人。
　（3）体の虚弱な人（体力の衰えている人、体の弱い人）。
　（4）胃腸が弱く下痢しやすい人。
　（5）発汗傾向の著しい人。
　（6）高齢者。
　（7）今までに薬などにより発疹・発赤、かゆみ等を起こしたことがある人。
　（8）次の症状のある人。

むくみ、排尿困難
（9）次の診断を受けた人。
高血圧、心臓病、腎臓病、甲状腺機能障害
3′．服用が適さない場合があるので、服用前に医師又は薬剤師に相談してください
〔3．の項目の記載に際し、十分な記載スペースがない場合には3′．を記載すること。〕
4．服用に際しては、説明文書をよく読んでください
5．直射日光の当たらない湿気の少ない涼しい所に保管してください
6．小児の手の届かない所に保管してください
7．その他
（1）医薬品副作用被害救済制度に関するお問い合わせ先
（独）医薬品医療機器総合機構
http://www.pmda.go.jp/kenkouhigai.html
電話　0120-149-931（フリーダイヤル）
（2）この薬に関するお問い合わせ先
○○薬局
管理薬剤師：○○○○
受付時間：○○時○○分から○○時○○分まで（但し○○日は除く）
電話：03（○○○○）○○○○
ＦＡＸ：03（○○○○）○○○○

漢方薬

> この説明書は本剤とともに保管し、服用に際しては必ずお読みください。

補気建中湯

補気建中湯は、「寿世保元」を原典とする、胃腸が弱くて腹部膨満感がある人に用いられる漢方薬です。

⚠ 使用上の注意

✕ してはいけないこと
（守らないと現在の症状が悪化したり、副作用が起こりやすくなります）
次の人は服用しないでください
　生後3カ月未満の乳児。

相談すること
1. 次の人は服用前に医師又は薬剤師に相談してください
　（1）医師の治療を受けている人。
　（2）妊婦又は妊娠していると思われる人。

2. 1カ月位服用しても症状がよくならない場合は服用を中止し、この文書を持って医師又は薬剤師に相談してください

効能・効果
体力虚弱で、胃腸が弱いものの次の諸症：腹部膨満感、むくみ

成分と分量
1包（大人1日量）中に次の成分を含んでいます。

成　分	ビャクジュツ	ブクリョウ	チンピ	ニンジン	オウゴン	コウボク	タクシャ	バクモンドウ
分　量	5.5g	3.0g	2.5g	3.0g	2.0g	2.0g	2.0g	2.0g

用法・用量
本品1包に、水約500 mLを加えて、半量ぐらいまで煎じつめ、煎じかすを除き、煎液を3回に分けて食間に服用してください。
上記は大人の1日量です。

年　齢	大人(15才以上)	14才～7才	6才～4才	3才～2才	2才未満	3カ月未満
服用量	上記の通り	大人の2/3	大人の1/2	大人の1/3	大人の1/4以下	服用しないこと
1日服用回数	3回					

＜用法・用量に関連する注意＞
（1）用法・用量を厳守してください。
（2）小児に服用させる場合には、保護者の指導監督のもとに服用させてください。
（3）1才未満の乳児には、医師の診療を受けさせることを優先し、やむを得ない場合にのみ服用させてください。
（4）煎じ液は、必ず熱いうちにかすをこしてください。
（5）本剤は必ず1日分ずつ煎じ、数日分をまとめて煎じないでください。

保管及び取扱い上の注意
（1）直射日光の当たらない湿気の少ない涼しい所に保管してください。
（2）小児の手の届かない所に保管してください。
（3）他の容器に入れ替えないでください（誤用の原因になったり品質が変わります。）。
（4）煎じ液は腐敗しやすいので、冷暗所又は冷蔵庫等に保管し、服用時に再加熱して服用してください。
（5）生薬を原料として製造していますので、製品の色や味等に多少の差異を生じることがあります。

■お問い合わせ先

B—830

製造販売元

【外部の容器又は外部の被包に記載すべき事項】
注意
1．次の人は服用しないでください
　　生後3カ月未満の乳児。
2．次の人は服用前に医師又は薬剤師に相談してください
　（1）医師の治療を受けている人。
　（2）妊婦又は妊娠していると思われる人。
2′．服用が適さない場合があるので、服用前に医師又は薬剤師に相談してください
　〔2．の項目の記載に際し、十分な記載スペースがない場合には2′．を記載すること。〕
3．服用に際しては、説明文書をよく読んでください
4．直射日光の当たらない湿気の少ない涼しい所に保管してください
5．小児の手の届かない所に保管してください
6．その他
　（1）医薬品副作用被害救済制度に関するお問い合わせ先
　　　（独）医薬品医療機器総合機構
　　　http://www.pmda.go.jp/kenkouhigai.html
　　　電話　0120-149-931（フリーダイヤル）
　（2）この薬に関するお問い合わせ先
　　　○○薬局
　　　管理薬剤師：○○○○
　　　受付時間：○○時○○分から○○時○○分まで（但し○○日は除く）
　　　電話：03（○○○○）○○○○
　　　ＦＡＸ：03（○○○○）○○○○

漢方薬

> この説明書は本剤とともに保管し、
> 服用に際しては必ずお読みください。

補中益気湯

　補中益気湯は、「弁惑論」を原典とする、元気がなく胃腸のはたらきが衰えて疲れやすい人の、虚弱体質、病後の衰弱、食欲不振、ねあせに用いられる漢方薬です。

⚠ 使用上の注意

⊗ してはいけないこと
（守らないと現在の症状が悪化したり、副作用が起こりやすくなります）
次の人は服用しないでください
　　生後３カ月未満の乳児。

相談すること
１．次の人は服用前に医師又は薬剤師に相談してください
　（１）医師の治療を受けている人。
　（２）妊婦又は妊娠していると思われる人。
　（３）高齢者。
　（４）今までに薬などにより発疹・発赤、かゆみ等を起こしたことがある人。
　（５）次の症状のある人。
　　　　むくみ
　（６）次の診断を受けた人。
　　　　高血圧、心臓病、腎臓病

２．服用後、次の症状があらわれた場合は副作用の可能性があるので、直ちに服用を中止し、この文書を持って医師又は薬剤師に相談してください

関係部位	症　　状
皮膚	発疹・発赤、かゆみ

まれに下記の重篤な症状が起こることがあります。その場合は直ちに医師の診療を受けてください。

症状の名称	症　　状
間質性肺炎	階段を上ったり、少し無理をしたりすると息切れがする・息苦しくなる、空せき、発熱等がみられ、これらが急にあらわれたり、持続したりする。
偽アルドステロン症、ミオパチー	手足のだるさ、しびれ、つっぱり感やこわばりに加えて、脱力感、筋肉痛があらわれ、徐々に強くなる。
肝機能障害	発熱、かゆみ、発疹、黄疸（皮膚や白目が黄色くなる）、褐色尿、全身のだるさ、食欲不振等があらわれる。

３．１カ月位（感冒に服用する場合には５～６日間）服用しても症状がよくならない場合は服用を中止し、この文書を持って医師又は薬剤師に相談してください

４．長期連用する場合には、医師又は薬剤師に相談してください

効能・効果
体力虚弱で、元気がなく、胃腸のはたらきが衰えて、疲れやすいものの次の諸症：虚弱体質、疲労倦怠、病後・術後の衰弱、食欲不振、ねあせ、感冒

成分と分量
１包（大人１日量）中に次の成分を含んでいます。

成　分	ニンジン	ビャクジュツ	オウギ	トウキ	チンピ	タイソウ	サイコ
分　量	4.0ｇ	4.0ｇ	4.0ｇ	3.0ｇ	2.0ｇ	2.0ｇ	1.0ｇ

	カンゾウ	ショウキョウ	ショウマ
	1.5ｇ	0.5ｇ	0.5ｇ

用法・用量
本品1包に、水約500 mLを加えて、半量ぐらいまで煎じつめ、煎じかすを除き、煎液を3回に分けて食間に服用してください。
上記は大人の1日量です。

年　齢	大人(15才以上)	14才〜7才	6才〜4才	3才〜2才	2才未満	3カ月未満
服用量	上記の通り	大人の2/3	大人の1/2	大人の1/3	大人の1/4以下	服用しないこと
1日服用回数	3回					

＜用法・用量に関連する注意＞
（1）用法・用量を厳守してください。
（2）小児に服用させる場合には、保護者の指導監督のもとに服用させてください。
（3）1才未満の乳児には、医師の診療を受けさせることを優先し、やむを得ない場合にのみ服用させてください。
（4）煎じ液は、必ず熱いうちにかすをこしてください。
（5）本剤は必ず1日分ずつ煎じ、数日分をまとめて煎じないでください。

保管及び取扱い上の注意
（1）直射日光の当たらない湿気の少ない涼しい所に保管してください。
（2）小児の手の届かない所に保管してください。
（3）他の容器に入れ替えないでください（誤用の原因になったり品質が変わります。）。
（4）煎じ液は腐敗しやすいので、冷暗所又は冷蔵庫等に保管し、服用時に再加熱して服用してください。
（5）生薬を原料として製造していますので、製品の色や味等に多少の差異を生じることがあります。

■お問い合わせ先

製造販売元

【外部の容器又は外部の被包に記載すべき事項】
注意
1．次の人は服用しないでください
　　生後3カ月未満の乳児。
2．次の人は服用前に医師又は薬剤師に相談してください
　（1）医師の治療を受けている人。
　（2）妊婦又は妊娠していると思われる人。
　（3）高齢者。
　（4）今までに薬などにより発疹・発赤、かゆみ等を起こしたことがある人。
　（5）次の症状のある人。
　　　むくみ
　（6）次の診断を受けた人。
　　　高血圧、心臓病、腎臓病
2′．服用が適さない場合があるので、服用前に医師又は薬剤師に相談してください
　　〔2．の項目の記載に際し、十分な記載スペースがない場合には2′．を記載すること。〕
3．服用に際しては、説明文書をよく読んでください
4．直射日光の当たらない湿気の少ない涼しい所に保管してください
5．小児の手の届かない所に保管してください
6．その他
　（1）医薬品副作用被害救済制度に関するお問い合わせ先
　　　（独）医薬品医療機器総合機構
　　　http://www.pmda.go.jp/kenkouhigai.html
　　　電話　0120-149-931（フリーダイヤル）
　（2）この薬に関するお問い合わせ先
　　　○○薬局
　　　管理薬剤師：○○○○
　　　受付時間：○○時○○分から○○時○○分まで（但し○○日は除く）
　　　電話：03（○○○○）○○○○
　　　ＦＡＸ：03（○○○○）○○○○

漢方薬

> この説明書は本剤とともに保管し、
> 服用に際しては必ずお読みください。

麻黄湯

麻黄湯は、「傷寒論」を原典とする、感冒、鼻かぜに用いられる漢方薬です。

⚠ 使用上の注意

⊗ してはいけないこと
（守らないと現在の症状が悪化したり、副作用が起こりやすくなります）
1. 次の人は服用しないでください
 （1）体の虚弱な人（体力の衰えている人、体の弱い人）。
 （2）生後3カ月未満の乳児。
2. 短期間の服用にとどめ、連用しないでください

相談すること
1. 次の人は服用前に医師又は薬剤師に相談してください
 （1）医師の治療を受けている人。
 （2）妊婦又は妊娠していると思われる人。
 （3）胃腸の弱い人。
 （4）発汗傾向の著しい人。
 （5）高齢者。
 （6）今までに薬などにより発疹・発赤、かゆみ等を起こしたことがある人。
 （7）次の症状のある人。
  むくみ、排尿困難
 （8）次の診断を受けた人。
  高血圧、心臓病、腎臓病、甲状腺機能障害

2. 服用後、次の症状があらわれた場合は副作用の可能性があるので、直ちに服用を中止し、この文書を持って医師又は薬剤師に相談してください

関係部位	症　　　　状
皮膚	発疹・発赤、かゆみ
消化器	吐き気、食欲不振、胃部不快感
その他	発汗過多、全身脱力感

まれに下記の重篤な症状が起こることがあります。その場合は直ちに医師の診療を受けてください。

症状の名称	症　　　　状
偽アルドステロン症、ミオパチー	手足のだるさ、しびれ、つっぱり感やこわばりに加えて、脱力感、筋肉痛があらわれ、徐々に強くなる。

3. 1カ月位（感冒、鼻かぜに服用する場合には5〜6回）服用しても症状がよくならない場合は服用を中止し、この文書を持って医師又は薬剤師に相談してください

効能・効果
体力充実して、かぜのひきはじめで、さむけがして発熱、頭痛があり、せきが出て身体のふしぶしが痛く汗が出ていないものの次の諸症：感冒、鼻かぜ、気管支炎、鼻づまり

成分と分量
1包（大人1日量）中に次の成分を含んでいます。

成　分	マオウ	キョウニン	ケイヒ	カンゾウ
分　量	4.0 g	4.0 g	3.0 g	1.5 g

用法・用量
本品1包に、水約500 mLを加えて、半量ぐらいまで煎じつめ、煎じかすを除き、煎液を3回に分けて食間に服用してください。
上記は大人の1日量です。

B—834

年　齢	大人(15才以上)	14才～7才	6才～4才	3才～2才	2才未満	3カ月未満
服用量	上記の通り	大人の2/3	大人の1/2	大人の1/3	大人の1/4以下	服用しない
1日服用回数	3回					こと

＜用法・用量に関連する注意＞
（1）用法・用量を厳守してください。
（2）小児に服用させる場合には、保護者の指導監督のもとに服用させてください。
（3）1才未満の乳児には、医師の診療を受けさせることを優先し、やむを得ない場合にのみ服用させてください。
（4）煎じ液は、必ず熱いうちにかすをこしてください。
（5）本剤は必ず1日分ずつ煎じ、数日分をまとめて煎じないでください。

保管及び取扱い上の注意
（1）直射日光の当たらない湿気の少ない涼しい所に保管してください。
（2）小児の手の届かない所に保管してください。
（3）他の容器に入れ替えないでください（誤用の原因になったり品質が変わります。）。
（4）煎じ液は腐敗しやすいので、冷暗所又は冷蔵庫等に保管し、服用時に再加熱して服用してください。
（5）生薬を原料として製造していますので、製品の色や味等に多少の差異を生じることがあります。

■お問い合わせ先

製造販売元

【外部の容器又は外部の被包に記載すべき事項】
注意
1．次の人は服用しないでください
　（1）体の虚弱な人（体力の衰えている人、体の弱い人）。
　（2）生後3カ月未満の乳児。
2．次の人は服用前に医師又は薬剤師に相談してください
　（1）医師の治療を受けている人。
　（2）妊婦又は妊娠していると思われる人。
　（3）胃腸の弱い人。
　（4）発汗傾向の著しい人。
　（5）高齢者。
　（6）今までに薬などにより発疹・発赤、かゆみ等を起こしたことがある人。
　（7）次の症状のある人。
　　　むくみ、排尿困難
　（8）次の診断を受けた人。
　　　高血圧、心臓病、腎臓病、甲状腺機能障害
2′．服用が適さない場合があるので、服用前に医師又は薬剤師に相談してください
　〔2．の項目の記載に際し、十分な記載スペースがない場合には2′．を記載すること。〕
3．服用に際しては、説明文書をよく読んでください
4．直射日光の当たらない湿気の少ない涼しい所に保管してください
5．小児の手の届かない所に保管してください
6．その他
　（1）医薬品副作用被害救済制度に関するお問い合わせ先
　　　（独）医薬品医療機器総合機構
　　　http://www.pmda.go.jp/kenkouhigai.html
　　　電話　0120-149-931（フリーダイヤル）
　（2）この薬に関するお問い合わせ先
　　　○○薬局
　　　管理薬剤師：○○○○
　　　受付時間：○○時○○分から○○時○○分まで（但し○○日は除く）
　　　電話：03（○○○○）○○○○
　　　ＦＡＸ：03（○○○○）○○○○

漢方薬

【385】

B—835

> この説明書は本剤とともに保管し、
> 服用に際しては必ずお読みください。

麻杏甘石湯

麻杏甘石湯は、「傷寒論」を原典とする、気管支ぜんそく、気管支炎に用いられる漢方薬です。

⚠ 使用上の注意

⊗ してはいけないこと

（守らないと現在の症状が悪化したり、副作用が起こりやすくなります）
次の人は服用しないでください
　　生後3カ月未満の乳児。

相談すること

1．次の人は服用前に医師又は薬剤師に相談してください
　（1）医師の治療を受けている人。
　（2）妊婦又は妊娠していると思われる人。
　（3）体の虚弱な人（体力の衰えている人、体の弱い人）。
　（4）胃腸の弱い人。
　（5）発汗傾向の著しい人。
　（6）高齢者。
　（7）次の症状のある人。
　　　むくみ、排尿困難
　（8）次の診断を受けた人。
　　　高血圧、心臓病、腎臓病、甲状腺機能障害

2．服用後、次の症状があらわれた場合は副作用の可能性があるので、直ちに服用を中止し、
　　この文書を持って医師又は薬剤師に相談してください

関係部位	症　　状
皮膚	発疹・発赤、かゆみ
消化器	吐き気、食欲不振、胃部不快感

まれに下記の重篤な症状が起こることがあります。その場合は直ちに医師の診療を受けてください。

症状の名称	症　　状
偽アルドステロン症、ミオパチー	手足のだるさ、しびれ、つっぱり感やこわばりに加えて、脱力感、筋肉痛があらわれ、徐々に強くなる。

3．1カ月位（感冒に服用する場合には5～6日間）服用しても症状がよくならない場合は服
　　用を中止し、この文書を持って医師又は薬剤師に相談してください

4．長期連用する場合には、医師又は薬剤師に相談してください

効能・効果
体力中等度以上で、せきが出て、ときにのどが渇くものの次の諸症：せき、小児ぜんそく、気管支
ぜんそく、気管支炎、感冒、痔の痛み

成分と分量
　　1包（大人1日量）中に次の成分を含んでいます。

成　分	マオウ	キョウニン	カンゾウ	セッコウ
分　量	4.0 g	3.5 g	2.0 g	8.0 g

用法・用量
本品1包に、水約500 mLを加えて、半量ぐらいまで煎じつめ、煎じかすを除き、煎液を3回に分
けて食間に服用してください。
上記は大人の1日量です。

年　齢	大人(15才以上)	14才〜7才	6才〜4才	3才〜2才	2才未満	3カ月未満
服用量	上記の通り	大人の2/3	大人の1/2	大人の1/3	大人の1/4以下	服用しないこと
1日服用回数	3回					

<用法・用量に関連する注意>
（1）用法・用量を厳守してください。
（2）小児に服用させる場合には、保護者の指導監督のもとに服用させてください。
（3）1才未満の乳児には、医師の診療を受けさせることを優先し、やむを得ない場合にのみ服用させてください。
（4）煎じ液は、必ず熱いうちにかすをこしてください。
（5）本剤は必ず1日分ずつ煎じ、数日分をまとめて煎じないでください。

保管及び取扱い上の注意
（1）直射日光の当たらない湿気の少ない涼しい所に保管してください。
（2）小児の手の届かない所に保管してください。
（3）他の容器に入れ替えないでください（誤用の原因になったり品質が変わります。）。
（4）煎じ液は腐敗しやすいので、冷暗所又は冷蔵庫等に保管し、服用時に再加熱して服用してください。
（5）生薬を原料として製造していますので、製品の色や味等に多少の差異を生じることがあります。

■お問い合わせ先

製造販売元

【外部の容器又は外部の被包に記載すべき事項】
注意
1．次の人は服用しないでください
　　生後3カ月未満の乳児。
2．次の人は服用前に医師又は薬剤師に相談してください
　（1）医師の治療を受けている人。
　（2）妊婦又は妊娠していると思われる人。
　（3）体の虚弱な人（体力の衰えている人、体の弱い人）。
　（4）胃腸の弱い人。
　（5）発汗傾向の著しい人。
　（6）高齢者。
　（7）次の症状のある人。
　　　むくみ、排尿困難
　（8）次の診断を受けた人。
　　　高血圧、心臓病、腎臓病、甲状腺機能障害
2′．服用が適さない場合があるので、服用前に医師又は薬剤師に相談してください
　　〔2．の項目の記載に際し、十分な記載スペースがない場合には2′．を記載すること。〕
3．服用に際しては、説明文書をよく読んでください
4．直射日光の当たらない湿気の少ない涼しい所に保管してください
5．小児の手の届かない所に保管してください
6．その他
　（1）医薬品副作用被害救済制度に関するお問い合わせ先
　　　（独）医薬品医療機器総合機構
　　　http://www.pmda.go.jp/kenkouhigai.html
　　　電話　0120-149-931（フリーダイヤル）
　（2）この薬に関するお問い合わせ先
　　　〇〇薬局
　　　管理薬剤師：〇〇〇〇
　　　受付時間：〇〇時〇〇分から〇〇時〇〇分まで（但し〇〇日は除く）
　　　電話：03（〇〇〇〇）〇〇〇〇
　　　ＦＡＸ：03（〇〇〇〇）〇〇〇〇

漢方薬

> この説明書は本剤とともに保管し、
> 服用に際しては必ずお読みください。

麻杏薏甘湯

麻杏薏甘湯は、「金匱要略」を原典とする、関節痛、神経痛、筋肉痛に用いられる漢方薬です。

⚠ 使用上の注意

⊗ してはいけないこと
（守らないと現在の症状が悪化したり、副作用が起こりやすくなります）
次の人は服用しないでください
　　生後3カ月未満の乳児。

相談すること
1．次の人は服用前に医師又は薬剤師に相談してください
　（1）医師の治療を受けている人。
　（2）妊婦又は妊娠していると思われる人。
　（3）体の虚弱な人（体力の衰えている人、体の弱い人）。
　（4）胃腸の弱い人。
　（5）発汗傾向の著しい人。
　（6）高齢者。
　（7）次の症状のある人。
　　　むくみ、排尿困難
　（8）次の診断を受けた人。
　　　高血圧、心臓病、腎臓病、甲状腺機能障害

2．服用後、次の症状があらわれた場合は副作用の可能性があるので、直ちに服用を中止し、
　　この文書を持って医師又は薬剤師に相談してください

関係部位	症　　　状
消化器	吐き気・嘔吐、食欲不振、胃部不快感

まれに下記の重篤な症状が起こることがあります。その場合は直ちに医師の診療を受けてください。

症状の名称	症　　　状
偽アルドステロン症、ミオパチー	手足のだるさ、しびれ、つっぱり感やこわばりに加えて、脱力感、筋肉痛があらわれ、徐々に強くなる。

3．1カ月位服用しても症状がよくならない場合は服用を中止し、この文書を持って医師又は
　　薬剤師に相談してください

4．長期連用する場合には、医師又は薬剤師に相談してください

効能・効果
体力中等度なものの次の諸症：関節痛、神経痛、筋肉痛、いぼ、手足のあれ（手足の湿疹・皮膚炎）

成分と分量
　　1包（大人1日量）中に次の成分を含んでいます。

成　分	マオウ	キョウニン	ヨクイニン	カンゾウ
分　量	4.0 g	3.0 g	10.0 g	2.0 g

用法・用量
本品1包に、水約500 mL を加えて、半量ぐらいまで煎じつめ、煎じかすを除き、煎液を3回に分けて食間に服用してください。
上記は大人の1日量です。

年　齢	大人(15才以上)	14才～7才	6才～4才	3才～2才	2才未満	3カ月未満
服用量	上記の通り	大人の2/3	大人の1/2	大人の1/3	大人の1/4以下	服用しないこと
1日服用回数	3回					

B—838

<用法・用量に関連する注意>
（1）用法・用量を厳守してください。
（2）小児に服用させる場合には、保護者の指導監督のもとに服用させてください。
（3）1才未満の乳児には、医師の診療を受けさせることを優先し、やむを得ない場合にのみ服用させてください。
（4）煎じ液は、必ず熱いうちにかすをこしてください。
（5）本剤は必ず1日分ずつ煎じ、数日分をまとめて煎じないでください。

保管及び取扱い上の注意
（1）直射日光の当たらない湿気の少ない涼しい所に保管してください。
（2）小児の手の届かない所に保管してください。
（3）他の容器に入れ替えないでください（誤用の原因になったり品質が変わります。）。
（4）煎じ液は腐敗しやすいので、冷暗所又は冷蔵庫等に保管し、服用時に再加熱して服用してください。
（5）生薬を原料として製造していますので、製品の色や味等に多少の差異を生じることがあります。

■お問い合わせ先

製造販売元

【外部の容器又は外部の被包に記載すべき事項】
注意
1．次の人は服用しないでください
　　生後3カ月未満の乳児。
2．次の人は服用前に医師又は薬剤師に相談してください
　（1）医師の治療を受けている人。
　（2）妊婦又は妊娠していると思われる人。
　（3）体の虚弱な人（体力の衰えている人、体の弱い人）。
　（4）胃腸の弱い人。
　（5）発汗傾向の著しい人。
　（6）高齢者。
　（7）次の症状のある人。
　　　むくみ、排尿困難
　（8）次の診断を受けた人。
　　　高血圧、心臓病、腎臓病、甲状腺機能障害
2′．服用が適さない場合があるので、服用前に医師又は薬剤師に相談してください
　〔2．の項目の記載に際し、十分な記載スペースがない場合には2′．を記載すること。〕
3．服用に際しては、説明文書をよく読んでください
4．直射日光の当たらない湿気の少ない涼しい所に保管してください
5．小児の手の届かない所に保管してください
6．その他
　（1）医薬品副作用被害救済制度に関するお問い合わせ先
　　　（独）医薬品医療機器総合機構
　　　http://www.pmda.go.jp/kenkouhigai.html
　　　電話　0120-149-931（フリーダイヤル）
　（2）この薬に関するお問い合わせ先
　　　○○薬局
　　　管理薬剤師：○○○○
　　　受付時間：○○時○○分から○○時○○分まで（但し○○日は除く）
　　　電話：03（○○○○）○○○○
　　　ＦＡＸ：03（○○○○）○○○○

漢方薬

この説明書は本剤とともに保管し、
服用に際しては必ずお読みください。

麻子仁丸料

麻子仁丸料は、「傷寒論」を原典とする、便秘に用いられる漢方薬です。

⚠ 使用上の注意

⊠ してはいけないこと

（守らないと現在の症状が悪化したり、副作用が起こりやすくなります）
1．次の人は服用しないでください
　　生後3カ月未満の乳児。
2．本剤を服用している間は、次の医薬品を服用しないでください
　　他の瀉下薬（下剤）
3．授乳中の人は本剤を服用しないか、本剤を服用する場合は授乳を避けてください

相談すること

1．次の人は服用前に医師又は薬剤師に相談してください
　（1）医師の治療を受けている人。
　（2）妊婦又は妊娠していると思われる人。
　（3）胃腸が弱く下痢しやすい人。
　（4）高齢者。
　（5）次の症状のある人。
　　　むくみ
　（6）次の診断を受けた人。
　　　高血圧、心臓病、腎臓病

2．服用後、次の症状があらわれた場合は副作用の可能性があるので、直ちに服用を中止し、
　　この文書を持って医師又は薬剤師に相談してください

関係部位	症　　状
消化器	はげしい腹痛を伴う下痢、腹痛

3．服用後、次の症状があらわれることがあるので、このような症状の持続又は増強が見られ
　　た場合には、服用を中止し、この文書を持って医師又は薬剤師に相談してください
　　下痢

4．5～6日間服用しても症状がよくならない場合は服用を中止し、この文書を持って医師又
　　は薬剤師に相談してください

5．長期連用する場合には、医師又は薬剤師に相談してください

効能・効果

体力中等度以下で、ときに便が硬く塊状なものの次の諸症：便秘、便秘に伴う頭重・のぼせ・湿疹・
皮膚炎・ふきでもの（にきび）・食欲不振（食欲減退）・腹部膨満・腸内異常醗酵・痔などの症状の
緩和

成分と分量

1包（大人1日量）中に次の成分を含んでいます。

成　分	マシニン	シャクヤク	キジツ	コウボク	ダイオウ	キョウニン
分　量	5.0 g	2.0 g	2.0 g	2.0 g	4.0 g	2.0 g

用法・用量

本品1包に水約500 mLを加えて、半量ぐらいまで煎じつめ、煎じかすを除き、煎液を3回に分
けて食間に服用してください。
上記は大人の1日量です。

B―840

年　齢	大人(15才以上)	14才～7才	6才～4才	3才～2才	2才未満	3カ月未満
服用量	上記の通り	大人の2/3	大人の1/2	大人の1/3	大人の1/4以下	服用しないこと
1日服用回数	3回					

＜用法・用量に関連する注意＞
（1）用法・用量を厳守してください。
（2）小児に服用させる場合には、保護者の指導監督のもとに服用させてください。
（3）1才未満の乳児には、医師の診療を受けさせることを優先し、やむを得ない場合にのみ服用させてください。
（4）煎じ液は、必ず熱いうちにかすをこしてください。
（5）本剤は必ず1日分ずつ煎じ、数日分をまとめて煎じないでください。

保管及び取扱い上の注意
（1）直射日光の当たらない湿気の少ない涼しい所に保管してください。
（2）小児の手の届かない所に保管してください。
（3）他の容器に入れ替えないでください（誤用の原因になったり品質が変わります。）。
（4）煎じ液は腐敗しやすいので、冷暗所又は冷蔵庫等に保管し、服用時に再加熱して服用してください。
（5）生薬を原料として製造していますので、製品の色や味等に多少の差異を生じることがあります。

■お問い合わせ先

製造販売元

【外部の容器又は外部の被包に記載すべき事項】
注意
1．次の人は服用しないでください
　　生後3カ月未満の乳児。
2．授乳中の人は本剤を服用しないか、本剤を服用する場合は授乳を避けてください
3．次の人は服用前に医師又は薬剤師に相談してください
　（1）医師の治療を受けている人。
　（2）妊婦又は妊娠していると思われる人。
　（3）胃腸が弱く下痢しやすい人。
　（4）高齢者。
　（5）次の症状のある人。
　　　むくみ
　（6）次の診断を受けた人。
　　　高血圧、心臓病、腎臓病
3′．服用が適さない場合があるので、服用前に医師又は薬剤師に相談してください
　〔3．の項目の記載に際し、十分な記載スペースがない場合には3′．を記載すること。〕
4．服用に際しては、説明文書をよく読んでください
5．直射日光の当たらない湿気の少ない涼しい所に保管してください
6．小児の手の届かない所に保管してください
7．その他
　（1）医薬品副作用被害救済制度に関するお問い合わせ先
　　　（独）医薬品医療機器総合機構
　　　http://www.pmda.go.jp/kenkouhigai.html
　　　電話　0120-149-931（フリーダイヤル）
　（2）この薬に関するお問い合わせ先
　　　○○薬局
　　　管理薬剤師：○○○○
　　　受付時間：○○時○○分から○○時○○分まで（但し○○日は除く）
　　　電話：03（○○○○）○○○○
　　　ＦＡＸ：03（○○○○）○○○○

漢方薬

この説明書は本剤とともに保管し、服用に際しては必ずお読みください。

麻子仁丸

麻子仁丸は、「傷寒論」を原典とする、便秘に用いられる漢方薬です。

⚠ 使用上の注意

❌ してはいけないこと
（守らないと現在の症状が悪化したり、副作用が起こりやすくなります）
1. 次の人は服用しないでください
   5才未満の乳幼児。
2. 本剤を服用している間は、次の医薬品を服用しないでください
   他の瀉下薬（下剤）
3. 授乳中の人は本剤を服用しないか、本剤を服用する場合は授乳を避けてください

相談すること
1. 次の人は服用前に医師又は薬剤師に相談してください
   （1）医師の治療を受けている人。
   （2）妊婦又は妊娠していると思われる人。
   （3）胃腸が弱く下痢しやすい人。
   （4）高齢者。
   （5）次の症状のある人。
      むくみ
   （6）次の診断を受けた人。
      高血圧、心臓病、腎臓病

2. 服用後、次の症状があらわれた場合は副作用の可能性があるので、直ちに服用を中止し、この文書を持って医師又は薬剤師に相談してください

関係部位	症状
消化器	はげしい腹痛を伴う下痢、腹痛

まれに下記の重篤な症状が起こることがあります。その場合には直ちに医師の診療を受けてください。

症状の名称	症状
偽アルドステロン症、ミオパチー	手足のだるさ、しびれ、つっぱり感やこわばりに加えて、脱力感、筋肉痛があらわれ、徐々に強くなる。

3. 服用後、次の症状があらわれることがあるので、このような症状の持続又は増強が見られた場合には、服用を中止し、この文書を持って医師又は薬剤師に相談してください
   下痢

4. 5～6日間服用しても症状がよくならない場合は服用を中止し、この文書を持って医師又は薬剤師に相談してください

5. 長期連用する場合には、医師又は薬剤師に相談してください

効能・効果
体力中等度以下で、ときに便が硬く塊状なものの次の諸症：便秘、便秘に伴う頭重・のぼせ・湿疹・皮膚炎・ふきでもの（にきび）・食欲不振（食欲減退）・腹部膨満・腸内異常醗酵・痔などの症状の緩和

成分と分量
170個中に次の成分を含んでいます。

成　分	マシニン	シャクヤク	キジツ	コウボク	ダイオウ	キョウニン
分　量	5.0g	2.0g	2.0g	2.0g	4.0g	2.0g

用法・用量
大人1日3回、1回20～30個を頓服してください。又は大人1回20～30個を1日2～3回食前又は空腹時に服用してください。
（1）頓服の場合

年　齢	大人(15才以上)	14才～7才	6才～5才	5才未満
1回服用量	20～30個	大人の2/3	大人の1/2	服用しないこと
1日服用回数	3回			

（2）食前又は空腹時に服用する場合

年　齢	大人(15才以上)	14才～7才	6才～5才	5才未満
1回服用量	20～30個	大人の2/3	大人の1/2	服用しないこと
1日服用回数	2～3回			

＜用法・用量に関連する注意＞
（1）用法・用量を厳守してください。
（2）小児に服用させる場合には、保護者の指導監督のもとに服用させてください。

保管及び取扱い上の注意
（1）直射日光の当たらない湿気の少ない涼しい所に保管してください。
（2）小児の手の届かない所に保管してください。
（3）他の容器に入れ替えないでください（誤用の原因になったり品質が変わります。）。
（4）生薬を原料として製造していますので、製品の色や味等に多少の差異を生じることがあります。

■お問い合わせ先

製造販売元

【外部の容器又は外部の被包に記載すべき事項】
注意
1．次の人は服用しないでください
　　5才未満の乳幼児。
2．授乳中の人は本剤を服用しないか、本剤を服用する場合は授乳を避けてください
3．次の人は服用前に医師又は薬剤師に相談してください
　（1）医師の治療を受けている人。
　（2）妊婦又は妊娠していると思われる人。
　（3）胃腸が弱く下痢しやすい人。
　（4）高齢者。
　（5）次の症状のある人。
　　　むくみ
　（6）次の診断を受けた人。
　　　高血圧、心臓病、腎臓病
3′．服用が適さない場合があるので、服用前に医師又は薬剤師に相談してください
　　〔3．の項目の記載に際し、十分な記載スペースがない場合には3′．を記載すること。〕
4．服用に際しては、説明文書をよく読んでください
5．直射日光の当たらない湿気の少ない涼しい所に保管してください
6．小児の手の届かない所に保管してください
7．その他
　（1）医薬品副作用被害救済制度に関するお問い合わせ先
　　　（独）医薬品医療機器総合機構
　　　http://www.pmda.go.jp/kenkouhigai.html
　　　電話　0120-149-931（フリーダイヤル）
　（2）この薬に関するお問い合わせ先
　　　○○薬局
　　　管理薬剤師：○○○○
　　　受付時間：○○時○○分から○○時○○分まで（但し○○日は除く）
　　　電話：03（○○○○）○○○○
　　　ＦＡＸ：03（○○○○）○○○○

漢方薬

> この説明書は本剤とともに保管し、
> 服用に際しては必ずお読みください。

薏苡仁湯

薏苡仁湯は、「明医指掌」を原典とする、関節痛、筋肉痛に用いられる漢方薬です。

⚠ 使用上の注意

⊗ してはいけないこと

（守らないと現在の症状が悪化したり、副作用が起こりやすくなります）
次の人は服用しないでください
　生後3カ月未満の乳児。

相談すること

1．次の人は服用前に医師又は薬剤師に相談してください
　（1）医師の治療を受けている人。
　（2）妊婦又は妊娠していると思われる人。
　（3）体の虚弱な人（体力の衰えている人、体の弱い人）。
　（4）胃腸の弱い人。
　（5）発汗傾向の著しい人。
　（6）高齢者。
　（7）今までに薬などにより発疹・発赤、かゆみ等を起こしたことがある人。
　（8）次の症状のある人。
　　　むくみ、排尿困難
　（9）次の診断を受けた人。
　　　高血圧、心臓病、腎臓病、甲状腺機能障害

2．服用後、次の症状があらわれた場合は副作用の可能性があるので、直ちに服用を中止し、
　　この文書を持って医師又は薬剤師に相談してください

関係部位	症　　　状
皮膚	発疹・発赤、かゆみ
消化器	吐き気・嘔吐、食欲不振、胃部不快感

まれに下記の重篤な症状が起こることがあります。その場合は直ちに医師の診療を受けてください。

症状の名称	症　　　状
偽アルドステロン症、ミオパチー	手足のだるさ、しびれ、つっぱり感やこわばりに加えて、脱力感、筋肉痛があらわれ、徐々に強くなる。

3．1カ月位服用しても症状がよくならない場合は服用を中止し、この文書を持って医師又は
　　薬剤師に相談してください

4．長期連用する場合には、医師又は薬剤師に相談してください

効能・効果
体力中等度で、関節や筋肉のはれや痛みがあるものの次の諸症：関節痛、筋肉痛、神経痛

成分と分量
1包（大人1日量）中に次の成分を含んでいます。

成　分	マオウ	トウキ	ビャクジュツ	ヨクイニン	ケイヒ	シャクヤク	カンゾウ
分　量	4.0g	4.0g	4.0g	8.0g	3.0g	3.0g	2.0g

用法・用量
本品1包に、水約500mLを加えて、半量ぐらいまで煎じつめ、煎じかすを除き、煎液を3回に分けて食間に服用してください。
上記は大人の1日量です。

年　齢	大人(15才以上)	14才～7才	6才～4才	3才～2才	2才未満	3カ月未満
服用量	上記の通り	大人の2/3	大人の1/2	大人の1/3	大人の1/4以下	服用しないこと
1日服用回数	3回					

＜用法・用量に関連する注意＞
（1）用法・用量を厳守してください。
（2）小児に服用させる場合には、保護者の指導監督のもとに服用させてください。
（3）1才未満の乳児には、医師の診療を受けさせることを優先し、やむを得ない場合にのみ服用させてください。
（4）煎じ液は、必ず熱いうちにかすをこしてください。
（5）本剤は必ず1日分ずつ煎じ、数日分をまとめて煎じないでください。

保管及び取扱い上の注意
（1）直射日光の当たらない湿気の少ない涼しい所に保管してください。
（2）小児の手の届かない所に保管してください。
（3）他の容器に入れ替えないでください（誤用の原因になったり品質が変わります。）。
（4）煎じ液は腐敗しやすいので、冷暗所又は冷蔵庫等に保管し、服用時に再加熱して服用してください。
（5）生薬を原料として製造していますので、製品の色や味等に多少の差異を生じることがあります。

■お問い合わせ先

製造販売元

【外部の容器又は外部の被包に記載すべき事項】
注意
1．次の人は服用しないでください
　　生後3カ月未満の乳児。
2．次の人は服用前に医師又は薬剤師に相談してください
　（1）医師の治療を受けている人。
　（2）妊婦又は妊娠していると思われる人。
　（3）体の虚弱な人（体力の衰えている人、体の弱い人）。
　（4）胃腸の弱い人。
　（5）発汗傾向の著しい人。
　（6）高齢者。
　（7）今までに薬などにより発疹・発赤、かゆみ等を起こしたことがある人。
　（8）次の症状のある人。
　　　むくみ、排尿困難
　（9）次の診断を受けた人。
　　　高血圧、心臓病、腎臓病、甲状腺機能障害
2′．服用が適さない場合があるので、服用前に医師又は薬剤師に相談してください
　　〔2．の項目の記載に際し、十分な記載スペースがない場合には2′．を記載すること。〕
3．服用に際しては、説明文書をよく読んでください
4．直射日光の当たらない湿気の少ない涼しい所に保管してください
5．小児の手の届かない所に保管してください
6．その他
　（1）医薬品副作用被害救済制度に関するお問い合わせ先
　　　（独）医薬品医療機器総合機構
　　　http：//www.pmda.go.jp/kenkouhigai.html
　　　電話　0120-149-931（フリーダイヤル）
　（2）この薬に関するお問い合わせ先
　　　○○薬局
　　　管理薬剤師：○○○○
　　　受付時間：○○時○○分から○○時○○分まで（但し○○日は除く）
　　　電話：03（○○○○）○○○○
　　　ＦＡＸ：03（○○○○）○○○○

漢方薬

> この説明書は本剤とともに保管し、
> 服用に際しては必ずお読みください。

抑肝散料

　抑肝散料は、「保嬰撮要」を原典とする、体力中等度で神経がたかぶる人の、神経症、不眠症、小児夜泣き、小児疳症に用いにられる漢方薬です。

⚠ 使用上の注意

⊠ してはいけないこと

（守らないと現在の症状が悪化したり、副作用が起こりやすくなります）
次の人は服用しないでください
　　生後3カ月未満の乳児。

相談すること

1．次の人は服用前に医師又は薬剤師に相談してください
　（1）医師の治療を受けている人。
　（2）妊婦又は妊娠していると思われる人。
　（3）胃腸の弱い人。
　（4）高齢者。
　（5）今までに薬などにより発疹・発赤、かゆみ等を起こしたことがある人。
　（6）次の症状のある人。
　　　　むくみ
　（7）次の診断を受けた人。
　　　　高血圧、心臓病、腎臓病

2．服用後、次の症状があらわれた場合は副作用の可能性があるので、直ちに服用を中止し、この文書を持って医師又は薬剤師に相談してください

関係部位	症　　状
皮膚	発疹・発赤、かゆみ

まれに下記の重篤な症状が起こることがあります。その場合は直ちに医師の診療を受けてください。

症状の名称	症　　状
間質性肺炎	階段を上ったり、少し無理をしたりすると息切れがする・息苦しくなる、空せき、発熱等がみられ、これらが急にあらわれたり、持続したりする。
偽アルドステロン症、ミオパチー	手足のだるさ、しびれ、つっぱり感やこわばりに加えて、脱力感、筋肉痛があらわれ、徐々に強くなる。
肝機能障害	発熱、かゆみ、発疹、黄疸（皮膚や白目が黄色くなる）、褐色尿、全身のだるさ、食欲不振等があらわれる。

3．1カ月位（小児夜泣きに服用する場合には1週間位）服用しても症状がよくならない場合は服用を中止し、この文書を持って医師又は薬剤師に相談してください

4．長期連用する場合には、医師又は薬剤師に相談してください

効能・効果
体力中等度をめやすとして、神経がたかぶり、怒りやすい、イライラなどがあるものの次の諸症：
神経症、不眠症、小児夜泣き、小児疳症（神経過敏）、歯ぎしり、更年期障害、血の道症
＜効能・効果に関連する注意＞
血の道症とは、月経、妊娠、出産、産後、更年期などの女性ホルモンの変動に伴って現れる精神不安やいらだちなどの精神神経症状および身体症状のことです。

成分と分量

1包（大人1日量）中に次の成分を含んでいます。

成 分	トウキ	センキュウ	ブクリョウ	ビャクジュツ	サイコ	カンゾウ
分 量	3.0 g	3.0 g	4.0 g	4.0 g	2.0 g	1.5 g

チョウトウコウ
3.0 g

用法・用量

本品1包に、水約500 mLを加えて、半量ぐらいまで煎じつめ、煎じかすを除き、煎液を3回に分けて食間に服用してください。
上記は大人の1日量です。

年 齢	大人(15才以上)	14才〜7才	6才〜4才	3才〜2才	2才未満	3カ月未満
服用量	上記の通り	大人の2/3	大人の1/2	大人の1/3	大人の1/4以下	服用しないこと
1日服用回数		3回				

<用法・用量に関連する注意>
（1）用法・用量を厳守してください。
（2）小児に服用させる場合には、保護者の指導監督のもとに服用させてください。
（3）1才未満の乳児には、医師の診療を受けさせることを優先し、やむを得ない場合にのみ服用させてください。
（4）煎じ液は、必ず熱いうちにかすをこしてください。
（5）本剤は必ず1日分ずつ煎じ、数日分をまとめて煎じないでください。

保管及び取扱い上の注意

（1）直射日光の当たらない湿気の少ない涼しい所に保管してください。
（2）小児の手の届かない所に保管してください。
（3）他の容器に入れ替えないでください（誤用の原因になったり品質が変わります。）。
（4）煎じ液は腐敗しやすいので、冷暗所又は冷蔵庫等に保管し、服用時に再加熱して服用してください。
（5）生薬を原料として製造していますので、製品の色や味等に多少の差異を生じることがあります。

■お問い合わせ先

製造販売元

【外部の容器又は外部の被包に記載すべき事項】

注意
1．次の人は服用しないでください
　　生後3カ月未満の乳児。
2．次の人は服用前に医師又は薬剤師に相談してください
　（1）医師の治療を受けている人。
　（2）妊婦又は妊娠していると思われる人。
　（3）胃腸の弱い人。
　（4）高齢者。
　（5）今までに薬などにより発疹・発赤、かゆみ等を起こしたことがある人。
　（6）次の症状のある人。
　　　むくみ
　（7）次の診断を受けた人。
　　　高血圧、心臓病、腎臓病
2′．服用が適さない場合があるので、服用前に医師又は薬剤師に相談してください
　　〔2．の項目の記載に際し、十分な記載スペースがない場合には2′．を記載すること。〕
3．服用に際しては、説明文書をよく読んでください
4．直射日光の当たらない湿気の少ない涼しい所に保管してください
5．小児の手の届かない所に保管してください
6．その他
　（1）医薬品副作用被害救済制度に関するお問い合わせ先

（独）医薬品医療機器総合機構
http://www.pmda.go.jp/kenkouhigai.html
電話　0120-149-931（フリーダイヤル）
（２）この薬に関するお問い合わせ先
〇〇薬局
管理薬剤師：〇〇〇〇
受付時間：〇〇時〇〇分から〇〇時〇〇分まで（但し〇〇日は除く）
電話：03（〇〇〇〇）〇〇〇〇
ＦＡＸ：03（〇〇〇〇）〇〇〇〇
〔効能・効果に関連する注意として、効能・効果の項目に続けて以下を記載すること。〕
血の道症とは、月経、妊娠、出産、産後、更年期など女性のホルモンの変動に伴って現れる精神不
安やいらだちなどの精神神経症状および身体症状のことです。

漢方薬

この説明書は本剤とともに保管し、
服用に際しては必ずお読みください。

抑肝散料加陳皮半夏

抑肝散料加陳皮半夏は、「本朝経験方」を原典とする、体力中等度で神経がたかぶる人の、神経症、不眠症、小児夜泣き、小児疳症に用いられる漢方薬です。

⚠ 使用上の注意

⊗ してはいけないこと
（守らないと現在の症状が悪化したり、副作用が起こりやすくなります）
次の人は服用しないでください
　生後3カ月未満の乳児。

相談すること
1．次の人は服用前に医師又は薬剤師に相談してください
　（1）医師の治療を受けている人。
　（2）妊婦又は妊娠していると思われる人。
　（3）胃腸の弱い人。
　（4）高齢者。
　（5）今までに薬などにより発疹・発赤、かゆみ等を起こしたことがある人。
　（6）次の症状のある人。
　　　むくみ
　（7）次の診断を受けた人。
　　　高血圧、心臓病、腎臓病

2．服用後、次の症状があらわれた場合は副作用の可能性があるので、直ちに服用を中止し、この文書を持って医師又は薬剤師に相談してください

関係部位	症　　状
皮膚	発疹・発赤、かゆみ

まれに下記の重篤な症状が起こることがあります。その場合は直ちに医師の診療を受けてください。

症状の名称	症　　状
偽アルドステロン症、ミオパチー	手足のだるさ、しびれ、つっぱり感やこわばりに加えて、脱力感、筋肉痛があらわれ、徐々に強くなる。

3．1カ月位（小児夜泣きに服用する場合には1週間位）服用しても症状がよくならない場合は服用を中止し、この文書を持って医師又は薬剤師に相談してください

4．長期連用する場合には、医師又は薬剤師に相談してください

効能・効果
体力中等度をめやすとして、やや消化器が弱く、神経がたかぶり、怒りやすい、イライラなどがあるものの次の諸症：神経症、不眠症、小児夜泣き、小児疳症（神経過敏）、更年期障害、血の道症、歯ぎしり
＜効能・効果に関連する注意＞
血の道症とは、月経、妊娠、出産、産後、更年期などの女性ホルモンの変動に伴って現れる精神不安やいらだちなどの精神神経症状および身体症状のことです。

成分と分量
1包（大人1日量）中に次の成分を含んでいます。

成　分	トウキ	センキュウ	ブクリョウ	ビャクジュツ	サイコ	ハンゲ
分　量	3.0 g	3.0 g	4.0 g	4.0 g	2.0 g	5.0 g

	カンゾウ	チンピ	チョウトウコウ
	1.5 g	3.0 g	3.0 g

用法・用量
本品1包に、水約 500 mL を加えて、半量ぐらいまで煎じつめ、煎じかすを除き、煎液を3回に分けて食間に服用してください。
上記は大人の1日量です。

年　齢	大人(15才以上)	14才～7才	6才～4才	3才～2才	2才未満	3カ月未満
服用量	上記の通り	大人の2/3	大人の1/2	大人の1/3	大人の1/4以下	服用しない
1日服用回数	3回					こと

＜用法・用量に関連する注意＞
（1）用法・用量を厳守してください。
（2）小児に服用させる場合には、保護者の指導監督のもとに服用させてください。
（3）1才未満の乳児には、医師の診療を受けさせることを優先し、やむを得ない場合にのみ服用させてください。
（4）煎じ液は、必ず熱いうちにかすをこしてください。
（5）本剤は必ず1日分ずつ煎じ、数日分をまとめて煎じないでください。

保管及び取扱い上の注意
（1）直射日光の当たらない湿気の少ない涼しい所に保管してください。
（2）小児の手の届かない所に保管してください。
（3）他の容器に入れ替えないでください（誤用の原因になったり品質が変わります。）。
（4）煎じ液は腐敗しやすいので、冷暗所又は冷蔵庫等に保管し、服用時に再加熱して服用してください。
（5）生薬を原料として製造していますので、製品の色や味等に多少の差異を生じることがあります。

■お問い合わせ先

製造販売元

【外部の容器又は外部の被包に記載すべき事項】
注意
１．次の人は服用しないでください
　　生後3カ月未満の乳児。
２．次の人は服用前に医師又は薬剤師に相談してください
　（1）医師の治療を受けている人。
　（2）妊婦又は妊娠していると思われる人。
　（3）胃腸の弱い人。
　（4）高齢者。
　（5）今までに薬などにより発疹・発赤、かゆみ等を起こしたことがある人。
　（6）次の症状のある人。
　　　むくみ
　（7）次の診断を受けた人。
　　　高血圧、心臓病、腎臓病
２'．服用が適さない場合があるので、服用前に医師又は薬剤師に相談してください
　　〔２．の項目の記載に際し、十分な記載スペースがない場合には２'．を記載すること。〕
３．服用に際しては、説明文書をよく読んでください
４．直射日光の当たらない湿気の少ない涼しい所に保管してください
５．小児の手の届かない所に保管してください
６．その他
　（1）医薬品副作用被害救済制度に関するお問い合わせ先
　　　（独）医薬品医療機器総合機構
　　　http://www.pmda.go.jp/kenkouhigai.html
　　　電話　0120-149-931（フリーダイヤル）
　（2）この薬に関するお問い合わせ先
　　　○○薬局
　　　管理薬剤師：○○○○
　　　受付時間：○○時○○分から○○時○○分まで（但し○○日は除く）
　　　電話：03（○○○○）○○○○
　　　ＦＡＸ：03（○○○○）○○○○

B—850

〔効能・効果に関連する注意として、効能・効果の項目に続けて以下を記載すること。〕
血の道症とは、月経、妊娠、出産、産後、更年期など女性のホルモンの変動に伴って現れる精神不
安やいらだちなどの精神神経症状および身体症状のことです。

漢方薬

この説明書は本剤とともに保管し、
服用に際しては必ずお読みください。

六君子湯

　六君子湯は、「万病回春」を原典とする、胃腸が弱く、食欲がなく、みぞおちがつかえ、疲れやすく、貧血性で手足が冷えやすい人の、胃炎、胃腸虚弱、胃下垂、消化不良、食欲不振、胃痛、嘔吐に用いられる漢方薬です。

⚠ 使用上の注意

⊗ してはいけないこと
（守らないと現在の症状が悪化したり、副作用が起こりやすくなります）
次の人は服用しないでください
　生後3カ月未満の乳児。

相談すること
1．次の人は服用前に医師又は薬剤師に相談してください
　（1）医師の治療を受けている人。
　（2）妊婦又は妊娠していると思われる人。
　（3）高齢者。
　（4）今までに薬などにより発疹・発赤、かゆみ等を起こしたことがある人。
　（5）次の症状のある人。
　　　むくみ
　（6）次の診断を受けた人。
　　　高血圧、心臓病、腎臓病

2．服用後、次の症状があらわれた場合は副作用の可能性があるので、直ちに服用を中止し、この文書を持って医師又は薬剤師に相談してください

関係部位	症　状
皮膚	発疹・発赤、かゆみ

まれに下記の重篤な症状が起こることがあります。その場合は直ちに医師の診療を受けてください。

症状の名称	症　状
偽アルドステロン症、ミオパチー	手足のだるさ、しびれ、つっぱり感やこわばりに加えて、脱力感、筋肉痛があらわれ、徐々に強くなる。
肝機能障害	発熱、かゆみ、発疹、黄疸（皮膚や白目が黄色くなる）、褐色尿、全身のだるさ、食欲不振等があらわれる。

3．1カ月位服用しても症状がよくならない場合は服用を中止し、この文書を持って医師又は薬剤師に相談してください

4．長期連用する場合には、医師又は薬剤師に相談してください

効能・効果
体力中等度以下で、胃腸が弱く、食欲がなく、みぞおちがつかえ、疲れやすく、貧血性で手足が冷えやすいものの次の諸症：胃炎、胃腸虚弱、胃下垂、消化不良、食欲不振、胃痛、嘔吐

成分と分量
1包（大人1日量）中に次の成分を含んでいます。

成　分	ニンジン	ビャクジュツ	ブクリョウ	ハンゲ	チンピ	タイソウ
分　量	4.0 g	4.0 g	4.0 g	4.0 g	2.0 g	2.0 g

	カンゾウ	ショウキョウ
	1.0 g	0.5 g

用法・用量
本品1包に、水約500 mLを加えて、半量ぐらいまで煎じつめ、煎じかすを除き、煎液を3回に分

けて食間に服用してください。
上記は大人の1日量です。

年　齢	大人(15才以上)	14才～7才	6才～4才	3才～2才	2才未満	3カ月未満
服用量	上記の通り	大人の2/3	大人の1/2	大人の1/3	大人の1/4以下	服用しないこと
1日服用回数	3回					

＜用法・用量に関連する注意＞
（1）用法・用量を厳守してください。
（2）小児に服用させる場合には、保護者の指導監督のもとに服用させてください。
（3）1才未満の乳児には、医師の診療を受けさせることを優先し、やむを得ない場合にのみ服用させてください。
（4）煎じ液は、必ず熱いうちにかすをこしてください。
（5）本剤は必ず1日分ずつ煎じ、数日分をまとめて煎じないでください。

保管及び取扱い上の注意
（1）直射日光の当たらない湿気の少ない涼しい所に保管してください。
（2）小児の手の届かない所に保管してください。
（3）他の容器に入れ替えないでください（誤用の原因になったり品質が変わります。）。
（4）煎じ液は腐敗しやすいので、冷暗所又は冷蔵庫等に保管し、服用時に再加熱して服用してください。
（5）生薬を原料として製造していますので、製品の色や味等に多少の差異を生じることがあります。

■お問い合わせ先

製造販売元

【外部の容器又は外部の被包に記載すべき事項】
注意
1．次の人は服用しないでください
　　生後3カ月未満の乳児。
2．次の人は服用前に医師又は薬剤師に相談してください
　（1）医師の治療を受けている人。
　（2）妊婦又は妊娠していると思われる人。
　（3）高齢者。
　（4）今までに薬などにより発疹・発赤、かゆみ等を起こしたことがある人。
　（5）次の症状のある人。
　　　むくみ
　（6）次の診断を受けた人。
　　　高血圧、心臓病、腎臓病
2'．服用が適さない場合があるので、服用前に医師又は薬剤師に相談してください
　　〔2．の項目の記載に際し、十分な記載スペースがない場合には2'．を記載すること。〕
3．服用に際しては、説明文書をよく読んでください
4．直射日光の当たらない湿気の少ない涼しい所に保管してください
5．小児の手の届かない所に保管してください
6．その他
　（1）医薬品副作用被害救済制度に関するお問い合わせ先
　　　（独）医薬品医療機器総合機構
　　　http://www.pmda.go.jp/kenkouhigai.html
　　　電話　0120-149-931（フリーダイヤル）
　（2）この薬に関するお問い合わせ先
　　　○○薬局
　　　管理薬剤師：○○○○
　　　受付時間：○○時○○分から○○時○○分まで（但し○○日は除く）
　　　電話：03（○○○○）○○○○
　　　ＦＡＸ：03（○○○○）○○○○

漢方薬

> この説明書は本剤とともに保管し、
> 服用に際しては必ずお読みください。

立効散料

立効散料は、「蘭室秘蔵」を原典とする、歯痛等に用いられる漢方薬です。

⚠ 使用上の注意

⊗ してはいけないこと
（守らないと現在の症状が悪化したり、副作用が起こりやすくなります）
次の人は服用しないでください
　　生後3カ月未満の乳児。

相談すること
1．次の人は服用前に医師、歯科医師又は薬剤師に相談してください
　（1）医師、歯科医師の治療を受けている人。
　（2）妊婦又は妊娠していると思われる人。
　（3）高齢者。
　（4）次の症状のある人。
　　　むくみ
　（5）次の診断を受けた人。
　　　高血圧、心臓病、腎臓病

2．服用後、次の症状があらわれた場合は副作用の可能性があるので、直ちに服用を中止し、この文書を持って医師又は薬剤師に相談してください

まれに下記の重篤な症状が起こることがあります。その場合は直ちに医師の診療を受けてください。

症状の名称	症　　状
偽アルドステロン症、ミオパチー	手足のだるさ、しびれ、つっぱり感やこわばりに加えて、脱力感、筋肉痛があらわれ、徐々に強くなる。

3．5～6回服用しても症状がよくならない場合は服用を中止し、この文書を持って医師、歯科医師又は薬剤師に相談してください

4．長期連用する場合には、医師又は薬剤師に相談してください

効能・効果
歯痛、抜歯後の疼痛

成分と分量
　　　　　1包（大人1日量）中に次の成分を含んでいます。

成　分	サイシン	ショウマ	カンゾウ	ボウフウ	リュウタン
分　量	2.0 g	2.0 g	1.5 g	2.0 g	1.0 g

用法・用量
本品1包に、水約500 mLを加えて、半量ぐらいまで煎じつめ、煎じかすを除き、煎液を3回に分けて食間に服用してください。
上記は大人の1日量です。
用法注意事項：本方は口にふくんでゆっくり飲んでください。

年　齢	大人(15才以上)	14才～7才	6才～4才	3才～2才	2才未満	3カ月未満
服用量	上記の通り	大人の2/3	大人の1/2	大人の1/3	大人の1/4以下	服用しないこと
1日服用回数	3回					

＜用法・用量に関連する注意＞
（1）用法・用量を厳守してください。
（2）本剤は口に含んでゆっくりのんでください。
（3）小児に服用させる場合には、保護者の指導監督のもとに服用させてください。

（4）1才未満の乳児には、医師の診療を受けさせることを優先し、やむを得ない場合にのみ服用させてください。
（5）煎じ液は、必ず熱いうちにかすをこしてください。
（6）本剤は必ず1日分ずつ煎じ、数日分をまとめて煎じないでください。

保管及び取扱い上の注意
（1）直射日光の当たらない湿気の少ない涼しい所に保管してください。
（2）小児の手の届かない所に保管してください。
（3）他の容器に入れ替えないでください（誤用の原因になったり品質が変わります。）。
（4）煎じ液は腐敗しやすいので、冷暗所又は冷蔵庫等に保管し、服用時に再加熱して服用してください。
（5）生薬を原料として製造していますので、製品の色や味等に多少の差異を生じることがあります。

■お問い合わせ先

製造販売元

【外部の容器又は外部の被包に記載すべき事項】
注意
1．次の人は服用しないでください
　　生後3カ月未満の乳児。
2．次の人は服用前に医師、歯科医師又は薬剤師に相談してください
　（1）医師、歯科医師の治療を受けている人。
　（2）妊婦又は妊娠していると思われる人。
　（3）高齢者。
　（4）次の症状のある人。
　　　むくみ
　（5）次の診断を受けた人。
　　　高血圧、心臓病、腎臓病
2'．服用が適さない場合があるので、服用前に医師、歯科医師又は薬剤師に相談してください
　　〔2．の項目の記載に際し、十分な記載スペースがない場合には2'．を記載すること。〕
3．服用に際しては、説明文書をよく読んでください
4．直射日光の当たらない湿気の少ない涼しい所に保管してください
5．小児の手の届かない所に保管してください
6．その他
　（1）医薬品副作用被害救済制度に関するお問い合わせ先
　　　（独）医薬品医療機器総合機構
　　　http://www.pmda.go.jp/kenkouhigai.html
　　　電話　0120-149-931（フリーダイヤル）
　（2）この薬に関するお問い合わせ先
　　　○○薬局
　　　管理薬剤師：○○○○
　　　受付時間：○○時○○分から○○時○○分まで（但し○○日は除く）
　　　電話：03（○○○○）○○○○
　　　ＦＡＸ：03（○○○○）○○○○

漢方薬

この説明書は本剤とともに保管し、
服用に際しては必ずお読みください。

竜胆瀉肝湯

竜胆瀉肝湯は、「蘭室秘蔵」を原典とする、比較的体力があり、下腹部に熱感や痛みがある、排尿痛、残尿感、尿の濁り、こしけに用いられる漢方薬です。

⚠ 使用上の注意

⊗ してはいけないこと
（守らないと現在の症状が悪化したり、副作用が起こりやすくなります）
次の人は服用しないでください
　生後3カ月未満の乳児。

相談すること
1. 次の人は服用前に医師又は薬剤師に相談してください
　（1）医師の治療を受けている人。
　（2）妊婦又は妊娠していると思われる人。
　（3）胃腸が弱く下痢しやすい人。
　（4）高齢者。
　（5）今までに薬などにより発疹・発赤、かゆみ等を起こしたことがある人。
　（6）次の症状のある人。
　　　むくみ
　（7）次の診断を受けた人。
　　　高血圧、心臓病、腎臓病

2. 服用後、次の症状があらわれた場合は副作用の可能性があるので、直ちに服用を中止し、この文書を持って医師又は薬剤師に相談してください

関係部位	症　　状
皮膚	発疹・発赤、かゆみ
消化器	食欲不振、胃部不快感

まれに下記の重篤な症状が起こることがあります。その場合は直ちに医師の診療を受けてください。

症状の名称	症　　状
間質性肺炎	階段を上ったり、少し無理をしたりすると息切れがする・息苦しくなる、空せき、発熱等がみられ、これらが急にあらわれたり、持続したりする。
偽アルドステロン症、ミオパチー	手足のだるさ、しびれ、つっぱり感やこわばりに加えて、脱力感、筋肉痛があらわれ、徐々に強くなる。
肝機能障害	発熱、かゆみ、発疹、黄疸（皮膚や白目が黄色くなる）、褐色尿、全身のだるさ、食欲不振等があらわれる。

3. 服用後、次の症状があらわれることがあるので、このような症状の持続又は増強が見られた場合には、服用を中止し、この文書を持って医師又は薬剤師に相談してください
　下痢

4. 1カ月位服用しても症状がよくならない場合は服用を中止し、この文書を持って医師又は薬剤師に相談してください

5. 長期連用する場合には、医師又は薬剤師に相談してください

効能・効果
体力中等度以上で、下腹部に熱感や痛みがあるものの次の諸症：排尿痛、残尿感、尿のにごり、こしけ（おりもの）、頻尿

成分と分量

1包（大人1日量）中に次の成分を含んでいます。

成　分	トウキ	ジオウ	モクツウ	オウゴン	タクシャ	シャゼンシ
分　量	5.0 g	5.0 g	5.0 g	3.0 g	3.0 g	3.0 g

	リュウタン	サンシシ	カンゾウ
	1.0 g	1.0 g	1.0 g

用法・用量

本品1包に、水約500 mL を加えて、半量ぐらいまで煎じつめ、煎じかすを除き、煎液を3回に分けて食間に服用してください。

上記は大人の1日量です。

年　齢	大人(15才以上)	14才〜7才	6才〜4才	3才〜2才	2才未満	3カ月未満
服用量	上記の通り	大人の2/3	大人の1/2	大人の1/3	大人の1/4以下	服用しないこと
1日服用回数			3回			

＜用法・用量に関連する注意＞

（1）用法・用量を厳守してください。
（2）小児に服用させる場合には、保護者の指導監督のもとに服用させてください。
（3）1才未満の乳児には、医師の診療を受けさせることを優先し、やむを得ない場合にのみ服用させてください。
（4）煎じ液は、必ず熱いうちにかすをこしてください。
（5）本剤は必ず1日分ずつ煎じ、数日分をまとめて煎じないでください。

保管及び取扱い上の注意

（1）直射日光の当たらない湿気の少ない涼しい所に保管してください。
（2）小児の手の届かない所に保管してください。
（3）他の容器に入れ替えないでください（誤用の原因になったり品質が変わります。）。
（4）煎じ液は腐敗しやすいので、冷暗所又は冷蔵庫等に保管し、服用時に再加熱して服用してください。
（5）生薬を原料として製造していますので、製品の色や味等に多少の差異を生じることがあります。

■お問い合わせ先

製造販売元

【外部の容器又は外部の被包に記載すべき事項】

注意

1．次の人は服用しないでください
　　生後3カ月未満の乳児。
2．次の人は服用前に医師又は薬剤師に相談してください
　（1）医師の治療を受けている人。
　（2）妊婦又は妊娠していると思われる人。
　（3）胃腸が弱く下痢しやすい人。
　（4）高齢者。
　（5）今までに薬などにより発疹・発赤、かゆみ等を起こしたことがある人。
　（6）次の症状のある人。
　　　むくみ
　（7）次の診断を受けた人。
　　　高血圧、心臓病、腎臓病
2'．服用が適さない場合があるので、服用前に医師又は薬剤師に相談してください
　　〔2．の項目の記載に際し、十分な記載スペースがない場合には2'．を記載すること。〕
3．服用に際しては、説明文書をよく読んでください
4．直射日光の当たらない湿気の少ない涼しい所に保管してください
5．小児の手の届かない所に保管してください
6．その他
　（1）医薬品副作用被害救済制度に関するお問い合わせ先

（独）医薬品医療機器総合機構
http://www.pmda.go.jp/kenkouhigai.html
電話　0120-149-931（フリーダイヤル）
（２）この薬に関するお問い合わせ先
　　　○○薬局
　　　管理薬剤師：○○○○
　　　受付時間：○○時○○分から○○時○○分まで（但し○○日は除く）
　　　電話：03（○○○○）○○○○
　　　ＦＡＸ：03（○○○○）○○○○

漢方薬

苓姜朮甘湯

この説明書は本剤とともに保管し、服用に際しては必ずお読みください。

苓姜朮甘湯は、「金匱要略」を原典とする、腰から下肢に冷えと痛みがあって、尿量が多い、腰痛、腰の冷え、夜尿症に用いられる漢方薬です。

⚠ 使用上の注意

⊗ してはいけないこと

（守らないと現在の症状が悪化したり、副作用が起こりやすくなります）
次の人は服用しないでください
　生後3カ月未満の乳児。

相談すること

1．次の人は服用前に医師又は薬剤師に相談してください
　（1）医師の治療を受けている人。
　（2）妊婦又は妊娠していると思われる人。
　（3）高齢者。
　（4）今までに薬などにより発疹・発赤、かゆみ等を起こしたことがある人。
　（5）次の症状のある人。
　　　むくみ
　（6）次の診断を受けた人。
　　　高血圧、心臓病、腎臓病

2．服用後、次の症状があらわれた場合は副作用の可能性があるので、直ちに服用を中止し、この文書を持って医師又は薬剤師に相談してください

関係部位	症　　状
皮膚	発疹・発赤、かゆみ

まれに下記の重篤な症状が起こることがあります。その場合は直ちに医師の診療を受けてください。

症状の名称	症　　状
偽アルドステロン症、ミオパチー	手足のだるさ、しびれ、つっぱり感やこわばりに加えて、脱力感、筋肉痛があらわれ、徐々に強くなる。

3．1カ月位服用しても症状がよくならない場合は服用を中止し、この文書を持って医師又は薬剤師に相談してください

4．長期連用する場合には、医師又は薬剤師に相談してください

効能・効果
体力中等度以下で、腰から下肢に冷えと痛みがあって、尿量が多いものの次の諸症：腰痛、腰の冷え、夜尿症、神経痛

成分と分量
　　　1包（大人1日量）中に次の成分を含んでいます。

成　分	ブクリョウ	カンキョウ	ビャクジュツ	カンゾウ
分　量	6.0g	3.0g	3.0g	2.0g

用法・用量
本品1包に、水約500mLを加えて、半量ぐらいまで煎じつめ、煎じかすを除き、煎液を3回に分けて食間に服用してください。
上記は大人の1日量です。

年　齢	大人(15才以上)	14才〜7才	6才〜4才	3才〜2才	2才未満	3カ月未満
服用量	上記の通り	大人の2/3	大人の1/2	大人の1/3	大人の1/4以下	服用しないこと
1日服用回数	3回					

＜用法・用量に関連する注意＞
（1）用法・用量を厳守してください。
（2）小児に服用させる場合には、保護者の指導監督のもとに服用させてください。
（3）1才未満の乳児には、医師の診療を受けさせることを優先し、やむを得ない場合にのみ服用させてください。
（4）煎じ液は、必ず熱いうちにかすをこしてください。
（5）本剤は必ず1日分ずつ煎じ、数日分をまとめて煎じないでください。

保管及び取扱い上の注意
（1）直射日光の当たらない湿気の少ない涼しい所に保管してください。
（2）小児の手の届かない所に保管してください。
（3）他の容器に入れ替えないでください（誤用の原因になったり品質が変わります。）。
（4）煎じ液は腐敗しやすいので、冷暗所又は冷蔵庫等に保管し、服用時に再加熱して服用してください。
（5）生薬を原料として製造していますので、製品の色や味等に多少の差異を生じることがあります。

■お問い合わせ先

製造販売元

【外部の容器又は外部の被包に記載すべき事項】
注意
1．次の人は服用しないでください
　　生後3カ月未満の乳児。
2．次の人は服用前に医師又は薬剤師に相談してください
　（1）医師の治療を受けている人。
　（2）妊婦又は妊娠していると思われる人。
　（3）高齢者。
　（4）今までに薬などにより発疹・発赤、かゆみ等を起こしたことがある人。
　（5）次の症状のある人。
　　　　むくみ
　（6）次の診断を受けた人。
　　　　高血圧、心臓病、腎臓病
2′．服用が適さない場合があるので、服用前に医師又は薬剤師に相談してください
　　　〔2．の項目の記載に際し、十分な記載スペースがない場合には2′．を記載すること。〕
3．服用に際しては、説明文書をよく読んでください
4．直射日光の当たらない湿気の少ない涼しい所に保管してください
5．小児の手の届かない所に保管してください
6．その他
　（1）医薬品副作用被害救済制度に関するお問い合わせ先
　　　（独）医薬品医療機器総合機構
　　　http://www.pmda.go.jp/kenkouhigai.html
　　　電話　0120-149-931（フリーダイヤル）
　（2）この薬に関するお問い合わせ先
　　　○○薬局
　　　管理薬剤師：○○○○
　　　受付時間：○○時○○分から○○時○○分まで（但し○○日は除く）
　　　電話：03（○○○○）○○○○
　　　ＦＡＸ：03（○○○○）○○○○

漢方薬

> この説明書は本剤とともに保管し、
> 服用に際しては必ずお読みください。

苓桂甘棗湯

苓桂甘棗湯は、「傷寒論」・「金匱要略」を原典とする、動悸があり神経の高ぶる人に用いられる漢方薬です。

⚠ 使用上の注意

⊗ してはいけないこと

（守らないと現在の症状が悪化したり、副作用が起こりやすくなります）
次の人は服用しないでください
　生後3ヵ月未満の乳児。

相談すること

1．次の人は服用前に医師又は薬剤師に相談してください
　（1）医師の治療を受けている人。
　（2）妊婦又は妊娠していると思われる人。
　（3）高齢者。
　（4）今までに薬などにより発疹・発赤、かゆみ等を起こしたことがある人。
　（5）次の症状のある人。
　　　むくみ
　（6）次の診断を受けた人。
　　　高血圧、心臓病、腎臓病

2．服用後、次の症状があらわれた場合は副作用の可能性があるので、直ちに服用を中止し、この文書を持って医師又は薬剤師に相談してください

関係部位	症　状
皮膚	発疹・発赤、かゆみ

まれに下記の重篤な症状が起こることがあります。その場合は直ちに医師の診療を受けてください。

症状の名称	症　状
偽アルドステロン症、ミオパチー	手足のだるさ、しびれ、つっぱり感やこわばりに加えて、脱力感、筋肉痛があらわれ、徐々に強くなる。

3．1週間位服用しても症状がよくならない場合は服用を中止し、この文書を持って医師又は薬剤師に相談してください

4．長期連用する場合には、医師又は薬剤師に相談してください

効能・効果
体力中等度以下で、のぼせや動悸があり神経がたかぶるものの次の諸症：動悸、精神不安

成分と分量
　　　1包（大人1日量）中に次の成分を含んでいます。

成　分	ブクリョウ	ケイヒ	タイソウ	カンゾウ
分　量	6.0 g	4.0 g	4.0 g	2.0 g

用法・用量
本品1包に、水約500 mLを加えて、半量ぐらいまで煎じつめ、煎じかすを除き、煎液を3回に分けて食間に服用してください。
上記は大人の1日量です。

年　齢	大人(15才以上)	14才～7才	6才～4才	3才～2才	2才未満	3ヵ月未満
服用量	上記の通り	大人の2/3	大人の1/2	大人の1/3	大人の1/4以下	服用しないこと
1日服用回数	3回					

＜用法・用量に関連する注意＞
（1）用法・用量を厳守してください。
（2）小児に服用させる場合には、保護者の指導監督のもとに服用させてください。
（3）1才未満の乳児には、医師の診療を受けさせることを優先し、やむを得ない場合にのみ服用させてください。
（4）煎じ液は、必ず熱いうちにかすをこしてください。
（5）本剤は必ず1日分ずつ煎じ、数日分をまとめて煎じないでください。

保管及び取扱い上の注意
（1）直射日光の当たらない湿気の少ない涼しい所に保管してください。
（2）小児の手の届かない所に保管してください。
（3）他の容器に入れ替えないでください（誤用の原因になったり品質が変わります。）。
（4）煎じ液は腐敗しやすいので、冷暗所又は冷蔵庫等に保管し、服用時に再加熱して服用してください。
（5）生薬を原料として製造していますので、製品の色や味等に多少の差異を生じることがあります。

■お問い合わせ先

製造販売元

【外部の容器又は外部の被包に記載すべき事項】
注意
1．次の人は服用しないでください
　　生後3カ月未満の乳児。
2．次の人は服用前に医師又は薬剤師に相談してください
　（1）医師の治療を受けている人。
　（2）妊婦又は妊娠していると思われる人。
　（3）高齢者。
　（4）今までに薬などにより発疹・発赤、かゆみ等を起こしたことがある人。
　（5）次の症状のある人。
　　　むくみ
　（6）次の診断を受けた人。
　　　高血圧、心臓病、腎臓病
2′．服用が適さない場合があるので、服用前に医師又は薬剤師に相談してください
　　〔2．の項目の記載に際し、十分な記載スペースがない場合には2′．を記載すること。〕
3．服用に際しては、説明文書をよく読んでください
4．直射日光の当たらない湿気の少ない涼しい所に保管してください
5．小児の手の届かない所に保管してください
6．その他
　（1）医薬品副作用被害救済制度に関するお問い合わせ先
　　　（独）医薬品医療機器総合機構
　　　http://www.pmda.go.jp/kenkouhigai.html
　　　電話　0120-149-931（フリーダイヤル）
　（2）この薬に関するお問い合わせ先
　　　○○薬局
　　　管理薬剤師：○○○○
　　　受付時間：○○時○○分から○○時○○分まで（但し○○日は除く）
　　　電話：03（○○○○）○○○○
　　　ＦＡＸ：03（○○○○）○○○○

漢方薬

> この説明書は本剤とともに保管し、
> 服用に際しては必ずお読みください。

苓桂朮甘湯

苓桂朮甘湯は、「傷寒論」・「金匱要略」を原典とする、立ちくらみ等がある人の、めまい、頭痛、動悸、息切れ、神経症に用いられる漢方薬です。

⚠️ 使用上の注意

⊗ してはいけないこと
（守らないと現在の症状が悪化したり、副作用が起こりやすくなります）
次の人は服用しないでください
　生後3カ月未満の乳児。

相談すること
1. 次の人は服用前に医師又は薬剤師に相談してください
　（1）医師の治療を受けている人。
　（2）妊婦又は妊娠していると思われる人。
　（3）高齢者。
　（4）今までに薬などにより発疹・発赤、かゆみ等を起こしたことがある人。
　（5）次の症状のある人。
　　　むくみ
　（6）次の診断を受けた人。
　　　高血圧、心臓病、腎臓病

2. 服用後、次の症状があらわれた場合は副作用の可能性があるので、直ちに服用を中止し、この文書を持って医師又は薬剤師に相談してください

関係部位	症　状
皮膚	発疹・発赤、かゆみ

まれに下記の重篤な症状が起こることがあります。その場合は直ちに医師の診療を受けてください。

症状の名称	症　状
偽アルドステロン症、ミオパチー	手足のだるさ、しびれ、つっぱり感やこわばりに加えて、脱力感、筋肉痛があらわれ、徐々に強くなる。

3. 1カ月位服用しても症状がよくならない場合は服用を中止し、この文書を持って医師又は薬剤師に相談してください

4. 長期連用する場合には、医師又は薬剤師に相談してください

効能・効果
体力中等度以下で、めまい、ふらつきがあり、ときにのぼせや動悸があるものの次の諸症：立ちくらみ、めまい、頭痛、耳鳴り、動悸、息切れ、神経症、神経過敏

成分と分量
　　　　　　1包（大人1日量）中に次の成分を含んでいます。

成　分	ブクリョウ	ケイヒ	カンゾウ	ビャクジュツ
分　量	4.0g	3.0g	2.0g	2.0g

用法・用量
本品1包に、水約500mLを加えて、半量ぐらいまで煎じつめ、煎じかすを除き、煎液を3回に分けて食間に服用してください。
上記は大人の1日量です。

年　齢	大人(15才以上)	14才～7才	6才～4才	3才～2才	2才未満	3カ月未満
服用量	上記の通り	大人の2/3	大人の1/2	大人の1/3	大人の1/4以下	服用しないこと
1日服用回数	3回					

＜用法・用量に関連する注意＞
（1）用法・用量を厳守してください。
（2）小児に服用させる場合には、保護者の指導監督のもとに服用させてください。
（3）1才未満の乳児には、医師の診療を受けさせることを優先し、やむを得ない場合にのみ服用させてください。
（4）煎じ液は、必ず熱いうちにかすをこしてください。
（5）本剤は必ず1日分ずつ煎じ、数日分をまとめて煎じないでください。

保管及び取扱い上の注意
（1）直射日光の当たらない湿気の少ない涼しい所に保管してください。
（2）小児の手の届かない所に保管してください。
（3）他の容器に入れ替えないでください（誤用の原因になったり品質が変わります。）。
（4）煎じ液は腐敗しやすいので、冷暗所又は冷蔵庫等に保管し、服用時に再加熱して服用してください。
（5）生薬を原料として製造していますので、製品の色や味等に多少の差異を生じることがあります。

■お問い合わせ先

製造販売元

【外部の容器又は外部の被包に記載すべき事項】
注意
1．次の人は服用しないでください
　　生後3カ月未満の乳児。
2．次の人は服用前に医師又は薬剤師に相談してください
　（1）医師の治療を受けている人。
　（2）妊婦又は妊娠していると思われる人。
　（3）高齢者。
　（4）今までに薬などにより発疹・発赤、かゆみ等を起こしたことがある人。
　（5）次の症状のある人。
　　　　むくみ
　（6）次の診断を受けた人。
　　　　高血圧、心臓病、腎臓病
2′．服用が適さない場合があるので、服用前に医師又は薬剤師に相談してください
　　　〔2．の項目の記載に際し、十分な記載スペースがない場合には2′．を記載すること。〕
3．服用に際しては、説明文書をよく読んでください
4．直射日光の当たらない湿気の少ない涼しい所に保管してください
5．小児の手の届かない所に保管してください
6．その他
　（1）医薬品副作用被害救済制度に関するお問い合わせ先
　　　（独）医薬品医療機器総合機構
　　　http://www.pmda.go.jp/kenkouhigai.html
　　　電話　0120-149-931（フリーダイヤル）
　（2）この薬に関するお問い合わせ先
　　　○○薬局
　　　管理薬剤師：○○○○
　　　受付時間：○○時○○分から○○時○○分まで（但し○○日は除く）
　　　電話：03（○○○○）○○○○
　　　ＦＡＸ：03（○○○○）○○○○

B—864

漢方薬

> この説明書は本剤とともに保管し、
> 服用に際しては必ずお読みください。

六味地黄丸料

六味地黄丸料は、「小児薬証直訣」を原典とする、疲れやすくて尿量減少又は多尿で、ときに口渇がある人の、排尿困難、頻尿、むくみ、かゆみに用いられる漢方薬です。

⚠ 使用上の注意

⊗ してはいけないこと
（守らないと現在の症状が悪化したり、副作用が起こりやすくなります）
次の人は服用しないでください
　生後3カ月未満の乳児。

相談すること
1．次の人は服用前に医師又は薬剤師に相談してください
　（1）医師の治療を受けている人。
　（2）妊婦又は妊娠していると思われる人。
　（3）胃腸が弱く下痢しやすい人。

2．服用後、次の症状があらわれた場合は副作用の可能性があるので、直ちに服用を中止し、この文書を持って医師又は薬剤師に相談してください

関係部位	症　　　状
消化器	食欲不振、胃部不快感、腹痛

3．服用後、次の症状があらわれることがあるので、このような症状の持続又は増強が見られた場合には、服用を中止し、この文書を持って医師又は薬剤師に相談してください
　下痢

4．1カ月位服用しても症状がよくならない場合は服用を中止し、この文書を持って医師又は薬剤師に相談してください

効能・効果
体力中等度以下で、疲れやすくて尿量減少又は多尿で、ときに手足のほてり、口渇があるのものの次の諸症：排尿困難、残尿感、頻尿、むくみ、かゆみ、夜尿症、しびれ

成分と分量
1包（大人1日量）中に次の成分を含んでいます。

成　分	ジオウ	サンシュユ	サンヤク	タクシャ	ブクリョウ	ボタンピ
分　量	5.0 g	3.0 g	3.0 g	3.0 g	3.0 g	3.0 g

用法・用量
本品1包に、水約500 mL を加えて、半量ぐらいまで煎じつめ、煎じかすを除き、煎液を3回に分けて食間に服用してください。
上記は大人の1日量です。

年　齢	大人(15才以上)	14才～7才	6才～4才	3才～2才	2才未満	3カ月未満
服用量	上記の通り	大人の2/3	大人の1/2	大人の1/3	大人の1/4以下	服用しないこと
1日服用回数	3回					

<用法・用量に関連する注意>
（1）用法・用量を厳守してください。
（2）小児に服用させる場合には、保護者の指導監督のもとに服用させてください。
（3）1才未満の乳児には、医師の診療を受けさせることを優先し、やむを得ない場合にのみ服用させてください。
（4）煎じ液は、必ず熱いうちにかすをこしてください。
（5）本剤は必ず1日分ずつ煎じ、数日分をまとめて煎じないでください。

保管及び取扱い上の注意
（1）直射日光の当たらない湿気の少ない涼しい所に保管してください。
（2）小児の手の届かない所に保管してください。
（3）他の容器に入れ替えないでください（誤用の原因になったり品質が変わります。）。
（4）煎じ液は腐敗しやすいので、冷暗所又は冷蔵庫等に保管し、服用時に再加熱して服用してください。
（5）生薬を原料として製造していますので、製品の色や味等に多少の差異を生じることがあります。

■お問い合わせ先

製造販売元

【外部の容器又は外部の被包に記載すべき事項】
注意
１．次の人は服用しないでください
　　　生後３カ月未満の乳児。
２．次の人は服用前に医師又は薬剤師に相談してください
　（1）医師の治療を受けている人。
　（2）妊婦又は妊娠していると思われる人。
　（3）胃腸が弱く下痢しやすい人。
２′．服用が適さない場合があるので、服用前に医師又は薬剤師に相談してください
　　〔２．の項目の記載に際し、十分な記載スペースがない場合には２′．を記載すること。〕
３．服用に際しては、説明文書をよく読んでください
４．直射日光の当たらない湿気の少ない涼しい所に保管してください
５．小児の手の届かない所に保管してください
６．その他
　（1）医薬品副作用被害救済制度に関するお問い合わせ先
　　　（独）医薬品医療機器総合機構
　　　http://www.pmda.go.jp/kenkouhigai.html
　　　電話　0120-149-931（フリーダイヤル）
　（2）この薬に関するお問い合わせ先
　　　○○薬局
　　　管理薬剤師：○○○○
　　　受付時間：○○時○○分から○○時○○分まで（但し○○日は除く）
　　　電話：03（○○○○）○○○○
　　　ＦＡＸ：03（○○○○）○○○○

漢方薬

> この説明書は本剤とともに保管し、服用に際しては必ずお読みください。

六味地黄丸

六味地黄丸は、「小児薬証直訣」を原典とする、疲れやすくて尿量減少又は多尿で、ときに口渇がある人の、排尿困難、頻尿、むくみ、かゆみに用いられる漢方薬です。

⚠ 使用上の注意

相談すること

1. 次の人は服用前に医師又は薬剤師に相談してください
   （1）医師の治療を受けている人。
   （2）妊婦又は妊娠していると思われる人。
   （3）胃腸が弱く下痢しやすい人。

2. 服用後、次の症状があらわれた場合は副作用の可能性があるので、直ちに服用を中止し、この文書を持って医師又は薬剤師に相談してください

関係部位	症　　状
消化器	食欲不振、胃部不快感、腹痛

3. 服用後、次の症状があらわれることがあるので、このような症状の持続又は増強が見られた場合には、服用を中止し、この文書を持って医師又は薬剤師に相談してください
   下痢

4. 1カ月位服用しても症状がよくならない場合は服用を中止し、この文書を持って医師又は薬剤師に相談してください

効能・効果
体力中等度以下で、疲れやすくて尿量減少又は多尿で、ときに手足のほてり、口渇があるのものの次の諸症：排尿困難、残尿感、頻尿、むくみ、かゆみ、夜尿症、しびれ

成分と分量
10.0 g 中に次の成分を含んでいます。

成　分	ジオウ	サンシュユ	サンヤク	タクシャ	ブクリョウ	ボタンピ
分　量	3.2 g	1.6 g	1.6 g	1.2 g	1.2 g	1.2 g

用法・用量
大人1日3回、1回20個、食前又は空腹時に服用してください。

年　齢	大人(15才以上)	14才～7才	6才～5才	5才未満
服用量	20個	大人の2/3	大人の1/2	服用しない
1日服用回数	3回			こと

<用法・用量に関連する注意>
（1）用法・用量を厳守してください。
（2）小児に服用させる場合には、保護者の指導監督のもとに服用させてください。

保管及び取扱い上の注意
（1）直射日光の当たらない湿気の少ない涼しい所に保管してください。
（2）小児の手の届かない所に保管してください。
（3）他の容器に入れ替えないでください（誤用の原因になったり品質が変わります。）。
（4）生薬を原料として製造していますので、製品の色や味等に多少の差異を生じることがあります。

■お問い合わせ先

製造販売元

【外部の容器又は外部の被包に記載すべき事項】
注意
１．次の人は服用前に医師又は薬剤師に相談してください
　（１）医師の治療を受けている人。
　（２）妊婦又は妊娠していると思われる人。
　（３）胃腸が弱く下痢しやすい人。
１′．服用が適さない場合があるので、服用前に医師又は薬剤師に相談してください
　　〔１．の項目の記載に際し、十分な記載スペースがない場合には１′．を記載すること。〕
２．服用に際しては、説明文書をよく読んでください
３．直射日光の当たらない湿気の少ない涼しい所に保管してください
４．小児の手の届かない所に保管してください
５．その他
　（１）医薬品副作用被害救済制度に関するお問い合わせ先
　　　（独）医薬品医療機器総合機構
　　　http://www.pmda.go.jp/kenkouhigai.html
　　　電話　0120-149-931（フリーダイヤル）
　（２）この薬に関するお問い合わせ先
　　　○○薬局
　　　管理薬剤師：○○○○
　　　受付時間：○○時○○分から○○時○○分まで（但し○○日は除く）
　　　電話：03（○○○○）○○○○
　　　ＦＡＸ：03（○○○○）○○○○

漢方薬

> この説明書は本剤とともに保管し、
> 服用に際しては必ずお読みください。

黄耆桂枝五物湯

　黄耆桂枝五物湯は、「金匱要略」を原典とする、体力中等度以下の人の、身体や四肢のしびれ、顔面・口腔内のしびれ、湿疹・皮膚炎に用いられる漢方薬です。

⚠ 使用上の注意

⊗ してはいけないこと
（守らないと現在の症状が悪化したり、副作用が起こりやすくなります）
次の人は服用しないでください
　生後3カ月未満の乳児。

相談すること
1．次の人は服用前に医師又は薬剤師に相談してください
　（1）医師の治療を受けている人。
　（2）妊婦又は妊娠していると思われる人。
　（3）今までに薬などにより発疹・発赤、かゆみ等を起こしたことがある人。

2．服用後、次の症状があらわれた場合は副作用の可能性があるので、直ちに服用を中止し、この文書を持って医師又は薬剤師に相談してください

関係部位	症　状
皮膚	発疹・発赤、かゆみ

3．1カ月位服用しても症状がよくならない場合は服用を中止し、この文書を持って医師又は薬剤師に相談してください

4．本剤の服用により、まれに症状が進行することもあるので、このような場合には、服用を中止し、この文書を持って医師又は薬剤師に相談してください

効能・効果
体力中等度以下のものの次の諸症：身体や四肢のしびれ、顔面・口腔内のしびれ、湿疹・皮膚炎

成分と分量
　　　　　　1包（大人の1日量）中に次の成分を含んでいます。

成　分	オウギ	シャクヤク	ケイヒ	ショウキョウ	タイソウ
分　量	3.0g	3.0g	3.0g	1.5g	4.0g

用法・用量
本品1包に、水約500mLを加えて、半量ぐらいまで煎じつめ、煎じかすを除き、煎液を3回に分けて食間に服用してください。
上記は大人の1日量です。

年　齢	大人(15才以上)	14才〜7才	6才〜4才	3才〜2才	2才未満	3カ月未満
服用量	上記の通り	大人の2/3	大人の1/2	大人の1/3	大人の1/4以下	服用しないこと
1日服用回数	3回					

＜用法・用量に関連する注意＞
（1）用法・用量を厳守してください。
（2）小児に服用させる場合には、保護者の指導監督のもとに服用させてください。
（3）1才未満の乳児には、医師の診療を受けさせることを優先し、やむを得ない場合にのみ服用させてください。
（4）煎じ液は、必ず熱いうちにかすをこしてください。
（5）本剤は必ず1日分ずつ煎じ、数日分をまとめて煎じないでください。

保管及び取扱い上の注意
（1）直射日光の当たらない湿気の少ない涼しい所に保管してください。
（2）小児の手の届かない所に保管してください。

（3）他の容器に入れ替えないでください（誤用の原因になったり品質が変わります。）。
（4）煎じ液は腐敗しやすいので、冷暗所又は冷蔵庫等に保管し、服用時に再加熱して服用してください。
（5）生薬を原料として製造していますので、製品の色や味等に多少の差異を生じることがあります。

■お問い合わせ先

製造販売元

【外部の容器又は外部の被包に記載すべき事項】

注意
１．次の人は服用しないでください
　　生後３カ月未満の乳児。
２．次の人は服用前に医師又は薬剤師に相談してください
　（1）医師の治療を受けている人。
　（2）妊婦又は妊娠していると思われる人。
　（3）今までに薬などにより発疹・発赤、かゆみ等を起こしたことがある人。
２′．服用が適さない場合があるので、服用前に医師又は薬剤師に相談してください
　　〔２．の項目の記載に際し、十分な記載スペースがない場合には２′．を記載すること。〕
３．服用に際しては、説明文書をよく読んでください
４．直射日光の当たらない湿気の少ない涼しい所に保管してください
５．小児の手の届かない所に保管してください
６．その他
　（1）医薬品副作用被害救済制度に関するお問い合わせ先
　　　（独）医薬品医療機器総合機構
　　　http://www.pmda.go.jp/kenkouhigai.html
　　　電話　0120-149-931（フリーダイヤル）
　（2）この薬に関するお問い合わせ先
　　　○○薬局
　　　管理薬剤師：○○○○
　　　受付時間：○○時○○分から○○時○○分まで（但し○○日は除く）
　　　電話：03（○○○○）○○○○
　　　ＦＡＸ：03（○○○○）○○○○

漢方薬

この説明書は本剤とともに保管し、
服用に際しては必ずお読みください。

解労散料

解労散料は、「楊氏家蔵方」を原典とする、体力中等度又はやや虚弱で、胸腹部に重苦しさがあり、
ときに背中に痛みがある人の、慢性の発熱、腹痛、胃痛に用いる漢方薬です。

⚠ 使用上の注意

❌ してはいけないこと

（守らないと現在の症状が悪化したり、副作用が起こりやすくなります）
次の人は服用しないでください
　生後3カ月未満の乳児。

相談すること

1．次の人は服用前に医師又は薬剤師に相談してください
　（1）医師の治療を受けている人。
　（2）妊婦又は妊娠していると思われる人。
　（3）体の虚弱な人（体力の衰えている人、体の弱い人）。
　（4）高齢者。
　（5）今までに薬などにより発疹・発赤、かゆみ等を起こしたことがある人。
　（6）次の症状のある人。
　　　むくみ
　（7）次の診断を受けた人。
　　　高血圧、心臓病、腎臓病

2．服用後、次の症状があらわれた場合は副作用の可能性があるので、直ちに服用を中止し、
　　この文書を持って医師又は薬剤師に相談してください

関係部位	症　　状
皮膚	発疹・発赤、かゆみ

まれに下記の重篤な症状が起こることがあります。その場合は直ちに医師の診療を受けてください。

症状の名称	症　　状
偽アルドステロン症、ミオパチー	手足のだるさ、しびれ、つっぱり感やこわばりに加えて、脱力感、筋肉痛があらわれ、徐々に強くなる。

3．1カ月位（腹痛、胃痛に服用する場合には5～6日間）服用しても症状がよくならない場
　　合は服用を中止し、この文書を持って医師又は薬剤師に相談してください

4．長期連用する場合には、医師又は薬剤師に相談してください

効能・効果

体力中等度又はやや虚弱で、胸腹部に重苦しさがあり、ときに背中に痛みがあるものの次の諸症：
慢性の発熱、腹痛、胃痛

成分と分量

1包（大人の1日量）中に次の成分を含んでいます。

成　分	シャクヤク	サイコ	ドベッコウ	キジツ	カンゾウ	ブクリョウ	ショウキョウ	タイソウ
分　量	4.0 g	5.0 g	3.0 g	2.0 g	1.5 g	3.0 g	1.0 g	2.0 g

用法・用量

本品1包に、水約500 mLを加えて、半量ぐらいまで煎じつめ、煎じかすを除き、煎液を3回に分
けて食間に服用してください。
上記は大人の1日量です。

年　齢	大人(15才以上)	14才～7才	6才～4才	3才～2才	2才未満	3カ月未満
服用量	上記の通り	大人の2/3	大人の1/2	大人の1/3	大人の1/4以下	服用しないこと
1日服用回数			3回			

<用法・用量に関連する注意>
（1）用法・用量を厳守してください。
（2）小児に服用させる場合には、保護者の指導監督のもとに服用させてください。
（3）1才未満の乳児には、医師の診療を受けさせることを優先し、やむを得ない場合にのみ服用させてください。
（4）煎じ液は、必ず熱いうちにかすをこしてください。
（5）本剤は必ず1日分ずつ煎じ、数日分をまとめて煎じないでください。

保管及び取扱い上の注意
（1）直射日光の当たらない湿気の少ない涼しい所に保管してください。
（2）小児の手の届かない所に保管してください。
（3）他の容器に入れ替えないでください（誤用の原因になったり品質が変わります。）。
（4）煎じ液は腐敗しやすいので、冷暗所又は冷蔵庫等に保管し、服用時に再加熱して服用してください。
（5）生薬を原料として製造していますので、製品の色や味等に多少の差異を生じることがあります。

■お問い合わせ先

製造販売元

【外部の容器又は外部の被包に記載すべき事項】
注意
１．次の人は服用しないでください
　　生後3カ月未満の乳児。
２．次の人は服用前に医師又は薬剤師に相談してください
　（1）医師の治療を受けている人。
　（2）妊婦又は妊娠していると思われる人。
　（3）体の虚弱な人（体力の衰えている人、体の弱い人）。
　（4）高齢者。
　（5）今までに薬などにより発疹・発赤、かゆみ等を起こしたことがある人。
　（6）次の症状のある人。
　　　むくみ
　（7）次の診断を受けた人。
　　　高血圧、心臓病、腎臓病
２′．服用が適さない場合があるので、服用前に医師又は薬剤師に相談してください
　　　〔２．の項目の記載に際し、十分な記載スペースがない場合には２′．を記載すること。〕
３．服用に際しては、説明文書をよく読んでください
４．直射日光の当たらない湿気の少ない涼しい所に保管してください
５．小児の手の届かない所に保管してください
６．その他
　（1）医薬品副作用被害救済制度に関するお問い合わせ先
　　　（独）医薬品医療機器総合機構
　　　http://www.pmda.go.jp/kenkouhigai.html
　　　電話　0120-149-931（フリーダイヤル）
　（2）この薬に関するお問い合わせ先
　　　○○薬局
　　　管理薬剤師：○○○○
　　　受付時間：○○時○○分から○○時○○分まで（但し○○日は除く）
　　　電話：03（○○○○）○○○○
　　　ＦＡＸ：03（○○○○）○○○○

漢方薬

この説明書は本剤とともに保管し、
服用に際しては必ずお読みください。

加味四物湯

　加味四物湯は、「医学正伝」を原典とする、体力虚弱で、血色がすぐれない人の、下肢の筋力低下、神経痛、関節の腫れや痛みに用いられる漢方薬です。

⚠ 使用上の注意

⊗ してはいけないこと

（守らないと現在の症状が悪化したり、副作用が起こりやすくなります）
次の人は服用しないでください
　生後3カ月未満の乳児。

相談すること

1．次の人は服用前に医師又は薬剤師に相談してください
　（1）医師の治療を受けている人。
　（2）妊婦又は妊娠していると思われる人。
　（3）体の虚弱な人（体力の衰えている人、体の弱い人）。
　（4）胃腸の弱い人。
　（5）下痢しやすい人。
　（6）今までに薬などにより発疹・発赤、かゆみ等を起こしたことがある人。

2．服用後、次の症状があらわれた場合は副作用の可能性があるので、直ちに服用を中止し、この文書を持って医師又は薬剤師に相談してください

関係部位	症　　　状
皮膚	発疹・発赤、かゆみ
消化器	吐き気、食欲不振、胃部不快感、腹痛

3．服用後、次の症状があらわれることがあるので、このような症状の持続又は増強が見られた場合には、服用を中止し、この文書を持って医師又は薬剤師に相談してください
　下痢

4．1カ月位服用しても症状がよくならない場合は服用を中止し、この文書を持って医師又は薬剤師に相談してください

効能・効果
体力虚弱で、血色がすぐれないものの次の諸症：下肢の筋力低下、神経痛、関節の腫れや痛み

成分と分量
1包（大人の1日量）中に次の成分を含んでいます。

成　分	トウキ	センキュウ	シャクヤク	ジオウ	ソウジュツ	バクモンドウ	ニンジン
分　量	3.0 g	3.0 g	3.0 g	3.0 g	3.0 g	5.0 g	2.0 g

ゴシツ	オウバク	ゴミシ	オウレン	チモ	トチュウ
2.0 g	1.5 g	1.5 g	1.5 g	1.5 g	1.5 g

用法・用量
本品1包に、水約500 mLを加えて、半量ぐらいまで煎じつめ、煎じかすを除き、煎液を3回に分けて食間に服用してください。
上記は大人の1日量です。

年　齢	大人(15才以上)	14才〜7才	6才〜4才	3才〜2才	2才未満	3カ月未満
服用量	上記の通り	大人の2/3	大人の1/2	大人の1/3	大人の1/4以下	服用しないこと
1日服用回数			3回			

<用法・用量に関連する注意>
（1）用法・用量を厳守してください。
（2）小児に服用させる場合には、保護者の指導監督のもとに服用させてください。
（3）1才未満の乳児には、医師の診療を受けさせることを優先し、やむを得ない場合にのみ服用さ

B—873

せてください。
（4）煎じ液は、必ず熱いうちにかすをこしてください。
（5）本剤は必ず1日分ずつ煎じ、数日分をまとめて煎じないでください。

保管及び取扱い上の注意
（1）直射日光の当たらない湿気の少ない涼しい所に保管してください。
（2）小児の手の届かない所に保管してください。
（3）他の容器に入れ替えないでください（誤用の原因になったり品質が変わります。）。
（4）煎じ液は腐敗しやすいので、冷暗所又は冷蔵庫等に保管し、服用時に再加熱して服用してください。
（5）生薬を原料として製造していますので、製品の色や味等に多少の差異を生じることがあります。

■お問い合わせ先

製造販売元

【外部の容器又は外部の被包に記載すべき事項】
注意
1．次の人は服用しないでください
　　生後3カ月未満の乳児。
2．次の人は服用前に医師又は薬剤師に相談してください
　（1）医師の治療を受けている人。
　（2）妊婦又は妊娠していると思われる人。
　（3）体の虚弱な人（体力の衰えている人、体の弱い人）。
　（4）胃腸の弱い人。
　（5）下痢しやすい人。
　（6）今までに薬などにより発疹・発赤、かゆみ等を起こしたことがある人。
2′．服用が適さない場合があるので、服用前に医師又は薬剤師に相談してください
　　〔2．の項目の記載に際し、十分な記載スペースがない場合には2′．を記載すること。〕
3．服用に際しては、説明文書をよく読んでください
4．直射日光の当たらない湿気の少ない涼しい所に保管してください
5．小児の手の届かない所に保管してください
6．その他
　（1）医薬品副作用被害救済制度に関するお問い合わせ先
　　　（独）医薬品医療機器総合機構
　　　http://www.pmda.go.jp/kenkouhigai.html
　　　電話　0120-149-931（フリーダイヤル）
　（2）この薬に関するお問い合わせ先
　　　○○薬局
　　　管理薬剤師：○○○○
　　　受付時間：○○時○○分から○○時○○分まで（但し○○日は除く）
　　　電話：03（○○○○）○○○○
　　　ＦＡＸ：03（○○○○）○○○○

漢方薬

この説明書は本剤とともに保管し、
服用に際しては必ずお読みください。

杞菊地黄丸料

杞菊地黄丸料は、「医級」を原典とする、体力中等度以下で、疲れやすく胃腸障害がなく、尿量減少又は多尿で、ときに手足のほてりや口渇がある人の、かすみ目、つかれ目、のぼせ、頭重、めまい、排尿困難、頻尿、むくみ、視力低下に用いられる漢方薬です。

⚠ 使用上の注意

⊗ してはいけないこと

（守らないと現在の症状が悪化したり、副作用が起こりやすくなります）
次の人は服用しないでください
　生後3カ月未満の乳児。

相談すること

1．次の人は服用前に医師又は薬剤師に相談してください
　（1）医師の治療を受けている人。
　（2）妊婦又は妊娠していると思われる人。
　（3）胃腸が弱く下痢しやすい人。
　（4）今までに薬などにより発疹・発赤、かゆみ等を起こしたことがある人。

2．服用後、次の症状があらわれた場合は副作用の可能性があるので、直ちに服用を中止し、この文書を持って医師又は薬剤師に相談してください

関係部位	症　状
皮膚	発疹・発赤、かゆみ
消化器	食欲不振、胃部不快感、腹痛

3．服用後、次の症状があらわれることがあるので、このような症状の持続又は増強が見られた場合には、服用を中止し、この文書を持って医師又は薬剤師に相談してください
　下痢

4．1カ月位服用しても症状がよくならない場合は服用を中止し、この文書を持って医師又は薬剤師に相談してください

効能・効果

体力中等度以下で、疲れやすく胃腸障害がなく、尿量減少又は多尿で、ときに手足のほてりや口渇があるものの次の諸症：かすみ目、つかれ目、のぼせ、頭重、めまい、排尿困難、頻尿、むくみ、視力低下

成分と分量

1包（大人の1日量）中に次の成分を含んでいます。

成　分	ジオウ	サンシュユ	サンヤク	タクシャ	ブクリョウ	ボタンピ	クコシ
分　量	5.0 g	3.0 g	3.0 g	3.0 g	3.0 g	3.0 g	5.0 g

キクカ
3.0 g

用法・用量

本品1包に、水約500 mL を加えて、半量ぐらいまで煎じつめ、煎じかすを除き、煎液を3回に分けて食間に服用してください。
上記は大人の1日量です。

年　齢	大人(15才以上)	14才〜7才	6才〜4才	3才〜2才	2才未満	3カ月未満
服用量	上記の通り	大人の2/3	大人の1/2	大人の1/3	大人の1/4以下	服用しないこと
1日服用回数	3回					

＜用法・用量に関連する注意＞

（1）用法・用量を厳守してください。
（2）小児に服用させる場合には、保護者の指導監督のもとに服用させてください。

（3）1才未満の乳児には、医師の診療を受けさせることを優先し、やむを得ない場合にのみ服用させてください。
（4）煎じ液は、必ず熱いうちにかすをこしてください。
（5）本剤は必ず1日分ずつ煎じ、数日分をまとめて煎じないでください。

保管及び取扱い上の注意
（1）直射日光の当たらない湿気の少ない涼しい所に保管してください。
（2）小児の手の届かない所に保管してください。
（3）他の容器に入れ替えないでください（誤用の原因になったり品質が変わります。）。
（4）煎じ液は腐敗しやすいので、冷暗所又は冷蔵庫等に保管し、服用時に再加熱して服用してください。
（5）生薬を原料として製造していますので、製品の色や味等に多少の差異を生じることがあります。

■お問い合わせ先

製造販売元

【外部の容器又は外部の被包に記載すべき事項】
注意
1．次の人は服用しないでください
　　生後3カ月未満の乳児。
2．次の人は服用前に医師又は薬剤師に相談してください
　（1）医師の治療を受けている人。
　（2）妊婦又は妊娠していると思われる人。
　（3）胃腸が弱く下痢しやすい人。
　（4）今までに薬などにより発疹・発赤、かゆみ等を起こしたことがある人。
2′．服用が適さない場合があるので、服用前に医師又は薬剤師に相談してください
　　〔2．の項目の記載に際し、十分な記載スペースがない場合には2′．を記載すること。〕
3．服用に際しては、説明文書をよく読んでください
4．直射日光の当たらない湿気の少ない涼しい所に保管してください
5．小児の手の届かない所に保管してください
6．その他
　（1）医薬品副作用被害救済制度に関するお問い合わせ先
　　　（独）医薬品医療機器総合機構
　　　http://www.pmda.go.jp/kenkouhigai.html
　　　電話　0120-149-931（フリーダイヤル）
　（2）この薬に関するお問い合わせ先
　　　○○薬局
　　　管理薬剤師：○○○○
　　　受付時間：○○時○○分から○○時○○分まで（但し○○日は除く）
　　　電話：03（○○○○）○○○○
　　　ＦＡＸ：03（○○○○）○○○○

漢方薬

> この説明書は本剤とともに保管し、服用に際しては必ずお読みください。

柴蘇飲

柴蘇飲は、「本朝経験方」を原典とする、体力中等度で、ときに脇腹（腹）からみぞおちあたりにかけて苦しく、やや神経質で気鬱傾向を認める人の、耳鳴り、耳閉感に用いられる漢方薬です。

⚠ 使用上の注意

❌ してはいけないこと
（守らないと現在の症状が悪化したり、副作用・事故が起こりやすくなります）

次の人は服用しないでください
　生後3カ月未満の乳児。

相談すること

1. 次の人は服用前に医師又は薬剤師に相談してください
   (1) 医師の治療を受けている人。
   (2) 妊婦又は妊娠していると思われる人。
   (3) 体の虚弱な人（体力の衰えている人、体の弱い人）。
   (4) 高齢者。
   (5) 今までに薬などにより発疹・発赤、かゆみ等を起こしたことがある人。
   (6) 次の症状のある人。
      　むくみ
   (7) 次の診断を受けた人。
      　高血圧、心臓病、腎臓病

2. 服用後、次の症状があらわれた場合は副作用の可能性があるので、直ちに服用を中止し、この文書を持って医師又は薬剤師に相談してください

関係部位	症　状
皮膚	発疹・発赤、かゆみ

まれに下記の重篤な症状が起こることがあります。その場合は直ちに医師の診療を受けてください。

症状の名称	症　状
偽アルドステロン症、ミオパチー	手足のだるさ、しびれ、つっぱり感やこわばりに加えて、脱力感、筋肉痛があらわれ、徐々に強くなる。

3. 1カ月位服用しても症状がよくならない場合は服用を中止し、この文書を持って医師又は薬剤師に相談してください

4. 長期連用する場合には、医師又は薬剤師に相談してください

効能・効果
体力中等度で、ときに脇腹（腹）からみぞおちあたりにかけて苦しく、やや神経質で気鬱傾向を認めるものの次の諸症：耳鳴り、耳閉感

成分と分量
1包（大人の1日量）中に次の成分を含んでいます。

成　分	サイコ	ハンゲ	オウゴン	ニンジン	タイソウ	コウブシ	ソヨウ
分　量	5.0 g	5.0 g	3.0 g	3.0 g	3.0 g	4.0 g	1.5 g

	カンゾウ	チンピ	ショウキョウ
	1.5 g	2.0 g	1.0 g

用法・用量
本品1包に、水約500 mLを加えて、半量ぐらいまで煎じつめ、煎じかすを除き、煎液を3回に分けて食間に服用してください。

上記は大人の1日量です。

年　齢	大人(15才以上)	14才～7才	6才～4才	3才～2才	2才未満	3カ月未満
服用量	上記の通り	大人の2/3	大人の1/2	大人の1/3	大人の1/4以下	服用しない
1日服用回数	3回					こと

＜用法・用量に関連する注意＞
（1）用法・用量を厳守してください。
（2）小児に服用させる場合には、保護者の指導監督のもとに服用させてください。
（3）1才未満の乳児には、医師の診療を受けさせることを優先し、やむを得ない場合にのみ服用させてください。
（4）煎じ液は、必ず熱いうちにかすをこしてください。
（5）本剤は必ず1日分ずつ煎じ、数日分をまとめて煎じないでください。

保管及び取扱い上の注意
（1）直射日光の当たらない湿気の少ない涼しい所に保管してください。
（2）小児の手の届かない所に保管してください。
（3）他の容器に入れ替えないでください（誤用の原因になったり品質が変わります。）。
（4）煎じ液は腐敗しやすいので、冷暗所又は冷蔵庫等に保管し、服用時に再加熱して服用してください。
（5）生薬を原料として製造していますので、製品の色や味等に多少の差異を生じることがあります。

■お問い合わせ先

製造販売元

【外部の容器又は外部の被包に記載すべき事項】
注意
1．次の人は服用しないでください
　　生後3カ月未満の乳児。
2．次の人は服用前に医師又は薬剤師に相談してください
　（1）医師の治療を受けている人。
　（2）妊婦又は妊娠していると思われる人。
　（3）体の虚弱な人（体力の衰えている人、体の弱い人）。
　（4）高齢者。
　（5）今までに薬などにより発疹・発赤、かゆみ等を起こしたことがある人。
　（6）次の症状のある人。
　　　むくみ
　（7）次の診断を受けた人。
　　　高血圧、心臓病、腎臓病
2′．服用が適さない場合があるので、服用前に医師又は薬剤師に相談してください
　　〔2．の項目の記載に際し、十分な記載スペースがない場合には2′．を記載すること。〕
3．服用に際しては、説明文書をよく読んでください
4．直射日光の当たらない湿気の少ない涼しい所に保管してください
5．小児の手の届かない所に保管してください
6．その他
　（1）医薬品副作用被害救済制度に関するお問い合わせ先
　　　（独）医薬品医療機器総合機構
　　　http://www.pmda.go.jp/kenkouhigai.html
　　　電話　0120-149-931（フリーダイヤル）
　（2）この薬に関するお問い合わせ先
　　　○○薬局
　　　管理薬剤師：○○○○
　　　受付時間：○○時○○分から○○時○○分まで（但し○○日は除く）
　　　電話：03（○○○○）○○○○
　　　ＦＡＸ：03（○○○○）○○○○

B—878

漢方薬

> この説明書は本剤とともに保管し、
> 服用に際しては必ずお読みください。

沢瀉湯

沢瀉湯は、「金匱要略」を原典とする、めまい、頭重に用いられる漢方薬です。

⚠ 使用上の注意

⊗ してはいけないこと
（守らないと現在の症状が悪化したり、副作用が起こりやすくなります）
次の人は服用しないでください
　生後3カ月未満の乳児。

相談すること
1．次の人は服用前に医師又は薬剤師に相談してください
　（1）医師の治療を受けている人。
　（2）妊婦又は妊娠していると思われる人。

2．1カ月位服用しても症状がよくならない場合は服用を中止し、この文書を持って医師又は
　　薬剤師に相談してください

効能・効果
めまい、頭重
＜効能・効果に関連する注意＞
体力に関わらず、使用できます。

成分と分量
1包（大人の1日量）中に次の成分を含んでいます。

成　分	タクシャ	ビャクジュツ
分　量	5.0 g	2.0 g

用法・用量
本品1包に、水約 500 mL を加えて、半量ぐらいまで煎じつめ、煎じかすを除き、煎液を3回に分
けて食間に服用してください。
上記は大人の1日量です。

年　齢	大人(15才以上)	14才〜7才	6才〜4才	3才〜2才	2才未満	3カ月未満
服用量	上記の通り	大人の2/3	大人の1/2	大人の1/3	大人の1/4以下	服用しない
1日服用回数	3回					こと

＜用法・用量に関連する注意＞
（1）用法・用量を厳守してください。
（2）小児に服用させる場合には、保護者の指導監督のもとに服用させてください。
（3）1才未満の乳児には、医師の診療を受けさせることを優先し、やむを得ない場合にのみ服用さ
　　せてください。
（4）煎じ液は、必ず熱いうちにかすをこしてください。
（5）本剤は必ず1日分ずつ煎じ、数日分をまとめて煎じないでください。

保管及び取扱い上の注意
（1）直射日光の当たらない湿気の少ない涼しい所に保管してください。
（2）小児の手の届かない所に保管してください。
（3）他の容器に入れ替えないでください（誤用の原因になったり品質が変わります。）。
（4）煎じ液は腐敗しやすいので、冷暗所又は冷蔵庫等に保管し、服用時に再加熱して服用してくだ
　　さい。
（5）生薬を原料として製造していますので、製品の色や味等に多少の差異を生じることがあります。

■お問い合わせ先

製造販売元

【外部の容器又は外部の被包に記載すべき事項】
注意
1．次の人は服用しないでください
　　生後３カ月未満の乳児。
2．次の人は服用前に医師又は薬剤師に相談してください
　（1）医師の治療を受けている人。
　（2）妊婦又は妊娠していると思われる人。
2′．服用が適さない場合があるので、服用前に医師又は薬剤師に相談してください
　　〔2．の項目の記載に際し、十分な記載スペースがない場合には2′．を記載すること。〕
3．服用に際しては、説明文書をよく読んでください
4．直射日光の当たらない湿気の少ない涼しい所に保管してください
5．小児の手の届かない所に保管してください
6．その他
　（1）医薬品副作用被害救済制度に関するお問い合わせ先
　　　（独）医薬品医療機器総合機構
　　　http://www.pmda.go.jp/kenkouhigai.html
　　　電話　0120-149-931（フリーダイヤル）
　（2）この薬に関するお問い合わせ先
　　　○○薬局
　　　管理薬剤師：○○○○
　　　受付時間：○○時○○分から○○時○○分まで（但し○○日は除く）
　　　電話：03（○○○○）○○○○
　　　ＦＡＸ：03（○○○○）○○○○
〔効能・効果に関連する注意として、効能・効果の項目に続けて以下を記載すること。〕
体力に関わらず、使用できます。

漢方薬

> この説明書は本剤とともに保管し、
> 服用に際しては必ずお読みください。

知柏地黄丸料

知柏地黄丸料は、「医宗金鑑」を原典とする、体力中等度以下で、疲れやすく胃腸障害がなく、口渇がある人の、顔や四肢のほてり、排尿困難、頻尿、むくみに用いられる漢方薬です。

⚠ 使用上の注意

⊗ してはいけないこと
（守らないと現在の症状が悪化したり、副作用が起こりやすくなります）
次の人は服用しないでください
（1）生後3カ月未満の乳児。
（2）胃腸の弱い人。
（3）下痢しやすい人。

相談すること
1. 次の人は服用前に医師又は薬剤師に相談してください
（1）医師の治療を受けている人。
（2）妊婦又は妊娠していると思われる人。

2. 服用後、次の症状があらわれた場合は副作用の可能性があるので、直ちに服用を中止し、この文書を持って医師又は薬剤師に相談してください

関係部位	症　　　　状
消化器	吐き気、胸やけ、食欲不振、胃部不快感、腹痛

3. 服用後、次の症状があらわれることがあるので、このような症状の持続又は増強が見られた場合には、服用を中止し、この文書を持って医師又は薬剤師に相談してください
下痢

4. 1カ月位服用しても症状がよくならない場合は服用を中止し、この文書を持って医師又は薬剤師に相談してください

効能・効果
体力中等度以下で、疲れやすく胃腸障害がなく、口渇があるものの次の諸症：顔や四肢のほてり、排尿困難、頻尿、むくみ

成分と分量
1包（大人の1日量）中に次の成分を含んでいます。

成　分	ジオウ	サンシュユ	サンヤク	タクシャ	ブクリョウ	ボタンピ	チモ
分　量	5.0 g	3.0 g	3.0 g	3.0 g	3.0 g	3.0 g	3.0 g

オウバク
3.0 g

用法・用量
本品1包に、水約500 mLを加えて、半量ぐらいまで煎じつめ、煎じかすを除き、煎液を3回に分けて食間に服用してください。
上記は大人の1日量です。

年　齢	大人(15才以上)	14才〜7才	6才〜4才	3才〜2才	2才未満	3カ月未満
服用量	上記の通り	大人の2/3	大人の1/2	大人の1/3	大人の1/4以下	服用しないこと
1日服用回数	3回					

＜用法・用量に関連する注意＞
（1）用法・用量を厳守してください。
（2）小児に服用させる場合には、保護者の指導監督のもとに服用させてください。
（3）1才未満の乳児には、医師の診療を受けさせることを優先し、やむを得ない場合にのみ服用させてください。
（4）煎じ液は、必ず熱いうちにかすをこしてください。

（5）本剤は必ず1日分ずつ煎じ、数日分をまとめて煎じないでください。

保管及び取扱い上の注意
（1）直射日光の当たらない湿気の少ない涼しい所に保管してください。
（2）小児の手の届かない所に保管してください。
（3）他の容器に入れ替えないでください（誤用の原因になったり品質が変わります。）。
（4）煎じ液は腐敗しやすいので、冷暗所又は冷蔵庫等に保管し、服用時に再加熱して服用してください。
（5）生薬を原料として製造していますので、製品の色や味等に多少の差異を生じることがあります。

■お問い合わせ先

製造販売元

【外部の容器又は外部の被包に記載すべき事項】
注意
1．次の人は服用しないでください
　（1）生後3カ月未満の乳児。
　（2）胃腸の弱い人。
　（3）下痢しやすい人。
2．次の人は服用前に医師又は薬剤師に相談してください
　（1）医師の治療を受けている人。
　（2）妊婦又は妊娠していると思われる人。
2′．服用が適さない場合があるので、服用前に医師又は薬剤師に相談してください
　〔2．の項目の記載に際し、十分な記載スペースがない場合には2′．を記載すること。〕
3．服用に際しては、説明文書をよく読んでください
4．直射日光の当たらない湿気の少ない涼しい所に保管してください
5．小児の手の届かない所に保管してください
6．その他
　（1）医薬品副作用被害救済制度に関するお問い合わせ先
　　　（独）医薬品医療機器総合機構
　　　http://www.pmda.go.jp/kenkouhigai.html
　　　電話　0120-149-931（フリーダイヤル）
　（2）この薬に関するお問い合わせ先
　　　○○薬局
　　　管理薬剤師：○○○○
　　　受付時間：○○時○○分から○○時○○分まで（但し○○日は除く）
　　　電話：03（○○○○）○○○○
　　　ＦＡＸ：03（○○○○）○○○○

漢方薬

中建中湯

中建中湯は、「傷寒論」・「金匱要略」を原典とする、小建中湯、大建中湯の2方の合方で、昭和の漢方を確立した大塚敬節・矢数道明・清水藤太郎による「漢方診療医典」に収録されている、体力中等度以下で、腹痛を伴う人の、慢性胃腸炎、下痢、便秘に用いられる漢方薬です。

⚠ 使用上の注意

してはいけないこと
（守らないと現在の症状が悪化したり、副作用が起こりやすくなります）
次の人は服用しないでください
　生後3カ月未満の乳児。

相談すること
1．次の人は服用前に医師又は薬剤師に相談してください
　（1）医師の治療を受けている人。
　（2）妊婦又は妊娠していると思われる人。
　（3）高齢者。
　（4）今までに薬などにより発疹・発赤、かゆみ等を起こしたことがある人。
　（5）次の症状のある人。
　　　むくみ
　（6）次の診断を受けた人。
　　　高血圧、心臓病、腎臓病

2．服用後、次の症状があらわれた場合は副作用の可能性があるので、直ちに服用を中止し、この文書を持って医師又は薬剤師に相談してください

関係部位	症　　状
皮膚	発疹・発赤、かゆみ

まれに下記の重篤な症状が起こることがあります。その場合は直ちに医師の診療を受けてください。

症状の名称	症　　状
偽アルドステロン症、ミオパチー	手足のだるさ、しびれ、つっぱり感やこわばりに加えて、脱力感、筋肉痛があらわれ、徐々に強くなる。

3．1カ月位（下痢、便秘に服用する場合には5〜6日間）服用しても症状がよくならない場合は服用を中止し、この文書を持って医師又は薬剤師に相談してください

4．長期連用する場合には、医師又は薬剤師に相談してください

効能・効果
体力中等度以下で、腹痛を伴うものの次の諸症：慢性胃腸炎、下痢、便秘

成分と分量
1包（大人の1日量）中に次の成分を含んでいます。

成　分	ケイヒ	シャクヤク	カンゾウ	タイソウ	サンショウ	カンキョウ	ニンジン
分　量	4.0g	6.0g	2.0g	4.0g	2.0g	1.0g	3.0g

別包

成　分	コウイ
分　量	20.0g

用法・用量
本品1包に、水約500mLを加えて、半量ぐらいまで煎じつめ、熱いうちに煎じかすを除き、添付のコウイを煎液に入れ、かきまぜながら5分ほど熱してコウイを溶かし、3回に分けて食間に服用してください。

上記は大人の１日量です。

年　齢	大人(15才以上)	14才～7才	6才～4才	3才～2才	2才未満	3カ月未満
服用量	上記の通り	大人の2/3	大人の1/2	大人の1/3	大人の1/4以下	服用しないこと
１日服用回数	3回					

＜用法・用量に関連する注意＞
（１）用法・用量を厳守してください。
（２）小児に服用させる場合には、保護者の指導監督のもとに服用させてください。
（３）１才未満の乳児には、医師の診療を受けさせることを優先し、やむを得ない場合にのみ服用させてください。
（４）煎じ液は、必ず熱いうちにかすをこしてください。
（５）本剤は必ず１日分ずつ煎じ、数日分をまとめて煎じないでください。

保管及び取扱い上の注意
（１）直射日光の当たらない湿気の少ない涼しい所に保管してください。
（２）小児の手の届かない所に保管してください。
（３）他の容器に入れ替えないでください（誤用の原因になったり品質が変わります。）。
（４）煎じ液は腐敗しやすいので、冷暗所又は冷蔵庫等に保管し、服用時に再加熱して服用してください。
（５）生薬を原料として製造していますので、製品の色や味等に多少の差異を生じることがあります。

■お問い合わせ先

製造販売元

【外部の容器又は外部の被包に記載すべき事項】
注意
１．次の人は服用しないでください
　　生後３カ月未満の乳児。
２．次の人は服用前に医師又は薬剤師に相談してください
　（１）医師の治療を受けている人。
　（２）妊婦又は妊娠していると思われる人。
　（３）高齢者。
　（４）今までに薬などにより発疹・発赤、かゆみ等を起こしたことがある人。
　（５）次の症状のある人。
　　　　むくみ
　（６）次の診断を受けた人。
　　　　高血圧、心臓病、腎臓病
２′．服用が適さない場合があるので、服用前に医師又は薬剤師に相談してください
　　　〔２．の項目の記載に際し、十分な記載スペースがない場合には２′．を記載すること。〕
３．服用に際しては、説明文書をよく読んでください
４．直射日光の当たらない湿気の少ない涼しい所に保管してください
５．小児の手の届かない所に保管してください
６．その他
　（１）医薬品副作用被害救済制度に関するお問い合わせ先
　　　（独）医薬品医療機器総合機構
　　　http://www.pmda.go.jp/kenkouhigai.html
　　　電話　0120-149-931（フリーダイヤル）
　（２）この薬に関するお問い合わせ先
　　　○○薬局
　　　管理薬剤師：○○○○
　　　受付時間：○○時○○分から○○時○○分まで（但し○○日は除く）
　　　電話：03（○○○○）○○○○
　　　ＦＡＸ：03（○○○○）○○○○

漢方薬

> この説明書は本剤とともに保管し、
> 服用に際しては必ずお読みください。

当帰芍薬散料加黄耆釣藤

　当帰芍薬散料加黄耆釣藤は、「金匱要略」を原典とする、当帰芍薬散に、黄耆と釣藤鈎を加えたもので、体力虚弱で血圧が高く、冷え症で貧血の傾向があり、疲労しやすく、ときに、下腹部痛、頭重、めまい、肩こり、耳鳴り、動悸などを訴える人の、高血圧の随伴症状（のぼせ、肩こり、耳鳴り、頭重）に用いられる漢方薬です。

⚠ 使用上の注意

❌ してはいけないこと

（守らないと現在の症状が悪化したり、副作用・事故が起こりやすくなります）
次の人は服用しないでください
　生後3カ月未満の乳児。

相談すること

1．次の人は服用前に医師又は薬剤師に相談してください
　（1）医師の治療を受けている人。
　（2）妊婦又は妊娠していると思われる人。
　（3）胃腸の弱い人。
　（4）今までに薬などにより発疹・発赤、かゆみ等を起こしたことがある人。

2．服用後、次の症状があらわれた場合は副作用の可能性があるので、直ちに服用を中止し、この文書を持って医師又は薬剤師に相談してください

関係部位	症　状
皮膚	発疹・発赤、かゆみ
消化器	吐き気、食欲不振、胃部不快感、腹痛

3．服用後、次の症状があらわれることがあるので、このような症状の持続又は増強が見られた場合には、服用を中止し、この文書を持って医師又は薬剤師に相談してください
　下痢

4．1カ月位服用しても症状がよくならない場合は服用を中止し、この文書を持って医師又は薬剤師に相談してください

効能・効果
体力虚弱で血圧が高く、冷え症で貧血の傾向があり、疲労しやすく、ときに、下腹部痛、頭重、めまい、肩こり、耳鳴り、動悸などを訴えるものの次の諸症：高血圧の随伴症状（のぼせ、肩こり、耳鳴り、頭重）

成分と分量
1包（大人の1日量）中に次の成分を含んでいます。

成　分	トウキ	タクシャ	センキュウ	シャクヤク	ブクリョウ	ビャクジュツ	オウギ
分　量	3.0 g	4.0 g	3.0 g	6.0 g	4.0 g	4.0 g	3.0 g

	チョウトウコウ
	4.0 g

用法・用量
本品1包に、水約500 mLを加えて、半量ぐらいまで煎じつめ、煎じかすを除き、煎液を3回に分けて食間に服用してください。
上記は大人の1日量です。

年　齢	大人(15才以上)	14才〜7才	6才〜4才	3才〜2才	2才未満	3カ月未満
1回服用量	上記の通り	大人の2/3	大人の1/2	大人の1/3	大人の1/4以下	服用しないこと
1日服用回数	3回					

<用法・用量に関連する注意>
（1）用法・用量を厳守してください。

（2）小児に服用させる場合には、保護者の指導監督のもとに服用させてください。
（3）1才未満の乳児には、医師の診療を受けさせることを優先し、やむを得ない場合にのみ服用させてください。
（4）煎じ液は、必ず熱いうちにかすをこしてください。
（5）本剤は必ず1日分ずつ煎じ、数日分をまとめて煎じないでください。

保管及び取扱い上の注意
（1）直射日光の当たらない湿気の少ない涼しい所に保管してください。
（2）小児の手の届かない所に保管してください。
（3）他の容器に入れ替えないでください（誤用の原因になったり品質が変わります。）。
（4）煎じ液は腐敗しやすいので、冷暗所又は冷蔵庫等に保管し、服用時に再加熱して服用してください。
（5）生薬を原料として製造していますので、製品の色や味等に多少の差異を生じることがあります。

■お問い合わせ先

製造販売元

【外部の容器又は外部の被包に記載すべき事項】
注意
1．次の人は服用しないでください
　　生後3カ月未満の乳児。
2．次の人は服用前に医師又は薬剤師に相談してください
　（1）医師の治療を受けている人。
　（2）妊婦又は妊娠していると思われる人。
　（3）胃腸の弱い人。
　（4）今までに薬などにより発疹・発赤、かゆみ等を起こしたことがある人。
2′．服用が適さない場合があるので、服用前に医師又は薬剤師に相談してください
　　〔2．の項目の記載に際し、十分な記載スペースがない場合には2′．を記載すること。〕
3．服用に際しては、説明文書をよく読んでください
4．直射日光の当たらない湿気の少ない涼しい所に保管してください
5．小児の手の届かない所に保管してください
6．その他
　（1）医薬品副作用被害救済制度に関するお問い合わせ先
　　　（独）医薬品医療機器総合機構
　　　http://www.pmda.go.jp/kenkouhigai.html
　　　電話　0120-149-931（フリーダイヤル）
　（2）この薬に関するお問い合わせ先
　　　○○薬局
　　　管理薬剤師：○○○○
　　　受付時間：○○時○○分から○○時○○分まで（但し○○日は除く）
　　　電話：03（○○○○）○○○○
　　　ＦＡＸ：03（○○○○）○○○○

漢方薬

この説明書は本剤とともに保管し、
服用に際しては必ずお読みください。

当帰芍薬散料加人参

当帰芍薬散料加人参は、「金匱要略」を原典とする、当帰芍薬散に、人参を加えたもので、体力虚弱で胃腸が弱く、冷え症で貧血の傾向があり、疲労しやすく、ときに下腹部痛、頭重、めまい、肩こり、耳鳴り、動悸などを訴える人の、月経不順、月経異常、月経痛、更年期障害、産前産後あるいは流産による障害（貧血、疲労倦怠、めまい、むくみ）、めまい・立ちくらみ、頭重、肩こり、腰痛、足腰の冷え症、しもやけ、むくみ、しみ、耳鳴りに用いられる漢方薬です。

⚠️ 使用上の注意

❌ してはいけないこと
（守らないと現在の症状が悪化したり、副作用が起こりやすくなります）
次の人は服用しないでください
　生後3カ月未満の乳児。

相談すること
1．次の人は服用前に医師又は薬剤師に相談してください
　（1）医師の治療を受けている人。
　（2）胃腸の弱い人。
　（3）今までに薬などにより発疹・発赤、かゆみ等を起こしたことがある人。

2．服用後、次の症状があらわれた場合は副作用の可能性があるので、直ちに服用を中止し、この文書を持って医師又は薬剤師に相談してください

関係部位	症　　状
皮膚	発疹・発赤、かゆみ
消化器	吐き気、食欲不振、胃部不快感、腹痛

3．1カ月位服用しても症状がよくならない場合は服用を中止し、この文書を持って医師又は薬剤師に相談してください

効能・効果
体力虚弱で胃腸が弱く、冷え症で貧血の傾向があり、疲労しやすく、ときに下腹部痛、頭重、めまい、肩こり、耳鳴り、動悸などを訴えるものの次の諸症：月経不順、月経異常、月経痛、更年期障害、産前産後あるいは流産による障害（貧血、疲労倦怠、めまい、むくみ）、めまい・立ちくらみ、頭重、肩こり、腰痛、足腰の冷え症、しもやけ、むくみ、しみ、耳鳴り

成分と分量
1包（大人の1日量）中に次の成分を含んでいます。

成　分	トウキ	タクシャ	センキュウ	シャクヤク	ブクリョウ	ビャクジュツ	ニンジン
分　量	3.0g	4.0g	3.0g	6.0g	4.0g	4.0g	2.0g

用法・用量
本品1包に、水約500mLを加えて、半量ぐらいまで煎じつめ、煎じかすを除き、煎液を3回に分けて食間に服用してください。
上記は大人の1日量です。

年　齢	大人(15才以上)	14才〜7才	6才〜4才	3才〜2才	2才未満	3カ月未満
1回服用量	上記の通り	大人の2/3	大人の1/2	大人の1/3	大人の1/4以下	服用しないこと
1日服用回数	3回					

<用法・用量に関連する注意>
（1）用法・用量を厳守してください。
（2）小児に服用させる場合には、保護者の指導監督のもとに服用させてください。
（3）1才未満の乳児には、医師の診療を受けさせることを優先し、やむを得ない場合にのみ服用させてください。
（4）煎じ液は、必ず熱いうちにかすをこしてください。
（5）本剤は必ず1日分ずつ煎じ、数日分をまとめて煎じないでください。

保管及び取扱い上の注意
（1）直射日光の当たらない湿気の少ない涼しい所に保管してください。
（2）小児の手の届かない所に保管してください。
（3）他の容器に入れ替えないでください（誤用の原因になったり品質が変わります。）。
（4）煎じ液は腐敗しやすいので、冷暗所又は冷蔵庫等に保管し、服用時に再加熱して服用してください。
（5）生薬を原料として製造していますので、製品の色や味等に多少の差異を生じることがあります。

■お問い合わせ先

製造販売元

【外部の容器又は外部の被包に記載すべき事項】
注意
1．次の人は服用しないでください
　　生後3カ月未満の乳児。
2．次の人は服用前に医師又は薬剤師に相談してください
　（1）医師の治療を受けている人。
　（2）胃腸の弱い人。
　（3）今までに薬などにより発疹・発赤、かゆみ等を起こしたことがある人。
2′．服用が適さない場合があるので、服用前に医師又は薬剤師に相談してください
　　〔2．の項目の記載に際し、十分な記載スペースがない場合には2′．を記載すること。〕
3．服用に際しては、説明文書をよく読んでください
4．直射日光の当たらない湿気の少ない涼しい所に保管してください
5．小児の手の届かない所に保管してください
6．その他
　（1）医薬品副作用被害救済制度に関するお問い合わせ先
　　　（独）医薬品医療機器総合機構
　　　http://www.pmda.go.jp/kenkouhigai.html
　　　電話　0120-149-931（フリーダイヤル）
　（2）この薬に関するお問い合わせ先
　　　○○薬局
　　　管理薬剤師：○○○○
　　　受付時間：○○時○○分から○○時○○分まで（但し○○日は除く）
　　　電話：03（○○○○）○○○○
　　　ＦＡＸ：03（○○○○）○○○○

漢方薬

> この説明書は本剤とともに保管し、
> 服用に際しては必ずお読みください。

排膿散及湯

排膿散及湯は、「吉益東洞全集」を原典とする、化膿性皮膚疾患の初期又は軽いもの、歯肉炎、扁桃炎に用いられる漢方薬です。

⚠️ 使用上の注意

❎ してはいけないこと
（守らないと現在の症状が悪化したり、副作用が起こりやすくなります）
次の人は服用しないでください
　生後3カ月未満の乳児。

📋 相談すること
1．次の人は服用前に医師、歯科医師又は薬剤師に相談してください
　（1）医師、歯科医師の治療を受けている人。
　（2）妊婦又は妊娠していると思われる人。
　（3）高齢者。
　（4）今までに薬などにより発疹・発赤、かゆみ等を起こしたことがある人。
　（5）次の症状のある人。
　　　むくみ
　（6）次の診断を受けた人。
　　　高血圧、心臓病、腎臓病

2．服用後、次の症状があらわれた場合は副作用の可能性があるので、直ちに服用を中止し、この文書を持って医師又は薬剤師に相談してください

関係部位	症　　状
皮膚	発疹・発赤、かゆみ
消化器	胃部不快感

まれに下記の重篤な症状が起こることがあります。その場合は直ちに医師の診療を受けてください。

症状の名称	症　　状
偽アルドステロン症、ミオパチー	手足のだるさ、しびれ、つっぱり感やこわばりに加えて、脱力感、筋肉痛があらわれ、徐々に強くなる。

3．5～6日間服用しても症状がよくならない場合は服用を中止し、この文書を持って医師、歯科医師又は薬剤師に相談してください

4．長期連用する場合には、医師又は薬剤師に相談してください

5．本剤の服用により、まれに症状が進行することもありますので、このような場合には、服用を中止し、この文書を持って医師又は薬剤師に相談してください

効能・効果
化膿性皮膚疾患の初期又は軽いもの、歯肉炎、扁桃炎
<効能・効果に関連する注意>
体力に関わらず、使用できます。

成分と分量
1包（大人の1日量）中に次の成分を含んでいます。

成　分	キキョウ	カンゾウ	タイソウ	シャクヤク	ショウキョウ	キジツ
分　量	4.0 g	3.0 g	3.0 g	3.0 g	1.0 g	3.0 g

用法・用量
本品1包に、水約500 mLを加えて、半量ぐらいまで煎じつめ、熱いうちに煎じかすを除き、煎液

を3回に分けて食間に服用してください。
上記は大人の1日量です。

年　齢	大人(15才以上)	14才～7才	6才～4才	3才～2才	2才未満	3カ月未満
服用量	上記の通り	大人の2/3	大人の1/2	大人の1/3	大人の1/4以下	服用しないこと
1日服用回数	3回					

＜用法・用量に関連する注意＞
（1）用法・用量を厳守してください。
（2）小児に服用させる場合には、保護者の指導監督のもとに服用させてください。
（3）1才未満の乳児には、医師の診療を受けさせることを優先し、やむを得ない場合にのみ服用させてください。
（4）煎じ液は、必ず熱いうちにかすをこしてください。
（5）本剤は必ず1日分ずつ煎じ、数日分をまとめて煎じないでください。

保管及び取扱い上の注意
（1）直射日光の当たらない湿気の少ない涼しい所に保管してください。
（2）小児の手の届かない所に保管してください。
（3）他の容器に入れ替えないでください（誤用の原因になったり品質が変わります。）。
（4）煎じ液は腐敗しやすいので、冷暗所又は冷蔵庫等に保管し、服用時に再加熱して服用してください。
（5）生薬を原料として製造していますので、製品の色や味等に多少の差異を生じることがあります。

■お問い合わせ先

製造販売元

【外部の容器又は外部の被包に記載すべき事項】
注意
1．次の人は服用しないでください
　　生後3カ月未満の乳児。
2．次の人は服用前に医師、歯科医師又は薬剤師に相談してください
　（1）医師、歯科医師の治療を受けている人。
　（2）妊婦又は妊娠していると思われる人。
　（3）高齢者。
　（4）今までに薬などにより発疹・発赤、かゆみ等を起こしたことがある人。
　（5）次の症状のある人。
　　　むくみ
　（6）次の診断を受けた人。
　　　高血圧、心臓病、腎臓病
2′．服用が適さない場合があるので、服用前に医師、歯科医師又は薬剤師に相談してください
　　〔2．の項目の記載に際し、十分な記載スペースがない場合には2′．を記載すること。〕
3．服用に際しては、説明文書をよく読んでください
4．直射日光の当たらない湿気の少ない涼しい所に保管してください
5．小児の手の届かない所に保管してください
6．その他
　（1）医薬品副作用被害救済制度に関するお問い合わせ先
　　　（独）医薬品医療機器総合機構
　　　http://www.pmda.go.jp/kenkouhigai.html
　　　電話　0120-149-931（フリーダイヤル）
　（2）この薬に関するお問い合わせ先
　　　○○薬局
　　　管理薬剤師：○○○○
　　　受付時間：○○時○○分から○○時○○分まで（但し○○日は除く）
　　　電話：03（○○○○）○○○○
　　　ＦＡＸ：03（○○○○）○○○○
〔効能・効果に関連する注意として、効能・効果の項目に続けて以下を記載すること。〕
体力に関わらず、使用できます。

漢方薬

この説明書は本剤とともに保管し、
服用に際しては必ずお読みください。

八解散料

八解散料は、「太平恵民和剤局方」を原典とする、体力虚弱で、胃腸が弱い人の、発熱、下痢、嘔吐、食欲不振のいずれかを伴う感冒に用いられる漢方薬です。

⚠ 使用上の注意

⊗ してはいけないこと

（守らないと現在の症状が悪化したり、副作用が起こりやすくなります）
次の人は服用しないでください
　生後3カ月未満の乳児。

相談すること

1. 次の人は服用前に医師又は薬剤師に相談してください
 （1）医師の治療を受けている人。
 （2）妊婦又は妊娠していると思われる人。
 （3）高齢者。
 （4）今までに薬などにより発疹・発赤、かゆみ等を起こしたことがある人。
 （5）次の症状のある人。
 　　むくみ
 （6）次の診断を受けた人。
 　　高血圧、心臓病、腎臓病

2. 服用後、次の症状があらわれた場合は副作用の可能性があるので、直ちに服用を中止し、この文書を持って医師又は薬剤師に相談してください

関係部位	症　　状
皮膚	発疹・発赤、かゆみ

まれに下記の重篤な症状が起こることがあります。その場合は直ちに医師の診療を受けてください。

症状の名称	症　　状
偽アルドステロン症、ミオパチー	手足のだるさ、しびれ、つっぱり感やこわばりに加えて、脱力感、筋肉痛があらわれ、徐々に強くなる。

3. 発熱を伴う感冒に服用する場合には5〜6回、下痢、嘔吐、食欲不振のいずれかを伴う感冒に服用する場合には5〜6日間服用しても症状がよくならない場合は服用を中止し、この文書を持って医師又は薬剤師に相談してください

4. 長期連用する場合には、医師又は薬剤師に相談してください

効能・効果

体力虚弱で、胃腸が弱いものの次の諸症：発熱、下痢、嘔吐、食欲不振のいずれかを伴う感冒

成分と分量

1包（大人の1日量）中に次の成分を含んでいます。

成　分	ハンゲ	ブクリョウ	チンピ	タイソウ	カンゾウ	コウボク	ニンジン
分　量	3.0 g	3.0 g	3.0 g	2.0 g	2.0 g	6.0 g	3.0 g

	カッコウ	ビャクジュツ	ショウキョウ
	3.0 g	3.0 g	1.0 g

用法・用量

本品1包に、水約500 mLを加えて、半量ぐらいまで煎じつめ、煎じかすを除き、煎液を3回に分けて食間に服用してください。
上記は大人の1日量です。

年　齢	大人(15才以上)	14才〜7才	6才〜4才	3才〜2才	2才未満	3カ月未満
服用量	上記の通り	大人の2/3	大人の1/2	大人の1/3	大人の1/4以下	服用しない
1日服用回数	3回					こと

＜用法・用量に関連する注意＞
（1）用法・用量を厳守してください。
（2）小児に服用させる場合には、保護者の指導監督のもとに服用させてください。
（3）1才未満の乳児には、医師の診療を受けさせることを優先し、やむを得ない場合にのみ服用させてください。
（4）煎じ液は、必ず熱いうちにかすをこしてください。
（5）本剤は必ず1日分ずつ煎じ、数日分をまとめて煎じないでください。

保管及び取扱い上の注意
（1）直射日光の当たらない湿気の少ない涼しい所に保管してください。
（2）小児の手の届かない所に保管してください。
（3）他の容器に入れ替えないでください（誤用の原因になったり品質が変わります。）。
（4）煎じ液は腐敗しやすいので、冷暗所又は冷蔵庫等に保管し、服用時に再加熱して服用してください。
（5）生薬を原料として製造していますので、製品の色や味等に多少の差異を生じることがあります。

■お問い合わせ先

製造販売元

【外部の容器又は外部の被包に記載すべき事項】
注意
1．次の人は服用しないでください
　　生後3カ月未満の乳児。
2．次の人は服用前に医師又は薬剤師に相談してください
　（1）医師の治療を受けている人。
　（2）妊婦又は妊娠していると思われる人。
　（3）高齢者。
　（4）今までに薬などにより発疹・発赤、かゆみ等を起こしたことがある人。
　（5）次の症状のある人。
　　　　むくみ
　（6）次の診断を受けた人。
　　　　高血圧、心臓病、腎臓病
2′．服用が適さない場合があるので、服用前に医師又は薬剤師に相談してください
　　　〔2．の項目の記載に際し、十分な記載スペースがない場合には2′．を記載すること。〕
3．服用に際しては、説明文書をよく読んでください
4．直射日光の当たらない湿気の少ない涼しい所に保管してください
5．小児の手の届かない所に保管してください
6．その他
　（1）医薬品副作用被害救済制度に関するお問い合わせ先
　　　　（独）医薬品医療機器総合機構
　　　　http://www.pmda.go.jp/kenkouhigai.html
　　　　電話　0120-149-931（フリーダイヤル）
　（2）この薬に関するお問い合わせ先
　　　　○○薬局
　　　　管理薬剤師：○○○○
　　　　受付時間：○○時○○分から○○時○○分まで（但し○○日は除く）
　　　　電話：03（○○○○）○○○○
　　　　ＦＡＸ：03（○○○○）○○○○

漢方薬

この説明書は本剤とともに保管し、
服用に際しては必ずお読みください。

味麦地黄丸料

味麦地黄丸料は、「医級」を原典とする、体力中等度以下で、疲れやすく胃腸障害がなく、ときにせき、口渇がある人の、下肢痛、腰痛、しびれ、高齢者のかすみ目、かゆみ、排尿困難、頻尿、むくみ、息切れ、からぜきに用いられる漢方薬です。

⚠ 使用上の注意

⊗ してはいけないこと

（守らないと現在の症状が悪化したり、副作用が起こりやすくなります）
次の人は服用しないでください
　　生後3カ月未満の乳児。

相談すること

1. 次の人は服用前に医師又は薬剤師に相談してください
　（1）医師の治療を受けている人。
　（2）妊婦又は妊娠していると思われる人。
　（3）胃腸が弱く下痢しやすい人。

2. 服用後、次の症状があらわれた場合は副作用の可能性があるので、直ちに服用を中止し、この文書を持って医師又は薬剤師に相談してください

関係部位	症　　状
消化器	食欲不振、胃部不快感、腹痛

3. 服用後、次の症状があらわれることがあるので、このような症状の持続又は増強が見られた場合には、服用を中止し、この文書を持って医師又は薬剤師に相談してください
　　下痢

4. 1カ月位服用しても症状がよくならない場合は服用を中止し、この文書を持って医師又は薬剤師に相談してください

効能・効果
体力中等度以下で、疲れやすく胃腸障害がなく、ときにせき、口渇があるものの次の諸症：下肢痛、腰痛、しびれ、高齢者のかすみ目、かゆみ、排尿困難、頻尿、むくみ、息切れ、からぜき

成分と分量
1包（大人の1日量）中に次の成分を含んでいます。

成　分	ジオウ	サンシュユ	サンヤク	タクシャ	ブクリョウ	ボタンピ	バクモンドウ
分　量	5.0g	3.0g	3.0g	3.0g	3.0g	3.0g	6.0g

	ゴミシ
	2.0g

用法・用量
本品1包に、水約500mLを加えて、半量ぐらいまで煎じつめ、煎じかすを除き、煎液を3回に分けて食間に服用してください。
上記は大人の1日量です。

年　齢	大人(15才以上)	14才〜7才	6才〜4才	3才〜2才	2才未満	3カ月未満
服用量	上記の通り	大人の2/3	大人の1/2	大人の1/3	大人の1/4以下	服用しないこと
1日服用回数	3回					

＜用法・用量に関連する注意＞
（1）用法・用量を厳守してください。
（2）小児に服用させる場合には、保護者の指導監督のもとに服用させてください。
（3）1才未満の乳児には、医師の診療を受けさせることを優先し、やむを得ない場合にのみ服用させてください。
（4）煎じ液は、必ず熱いうちにかすをこしてください。

（5）本剤は必ず1日分ずつ煎じ、数日分をまとめて煎じないでください。

保管及び取扱い上の注意
（1）直射日光の当たらない湿気の少ない涼しい所に保管してください。
（2）小児の手の届かない所に保管してください。
（3）他の容器に入れ替えないでください（誤用の原因になったり品質が変わります。）。
（4）煎じ液は腐敗しやすいので、冷暗所又は冷蔵庫等に保管し、服用時に再加熱して服用してください。
（5）生薬を原料として製造していますので、製品の色や味等に多少の差異を生じることがあります。

■お問い合わせ先

製造販売元

【外部の容器又は外部の被包に記載すべき事項】
注意
1．次の人は服用しないでください
　　生後3カ月未満の乳児。
2．次の人は服用前に医師又は薬剤師に相談してください
　（1）医師の治療を受けている人。
　（2）妊婦又は妊娠していると思われる人。
　（3）胃腸が弱く下痢しやすい人。
2′．服用が適さない場合があるので、服用前に医師又は薬剤師に相談してください
　　〔2．の項目の記載に際し、十分な記載スペースがない場合には2′．を記載すること。〕
3．服用に際しては、説明文書をよく読んでください
4．直射日光の当たらない湿気の少ない涼しい所に保管してください
5．小児の手の届かない所に保管してください
6．その他
　（1）医薬品副作用被害救済制度に関するお問い合わせ先
　　　（独）医薬品医療機器総合機構
　　　http://www.pmda.go.jp/kenkouhigai.html
　　　電話　0120-149-931（フリーダイヤル）
　（2）この薬に関するお問い合わせ先
　　　○○薬局
　　　管理薬剤師：○○○○
　　　受付時間：○○時○○分から○○時○○分まで（但し○○日は除く）
　　　電話：03（○○○○）○○○○
　　　ＦＡＸ：03（○○○○）○○○○

漢方薬

> この説明書は本剤とともに保管し、
> 服用に際しては必ずお読みください。

明朗飲

明朗飲は、「浅田家方」を原典とする、体力中等度で、ときにめまい、ふらつき、動悸がある人の、急・慢性結膜炎、目の充血、流涙（なみだ目）に用いられる漢方薬です。

⚠ 使用上の注意

⊗ してはいけないこと

（守らないと現在の症状が悪化したり、副作用が起こりやすくなります）

次の人は服用しないでください

生後3カ月未満の乳児。

相談すること

1．次の人は服用前に医師又は薬剤師に相談してください
　（1）医師の治療を受けている人。
　（2）妊婦又は妊娠していると思われる人。
　（3）高齢者。
　（4）今までに薬などにより発疹・発赤、かゆみ等を起こしたことがある人。
　（5）次の症状のある人。
　　　むくみ
　（6）次の診断を受けた人。
　　　高血圧、心臓病、腎臓病

2．服用後、次の症状があらわれた場合は副作用の可能性があるので、直ちに服用を中止し、この文書を持って医師又は薬剤師に相談してください

関係部位	症　　状
皮膚	発疹・発赤、かゆみ

まれに下記の重篤な症状が起こることがあります。その場合は直ちに医師の診療を受けてください。

症状の名称	症　　状
偽アルドステロン症、ミオパチー	手足のだるさ、しびれ、つっぱり感やこわばりに加えて、脱力感、筋肉痛があらわれ、徐々に強くなる。

3．1カ月位（急性結膜炎に服用する場合には5～6回）服用しても症状がよくならない場合は服用を中止し、この文書を持って医師又は薬剤師に相談してください

4．長期連用する場合には、医師又は薬剤師に相談してください

効能・効果
体力中等度で、ときにめまい、ふらつき、動悸があるものの次の諸症：急・慢性結膜炎、目の充血、流涙（なみだ目）

成分と分量
1包（大人の1日量）中に次の成分を含んでいます。

成　分	ブクリョウ	サイシン	ケイヒ	オウレン	ビャクジュツ	カンゾウ	シャゼンシ
分　量	4.0g	2.0g	3.0g	2.0g	2.0g	2.0g	2.0g

用法・用量
本品1包に、水約500mLを加えて、半量ぐらいまで煎じつめ、煎じかすを除き、煎液を3回に分けて食間に服用してください。
上記は大人の1日量です。

年　齢	大人(15才以上)	14才～7才	6才～4才	3才～2才	2才未満	3カ月未満
服用量	上記の通り	大人の2/3	大人の1/2	大人の1/3	大人の1/4以下	服用しないこと
1日服用回数	3回					

＜用法・用量に関連する注意＞
（1）用法・用量を厳守してください。
（2）小児に服用させる場合には、保護者の指導監督のもとに服用させてください。
（3）1才未満の乳児には、医師の診療を受けさせることを優先し、やむを得ない場合にのみ服用させてください。
（4）煎じ液は、必ず熱いうちにかすをこしてください。
（5）本剤は必ず1日分ずつ煎じ、数日分をまとめて煎じないでください。

保管及び取扱い上の注意
（1）直射日光の当たらない湿気の少ない涼しい所に保管してください。
（2）小児の手の届かない所に保管してください。
（3）他の容器に入れ替えないでください（誤用の原因になったり品質が変わります。）。
（4）煎じ液は腐敗しやすいので、冷暗所又は冷蔵庫等に保管し、服用時に再加熱して服用してください。
（5）生薬を原料として製造していますので、製品の色や味等に多少の差異を生じることがあります。

■お問い合わせ先

製造販売元

【外部の容器又は外部の被包に記載すべき事項】
注意
1．次の人は服用しないでください
　　生後3カ月未満の乳児。
2．次の人は服用前に医師又は薬剤師に相談してください
　（1）医師の治療を受けている人。
　（2）妊婦又は妊娠していると思われる人。
　（3）高齢者。
　（4）今までに薬などにより発疹・発赤、かゆみ等を起こしたことがある人。
　（5）次の症状のある人。
　　　むくみ
　（6）次の診断を受けた人。
　　　高血圧、心臓病、腎臓病
2′．服用が適さない場合があるので、服用前に医師又は薬剤師に相談してください
　　〔2．の項目の記載に際し、十分な記載スペースがない場合には2′．を記載すること。〕
3．服用に際しては、説明文書をよく読んでください
4．直射日光の当たらない湿気の少ない涼しい所に保管してください
5．小児の手の届かない所に保管してください
6．その他
　（1）医薬品副作用被害救済制度に関するお問い合わせ先
　　　（独）医薬品医療機器総合機構
　　　http://www.pmda.go.jp/kenkouhigai.html
　　　電話　0120-149-931（フリーダイヤル）
　（2）この薬に関するお問い合わせ先
　　　○○薬局
　　　管理薬剤師：○○○○
　　　受付時間：○○時○○分から○○時○○分まで（但し○○日は除く）
　　　電話：03（○○○○）○○○○
　　　ＦＡＸ：03（○○○○）○○○○

漢方薬

> この説明書は本剤とともに保管し、
> 服用に際しては必ずお読みください。

抑肝散料加芍薬黄連

　抑肝散料加芍薬黄連は、「本朝経験方」を原典とする、体力中等度以上をめやすとして、神経のたかぶりが強く、怒りやすい、イライラなどがある人の、神経症、不眠症、小児夜泣き、小児疳症（神経過敏）、歯ぎしり、更年期障害、血の道症に用いられる漢方薬です。

⚠ 使用上の注意

❌ してはいけないこと
（守らないと現在の症状が悪化したり、副作用が起こりやすくなります）
次の人は服用しないでください
　生後３カ月未満の乳児。

📋 相談すること
1．次の人は服用前に医師又は薬剤師に相談してください
　（1）医師の治療を受けている人。
　（2）妊婦又は妊娠していると思われる人。
　（3）胃腸の弱い人。
　（4）高齢者。
　（5）今までに薬などにより発疹・発赤、かゆみ等を起こしたことがある人。
　（6）次の症状のある人。
　　　むくみ
　（7）次の診断を受けた人。
　　　高血圧、心臓病、腎臓病

2．服用後、次の症状があらわれた場合は副作用の可能性があるので、直ちに服用を中止し、この文書を持って医師又は薬剤師に相談してください

関係部位	症　　　状
皮膚	発疹・発赤、かゆみ
消化器	胃部重圧感
その他	全身倦怠感、ふらつき

まれに下記の重篤な症状が起こることがあります。その場合は直ちに医師の診療を受けてください。

症状の名称	症　　　状
偽アルドステロン症、ミオパチー	手足のだるさ、しびれ、つっぱり感やこわばりに加えて、脱力感、筋肉痛があらわれ、徐々に強くなる。

3．１カ月位（小児夜泣きに服用する場合には１週間位）服用しても症状がよくならない場合は服用を中止し、この文書を持って医師又は薬剤師に相談してください

4．長期連用する場合には、医師又は薬剤師に相談してください

効能・効果
体力中等度以上をめやすとして、神経のたかぶりが強く、怒りやすい、イライラなどがあるものの次の諸症：神経症、不眠症、小児夜泣き、小児疳症（神経過敏）、歯ぎしり、更年期障害、血の道症
<効能・効果に関連する注意>
血の道症とは、月経、妊娠、出産、産後、更年期など女性のホルモンの変動に伴って現れる精神不安やいらだちなどの精神神経症状および身体症状のことです。

成分と分量
１包（大人の１日量）中に次の成分を含んでいます。

成　分	トウキ	チョウトウコウ	センキュウ	ビャクジュツ	ブクリョウ	サイコ	カンゾウ
分　量	3.0 g	3.0 g	3.0 g	4.0 g	4.0 g	2.0 g	1.5 g

シャクヤク	オウレン
4.0 g	0.3 g

用法・用量

本品1包に、水約500 mLを加えて、半量ぐらいまで煎じつめ、煎じかすを除き、煎液を3回に分けて食間に服用してください。
上記は大人の1日量です。

年　齢	大人(15才以上)	14才～7才	6才～4才	3才～2才	2才未満	3カ月未満
服用量	上記の通り	大人の2/3	大人の1/2	大人の1/3	大人の1/4以下	服用しないこと
1日服用回数	3回					

<用法・用量に関連する注意>
（1）用法・用量を厳守してください。
（2）小児に服用させる場合には、保護者の指導監督のもとに服用させてください。
（3）1才未満の乳児には、医師の診療を受けさせることを優先し、やむを得ない場合にのみ服用させてください。
（4）煎じ液は、必ず熱いうちにかすをこしてください。
（5）本剤は必ず1日分ずつ煎じ、数日分をまとめて煎じないでください。

保管及び取扱い上の注意

（1）直射日光の当たらない湿気の少ない涼しい所に保管してください。
（2）小児の手の届かない所に保管してください。
（3）他の容器に入れ替えないでください（誤用の原因になったり品質が変わります。）。
（4）煎じ液は腐敗しやすいので、冷暗所又は冷蔵庫等に保管し、服用時に再加熱して服用してください。
（5）生薬を原料として製造していますので、製品の色や味等に多少の差異を生じることがあります。

■お問い合わせ先

製造販売元

【外部の容器又は外部の被包に記載すべき事項】

注意
１．次の人は服用しないでください
　　生後3カ月未満の乳児。
２．次の人は服用前に医師又は薬剤師に相談してください
　（1）医師の治療を受けている人。
　（2）妊婦又は妊娠していると思われる人。
　（3）胃腸の弱い人。
　（4）高齢者。
　（5）今までに薬などにより発疹・発赤、かゆみ等を起こしたことがある人。
　（6）次の症状のある人。
　　　むくみ
　（7）次の診断を受けた人。
　　　高血圧、心臓病、腎臓病
２′．服用が適さない場合があるので、服用前に医師又は薬剤師に相談してください
　　〔２．の項目の記載に際し、十分な記載スペースがない場合には２′．を記載すること。〕
３．服用に際しては、説明文書をよく読んでください
４．直射日光の当たらない湿気の少ない涼しい所に保管してください
５．小児の手の届かない所に保管してください
６．その他
　（1）医薬品副作用被害救済制度に関するお問い合わせ先
　　　（独）医薬品医療機器総合機構
　　　http：//www.pmda.go.jp/kenkouhigai.html
　　　電話　0120-149-931（フリーダイヤル）
　（2）この薬に関するお問い合わせ先

B—898

〇〇薬局
管理薬剤師：〇〇〇〇
受付時間：〇〇時〇〇分から〇〇時〇〇分まで（但し〇〇日は除く）
電話：03（〇〇〇〇）〇〇〇〇
ＦＡＸ：03（〇〇〇〇）〇〇〇〇
〔効能・効果に関連する注意として、効能・効果の項目に続けて以下を記載すること。〕
血の道症とは、月経、妊娠、出産、産後、更年期など女性のホルモンの変動に伴って現れる精神不安やいらだちなどの精神神経症状および身体症状のことです。

漢方薬

この説明書は本剤とともに保管し、服用に際しては必ずお読みください。

連珠飲

連珠飲は、「内科秘録」を原典とする、苓桂朮甘湯と四物湯の合方であり、体力中等度又はやや虚弱で、ときにのぼせ、ふらつきがある人の、更年期障害、立ちくらみ、めまい、動悸、息切れ、貧血に用いられる漢方薬です。

⚠ 使用上の注意

❌ してはいけないこと
（守らないと現在の症状が悪化したり、副作用が起こりやすくなります）
次の人は服用しないでください
　生後3カ月未満の乳児。

相談すること

1. 次の人は服用前に医師又は薬剤師に相談してください
　（1）医師の治療を受けている人。
　（2）妊婦又は妊娠していると思われる人。
　（3）体の虚弱な人（体力の衰えている人、体の弱い人）。
　（4）胃腸の弱い人。
　（5）下痢しやすい人。
　（6）高齢者。
　（7）今までに薬などにより発疹・発赤、かゆみ等を起こしたことがある人。
　（8）次の症状のある人。
　　　むくみ
　（9）次の診断を受けた人。
　　　高血圧、心臓病、腎臓病

2. 服用後、次の症状があらわれた場合は副作用の可能性があるので、直ちに服用を中止し、この文書を持って医師又は薬剤師に相談してください

関係部位	症　　状
皮膚	発疹・発赤、かゆみ
消化器	吐き気・嘔吐、胃部不快感、食欲不振、胃部圧迫感、腹痛

まれに下記の重篤な症状が起こることがあります。その場合は直ちに医師の診療を受けてください。

症状の名称	症　　状
偽アルドステロン症、ミオパチー	手足のだるさ、しびれ、つっぱり感やこわばりに加えて、脱力感、筋肉痛があらわれ、徐々に強くなる。

3. 服用後、次の症状があらわれることがあるので、このような症状の持続又は増強が見られた場合には、服用を中止し、この文書を持って医師又は薬剤師に相談してください
　下痢

4. 1カ月位服用しても症状がよくならない場合は服用を中止し、この文書を持って医師又は薬剤師に相談してください

5. 長期連用する場合には、医師又は薬剤師に相談してください

効能・効果
体力中等度又はやや虚弱で、ときにのぼせ、ふらつきがあるものの次の諸症：更年期障害、立ちくらみ、めまい、動悸、息切れ、貧血

成分と分量

1包（大人の1日量）中に次の成分を含んでいます。

成　分	トウキ	ビャクジュツ	センキュウ	カンゾウ	シャクヤク	ジオウ	ブクリョウ
分　量	4.0 g	2.0 g	4.0 g	2.0 g	4.0 g	4.0 g	4.0 g

ケイヒ
3.0 g

用法・用量

本品1包に、水約500 mLを加えて、半量ぐらいまで煎じつめ、煎じかすを除き、煎液を3回に分けて食間に服用してください。
上記は大人の1日量です。

年　齢	大人(15才以上)	14才〜7才	6才〜4才	3才〜2才	2才未満	3カ月未満
服用量	上記の通り	大人の2/3	大人の1/2	大人の1/3	大人の1/4以下	服用しない
1日服用回数		3回				こと

＜用法・用量に関連する注意＞
（1）用法・用量を厳守してください。
（2）小児に服用させる場合には、保護者の指導監督のもとに服用させてください。
（3）1才未満の乳児には、医師の診療を受けさせることを優先し、やむを得ない場合にのみ服用させてください。
（4）煎じ液は、必ず熱いうちにかすをこしてください。
（5）本剤は必ず1日分ずつ煎じ、数日分をまとめて煎じないでください。

保管及び取扱い上の注意

（1）直射日光の当たらない湿気の少ない涼しい所に保管してください。
（2）小児の手の届かない所に保管してください。
（3）他の容器に入れ替えないでください（誤用の原因になったり品質が変わります。）。
（4）煎じ液は腐敗しやすいので、冷暗所又は冷蔵庫等に保管し、服用時に再加熱して服用してください。
（5）生薬を原料として製造していますので、製品の色や味等に多少の差異を生じることがあります。

■お問い合わせ先

製造販売元

【外部の容器又は外部の被包に記載すべき事項】

注意
1．次の人は服用しないでください
　　生後3カ月未満の乳児。
2．次の人は服用前に医師又は薬剤師に相談してください
　　（1）医師の治療を受けている人。
　　（2）妊婦又は妊娠していると思われる人。
　　（3）体の虚弱な人（体力の衰えている人、体の弱い人）。
　　（4）胃腸の弱い人。
　　（5）下痢しやすい人。
　　（6）高齢者。
　　（7）今までに薬などにより発疹・発赤、かゆみ等を起こしたことがある人。
　　（8）次の症状のある人。
　　　　むくみ
　　（9）次の診断を受けた人。
　　　　高血圧、心臓病、腎臓病
2'．服用が適さない場合があるので、服用前に医師又は薬剤師に相談してください
　　〔2．の項目の記載に際し、十分な記載スペースがない場合には2'．を記載すること。〕
3．服用に際しては、説明文書をよく読んでください
4．直射日光の当たらない湿気の少ない涼しい所に保管してください
5．小児の手の届かない所に保管してください

B—901

6．その他
（1）医薬品副作用被害救済制度に関するお問い合わせ先
　　（独）医薬品医療機器総合機構
　　http://www.pmda.go.jp/kenkouhigai.html
　　電話　0120-149-931（フリーダイヤル）
（2）この薬に関するお問い合わせ先
　　○○薬局
　　管理薬剤師：○○○○
　　受付時間：○○時○○分から○○時○○分まで（但し○○日は除く）
　　電話：03（○○○○）○○○○
　　ＦＡＸ：03（○○○○）○○○○

漢方薬

> この説明書は本剤とともに保管し、
> 服用に際しては必ずお読みください。

延年半夏湯

　延年半夏湯は、「外台秘要方」を原典とする、体力中等度で、みぞおちに抵抗感があって、肩がこり、足が冷える人の、慢性胃炎、胃痛、食欲不振に用いられる漢方薬です。

⚠ 使用上の注意

⊗ してはいけないこと

（守らないと現在の症状が悪化したり、副作用が起こりやすくなります）
次の人は服用しないでください
　生後３カ月未満の乳児。

📋 相談すること

1．次の人は服用前に医師又は薬剤師に相談してください
　（1）医師の治療を受けている人。
　（2）妊婦又は妊娠していると思われる人。
　（3）今までに薬などにより発疹・発赤、かゆみ等を起こしたことがある人。

2．服用後、次の症状があらわれた場合は副作用の可能性があるので、直ちに服用を中止し、この文書を持って医師又は薬剤師に相談してください

関係部位	症　　状
皮膚	発疹・発赤、かゆみ

3．１カ月位（胃痛に服用する場合には１週間位）服用しても症状がよくならない場合は服用を中止し、この文書を持って医師又は薬剤師に相談してください

効能・効果
体力中等度で、みぞおちに抵抗感があって、肩がこり、足が冷えるものの次の諸症：慢性胃炎、胃痛、食欲不振

成分と分量
１包（大人の１日量）中に次の成分を含んでいます。

成　分	ハンゲ	サイコ	ドベッコウ	キキョウ	ビンロウジ	ニンジン	ショウキョウ
分　量	5.0 g	3.0 g	3.0 g	3.0 g	3.0 g	2.0 g	1.0 g

	キジツ	ゴシュユ
	1.0 g	1.0 g

用法・用量
本品１包に、水約 500 mL を加えて、半量ぐらいまで煎じつめ、煎じかすを除き、煎液を３回に分けて食間に服用してください。
上記は大人の１日量です。

年　齢	大人(15才以上)	14才〜7才	6才〜4才	3才〜2才	2才未満	3カ月未満
服用量	上記の通り	大人の2/3	大人の1/2	大人の1/3	大人の1/4以下	服用しないこと
1日服用回数		3回				

＜用法・用量に関連する注意＞
（1）用法・用量を厳守してください。
（2）小児に服用させる場合には、保護者の指導監督のもとに服用させてください。
（3）１才未満の乳児には、医師の診療を受けさせることを優先し、やむを得ない場合にのみ服用させてください。
（4）煎じ液は、必ず熱いうちにかすをこしてください。
（5）本剤は必ず１日分ずつ煎じ、数日分をまとめて煎じないでください。

保管及び取扱い上の注意
（1）直射日光の当たらない湿気の少ない涼しい所に保管してください。

（２）小児の手の届かない所に保管してください。
（３）他の容器に入れ替えないでください（誤用の原因になったり品質が変わります。）。
（４）煎じ液は腐敗しやすいので、冷暗所又は冷蔵庫等に保管し、服用時に再加熱して服用してください。
（５）生薬を原料として製造していますので、製品の色や味等に多少の差異を生じることがあります。

■お問い合わせ先

製造販売元

【外部の容器又は外部の被包に記載すべき事項】
注意
１．次の人は服用しないでください
　　生後３カ月未満の乳児。
２．次の人は服用前に医師又は薬剤師に相談してください
　（１）医師の治療を受けている人。
　（２）妊婦又は妊娠していると思われる人。
　（３）今までに薬などにより発疹・発赤、かゆみ等を起こしたことがある人。
２′．服用が適さない場合があるので、服用前に医師又は薬剤師に相談してください
　　〔２．の項目の記載に際し、十分な記載スペースがない場合には２′．を記載すること。〕
３．服用に際しては、説明文書をよく読んでください
４．直射日光の当たらない湿気の少ない涼しい所に保管してください
５．小児の手の届かない所に保管してください
６．その他
　（１）医薬品副作用被害救済制度に関するお問い合わせ先
　　　（独）医薬品医療機器総合機構
　　　http://www.pmda.go.jp/kenkouhigai.html
　　　電話　0120-149-931（フリーダイヤル）
　（２）この薬に関するお問い合わせ先
　　　○○薬局
　　　管理薬剤師：○○○○
　　　受付時間：○○時○○分から○○時○○分まで（但し○○日は除く）
　　　電話：03（○○○○）○○○○
　　　ＦＡＸ：03（○○○○）○○○○

B—904

【417】

漢方薬

> この説明書は本剤とともに保管し、
> 服用に際しては必ずお読みください。

加味解毒湯

加味解毒湯は、「寿世保元」を原典とする、比較的体力があり、血色がよい人の、小便がしぶって出にくいもの、痔疾（いぼ痔、痔痛、痔出血）に用いられる漢方薬です。

⚠ 使用上の注意

⊗ してはいけないこと
（守らないと現在の症状が悪化したり、副作用が起こりやすくなります）
1. 次の人は服用しないでください
   生後3カ月未満の乳児。
2. 授乳中の人は本剤を服用しないか、本剤を服用する場合は授乳を避けてください

相談すること
1. 次の人は服用前に医師又は薬剤師に相談してください
   （1）医師の治療を受けている人。
   （2）妊婦又は妊娠していると思われる人。
   （3）体の虚弱な人（体力の衰えている人、体の弱い人）。
   （4）胃腸が弱く下痢しやすい人。
   （5）高齢者。
   （6）次の症状のある人。
      むくみ
   （7）次の診断を受けた人。
      高血圧、心臓病、腎臓病
   （8）次の医薬品を服用している人。
      瀉下薬（下剤）

2. 服用後、次の症状があらわれた場合は副作用の可能性があるので、直ちに服用を中止し、この文書を持って医師又は薬剤師に相談してください

関係部位	症　状
消化器	はげしい腹痛を伴う下痢、腹痛

まれに下記の重篤な症状が起こることがあります。その場合は直ちに医師の診療を受けてください。

症状の名称	症　状
偽アルドステロン症、ミオパチー	手足のだるさ、しびれ、つっぱり感やこわばりに加えて、脱力感、筋肉痛があらわれ、徐々に強くなる。

3. 服用後、次の症状があらわれることがあるので、このような症状の持続又は増強が見られた場合には、服用を中止し、この文書を持って医師又は薬剤師に相談してください
   軟便、下痢

4. 1カ月位（痔出血に服用する場合には5〜6日間）服用しても症状がよくならない場合は服用を中止し、この文書を持って医師又は薬剤師に相談してください

5. 長期連用する場合には、医師又は薬剤師に相談してください

効能・効果
比較的体力があり、血色がよいものの次の諸症：小便がしぶって出にくいもの、痔疾（いぼ痔、痔痛、痔出血）

成分と分量
1包（大人1日量）中に次の成分を含んでいます。

成　分	オウレン	オウゴン	オウバク	サンシシ	サイコ	インチンコウ	リュウタン	モクツウ
分　量	2.0g	2.0g	2.0g	2.0g	2.0g	2.0g	2.0g	2.0g

カッセキ	ショウマ	カンゾウ	トウシンソウ	ダイオウ
3.0 g	1.5 g	1.5 g	1.5 g	1.5 g

用法・用量

本品1包に、水約500 mLを加えて、半量ぐらいまで煎じつめ、煎じかすを除き、煎液を3回に分けて食間に服用してください。
上記は大人の1日量です。

年　齢	大人(15才以上)	14才〜7才	6才〜4才	3才〜2才	2才未満	3カ月未満
服用量	上記の通り	大人の2/3	大人の1/2	大人の1/3	大人の1/4以下	服用しないこと
1日服用回数	3回					

<用法・用量に関連する注意>

（1）用法・用量を厳守してください。
（2）小児に服用させる場合には、保護者の指導監督のもとに服用させてください。
（3）1才未満の乳児には、医師の診療を受けさせることを優先し、やむを得ない場合にのみ服用させてください。
（4）煎じ液は、必ず熱いうちにかすをこしてください。
（5）本剤は必ず1日分ずつ煎じ、数日分をまとめて煎じないでください。

保管及び取扱い上の注意

（1）直射日光の当たらない湿気の少ない涼しい所に保管してください。
（2）小児の手の届かない所に保管してください。
（3）他の容器に入れ替えないでください（誤用の原因になったり品質が変わります。）。
（4）煎じ液は腐敗しやすいので、冷暗所又は冷蔵庫等に保管し、服用時に再加熱して服用してください。
（5）生薬を原料として製造していますので、製品の色や味等に多少の差異を生じることがあります。

■お問い合わせ先

製造販売元

【外部の容器又は外部の被包に記載すべき事項】

注意
1．次の人は服用しないでください
　　生後3カ月未満の乳児。
2．授乳中の人は本剤を服用しないか、本剤を服用する場合は授乳を避けてください
3．次の人は服用前に医師又は薬剤師に相談してください
　（1）医師の治療を受けている人。
　（2）妊婦又は妊娠していると思われる人。
　（3）体の虚弱な人（体力の衰えている人、体の弱い人）。
　（4）胃腸が弱く下痢しやすい人。
　（5）高齢者。
　（6）次の症状のある人。
　　　むくみ
　（7）次の診断を受けた人。
　　　高血圧、心臓病、腎臓病
　（8）次の医薬品を服用している人。
　　　瀉下薬（下剤）
3′．服用が適さない場合があるので、服用前に医師又は薬剤師に相談してください
　　〔3．の項目の記載に際し、十分な記載スペースがない場合には3′．を記載すること。〕
4．服用に際しては、説明文書をよく読んでください
5．直射日光の当たらない湿気の少ない涼しい所に保管してください
6．小児の手の届かない所に保管してください
7．その他
　（1）医薬品副作用被害救済制度に関するお問い合わせ先
　　　（独）医薬品医療機器総合機構
　　　http：//www.pmda.go.jp/kenkouhigai.html

B—906

電話　0120-149-931（フリーダイヤル）
（2）この薬に関するお問い合わせ先
〇〇薬局
管理薬剤師：〇〇〇〇
受付時間：〇〇時〇〇分から〇〇時〇〇分まで（但し〇〇日は除く）
電話：03（〇〇〇〇）〇〇〇〇
ＦＡＸ：03（〇〇〇〇）〇〇〇〇

漢方薬

> この説明書は本剤とともに保管し、
> 服用に際しては必ずお読みください。

加味平胃散料

　加味平胃散料は、「医方考」を原典とする、体力中等度で、胃がもたれて食欲がなく、ときに胸やけがある人の、急・慢性胃炎、食欲不振、消化不良、胃腸虚弱、腹部膨満感に用いられる漢方薬です。

⚠ 使用上の注意

⊗ してはいけないこと
（守らないと現在の症状が悪化したり、副作用が起こりやすくなります）
次の人は服用しないでください
　　生後3カ月未満の乳児。

相談すること
1．次の人は服用前に医師又は薬剤師に相談してください
　　（1）医師の治療を受けている人。
　　（2）妊婦又は妊娠していると思われる人。
　　（3）高齢者。
　　（4）今までに薬などにより発疹・発赤、かゆみ等を起こしたことがある人。
　　（5）次の症状のある人。
　　　　むくみ
　　（6）次の診断を受けた人。
　　　　高血圧、心臓病、腎臓病

2．服用後、次の症状があらわれた場合は副作用の可能性があるので、直ちに服用を中止し、この文書を持って医師又は薬剤師に相談してください

関係部位	症　状
皮膚	発疹・発赤、かゆみ

まれに下記の重篤な症状が起こることがあります。その場合は直ちに医師の診療を受けてください。

症状の名称	症　状
偽アルドステロン症、ミオパチー	手足のだるさ、しびれ、つっぱり感やこわばりに加えて、脱力感、筋肉痛があらわれ、徐々に強くなる。

3．1カ月位（急性胃炎に服用する場合には5～6回）服用しても症状がよくならない場合は服用を中止し、この文書を持って医師又は薬剤師に相談してください

4．長期連用する場合には、医師又は薬剤師に相談してください

効能・効果
体力中等度で、胃がもたれて食欲がなく、ときに胸やけがあるものの次の諸症：急・慢性胃炎、食欲不振、消化不良、胃腸虚弱、腹部膨満感

成分と分量
　　　　　　　　　　1包（大人の1日量）中に次の成分を含んでいます。

成　分	ビャクジュツ	チンピ	ショウキョウ	シンキク	サンザシ	コウボク	カンゾウ
分　量	4.0 g	3.0 g	0.5 g	2.0 g	2.0 g	3.0 g	1.0 g

	タイソウ	バクガ
	2.0 g	2.0 g

用法・用量
本品1包に、水約500 mLを加えて、半量ぐらいまで煎じつめ、煎じかすを除き、煎液を3回に分けて食間に服用してください。
上記は大人の1日量です。

年　　齢	大人(15才以上)	14才〜7才	6才〜4才	3才〜2才	2才未満	3カ月未満
服用量	上記の通り	大人の2／3	大人の1／2	大人の1／3	大人の1／4以下	服用しない
1日服用回数	3回					こと

＜用法・用量に関連する注意＞
（1）用法・用量を厳守してください。
（2）小児に服用させる場合には、保護者の指導監督のもとに服用させてください。
（3）1才未満の乳児には、医師の診療を受けさせることを優先し、やむを得ない場合にのみ服用させてください。
（4）煎じ液は、必ず熱いうちにかすをこしてください。
（5）本剤は必ず1日分ずつ煎じ、数日分をまとめて煎じないでください。

保管及び取扱い上の注意
（1）直射日光の当たらない湿気の少ない涼しい所に保管してください。
（2）小児の手の届かない所に保管してください。
（3）他の容器に入れ替えないでください（誤用の原因になったり品質が変わります。）。
（4）煎じ液は腐敗しやすいので、冷暗所又は冷蔵庫等に保管し、服用時に再加熱して服用してください。
（5）生薬を原料として製造していますので、製品の色や味等に多少の差異を生じることがあります。

■お問い合わせ先

製造販売元

【外部の容器又は外部の被包に記載すべき事項】
注意
1．次の人は服用しないでください
　　生後3カ月未満の乳児。
2．次の人は服用前に医師又は薬剤師に相談してください
　（1）医師の治療を受けている人。
　（2）妊婦又は妊娠していると思われる人。
　（3）高齢者。
　（4）今までに薬などにより発疹・発赤、かゆみ等を起こしたことがある人。
　（5）次の症状のある人。
　　　むくみ
　（6）次の診断を受けた人。
　　　高血圧、心臓病、腎臓病
2′．服用が適さない場合があるので、服用前に医師又は薬剤師に相談してください
　　〔2．の項目の記載に際し、十分な記載スペースがない場合には2′．を記載すること。〕
3．服用に際しては、説明文書をよく読んでください
4．直射日光の当たらない湿気の少ない涼しい所に保管してください
5．小児の手の届かない所に保管してください
6．その他
　（1）医薬品副作用被害救済制度に関するお問い合わせ先
　　　（独）医薬品医療機器総合機構
　　　http://www.pmda.go.jp/kenkouhigai.html
　　　電話　0120-149-931（フリーダイヤル）
　（2）この薬に関するお問い合わせ先
　　　○○薬局
　　　管理薬剤師：○○○○
　　　受付時間：○○時○○分から○○時○○分まで（但し○○日は除く）
　　　電話：03（○○○○）○○○○
　　　ＦＡＸ：03（○○○○）○○○○

漢方薬

> この説明書は本剤とともに保管し、
> 服用に際しては必ずお読みください。

蛇床子湯

蛇床子湯は、「外科正宗」を原典とする、ただれ、かゆみ、たむしに用いられる漢方の外用薬です。

⚠ 使用上の注意

⊗ してはいけないこと
（守らないと現在の症状が悪化したり、副作用が起こりやすくなります）
次の部位には使用しないでください
（1）目や目の周囲、粘膜（例えば、口腔、鼻腔、膣等）、陰のう、外陰部等。
（2）湿疹。
（3）湿潤、ただれ、亀裂や外傷のひどい患部。

相談すること
1．次の人は使用前に医師又は薬剤師に相談してください
（1）医師の治療を受けている人。
（2）乳幼児。
（3）薬などによりアレルギー症状を起こしたことがある人。
（4）患部が顔面又は広範囲の人。
（5）患部が化膿している人。
（6）「湿疹」か「みずむし、いんきんたむし、ぜにたむし」かがはっきりしない人。
　　（陰のうにかゆみ・ただれ等の症状がある場合は、湿疹等他の原因による場合が多い。）

2．使用後、次の症状があらわれた場合は副作用の可能性があるので、直ちに使用を中止し、
　　この文書を持って医師又は薬剤師に相談してください

関係部位	症　　状
皮膚	発疹・発赤、かゆみ、かぶれ、はれ、刺激感

3．2週間位使用しても症状がよくならない場合は使用を中止し、この文書を持って医師又は
　　薬剤師に相談してください

効能・効果
ただれ、かゆみ、たむし

成分と分量
1包中に次の成分を含んでいます。

成　　分	ジャショウシ	トウキ	イレイセン	クジン
分　　量	10.0 g	10.0 g	10.0 g	10.0 g

用法・用量
本品1包に、水約1000 mLを加えて、700 mLぐらいまで煎じつめ、煎じかすを除き、煎液で患部を洗浄又は患部に温湿布してください。
＜用法・用量に関連する注意＞
（1）用法・用量を厳守してください。
（2）患部やその周囲が汚れたまま使用しないでください。
（3）目に入らないように注意してください。万一、目に入った場合には、すぐに水又はぬるま湯で
　　　洗い、直ちに眼科医の診療を受けてください。
（4）小児に使用させる場合には、保護者の指導監督のもとに使用させてください。
（5）外用にのみ使用してください。
（6）使用前によく振とうしてください。
（7）煎じ液は、必ず熱いうちにかすをこしてください。

保管及び取扱い上の注意
（1）直射日光の当たらない湿気の少ない涼しい所に密栓して保管してください。
（2）小児の手の届かない所に保管してください。

B—910

（3）他の容器に入れ替えないでください（誤用の原因になったり品質が変わります。）。
（4）煎じ液は腐敗しやすいので、冷暗所又は冷蔵庫等に保管し、使用時に再加熱して使用してください。
（5）生薬を原料として製造していますので、製品の色やにおい等に多少の差異を生じることがあります。

■お問い合わせ先

製造販売元

【外部の容器又は外部の被包に記載すべき事項】
注意
1．次の部位は使用しないでください
　（1）目や目の周囲、粘膜（例えば、口腔、鼻腔、膣等）、陰のう、外陰部等。
　（2）湿疹。
　（3）湿潤、ただれ、亀裂や外傷のひどい患部。
2．次の人は使用前に医師又は薬剤師に相談してください
　（1）医師の治療を受けている人。
　（2）乳幼児。
　（3）薬などによりアレルギー症状を起こしたことがある人。
　（4）患部が顔面又は広範囲の人。
　（5）患部が化膿している人。
　（6）「湿疹」か「みずむし、いんきんたむし、ぜにたむし」かがはっきりしない人。
　　　（陰のうにかゆみ・ただれ等の症状がある場合は、湿疹等他の原因による場合が多い。）
2′．使用が適さない場合があるので、使用前に医師又は薬剤師に相談してください
　　〔2．の項目の記載に際し、十分な記載スペースがない場合には2′．を記載すること。〕
3．使用に際しては、説明文書をよく読んでください
4．直射日光の当たらない湿気の少ない涼しい所に保管してください
5．小児の手の届かない所に保管してください
6．その他
　（1）医薬品副作用被害救済制度に関するお問い合わせ先
　　　（独）医薬品医療機器総合機構
　　　http://www.pmda.go.jp/kenkouhigai.html
　　　電話　0120-149-931（フリーダイヤル）
　（2）この薬に関するお問い合わせ先
　　　○○薬局
　　　管理薬剤師：○○○○
　　　受付時間：○○時○○分から○○時○○分まで（但し○○日は除く）
　　　電話：03（○○○○）○○○○
　　　ＦＡＸ：03（○○○○）○○○○

漢方薬

> この説明書は本剤とともに保管し、
> 服用に際しては必ずお読みください。

蒸眼一方

蒸眼一方は、「校正方輿輗」を原典とする、ものもらい、ただれ目、はやり目に用いられる漢方の外用薬です。

⚠ 使用上の注意

⊗ してはいけないこと
（守らないと現在の症状が悪化したり、副作用が起こりやすくなります）
次の部位には使用しないでください
　湿疹、かぶれ、傷口。

相談すること
1. 次の人は使用前に医師又は薬剤師に相談してください
　（1）医師の治療を受けている人。
　（2）薬などによりアレルギー症状を起こしたことがある人。
　（3）次の症状のある人。
　　　はげしい目の痛み

2. 使用後、次の症状があらわれた場合は副作用の可能性があるので、直ちに使用を中止し、この文書を持って医師又は薬剤師に相談してください

関係部位	症　　状
皮膚	発疹・発赤、かゆみ
目	充血、かゆみ、はれ

3. 5～6日間使用しても症状がよくならない場合は使用を中止し、この文書を持って医師又は薬剤師に相談してください

効能・効果
ものもらい、ただれ目、はやり目

成分と分量
1包中に次の成分を含んでいます。

成　　分	硫酸アルミニウムカリウム水和物	カンゾウ	オウレン	オウバク	コウカ
分　量	2.0 g	2.0 g	2.0 g	2.0 g	2.0 g

用法・用量
本品1包に、水約300 mLを加えて、200 mLぐらいまで煎じつめ、煎じかすを除き、煎液で洗眼又は温湿布してください。
<用法・用量に関連する注意>
（1）用法・用量を厳守してください。
（2）小児に使用させる場合には、保護者の指導監督のもとに使用させてください。
（3）コンタクトレンズを装着したまま使用しないでください。
（4）洗眼カップは使用前後に水道水で十分に洗浄してください。
（5）混濁したものは使用しないでください。
（6）洗眼用にのみ使用してください。
（7）外用にのみ使用してください。
（8）使用前によく振とうしてください。
（9）煎じ液は、必ず熱いうちにかすをこしてください。

保管及び取扱い上の注意
（1）直射日光の当たらない湿気の少ない涼しい所に密栓して保管してください。
（2）小児の手の届かない所に保管してください。
（3）他の容器に入れ替えないでください（誤用の原因になったり品質が変わります。）。
（4）洗眼カップは他の人と共有しないでください。

（5）煎じ液は腐敗しやすいので、冷暗所又は冷蔵庫等に保管し、使用時に再加熱して使用してください。

（6）生薬を原料として製造していますので、製品の色やにおい等に多少の差異を生じることがあります。

■お問い合わせ先

製造販売元

【外部の容器又は外部の被包に記載すべき事項】
注意
1．次の部位には使用しないでください
　　湿疹、かぶれ、傷口。
2．次の人は使用前に医師又は薬剤師に相談してください
　　（1）医師の治療を受けている人。
　　（2）薬などによりアレルギー症状を起こしたことがある人。
　　（3）次の症状のある人。
　　　　はげしい目の痛み
2′．使用が適さない場合があるので、使用前に医師又は薬剤師に相談してください
　　〔2．の項目の記載に際し、十分な記載スペースがない場合には2′．を記載すること。〕
3．使用に際しては、説明文書をよく読んでください
4．直射日光の当たらない湿気の少ない涼しい所に密栓して保管してください
5．小児の手の届かない所に保管してください
6．その他
　　（1）医薬品副作用被害救済制度に関するお問い合わせ先
　　　　（独）医薬品医療機器総合機構
　　　　http://www.pmda.go.jp/kenkouhigai.html
　　　　電話　0120-149-931（フリーダイヤル）
　　（2）この薬に関するお問い合わせ先
　　　　○○薬局
　　　　管理薬剤師：○○○○
　　　　受付時間：○○時○○分から○○時○○分まで（但し○○日は除く）
　　　　電話：03（○○○○）○○○○
　　　　ＦＡＸ：03（○○○○）○○○○

漢方薬

この説明書は本剤とともに保管し、
服用に際しては必ずお読みください。

椒梅湯

椒梅湯は、「万病回春」を原典とする、回虫の駆除に用いられる漢方薬です。

⚠ 使用上の注意

⊗ してはいけないこと
（守らないと現在の症状が悪化したり、副作用が起こりやすくなります）
次の人は服用しないでください
　　生後3カ月未満の乳児。

相談すること
1．次の人は服用前に医師又は薬剤師に相談してください
　（1）医師の治療を受けている人。
　（2）妊婦又は妊娠していると思われる人。
　（3）高齢者。
　（4）今までに薬などにより発疹・発赤、かゆみ等を起こしたことがある人。
　（5）次の症状のある人。
　　　　むくみ
　（6）次の診断を受けた人。
　　　　高血圧、心臓病、腎臓病

2．服用後、次の症状があらわれた場合は副作用の可能性があるので、直ちに服用を中止し、
　　この文書を持って医師又は薬剤師に相談してください

まれに下記の重篤な症状が起こることがあります。その場合は直ちに医師の診療を受けてくだ
さい。

症状の名称	症　　　状
偽アルドステロン症、ミオパチー	手足のだるさ、しびれ、つっぱり感やこわばりに加えて、脱力感、筋肉痛があらわれ、徐々に強くなる。

3．5～6回服用しても症状がよくならない場合は服用を中止し、この文書を持って医師又は
　　薬剤師に相談してください

4．長期連用する場合には、医師又は薬剤師に相談してください

効能・効果
回虫の駆除
<効能・効果に関連する注意>
体力に関わらず、使用できます。

成分と分量
1包（大人1日量）中に次の成分を含んでいます。

成　分	ウバイ	サンショウ	ビンロウジ	キジツ	モッコウ	シュクシャ	コウブシ
分　量	2.0g	2.0g	2.0g	2.0g	2.0g	2.0g	2.0g

	ケイヒ	センレンシ	コウボク	カンゾウ	カンキョウ
	2.0g	2.0g	2.0g	2.0g	2.0g

用法・用量
本品1包に、水約500mLを加えて、半量ぐらいまで煎じつめ、煎じかすを除き、煎液を3回に分
けて食間に服用してください。
上記は大人の1日量です。

年　齢	大人(15才以上)	14才～7才	6才～4才	3才～2才	2才未満	3カ月未満
服用量	上記の通り	大人の2/3	大人の1/2	大人の1/3	大人の1/4以下	服用しないこと
1日服用回数	3回					

<用法・用量に関連する注意>
（1）用法・用量を厳守してください。
（2）小児に服用させる場合には、保護者の指導監督のもとに服用させてください。
（3）1才未満の乳児には、医師の診療を受けさせることを優先し、やむを得ない場合にのみ服用させてください。
（4）煎じ液は、必ず熱いうちにかすをこしてください。
（5）本剤は必ず1日分ずつ煎じ、数日分をまとめて煎じないでください。

保管及び取扱い上の注意
（1）直射日光の当たらない湿気の少ない涼しい所に保管してください。
（2）小児の手の届かない所に保管してください。
（3）他の容器に入れ替えないでください（誤用の原因になったり品質が変わります。）。
（4）煎じ液は腐敗しやすいので、冷暗所又は冷蔵庫等に保管し、服用時に再加熱して服用してください。
（5）生薬を原料として製造していますので、製品の色や味等に多少の差異を生じることがあります。

■お問い合わせ先

製造販売元

【外部の容器又は外部の被包に記載すべき事項】
注意
1．次の人は服用しないでください
　　生後3カ月未満の乳児。
2．次の人は服用前に医師又は薬剤師に相談してください
　（1）医師の治療を受けている人。
　（2）妊婦又は妊娠していると思われる人。
　（3）高齢者。
　（4）今までに薬などにより発疹・発赤、かゆみ等を起こしたことがある人。
　（5）次の症状のある人。
　　　むくみ
　（6）次の診断を受けた人。
　　　高血圧、心臓病、腎臓病
2′．服用が適さない場合があるので、服用前に医師又は薬剤師に相談してください
　〔2．の項目の記載に際し、十分な記載スペースがない場合には2′．を記載すること。〕
3．服用に際しては、説明文書をよく読んでください
4．直射日光の当たらない湿気の少ない涼しい所に保管してください
5．小児の手の届かない所に保管してください
6．その他
　（1）医薬品副作用被害救済制度に関するお問い合わせ先
　　　（独）医薬品医療機器総合機構
　　　http：//www.pmda.go.jp/kenkouhigai.html
　　　電話　0120-149-931（フリーダイヤル）
　（2）この薬に関するお問い合わせ先
　　　○○薬局
　　　管理薬剤師：○○○○
　　　受付時間：○○時○○分から○○時○○分まで（但し○○日は除く）
　　　電話：03（○○○○）○○○○
　　　ＦＡＸ：03（○○○○）○○○○
〔効能・効果に関連する注意として、効能・効果の項目に続けて以下を記載すること。〕
体力に関わらず、使用できます。

漢方薬

> この説明書は本剤とともに保管し、
> 服用に際しては必ずお読みください。

秦艽羗活湯

　秦艽羗活湯は、「蘭室秘蔵」を原典とする、体力中等度な人の、かゆみのある痔疾に用いられる漢方薬です。

⚠️ 使用上の注意

⊗ してはいけないこと

（守らないと現在の症状が悪化したり、副作用が起こりやすくなります）
次の人は服用しないでください
　生後3カ月未満の乳児。

相談すること

1．次の人は服用前に医師又は薬剤師に相談してください
　（1）医師の治療を受けている人。
　（2）妊婦又は妊娠していると思われる人。
　（3）体の虚弱な人（体力の衰えている人、体の弱い人）。
　（4）胃腸の弱い人。
　（5）発汗傾向の著しい人。
　（6）高齢者。
　（7）次の症状のある人。
　　　むくみ、排尿困難
　（8）次の診断を受けた人。
　　　高血圧、心臓病、腎臓病、甲状腺機能障害

2．服用後、次の症状があらわれた場合は副作用の可能性があるので、直ちに服用を中止し、この文書を持って医師又は薬剤師に相談してください

まれに下記の重篤な症状が起こることがあります。その場合は直ちに医師の診療を受けてください。

症状の名称	症　　　状
偽アルドステロン症、ミオパチー	手足のだるさ、しびれ、つっぱり感やこわばりに加えて、脱力感、筋肉痛があらわれ、徐々に強くなる。

3．1カ月位服用しても症状がよくならない場合は服用を中止し、この文書を持って医師又は薬剤師に相談してください

4．長期連用する場合には、医師又は薬剤師に相談してください

効能・効果
体力中等度なものの次の症状：かゆみのある痔疾

成分と分量
1包（大人1日量）中に次の成分を含んでいます。

成　分	ジンギョウ	キョウカツ	オウギ	ボウフウ	ショウマ	カンゾウ	マオウ
分　量	3.0 g	5.0 g	3.0 g	2.0 g	1.5 g	1.5 g	1.5 g

	サイコ	コウホン	サイシン	コウカ
	1.5 g	0.5 g	0.5 g	0.5 g

用法・用量
本品1包に、水約500 mLを加えて、半量ぐらいまで煎じつめ、煎じかすを除き、煎液を3回に分けて食間に服用してください。
上記は大人の1日量です。

年　齢	大人(15才以上)	14才～7才	6才～4才	3才～2才	2才未満	3カ月未満
服用量	上記の通り	大人の2/3	大人の1/2	大人の1/3	大人の1/4以下	服用しないこと
1日服用回数	3回					

＜用法・用量に関連する注意＞
（1）用法・用量を厳守してください。
（2）小児に服用させる場合には、保護者の指導監督のもとに服用させてください。
（3）1才未満の乳児には、医師の診療を受けさせることを優先し、やむを得ない場合にのみ服用させてください。
（4）煎じ液は、必ず熱いうちにかすをこしてください。
（5）本剤は必ず1日分ずつ煎じ、数日分をまとめて煎じないでください。

保管及び取扱い上の注意
（1）直射日光の当たらない湿気の少ない涼しい所に保管してください。
（2）小児の手の届かない所に保管してください。
（3）他の容器に入れ替えないでください（誤用の原因になったり品質が変わります。）。
（4）煎じ液は腐敗しやすいので、冷暗所又は冷蔵庫等に保管し、服用時に再加熱して服用してください。
（5）生薬を原料として製造していますので、製品の色や味等に多少の差異を生じることがあります。

■お問い合わせ先

製造販売元

【外部の容器又は外部の被包に記載すべき事項】
注意
1．次の人は服用しないでください
　　生後3カ月未満の乳児。
2．次の人は服用前に医師又は薬剤師に相談してください
　（1）医師の治療を受けている人。
　（2）妊婦又は妊娠していると思われる人。
　（3）体の虚弱な人（体力の衰えている人、体の弱い人）。
　（4）胃腸の弱い人。
　（5）発汗傾向の著しい人。
　（6）高齢者。
　（7）次の症状のある人。
　　　むくみ、排尿困難
　（8）次の診断を受けた人。
　　　高血圧、心臓病、腎臓病、甲状腺機能障害
2′．服用が適さない場合があるので、服用前に医師又は薬剤師に相談してください
　〔2．の項目の記載に際し、十分な記載スペースがない場合には2′．を記載すること。〕
3．服用に際しては、説明文書をよく読んでください
4．直射日光の当たらない湿気の少ない涼しい所に保管してください
5．小児の手の届かない所に保管してください
6．その他
　（1）医薬品副作用被害救済制度に関するお問い合わせ先
　　　（独）医薬品医療機器総合機構
　　　http：//www.pmda.go.jp/kenkouhigai.html
　　　電話　0120-149-931（フリーダイヤル）
　（2）この薬に関するお問い合わせ先
　　　○○薬局
　　　管理薬剤師：○○○○
　　　受付時間：○○時○○分から○○時○○分まで（但し○○日は除く）
　　　電話：03（○○○○）○○○○
　　　ＦＡＸ：03（○○○○）○○○○

漢方薬

> この説明書は本剤とともに保管し、
> 服用に際しては必ずお読みください。

秦艽防風湯

　秦艽防風湯は、「蘭室秘蔵」を原典とする、体力中等度で、便秘傾向がある人の、痔核で排便痛のあるものに用いられる漢方薬です。

⚠ 使用上の注意

❌ してはいけないこと

（守らないと現在の症状が悪化したり、副作用が起こりやすくなります）

1. 次の人は服用しないでください
   生後3カ月未満の乳児。
2. 授乳中の人は本剤を服用しないか、本剤を服用する場合は授乳を避けてください

相談すること

1. 次の人は服用前に医師又は薬剤師に相談してください
   - （1）医師の治療を受けている人。
   - （2）妊婦又は妊娠していると思われる人。
   - （3）体の虚弱な人（体力の衰えている人、体の弱い人）。
   - （4）胃腸が弱く下痢しやすい人。
   - （5）高齢者。
   - （6）今までに薬などにより発疹・発赤、かゆみ等を起こしたことがある人。
   - （7）次の症状のある人。
     むくみ
   - （8）次の診断を受けた人。
     高血圧、心臓病、腎臓病
   - （9）次の医薬品を服用している人。
     瀉下薬（下剤）

2. 服用後、次の症状があらわれた場合は副作用の可能性があるので、直ちに服用を中止し、この文書を持って医師又は薬剤師に相談してください

関係部位	症　　状
皮膚	発疹・発赤、かゆみ
消化器	はげしい腹痛を伴う下痢、腹痛

まれに下記の重篤な症状が起こることがあります。その場合は直ちに医師の診療を受けてください。

症状の名称	症　　状
偽アルドステロン症、ミオパチー	手足のだるさ、しびれ、つっぱり感やこわばりに加えて、脱力感、筋肉痛があらわれ、徐々に強くなる。

3. 服用後、次の症状があらわれることがあるので、このような症状の持続又は増強が見られた場合には、服用を中止し、この文書を持って医師又は薬剤師に相談してください
   軟便、下痢

4. 1カ月位服用しても症状がよくならない場合は服用を中止し、この文書を持って医師又は薬剤師に相談してください

5. 長期連用する場合には、医師又は薬剤師に相談してください

効能・効果
体力中等度で、便秘傾向があるものの次の症状：痔核で排便痛のあるもの

成分と分量

1包（大人1日量）中に次の成分を含んでいます。

成　分	ジンギョウ	タクシャ	チンピ	サイコ	ボウフウ	トウキ	ソウジュツ
分　量	2.0 g	2.0 g	2.0 g	2.0 g	2.0 g	3.0 g	3.0 g

	カンゾウ	オウバク	ショウマ	ダイオウ	トウニン	コウカ
	1.0 g	1.0 g	1.0 g	1.0 g	3.0 g	1.0 g

用法・用量

本品1包に、水約500 mLを加えて、半量ぐらいまで煎じつめ、煎じかすを除き、煎液を3回に分けて食間に服用してください。
上記は大人の1日量です。

年　齢	大人(15才以上)	14才〜7才	6才〜4才	3才〜2才	2才未満	3カ月未満
服用量	上記の通り	大人の2/3	大人の1/2	大人の1/3	大人の1/4以下	服用しないこと
1日服用回数			3回			

＜用法・用量に関連する注意＞

（1）用法・用量を厳守してください。
（2）小児に服用させる場合には、保護者の指導監督のもとに服用させてください。
（3）1才未満の乳児には、医師の診療を受けさせることを優先し、やむを得ない場合にのみ服用させてください。
（4）煎じ液は、必ず熱いうちにかすをこしてください。
（5）本剤は必ず1日分ずつ煎じ、数日分をまとめて煎じないでください。

保管及び取扱い上の注意

（1）直射日光の当たらない湿気の少ない涼しい所に保管してください。
（2）小児の手の届かない所に保管してください。
（3）他の容器に入れ替えないでください（誤用の原因になったり品質が変わります。）。
（4）煎じ液は腐敗しやすいので、冷暗所又は冷蔵庫等に保管し、服用時に再加熱して服用してください。
（5）生薬を原料として製造していますので、製品の色や味等に多少の差異を生じることがあります。

■お問い合わせ先

製造販売元

【外部の容器又は外部の被包に記載すべき事項】

注意
1．次の人は服用しないでください
　　生後3カ月未満の乳児。
2．授乳中の人は本剤を服用しないか、本剤を服用する場合は授乳を避けてください
3．次の人は服用前に医師又は薬剤師に相談してください
　（1）医師の治療を受けている人。
　（2）妊婦又は妊娠していると思われる人。
　（3）体の虚弱な人（体力の衰えている人、体の弱い人）。
　（4）胃腸が弱く下痢しやすい人。
　（5）高齢者。
　（6）今までに薬などにより発疹・発赤、かゆみ等を起こしたことがある人。
　（7）次の症状のある人。
　　　むくみ
　（8）次の診断を受けた人。
　　　高血圧、心臓病、腎臓病
　（9）次の医薬品を服用している人。
　　　瀉下薬（下剤）
3′．服用が適さない場合があるので、服用前に医師又は薬剤師に相談してください
　　〔3．の項目の記載に際し、十分な記載スペースがない場合には3′．を記載すること。〕
4．服用に際しては、説明文書をよく読んでください

5．直射日光の当たらない湿気の少ない涼しい所に保管してください
6．小児の手の届かない所に保管してください
7．その他
　（1）医薬品副作用被害救済制度に関するお問い合わせ先
　　　（独）医薬品医療機器総合機構
　　　http://www.pmda.go.jp/kenkouhigai.html
　　　電話　0120-149-931（フリーダイヤル）
　（2）この薬に関するお問い合わせ先
　　　○○薬局
　　　管理薬剤師：○○○○
　　　受付時間：○○時○○分から○○時○○分まで（但し○○日は除く）
　　　電話：03（○○○○）○○○○
　　　ＦＡＸ：03（○○○○）○○○○